AF384830

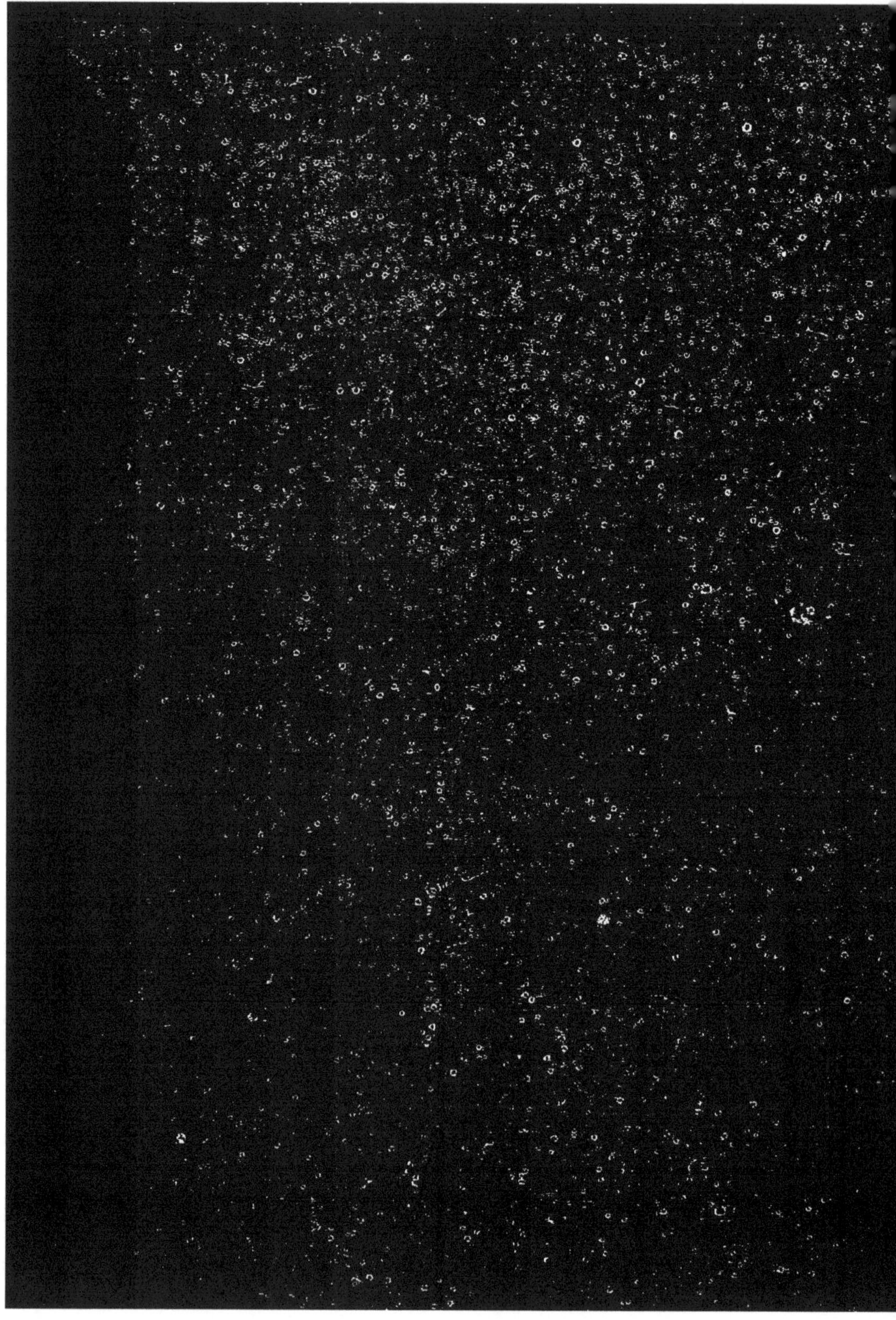

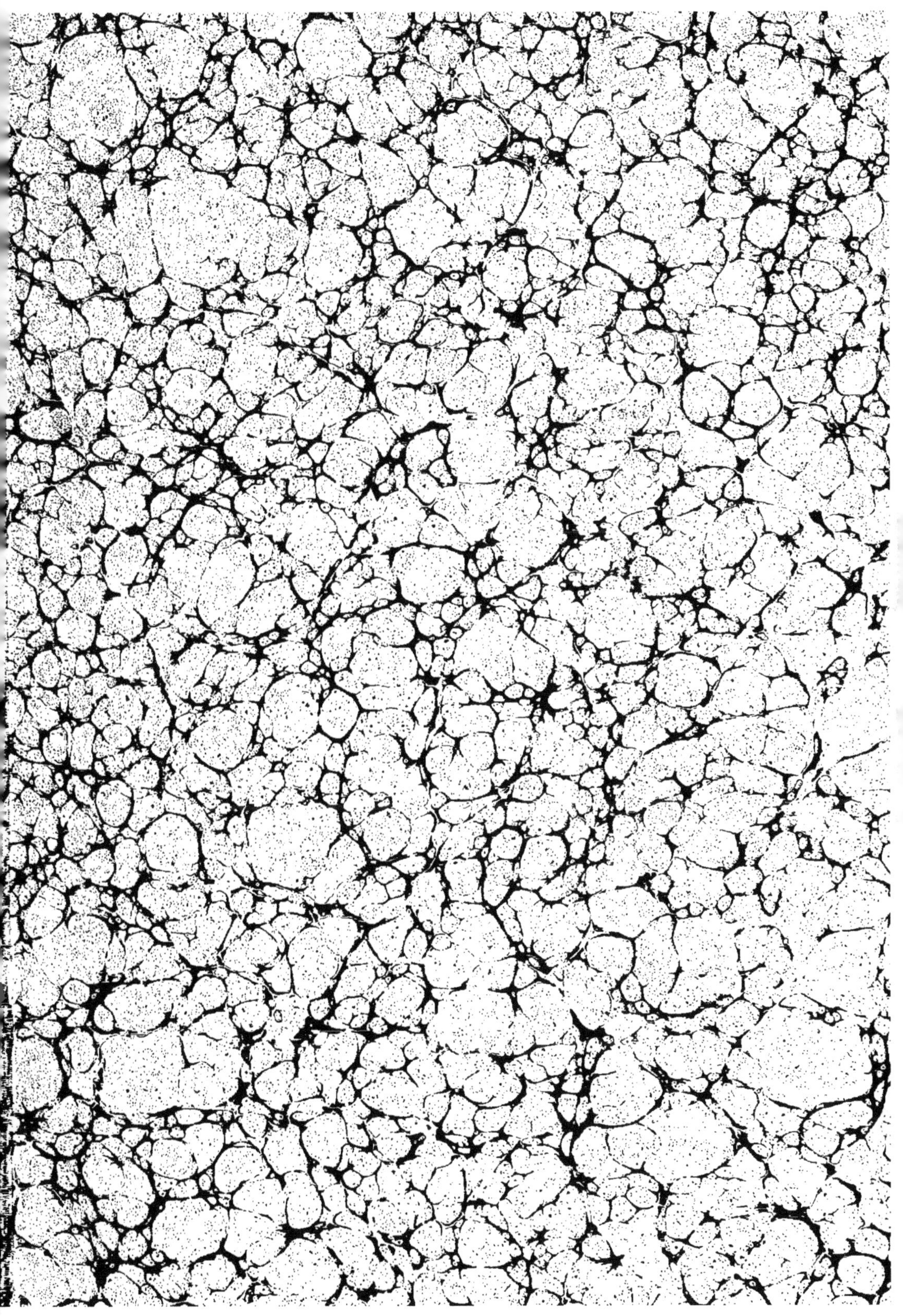

LEÇONS

SUR

LA PHYSIOLOGIE

ET

L'ANATOMIE COMPARÉE

DE L'HOMME ET DES ANIMAUX.

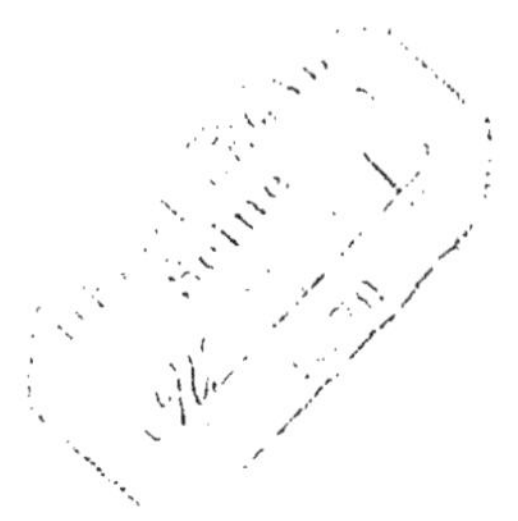

Paris. — Imprimerie de E. MARTINET, rue Mignon, 2.

LEÇONS

SUR

LA PHYSIOLOGIE

ET

L'ANATOMIE COMPARÉE

DE L'HOMME ET DES ANIMAUX

FAITES A LA FACULTÉ DES SCIENCES DE PARIS

PAR

H. MILNE EDWARDS

C.L.H., C.O.M.P.; C.L.N., C.E.P., C.C.

Doyen de la Faculté des sciences de Paris, Professeur au Muséum d'Histoire naturelle ;

Membre de l'Institut (Académie des sciences) ;
des Sociétés royales de Londres et d'Édimbourg ; des Académies de Stockholm,
de Saint-Pétersbourg, de Berlin, de Königsberg, de Copenhague, d'Amsterdam, de Bruxelles,
de Vienne, de Hongrie, de Bavière, de Turin et de Naples ; des Curieux de la nature de l'Allemagne ;
de la Société Hollandaise des sciences ; de l'Académie Américaine ;

De la Société des Naturalistes de Moscou ;
des Sociétés des sciences d'Upsal, de Gœttingue, Munich, Götenbourg,
Liége, Somerset, Montréal, l'île Maurice ; des Sociétés Linnéenne et Zoologique de Londres ;
des Académies des sciences naturelles de Philadelphie et de San-Francisco ;
du Lycéum de New-York ;
des Sociétés Entomologiques de France et de Londres ; des Sociétés Anthropologique
de Londres et Ethnologiques d'Angleterre et d'Amérique ;
de l'Institut historique du Brésil ;

De l'Académie impériale de Médecine de Paris ;
des Sociétés médicales d'Édimbourg, de Suède et de Bruges ; de la Société des Pharmaciens
de l'Allemagne septentrionale ;

Des Sociétés d'Agriculture de France, de New-York, d'Albany, etc.

TOME NEUVIÈME

PARIS

VICTOR MASSON ET FILS

PLACE DE L'ÉCOLE-DE-MÉDECINE

M DCCC LXX

Droit de traduction réservé.

LEÇONS

SUR

LA PHYSIOLOGIE

ET

L'ANATOMIE COMPARÉE

DE L'HOMME ET DES ANIMAUX.

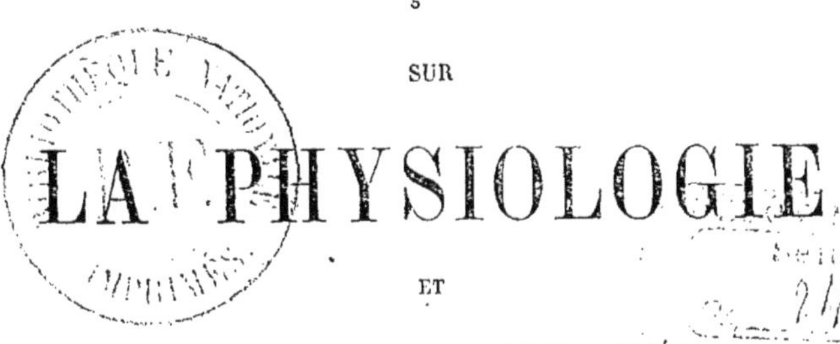

SOIXANTE - SEIZIÈME LEÇON.

De l'appareil de la génération chez les Mammifères.

§ 1. — Dans la CLASSE DES MAMMIFÈRES, l'appareil de la géné- *Disposition générale.* ration se complique beaucoup plus que chez les Vertébrés ovipares, surtout dans sa portion subterminale. Dans les deux sexes, les organes copulateurs sont très-perfectionnés, et chez la femelle une portion du canal évacuateur est disposée de façon non-seulement à servir de chambre incubatrice, mais à pouvoir devenir un organe alimentateur de l'embryon ; enfin il existe comme complément de cet appareil des glandes particulières, dites mammaires, dont les produits sont destinés à nourrir les jeunes pendant un temps plus ou moins long après la naissance. Ces glandes se trouvent chez le mâle aussi bien que chez la femelle, mais elles ne remplissent leur rôle fonctionnel que chez cette dernière. Les Animaux des autres classes n'en sont jamais pourvus, et elles constituent un des caractères les plus remarquables du groupe zoologique dont l'étude nous occupe ici. De

IX.   1

là le nom de Mammifères, ou Animaux à mamelles, que ces êtres ont reçu.

Différences sexuelles.

Les individus de sexes différents sont en général faciles à distinguer par la conformation des organes génitaux extérieurs, et, dans le plus grand nombre des cas, le mâle est reconnaissable aussi à un ensemble de caractères indicatifs d'une puissance supérieure à celle de la femelle. D'ordinaire il est plus grand, ses muscles sont plus développés; il est plus courageux et il est mieux armé. Lorsque les dents deviennent des instruments de défense, c'est toujours chez lui qu'elles sont le mieux adaptées à cet usage, et dans les espèces dont la tête est pourvue de cornes, ces appendices manquent souvent chez la femelle, ou du moins restent plus faibles que chez le mâle. Enfin, c'est aussi chez ce dernier que le système pileux se développe le plus, et constitue parfois une barbe ou une crinière dont la femelle est dépourvue.

Appareil mâle.

§ 2. — L'appareil mâle est toujours uni intimement à l'appareil urinaire dans sa portion terminale, et débouche au dehors en avant de l'anus, quelquefois dans un cloaque ou vestibule commun; le plus souvent d'une manière tout à fait indépendante du tube intestinal, et même à une assez grande distance de son extrémité.

Testicules.

Les *testicules* de la plupart des Mammifères (1) sont ovoïdes; quelquefois ils sont globuleux : chez l'Éléphant, le Blaireau et le Raton, par exemple; ou allongés, ainsi que cela se voit chez les Carnassiers amphibies et les Cétacés (2). En général, leur vo-

(1) L'*anorchie*, ou l'absence de testicules, est une anomalie extrêmement rare : dans l'espèce humaine on en connaît quelques exemples (*a*) ; mais dans la plupart des cas où l'on a cru que ces glandes manquaient, elles étaient seulement logées dans l'abdomen, au lieu d'occuper leur position ordinaire. Pour plus de détails sur les anomalies de cet organe, on peut consulter utilement un article sur ce sujet, publié par M. Curling, dans Todd's *Cyclop. of Anat.*, t. IV, p. 986-1016.

(2) Exemple, chez le Marsouin (*b*).

(*a*) Voyez Sappey, *Traité d'anatomie descriptive*, t III, p. 548.
— Godart, *Études sur l'absence congénitale du testicule*, thèse. Paris, 1858.
(*b*) Voyez Carus et Otto, *Tab. Anat. compar. illustr.*, pars V, pl. 9, fig. 1.

lume augmente beaucoup à l'époque du rut, et ils sont alors remarquablement gros chez les Rongeurs et les Insectivores; mais ils sont loin de présenter sous ce rapport des différences aussi considérables que chez les Oiseaux (1).

Comme d'ordinaire, ces glandes sont revêtues d'une tunique albuginée, ou membrane fibreuse propre, et enveloppées dans un prolongement du péritoine qui leur constitue une tunique séreuse extérieure. Mais leur position varie beaucoup, et pour bien saisir le caractère des particularités qui se font remarquer à cet égard, il est nécessaire de prendre en considération le mode de développement de ces organes dans l'embryon.

Chez tous les Mammifères, les testicules naissent dans la région lombaire de l'abdomen, près des reins, où ils sont recouverts par le péritoine (2). Chez plusieurs de ces Animaux, ils

Position des testicules et enveloppes de ces organes.

(1) Le volume des testicules varie beaucoup chez les différents individus d'une même espèce : ainsi, chez l'Homme, ces différences sont souvent dans le rapport de 1 à 2. Leur poids varie de la même manière (a).

(2) Ainsi, dans l'Homme ces glandes naissent sur le côté interne des corps de Wolff (b), immédiatement au-dessous des reins et au devant du muscle psoas, à la partie postérieure de la cavité abdominale, dans un repli du péritoine appelé *mesotestis* ou *mésor-*chide, et comparable au mésentère. Jusque vers la fin du troisième mois de la vie intra-utérine, les testicules conservent cette position. On trouve dans un mémoire de Haller l'indication des premières observations sur le développement intra-abdominal des testicules et des remarques judicieuses sur le passage de ces glandes au dehors (c) ; mais c'est principalement à J. Hunter et à ses successeurs que l'on est redevable de la connaissance exacte de ce phénomène (d).

(a) Voyez Krause, *Vermischte Beobachtungen* (Müller's *Archiv für Anatomie und Physiologie*, 1837, p. 20).

— Sappey, *Traité d'anatomie descriptive*, t. III, p. 548.

(b) Voyez tome VII, p. 306.

(c) Haller, *Opuscula patholog.*, observ. 28, 1755, p. 56, etc.

(d) Voyez W. Hunter, *Medical Commentaries*, 1762.

— J. Hunter, *A Description of the Situation of the Testis in the fœtus, with its descent into the scrotum* (Animal *Œconomy*, 1706 ; — *Œuvres complètes*, trad. par Richelot, t. IV, p. 65, et suiv.).

— Palletta, *Nova gubernaculi testis Hunteriani et tunicæ vaginalis anatomica descriptio.* Mediolani, 1777.

— Bergham, *De testium in fœtu posit.*, etc., 1785.

— Seiler, *Observ. de testiculorum ex abdomine in scrotum descensu*, 1817.

— Weber, *Ueber den descensus testiculorum bei dem Menschen und einigen Säugethieren* (*Verhandl. der Sächsischen Gesellschaft der Wissenschaften zu Leipzig*, 1848, t. 1, p. 24 ; — *Müller's Archiv*, 1848, p. 103).

restent toujours dans cette position (1); mais chez d'autres espèces ils ne tardent pas à la quitter et à descendre dans la région inguinale, puis à sortir de la cavité abdominale et à se loger sous la peau. Ce déplacement est porté plus ou moins loin suivant les espèces, et là où il est le plus considérable, les testicules parviennent sous le périnée, dans une bourse cutanée particulière, appelée *scrotum*. Lorsque les testicules sont destinés à quitter ainsi leur place primitive, chez l'Homme, par exemple, une sorte de bride, appelée le *gubernaculum testis* (2), en grande

(1) Les Mammifères qui portent les testicules dans l'intérieur de la cavité abdominale, et qui sont désignés par quelques auteurs sous le nom de *Testiconda* proprement dits, appartiennent principalement aux groupes inférieurs, mais il en existe aussi dans plusieurs autres ordres. Ainsi, je citerai, parmi les Pachydermes, l'Éléphant (a) et le Daman (b). Suivant quelques anatomistes, il en serait de même chez les Rhinocéros ; mais chez l'individu dont M. Owen a fait l'anatomie, les testicules étaient placés à l'extérieur, près de l'anneau inguinal (c).

Parmi les Insectivores, on cite le Tenrec (d). La même disposition est générale et dominante chez les Amphibiens, les Siréniens (e), les Cétacés proprement dits (f) et les Monotrèmes (g).

(2) Hunter fut le premier à décrire ce cordon conducteur qui, chez le fœtus de l'Homme et des autres Mammifères, dont les testicules deviennent extérieurs, s'étend de la partie inférieure de chacune de ces glandes au pubis, en traversant le canal inguinal. L'axe de ce *gubernaculum testis* est occupé par une substance molle et gélatineuse, qui se compose de tissu conjonctif en voie de développement (h), et qui est entouré d'un faisceau de fibres musculaires. Cette gaîne charnue est à son tour recouverte d'une couche de tissu conjonctif lâche, et le tout est logé dans un repli du péritoine. A son extrémité inférieure, ce faisceau musculaire se divise en trois portions, dont l'une se fixe à l'arcade crurale (ou ligament de Poupart), dans l'intérieur du canal inguinal ; une

(a) Aristote, *Histoire naturelle des Animaux*, trad. de Camus, liv. II, chap. IX, t. I, p. 65.
— Camper, *Hist. anatom. d'un Éléphant mâle*, p. 35, pl. 4, fig. 1.
(b) Stannius et Siebold, *Manuel d'anatomie comparée*, t. II, p. 509.
(c) Owen, *On the Anatomy of the Indian Rhinoceros* (*Trans. of the Zool. Soc.*, 1862, vol. IV, p. 36).
(d) Carus et Otto, *Tab. Anat. compar. illustr.*, pars V, tab. 9, fig. 2.
(e) Par exemple, le Lamentin ; voyez Daubenton (Buffon, MAMMIFÈRES, pl. 404, fig. 6, édit. in-8).
(f) Par exemple, le Marsouin ; voy. Hunter (*Illustr. Catal. of the Physiol. Series of comp. Anat. in the Museum of the Coll. of Surgeons*, t. IV, pl. 57). — Carus et Otto, *Tab. Anat. compar. illustr.*, pars V, tab. 9, fig 1).
(g) Exemple : l'Ornithorhynque ; voy. Meckel, *Op. cit.*, fig. 8, fig. 2.
(h) Curling, *Observ. on the Structure of the Gubernaculum and on the descent of the Testis in the fœtus* (*Lond. Med. Gazette*, 1841). — Art. TESTICLE (Todd's *Cyclop. of Anat. and Physiol.*, t. IV, p. 982).

partie musculaire, s'étend de chacun de ces organes jusqu'au bord antérieur du bassin, et s'y engage dans un canal oblique qui traverse de part en part la paroi de l'abdomen, au-dessus de l'arcade du pubis, entre une sorte de pont tendineux appelé *arcade crurale* et les aponévroses des muscles adjacents. Ce passage, qui a reçu le nom de *canal inguinal* (ou sus-pubien), débouche donc au dehors dans le tissu conjonctif sous-cutané (1), et son entrée est occupée par la portion correspondante du péritoine, dont les parois de la cavité abdominale sont partout tapissées. Les choses restent dans cet état pendant un certain temps, mais peu à peu le testicule s'éloigne des reins, descend vers le canal inguinal en poussant devant lui le *gubernaculum*, qui, se renversant comme un doigt de gant, y forme une gaîne cellulo-musculaire.

autre s'insère au pubis et à la gaîne aponévrotique du muscle droit de l'abdomen ; enfin, la troisième, située entre les deux précédents, sort de l'anneau inguinal pour gagner le fond du scrotum et s'y fixer au dartos. Plusieurs anatomistes ont méconnu l'existence de fibres musculaires dans le *gubernaculum* ; mais aujourd'hui l'exactitude des observations de Hunter, sur ce point, a été mise hors de doute, et l'on sait, par les recherches des micrographes, que ce cordon renferme des fibres musculaires striées, aussi bien que des fibres musculaires lisses (a).

(1) Le canal inguinal est un passage ménagé entre le bord supérieur de l'arcade crurale ou ligament de Fallope, qui se fixe, d'une part à l'épine supérieure et antérieure de l'os iliaque, d'autre part au pubis, et les parties adjacentes des parties musculaires ou aponévrotiques des parois de l'abdomen. En dessus, il est limité par les muscles oblique et transverse ; en avant, il est cloisonné par l'aponévrose du grand muscle oblique, et en arrière par le *fascia transversalis*, lame aponévrotique qui se rend du muscle transversal à l'arcade. On donne le nom d'*anneau inguinal* à l'orifice inférieur ou extérieur de ce canal, situé à l'angle inférieur et interne de l'aponévrose du muscle grand oblique de l'abdomen. Pour plus de détails au sujet de la structure de ce passage, je renverrai aux ouvrages spéciaux sur l'anatomie descriptive de l'Homme, par exemple le traité de Bourgery et Jacob (t. II, pl. 69 et suiv.) ou l'*Atlas* de MM. Bonamy et Beau (t. III, pl. 57).

(a) Donders, *Dood door Ætherisatie, verlorene zamentreckbaarheid van het Hart, Cryptorchis, Gubernaculum Hunteri* (*Nederlandsch Lancet*, 2ᵉ série, 1849, t. V, p. 382).

— Robin, *Recherches sur la nature musculeuse du gubernaculum testis et sur la situation du testicule dans l'abdomen* (*Mém. de la Soc. de biologie*, 1850, t. I, p. 1).

— Follin, *Recherches sur les corps de Wolff*, thèse. Paris, 1850.

La portion du péritoine qui adhérait à la surface du testicule accompagne cet organe dans ce mouvement, et, entraînant à sa suite la portion adjacente de cette membrane séreuse, détermine la formation d'un prolongement appendiculaire de ce sac, qui traverse aussi le canal inguinal et communique librement avec la cavité de l'abdomen par son extrémité supérieure. Le testicule, toujours enveloppé de la sorte, franchit ensuite l'orifice externe du canal inguinal, et se loge à l'extérieur du bassin sous la peau, dans un repli de la portion inférieure du petit sac péritonéal, qui constitue ainsi autour de cette glande une double enveloppe, appelée *tunique vaginale*, dont la cavité débouche supérieurement dans l'abdomen (1). Quelques semaines avant

(1) Les anatomistes se sont beaucoup occupés de la cause déterminante de la descente du testicule. En général, on attribue ce phénomène à l'action des fibres musculaires du *gubernaculum testis*, et les objections que quelques auteurs ont faites à cette explication (*a*) me paraissent dépendre de ce qu'ils avaient négligé de prendre en considération l'action de la portion de ce faisceau contractile, qui, après avoir traversé l'anneau inguinal, va s'insérer au scrotum. Chez l'adulte, cette portion médiane du muscle suspenseur est encore représentée par une bride de tissu conjonctif dense, qui remonte du scrotum sur la face inférieure du testicule, dans l'espace compris entre les deux replis qui unissent le feuillet pariétal de la tunique vaginale au feuillet viscéral de la même membrane (*b*). Lorsque, par suite d'une anomalie organique, le gubernaculum s'insère à l'épididyme, au lieu de se fixer comme d'ordinaire au testicule lui-même, c'est la première de ces parties qui descend dans les bourses, tandis que le testicule peut rester dans l'abdomen ou dans le canal inguinal (*c*).

Il est aussi à noter que le muscle crémaster manque chez les Animaux dont les testicules restent toujours dans l'intérieur de l'abdomen, tels que l'Éléphant, etc.

Je dois ajouter cependant que les recherches faites récemment sur la structure du gubernaculum chez divers Mammifères, par un anatomiste d'Edimbourg, M. Cleland, sont défavorables à l'explication donnée ci-dessus. En effet, chez l'embryon du Mouton et de la Vache, cet anatomiste n'a pas trouvé de fibres musculaires dans l'intérieur de ce cordon souspéritonéal (*d*).

(*a*) Voyez Burdach, *Traité de physiologie*, t. III, p. 592.
(*b*) Curling, art. TESTICLE (Todd's *Cyclop. of Anat. and Physiol.*, t. IV, p. 983, fig. 637).
(*c*) Follin, *Études anatomiques et pathologiques sur les anomalies de position et les atrophies du testicule* (*Arch. gén. de médecine*, juillet 1851, p. 271).
(*d*) J. Cleland, *The Mechanism of the Gubernaculum testis*. Edinburgh, 1856.

la naissance de l'enfant, ce déplacement est d'ordinaire effectué, et le canal inguinal est si large, que le testicule peut facilement retourner sur ses pas pour rentrer dans la cavité abdominale ou franchir de nouveau ce détroit. Le sac vaginal communique aussi avec cette cavité par un large col qui traverse le canal inguinal, mais bientôt ces passages se rétrécissent; peu à peu le canal inguinal s'oblitère, et alors le fond du prolongement vaginal du péritoine se trouvant séparé de la portion intra-abdominale de la grande poche séreuse dont cette tunique est un appendice, cesse de communiquer avec l'abdomen (1), et constitue autour du testicule un sac sans ouverture (2). Par l'effet de ces changements, le testicule cesse donc de pouvoir rentrer dans la cavité abdominale (3), et se trouve suspendu à

(1) La surface interne et libre de ce sac membraneux est tapissée d'une couche de tissu utriculaire épithélique dont les cellules, minces et transparentes, ont 0^m,01 à 0^m,018 de diamètre, et dont le noyau est bien apparent (a).

(2) En général, l'occlusion du canal inguinal est très-avancée au moment de la naissance, et souvent elle est même déjà complète, soit d'un côté seulement, soit partout (b). Lorsque le col de la tunique vaginale reste ouvert, il arrive fréquemment que la sérosité sécrétée dans la cavité du péritoine descend dans cette bourse et y détermine chez les nouveau-nés un gonflement que les pathologistes connaissent sous le nom d'*hydrocèle congénitale*. C'est aussi à raison de la non-oblitération du canal inguinal que les hernies sont très-fréquentes chez les enfants qui viennent de naître.

(3) Il arrive parfois que dans l'espèce humaine, les testicules n'accomplissent pas cette migration, et restent dans l'intérieur de la cavité abdominale. Cet état anormal existe tantôt d'un côté seulement et plus rarement des deux côtés; on le désigne sous le nom de *cryptorchie* ou d'*ectopie*. Godart, à qui l'on doit un travail très-étendu et très-approfondi sur ce sujet, réserve le nom de *cryptorchie* pour les cas dans lesquels les deux testicules sont restés inclus dans l'abdomen, et appelle *monorchie*, l'arrêt d'un seul de ces organes. Pour plus de détails sur ces anomalies, je renverrai à l'ouvrage de ce jeune anatomiste plein de zèle, dont la mort prématurée est à regretter (c).

(a) Kölliker, *Éléments d'histologie*, p. 561.
— Carus, *Traité d'anatomie comparée*, t. II, p. 424.
(b) Camper, *Verhandeling over de Oorzaaken der meenigvuldige breuken in de cersgeboorene Kinderen* (Verhandelingen uitgegeeven door de Hollandsche Maatchappye der Weetenschappen te Haarlem, 1764, t. VI, part. 1, p. 235).
(c) Godart, *Études sur la monorchie et la cryptorchie chez l'Homme*, 1857 (extrait des Mém. de la Société de biologie pour 1855).

l'extrémité externe du canal inguinal par une sorte de cordon formé principalement par le *gubernaculum testis* retourné au dehors et garni des fibres musculaires que nous avons remarquées dans l'épaisseur de cette bride. Le muscle suspenseur ainsi constitué est fixé au pourtour de l'anneau inguinal, et a reçu le nom de *muscle crémaster* (1). Il forme autour du testicule une sorte de bourse charnue, très-mince et fort incomplète, que quelques anatomistes appellent la *tunique érythroïde* (2), et par ses contractions il fait remonter cet organe contre le pubis (3). Il est aussi à noter que l'on donne souvent le nom de tunique fibreuse commune à la couche de tissu conjonctif mêlée de quelques fibres élastiques, qui s'étend à la face interne de la tunique charnue, depuis l'orifice interne du canal inguinal jusqu'au-dessous du testicule, et qui relie ces parties entre elles (4).

(1) M. J. Cloquet et quelques autres anatomistes pensent que le crémaster ne préexiste pas à la descente du testicule, et qu'il est formé par des fibres du bord inférieur du muscle oblique interne entraînées en bas, lors du passage de cette glande par l'anneau inguinal (*a*); mais cette opinion n'est pas admissible, et Hunter avait raison de dire que le crémaster (ou *musculus testis*) se porte d'abord du pubis dans l'intérieur de l'abdomen pour constituer la partie principale du gubernaculum, puis se renverse en dehors comme un doigt de gant, sans être en aucune façon un démembrement du muscle petit oblique. Cela est surtout facile à constater chez les Animaux où les testicules ne sortent de l'abdomen qu'à l'époque du rut.

(2) Le muscle crémaster constitue une sorte de bourse très-mince, dont le col embrasse les vaisseaux nourriciers, ainsi que le canal évacuateur du testicule, et dont l'extrémité supérieure s'évase pour aller se confondre avec les fibres des muscles abdominaux adjacents sur les côtés de l'anneau inguinal (*b*).

(3) En général, ces contractions ne sont pas sous l'empire de la volonté, mais dans quelques cas exceptionnels il peut en être autrement (*c*).

(4) Quelques anatomistes considèrent cette tunique dite fibreuse comme une

(*a*) J. Cloquet, *Mémoire sur le muscle crémaster* (*Journal de médecine, de chirurgie et de pharmacie*, 1818).

— Follin et Goubaux, *De la cryptorchidie chez l'Homme et les principaux Animaux domestiques* (*Mém. de la Soc. de biologie*, 1855, p. 293).

(*b*) Voyez Bourgery, *Traité de l'anatomie de l'Homme*, t. II, p. 40, pl. 82, fig. 1.

— Bonamy, Beau et Broca, *Atlas*, t. III, pl. 57, fig. 2.

(*c*) Godart, *Op. cit.*, p. 28.

— Hutchinson, *Practical Observ. in Surgery*, p. 186.

Chez la plupart des Mammifères, l'anneau inguinal qui livre de la sorte passage aux testicules (1) reste ouvert, ainsi que le col de la tunique vaginale, et même chez beaucoup de ces animaux ce passage conserve toujours son calibre primitif, de manière que ces glandes peuvent facilement rentrer dans la cavité abdominale ou se montrer de nouveau au dehors. Cette disposition se rencontre chez la plupart des Rongeurs (2) et des Insectivores (3), ainsi que chez les Chéiroptères, et c'est principalement à l'époque du rut que les testicules vont se placer sous la peau, soit dans le pli de l'aine, soit dans le périnée.

Chez quelques Mammifères, ils demeurent toujours dans l'une ou l'autre de ces deux dernières positions, sans y avoir de loges spéciales : ainsi ils sont serrés sous la peau de l'aine chez les Chameaux (4) et les Loutres, et ils sont placés de la

portion de l'aponévrose *fascia lata* qui aurait été entraînée par le testicule lors de la descente de cette glande dans le scrotum (*a*) ; mais cette opinion ne paraît pas être fondée, et même, dans la plupart des cas, la tunique en question est à peine fibreuse (*b*). On l'appelle *tunique commune*, parce qu'elle entoure le cordon spermatique aussi bien que le testicule.

(1) Tantôt la descente des testicules de la cavité abdominale dans les bourses s'effectue plutôt que dans l'espèce humaine : chez le Bœuf, par exemple ; mais d'autres fois ce phénomène n'a lieu que plus tardivement : ainsi, chez les Solipèdes, les testicules restent souvent engagés dans le canal inguinal jusqu'à l'âge de six à

dix mois. La manière dont leur déplacement se fait est à peu près la même que chez l'Homme (*c*).

(2) Notamment chez les Écureuils, les Rats, les Cochons d'Inde, les Agoutis, le Porc-épic, le Castor, l'Ondatra. Chez le Lapin, les testicules restent souvent à l'entrée du canal inguinal, leur extrémité postérieure, formée par l'épididyme, faisant seule saillie dans le scrotum (*d*).

(3) Les Taupes, les Musaraignes, les Hérissons (*e*).

(4) Quelques anatomistes avaient pensé que le scrotum manque chez les Chameaux, mais Emert a constaté que, chez ces animaux, il en existe un qui est assez bien caractérisé (*f*).

(*a*) J. Cloquet, *Recherches anatomiques sur les hernies*, thèse, 1817.

(*b*) Sappey, *Traité d'anatomie descriptive*, t. III, p. 535.

(*c*) Voyez Chauveau, *Anatomie des Animaux domestiques*, p. 778, fig. 197.

(*d*) Lereboullet, *Recherches sur l'anatomie des organes génitaux des Animaux vertébrés*, p. 8, pl. 6, fig. 71 (*Nota Acta Acad. nat. curios.*, t. XXIII).

(*e*) Hunter ; voyez *Catal. of the Mus. of the College of Surgeons, Physiol. Series*, t. IV, pl. 54.

(*f*) Voyez Carus, *Anatomie comparée*, t. II, p. 424.

même manière sous la peau du périnée chez les Civettes. Mais chez les Quadrumanes (1), la plupart des Carnassiers et des Ruminants, les Solipèdes et plusieurs autres Mammifères, ils descendent plus bas, et ils sont logés, comme chez l'Homme, dans un scrotum, ou bourse cutanée, qui est suspendu sous le pubis, à la partie antérieure et inférieure du bassin (2), ou plus en arrière, près de l'anus (3).

La peau qui forme ce sac est hérissée de poils épars, et son pourtour est fixé aux parties adjacentes du périnée et du pubis par des expansions fibreuses qui en occupent la partie supérieure. Sur la ligne médiane du corps, un prolongement analogue descend en manière de cloison entre les deux moitiés du scrotum (4), et dans le point d'insertion de la lame verticale ainsi constituée, celui-ci présente chez le fœtus un sillon qui le divise en deux parties. Mais, par les progrès du développement de l'organisme, les bords de ce sillon se rapprochent, et, en se soudant entre eux, donnent naissance à une ligne saillante appelée *raphé*. Alors les deux bourses, qui primitivement étaient distinctes, se confondent extérieurement en un seul sac

---

(1) Chez les Quadrumanes, les testicules sont en général serrés contre le pubis, près de l'anneau inguinal.

(2) Chez les Marsupiaux, les testicules ne traversent le canal inguinal qu'après la naissance, et sont reçus dans une bourse pédonculée qui se trouve suspendue au pubis, à une distance assez considérable en avant de l'orifice génito-urinaire (*a*).

(3) Chez les Chats, les Mangoustes, les Ours et plusieurs autres Carnassiers, les testicules sont placés en arrière du bassin, au-dessous de l'anus.

(4) Cette cloison du scrotum, dont plusieurs anatomistes de l'époque de la renaissance avaient dit quelques mots, a été étudiée d'une manière très-approfondie par Raw, anatomiste hollandais du XVIIe siècle, et par plusieurs autres auteurs (*b*).

(*a*) Exemples : *Didelphis philander ;* voy. Carus et Otto, *Tab. Anat. compar. illustr.*, pars v, tab. 9, fig. 6.

— *Didelphis virginiana* et *D. cancrivora ;* voy. Hunter, *Catalogue of the Museum of the Coll. of Surg.*, t. IV, pl. 51 ; — Eydoux et Laurent, *Recherches sur les Marsupiaux* (*Voyage de la Favorite*, Zool., t. I, pl. 1, fig. 2 et 9) ; — Martin Saint-Ange, *Op. cit.* (*Mém. de l'Acad. des sciences, Savants étrangers*, t. XIV, pl. 3, fig. 1).

(*b*) Raw, *Epistola ad Ruyschium de septo scroti*, 1699.

— Kleismann, *De septo et raphi scroti*, dissert. inaug. Berolini, 1864.

scrotal, mais à l'intérieur ils restent encore séparés par la cloison verticale de structure fibreuse dont je viens de parler.

Une couche de tissu musculaire à fibres lisses, appelée *dartos*,
tapisse la face interne de ces bourses scrotales, et par ses contractions détermine dans celles-ci des rides nombreuses (1).

Chez quelques Mammifères, le sillon primordial qui, chez
l'Homme, s'efface pour être remplacé par le raphé, s'agrandit
au contraire, et il en résulte que les deux testicules ont alors
chacun une bourse particulière : par exemple, chez le
Lièvre (2); mais d'autres fois l'union de ces deux moitiés de
l'appareil réceptaculaire de ces glandes est encore plus intime;
il n'y a point de cloison médiane à l'intérieur, et les deux testicules sont logés dans une cavité commune. Cette dernière
disposition se voit chez divers Marsupiaux, tels que les
Kanguroos.

En résumé, nous voyons donc que, chez les Mammifères
dont les testicules sont extérieurs, les enveloppes de ces glandes
sont très-nombreuses, et consistent dans le scrotum, le dartos,

(1) La plupart des fibres du dartos,
qui arrivent sur la ligne médiane,
passent d'un côté à l'autre, de sorte
que cette tunique contractile est commune aux deux bourses; mais d'autres
fibres se réfléchissent sur la cloison
verticale composée de tissu conjonctif et de tissu élastique, de façon à
rendre cette cloison contractile comme
le reste du scrotum.

(2) Chez les Levrauts, les scrotums
ne sont pas apparents, parce que les
testicules ne sont pas encore sortis de
l'abdomen; chez l'adulte, ces bourses
sont situées de chaque côté dans
l'aine, entre la verge et la cuisse (*a*) :
leur disposition est à peu près la même
chez le Lapin.

Chez les Roussettes, les deux bourses
sont très-éloignées l'une de l'autre (*b*).

Chez les Solipèdes, il existe au-dessous de chaque anneau inguinal une
bourse particulière formée par le dartos, et ces deux sacs sont simplement
adossés l'un à l'autre sur la ligne médiane (*c*), mais la portion correspondante de la peau, qui y adhère fortement et qui constitue le scrotum, forme
pour les deux bourses une seule enveloppe.

(*a*) Daubenton, *Description du Lièvre* (Buffon, MAMMIFÈRES, t. III, p. 318, pl. 95, fig. 1, édit.
in-8).

(*b*) Quoy et Gaimard, *Voyage de l'Astrolabe*, ZOOL., t. I, pl. 10, fig. 13.

(*c*) Voyez Chauveau, *Anatomie comparée des Animaux domestiques*, p. 788, fig. 199.

la tunique érythroïde, la tunique commune, enfin la tunique vaginale, qui est double, puisqu'à la manière des poches séreuses en général, l'une de ses portions, repliée en dedans, adhère à la surface de l'organe inclus, tandis que l'autre portion encapuchonne le tout. Ainsi que je l'ai déjà dit, cette dernière tunique forme chez l'Homme un sac fermé de toutes parts et ne communiquant pas avec la cavité abdominale ; mais cette disposition est extrêmement rare : on l'observe chez le Chimpanzé, tandis que chez presque tous les Singes (1), ainsi que chez les autres Mammifères, le col de la tunique vaginale reste ouvert et débouche dans l'abdomen, lors même que les testicules ne doivent pas quitter le scrotum pour remonter dans cette grande chambre viscérale.

Artères spermatiques.

§ 3. — Le déplacement des testicules qui s'opère chez le fœtus détermine dans l'arrangement des vaisseaux nourriciers de ces glandes une particularité remarquable. En général, l'artère qui se rend à un organe naît d'un tronc adjacent et ne va pas très-loin sans se ramifier ; mais pour les artères des testicules il en est autrement : ces vaisseaux naissent de l'aorte, près des artères rénales, et vont de là jusque dans les bourses, en traversant les canaux inguinaux, sans donner naissance à aucune branche importante, puis se distribuent dans les testicules et leurs annexes. Or, il est facile de comprendre que cela dépend de la position primitive occupée par les testicules tout à côté du tronc aortique, et de l'allongement progressif de leurs artères à mesure qu'ils s'éloignent de la région lombaire pour descendre dans le périnée. Les veines suivent une marche

---

(1) Chez l'Orang-Outan (*a*) et le Gibbon (*b*), par exemple, la communication entre la cavité de la tunique vaginale et l'abdomen reste libre. Il en est de même chez le *Cercopithecus sabæus* (*c*).

(*a*) Owen, *Notes* (*Œuvres de Hunter*, trad., t. IV, p. 74).
(*b*) Hunter, *Essays and Observations*, t. II, p. 9.
(*c*) Idem, *ibid.*, p. 11.

analogue en remontant vers le tronc de la veine cave, et ces divers vaisseaux, accompagnés de nerfs et accolés au canal évacuateur des testicules, constituent, avec le muscle crémaster, une sorte de corde, au moyen de laquelle cette glande se trouve suspendue dans le scrotum. C'est ce suspenseur que l'on désigne sous le nom de *cordon spermatique*.

Cordon.

§ 4. — La tunique albuginée, ou tunique propre du testicule, à laquelle adhère le feuillet interne ou réfléchi de la tunique vaginale, recouvre de toutes parts cet organe, et se compose de deux lames de texture fibreuse qui, chez l'Homme, sont difficiles à séparer, mais qui sont très-distinctes chez quelques autres Mammifères, le Sanglier, par exemple. Vers le bord postérieur et supérieur du testicule, elle présente un épaississement, et se prolonge en dedans, dans la substance de la glande, où elle forme une sorte de crête ou de cloison médiane qui loge les principaux vaisseaux sanguins, et qui a été appelée le *corps d'Highmore* (1) ou *mediastinum testis*. D'autres expansions, constituées par du tissu conjonctif, partent de ce prolongement en s'irradiant et en plongeant entre les divers faisceaux des tubes séminifères, divisent la substance du testicule en un nombre considérable de lobes et de lobules. La forme du corps d'Highmore varie un peu chez les différents Mammifères, mais ces particularités n'offrent rien qui puisse nous intéresser ici (2).

Corps d'Highmore, etc.

§ 5. — Lorsqu'on examine à l'œil nu la substance du testicule, on la croirait formée d'une matière pulpeuse, homogène, et plus

Structure du testicule.

(1) Highmore, médecin anglais du XVII⁰ siècle, fut le premier à décrire ce corps, mais sans donner une idée bien exacte de sa structure (a).

(2) Chez l'Homme, la portion basilaire ou initiale du corps d'Highmore ne s'avance que très-peu dans la substance du testicule, et presque aussitôt l'espèce de crête verticale qu'il forme se résout en une multitude de lamelles cloisonnaires minces et divergentes (b).

(a) Highmore, *Corporis humani descriptio anatomica*, 1652, p. 91.
(b) Voyez Kölliker, *Traité d'histologie*, p. 553, fig. 259.

ou moins grisâtre ; mais lorsqu'on l'observe au microscope, et après l'avoir convenablement disposée, on reconnaît aisément qu'elle se compose d'une multitude de tubes capillaires contournés sur eux-mêmes et réunis en paquets, de façon à constituer les lobes et les lobules compris entre les expansions cloisonnaires de la tunique albuginée, et convergeant vers le corps d'Highmore (1). Ces tubes sont les *canaux spermogènes* (2). Chez l'Homme, ils ont environ $0^{mm},15$ à $0^{mm},25$ de diamètre ; leurs parois sont plus épaisses que celles des canalicules analogues dans d'autres glandes, et l'on peut y distinguer une tunique externe fibreuse, une tunique moyenne ou

---

(1) Voyez, à ce sujet, les observations de Duvernoy (*a*).

(2) Graaf fut le premier à donner une idée nette de la structure du testicule (*b*). Environ un siècle après, Albinus réussit à injecter au mercure les canaux constitutifs de l'épididyme, et Haller donna de nouveaux détails sur la disposition des conduits qui vont de la glande à cette portion complémentaire (*c*). En 1755, A. Monro fils poussa les injections mercurielles jusque dans les canalicules spermatiques, et fit mieux connaître la structure de l'épididyme (*d*). Plus récemment, A. Cooper étudia mieux qu'on ne l'avait fait avant la disposition de la tunique albuginée (*e*). Enfin M. Lauth (de Strasbourg) publia en 1832, sur le testicule de l'Homme, un excellent travail anatomique, accompagné de figures qui ont été reproduites par la plupart des auteurs plus récents (*f*). Delle Chiaje (de Naples) s'est également occupé de ce sujet chez divers Mammifères (*g*).

(3) Ces lobes sont piriformes et varient en nombre : suivant Monro, il y en aurait 450 ; M. Kölliker en compte de 100 à 250 (*h*) ; M. Sappey a donné comme terme moyen 275 (*i*) ; enfin, d'après les calculs de Krauss, il y en aurait plus de 400 (*j*). Ces différences dépendent en partie des variations individuelles, et en partie de l'incertitude qu'il y a souvent entre ce qui doit être considéré comme des lobes ou comme des lobules.

(*a*) Cuvier, *Anatomie comparée*, 2ᵉ édit., t. VIII, p. 105.
(*b*) Graaf, *Tractatus de virorum organis generationi inservientibus*, 1668.
(*c*) Albinus, *Amœnit. Acad.*, 1755, lib. II, cap. VI.
— Haller, *De vasis seminalibus observationes, programma*, 1745. — *Opera minora*, t. II, p. 1.
(*d*) Al. Monro, *Dissert. inaug. de testibus et de semine in variis Animalibus*, Edinb., 1755 (Smellie, *Thesaurus medicus*, t. II, p. 317).
(*e*) Astl. Cooper, *Observ. on the Structure and the Diseases of the testis*, 1830.
(*f*) E. A. Lauth, *Mémoire sur le testicule humain* (*Mém. de la Soc. d'histoire naturelle de Strasbourg*, t. I).
(*g*) Delle Chiaje, *Miscellanea anatomico-pathologica*, 1847, t. I, p. 44, pl. 24-27.
(*h*) Kölliker, *Éléments d'histologie*, p. 554.
(*i*) Sappey, *Traité d'anatomie*, t. III, p. 555.
(*j*) Krauss, *Op. cit.* (Müller's *Archiv*, 1837, p. 22).

membrane basilaire, et une tunique interne ou épithéliale, composée de cellules polygonales (1). Leur longueur est très-considérable (2), et à leur extrémité initiale ils sont terminés en cul-de-sac, mais ils s'anastomosent souvent entre eux au moyen de branches transversales, de façon à constituer un réseau, et ils décrivent de nombreuses flexuosités (3). Successivement ils se réunissent entre eux pour former des conduits plus gros, et vers l'extrémité amincie de chaque lobule ils se réduisent ainsi à un petit nombre de tubes presque rectilignes. Ceux-ci, ou des troncs résultant de la réunion de plusieurs d'entre eux en un tronc commun, pénètrent dans le corps d'Highmore, et par leurs anastomoses y donnent naissance à un réseau très-serré (4), dont partent les canaux excréteurs ou *vaisseaux effé-*

(1) La tunique externe est constituée par du tissu conjonctif vaguement fibrillaire, sans mélange de fibres musculaires, mais offrant toujours des traces de fibres élastiques. La tunique interne, beaucoup plus mince, ne se compose que d'une seule couche de cellules qui sont pâles et finement granulées chez l'enfant, mais plus ou moins chargées de granulations graisseuses chez l'adulte (a).

(2) Les calculs que plusieurs anatomistes ont faits pour évaluer la longueur et le nombre de ces tubes séminifères ne reposent que sur des bases très-incertaines ; aussi les résultats obtenus sont-ils peu concordants, et si je les cite ici, ce n'est que pour montrer que toujours les chiffres sont très-élevés. Lauth pense que dans un testicule humain de moyenne grandeur

il y a environ 840 tubes séminifères, et il estime en moyenne à environ 1750 pieds (ou environ 562 mètres) la longueur totale de ces vaisseaux (b). M. Sappey porte cette évaluation à 850 mètres (c), et M. Monro l'élevait à 1574 mètres.

(3) Ces branches anastomotiques, dont la découverte est due à Lauth, sont souvent très-longues, de façon à constituer des anses qui masquent plus ou moins complétement la partie initiale ou cæcale des tissus séminifères (d). Le nombre des cæcums qui doivent être considérés comme l'origine de tous ces tubes est en général de 2 à 7 (e) par lobe ; on n'en rencontre que rarement dans le voisinage du corps d'Highmore.

(4) Appelé *rete testis, rete vasculorum.*

(a) Kölliker, *Traité d'histologie*, p. 555.
(b) Lauth, *Op. cit.*, p. 44.
(c) Sappey, *Op. cit.*, t. III, p. 556.
(d) Lauth, *Op. cit.*, pl. 4, fig. 5 ; pl. 3, fig. 19.
— Kölliker, *Éléments d'histologie*, p. 554, fig. 260.
(e) Sappey, *Op. cit.*, t. III, p. 559.

rents du testicule (1), qui, au nombre de 7 à 15, traversent la tunique albuginée pour pénétrer dans l'épididyme (2).

Chez les autres Mammifères, on rencontre quelques variations dans l'arrangement des canalicules spermatiques (3) et dans la disposition des parties accessoires du testicule, particulièrement

(1) *Vasa Graafiana, seu vasa efferentia testis.*

(2) Les artères des testicules, comme je l'ai déjà dit, sont logées dans le cordon spermatique et pénètrent dans ces glandes par le corps d'Highmore. Quelques branches superficielles cheminent dans l'épaisseur de la tunique albuginée; mais les autres s'avancent davantage vers le centre, puis rayonnent vers la circonférence en suivant les cloisons interlobulaires, et leurs divisions forment autour des canalicules spermatiques un réseau à longues mailles.

Les veines accompagnent les artères, et, en remontant le long du cordon pour aller gagner le tronc de la veine cave abdominale, elles forment un plexus appelé *vaisseaux pampiniformes.*

Les vaisseaux lymphatiques des testicules sont également très-développés, et suivent le cordon pour se rendre aux ganglions lombaires (a).

(3) Chez le Lapin, chaque lobule du testicule a la forme d'une longue bandelette repliée sur elle-même et constituée par deux tubes sécréteurs extrêmement longs, repliés de façon à former de nombreuses anses, et marchant en sens contraire pour se réunir au milieu du paquet et donner naissance à un canal unique, lequel se jette dans le *rete testis,* sans se réunir préalablement à ses congénères (b). M. Martin Saint-Ange pense que ces conduits vont déboucher dans un réservoir situé sur le bord interne du testicule, et dont partiraient six ou sept petits canaux qui, après s'être anastomosés entre eux, constitueraient l'épididyme (c); mais le réservoir intermédiaire dont il est ici question ne me paraît pas exister.

Chez le Surmulot, la structure intérieure du testicule est plus simple, et la tunique albuginée de cette glande est si transparente, qu'elle permet de voir la disposition des vaisseaux spermatiques qu'elle renferme. Ces tubes sont placés parallèlement entre eux dans une direction perpendiculaire à l'axe du testicule, et lorsqu'ils arrivent à la surface de l'organe, ils se recourbent brusquement pour revenir sur eux-mêmes dans une direction opposée; ils paraissent ne pas se ramifier ni s'anastomoser, et ils percent la tunique albuginée en nombre considérable, pour aller former l'épididyme (d).

(a) Panizza, *Osservazioni antropo-zootomico-fisiologiche,* pl. 8.
— Ludwig et Tonisa, *Die Lymfwege des Hodens und ihr Verhältniss zu den Blut-und-Samen-gefässen (Sitzungsbericht der Akad. der Wissensch.,* Wien, 1861, t. XLVI, p. 221, pl. 1).
(b) Lereboullet, *Op. cit.,* p. 10, pl. 1, fig. 1.
(c) Martin Saint-Ange, *Op. cit.,* p. 8.
(d) Prevost et Dumas, *Sur l'appareil générateur des Animaux mâles (Ann. des sciences nat.,* 1824, t. I, p. 178, pl. 11, fig. 8 et 9).

dans la forme du corps d'Highmore (1); mais l'étude de ces détails n'a été que peu approfondie, et n'offre pas assez d'importance pour que nous nous y arrêtions ici.

L'*épididyme* est un corps d'apparence glandulaire, qui se trouve accolé ou suspendu au testicule, et qui fait partie des voies séminifères. Chez l'Homme, il est piriforme, replié en manière d'anse, et appliqué directement sur le testicule, auquel il adhère par ses deux extrémités. Son extrémité supérieure, qui est renflée, est désignée communément sous le nom de *tête*, et l'on appelle *queue* la portion atténuée qui le termine inférieurement.

Épididyme

En y pénétrant, les canaux efférents du testicule se resserrent beaucoup et décrivent de nombreuses circonvolutions, de façon à former un certain nombre de paquets coniques (2) dont la réunion constitue le renflement lobiforme dont je viens de parler sous le nom de tête de l'épididyme. Ces mêmes vaisseaux se réunissent ensuite entre eux successivement, et donnent ainsi naissance à un tronc commun, qui augmente peu à peu de calibre et se pelotonne sur lui-même d'une manière presque inextricable. Chemin faisant, ce conduit évacuateur reçoit une branche accessoire provenant d'un petit appendice constitué par un tube de même apparence, qui se termine en cul-de-sac, et qui est pelotonné comme le reste de l'épididyme (3). Enfin, dans la portion caudale de l'épididyme, le tronc commun devient de moins en moins flexueux, et à quel-

---

(1) Pour plus de détails au sujet de la disposition du corps d'Highmore et des cloisons qui en partent, je renverrai aux observations de Duvernoy (a) et aux traités d'anatomie humaine (b).

(2) Ces corps pyramidaux, ou cônes séminifères, ont la pointe dirigée vers le testicule, et font saillie à l'extrémité supérieure de cette glande, au-dessous de l'origine de l'épididyme.

(3) Ce diverticulum a été désigné sous le nom de *vas aberrans* par Haller, et de *conduit déférent borgne* par A. Cooper.

(a) Cuvier, *Anatomie comparée*, t. VIII, p. 107.
(b) Voyez l'*Atlas* de MM. Beau, Bonamy et Broca, t. III, pl. 60.

que distance du testicule il constitue un tube presque droit, qui a reçu le nom de *canal déférent*. Ce conduit évacuateur, de même que l'épididyme, est revêtu d'une tunique fibreuse, et entre cette enveloppe et la membrane muqueuse qui en forme la paroi propre (1), on trouve une couche de fibres musculaires lisses (2) et un plexus de nerfs très-forts (3). Il remonte dans l'épaisseur du cordon spermatique, vers l'anneau inguinal, traverse cet orifice pour pénétrer dans la cavité abdominale ; puis plonge dans le bassin, gagne la partie postérieure et inférieure de la vessie en se rapprochant de son congénère ; enfin, après s'être réuni avec un organe accessoire sur lequel je reviendrai bientôt, et après avoir changé encore une fois de nom (4), il va déboucher dans le commencement du canal de l'urèthre, sur les côtés d'une petite éminence appelée *verumontanum*.

La forme de l'épididyme varie beaucoup chez les divers Mammifères, et parfois sa portion caudale semble occuper presque toute la longueur du conduit évacuateur, car celui-ci est très-fluxueux jusqu'auprès de son extrémité uréthrale. Cette disposition est surtout remarquable chez les Mammifères dont les

(1) Cette membrane muqueuse est blanche et plissée longitudinalement ; elle offre dans sa partie inférieure une foule de petites dépressions qui lui donnent un aspect réticulé, et elle est revêtue d'une couche de tissu épithélique pavimenteux.

(2) Cette tunique musculaire se compose principalement de fibres longitudinales ; à sa partie moyenne on y trouve aussi des fibres circulaires ou obliques. Les éléments de ce tissu sont des fibres-cellules rigides et pâles (a).

(3) Ces nerfs sont nombreux dans la portion pelvienne du canal déférent, et envoient des branches dans la substance du testicule ; ils paraissent venir tous des plexus vésicaux latéraux et moyens, du plexus hémorrhoïdal et du plexus hypogastrique (b).

(4) La portion terminale du canal déférent qui est commune à ce conduit et à la vésicule séminale a reçu le nom de *conduit éjaculateur*, mais cette distinction, qui peut être utile dans l'anatomie descriptive de l'homme, n'est pas applicable à la plupart des Mammifères.

(a) Kölliker, *Éléments d'histologie*, p. 562.
(b) Swan, *Nerves of the human Body*, pl. 5 et 6.
— Krause, *Op. cit.* (Müller's *Archiv für Anat. und Physiol.*, 1837, p. 30).

testicules restent dans l'intérieur de l'abdomen. Il est aussi à noter que le volume de l'épididyme est très-considérable chez certaines espèces, et que dans quelques cas ce corps, au lieu d'être appliqué directement contre le testicule, s'y trouve suspendu par un pédoncule étroit et assez long, formé par les canaux efférents de cette glande : par exemple, chez les Marsupiaux et les Monotrèmes (1).

Chez plusieurs Mammifères, le canal déférent change de structure vers sa partie inférieure, et y présente une disposition très-analogue à celle que nous avons déjà rencontrée dans la partie correspondante de l'oviducte chez les Oiseaux, les Reptiles et les Poissons cartilagineux, où cette portion constitue un utérus ou un organe analogue destiné à fournir aux ovules des produits complémentaires. En effet, des organes sécréteurs se développent dans l'épaisseur de cette portion terminale du conduit évacuateur de la semence, et y déterminent parfois un renflement très-remarquable. Le Cheval est un excellent exemple pour l'étude de cette zone du canal déférent (2), dont le mode d'organisation est analogue chez quelques Ruminants, tels que

Canal
déférent.

(1) Chez l'Ornithorhynque (a) et chez l'Echidné (b), l'épididyme est énorme, et ne tient au testicule que par le pédoncule dont il est question ci-dessus, et par un ligament membraneux, situé inférieurement à son extrémité opposée. Chez les Marsupiaux, l'épididyme n'est pas aussi développé, mais il est également éloigné du testicule (c).

(2) Chez le Cheval, cette portion glanduleuse du canal déférent est nettement séparée de la partie précédente du même conduit, et elle a la forme d'un gros boudin cylindrique (d). Le tube qui en occupe l'axe n'est guère élargi, mais ses parois sont extrêmement épaisses.

Chez l'Éléphant, le conduit déférent forme dans ce point une ampoule globuleuse très-considérable, qui adhère à son congénère (e).

(a) Meckel, *Ornithorhynchi paradoxi descr. anat.*, pl. 8, fig. 2.
— Martin Saint-Ange, *Op. cit.* (*Mém. de l'Acad. des sciences, Sav. étrang.*, t. XIV, pl. 5, fig. 1).
(b) Cuvier, *Anatomie comparée*, 1re édit., t. V, pl. 51, fig. 2 et 3.
— Martin Saint-Ange, *loc. cit.*, pl. 7, fig. 1.
(c) Exemple : le *Didelphe crabier*; voyez Martin Saint-Ange, *loc. cit.*, pl. 3, fig. 2.
(d) Voyez Chauveau, *Anatomie comparée des Animaux domestiques*, p. 782, p. 198.
(e) Cuvier, *Anatomie comparée*, t. VIII, p. 127.

le Bélier. Chez divers Rongeurs, la portion terminale de ces tubes est entourée d'un anneau de glandules (1), et chez l'Homme on reconnaît encore des indices de ce mode d'organisation ; mais chez les Carnassiers, les organes sécréteurs en disparaissent presque complétement et n'y produisent qu'un épaississement à peine sensible (2).

Il est aussi à noter que chez quelques Mammifères les deux canaux déférents, au lieu de se rapprocher simplement l'un de l'autre, se soudent entre eux à leur extrémité inférieure, de façon à ne former dans ce point qu'un cylindre unique et médian, bien que leurs cavités restent distinctes. Presque toujours ils débouchent isolément dans l'urèthre, mais parfois ils se confondent complétement vers le bout, et communiquent avec le canal génito-urinaire par un orifice commun situé sur la ligne médiane (3).

Vésicules
séminales.

Chez plusieurs Mammifères, l'Homme par exemple, la portion subterminale de chacun de ces conduits évacuateurs du sperme porte latéralement un organe appendiculaire qui remplit à la fois les fonctions d'un réservoir pour la semence, et d'un instrument de sécrétion dont les produits se mêlent à ce

(1) Chez les Rats (a), par exemple. Chez le Castor, la portion glanduleuse de ce conduit est fusiforme (b), et chez le Hamster elle est plus développée (c).

(2) Chez le Chien, on aperçoit encore quelques traces de ce renflement glandulaire (d).

(3) Cette disposition a été constatée par Vicq d'Azyr chez le Rhinocéros de l'Inde, et représentée par cet anatomiste dans un dessin appartenant à la bibliothèque du Muséum, mais elle n'est pas constante; car M. Owen ne l'a pas trouvée dans l'individu dont il a fait l'anatomie (e). Pallas en a signalé aussi l'existence chez un Rongeur très-voisin du Lièvre, le *Lagomys ogotona* (f).

(a) Duvernoy et Lereboullet, *Notes sur les Mammifères de l'Algérie* (Mém. de la Soc. d'hist. nat. de Strasbourg, t. III).

(b) Weber, *Zusätze zur Lehre vom Bau und von den Verrichtungen der Geschlechtsorgane*, pl. 6 (Abhandlung bei Begründung der Sächsischen Gesellschaft der Wissenschaften, Leipsig, 1846).

(c) Pallas, *Novæ species quadrupedum e Glirium ordine*, 1778, pl. 17, fig. 1.

(d) Weber, loc. cit., pl. 7, fig. 2.

(e) Owen, *On the Anatomy of the Indian Rhinoceros* (Trans. of the Zool. Soc., 1862, t. IV, p. 49, pl. 16 et 17, fig. 1).

(f) Pallas, *Novæ species quadrupedum e Glirium ordine*, 1778, p. 68, pl. 4, B, fig. 15.

liquide. On désigne ces organes sous le nom de *vésicules séminales*, et l'on appelle *conduit éjaculateur* le canal excréteur qui leur est commun avec le conduit déférent, et qui paraît être tantôt la continuation directe de celui-ci, d'autres fois un complément de ce même tube fourni par le col allongé de la vésicule. Dans tous les cas, le canal déférent, ou le canal éjaculateur qui y fait suite, va s'ouvrir dans l'urèthre. Il est aussi à noter que les fibres musculaires logées dans l'épaisseur des parois du canal éjaculateur sont plus développées que celles de la portion précédente du canal déférent. Quant aux vésicules séminales, je n'en parlerai pas avec plus de détail en ce moment, me proposant d'y revenir lorsque je traiterai de l'ensemble des organes sécréteurs qui se trouvent dans la même région.

§ 6. — Ainsi que je l'ai déjà dit, chez tous les Mammifères, l'appareil excréteur des testicules, constitué d'abord par des canaux qui sont des dépendances directes de ces glandes, se complète par voie d'emprunt, en utilisant une portion du conduit évacuateur de l'urine. En effet, les canaux déférents débouchent toujours dans l'urèthre, plus ou moins près de la vessie, et le sperme ne peut arriver au dehors qu'en traversant le tube qui est spécialement destiné à livrer passage à l'urine. Toujours aussi ce conduit génito-urinaire, qui fait suite à la vessie, et qui est constitué comme celle-ci par une membrane muqueuse, pourvue d'une couche épaisse de tissu épithélique et entourée de fibres musculaires (1), est en connexion avec un appendice

(1) La couche musculeuse du canal de l'urèthre se compose principalement de fibres lisses, et renferme du tissu fibreux ordinaire et du tissu conjonctif (*a*).

D'autres fibres musculaires qui sont

(*a*) Kölliker, *Beiträge zur Kenntniss der glatten Muskeln* (Zeitschrift für wissenschaft. Zoologie, 1848, t. 1, p. 67 et suiv.).
— Hancock, *On the Physiology of the male Urethra* (Lancet, 1852). — *Structure of the Urethra*, 1852.
— Ellis, *An Account of the Arrangement of the muscular Substance of the Urinary and certain of the Generative Organs of the human Body* (Medico-chirurgical Transactions, t. XXXIV, p. 327).
— Uffelmann, *Zur Anatomie der Harnröhre* (Zeitschr. für rat. Med., 1863, t. XVII, p. 254).

copulateur tubulaire. Ce dernier canal appartient parfois exclusivement à l'appareil génital, et ne sert pas à l'évacuation de l'urine; mais en général l'appareil urinaire, après avoir été mis à contribution pour compléter les voies excrétoires de l'appareil génital, emprunte la portion terminale de ces dernières pour se compléter à son tour, et alors l'urèthre se compose de deux portions dont la seconde fait suite à la première et constitue avec elle un tube unique. Le canal génito-urinaire, dépendant de l'appareil rénal, forme ce que les anatomistes désignent souvent sous le nom de *portion pelvienne*, ou de *portion membraneuse de l'urèthre;* le conduit qui y est ajouté et qui sert toujours au passage de la semence, mais n'est pas toujours mis au service de l'excrétion urinaire, est la *portion spongieuse de l'urèthre*, ou canal de la verge.

Cette diversité d'origine des deux portions du canal, qui d'ordinaire sert alternativement à l'évacuation, soit de l'urine, soit de la liqueur séminale, est mise en évidence par le mode d'organisation des Monotrèmes. Chez ces Mammifères singuliers, le conduit commun fourni par l'appareil urinaire, et correspondant à la portion membraneuse de l'urèthre, va déboucher dans le cloaque; le canal du pénis s'y embranche près de son extrémité inférieure, mais ne donne pas accès à l'urine; ce liquide est versé directement dans le cloaque, et la portion spongieuse de l'urèthre n'entre en fonction que pendant le coït,

striées, et qui se contractent sous l'influence de la volonté, sont contiguës à la portion membraneuse de l'urèthre et en déterminent la constriction. Ainsi une couche charnue mince située entre les deux feuillets du fascia profond du périnée agit de la sorte, et fournit à ce canal une expansion dont J. Müller a décrit la disposition avec soin (a).

(a) Voyez Santorini, *Septemdecim Tabulæ*, tab. xv (*Op. posth.*, edit. Cirandi, 1775).

— Wilson, *Description of the Muscles surrounding part of the Urethra* (*Medico-chirurg. Transactions*, 1815, t. 1, p. 175).

— Guthrie, *Anatomy and Diseases of the Urinary Organs*, 1836, p. 36 et suiv.

— J. Müller, *Ueber die organischen Nerven der erectilen männlichen Geschlechtorgane* (*Mémoires de l'Académie de Berlin* pour 1835).

lorsque, par l'effet de la turgescence du tissu érectile circonvoisin, son orifice supérieur se dilate pour recevoir le sperme, et qu'en même temps l'orifice urinaire ou cloacal se trouve fermé par l'action des muscles adjacents (1).

Dans certains cas tératologiques, on a vu quelque chose d'analogue chez l'Homme : le canal de l'urèthre débouche au dehors par une fissure située au périnée, derrière la racine de la verge, et ce dernier organe ne servait plus à l'excrétion de l'urine (2). Mais dans l'état normal chez tous les Mammifères, à l'exception des Ornithorhynques et des Echidnés, il n'existe aucune ouverture dans les parois de la portion membraneuse de l'urèthre, et ce canal se continue sans interruption avec la portion spongieuse du même conduit, qui va se terminer à l'extrémité de l'appendice copulateur. Quelquefois, chez le Sanglier par exemple, la portion membraneuse de l'urèthre débouche à la partie supérieure d'un cul-de-sac formé par l'extrémité supé-

(1) Ainsi, chez l'Ornithorhynque, dont les organes mâles ont été très-bien représentés par Meckel, la portion membraneuse de l'urèthre, ou canal uréthro-génital, reçoit comme d'ordinaire les canaux déférents vers sa partie supérieure, mais débouche directement dans le cloaque un peu au devant de l'extrémité du rectum, de façon à verser directement l'urine dans cette portion terminale du tube digestif (a). Le pénis naît à la portion inférieure du canal uréthro-génital, et dans l'état de repos cet appendice est logé dans une grande poche préputiale qui s'ouvre dans le cloaque, à quelque distance au-dessous de l'orifice urinaire ; il est bifurqué vers le haut et traversé dans toute sa longueur par un canal étroit qui naît du conduit uréthro-génital près de la terminaison de celui-ci, et se divise inférieurement en deux branches pour aller s'ouvrir au dehors, à l'extrémité de chacun des glands formés par la bifurcation du pénis. Chez l'Echidné, la disposition des organes copulateurs est à peu près la même que chez l'Ornithorhynque, si ce n'est que chaque branche terminale du pénis se bifurque, en sorte que le canal génital débouche au dehors par quatre orifices (b).

(2) On donne le nom d'*hypospadias* à cette monstruosité, qui parfois simule l'hermaphrodisme.

(a) Meckel, *Ornithorhynchi paradoxi descriptio anatomica*, p. 50, pl. 8, fig. 2, 3. et 4. — Martin Saint-Ange, *Op. cit. (Mém. de l'Acad. des sciences, Sav. étrang.*, t. XIV, p. 30, pl. 5, fig. 1-4).

(b) Martin Saint-Ange, *Op. cit.*, pl. 7, fig. 1-4.

rieure de la portion spongieuse du même canal (1), mais d'ordinaire ces deux tubes sont unis bout à bout.

Je rappellerai que la portion pelvienne ou membraneuse de l'urèthre du mâle correspond à la totalité du canal uréthral chez les femelles, où l'analogue de l'appendice copulateur reste rudimentaire et n'est pas tubulaire. On y remarque, à peu de distance du col de la vessie, une saillie médiane appelée *verumontanum* ou *crête uréthrale* (2), qui en occupe la paroi postérieure et qui est bordée latéralement par des sillons longitudinaux où débouchent les glandes prostatiques.

La portion suivante du canal de l'urèthre, qui appartient plus directement à l'organe copulateur, fait partie de l'appendice érectile appelé *pénis*, lequel est destiné à pénétrer profondément dans l'appareil femelle et à y porter la liqueur fécondante.

Pénis.

§ 7. — Le pénis, ou verge des Mammifères, est toujours situé en avant ou au-dessous de l'orifice anal; mais sa position est d'ailleurs sujette à des variations assez grandes, que l'on peut rapporter à cinq types principaux. Ainsi, dans la grande division des Mammifères Didelphiens, c'est-à-dire chez les Monotrèmes et les Marsupiaux, cet organe est logé dans l'intérieur du cloaque et ne paraît pas au dehors quand le muscle sphincter est contracté (3). Chez beaucoup de Rongeurs, les Lièvres et les Rats par exemple, il se dirige en arrière et va aboutir tout près de l'anus, sans être cependant compris dans l'espèce de bourse formée par le sphincter. Chez la plupart des Mammifères, il s'avance jusqu'au pubis, et ensuite on le voit

(1) Une disposition analogue existe chez les Ruminants.

(2) Les anatomistes désignent aussi cette crête médiane sous les noms de *caput Gallinaginis* et de *colliculus seminalis*.

(3) Ainsi, chez la Sarigue de Virginie, l'orifice du fourreau de la verge se trouve immédiatement en avant de l'ouverture anale (*a*) et est compris dans le même sphincter.

(*a*) Hunter, voyez *Catal. of the Mus. of the Coll. of Surgeons, Physiol. Series*, t. IV, pl. 54.

tantôt se recourber en arrière ou en dessous, pour se terminer aussitôt ou pour se rapprocher de l'anus, ainsi que cela a lieu chez divers Rongeurs (1) ; d'autres fois s'avancer vers l'ombilic dans un repli de la peau, qui le tient suspendu sous la ligne médiane de l'abdomen, ou bien devenir libre et pendant au devant de l'arcade pelvienne (2). Cette dernière disposition appartient aux Quadrumanes et aux Chéiroptères, aussi bien qu'à l'Homme (3); mais le mode d'organisation précédent est le plus ordinaire. En effet, la verge est fixée sous l'abdomen par un fourreau adhérent, chez les Carnassiers terrestres et aquatiques, les Proboscidiens, les Solipèdes, les Pachydermes, les Ruminants et les Cétacés (4). Il est aussi à noter que dans ce dernier cas, cet organe se dirige d'ordinaire en ligne droite d'arrière en avant, mais quelquefois sa longueur est trop considérable pour qu'il puisse se loger ainsi dans sa gaîne cutanée, et alors il s'y infléchit de façon à y décrire une ou plusieurs courbures. Chez l'Éléphant, par exemple, la verge se replie en forme de double S italique (5).

(1) Chez l'Agouti, cette courbure de la verge est très-remarquable (a).

(2) La base de la portion libre de la verge est fixée au pubis par des expansions fibreuses appelées *ligaments suspenseurs du pénis.* Quelquefois ces ligaments sont renforcés par des fibres contractiles, qui constituent une paire de muscles releveurs de la verge : par exemple, chez les Cynocéphales.

(3) Un mode de conformation analogue se voit aussi chez le Dugong (b).

(4) La verge est suspendue à la paroi de l'abdomen par du tissu conjonctif plus ou moins fort, qui se transforme même en un ligament élastique, lorsque le poids de cet appendice devient très-considérable, comme chez l'Eléphant. Il existe aussi une paire de muscles élévateurs du pénis chez certains Rongeurs, tels que les Lièvres et les Cochons d'Inde et chez certains Marsupiaux.

(5) Chez les Ruminants, la verge, dans l'état de rétraction, se recourbe aussi à sa base, et cette disposition est déterminée principalement par l'action d'une paire de muscles qui s'implantent latéralement sur le corps caverneux, et qui se rendent au bord de l'anus, où ils se continuent avec des cordons fibreux dont l'extrémité pos-

(a) Hunter, voyez *Catal. of the College of Surgeons, Physiol. Series,* t. IV, pl. 52 et 5.
(b) Quoy et Gaimard, *Voyage de l'Astrolabe,* MAMMIFÈRES, pl. 27, fig. 1 et 6.

La portion de la peau qui avoisine l'extrémité libre de la verge se réfléchit en dedans pour se continuer avec la membrane muqueuse qui revêt cette extrémité, et pour former ainsi une espèce de gaîne ou de sac appelé *prépuce*, dans l'intérieur duquel cet organe se retire d'ordinaire pendant l'état de repos, mais dont il se dégage lors de l'érection. Souvent ces changements sont aidés par l'action de muscles particuliers, appelés rétracteurs et protracteurs du fourreau, chez le Bœuf par exemple (1). En général, le pénis est à peu près cylindrique dans toute sa longueur, mais, ainsi que nous le verrons bientôt, son extrémité varie beaucoup dans sa forme, et parfois se bifurque plus ou moins profondément.

De même que chez certains Reptiles et Oiseaux dont il a été question dans la dernière leçon, le pénis des Mammifères est formé principalement par le *corps caverneux*, organe qui est composé de deux cylindres de tissu érectile, réunis plus ou moins intimement entre eux de façon à offrir à leur face postérieure une gouttière ou canal médian ; mais le conduit ainsi

térieure est fixée au sacrum. Hunter a très-bien représenté ces muscles rétracteurs de la verge chez la Chèvre (a), mais Cuvier paraît les avoir confondus avec les rétracteurs du prépuce. Chez le Cheval, ces muscles sont représentés, et on les désigne communément sous le nom de *cordons suspenseurs de la verge* (b). Chez l'Eléphant, ces muscles manquent, ou plutôt sont représentés par les muscles qui ont été considérés par quelques anatomistes comme étant des élévateurs de la verge, et qui naissent du pubis pour aller s'attacher au gland (c).

(1) Les muscles rétracteurs du fourreau consistent en une paire de muscles qui s'avancent sur les côtés de la verge, de la région périnéenne jusqu'au manchon préputial, et qui le tirent en arrière. Les muscles protracteurs du fourreau, composés de plusieurs languettes, naissent des parois de l'abdomen en avant de l'ouverture préputiale, et se réunissent sur le bord postérieur de ce pli cutané, de façon à constituer une sorte de sphincter en forme d'anse. Ces divers muscles ont été très-bien représentés, chez le Bœuf, par M. Chauveau (d).

(a) Voyez *Catalogue of the Museum of the College of Surgeons, Physiol. Series*, t. IV, pl. 56.
(b) Voyez Chauveau, *Traité d'anatomie comparée des Animaux domestiques*, p. 788.
(c) Camper, *Description anatomique d'un Éléphant mâle*, p. 34, pl. 4, fig. 1.
(d) Chauveau, *Traité d'anatomie comparée des Animaux domestiques*, p. 789, fig. 200.

constitué, au lieu de servir directement au passage de la liqueur fécondante, loge un tube particulier qui reçoit ce liquide de la portion pelvienne de l'urèthre et le porte au dehors. Ce tube est susceptible d'entrer dans un état de turgescence comme le corps érectile auquel il est uni, et il constitue le canal dont j'ai déjà parlé sous le nom de portion spongieuse de l'urèthre. Son extrémité est d'ordinaire plus ou moins renflée et est appelée *gland*. Une enveloppe commune de structure fibreuse et très-élastique entoure ces parties et les réunit entre elles (1). Enfin, chez un grand nombre de Mammifères, l'appendice copulateur est renforcé par un os dit *pénial*, qui est logé dans sa profondeur et qui en augmente la rigidité. Nous passerons en revue ces différentes parties.

Les deux cylindroïdes qui constituent le corps caverneux sont écartés entre eux à leur extrémité postérieure, et y forment à la base du pénis deux prolongements, que les anatomistes désignent sous le nom de *racines de la verge*. Presque toujours ces parties initiales du corps caverneux sont de forme conique, et sont solidement fixées aux branches ischio-pubiennes du bassin ; enfin des muscles appelés ischio-caverneux les recouvrent en grande partie, et, lorsqu'ils se contractent, les compriment (2). Chez les Cétacés, où le bassin est rudimentaire, les racines de la verge ne sont pas amincies de la sorte, mais elles adhèrent non moins intimement aux os pelviens (3). Enfin, chez les Mar-

Corps
caverneux.

---

(1) On désigne cette tunique fibreuse sous-cutanée sous le nom de *fascia penis*. En avant, elle se perd sur la surface du gland, et en arrière elle se confond avec les aponévroses du périnée, des aines et du pubis. On y distingue deux plans de fibres (a).

(2) Les muscles ischio-caverneux naissent du bord interne de la tubérosité de l'ischion, et se dirigent en avant sur les côtés du périnée, pour aller embrasser les racines de la verge. Chez l'Homme, ils sont grêles et médiocrement allongés (b) ; chez l'Éléphant, ils sont formés de quatre portions.

(3) Ce sont principalement les mus-

(a) Lacauchie, *Traité d'hydrotomie*, 1853, p. 56.
(b) Voyez Bourgery, *Anatomie de l'Homme*, t. II, pl. 104.

supiaux, elles sont libres, et ne tiennent à l'ischion que par le
tendon du muscle ischio-caverneux, qui enveloppe chacune
d'elles. Il est aussi à noter que chez les Kanguroos elles se
bifurquent. Dans le reste de leur étendue, les deux moitiés du
corps caverneux sont intimement unies entre elles. D'ordinaire
elles offrent à leur face inférieure, sur leur ligne de jonction, une
dépression en forme de gouttière, qui loge la portion spongieuse de l'urèthre, mais quelquefois les bords de ce sillon se
rencontrent en dessous, de façon à le transformer en un canal
qui engaîne complétement le corps spongieux (1). Ce mode
d'organisation exceptionnel existe chez les Kanguroos.

Les corps caverneux sont constitués essentiellement par une
sorte de charpente fibreuse et des réservoirs sanguins. La
charpente fibreuse se compose d'une tunique extérieure ou
gaîne, et d'une multitude de trabécules qui se détachent de la
paroi interne de cette gaîne, et se réunissent entre eux de façon
à circonscrire incomplétement une foule de petites aréoles
en communication les unes avec les autres. La tunique est
composée de tissu conjonctif et de tissu fibreux élastique ; son
épaisseur varie beaucoup suivant les espèces et devient parfois
très-considérable, chez les Cétacés surtout ; elle est d'un blanc
opaque, et l'on y remarque de nombreux pertuis qui livrent passage aux vaisseaux sanguins. Sur la ligne médiane, où les deux
corps caverneux sont intimement unis entre eux, les portions
adjacentes de cette enveloppe se confondent, et constituent au
milieu du pénis une cloison longitudinale plus ou moins in-

cles ischio-caverneux qui fixent les racines de la verge aux os styliformes dont se compose le bassin rudimentaire des Cétacés (a).

(1) Il en résulte que dans une section transversale de la verge, le corps caverneux affecte une figure annulaire (b).

(a) Exemple : le Marsouin ; voyez Hunter (*Catalogue of the Museum of the College of Surgeons ; Physiol. Series*, t. IV, pl. 47 et 48). — Carus et Otto, *Tab. Anat. compar. illustr.*, pars V, pl. 9, fig. 1.

(b) Cuvier, *Leçons d'anatomie comparée*, 1re édit., t. V, pl. 49, fig. 3.

complète. Souvent elles disparaissent même entièrement dans ce point, de sorte qu'il n'existe dans l'intérieur de la verge aucune cloison médiane, et qu'il ne semble y avoir qu'un seul corps caverneux impair. Cette dernière disposition se rencontre chez la plupart des Pachydermes, les Ruminants, les Cétacés, l'Ours, le Blaireau, et quelques Quadrumanes, tels que le Saï. La cloison est au contraire complète chez d'autres Singes (1), le Chien, le Rhinocéros, etc. Enfin, elle existe d'une manière partielle chez l'Homme, chez plusieurs Singes, tels que les Cynocéphales, et chez les Makis (2).

Les trabécules qui subdivisent en aréoles la cavité générale du corps caverneux, consistent en filaments et en lamelles de couleur rougeâtre, formées de tissu conjonctif, de fibres élastiques et de fibres musculaires lisses (3). Beaucoup d'entre

(1) Une cloison complète a été constatée chez le Callitriche et chez le Mandril (a).

(2) Chez la plupart des Cercopithèques, la cloison ne s'étend pas au delà de la partie moyenne du corps caverneux.

(3) Depuis les premières observations de Vésale et de Malpighi sur la structure du pénis, la disposition générale des trabécules du tissu caverneux, et des cavités qu'elles circonscrivent, a été étudiée par beaucoup d'auteurs (b) ; mais on a été en désac-

(a) Cuvier, *Anatomie comparée*, t. VIII, p. 206.

(b) Vésale, *De corporis humani fabrica*, lib. V, cap. XIV, p. 629.

— Malpighi, *Opera omnia*, t. II, p. 221.

— Hunter, *Observ. on the Animal Œconomy*, et *Œuvres*, trad. par Richelot, t. IV, p. 93.

— G. Duvernoy, *De pinguedine, prostatæ musculis, nervis, vasis sanguineis, corporibus nerveo-spongiosis, eorumque septo; balano penis; urethræ bulbo, ejusque corpore spongioso* (Comment. Acad. scient. Petropolitanæ, 1729, t. II, p. 372).

— Cuvier, *Anatomie comparée*, 1re édit., t. V, p. 204.

— Tiedemann, *Ueber den schwammigen Körper der Ruthe des Pferdes* (Meckel's *Deutsches Archiv für die Physiologie*, 1816, t. II, p. 95, pl. 3, fig. 1-3). — *Notice sur les corps caverneux*, etc. (Journal complémentaire du Dictionnaire des sciences médicales, t. IV, p. 283).

— Ribes, *Exposé sommaire de quelques recherches anatomiques* (Mém. de la Société médicale d'émulation, t. VIII, p. 605).

— Moreschi, *Comment. de urethræ corp. spong. glandisque structura*, 1817.

— Mascagni, *Voyez Panizza, Osservazioni antropo-zootomico-fisiologiche*, 1830.

— Home, *Comparative Anatomy*, Supplem., pl. 65-67.

— Kobelt, *Die männlichen und weiblechen Wollustorgane*, 1844.

— Herberg, *De erectione penis*, 1844.

— Kölliker, *Ueber das anat. und physiol. Verhalten der cavernösen Körper der männlichen Sexualorgane* (Verhandl. der Würzburg med. phys. Ges., 1851).

— Kohlrausch, *Zur Anat. und Physiol. des Beckenorgane*, 1854.

— Ellis, *Op. cit.* (Medico-chirurgical Transactions, t. XXXIX).

— Langer, *Ueber das Gefässsystem der männlichem Schwellorgane* (Sitzungsbericht der Wiener Akad., 1863, t. XLVI, p. 120).

— Ainsi que plusieurs autres anatomistes dont les noms sont cités plus bas.

elles renferment des vaisseaux sanguins, et leur surface est garnie partout d'une couche de tissu épithélique qui adhère intimement aux parties sous-jacentes. Il en résulte que les espaces ou méats circonscrits par cette espèce de charpente à claire-voie sont tapissés par de l'épithélium, et ces cavités sont en communication avec le système vasculaire adjacent, de façon à recevoir le sang dans leur intérieur (1). En effet, les ramus-

cord touchant la nature de ces brides. Leur structure musculaire est particulièrement manifeste chez le Cheval, et a été démontrée par l'action des réactifs chimiques, aussi bien que par la constatation des caractères physiques de ces parties (a). Cela a été révoqué en doute par quelques anatomistes (b), et il est à noter que la proportion de tissu musculaire et de tissu fibreux qui entre dans la composition de ces parties varie beaucoup suivant les espèces. Chez le Taureau, les parties fibreuses sont très-développées (c).

(1) Les anatomistes ne sont pas d'accord sur le mode de terminaison des artères dans le corps caverneux et dans les autres tissus érectiles. Ainsi que l'a constaté J. Müller, l'artère caverneuse ne se divise pas dichotomiquement, comme le font d'ordinaire les vaisseaux de même ordre, mais émet latéralement une multitude de branches qui se terminent par un bouquet de ramuscules. Ces ramuscules sont en général très-flexueux, et souvent (principalement dans l'état de repos du tissu érectile) ils sont recourbés en tire-bouchon, disposition qui leur a valu le nom d'*artères hélicines* (d). Müller croyait qu'ils se terminaient en cul-de-sac dans l'intérieur des cellules du corps caverneux, et M. Kölliker, tout en reconnaissant que cela n'est pas, pense que la portion en forme de doigt de gant à laquelle serait due cette apparence, se continue jusqu'au sinus veineux correspondant sous la forme d'un canalicule très-étroit (e). Mais il paraît, d'après les recherches de MM. Valentin, Henle, Rouget, Sappey, etc., que ces formes sont dues en majeure partie à la manière dont l'injection ou la dissection ont été faites, et que les artères dites hélicines, après s'être recourbées, et quelquefois avoir formé des anses, débouchent directement dans les petits sinus du tissu érectile (f).

(a) J. Müller, *Bericht* (*Arch. für Anat.*, 1835, p. 28).

(b) Krause, *Anatomische Bemerkungen* (Hecker's *Annalen der gesammten Heilkunde*, 1834, t. XXVIII, p. 141).

(c) Lacauchie, *Traité d'hydrotomie*, p. 64.

(d) J. Müller, *Entdeckung der bei der Erection des männlichen Gleides wirksamen Arterien* (*Archiv für Anat. und Physiol.*, 1835, p. 202, pl. 3).

(e) Kölliker, *Traité d'histologie*, p. 567.

(f) Valentin, *Ueber den Verlauf der Blutgefässe in dem Penis des Menschen und einiger Säugethiere* (Müller's *Archiv*, 1838, p. 182).

— Rouget, *Recherches sur les organes érectiles* (*Journal de physiologie* de Brown-Séquard, 1838, t. I, p. 326.

— Sappey, *Traité d'anatomie descriptive*, t. III, p. 581.

— E. Wilson, art. PENIS (Todd's *Cyclop. of Anat. und Physiol.*, t. III, p. 947).

cules des artères profondes du pénis y débouchent, et elles constituent un vaste système de sinus qui communiquent entre eux, et se vident dans les troncs veineux circonvoisins par un certain nombre de courts canaux de décharge appelés *veines émissaires* du pénis. Les cellules du corps caverneux sont donc des réservoirs sanguins très-analogues aux lacunes interorganiques qui, chez beaucoup d'Animaux inférieurs, tiennent lieu d'une portion plus ou moins considérable du système veineux (1), et comme leurs parois sont très-élastiques, elles sont susceptibles de se distendre et d'augmenter de capacité lorsque le sang y arrive plus abondamment que d'ordinaire, ou que des obstacles s'opposent à l'écoulement de ce liquide dans les troncs veineux adjacents. La substance spongieuse du corps caverneux se gonfle alors, et quand la gaîne fibreuse de ce corps est fortement distendue, elle devient rigide, état qui constitue l'érection, phénomène sur lequel nous aurons bientôt à revenir. J'ajouterai que cette partie de la verge est pourvue d'un grand nombre de filets nerveux appartenant au système ganglionnaire (2).

(1) Les sinus sanguins du tissu aréolaire du corps caverneux pourraient être considérés aussi comme le résultat de la dilatation brusque des radicules veineuses, qui s'anastomoseraient très-souvent entre elles, de manière à former des réseaux, et qui se contourneraient très-irrégulièrement de façon à perdre tout aspect tubulaire (*a*). Les observations de Cuvier, sur la structure du pénis de l'Éléphant et de quelques autres grands Mammifères, ainsi que les recherches de Tiedemann sur la verge du Cheval, sont favorables à cette interprétation des choses (*b*); mais les cavités en question n'ont pas de parois propres, et ne sont limitées que par les trabécules circonvoisines dont la surface est revêtue d'une mince couche de tissu épithélique.

(2) Le plexus nerveux du pénis du Cheval et de l'Homme a été étudié avec soin par J. Müller, qui en a donné de très-belles figures (*c*).

(*a*) J. Müller, *Ueber die organischen Nerven der erectilen männlichen Geschlechtsorgane des Menschen und der Säugethiere (Mém. de l'Acad. de Berlin* pour 1835, p. 121, pl. 2 et 3).

(*b*) Hunter, *Observ. on certain parts of the Animal Œconomy*, p. 48.

— Ribes, *Exposé sommaire de quelques recherches anatomiques (Mém. de la Société médicale d'émulation*, t. VII, p. 605).

— E. Wilson, art. PENIS (Todd's *Cyclop. of Anat. and Physiol.*, t. III, p. 917).

(*c*) Cuvier, *Leçons d'anatomie comparée*, t. VIII, p. 204.

— Tiedemann, *Ueber den schwammigen Körper des Ruthe der Pferdes (Meckel's Deutsches Archiv für die Physiol.*, 1816, t. II, p. 95, pl. 2, fig. 1, 2, 3).

La portion spongieuse ou pénienne de l'urèthre, qui s'unit au corps caverneux de la verge, est également susceptible de turgescence, et sa structure n'en diffère que peu, si ce n'est que son axe est occupé par le tube excréteur. On y trouve aussi une tunique fibreuse (1) circonscrivant un système de petites aréoles sanguifères qui sont incomplétement séparées entre elles par des trabécules délicates, et qui se distendent par l'afflux du sang dans leur intérieur. Les caractères de ce tissu érectile qui entoure toute cette portion terminale de l'urèthre ne présentent aucune particularité importante à noter (2) ici, mais le cylindroïde ainsi constitué varie un peu quant à sa forme. Son extrémité postérieure est renflée, et constitue à l'entrée de la rainure pratiquée à la face inférieure du corps caverneux, entre les racines de ce corps ou un peu plus en arrière, une saillie appelée *bulbe de l'urèthre* (3). D'ordinaire ce renflement est ovalaire et médian, mais quelquefois il se divise en deux branches. Cette dernière disposition est commune aux Marsupiaux (4), et se rencontre aussi chez quelques Rongeurs, notamment chez le Rat d'eau (5). Il est aussi à noter que le bulbe de l'urèthre repose sur une paire de petits muscles dont les fibres vont de la ligne médiane du périnée à la partie adjacente des corps caverneux (6), et qu'il est relié aux branches ischiatiques par

(1) Cette tunique est moins forte que celle des corps caverneux.

(2) On peut remarquer cependant qu'en général, la substance spongieuse de l'urèthre ressemble davantage à un simple plexus veineux.

(3) Quelquefois le bulbe de l'urèthre est placé plus en arrière. Ainsi, chez les Cynocéphales, il se trouve sous l'anus, tandis que les corps caverneux ne commencent qu'en avant des tubérosités ischiatiques (*a*).

(4) Ces deux branches du bulbe sont libres, et chacune d'elles est enveloppée par un muscle particulier, comme cela a lieu pour les racines du corps caverneux. Ces muscles paraissent être les analogues des muscles transversaux du périnée.

(5) Chez le Chameau, le bulbe de l'urèthre présente aussi les rudiments de deux branches.

(6) Ces muscles, appelés *éjaculateurs* ou *bulbo-caverneux*, à raison de leurs

(*a*) Cuvier, *Anatomie comparée*, t. VIII, p. 215.

des faisceaux musculaires (1). La portion suivante du corps spongieux est généralement assez grêle, et dans les espèces où la verge est soutenue par un os pénial très-gros, la couche de tissu érectile qui y entoure le canal de l'urèthre disparaît presque complétement vers le bout de cet appendice ; mais en général elle devient au contraire beaucoup plus épaisse près de l'extrémité de la verge, et donne à cette partie une forme arrondie ou renflée. Il est aussi à noter que presque toujours le corps spongieux est intimement uni au corps caverneux dans toute la longueur de celui-ci (2), et le dépasse plus ou moins à son extrémité pour constituer le gland, partie dont la forme varie beaucoup suivant les espèces, et sur la disposition de laquelle j'aurai bientôt à revenir.

rapports anatomiques, sont bien distincts entre eux chez quelques Mammifères, tels que les Marsupiaux et certains Rongeurs ; mais d'ordinaire ils sont unis si intimement sur la ligne médiane, que les anatomistes les considèrent comme ne formant qu'un seul muscle impair. Telle est leur disposition chez l'Homme, où ils recouvrent la presque totalité de la portion périnéenne de l'urèthre ; en arrière, ils s'unissent aux muscles sphincter de l'anus et transverses du périnée, et leurs fibres se dirigent obliquement en avant et en dehors (a). Chez le Cheval, les deux muscles bulbo-caverneux sont complétement confondus sur la ligne médiane, leurs fibres sont transversales, et ils s'étendent jusque dans le voisinage du gland (b). D'autres fois, au contraire, ces muscles ne s'appliquent que sur le cul-de-sac formé par le bulbe de l'urèthre, en arrière du point de jonction de celui-ci avec la portion pelvienne du même tube, et ils sont sans action sur le canal traversé par l'urine : par exemple, chez la Marmotte et l'Écureuil. Chez l'Ichneumon, ces muscles sont réduits davantage et n'exercent leur action que sur les glandes de Cowper.

(1) Ces fibres, disposées obliquement, constituent les muscles transversaux du périnée, et d'ordinaire suivent le bord postérieur des muscles ischio-caverneux : par exemple, chez l'Homme (c) et chez le Cheval (d).

(2) La Gerboise de Mauritanie fait exception à cette règle. MM. Duvernoy et Lereboullet ont constaté que la portion extra-pelvienne de l'urèthre reste libre dans presque toute son étendue, et n'est unie au corps caverneux que par du tissu conjonctif (e).

(a) Voyez Bourgery et Jacob, *Anatomie de l'Homme*, t. II, pl. 104.
(b) Voyez Gurl, *Die Anatomie des Pferdes*, pl. 12, fig. 2.
(c) Voyez Bourgery, *Op. cit.*, t. II, pl. 104.
(d) Voyez Gurl, *Op. cit.*, pl. 12, fig. 2.
(e) Duvernoy et Lereboullet, *Notes et renseignements sur les Animaux vertébrés de l'Algérie*, p. 47, pl. 4, fig. 10 (*Mém. de la Soc. d'hist. nat. de Strasbourg*, t. III).

Chez beaucoup de Mammifères, la rigidité de la verge est assurée, non pas seulement au moyen de la turgescence des corps érectiles dont je viens de parler, mais encore à l'aide d'un os qui s'étend sur une longueur plus ou moins considérable dans l'épaisseur de cet appendice, au-dessus du canal de l'urèthre, et qui remplit les fonctions d'un tuteur. Cet os pénial existe chez les Quadrumanes (1), les Chéiroptères, presque tous les Carnassiers (2), les Phoques, les Rongeurs (3) et les Baleines. Son développement est d'ordinaire en raison inverse de celui du corps caverneux, et quelquefois même il forme la plus grande partie de l'appendice copulateur : par exemple, chez le Chien, la Marte, la Loutre, le Blaireau, le Raton et l'Ours. Son extrémité basilaire est solidement unie à la charpente fibreuse du corps caverneux (4), et en général il s'avance dans l'intérieur du gland au-dessus de la portion terminale du canal de l'urèthre. Sa forme varie beaucoup suivant les

(1) Exemples : le Chimpanzé, l'O-rang (a), le Callitriche (b), le Nycticèbe.

(2) Exemples : le Chien (c), le Loup (d), le Blaireau (e), l'Ichneumon (f), la Loutre (g), la Fouine (h), le Coati (i). Les Hyènes en sont dépourvues.

(3) Exemples : le Castor (j), l'Agouti (k), l'Écureuil (l), la Gerboise (m), l'Hélamys (n).

(4) Chez les Chiens, les Martes, les Loutres, les Ours, les Phoques, etc., la cavité du corps caverneux cesse où l'os pénial commence, et sa tu-

(a) Crisp., *On the os penis of the Chimpanze and the Orang* (Proc. zool. Soc., 1863, p. 48).
(b) Carus et Otto, *Tab. Anat. compar. illustr.*, pars V, pl. 9, fig. 10.
(c) Daubenton, *Œuvres de Buffon*, édit. in-8, MAMMIFÈRES, pl. 59, fig. 7 et 8.
(d) Carus et Otto, *Tab. Anat. compar. illustr.*, pars V, pl. 9, fig. 11.
(e) Daubenton, *loc. cit.*, t. XIX, pl. 111, fig. 2, 3 et 4.
(f) Cuvier, *Anatomie comparée*, 1re édit., t. V, pl. 47, fig. 2.
(g) Carus et Otto, *loc. cit.*, pl. 9, fig. 12.
(h) Carus et Otto, *ibid.*, fig. 13.
(i) Perrault, *Mémoires pour servir à l'histoire naturelle des Animaux*, 2e partie, p. 21, pl. 38, fig. P.
(j) Daubenton, *Description anatomique* (Buffon, *Œuvres*, édit. in-8, t. XX, pl. 187, fig. 3).
— Pallas, *Novæ species Quadrupedum e Glirium ordine*, pl. 17, fig. 1, b, c, d.
(k) Daubenton, *loc. cit.*, pl. 199, fig. 2.
(l) Idem, *loc. cit.*, pl. 131, fig. 4.
(m) Duvernoy et Lereboullet, *Op. cit.*, pl. 4, fig. 12 (*Mém. de la Soc. d'hist. nat. de Strasbourg*, t. III).
(n) Calori, *Sulla structura dell'* Helamys cafer (*Mem. della Accad. delle scienze de Bologna*, 1854, t. X, pl. 12, fig. 21).

espèces : ainsi, chez la Baleine, où son développement est très-considérable, il est cylindroïde, presque droit et renflé en massue à son extrémité libre ; chez le Raton, il est courbé en S (1).

Ainsi que je l'ai déjà dit, cet os manque chez beaucoup de Mammifères : les Ruminants, les Pachydermes, les Insectivores et les Édentés, par exemple (2). Chez l'Homme, il est quelquefois représenté par un petit cartilage prismatique situé au milieu du gland (3) ; mais cette anomalie est rare, et d'ordinaire on n'en aperçoit aucune trace.

Le *gland*, ou portion terminale de la verge, qui, dans l'état d'érection, se déploie hors du prépuce, est formé le plus ordinairement en entier ou en majeure partie par un renflement du corps spongieux, qui dépasse l'extrémité du corps caverneux et qui porte le méat urinaire ou orifice du canal de l'urèthre (4). En général, il est arrondi ou conique (5), indivis ou faible-

Gland.

---

nique fibreuse se confond avec le périoste de ce dernier.

(1) Il est aussi à noter que, chez le Raton, l'extrémité de l'os pénial est renflé en forme de tête bilobée (a).

(2) Les Lamentins et les Dauphins sont également dépourvus de l'os pénial.

(3) Ce petit cartilage a été observé chez des Nègres et chez quelques Hommes de race blanche dont le pénis était très-volumineux (b).

(4) Souvent la partie terminale du gland est formée presque entièrement par l'extrémité de l'os pénial, qui

s'avance en forme de stylet au-dessus du méat urinaire : par exemple, chez le Coati (c) et chez l'Ecureuil volant ou Pteromys (d).

(5) Chez le Sanglier, par exemple, le gland est grêle et conique (e).

Chez le Chameau, le pénis se termine par un appendice de substance dure et conique, qui est courbé en forme de crochet et se dirige transversalement (f).

Chez le Dugong, son extrémité est conique, mais sa portion subterminale a la forme d'un bourrelet bilobé (g).

(a) Daubenton, *Description du Raton* (Buffon, *Œuvres*, t. XX, p. 395, pl. 192, fig. 3, édit. in-8).

(b) Mayer, *Ueber die Structur des Penis* (Froriep's *Notizen*, 1834, nº 883, t. XLI, p. 36).

(c) Perrault, *Mém. pour servir à l'histoire naturelle des Animaux*. 2ᵉ partie, pl. 38. fig. F.

(d) Carus et Otto, *loc. cit.*, pl. 9, fig. 3 a et 3 b.

(e) Daubenton, *Description anatomique* (Buffon, MAMMIFÈRES, édit. in-8, pl. 33).

(f) Perrault, *Op. cit.*, 1ʳᵉ partie, p. 78, pl. 8, fig. L.

(g) Ev. Home, *Lectures on compar. Anat.*, t. IV, pl. 116, fig. 1.

ment bilobé (1); mais chez certains Mammifères, notamment les Monotrèmes et la plupart des Marsupiaux (2), il est fourchu, et quelquefois chacune de ses branches terminales est à son tour divisée vers le bout, en sorte que son extrémité, au lieu d'être simple, est quadrifide. Cette dernière disposition se rencontre chez l'Echidné (3). Quelquefois le canal de l'urèthre s'arrête à la base de la fissure médiane, dont résulte la bifurcation du gland : par exemple, chez les Sarigues et les Phalangers ; mais d'autres fois, chez l'Ornithorhynque et chez les Péramèles notamment, ce conduit excréteur se divise en deux pour pénétrer jusqu'au bout de chacune des branches terminales du pénis.

La peau qui revêt le gland est toujours très-délicate et d'une grande sensibilité; en général, elle ressemble beaucoup à une membrane muqueuse et présente de nombreuses papilles (4).

(1) Pour plus de détails sur la forme de la verge, je renverrai à l'*Anatomie comparée* de Cuvier, 2e édition, t. VIII, p. 220 et suiv.

(2) Chez les Marsupiaux , qui ne mettent bas qu'un petit par portée, les Kanguroos par exemple, le pénis est simple (a); mais chez les autres espèces de cet ordre, ainsi que chez les Ornithorhynques (b), il est plus ou moins profondément divisé. Chez le Koala, le gland est seulement bilobé (c). Chez la Sarigue de Virginie, il est divisé en deux branches courtes et coniques (d). Chez la Marmose et le Cayopolin, ces divisions sont très-longues et creusées sur leur face antérieure d'une gouttière longitudinale.

(3) Ces quatre lobes terminaux sont arrondis et creusés d'une fossette où vient aboutir une branche du canal de l'urèthre (e). Chez le Phascolome, le gland est faiblement quadrilobé, mais le canal génito-urinaire s'arrête à la base de ces divisions (f).

(4) Chez le Cheval, ces papilles sont très-longues et pédiculées sur la por-

(a) Exemple : le Kanguroo géant ; voy. Cuvier, *Anat. comparée*, 1re édit., pl. 49, fig. 1 et 2.
— Le *Potoroo*, ou *Hypsiprymnus* ; voy. Owen, *Marsupialia* (Todd's *Cyclopædia of Anatomy*, t. III, p. 311, fig. 235 A).
(b) Home, *Lectures on comparative Anatomy*, t. IV, pl. 134, fig. 1.
— Meckel, *Ornithorhynchi paradoxi descriptio anatomica*, pl. 8, fig. 2 et 3.
(c) Owen, *Op. cit.* (Todd's *Cyclop.*, t. III, fig. 135 A).
(d) Cowper, *An Account of the Anatomy of those parts of the male Opossum that differ from the female* (*Philos. Trans.*, 1704, p. 1583, pl. 1, fig. 2, et pl. 2, fig. 3, 4).
— Owen, *Op. cit.* (Todd's *Cyclop.*, t. III, p. 312, fig. 136).
(e) Cuvier, *Anatomie comparée*, 1re édit., t. V, pl. 51, fig. 1 et 2.
— Martin Saint-Ange, *Op. cit.* (*Mém. de l'Acad. des sciences, Sav. étr.*, t. XIV, pl. 7, fig. 4).
(f) Cuvier, *Op. cit.*, p. 94, pl. 50, fig. 1 et 2.

Souvent elle est garnie aussi d'épines ou d'écailles épidermiques, qui sont destinées, soit à exciter les parois du vagin, soit à faciliter la rétention de la verge dans l'intérieur de cet organe pendant le coït.

Comme exemples de Mammifères dont le gland est fortement armé de crochets rétenteurs, je citerai les Gerboises (1), les Agoutis (2), les Cochons d'Inde (3) et les Monotrèmes (4).

C'est aussi pour mieux maintenir le pénis dans la cavité

tion préputiale des téguments du gland (a).

Les vaisseaux lymphatiques du gland ont été récemment l'objet de recherches nouvelles (b).

(1) Chez la Gerboise de Mauritanie, le gland est trilobé, et, indépendamment des petites épines épidermiques qui hérissent la surface de son lobe supérieur, il est armé d'une paire de longs stylets cornés et courbés vers le bout, qui s'appuient sur l'os pénial (c). La conformation du gland est à peu près la même chez la Gerbille d'Egypte (d).

(2) Chez l'Agouti, le gland, creusé d'un sillon dans toute sa longueur, est hérissé de petites papilles roides et piquantes dont la pointe est dirigée en arrière, et en outre il est garni latéralement d'une paire de lamelles osseuses dont le bord est découpé en dents de scie (e).

(3) M. Rymer Jones décrit de la manière suivante le pénis du Cabiai. Il est pourvu d'un os lamelleux qui s'avance jusqu'à l'extrémité du gland, et au-dessous de l'orifice de l'urèthre se trouve une poche contenant deux longues épines cornées qui font saillie au dehors, lors de l'érection ; la surface du gland est hérissée de crochets ; enfin il existe un peu plus en arrière une paire de lames cornées à bords denticulés (f).

Chez les Insectivores décrits par M. Peters sous le nom de *Rhynchorion*, l'extrémité du pénis est armée d'une crête denticulée (g).

(4) Chez l'Ornithorhynque, les épines qui garnissent la portion terminale de chaque branche du pénis sont très-nombreuses et très-fortes (h).

(a) Burckhardt, *Ueber den Bau der Haut (Bericht über die Verhandl. der naturforschenden Gesellsch. in Basel, im Jahre 1835, p. 6).*

(b) Sappey, *Injection, préparation et conformation des vaisseaux lymphatiques*, 1843.

— Belaïff, *Recherches microscopiques sur les vaisseaux lymphatiques du gland (Journal d'anatomie, 1866, t. III, p. 465).*

(c) Duvernoy et Lereboullet, *Op. cit.*, p. 48, pl. 4, fig. 12 (*Mém. de la Soc. d'hist. nat. de Strasbourg, t. III*).

(d) Carus et Otto, *Tab. Anat. compar. illustr.*, pars v, pl. 9, fig. 4.

(e) Daubenton, *Description de l'Agouti* (Buffon, *Œuvres*, édit. in-8, t. XX, p. 442, pl. 198, fig. 1 et 2, et pl. 199, fig. 1).

(f) Rymer Jones, *A general Outline of the Animal Kingdom*, 1841, p. 725, fig. 333.

(g) Peters, *Reise nach Mossambique*, t. I (*Säugethiere*, pl. 24, fig. 7, 7 a, 1852).

(h) Meckel, *Ornithor. parad. descript. anat.*, pl. 8, fig. 2 et 3.

— Martin Saint-Ange, *Op. cit.* (*Mém. de l'Acad. des sciences, Sav. étr.*, t. XIV, pl. 5, fig. 4 et 5).

vaginale, que le premier de ces organes présente chez le Chien une particularité fort remarquable. A la base du gland, le corps spongieux de l'urèthre présente un second renflement composé de deux lobes, dont la saillie devient très-considérable lorsque l'érection est complète (1). Chez le Chat, il existe une disposition analogue, quoique moins bien caractérisée.

Organes
sécréteurs.

§ 8. — Des organes sécréteurs, dont le nombre est souvent très-considérable et dont le développement est parfois énorme, débouchent dans le canal génito-urinaire ou dans le voisinage de son orifice externe, et doivent être considérés comme des dépendances de l'appareil mâle. On peut les classer en trois catégories, savoir : les *glandules pariétales de l'urèthre*, qui sont logées dans l'épaisseur des parois de ce conduit, ou disséminées entre les fibres musculaires qui en dépendent ; les *glandes accessoires* du canal excréteur, qui, tout en étant indépendantes de l'urèthre, entourent ce conduit et y versent leurs produits, soit directement, soit par l'intermédiaire de l'extrémité inférieure des canaux déférents ; enfin, les *glandes annexes* de la verge, qui débouchent à l'extérieur, soit dans le prépuce, soit dans le voisinage moins immédiat de l'orifice génito-urinaire, et fournissent des matières odorantes dont le principal usage paraît être de provoquer le rapprochement sexuel.

Glandes
pariétales.

Les *glandes pariétales* de l'urèthre sont des glandules solitaires et disséminées, qui sont logées sous la tunique muqueuse de ce canal, et qui consistent en fossettes ou en petites cavités tubulaires simples ou rameuses, terminées par des cæcums ou

---

(1) Ce renflement pénial accessoire (*a*) est situé à la base de la portion libre de la verge, et embrasse les parties latérales et supérieures de l'os pénial ; il est indépendant du corps caverneux et ne communique pas directement avec le gland. Sa turgescence ne devient complète qu'après celle des autres parties de la verge, et c'est pour cette raison qu'elle ne se manifeste qu'après l'introduction de cet organe dans le vagin.

(*a*) Daubenton, *Description anatomique* (Buffon, *Œuvres*, MAMMIFÈRES, édit. in-8, pl. 39, fig. 1 et 2).

— Carus et Otto, *Tab. Anat. compar. illustr.*, pars V, pl. 9, fig. 9.

par des ampoules, et affectant alors la forme de petites grappes éparses. Elles présentent quelques différences sous le rapport de leur position ou de leur structure, et dans les traités d'anatomie descriptive on les distingue entre elles sous les noms de *glandes de Littre* et de *lacunes de Morgagni*, mais leur histoire n'offre pas assez d'intérêt pour nous arrêter ici (1).

§ 9. — Les organes appendiculaires que je réunis sous le nom de *glandes accessoires* du conduit génital mâle forment, d'ordinaire deux groupes, situés, l'un dans la région pelvienne, près de l'embouchure des canaux déférents, l'autre dans la région périnéenne, à l'origine de la portion péniale ou spongieuse de l'urèthre. Ce second groupe se compose des *glandes de Cowper*. Le premier est en général beaucoup plus complexe ; il comprend les *vésicules séminales*, dont j'ai déjà eu l'occasion de parler, un organe appelé *prostate*, et certains appendices du canal de l'urèthre dont la détermination précise offre quelque difficulté. C'est dans l'ordre des Rongeurs que

Glandes
accessoires.

(1) Les glandules muqueuses des parois de l'urèthre sont très-nombreuses et logées pour la plupart dans l'épaisseur de la tunique musculaire de ce canal. Les plus importantes sont les *glandes de Littre*, ainsi nommées en l'honneur d'un membre de notre ancienne Académie des sciences, à qui l'on est redevable des premières bonnes observations sur leur disposition anatomique (a). Les unes sont de petites papilles piriformes, simples ou agrégées, tapissées par un épithélium cylindrique, et fort semblables aux glandes mucipares des parois de la vessie ; d'autres sont racémeuses ou constituées par des cæcums tubuleux très-flexueux et réunis en grappes (b). Quelques auteurs réservent plus particulièrement le nom de glandes de Littre pour les glandules muqueuses de la portion membraneuse ou pelvienne de l'urèthre (c). Les orifices de ces cavités mucipares, et d'autres fossettes qui se trouvent principalement dans la partie spongieuse de l'urèthre (d), ont été décrits sous le nom de *lacunes de Morgagni* ; mais il est à noter que quelques-unes de ces dernières dépressions paraissent ne pas être tapissées d'un épithélium sécréteur (e).

(a) Littre, *Description de l'urèthre de l'Homme* (*Mém. de l'Acad. des sciences*, 1700).
(b) Voyez Kölliker, *Traité d'histologie*, p. 265, 566.
(c) Sappey, *Traité d'anatomie descriptive*, t. III, p. 619.
(d) Graaf, *Tractatus de virorum organis generationi inservientibus*, 1668.
— Morgagni, *Advers. anat.*, t. IV, p. 32.
(e) Kölliker, *Op. cit.*, p. 567.

ce groupe de glandes accessoires pelviennes est le plus développé, et il en résulte qu'il y aurait avantage à les étudier d'abord chez ces animaux ; mais on les connaît mieux dans l'espèce humaine, et c'est à l'aide des noms sous lesquels ces organes y ont été décrits qu'on les désigne chez les autres Mammifères ; par conséquent, c'est l'Homme que nous prendrons pour premier terme de comparaison.

Vésicules séminales.

Les *vésicules séminales*, ainsi que je l'ai déjà dit (1), sont des appendices des conduits déférents, et s'ouvrent dans ces canaux à quelque distance en amont de leur embouchure dans l'urèthre. Chez l'Homme, ces réservoirs sont très-développés, et consistent en un tube cæcal, rameux, irrégulièrement dilaté d'espace en espace, et contourné sur lui-même de façon à former de chaque côté du col de la vessie une masse ovalaire qui est revêtue d'une enveloppe générale, et qui présente l'apparence d'une vésicule à parois bosselées (2). Son extrémité inférieure se rétrécit en forme de col, et se confond avec la partie adjacente du conduit déférent, à 2 ou 3 centimètres de l'orifice uréthral de ce tube. Ces vésicules séminales renferment un liquide transparent et légèrement visqueux, qui se transforme facilement en une substance gélatiniforme ; souvent on y trouve

(1) Voyez ci-dessus, page 20.

(2) Quelques anatomistes représentent les vésicules séminales comme étant des poches membraneuses divisées en alvéoles à l'intérieur (*a*) ; mais lorsqu'on dissèque avec un peu de soin les parties constitutives de ces organes, on reconnaît qu'ils sont composés d'un tube rameux dont les divisions offrent une apparence variqueuse, et se soudent intimement entre elles de façon à former une sorte de pelote (*b*).

Les parois du tube rameux qui constitue chaque vésicule séminale sont composées de la même manière que celles du conduit déférent. Du tissu conjonctif réunit entre eux les replis formés par ce tronc et par les branches en doigt de gant qui en naissent. Enfin, le tout est recouvert d'une enveloppe fibro-cellulaire qui se compose de deux lames, et qui renferme beaucoup de fibres musculaires lisses, aussi bien que du tissu conjonctif.

(*a*) Martin Saint-Ange et Grimaux, *Histoire de la génération de l'Homme*, p. 91, pl. 5, fig. 2. — Bonamy, Beau et Broca, *Atlas d'anat. descript.*, t. III, pl. 62, fig. 1 et 2.
(*b*) Weber, *Op. cit.*, pl. 1, fig. 1 ; pl. 2, fig. 1-4.

aussi des spermatozoïdes, et, de même que les canaux éjaculateurs, leurs parois sont contractiles (1).

Chez plusieurs autres Mammifères, il existe aussi des réservoirs appendiculaires en connexion directe avec les canaux déférents. Chez les Quadrumanes, la disposition de ces vésicules séminales est à peu près la même que chez l'Homme (2). Chez le Cheval, elles prennent un grand développement, mais leur structure se simplifie, et elles ne consistent qu'en une paire de sacs dont le col va rejoindre la portion terminale de chaque conduit déférent (3). On trouve aussi chez quelques Rongeurs,

(1) MM. Virchow et Kölliker y ont déterminé des contractions énergiques au moyen du galvanisme, sur le cadavre d'un supplicié, peu de minutes après la mort (a).

(2) Chez les Singes, les vésicules séminales ont, avec les canaux déférents, les mêmes rapports que chez l'Homme (b), mais elles sont en général plus ramifiées, et elles sont parfois très-volumineuses (c). Chez les Makis, elles paraissent être représentées par une paire de gros boyaux coniques dont la cavité est simple, et dont l'ouverture est commune avec celle des canaux déférents. Pour plus de détails à ce sujet, on peut consulter l'*Anatomie comparée* de Cuvier, et la

description des préparations du cabinet Huntérien du Collége des chirurgiens, à Londres (d).

(3) Chez les Solipèdes, ces réservoirs ont la forme de grands sacs ovoïdes et membraneux, dont les parois sont minces et composées de deux tuniques, savoir, d'une membrane muqueuse et d'une couche musculaire située entre la précédente et le péritoine (e). Leur canal excréteur s'accole à la partie terminale du conduit déférent, mais ne s'anastomose avec celui-ci que près de son embouchure dans l'urèthre (f), et il y a lieu de douter qu'ils aient les fonctions qu'on leur attribue généralement. En effet, Hunter a constaté que le contenu de ces sacs ne ressemble

(a) Kölliker, *Ueber einige an der Leiche eines Hingerichteten angestellte Versuche und Beobachtungen* (*Zeitschrift für wissensch. Zoologie*, 1851, t. III, p. 41).

(b) Exemple : le Macaque à courte queue (*M. cynomolgus*) ; voy. Leuckart, art. VESICULA PROSTATICA, dans Todd's *Cyclop. of Anat. and Physiol.*, t. IV, p. 1416, fig. 874.

— Le Cynocéphale hamadryas ; voy. Leydig, *Zur Anatomie der männlichen Geschlechtsorgane* (*Zeitschr. für wissenschaftl. Zoologie*, 1850, t. II, pl. 3, fig. 29.

(c) Par exemple, chez l'Orang-Outan (*Simia satyrus*) ; voy. G. Sandifordt, *Ontleedkundige Beschouwing van een volwassen Orang-Utan* (*Verhandelingen over de Natuurlijke Geschiedenis der Nederlandsche oveszeesche bezittingen Zoologie*, 1837, pl. 7, fig. 4).

(d) Cuvier, *Anatomie comparée*, t. VIII, p. 162.

— *Descriptive and illustrated Catalogue of the Physiological Series of comparative Anatomy contained in the Museum of the R. College of Surgeons in London*, 1838, t. IV, p. 102.

(e) Exemple : le Cheval ; voy. Chauveau, *Anatomie comparée des Animaux domestiques*, p. 782, fig. 198.

— L'Ane ; voy. Leuckart, *Op. cit.* (Todd's *Cyclop.*, t. IV, p. 1420, fig. 878).

(f) Weber, *Op. cit.*, pl. 3, fig. 1 (*Sächsische Gesellsch. der Wissensch.*, 1846, t. I).

le Surmulot par exemple, des appendices sécréteurs analogues, quoique peu développés, dont le conduit excréteur va déboucher dans le canal déférent près du verumontanum, et chez le Castor ces vésicules acquièrent un volume très-considérable (1). Mais les organes annexes que les anatomistes désignent sous le nom de vésicules séminales, chez la plupart des Animaux de cet ordre, ainsi que chez les Insectivores, ne me paraissent pas en être les représentants. Les Carnivores et les Ruminants, ainsi que les Marsupiaux et les Monotrèmes, en sont privés (2).

Prostate.

§ 10. — La *prostate*, dans l'espèce humaine, est une glande agrégée qui entoure, en avant et sur les côtés, le commencement de l'urèthre, et qui se compose de vésicules piriformes ou sphériques réunies en petites grappes, entremêlées de beaucoup de fibres musculaires et s'ouvrant sur les côtés du *verumon-*

nullement au sperme, et ne diffère pas chez les étalons et les chevaux hongres (*a*).

Chez l'Éléphant, on trouve aussi, au côté externe de chaque canal éjaculateur, une grosse poche dont le canal excréteur débouche dans l'urèthre par le même orifice que ce dernier. Les anatomistes la considèrent comme une vésicule séminale, mais par sa structure elle ressemble extrêmement à une prostate.

(1) Les vésicules séminales du Castor consistent chacune en un paquet de gros tubes branchus, contournés sur eux-mêmes, et unis par du tissu conjonctif, de façon à former une masse ovoïde d'aspect cérébroïde, située au côté externe de la portion terminale du canal déférent, et débouchant avec celui-ci par un canal éjaculateur très-court (*b*).

Chez le Surmulot, ces organes ne sont représentés que par un petit paquet de cæcums piriformes très-semblables à ceux de la prostate, mais s'insérant sur la partie subterminale du conduit déférent par un canal excréteur commun.

(2) L'absence des vésicules séminales a été constatée aussi chez le Tatou (*c*).

(*a*) Hunter, *Sur les glandes situées entre le rectum et la vessie, et qu'on appelle vésicules séminales* (*Œuvres*, t. IV, p. 88).

(*b*) Brandt et Ratzeburg, *Medicinische Zoologie*, t. I, pl. 4, fig. 1.
— Weber, *Op. cit.*, pl. 6.

(*c*) Owen, voy. *Catal. of the Museum of the Coll. of Surgeons*, t. IV, p. 100.

tanum (1). La matière qu'elle sécrète paraît être analogue à celle fournie par les vésicules séminales (2).

Chez presque tous les Mammifères, il existe une ou plusieurs glandes analogues à la prostate de l'homme (3), mais dont la

(1) La substance glanduleuse de la prostate de l'Homme est très-dense et d'une couleur gris rougeâtre. On trouve dans cette glande de 30 à 50 grappes de vésicules nettement pédiculées et beaucoup de faisceaux de fibres musculaires pâles (*a*). Elle est revêtue d'une tunique fibreuse ou capsule qui est en continuité avec le fascia de la vessie urinaire, et elle se compose de deux lobes principaux ou lobes latéraux, entre lesquels on trouve en arrière une portion fibreuse qui simule parfois un lobule impair (*b*).

(2) Il se forme d'ordinaire, dans les culs-de-sac des glandes prostatiques, des concrétions qui augmentent avec l'âge, et qui chez les vieillards prennent parfois un développement très-considérable (c). M. Virchow a trouvé que ces calculs sont composés d'une substance albuminoïde soluble dans l'acide acétique, et semblable à celle qu'on rencontre dans les vésicules séminales (*d*); lorsqu'elles sont volumineuses, elles renferment du phosphate de chaux (*e*).

(3) Chez les Quadrumanes (*f*) et chez les Chéiroptères, la conformation de la prostate est assez semblable à ce que nous venons de voir dans l'espèce humaine; chez les Carnassiers, ces glandes sont généralement très-petites (*g*).

Chez les Rongeurs, la prostate est souvent très-développée et composée de plusieurs groupes de cæcums claviformes, dont les canaux excréteurs se réunissent de façon à donner à ces glandes une structure subracémeuse (*h*).

(*a*) Müller, *De glandularum secernentium structura penitiori*, pl. 3, fig. 15.
— H. Jones, *Observations respecting the origin and gracolls certain concretions in the prostatic gland* (*Medical Gazette*, new series, t. V, p. 328).
— Kölliker, *Éléments d'histologie humaine*, p. 563.
— Ellis, *Op. cit.* (*Trans. of the Medico-Chirurg. Soc.*, 1856, t. XXXIX, p. 330).
— Jarjavay, *Recherches anatomiques sur l'urèthre de l'Homme*, 1856, p. 117 et suiv.
— Schuit, *Ontleedkundige beschouwing der menschelijke Voorstanderklier*. Leidin, 1864, pl. 2, fig. 2.

(*b*) Ev. Home, *An Account of a small lobe of the Human prostate Gland which has not yet been taken notice of by Anatomists* (*Philos. Trans.*, 1806, p. 195).
— Mercier, *Recherches sur la prostate des vieillards*, 1836. — *Recherches anatomiques, pathologiques et thérapeutiques sur les maladies des organes urinaires et génitaux*, 1841.

(*c*) Dupuytren, *Sur les calculs de la prostate* (*Bull. de l'Acad. de méd.*, t. VII, p. 135).
— C. H. Jones, *On calculous concretions of the Prostate* (*Medical Gazette*, 1847).

(*d*) Kölliker, p. 564.

(*e*) Prout, *On the Nature, etc., of Diabetes, Calculus, and other affections of the Urinary Organs*.

(*f*) Exemple : le *Cynocéphale hamadryas* ; voy. Leydig, *Op. cit.* (*Zeitschrift für wissensch. Zoologie*, 1850, t. II, pl. 3, fig. 29).

(*g*) Exemple : le Chien ; voy. Prévost et Dumas, *Op. cit.* (*Ann. des sciences nat.*, 1824, t. I, pl. 3, fig. 1).
— Le Chat; voy. Prévost et Dumas, *loc. cit.*, t. I, pl. 9, fig. 1.
— Le Putois ; voy. Prévost et Dumas, *loc. cit.*, t. I, pl. 1, fig. 1.

(*h*) Exemple : le Castor; voy. Müller, *De glandul. secernentium struct. penitiori*, pl. 3, fig. 1.
— Le Hamster; voy. Müller, *Op. cit.*, pl. 3, fig. 10.
— Le Rat; voy. Müller, *Op. cit.*, pl. 3, fig. 11.

structure est souvent un peu différente, par suite du faible développement du tissu musculaire dans l'épaisseur de ces organes, de l'allongement des canaux sécréteurs qui prennent l'aspect de tubes piriformes, ou du grand développement de leur canal excréteur commun, qui parfois s'élargit en un réservoir central (1).

Chez quelques Mammifères, cet appareil glandulaire se subdivise en plusieurs portions parfaitement distinctes entre elles. Ainsi, chez l'Éléphant, il existe de chaque côté deux prostates faiblement lobulées et pourvues d'une grande cavité centrale, qui débouchent isolément dans l'urèthre par un canal excréteur particulier (2). Chez le Lapin, la prostate forme quatre paires de lobes bien distincts entre eux (3). J'ajouterai que les organes appendiculaires, d'un volume très-considérable, auxquels on donne généralement le nom de vésicules séminales chez le Hérisson, me paraissent être plutôt des prostates accessoires (4).

(1) La structure intime de la prostate a été étudiée avec soin chez un grand nombre de Mammifères par M. Leydig (a).

(2) Ainsi que je l'ai déjà dit, les poches que l'on considère généralement comme les vésicules séminales de l'Éléphant (b) ont la même structure que ces lobes prostatiques, et elles pourraient bien être des parties du même appareil sécréteur, ce qui porterait à trois paires le nombre des prostates chez cet animal.

(3) Les lobes prostatiques des trois paires principales sont pédiculés; ceux de la quatrième paire sont représentés par un petit groupe de vésicules allongées, et on les désigne quelquefois sous le nom de prostates accessoires (c).

(4) Chez le Hérisson, deux paires de glandes très-volumineuses et pédonculées s'insèrent au canal de l'urèthre tout auprès de l'embouchure des canaux déférents, mais sans s'anastomoser avec ceux-ci (d). L'une d'elles, correspondant à la prostate ordinaire, est moins grande que l'autre et se trouve couchée sur le col de la vessie (e); Ces glandes sont divisées en plusieurs lobes et se composent de tubes rameux terminés en cul-de-sac. Quelques ana-

(a) Leydig, *Zur Anatomie der männlichen Geschlechtsorgane* (*Zeitschrift. für wissensch. Zool.*, 1856, t. II, p. 1, pl. 1-4).
(b) Cuvier, *Anatomie comparée*, t. VIII, p. 165.
(c) Martin Saint-Ange, *Op. cit.*, pl. 2, fig. 4.
(d) Hunter, *Catalogue of the Museum of the College of Surgeons*, t. IV, pl. 55.
— Prévost et Dumas, *Sur la génération* (*Ann. des sciences nat.*, t. I, pl. 10, fig. 1).
(e) Voyez Carus et Otto, *Tab. Anat. compar. illustr.*, pars V, pl. 9, fig. 5.

Il est aussi à noter que chez beaucoup de Mammifères, le volume de la prostate varie beaucoup avec les saisons, et augmente considérablement à l'époque du rut (1).

§ 11. — Enfin, il existe chez l'Homme, à la partie postérieure de l'urèthre, entre les deux canaux éjaculateurs, un petit appendice vésiculaire, ou sac membraneux, qui débouche au sommet du verumontanum (2). Cet organe, découvert par Morgagni, n'a que peu d'importance physiologique; mais dans ces derniers

Vésicule
wébérienne,
ou
utérus
masculin.

tomistes les ont décrites sous le nom de *vésicules séminales accessoires*. Les autres glandes accessoires de cette région de svoies génito-urinaires sont des grappes qui montent de chaque côté de la vessie; elles se composent de tubes entortillés et rameux réunis en groupes, de façon à constituer plusieurs lobes insérés sur un canal excréteur commun. En général, on les considère comme des réservoirs séminaux, mais MM. Prévost et Dumas ont constaté qu'elles ne renferment jamais de spermatozoïdes (*a*). Il est aussi à noter que leur embouchure dans l'urèthre est complétement indépendante de l'orifice terminal du canal déférent.

(1) Hunter a constaté que chez la Taupe la prostate est à peine visible en hiver, mais devient très-grosse au printemps, à l'époque du rut (*b*). Cet anatomiste a fait des observations analogues chez quelques autres Mammifères.

(2) Cet appendice, que l'on désigne quelquefois sous les noms de *vésicule prostatique*, de *sinus prostaticus*, de *sinus pocularis*, de *vesicula spermatica spuria*, ou d'*uterus cystoïdes*, est un petit diverticulum de l'urèthre qui est tapissé par un prolongement de la membrane muqueuse de ce canal, recouvert d'une couche épaisse de fibres élastiques et très-riche en glandules. Ainsi que je l'ai déjà dit, il se trouve entre les deux conduits éjaculateurs, derrière le col de la vessie. En général, sa longueur n'est que d'environ 1 centimètre, mais on cite des cas dans lesquels elle était de plus de 3 centimètres (*c*). D'ordinaire il est piriforme et arrondi au bout, mais, chez quelques enfants nouveau-nés, on y a trouvé un prolongement filiforme dont l'extrémité était bifide (*d*). Dans un cas d'hypospadias décrit par M. Theile, cette vésicule présentait un développement remarquable (*e*).

(*a*) Prévost et Dumas, *Op. cit.* (*Ann. des sciences nat.*, 1824, t. I, p. 170).

(*b*) Hunter, *Observations sur l'économie animale* (*Œuvres*, t. IV, p. 92).

(*c*) Adams, PROSTATE GLAND (Todd's *Cyclop. of Anat. and Physiol.*, t. IV, p. 151). — Weber, *Op. cit.* (*Abhandl. der Sächsischen Gesellschaft der Wissenschaften*, 1846, t. I, pl. 1, fig. 1.

(*d*) H. Meckel, *Zur Morphologie der Harn und Geschlechtswerkzeuge*, 1848, p. 48, pl. 2, fig. 23.

(*e*) Theile, *Anatomische Untersuchung eines Hypospadias* (Müller's *Archiv für Anat. und Physiol.*, 1847, p. 17, pl. 3, fig. 4).

temps les anatomistes s'en sont beaucoup occupés, à cause des questions théoriques qu'il a fait naître. M. Weber l'a considéré comme l'analogue de la matrice chez la femme, et l'a désigné sous le nom d'*utérus masculin*. Au premier abord, une pareille assimilation peut paraître fausse ; mais, lorsqu'on tient compte du mode de développement de l'appareil de la génération dans les deux sexes, elle semble ne pas être dépourvue de fondement. En effet, l'organe dont il s'agit paraît résulter de l'atrophie d'un appendice tubulaire qui, chez l'embryon, côtoie le canal wolfien, et qui correspond au tube destiné à former chez la femelle l'oviducte aussi bien que l'utérus. En ce moment, l'examen de cette question serait prématurée, mais bientôt j'aurai l'occasion d'y revenir (1).

Cet organe appendiculaire, auquel on donne parfois le nom de *vésicule wébérienne* lorsqu'on ne veut rien préjuger quant à

(1) Morgagni décrivit cette vésicule appendiculaire avec assez d'exactitude (*a*) ; Albinus en donna une figure (*b*) ; et, dans ces derniers temps, plusieurs chirurgiens qui se sont particulièrement occupés des maladies des voies urinaires en ont fait une étude attentive. Mais ce sont les vues de M. E. Weber (*c*) qui ont le plus contribué à donner à l'histoire de cet organe un intérêt scientifique. La publication de ses observations sur ce sujet a provoqué des recherches d'anatomie comparée, parmi lesquelles je citerai principalement celles de MM. Leuckart, Kobelt, Leydig et Wahlgren (*d*).

(*a*) Morgagni, *Adversaria anatomica*, IV, 1762, p. 110.

(*b*) Albinus, *Academicarum annotationum libri IV*, 1758, pl. 3, fig. 3.

(*c*) Kretzschmar, *Dissert. inaug. circa lineam physiol. morbor.* Leipzig, 1836.

— E. H. Weber, *Amtlicher Bericht über die Versammlung Deutscher Naturforscher in Braunschweig*, 1842, p. 62. — *Zusätze der Lehre vom Bau und den Verrichtungen der Geschlechtsorgane* (*Abhandl. der bei Begründung der K. Sächsischen Gesellschaft der Wissenschaften, herausgegeben von der fürstlich jablonowiskichen Gesellschaft*. Leipzig, 1846, p. 381, pl. 1-9).

(*d*) Leuckart, *Zur Morphologie und Anatomie der Geschlechtsorgane*. Göttingen, 1847. — Art. VESICULA PROSTATICA, dans Todd's *Cyclop. of Anat. and Physiol.*, t. IV, p. 1415.

— Kobelt, *Der Nebeneierstock des Weibes*. Heidelberg, 1847.

— J. van Deen, *Beitrag zur Entwickelungs-Geschichte des Menschen und der Säugethiere, mit besondere Berücksichtigung der Uterus masculinus* (*Zeitschrift für wissenschaftliche Zoologie*, 1849, t. I, p. 294, pl. 20 et 21).

— Betz, *Ueber den Uterus masculinus* (Müller's *Archiv für Anat. und Physiol.*, 1850, p. 65, pl. 2).

— Leydig, *Zur Anatomie der männlichen Geschlechtsorgane und Analdrüsen der Säugethiere* (*Zeitschrift für wissenschaftliche Zoologie*, 1850, t. II, p. 1).

— Wahlgren, *Bidrag till Generations-Organernas Anatomi och Physiologi hos Menneskan och Daggdjuren*. Lund., 1849. — *Ueber den Uterus masculinus, Weber, bei dem Menschen und Säugethieren* (Müller's *Archiv für Anat. und Physiol.*, 1849, p. 686, pl. 9).

son origine, est rudimentaire chez les Quadrumanes, où sa conformation est assez semblable à ce qui existe chez l'Homme (1). Il en est de même chez les Chéiroptères, et chez les Carnassiers il est encore plus réduit (2); mais chez d'autres Mammifères il présente un développement plus considérable, et, au lieu d'être simple, il se bifurque supérieurement, ou se trouve représenté par une paire de cæcums dont la longueur est parfois très-considérable. Ainsi, chez les Solipèdes, on voit déboucher dans l'urèthre, entre les deux canaux éjaculateurs, un sac médian dont l'extrémité supérieure se continue avec un tube ou un cordon membraneux qui se divise en deux branches à son extrémité supérieure (3). Chez certains Rongeurs, cet organe pré-

(1) M. Leuckart a constaté l'existence de cette vésicule chez l'*Inuus cynomolgus* (a), l'*Inuus nemestrinus*, le *Cynocephalus maimon*, et une espèce indéterminée d'Ouistiti.

(2) Chez le Chien et chez le Chat, on trouve souvent, au devant de la prostate, dans un repli du péritoine qui s'étend entre les deux canaux éjaculateurs, une petite vésicule qui s'insère sur l'urèthre, mais qui n'y débouche pas, et qui est évidemment l'analogue de l'organe wébérien (b); d'autres fois cet appendice ne présente aucune cavité, et parfois il paraît manquer complétement. Chez le Renard et chez le Léopard, il est transformé en un cordon solide. Chez l'Hyène rayée, l'organe wébérien consiste en une petite vésicule allongée, située comme d'ordinaire entre les canaux déférents, mais dépourvue d'orifice (c). Chez la Loutre, la conformation de cet organe se rapproche davantage de ce que nous avons vu chez les Ruminants : il consiste en une paire d'appendices filiformes accolés aux canaux déférents et réunis entre eux inférieurement pour constituer un cylindre impair et médian dont le diamètre est assez considérable (d). Chez le Blaireau, l'appendice wébérien est également bicorne, et chacune de ses branches se prolonge en un cordon filiforme (e).

(3) Chez le Cheval, la disposition de cet organe appendiculaire est sujette à des variations considérables (f). En général, il affecte la forme d'une petite vessie ovoïde, dont le col plus ou moins

(a) Leuckart, *Op. cit.* (Todd's *Cyclop.*, t. IV, p. 1416, fig. 874).
(b) Weber, *Op. cit.*, pl. 7, fig. 1 (*Sächsische Gesellschaft der Wissenschaften*, 1846, t. I).
(c) Leuckart, *Op. cit.* (Todd's *Cyclop.*, t IV, p. 1417, fig. 875).
(d) Leydig, *Zur Anatomie der männlichen Geschlechtsorgane und Analdrüsen der Säugethiere* (*Zeitschrift für wissensch. Zoologie*, 1850, t. II, p. 49, pl. 4, fig. 35).
(e) Leuckart, *Op. cit.* (Todd's *Cyclop.*, t. IV, p. 1417, fig. 876).
(f) Gurl, *Die Anatomie des Pferdes*, pl. 10, fig. 1.
— Weber, *Op. cit.*, pl. 3, fig. 1.
— Leydig, *Op. cit.* (*Zeitschr. für wissensch. Zool.*, t. IV, p. 36).

sente même un développement très-considérable : par exemple, chez le Castor, où il est constitué par une paire de tubes cæcaux qui s'étendent depuis le testicule jusqu'à l'urèthre, et s'élargissent vers leur extrémité (1). Chez la Viscache, ces appendices sont non moins développés, mais ils sont séparés entre eux dans toute leur longueur, et chacun d'eux consiste en un gros tube intestiniforme terminé en cæcum et contourné

allongé descend entre les deux canaux éjaculateurs, et va s'ouvrir dans l'urèthre un peu au-dessous de l'embouchure de ces conduits ; supérieurement, ce sac se continue sous la forme d'un cordon cylindrique plus ou moins grêle, qui se bifurque à peu de distance de son extrémité. Quelquefois l'ouverture uréthrale de cet appendice est divisée en deux par une cloison médiane ; d'autres fois elle s'unit à l'un des orifices éjaculateurs ou se ferme. Souvent sa cavité est complétement oblitérée dans toute la portion grêle qui surmonte le renflement inférieur, et quelquefois cette oblitération s'étend à toute sa longueur. Parfois aussi cet organe manque complétement, tandis que dans un cas j'ai pu suivre ses cornes filiformes le long des canaux déférents dans une étendue très-considérable. Cuvier inclinait à penser que cet appendice était une vésicule prostatique (a), et d'autres anatomistes l'appellent la vésicule séminale médiane (Gurl), ou la troisième vésicule séminale (Chauveau). M. Hauss-mann paraît avoir été le premier à le considérer comme l'analogue de l'utérus (b).

Chez l'Ane, la vésicule wébérienne est tubulaire et ouverte inférieurement pendant une partie de la vie embryonnaire ; mais à l'époque de la naissance son orifice se ferme, et elle s'oblitère dans presque toute sa longueur (c).

(1) Ces appendices tubulaires sont fusiformes dans leur portion subterminale, où ils se réunissent entre eux pour aller déboucher dans l'urèthre, sur la ligne médiane, un peu au-dessous des orifices éjaculateurs ; ils se séparent ensuite pour longer le bord interne des canaux déférents, et, arrivés près des testicules, se recourbent en crosse, se dilatent notablement et se terminent en cul-de-sac. Dans la figure que M. Weber en a donnée, ils paraissent avoir été coupés à peu de distance de leur élargissement inférieur (d), mais leur portion supérieure a été représentée dans une figure publiée par M. Brandt (e).

(a) Cuvier, *Anatomie comparée*, t. VIII, p. 175.
— Chauveau, *Anatomie comparée des Animaux domestiques*, p. 782, fig. 198.
(b) Voyez Bergmann, *Ueber den Einfluss der Physiologie auf die gerichtliche Medicin* (Wagner's *Handwörterbuch der Physiologie*, t. III, p. 130).
(c) Leuckart, *Op. cit.* (Todd's *Cyclop.*, t. IV, p. 1120, fig. 878).
(d) Weber, *Op. cit.*, pl. 6 (*Abhandlungen bei Begründung der K. Sächsischen Gesellschaft der Wissenschaften*, 1846, t. I).
— Leuckart, art. VESICULA PROSTATICA (Todd's *Cyclop.*, t. IV, p. 1118, fig. 877).
(e) Brandt et Ratzeburg, *Medicinischen Zoologie*, t. I, pl. 4 a, fig. 1.

sur lui-même, et suspendu dans un repli du péritoine, de façon à ressembler à un long oviducte (1). Chez le Cochon d'Inde, on trouve à la même place une paire d'appendices tubuleux, dilatés d'espace en espace, et portant quelques prolongements latéraux qui me paraissent être les analogues de ces organes ; les auteurs les désignent sous le nom de *vésicules séminales*, mais ils n'ont ni les connexions anatomiques, ni les fonctions physiologiques des réservoirs annexés aux canaux déférents chez les Mammifères supérieurs (2).

Chez le Lapin, les appendices wébériens présentent une disposition différente ; ils sont courts, très-dilatés, et réunis entre eux de façon à constituer une grosse vésicule, dont le col reçoit l'extrémité inférieure des canaux déférents avant de déboucher

(1) Chez la Viscache, le système des glandes accessoires est moins compliqué que chez le Castor. Les canaux déférents restent simples et filiformes jusqu'à leur insertion à l'urèthre, et il n'y a pas de vésicules séminales. La prostate est multilobée et très-grosse. Enfin, les glandes de Cowper sont très-développées et ont chacune un conduit excréteur.

Les glandes appendiculaires de la région prostatique de l'urèthre sont aussi très-développées chez le Lagomys gris (*Lepus ogotona*, Pallas), le Hamster et quelques autres Rongeurs décrits par Pallas ; mais nos connaissances relatives à l'histoire anatomique de ces organes sont encore très-incomplètes (*a*).

(2) Hunter a trouvé que le contenu de ces tubes est épais, visqueux, ou même caséiforme ; cette substance ne ressemble en aucune façon à la liqueur séminale sécrétée par les testicules, et elle n'est pas reconnaissable dans les matières éjaculées pendant le coït. Hunter a constaté aussi expérimentalement que chez un Animal dont l'un des testicules avait été extirpé depuis six mois, ces prétendues vésicules séminales étaient également pleines des deux côtés, et ne s'étaient pas vidées pendant l'accouplement. Il en conclut que ce ne sont pas des réservoirs séminaux (*b*). MM. Prévost et Dumas ont étudié au microscope le contenu de ces organes, et n'y ont pas trouvé de spermatozoïdes. Les parois de ces tubes sont très-contractiles ; à leur extrémité inférieure ils sont accolés l'un à l'autre, mais chacun d'eux débouche isolément dans l'urèthre (*c*).

(*a*) Pallas, *Novæ species Quadrupedum e Glirium ordine*, 1778, pl. 4 B, fig. 15, et pl. 17, fig. 1, etc.

(*b*) Hunter, *Observations sur les glandes situées entre le rectum et la vessie, et qu'on appelle vésicules séminales* (Obs. sur l'économie animale, dans Œuvres, t. IV, p. 89).

(*c*) Prévost et Dumas, *Observations relatives à l'appareil générateur chez les mâles* (Ann. des sciences nat., 1824, t. 1, p. 173, pl. 11, fig. 1 et 2).

dans l'urèthre; par conséquent la liqueur spermatique peut y pénétrer, et ils sont réellement susceptibles de remplir le rôle d'une vésicule spermatique, nom sous lequel ils ont été décrits par la plupart des anatomistes (1).

L'existence des appendices wébériens a été constatée chez plusieurs Ruminants, mais ils y sont en général plus ou moins atrophiés et perdent en totalité ou en partie leur structure tubulaire. Ainsi, chez le Bouc, M. Leuckart a trouvé entre les deux canaux déférents un appendice cylindrique médian qui, à quelque distance de l'urèthre, se divisait en deux cornes et se prolongeait jusqu'à l'épididyme, mais dont la cavité était quelquefois en partie oblitérée, tandis que d'autres fois elle se dilatait inférieurement en forme de vésicule (2). Chez le Mouton, cet appendice manque d'ordinaire (3), et chez le Lama on n'en a découvert aucun vestige; mais il en existe des rudiments

(1) Cette poche membraneuse, dont le fond est bilobé, paraît simple lorsqu'on ne l'examine que superficiellement, mais dans presque toute son étendue elle est divisée intérieurement en deux cavités par une cloison médiane. Les canaux déférents descendent entre elle et le col de la vessie urinaire, de façon à n'y déboucher que tout près de son insertion sur l'urèthre (a). Chez le Lièvre, ce réservoir est moins développé (b). Une disposition analogue paraît exister chez les Lagomys (c).

(2) M. Leuckart ajoute que la portion médiane et impaire de cet organe est longue de 4 à 5 centimètres, et unie intimement aux deux canaux déférents par du tissu conjonctif; les cornes longent les mêmes canaux et se terminent dans les enveloppes de l'épididyme. Chez un individu il trouva une première dilatation vésiculaire à la partie inférieure du tronc médian, et un second élargissement au point de bifurcation, mais la portion intermédiaire était transformée en un cordon solide (d).

(3) M. Leuckart en a souvent constaté l'absence chez cet animal, mais M. Wahlgren en a trouvé des vestiges chez quelques individus (e).

(a) Voyez Lereboullet, *Recherches sur l'anatomie des organes génitaux des Animaux vertébrés*, pl. 6, fig. 72 (*Nova Acta Acad. nat. curios.*, t. XXIII).
— Martin Saint-Ange, *Op. cit.*, pl. 2, fig. 1, 3, 4.
— Weber, *Op. cit.*, pl. 5, fig. 1.
(b) Leuckart, *Op. cit.* (Todd's *Cyclop.*, t. IV, p. 1419).
(c) Pallas, *Nov. spec. Quadrup. e Glirium ordine*, 1778, p. 67.
(d) Leuckart, art. VESICULA PROSTATICA (Todd's *Cyclop. of Anat. and Physiol.*, t. IV, p. 1421, fig. 880).
(e) Wahlgren, *Op. cit.* (Müller's *Archiv für Anat. und Physiol.*, 1849, p. 696).

chez le Cerf et le Bœuf (1), ainsi que chez plusieurs autres Mammifères (2).

§ 12. — Les glandes de Cowper (3), comme je l'ai déjà dit, sont situées beaucoup plus loin du col de la vessie ; elles débouchent dans la portion bulbeuse de l'urèthre, et à raison de leur position on les désigne souvent sous le nom de *glandes bulbo-caverneuses*. Par leur structure, elles ressemblent un peu aux glandes prostatiques, mais les grappes de cæcums ampuliformes qui les constituent ne sont pas empâtées dans une masse charnue comme dans la prostate, et forment des lobes et des lobules comme dans la plupart des glandes racémeuses. Il y a une paire de ces organes, et tous les conduits excréteurs

Glandes
de Cowper.

---

(1) Chez un Cerf nouveau-né, M. Leuckart a trouvé, entre les canaux déférents, dans un repli du péritoine, un appendice qui s'insérait à l'urèthre et se bifurquait supérieurement, mais qui était filiforme et dépourvu de cavité (a) ; chez un fœtus, cet appendice était tubulaire, et son embouchure dans l'urèthre était bien distincte.

Chez le Bœuf, le même auteur a trouvé, immédiatement au-dessous des orifices éjaculateurs, une petite ouverture médiane qui donnait dans la cavité tubulaire d'un petit organe wébérien caché sous la prostate.

(2) Chez le Cochon, cet appendice consiste en un cylindre très-grêle qui se bifurque supérieurement pour longer le bord interne des canaux déférents (b).

Chez le Marsouin (*Delphinus phocæna*), l'appendice wébérien a la forme d'un petit sac impair et allongé, logé dans la prostate sous le *verumontanum* (c). Sa conformation est à peu près la même chez le Narval (d).

(3) Jadis ces glandes étaient désignées sous le nom de *prostates inférieures* (e). Leur découverte appartient à Méry, et non à Cowper, dont les observations sont postérieures à celles de l'anatomiste français que je viens de citer (f). Aussi les désigne-t-on quelquefois sous le nom de *glandes de Méry* (g).

(a) Leuckart, *Op. cit.* (Todd's *Cyclop. of Anat. and Physiol.*, t. IV, p. 1421, fig. 879).
(b) Weber, *loc. cit.*, pl. 4, fig. 5.
(c) Leydig, *Op. cit.* (*Zeitschr. für wissensch. Zool.*, 1850, t. II, pl. 1, fig. 13).
(d) Leuckart, *Op. cit.* (Todd's *Cyclop.*, t. IV, p. 1421, fig. 881).
(e) Duverney, *Œuvres anatomiques*, 1761, t. II, p. 294.
(f) Méry, *Observations anatomiques* (*Journal des savants*, 1684, n° 17, p. 304).
— Cowper, *Description of two Glands and their excretory ducts lately discovered in the human Body* (*Philosophical Transactions*, 1699, t. XXI, n° 254, p. 364).
(g) Gubler, *Des glandes de Méry*, etc. (thèse, 1849, n° 172).
— Jarjavay, *Op. cit.*, p. 95.

de chacun d'eux se réunissent en un tronc commun qui débouche dans l'urèthre par un orifice très-étroit.

Les glandes de Cowper ne manquent que rarement chez les Mammifères, et parfois elles sont les seuls organes sécréteurs qui soient annexés au canal génito-urinaire. Ainsi les Monotrèmes, qui ne possèdent ni vésicules séminales, ni prostates, ni appendices wébériens, ont de chaque côté du cloaque une glande ovalaire dont le conduit excréteur va déboucher dans la partie initiale du canal du pénis (1).

Chez les Marsupiaux, les glandes de Cowper sont très-développées ; souvent on en compte trois paires (2). Chez les Singes, les Makis, les Chéiroptères et quelques Insectivores, elles sont en même nombre que chez l'Homme, mais leur volume est plus considérable (3); elles sont aussi très-grosses chez l'Hyène et chez quelques autres Carnassiers (4), mais elles manquent chez

(1) Ces glandes sont pourvues d'une cavité centrale, et leur canal excréteur est très-long (a); un muscle très-fort les enveloppe, et détermine par ses contractions l'expulsion de leur contenu.

(2) Par exemple, chez la Sarigue de Virginie (b), le Cayopolin, les Phalangers, le Phascolome, le Kanguroo ou Hypsiprymne (c). Suivant Duvernoy, il n'y en aurait que deux paires chez la Sarigue.

(3) Chez le Hérisson, les glandes de Cowper sont remarquablement grosses et composées d'un grand nombre de tubes courts, groupés autour de conduits rameux (d).

Chez le Desman de Russie, elles sont allongées et courbées en genou (e).

Chez la Taupe, elles sont situées sous la peau, près de la base de la queue, assez loin de l'urèthre, où elles débouchent par un canal long et étroit (f).

(4) Chez les Hyènes, les glandes de Cowper sont composées de lobes bien distincts.

Chez le Chat, elles sont moins déve-

(a) Meckel, *Ornithorhynchi paradoxi descriptio anatomica*, 1820, p. 52, pl. 8, fig. 2 et 3.
(b) Cowper, *Description of two Glands*. (*Phil. Trans.*, 1699.)
— Geoffroy Saint-Hilaire, *Études progressives d'un naturaliste*, pl. 5, fig. 3.
(c) Owen, art. MARSUPIALIA (Todd's *Cyclopædia of Anat. und Physiol.*, t. III, p. 314, fig. 135).
(d) Voyez Hunter, *Catalogue of the Physiol. Series of Comp. Anat. contained in the Museum of the R. College of Surgeons*, t. IV, pl. 55.
— Voyez Carus et Otto, *Tab. Anat. comp. illustr.*, pars V, pl. 9, fig. 5.
(e) Brandt, *Bemerkung über den innern Bau des Wuychuchol* (*Archiv für Naturgeschichte*, 1836, t. I, p. 179).
(f) Voyez Müller, *De glandularum secern. struct. penit.*, pl. 3, fig. 2.

d'autres animaux du même ordre, tels que les Ours, les Ratons, les Martres, les Chiens et les Loutres, ainsi que chez les Phoques ; chez les Rongeurs, les Pachydermes et les Ruminants, elles sont en général bien développées (1).

§ 13. — Les glandes annexées à la verge ne consistent ordinairement qu'en un petit nombre de follicules situés autour du gland, sous le repli préputial, et sécrétant une matière onctueuse destinée à lubrifier la surface de la portion terminale de la verge (2) ; mais chez quelques Mammifères elles prennent un très-grand développement : par exemple, chez le Chevrotain porte-musc et le Castor. Chez le premier de ces Animaux, elles forment sous la peau du ventre une grosse masse lobulée dont le centre est occupé par une poche ovalaire qui s'ouvre au devant du prépuce, et qui sert de réservoir pour la matière grasse sécrétée dans leur intérieur. Cette substance, dont l'odeur est remarquablement intense, est employée comme parfum et comme médicament : c'est le *musc* (3). Une poche préputiale

Glandes
de la verge.

loppées, mais cependant elles sont plus grosses que les prostates (*a*).

Chez l'Ichneumon, les canaux excréteurs de ces deux glandes s'accolent entre eux, mais débouchent séparément au fond du cul-de-sac formé par le bulbe de l'urèthre.

(1) Chez beaucoup de Rongeurs, les glandes de Cowper sont allongées et lobulées latéralement (*b*).

(2) Chez l'Homme, ces follicules sébacés, désignés sous les noms de *glandes préputiales* ou de *glandes de Tyson* (*c*), sont de petites poches

simples ou branchues, et à col étroit, disposées en cercle autour du gland.

La substance qu'elles sécrètent est un liquide gras, d'un blanc jaunâtre, qui répand une odeur forte, et qui, en se desséchant, prend une consistance caséeuse.

(3) Le *Moschus moschiferus* (*d*), que l'on appelle souvent le Chevrotain porte-musc, mais que l'on ne doit pas ranger dans le genre Chevrotain ou *Tragulus*, est un petit Ruminant très-voisin des Cerfs, bien que sa tête ne soit pas armée de bois et que ses

(*a*) Voyez Prévost et Dumas, *Op. cit.* (*Ann. des sciences nat.*, 1824, t. I, pl. 9, fig. 1).

(*b*) Exemple : le *Cochon d'Inde* ; voy. Prévost et Dumas, *Op. cit.* (*Ann. des sciences nat.*, 1824, t. I, pl. 11, fig. 1).

(*c*) Tyson, anatomiste anglais du XVIIe siècle, fut le premier à les faire connaître. Littre les décrivit également (*Mém. de l'Acad. des sciences*, 1700), et, plus récemment, Burkhardt en a également traité (*Froriep's neue Notizen*, 1838, t. VI, p. 118).

(*d*) Voyez *Atlas du Règne animal* de Cuvier, MAMMIFÈRES, pl. 86, fig. 1.

analogue se trouve chez l'Antilope onctueuse (1), et chez le Castor un appareil glanduleux de même nature, mais beaucoup plus développé, sécrète la matière odorante qui est connue en pharmacie sous le nom de *castoréum* (2). Chez plusieurs autres

dents canines soient très-saillantes (a). Il habite toute la partie centrale de l'Asie, et l'on en fait une chasse très-active : ainsi on évalue à plus de 300 000 le nombre d'individus tués chaque année pour subvenir au commerce de Canton. L'appareil moschifère de ce petit Animal est une poche formée par un prolongement de la peau du prépuce et tapissée de glandules sébacées, qui se trouve entre l'ombilic et le prépuce. La structure en a été étudiée par plusieurs anatomistes (b), mais n'est encore que très-imparfaitement connue sous le rapport histologique.

Le musc est une substance onctueuse qui, à l'état frais, a la consistance du miel, mais qui devient solide et grumeleuse par la dessiccation ; son odeur dépend de la volatilisation d'une matière dont la diffusibilité est extrêmement grande. L'analyse chimique y a fait découvrir de l'albumine, une sorte de résine, de la cire, beaucoup de carbonate d'ammoniaque et divers sels minéraux (c).

(1) Pallas a constaté l'existence de cette poche glanduleuse préputiale chez l'*Antilope gutturosa* de l'Asie centrale (d), mais il est fort douteux que la matière sébacée sécrétée par cet organe soit odorante comme le musc (e).

(2) Chez le Castor (f), il existe sur les côtés du prépuce une paire de grosses glandes lobulées et piriformes, qui sont creusées chacune d'une grande cavité, dont le col, dirigé en arrière, va se joindre à son congénère et déboucher dans une fossette médiane située à la partie dorsale et postérieure du prépuce, à peu de distance de l'anus. Ces glandes sécrètent le castoréum et sont suivies d'une seconde paire de sacs sécréteurs qui s'ouvrent isolément sur les côtés de l'anus, et qui ne produisent pas la même matière odorante.

(a) Alphonse Milne Edwards, *Recherches sur la famille des Chevrotains* (*Ann. des sciences nat.*, 5ᵉ série, 1864, t. II, p. 49).

(b) Shrock, *Historia Moschi*, cap. x, p. 25.

— Gmelin, *Descriptio Animalis moschiferi* (*Novi Comment. Acad. Petropol.*, 1752, t. IV, p. 400, pl. 9, fig. 1).

— Pallas, *Spicilegia zoologica*, fasc. XIII, p. 29, pl. 6, fig. 4-10.

— Brandt et Ratzebourg, *Medicinische Zoologie*, t. I, p. 45, pl. 8, fig. 2.

(c) Thiemann ; voy. John, *Tabl. chim. du Règne animal*, p. 136.

— Guibourt et Blondeau, *Journal de pharmacie*, t. III, p. 105.

— Geiger et Heemann ; voy. Gmelin, *Handbuch der Chemie*, t. II, p. 1449.

(d) Pallas, *Spicilegia zoologica*, fasc. XII, p. 58, pl. 3, fig. 15.

(e) Alphonse Milne Edwards, *Op. cit.*, p. 76.

(f) Gottwaldt, *Bemerkungen über den Biber*. Nürenberg, 1782, pl. B, fig. 1, pl. F et pl. G.

— Boun, *Anatome Castoris*. Lugd. Bat., 1806, pl. 1, fig. 1.

— Brandt et Ratzeburg, *Medicinische Zoologie*, t. I, pl. 4, fig. 1-3.

— J. Müller, *De glandularum secernentium structura penitiori*, p. 41, pl. 2, fig. 5.

Rongeurs, tels que les Rats (1), les Campagnols et les Hamsters, on trouve des glandes préputiales dont le volume est considérable, et l'on doit considérer comme les analogues de ces organes une paire de glandes ovalaires qui, chez le Lièvre, sont logées dans l'aine, et expulsent leurs produits par un orifice situé de chaque côté du prépuce (2).

§ 14. — Les glandes anales, qui sont très-développées chez certains Mammifères, principalement les Carnassiers, peuvent aussi être rangées parmi les annexes de l'appareil génital, car la matière odorante qu'elles sécrètent paraît être destinée principalement à exciter l'appétit sexuel de la femelle : chez la Civette, par exemple, ces organes sécréteurs sont très-développés, et leurs produits ont quelque analogie avec le musc (3).

Glandes
anales.

(1) Duverney fit connaître la disposition de ces glandes préputiales du Rat (a).

(2) Les glandes inguinales des Lièvres sont de forme ovalaire, et elles débouchent dans une petite aréole semilunaire dépourvue de poils (b). Elles produisent une humeur jaunâtre et très-puante. Ces glandes existent aussi chez le Lapin (c), mais elles manquent chez les Lagomys, Rongeurs qui sont d'ailleurs très-voisins des Lièvres.

(3) Cet appareil consiste en une paire de poches piriformes placées entre l'anus et l'orifice du prépuce, réunies inférieurement et s'ouvrant au dehors par une fente longitudinale commune, dont les lèvres sont garnies de longs poils. La surface interne de ces réservoirs est sillonnée en travers, tapissée d'une couche épidermique et garnie de quelques poils; leurs parois sont épaisses et glanduleuses (d). Enfin une tunique musculaire l'enveloppe et sert à en chasser le contenu. Chez la femelle, l'appareil moschifère est disposé de même (e). Il y a en outre une paire de glandes anales très-grosses.

Chez la Loutre, il existe de chaque côté de l'anus une poche à parois membraneuses qui débouche au bord de cet orifice (f); des follicules très-petits s'y ouvrent et y versent une matière mucilagineuse dont l'odeur est

(a) Duverney, *Œuvres anatomiques*, t. II, p. 299.

(b) Daubenton, *Description du Lièvre* (Buffon, MAMMIFÈRES, t. III, p. 319, pl. 94 et 95, édit. in-8).

(c) Daubenton, *loc. cit.*, pl. 96, fig. 1.

(d) Morand, *Nouvelles observations sur le sac et le parfum de la Civette* (Mém. de l'Acad. des sciences, 1728, p. 403, pl. 20 et 21).

(e) Lapeyronnie, *Description anatomique d'un Animal connu sous le nom de Musc* (Mém. de l'Acad. des sciences, 1731, p. 443, pl. 25 et 26).

— Brandt et Ratzebourg, *Medicinische Zoologie*, t. 1, pl. 2, fig. 2-4.

(f) Daubenton, *Op. cit.* (Buffon, MAMMIFÈRES, t. IV. p. 98, pl. 115, fig. 2 et 3, édit. in-8).

Chez l'Ichneumon, une poche analogue entoure l'anus (1). Enfin, chez l'Hyène et le Blaireau, cette glande débouche au dehors, entre l'anus et la base de la queue (2). On trouve aussi des glandes anales vésiculaires chez plusieurs Rongeurs (3) et chez les Phoques. Elles manquent dans les autres ordres de Mammifères, mais elles y sont souvent représentées par des follicules plus ou moins nombreux (4).

Érection du pénis.

§ 15. — Dans l'état de repos, l'organe copulateur est plus ou moins flasque et contracté ; mais, pour remplir ses fonctions, il doit être au contraire gonflé et rigide. Ce change-

très-piquante (*a*). Les glandes anales sont disposées à peu près de la même manière chez les Putois, les Martres, etc.

(1) Chez l'Ichneumon (*b*), cet appareil sécréteur se compose de trois séries de glandes, savoir : 1° une poche dont la surface interne présente un grand nombre d'orifices donnant dans des follicules piriformes d'où suinte une humeur jaunâtre, épaisse et huileuse ; 2° une paire de vésicules anales qui débouchent dans la poche précédente ; 3° une triple rangée de glandules conglomérées, s'ouvrant isolément le long du bord supérieur de l'anus.

(2) Chez l'Hyène, il existe au-dessus de l'anus une fente transversale qui conduit dans deux poches situées chacune au centre d'une glande lobulée, et présentant à leur partie supérieure l'embouchure d'un long canal excré-

teur qui naît d'une seconde paire de glandes analogues aux précédentes. Le nombre total de ces bourses est donc de quatre (*c*). Les lobules sont constitués par autant de petites glandes racémiformes (*d*)

Chez le Blaireau, cet orifice sécréteur est situé de même, mais il donne dans une bourse cutanée, simple, dont les parois sont glanduleuses et laissent suinter une matière grasse très-odorante (*e*).

(3) Chez les Marmottes, il y a trois de ces sacs glandulaires, et leurs conduits excréteurs s'ouvrent isolément sur le bord de l'anus, au milieu d'autant de papilles qui font saillie au dehors lorsque l'Animal est inquiet.

Chez les Cabiais, le Paca et l'Agouti, il en existe une paire.

(4) Par exemple, chez le Desmán de Russie (*f*), le Macroscélide de Rozet (*g*) et les Cerfs (*h*).

(*a*) Müller, *De glandularum secernentium structura penitiori*, p. 41, pl. 2, fig. 3.
(*b*) Cuvier, *Anatomie comparée*, 1re édit., t. V, pl. 47, fig. 1.
(*c*) Daubenton, *Op. cit.* (Buffon, MAMMIFÈRES, t. VI, p. 350, pl. 226 et 227).
(*d*) J. Müller. *De glandularum secernentium structura penitiori*, p. 42, pl. 2, fig. 3.
(*e*) Daubenton, *loc. cit.*, t. IV, p. 57, pl. 110 et 111.
(*f*) Pallas, *Sorices aliquot illustrati* (*Acta Acad. Petrop.*, 1781, pars II, p. 529).
(*g*) A. Wagner, voyez Schreber's, *Säugethiere*, c. 2, *Supplém.*, p. 85.
(*h*) Rapp, *Ueber ein eigenthümliches drüsenähnliches Organ des Hirsches* (Müller's *Archiv für Anat.*, 1839, p. 362).

ment est amené par l'accumulation du sang dans les cavités veineuses dont son tissu érectile est creusé, et cette accumulation peut être produite par toute action mécanique qui diminue notablement le débit des veines efférentes de la verge, sans affaiblir la pression sous laquelle le courant circulatoire arrive par les artères correspondantes. Pour s'en convaincre, il suffit de pousser fortement dans ces derniers vaisseaux une injection coagulable ; on détermine ainsi sur le cadavre une érection artificielle, et si l'on incise ensuite le pénis gonflé de la sorte, on trouve que les sinus du tissu spongieux et du corps caverneux de cet organe sont distendus par la matière injectée. On peut aussi constater expérimentalement que la pression nécessaire pour opérer cette turgescence du tissu érectile de la verge n'est pas supérieure à celle sous laquelle le sang se meut d'ordinaire dans les artères, car il suffit d'une colonne d'eau de 2 mètres de haut pour produire un état analogue lorsqu'on fait arriver le liquide directement dans le corps caverneux à l'aide d'un tube dont l'extrémité inférieure est introduite dans le tissu érectile, et que l'on comprime les veines de l'abdomen de façon à empêcher l'écoulement par les veines du pénis.

Les causes qui déterminent la suspension ou le ralentissement du retour du sang par les systèmes veineux de la verge sont : d'une part, le relâchement des fibres musculaires lisses logées dans les lamelles du tissu érectile ; d'autre part, la contraction de divers muscles qui, situés dans le voisinage des principaux troncs efférents, compriment ceux-ci et y gênent le passage des liquides (1).

(1) Les physiologistes ne sont pas d'accord sur le rôle des fibres musculaires du corps caverneux dans l'érection ; quelques auteurs pensent que, sous l'influence de leurs contractions, les voies de communication, entre les sinus veineux du tissu érectile et les troncs vasculaires efférents se rétrécissent, et que le cours du sang qui sort de la verge se trouve ainsi ra-

C'est surtout sous l'influence des muscles compresseurs des gros troncs veineux que la turgescence devient complète. Le bulbo-caverneux et l'ischio-caverneux, en pressant sur le bulbe de l'urèthre, contribuent beaucoup à déterminer l'accumulation du sang dans le corps spongieux (1); ces muscles, ainsi que les autres muscles du périnée, agissent d'une manière analogue sur les veines dorsales du pénis, en poussant la verge contre le bord inférieur du pubis; enfin il existe souvent à la base de cet organe une paire de faisceaux charnus qui sont spécialement chargés de comprimer ces vaisseaux efférents (2).

lenti; mais il résulte des recherches de M. Kölliker que la turgescence des corps caverneux suit le relâchement des fibres musculaires des trabécules du tissu érectile, relâchement qui est déterminé par l'action nerveuse et qui permet aux aréoles du tissu spongieux de se distendre sous la pression exercée par le sang qui y afflue (a).

(1) L'influence des contractions du muscle bulbo-caverneux sur la turgescence du gland est bien démontrée par une expérience de M. Kobelt. Lorsque sur des chiens récemment étranglés, ou sur le point d'être asphyxiés par strangulation, et dont il avait mis à nu la racine de la verge, ce physiologiste stimulait mécaniquement cet organe, il constata que s'il y avait déjà un commencement d'érection, chaque excitation était suivie de contractions saccadées de ce muscle, et que ces contractions poussaient le sang d'arrière en avant dans les veines du corps spongieux, de façon à produire peu à peu le développement complet du gland. Dans ces expériences les muscles ischio-caverneux se contractèrent de la même manière (b).

(2) Les muscles compresseurs des veines dorsales de la verge se trouvent chez l'Homme, mais ils sont plus développés chez quelques autres Mammifères, tels que les Singes, l'Ours, le Raton, la Fouine, le Chien, le Chat et le Cheval; ils naissent sur les racines du pubis, au-dessus de l'insertion du bulbo-caverneux et du muscle transverse du périnée, remontent obliquement en avant et se réunissent sur la ligne médiane en passant au-dessus des veines dorsales du pénis (c).

(a) Kölliker, *Anatomische und physiologische Verhalten des cavernosen Körper der Sexualorgane* (*Verhandl. der physikalisch-medicinischen Gesellschaft in Würzburg*, 1852, t. II, p. 118).
(b) Kobelt, *De l'appareil du sens génital*, p. 36 et 69.
(c) Voyez à ce sujet : Cuvier, *Leçons d'anatomie comparée*, 1re édition, t. V, p. 102.
— Houston, *An Account of two newly discovered Muscles for compressing the dorsal vein of the penis in Man and other Animals* (*Dublin Hospital Reports*, 1830, t. V, pl. 4, 5 et 6).
— Krause, *Beobachtungen und Bemerkungen* (*Müller's Archiv für Anat.*, 1836, p. 30 et suiv., pl. 2).
— Kobelt, *De l'appareil du sens génital*, 1851, p. 41.
— Henle, *Ueber den Mechanismus der Erection* (*Zeitschr. für ration. Med.*, 1863, t. XVIII, p. 1, pl. 1).

Quant à la cause éloignée de l'érection, elle consiste en une action nerveuse réflexe provoquée, soit par l'excitation mécanique de la verge, soit par certaines impressions physiques ou psychologiques.

Les nerfs de la verge appartiennent, les uns au système ganglionnaire, les autres au système cérébro-spinal (1); les premiers prédominent dans la portion spongieuse de l'urèthre, tandis que le gland ne reçoit guère que des nerfs sensitifs (2).

§ 16. — L'appareil femelle est beaucoup plus parfait chez les Mammifères qu'il ne l'est chez les Oiseaux, les Reptiles ou les Vertébrés anallantoïdiens, et les perfectionnements qu'il présente sont en rapport principalement avec l'importance du travail incubateur dont il doit être le siége et avec la manière dont la fécondation doit s'opérer. Ici, comme chez les autres Vertébrés, le canal génito-urinaire sert au coït, mais presque toujours il existe pour la réception du pénis un canal spécial qui appartient en propre à l'appareil de la génération, et qui a reçu le nom de *vagin*. Il est aussi à noter que dans cette classe d'Animaux la vulve, ou orifice commun des voies génito-urinaires, est toujours située en avant de l'anus, et qu'en général elle est nettement séparée de cette ouverture excrémentitielle. Chez les Monotrèmes, et même chez les Marsupiaux, il existe un

Appareil femelle.

---

(1) La plupart des branches des nerfs dorsaux de la verge sont destinées à la membrane muqueuse qui recouvre le gland, et, avant d'atteindre sa couronne, elles forment autour des veines dorsales de cette partie un plexus très-serré, ainsi que cela a été constaté d'abord par Cuvier chez l'Eléphant (a), et plus récemment chez l'Homme par Müller, Valentin, Kobelt, et quelques autres anatomistes (b).

(2) Les principaux nerfs de la verge sont connus sous le nom de nerfs honteux internes ; ils naissent du plexus sciatique et fournissent les nerfs dorsaux de la verge et plusieurs branches qui se distribuent au périnée et au canal de l'urèthre. D'autres filets proviennent de la branche génito-crurale du plexus lombaire.

Les nerfs du système ganglionnaire émanent du plexus hypogastrique.

(a) Cuvier, *Anatomie comparée*, 1re édition, t. V, p. 104.
(b) J. Müller, *Ueber die organischen Nerven der erectilen männlichen Geschlechtsorgane* (Mém. de l'Acad. de Berlin pour 1835).
— Kobelt, *Op. cit.*, p. 10, pl. 1, fig. 3.

cloaque comme chez les Oiseaux et les Reptiles ; mais chez les Mammifères ordinaires l'appareil génito-urinaire devient complétement indépendant de l'appareil digestif (1). Le conduit qui transporte au dehors les produits de l'ovaire se compose donc presque toujours des trompes ou oviductes, de l'utérus ou chambre incubatrice, du vagin, et du vestibule génito-urinaire. Comme exception à cette règle, je citerai les Monotrèmes, qui n'ont pas de vagin proprement dit.

La forme générale de cet appareil varie beaucoup dans cette classe d'Animaux ; mais les principales différences que l'on y rencontre ne dépendent d'aucun changement dans son mode de composition organique, et résultent seulement de la coalescence plus ou moins étendue de ses deux moitiés constitutives, qui tantôt sont distinctes entre elles dans presque toute leur longueur, tandis que d'autres fois elles se réunissent et se confondent sur le plan médian du corps, de façon à ne plus former qu'un organe unique. Cette fusion ne s'étend jamais ni aux ovaires, ni aux trompes ou oviductes, et quelquefois elle ne dépasse pas les limites du vestibule génito-urinaire, de sorte qu'il existe deux vagins et deux utérus faisant suite

(1) Il existe dans la classe des Mammifères plusieurs formes organiques intermédiaires aux deux modes de structure indiqués ici, et la ligne de démarcation entre les Animaux qui ont un cloaque commun et ceux qui en sont dépourvus est loin d'être nettement tracée. En général, chez les Mammifères Didelphiens, la vulve est séparée de l'anus par un isthme de la peau, et ces deux ouvertures sont complétement indépendantes l'une de l'autre ; mais chez quelques Carnassiers, tels que les Loutres, elles se rapprochent beaucoup, et chez un grand nombre de Rongeurs elles sont entourées par les fibres d'un même muscle sphincter. Chez le Castor, l'espèce de vestibule commun formé par la région génito-anale ainsi circonscrite constitue une sorte de bourse très-contractile, qui mérite tout à fait le nom de cloaque, et ne diffère pas notablement de celui de plusieurs Marsupiaux.

Comme exemple d'un grand écartement entre l'anus et la vulve, on cite le *Rythina*, où, d'après Steller, le périnée de la femelle aurait huit pouces de long (a).

(a) Steller, *Dissert. de Bestiis marinis* (*Novi Comm. Acad. Petrop.*, 1751, t. II, p. 295).

aux deux oviductes; mais presque toujours elle affecte le vagin; dans beaucoup de cas, elle gagne la portion inférieure des utérus, et quelquefois elle s'avance jusqu'au fond de cet organe, qui, de même que le vagin, devient alors unique et médian dans toute sa longueur.

Quelques Marsupiaux de la famille des Sarigues nous offrent un exemple de l'indépendance complète des parties qui appartiennent en propre à l'appareil femelle (1).

Le vestibule uréthro-sexuel est très-développé chez plusieurs Mammifères inférieurs, mais se raccourcit beaucoup chez ceux dont l'organisation est la plus perfectionnée; chez les Monotrèmes, où l'appareil génital débouche dans un cloaque commun, ce canal est très-long et tient lieu de vagin (2).

L'entrée des voies génito-urinaires affecte ordinairement la forme d'une fente longitudinale dont les deux bords, appelés grandes lèvres de la vulve, sont garnis de poils extérieurement et tapissés en dedans par une membrane muqueuse très-vasculaire. Quelquefois cet orifice est transversal, par exemple

Vestibule uréthro-sexuel.

---

(1) Par exemple, le Cayopolin (*a*). Chez d'autres, la même disposition existe en réalité, mais est moins apparente à cause du rapprochement de la portion supérieure des vagins qui sont accolés l'un à l'autre.

(2) Chez l'Ornithorhynque (*a*) et chez l'Échidné (*b*), le vestibule génito-urinaire est séparé du cloaque par un sphincter, et près de son extrémité supérieure où s'ouvre la vessie urinaire, se trouvent les orifices des urèthres, ainsi que les embouchures des deux utérus (*b*). Il n'y a donc là rien qui puisse être assimilé au vagin des Mammifères ordinaires.

Le vestibule génito-urinaire est très-allongé chez le Kinkajou (*c*).

(*a*) Voyez Owen, *On the generation of Marsupial Animals* (Philos. Trans., 1844, pl. 6, fig. 5).

(*b*) Voyez Evrard Home, *Lectures on comp. Anat., Supplem.*, 1828, t. VI, pl. 60, fig. 1, 2, 3. — Meckel, *Ornithorhynchi paradoxi descriptio anatomica*, pl. 8, fig. 1. — Duvernoy, *Fragment d'anatomie comparée sur les organes de la génération de l'Ornithorhynque et de l'Échidné*, pl. 1, fig. 5 (Mém. de la Société d'histoire naturelle de Strasbourg, t. 1). — Owen. *On the Mammary glands of the Ornithorhynchus* (Philos. Trans., 1832, pl. 15, fig. 1; pl. 17, fig. 1). — Article MARSUPIALIA (Todd's *Cyclopædia of Anat. and Physiol.*, t. III, p. 393, fig. 171). — Martin Saint-Ange, *Étude de l'appareil reproducteur* (Mém. de l'Acad. des sciences, Savants étrangers, t. XIV, pl. 6, fig. 1, 2 et 3). — Viacovié, *Dell' apparechio sessuale de' Monotremi* (Sitzungsbericht der Wiener Akad., 1852, t. IX, pl. 20, fig. 1).

(*c*) Voyez Carus et Otto, *Tab. Anat. compar. illustr.*, pars V, pl. 8, fig. 6.

chez l'Hyène, et d'autres fois circulaire, notamment chez les Rongeurs.

Clitoris.   Le méat urinaire en occupe la partie inférieure (ou antérieure lorsque la position du corps est verticale), et en avant ou au-dessous de cet orifice se trouve un organe érectile analogue au pénis du mâle, et appelé *clitoris*. Cet appendice ressemble à la verge par sa structure aussi bien que par sa forme, si ce n'est qu'il est d'ordinaire plus ou moins rudimentaire (1), et que dans l'immense majorité des cas il n'est point perforé. Souvent, cependant, il est creusé d'une gouttière qui fait suite à l'urèthre. Chez les Makis et les Loris, cette ressemblance est portée encore plus loin, car le canal urinaire parcourt le clitoris dans presque toute sa longueur (2). Il est formé principalement

(1) C'est chez les Singes d'Amérique que le clitoris acquiert son plus grand développement. Chez les Atèles, cet organe est remarquablement long, mais il n'est que peu érectile et ne doit son grand volume qu'à une accumulation de tissu graisseux (*a*).

Le volume du clitoris est aussi très-grand chez la plupart des Carnassiers et des Rongeurs (*b*).

Chez un Éléphant femelle, dont Perrault a fait l'anatomie, le clitoris était si grand, que pendant la vie de l'animal on avait cru que celui-ci était un mâle (*c*).

Dans l'espèce humaine, cet organe est en général peu développé; mais on cite des cas dans lesquels il avait les proportions du membre viril de l'homme (*d*). Il paraît que le clitoris est plus grand chez quelques races nègres que chez les peuples caucasiques (*e*).

(2) Chez le Chien, le Chat et plusieurs autres Carnassiers, un sillon longitudinal qui part de l'orifice de l'urèthre est creusé sur le dos du clitoris. Chez les Loris et les Makis, le canal de l'urèthre se prolonge sur le dos de cet organe jusque près de sa pointe (*f*).

En général, le clitoris est situé près du bord de la vulve, mais quelquefois il est placé beaucoup plus profondé-

(*a*) Fugger, *De singulari clitoridis in Simiis generis Atelis magnitudine*, 1835 (voy. Müller's *Archiv*, 1836; *Bericht*, p. LVI).

(*b*) Exemples : le Surmulot; voy. Carus et Otto, *Tab. Anat. comp. illustr.*, pars V, pl. 8, fig. 1.

— Le Lapin; voy. Lereboullet, *Op. cit.*, pl. 10, fig. 102.

(*c*) Perrault, *Mém. pour servir à l'histoire naturelle des Animaux*, 3º partie, p. 152, pl. 20, fig. 3, T; pl. 21, fig. 1.

(*d*) Voyez à ce sujet :

— Haller, *Elementa physiologiæ*, t. VII, pars II, p. 84.

— Huschke, *Traité de splanchnologie*, trad. par Jourdan, p. 477.

(*e*) Home, *On Hermaphrodites* (*Philos. Trans.*, 1799, p. 162).

(*f*) Voyez Cuvier, *Anatomie comparée*, t. VIII, p. 253 et suiv.

par un corps caverneux dont les branches s'insèrent sur les branches ischio-pubiennes (1), et, chez les espèces où le pénis du mâle contient un os, on trouve aussi chez la femelle, dans l'intérieur de cet organe, un cartilage ou même un os. Son extrémité antérieure (ou inférieure) est libre et plus ou moins comparable au gland (2); elle est ordinairement simple, mais elle est bifurquée chez les Marsupiaux à pénis fourchu (3), et elle se continue en arrière avec des replis membraneux situés sur les côtés de la vulve, auxquels on a donné les noms de *petites lèvres* ou de *nymphes* (4). Enfin, la portion terminale de cet appendice, pourvue de beaucoup de nerfs et de

ment, par exemple chez la Civette; et d'autres fois il est logé dans une poche à orifice étroit ou dans un cul-de-sac préputial, ainsi que cela se voit chez la Louve et chez l'Ours : chez ce dernier, il est recourbé en double S.

(1) La disposition des vaisseaux sanguins du clitoris a été étudiée avec beaucoup de soin par M. Kobelt (a).

(2) Il est cependant à noter qu'anatomiquement cette assimilation manque de justesse, car le gland du pénis est formé, non par le corps caverneux, mais par un développement de la portion terminale du corps spongieux de l'urèthre (b).

(3) Par exemple, chez le Didelphe crabier (c).

(4) Dans l'espèce humaine, les nymphes sont en général plus petites que les grandes lèvres, mais parfois elles les dépassent, et chez quelques races elles pendent même très-bas entre les cuisses, disposition qui est portée remarquablement loin chez les femmes boschimanes, où elles constituent ce que l'on a appelé le tablier des Hottentotes (d).

On connaît des cas dans lesquels les petites lèvres étaient doubles ou même triples (e).

(a) Lacuire, *Appareils érectiles chez la Femme*, thèse. Paris, 1856, p. 20.

(b) Kobelt, *De l'appareil du sens génital*, trad. par Kuneo, 1851, p. 102, pl. 3, fig. 1, 2, 3 ; pl. 4, fig. 1, etc.

(c) Voyez Martin Saint-Ange, *Op. cit.* (*Mém. de l'Acad. des sciences, Savants étrang.*, t. XIV, pl. 4, fig. 1).

(d) Goten Rhyne, *Descript. capitis Bonæ-Spei*, 1679, p. 34.
— Levaillant, *Voyage en Afrique*, t. II, p. 17.
— Barrow, *Travels into the interior of South Africa*, 1801.
— Péron ; voy. Freycinet, *Relation du voyage aux terres australes*, t. II.
— Cuvier, *Observations faites sur le cadavre d'une Femme connue à Paris et à Londres sous le nom de* Vénus hottentote (*Mém. du Muséum*, 1817, t. III, p. 259). — *Anat. comp.*, t. VIII, p. 250.
— J. Müller, *Ueber die ausseren Geschlechtstheile der Buschmänninen* (*Archiv für Anat. und Physiol.*, 1834, p. 319, pl. 6, fig. 1 et 2).

(e) Neubauer, *Dic triplici nymphorum ordine*. Ienæ, 1774.

papilles vasculaires (1), est enveloppée par un prolongement tégumentaire analogue au prépuce de la verge (2), et en continuité avec les petites lèvres. Des glandules mucipares et sébacées y sont logées, et de nombreuses papilles nerveuses en garnissent la surface interne (3).

(1) Le mode de terminaison des nerfs du clitoris et la structure des papilles qui en garnissent la surface ont été étudiés récemment par MM. Nylander et Kölliker (a).

(2) Le prépuce du clitoris constitue parfois une poche qui ne communique au dehors que par un orifice.

Ainsi, chez l'Ornithorhynque le clitoris est petit et logé dans un prépuce en forme de gaîne tubulaire qui s'ouvre à la face ventrale du cloaque (b).

Chez l'Ours, le prépuce constitue aussi un sac à orifice étroit, mais il débouche dans la vulve. Chez la Louve, l'extrémité du clitoris est également logée dans un cul-de-sac, mais l'orifice de celui-ci est plus large.

Dans l'espèce humaine, le prépuce du clitoris n'est en général que peu développé; mais, chez diverses races de l'Afrique et de l'Asie, ce repli membraneux acquiert souvent une grande longueur, circonstance qui a donné lieu à la coutume de la circoncision pour les femmes aussi bien que pour les hommes, chez divers peuples de ces régions : par exemple, chez les Abyssins.

(3) Les organes sécréteurs logés dans l'épaisseur des petites lèvres sont d'une structure assez complexe; les plus importantes constituent de chaque côté de la vulve une glande arrondie, dont l'existence fut d'abord constatée dans la Vache (c), et dont le développement est assez considérable dans l'espèce humaine (d). Dans ces derniers temps la structure en a été étudiée avec soin (e). Ces glandes vulvo-vaginales sont conglomérées et mucipares; on les considère comme les analogues des glandes de Cowper chez le mâle.

D'autres glandules qui sécrètent des matières sébacées débouchent dans le prépuce du clitoris et correspondent aux glandes de Tyson chez le mâle.

(a) Kölliker, *Éléments d'histologie*, p. 589.
(b) Meckel, *Ornithorhynchi paradoxi descript. anat.*, pl. 8, fig. 1.
— Owen, *Op. cit. (Philos. Trans.*, 1832, pl. 15, fig. 1).
— Martin Saint-Ange, *Op. cit. (Mém. de l'Acad. des sciences, Savants étrangers*, t. XIV, pl. 6, fig. 1, 2, 3).
(c) Duvernoy, *Œuvres anatomiques*, t. II, p. 319.
(d) Gasp. Bertholin, *De ovariis mulierum*, 1677.
(e) Wendt, *Ueber die menschliche Epidermis* (Müller's *Archiv für Anat. und Physiol.*, 1834, pl. 4, fig. 6).
— Burkhardt, *Anatom. Bemerkungen über die Talg-und Schleimbälge namentlich in den Nymphen* (Froriep's *Neue Notizen*, t. VI, p. 117).
— Tiedemann *von den Duverney'schen, Bartholin'schen oder Cowper'schen Drüsen des Weibes*, 1840.
— Knox, *Some Observations on the Glands of Cowper in the Female* (London Med. Gazette, 1839, t. XXIII, p. 588).
— Huguier, *Mém. sur les appareils sécréteurs des organes génitaux externes de la Femme et chez les Animaux* (Ann. des sciences nat., 3e série, 1850, t. XIII, p. 239, pl. 9).
— Martin et Léger, *Recherches sur les appareils sécréteurs des organes génitaux externes de la Femme* (Arch. gén. de méd., 1862).

Enfin, un plexus vasculaire très-riche constitue en général, de chaque côté de la vulve, une sorte de bulbe érectile qui contribue à rendre l'embouchure des voies génitales béante sous l'influence de l'excitation vénérienne (1).

L'entrée du vagin est souvent plus ou moins obstruée par une cloison membraneuse incomplète qui, tantôt n'existe que chez les individus vierges, et se rompt lors du coït (2), d'autres fois s'efface peu à peu par suite de la parturition (3). On la désigne sous le nom d'*hymen*. Jadis on pensait que cette particularité n'appartenait qu'à l'espèce humaine, mais on la rencontre chez beaucoup de Singes (4), et même chez divers

Hymen.

(1) Pour plus de détails sur ces corps érectiles, auxquels on a donné les noms de *bulbe du vagin*, de *bulbe vestibulaire*, de *plexus rétiforme*, etc., je renverrai surtout à un opuscule de M. Kobelt et aux recherches de M. Rouget (a).

(2) La rupture de cette membrane n'est pas toujours la conséquence d'un rapprochement sexuel fécond, et, dans quelques cas, bien que le pénis n'ait pu pénétrer dans le vagin, la liqueur séminale a dû être lancée dans ce canal, car il y a eu conception (b).

(3) On donne le nom de *caroncules myrtiformes* à de petites rugosités qui, chez la femme, sont situées sur les bords de la vulve et sont considérées par la plupart des anatomistes comme divers lambeaux provenant de la rupture de cette membrane (c). Je dois ajouter cependant que tous les anatomistes ne leur attribuent pas cette origine (d). On a signalé beaucoup de variations dans la forme de l'hymen (e).

(4) Chez les Ouistitis, le Coaïta et quelques autres Singes, la membrane de l'hymen est représentée par deux replis semi-circulaires et transversaux qui rétrécissent l'entrée du vagin, et qui par leurs commissures se réunissent à deux colonnes longitudinales situées sur le plan médian, l'une à la paroi antérieure, l'autre à la paroi postérieure de ce canal sexuel. Chez la Taupe, l'occlusion est complète (f).

(a) Kobelt, *De l'appareil du sens génital*, 1851, p. 81, pl. 3.
— Rouget, *Recherches sur les organes érectiles de la Femme*, etc. (*Journal de physiologie*, 1858, t. 1, p. 320).
(b) Farre, art. UTÉRUS (Todd's *Cyclop. of Anat.*, Supplém., p. 711).
— Voyez Burdach, *Traité de physiologie*, t. II, p. 203.
(c) Devilliers, *Nouvelles recherches sur l'hymen et les caroncules hyméniales*. Paris, 1840.
(d) Sappey, *Traité d'anatomie descriptive*, t. III, p. 680.
(e) Voyez Parmentier, *Dissert. de genital. muliebr. nat. formæ varietate*, 1831.
— Tolberg, *De varietate hymenum* (dissert. inaug.). Hallæ, 1791, p. 14.
— Huschke, *Traité de splanchnologie*, p. 472.
(f) E. Geoffroy Saint-Hilaire, *Cours de l'histoire naturelle des Mammifères*, 1828, livr. XVIII, p. 23.

Carnassiers (1) et chez plusieurs autres Mammifères (2). D'autres fois la ligne de démarcation entre le vagin et le vestibule uréthro-sexuel est indiquée primitivement par un étranglement circulaire qui se dilate peu à peu et finit par s'effacer après plusieurs portées : chez le Chien et le Chat, par exemple. Enfin, chez la Truie et chez divers Ruminants, l'hymen est représenté par une bride transversale, de façon que la vulve communique avec le vagin par deux orifices (3).

§ 17. — Le vagin, qui, chez presque tous les Mammifères, fait suite au vestibule génito-urinaire et conduit à l'utérus, est un canal long et très-extensible, destiné spécialement à recevoir le pénis pendant le coït (4). Ainsi que je l'ai déjà dit, cet organe manque chez les Monotrèmes, mais il est double chez la plupart des Marsupiaux (5), et même chez beaucoup de ces derniers Mammifères les deux vagins se confondent dans une por-

(1) Duverney a trouvé chez l'Ours brun un repli membraneux, épais, en forme de lèvre, situé en avant de l'entrée du vagin et réduisant cet orifice à une simple fente transversale. Cet anatomiste a constaté une disposition analogue chez l'Hyène (a).

(2) Par exemple, chez le Phoque (b) et le Rhytina (c).

(3) M. Owen a constaté cette disposition non-seulement chez la Truie (d), mais aussi chez la Jument, l'Anesse, la Vache et le Paresseux ; il pense qu'elle est commune à tous les Ruminants qui n'ont pas encore reçu le mâle (e).

Quelquefois l'hymen est percé de deux trous dans l'espèce humaine (f). Chez la Jument, souvent la membrane hyméniale est parfois percée d'un ou de deux trous (g), et dans la première copulation elle se rompt avec perte de sang (h).

(4) Chez l'Éléphant, le vagin paraît manquer, car le méat urinaire n'est séparé de l'orifice de l'utérus que par un repli membraneux, et c'est le vestibule uréthro-sexuel qui reçoit le pénis du mâle pendant le coït (i).

(5) Chez le Cayopollin, ou *Didelphis dorsigera*, les deux vagins sont à peu

(a) Duvernoy, *Mém. sur l'hymen* (*Mém. de l'Acad. des sciences, Savants étrangers*, t. I).
(b) Lobstein, *Obs. d'anat. comp. sur le Phoque à ventre blanc*, p. 36 (*Journ. de méd.*, t. XXIX).
(c) Steller, *De bestiis marinis* (*Nov. Comment. Acad. Petropol.*, 1749, t. II, p. 289).
(d) Owen, *Op. cit.* (*Philos. Trans.*, 1834, pl. 6, fig. 2).
(e) Exemple, le Lama ; voy. Carus et Otto, *Tab. Anat. comp. illustr.*, pars V, pl. 8, fig. 5).
(f) Owen, *loc. cit.*, pl. 6, fig. 1.
(g) Chauveau, *Anatomie comparée des Animaux domestiques*, p. 799.
(h) Grove, *Kleine Beiträge zur vergleichenden Anatomie und Physiologie* (Meckel's *Deutsches Archiv für die Physiologie*, 1820, t. VI, p. 53).
(i) Mayer, *Beiträge zur Anatomie der Elephantus* (*Nova Acta Acad. nat. curios.*, t. XXII, pars II, p. 38).

tion de leur longueur, de façon à constituer une seule cavité médiane où débouchent les deux utérus (1). Chez quelques espèces, le fond du cul-de-sac résultant de la réunion de la portion supérieure de ces deux tubes vecteurs communique directement avec le vestibule génito-urinaire par un orifice médian (2). Enfin, chez tous les Monodelphiens, le vagin constitue un tube impair qui occupe la ligne médiane du corps. Il est situé entre le rectum et la vessie, et, de même que ces organes, il traverse d'ordinaire le bassin ; mais,

près cylindriques dans toute leur longueur, et forment de chaque côté une anse flexueuse ; ils se dilatent un peu dans leur portion moyenne, et se rapprochent l'un de l'autre à leur extrémité supérieure, mais sans se confondre (a). Les deux vagins sont également distincts chez les Phalangers volants, etc.

(1) La Sarigue présente un exemple très-instructif de cette coalescence des vagins. Deux canaux débouchent isolément dans le vestibule génito-urinaire et restent parfaitement distincts entre eux jusque dans le voisinage des utérus ; mais là ils s'élargissent et se réunissent sur la ligne médiane de façon à constituer un réservoir en forme de sac, qui à l'extérieur paraît être simple, mais qui à l'intérieur est divisé en deux loges par une cloison médiane. Chacune de ces loges renferme l'orifice terminal de l'utérus correspondant (b). Chez le Kanguroo géant (*Macropus major*), le réservoir médian, formé par la réunion de la portion supérieure des

vagins, est beaucoup plus grand, et la cloison qui le divise intérieurement est incomplète (c).

Chez le Potoroo, ou Kanguroo rat (*Hypsiprymnus*), le cul-de-sac formé par la dilatation et la confluence de la portion supérieure des vagins se développe beaucoup plus, et se replie sur lui-même de façon à entourer non-seulement sa partie initiale, mais aussi les deux utérus qui viennent y déboucher (d).

Chez le Crabier ou grande Sarigue de Cayenne (*Did. cancrivora*), le réceptacle commun où débouchent les deux utérus est plus nettement séparé de la portion tubulaire des deux vagins (e), et il a été considéré par quelques anatomistes comme une dépendance de l'utérus, mais l'analogie nous conduit à le rapporter aux vagins.

(2) Il en résulte que chez ces animaux le vestibule uréthro-génital communique avec la portion utérine du vagin par trois ouvertures : deux latérales, qui donnent dans la portion

(a) Owen, *Op. cit.* (*Philos. Trans.*, 1834, pl. 6, fig. 5). — Art. MARSUPIALIA (Todd's *Cyclop. of Anat. und Physiol.*, t. III, p. 316, fig. 139).

(b) Voyez Milne Edwards, *Atlas du Règne animal* de Cuvier, MAMMIFÈRES, pl. 46, fig. 2.

(c) Owen, *Op. cit.* (*Philos. Trans.*, 1834, pl. 6, fig. 7). — Art. MARSUPIALIA (Todd's *Cyclop.*, t. III, p. 314, fig. 138).

(d) Owen, *Op. cit.* (*Philos. Trans.*, 1834, p. 354, pl. 6, fig. 6).

(e) Martin Saint-Ange, *Op. cit.*, pl. 4, fig. 1, 2 et 3 (*Mém. de l'Acad. des sciences, Savants étrangers*, t. XIV).

chez la Taupe, l'arcade du pubis passe derrière l'intestin (1). Ses parois sont formées par une membrane muqueuse, papilleuse, plus ou moins plissée (2), garnie d'un épithélium pavimenteux, et revêtue du côté opposé par une couche de fibres musculaires lisses qui, à son tour, est couverte par une membrane fibreuse mince et blanchâtre. Cet organe sécrète en abondance un mucus acide chargé de débris d'épithélium (3), et chez divers Mammifères il est pourvu de glandules nombreuses (4). Sa longueur varie beaucoup suivant les espèces (5). Enfin on trouve dans l'épaisseur de ses parois, chez quelques Mammifères, une paire de canaux qui s'ouvrent dans le vestibule génito-urinaire, et qui paraissent être analogues aux tubes péritonéaux, que nous avons déjà rencontrés chez les Crocodiles (6). On les désigne sous le nom de *canaux de Gartner*, mais on ne sait rien touchant leurs usages (7).

tubulaire et inférieure de chaque vagin, et une médiane, qui conduit directement dans la poche vaginale supérieure formée par la réunion et la portion supérieure de ces deux tubes et logeant les orifices des deux utérus. Ce mode d'organisation a été constaté chez le *Kanguroo Bennettii*, par M. Poelman et par M. Alix (a).

(1) Le bassin de la Taupe est extrêmement étroit, et les viscères passent entre les muscles abdominaux et l'arcade pubienne, pour déboucher au dehors sous la queue (b).

(2) Chez la Femme il existe beaucoup de replis transversaux et deux renflements longitudinaux, l'un antérieur,

l'autre postérieur, qui sont garnis de rugosités, et qui ont reçu le nom de *colonnes du vagin*. Pour plus de détails à ce sujet, je renverrai aux traités d'anatomie humaine.

(3) Le mucus vaginal contient parfois des globules de pus et des animalcules microscopiques parasites, notamment des Trichomonas et des Vibrions (c).

(4) Ces glandules sont bien développées chez les Ruminants, mais chez la Femme il n'en existe pas.

(5) Pour plus de détails à ce sujet, je renverrai à l'*Anatomie comparée* de Cuvier, 2e édit., t. VIII, p. 259.

(6) Voyez tome VIII, page 510.

(7) Chez la Vache et chez la Truie,

(a) Poelman, *Description des organes de la génération chez le* Macropus Bennettii *femelle* (*Bulletin de l'Acad. des sciences de Belgique*, 1851, t. XVIII, Ire partie, p. 595, et IIe partie, p. 271).

— Alix, *Sur les organes de la parturition chez les Kanguroos* (*Comptes rendus de l'Acad. des sciences*, 1866, t. LXII, p. 146).

(b) Jacobs, *Talpæ europææ anatome.* Ienæ, 1816.

— D. Geoffroy Saint-Hilaire, *Cours de l'hist. nat. des Mammifères*, liv. xviii, p. 16.

(c) Donné, *Recherches microscopiques sur la nature du mucus*, 1837, p. 15, pl. 1. — *Cours de microscopie*, 1844, p. 157 et suiv., fig. 33.

— Kölliker et Scanzoni, *Das Secret der Schleimhaut der Vagina* (Scanzoni, *Beiträge zur Geburtskunde*, 1855, t. II).

L'orifice de l'utérus dans le vagin est en général situé au sommet d'un cône plus ou moins saillant, que les anatomistes désignent sous le nom de *museau de tanche;* mais quelquefois la ligne de démarcation entre ces deux organes n'est pas bien marquée : chez les Tatous, par exemple (1).

Cette chambre incubatrice est fournie par la portion moyenne du canal évacuateur spécial, dont la partie initiale constitue l'oviducte ou conduit de Fallope, et se prolonge jusqu'à l'ovaire. Mais, ainsi que je l'ai déjà dit, ces tubes peuvent rester distincts dans toute leur longueur ou se confondre entre eux inférieurement, de façon à constituer, soit un utérus simple et impair dans le voisinage du vagin et bicorne supérieurement, soit un sac unique ou réservoir commun où débouchent les deux trompes.

Les deux utérus sont complétement séparés l'un de l'autre, et chacun d'eux débouche isolément dans l'appareil copulateur chez les Monotrèmes, les Marsupiaux, et plusieurs Rongeurs, tels que le Lapin et le Lièvre (2). Mais, chez la plupart des Mammifères de ce dernier ordre, ils se réunissent près de leur extrémité, de façon à communiquer avec le vagin par un orifice médian,

ces canaux débouchent au dehors, à côté du méat urinaire, et se prolongent à une certaine distance sur les côtés du vagin, dans l'épaisseur des parois de cet organe (*a*).

(1) Chez ces Édentés, l'utérus et le vagin sont confondus, ou plutôt cette dernière partie ne semble être représentée que par le col de l'utérus extrêmement allongé (*b*).

(2) Daubenton, tout en figurant la double embouchure de l'utérus du Lapin, a considéré à tort le vagin de ces animaux comme étant l'analogue du corps de la matrice, et les utérus proprement dits comme des cornes utérines seulement (*c*), erreur qui a été partagée par Geoffroy Saint-Hilaire (*d*) et relevée par M. Owen. Il existe deux ouvertures utérines distinctes (*e*). Les utérus de ces animaux sont très-allongés et cylindriques (*f*).

(*a*) Blainville, *Note sur les doubles canaux de la matrice des Mammifères parongulés, découverts par M. Gartner (Bulletin de la Soc. philomathique,* 1825, p. 109).
(*b*) Voyez Owen, *On the Generation of Marsupial Animals (Philos. Trans.,* 1834, pl. 6, fig. 4).
(*c*) Voyez Buffon, *Op. cit.,* pl. 102, fig. 2.
(*d*) Geoffroy Saint-Hilaire, *Anatomie philosophique,* pl. 17, fig. 13.
(*e*) Owen, *On the Generation of Marsupial Animals (Philos. Trans.,* 1834, p. 351).
(*f*) Voyez Lereboullet, *Anatomie des organes génitaux,* pl. 10, fig. 102 (*Nova Acta Acad. nat. curios.,* t. XXIII).
— Martin Saint-Ange, *Op. cit.,* pl. 5, fig. 3.

qui est commun aux deux organes (1). Ils sont également libres dans une portion considérable de leur longueur, mais ils deviennent confluents dans la moitié ou le tiers de leur longueur : chez les Carnassiers, les Insectivores, les Pachydermes, les Ruminants et les Cétacés (2). D'autres fois la fusion des deux

(1) Chez le Rat, la confluence des utérus a lieu presque à l'extrémité de ces organes (a) ; chez le Surmulot (b) et chez l'Arvicole amphibie, ou Rat d'eau (c), le corps commun de l'utérus est un peu plus long.

Chez la Truie, les utérus ne se réunissent qu'à leur extrémité inférieure (d).

(2) Les anatomistes désignent en général sous le nom de *corps de l'utérus* la portion commune des deux organes, et appellent *cornes de l'utérus* la portion supérieure de ceux-ci restée indépendante. Cela vient de ce que ces auteurs ont pris pour point de départ l'utérus de la femme, qui est un organe simple, et qu'ils ont considéré la partie bitubulaire des utérus doubles comme étant le résultat de la bifurcation de ce réservoir unique.

Chez les Carnassiers, les cornes utérines sont en général à peu près de la longueur de la portion commune ou corps de la matrice (e).

Il en est à peu près de même chez le Cheval (f).

Chez le Lama (g) et la Girafe, les deux utérus ne sont confondus que dans le tiers de leur longueur (h). La portion commune de la chambre utérine est encore plus courte chez la Vache (i), la Chèvre (j) et la Biche (k).

Chez l'Éléphant, les deux utérus sont séparés dans presque toute leur lon-

(a) Voyez Buffon *Mammifères* (édit. in-8 de Verdière), pl. 135, fig. 3.
(b) Voyez Buffon, *Op. cit.*, pl. 141, fig. 1.
(c) Carus et Otto, *loc. cit.*, pl. 8, fig. 1.
(d) Voyez Buffon, *Op. cit.*, pl. 34, fig. 1.
— Leisering, *Atlas der Anatomie des Pferdes und übrigen Hausthiere*, pl. 41, fig. 9.
(e) Exemples : La Lionne ; voy. Carus et Otto, *Tab. Anat. Comp. illustr.*, pars V, pl. 8, fig. 7.
— La Panthère ; voy. Buffon, *Op. cit.*, pl. 211, fig. 2.
— La Genette ; voy. Buffon, *Op. cit.*, pl. 235.
— Le Zibet ; voy. Buffon, *Op. cit.*, pl. 234, fig. 1.
— La Fouine ; voy. Treviranus, *Ueber die Verbindung der Eierstöck mit den Muttertrompeten in einigen Fam. der Säugethiere* (*Zeitschrift für Physiologie*, 1824, t. I, pl. 8, fig. 1).
— Le Chien ; voy. Buffon, *Op. cit.*, pl. 6, fig. 1.
— La Loutre ; voy. Buffon, *Op. cit.*, pl. 118, fig. 2.
— Le Phoque ; voy. Buffon, *Op. cit.*, pl. 398, fig. 1 ; — Rosenthal, *Zur Anatomie der Lechunde* (*Nova Acad. nat. curios.*, 1831, t. XV, pl. 77, fig. 1).
— Le Kinkajou (*Cercoleptes*) ; voy. Carus et Otto, *Op. cit.*, pars V, pl. 8, fig. 6.
(f) Voyez Gurlt, *Anat. des Pferdes*, pl. 20, fig. 1 et 2.
— Leisering, *Op. cit.*, pl. 24, fig. 4.
(g) Voyez Carus et Otto, *Tab. Anat. comp. illustr.*, pars V, pl. 8, fig. 5.
(h) Owen, *Notes on the Nubian Giraffa* (*Trans. of the Zool. Soc.*, t. II, pl. 46, fig. 1).
— Joly et Lavocat, *Recherches sur la Girafe*, pl. 6, fig. 1 (*Mém. de la Soc. d'hist. nat. de Strasbourg*, t. III).
(i) Voyez Jörg, *Abbildungen der Organe des thierischen Körpers*, t. I, pl. 7, fig. 1.
— Leisering, *Op. cit.*, pl. 40, fig. 3.
(j) Voyez Rouget, *Op. cit.*, pl. 5, fig. 3 (*Journal de physiologie*, 1858, t. I).
(k) Perrault, *Mém. pour servir à l'histoire naturelle des Animaux*, 2ᵉ partie, pl. 46, fig. k.

utérus en une poche unique est portée plus loin, de façon que cet organe a la forme d'une poche médiane, dont le fond est bicorne, et même chez les Makis cette fusion est portée très-loin (1).

Enfin, chez la Femme, ainsi que chez plusieurs autres Mammifères, la confluence est complète, et l'utérus est simple et piriforme ou triangulaire (2). Sa portion inférieure, séparée du corps ou portion renflée de l'organe par un léger rétrécissement nommé *isthme de la matrice*, s'allonge en manière de col, et s'engage dans la partie supérieure du vagin, de façon à y faire saillie (3). Ce mode d'organisation existe chez les Singes (4), les Tardigrades et les Édentés.

Les parois de l'utérus sont en général beaucoup plus épaisses que celles du vagin (5), et l'épithélium pavimenteux qui revêt

gueur, et la cavité commune que Perrault a décrite comme étant le corps de cet organe pourrait bien être l'analogue du vagin (a).

(1) Chez le Loris grêle, les cornes de l'utérus sont très-bien caractérisées (b).

(2) Chez l'embryon, la matrice est au contraire bicorne, et ce mode de conformation est d'autant plus marqué, que le développement est moins avancé. A l'époque de la naissance, cet organe est presque cylindrique, et ce n'est que vers l'époque de la puberté qu'il devient piriforme. Il représente alors un cône renversé et aplati d'avant en arrière, dont la base est arrondie.

(3) L'orifice de l'utérus, dirigé transversalement, occupe le sommet de la partie qui fait ainsi saillie dans le va-gin et qui est désignée sous le nom de *museau de tanche*.

(4) L'utérus est piriforme chez la plupart des Singes (c), quelquefois cependant le fond de cet organe est faiblement bilobé (d).

(5) Cette épaisseur n'est pas partout la même, de façon que la forme de la cavité intérieure ne correspond pas toujours à celle de l'organe considéré extérieurement. Ainsi, chez la Femme, cette cavité est triangulaire, et sa face supérieure est surbaissée par suite de l'épaisseur beaucoup plus considérable de la paroi correspondante au milieu que sur les côtés. Cette disposition est d'ailleurs beaucoup plus marquée avant la conception que chez les Femmes qui ont eu plusieurs enfants.

(a) Perrault, *Mém. pour servir à l'histoire naturelle des Animaux*, 3ᵉ partie, pl. 2.
— Hunter, voy. *Descriptive and illustrated Catalogue of the Museum of the College of Surgeons*, t. IV, p. 170.
(b) Voyez Buffon, *Op. cit*, pl. 464, fig. 4.
(c) Par exemple, chez le Mangabey ; voy. Buffon, *Op. cit.*, pl. 429, fig. 2.
(d) Par exemple, chez le Patas; voy. Buffon, *Op. cit.*, pl. 427, fig. 4.
— Le *Mycetes fuscus*; voy. Carus et Otto, *Tab. Anat. comp. illustr.*, pars v, pl. 8, fig. 8.

la face interne de ce dernier canal y est remplacé par une couche de cellules épithéliques portant des cils vibratiles. On y distingue trois tuniques. L'une, externe, de nature séreuse, qui est formée par la portion adjacente du péritoine, et qui se continue de chaque côté pour constituer une paire de grands replis appelés *ligaments larges de l'utérus* (1). La tunique moyenne est composée d'un tissu musculaire dont les éléments sont des fibres-cellules fusiformes, courtes et à noyau cellulaire, entremêlées à une quantité plus ou moins considérable de tissu conjonctif. Le mode d'arrangement de ces fibres est en général très-difficile à distinguer, surtout quand les parois de l'utérus présentent beaucoup d'épaisseur, comme dans l'espèce humaine (2).

(1) Dans l'espèce humaine, ainsi que chez les autres Mammifères où l'utérus est simple, on remarque aussi deux paires de replis analogues de la tunique péritonéale, qui se portent, l'une en avant, sur le pubis, l'autre en arrière, sur le sacrum, et qui sont appelées les *ligaments ronds de l'utérus*. Les ligaments larges sont beaucoup plus développés, et s'étendent latéralement de façon à constituer une cloison transversale qui divise le petit bassin en deux parties et qui loge les oviductes et les ovaires. Entre les deux lames de la membrane séreuse qui forme ces plis, il existe du tissu cellulo-vasculaire et divers faisceaux de fibres musculaires striées (a), dont la disposition a été étudiée avec beaucoup de soin par M. Rouget, chez la Femme et plusieurs autres Mammifères (b). Il est aussi à noter que le bord supérieur de ces cloisons membraneuses est subdivisé en trois portions que l'on désigne sous le nom d'*ailerons*.

(2) Jadis beaucoup d'anatomistes n'admettaient pas l'existence de fibres musculaires dans les parois de l'utérus de la Femme, soit d'une manière absolue, soit lors de la gestation (c). Leur présence a cependant été reconnue dès l'époque de la renaissance de l'anatomie (d), et depuis quelques années on en a fait l'objet d'observations nombreuses, non-seulement à

(a) Rainey, *On the Structure and use of the* ligamentum rotundum uteri (*Philos. Trans.*, 1850, p. 515, pl. 39, fig. 1 et 2).

(b) Rouget, *Recherches sur les organes érectiles de la Femme et sur l'appareil tubo-ovarien* (*Journal de physiologie*, 1858, t. I, p. 320, pl. 1, fig. 1 ; pl. 3, fig. 2, 3, 4 ; pl. 5, fig. 3).

(c) Monro, *Structure of the Uterus* (*Edinburgh medical Essays*, t. I, p. 450, 470).

— J. G. Walter, *Beobacht. über die Geburtstheile des weiblichen Geschlechts*, § 35.

— Blumenbach, *Institut. physiol.*, 1787, § 38.

— Azzoguidi, *De uteri constructione*, § 22.

— Ribke, *Ueber die Structur der Gebärmutter*, 1793.

— Smellie, *Treatise on the Theory of Midwifery*, p. 97.

(d) Vesale, *De corp. humani fabr.*, 1542, p. 657.

— Haller, *Éléments physiologiques*, t. VII, p. 64.

— Waisberg, *Commentationes*, p. 307.

Il est aussi à noter qu'en général ces fibres charnues sont plus développées autour du col de l'utérus que sur le corps de cet organe, et y forment une sorte de sphincter. La tunique interne de l'utérus est une membrane muqueuse qui adhère très-intimement aux parties sous-jacentes et qui est très-épaisse.

Sa surface libre, revêtue, comme je l'ai déjà dit, d'un épithélium vibratile, présente en général des rides ou des rugosités plus ou moins saillantes et nombreuses, qui tantôt n'existent que dans sa portion inférieure ou cervicale (1) ; d'autres

l'état de grossesse (a), mais aussi dans l'état de repos de l'organe incubateur (b).

Chez les Mammifères dont l'utérus est allongé et intestiniforme, les fibres musculaires de cet organe sont plus faciles à étudier, et leur contractilité a été constatée par des observations directes : ainsi on y a vu des mouvements y être provoqués, soit par des excitations mécaniques (c), soit par le galvanisme (d).

On distingue dans cette tunique moyenne trois couches de fibres musculaires, dans chacune desquelles celles-ci sont, les unes transversales, les autres longitudinales ou obliques ; c'est la couche moyenne qui est la plus épaisse.

(1) Chez la Femme, la surface interne du corps de l'utérus est presque lisse, mais il existe dans la portion cervicale de cet organe des saillies formées par des replis de la tunique muqueuse, soutenues par les prolongements de la couche musculaire sous-jacente et disposées d'une manière très-remarquable sur chacune des parois (antérieure et postérieures) du col ; une de ces saillies, plus forte que les autres, est dirigée longitudinalement, et il en part de chaque côté des saillies secondaires obliques, de façon à ressembler aux nervures d'une feuille à axe médian (e). Les anciens anatomistes donnaient à ces systèmes de *plis palmés*, le nom d'*arbre de vie*.

Souvent on trouve aussi dans les parois de cette portion de l'utérus des vésicules closes qui sont remplies d'une matière muqueuse, et qui ont été désignées sous le nom d'*œufs de Naboth* (f).

Les villosités qui garnissent la muqueuse utérine sont de formes varia-

(a) Calza, *Ragionamento sopra il meccanismo della gravidenza* (Saggi dell' Acad. Padova, 1786, t. I, p. 41, pl. 1 à 11 ; t. II, p. 35, pl. 1 et 2). — Hélie, *Recherches sur la disposition des fibres musculaires développées pendant la grossesse*, 1864.

(b) Kasper, *Dissert. de structura uteri fibrosa*, 1840.

(c) Haller, *Elementa physiologiæ*, t. VIII, p. 59.

(d) Wagner, *Comment. de feminarum in graviditate mutationibus*, p. 179.

(e) Robin, *Mémoire pour servir à l'histoire anatomique et pathologique de la membrane muqueuse utérine, de son mucus et des œufs, ou mieux des glandes de Naboth* (Archives générales de médecine, 4ᵉ série, 1848, t. XVII, p. 257).

(f) Farre, art. UTERUS (Todd's *Cyclop.*, Supplém., p. 625, fig. 424, 426 et 431). — Guyon, *Études sur les cavités de l'utérus* (Journal de physiologie, 1850, t. II, p. 186). — Cornil, *Rech. sur la structure de la muqueuse du col utérin* (Journal d'anatomie, 1864, t. I, p. 386).

fois prennent un grand développement, et forment partout,
d'espace en espace, des saillies arrondies appelées *cotylédons* ou
caroncules, mode d'organisation qui se rencontre chez la plupart
des Ruminants (1), et qui est en rapport, comme nous le verrons
bientôt, avec la manière dont les relations organiques ont lieu
entre la mère et son produit pendant la gestation. Il importe
également de noter que cette tunique muqueuse loge dans
son épaisseur une multitude de petites *glandes utérines* dont
les orifices sont béants à sa surface. La plupart de ces organites sont de simples tubes terminés en cul-de-sac; mais il en
est qui sont plus ou moins racémeux (2), et chez quelques Mam-

bles, et ressemblent beaucoup à celles
de la tunique interne de l'intestin
grêle (*a*).

(1) Chez le Mouton, par exemple,
ces saillies ont la forme de gros tubercules arrondis et souvent un peu
étranglés à leur base (*b*).

Les cotylédons utérins sont très-
développés chez la Girafe (*c*).

(2) Dans l'espèce humaine, les
glandes utérines, dont la structure a
été étudiée avec soin par Weber et par
plusieurs autres anatomistes (*d*), sont
logées dans les parois du corps de l'utérus non gravide, et consistent en petits
tubes cylindriques droits ou légèrement flexueux, en général simples et
terminés en culs-de-sac. L'intervalle
qui les sépare entre elles est à peu
près égal à leur diamètre. Dans le col
de l'utérus on trouve des follicules
anfractueux et des glandules en forme
de grappe (*e*), qui débouchent au fond
des sillons de l'arbre de vie ; les uns
et les autres paraissent devoir être
considérés comme des cryptes muqueux, tandis que les glandes utérines
proprement dites ne sécrètent pas de
mucus et ont des usages spéciaux. Les
orifices de ces follicules du col utérin
sont irréguliers. et donnent à la surface de cette portion de la membrane
interne de l'utérus un aspect caverneux, lorsqu'on l'examine à la loupe.
Le mucus sécrété par les glandes du
col de l'utérus est alcalin (*f*).

(*a*) Krause, *Handbuch der Anatomie*, t. I, p. 565.
— Bischoff, *Traité du développement*, p. 102.
(*b*) Cobbold, art. RUMINANTIA (Todd's *Cyclop.*, Supplém., p. 544, fig. 366).
(*c*) Owen, *On the Anat. of the Nubian Giraffa, etc.* (*Trans. of the Zool. Soc.*, t. II, pl. 46,
fig. 1).
(*d*) E. H. Weber, *Zusätze zur Lehre vom Baue und den Verricht. der Geschlechtsorgane.*
— Sharpey ; voyez *Elements of Physiology* by J. Müller, trans. by Baly, 1842, t. II,
p. 1574, fig. 209, etc.).
— Berres, *Œsterreichische Jahrbücher*, Bd. XXIII, S. 538.
— Robin, *Mém. pour servir à l'histoire de la membrane muqueuse utérine* (*Arch. gén. de
médecine*, 4e série, t. XVII).
— Reichert, *Ueber die Bildung der hinfälligen Häute* (Müller's *Archiv für Anat. und Physiol.*,
1848).
(*e*) Sappey, *Traité d'anatomie*, t. III, p. 672.
(*f*) Donné, *Cours de microscopie*, p. 155.

mifères ils offrent, même durant la période de repos de l'appareil reproducteur, des dimensions considérables : chez la Vache, par exemple, où ils affectent la forme de vaisseaux contournés en spirale (1). A l'époque de la gestation, ces cryptes ou glandules se développent énormément, et jouent un rôle très-important dans l'établissement des connexions placentaires de l'embryon. J'aurai donc à revenir bientôt sur leur histoire. J'ajouterai que les parois de l'utérus sont très-vasculaires (2) et recouvrent diverses branches nerveuses fournies par les plexus adjacents (3).

§ 18. — Les oviductes, ou trompes de Fallope, font suite à l'utérus, et, lorsque cet organe est double, la ligne de démarcation qui le sépare de ces conduits n'est pas toujours bien mar-

Oviductes.

(1) Ces glandes tubulaires ont été décrites sous le nom de *vasa spiralia* (a).

(2) Les vaisseaux sanguins de la matrice et du vagin sont très-développés, et leurs branches, très-flexueuses, constituent de chaque côté de ces organes un appareil sanguifère très-remarquable, dont la disposition a été particulièrement étudiée par M. Rouget (b). Les artères proviennent en partie des artères iliaques internes, en partie des artères ovariennes ; elles y arrivent par les ligaments larges, et les capillaires qui en naissent forment à la surface de la tunique muqueuse un réseau dans les mailles duquel sont logés les orifices des glandes utérines. Les veines sont beaucoup plus développées, et l'ensemble de ce système vasculaire forme de chaque côté du vagin, aussi bien que de l'utérus, un corps spongieux analogue à un tissu érectile.

(3) Les nerfs de l'utérus appartiennent pour la plupart au système ganglionnaire, mais il s'en trouve aussi qui proviennent de la moelle épinière. L'étude en a été faite avec beaucoup de soin dans l'espèce humaine (c).

(a) Burckhardt, *Observ. de uteri vaccini fabrica*, 1834, pl. 1 (voy. *Bericht über die Verhandlungen der Naturforschenden Gesellschaft in Basel*, 1835, p. 10).

(b) Rouget, *Recherches sur les organes érectiles de la Femme*, etc. (*Journal de physiologie*, 1858, t. 1, p. 320, pl. 1, fig. 7).

(c) Tiedemann, *Tabulæ nervorum uteri*, 1822.

— R. Lee, *On the Anat. of the Nerves of the Uterus* (*Philos. Trans.*, 1841. — *On the ganglioned Nerves of the Uterus* (*Philos. Trans.*, 1841, p. 269; 1842, p. 173; 1846, pl. 14).

— Snow Beck, *On the Nerves of the Uterus* (*Philos. Trans.*, 1846, p. 219).
— Jobert (de Lamballe), *Recherches sur la disposition des nerfs de l'utérus* (*Comptes rendus de l'Acad. des sciences*, 1841, p. 882).
— Kilian, *Die Nerven des Uterus* (*Zeitschr. für ration. Med.*, 1851, t. X).
— Hirschfield, *Note sur les nerfs de l'utérus* (*Gaz. méd.*, 1852).
— Bouillaud, *Quelques mots sur l'utérus*, 1853.

quéc. Ce sont des tubes étroits plus ou moins repliés sur eux-mêmes et dilatés vers leur extrémité supérieure, qui, de même que chez les Oiseaux, les Reptiles, les Batraciens et les Poissons plagiostomes, est béante dans l'intérieur de la cavité abdominale. L'espèce d'entonnoir constitué par leur portion terminale est désigné d'ordinaire sous le nom de *pavillon*, et se fait remarquer par la disposition frangée ou lacérée de ses bords (1), mode de conformation qui n'existe pas chez les Vertébrés ovipares. Cette ouverture évasée se trouve dans le voisinage immédiat de l'ovaire, et peut s'appliquer sur cet organe de façon à l'embrasser plus ou moins exactement (2). Chez beaucoup de Mammifères les rapports du pavillon avec l'ovaire sont assurés au moyen d'un repli du péritoine qui encapuchonne plus ou moins complétement ces organes. Chez le Chien, le Chat, etc., la poche ainsi constituée est ouverte du côté de l'abdomen (3); mais dans d'autres espèces, par exemple les Ours et

(1) Ainsi que Graaf l'a fait remarquer, on ne peut bien voir les franges du pavillon qu'en disséquant cette partie sous l'eau, précaution que les étudiants en médecine négligent trop souvent. La disposition de cette bordure est très-variable, et c'est chez les jeunes Femmes que les franges marginales paraissent être les plus nombreuses (a). Les anciens anatomistes désignaient ces déchirures sous le nom de *morsus diaboli*.

(2) Dans les traités d'anatomie humaine, on donne communément le nom de *ligament de la trompe* à un prolongement du limbe frangé de ce conduit, qui est creusé en gouttière et qui s'étend jusqu'à la partie adjacente de l'ovaire.

(3) Chez la Chienne, la poche membraneuse, ainsi constituée, ne présente qu'une fente très-étroite, et ses parois sont garnies de fibres musculaires (b).

Le mode de conformation de ce capuchon péritonéal est à peu près le même chez le Cochon d'Inde (c). Chez le Lapin, la fente est plus large (d).

Une disposition assez analogue se retrouve chez l'Ornithorhynque, où le ligament large se divise en deux branches pour embrasser l'ovaire et l'embouchure de la trompe (e).

(a G. Richard, *Anatomie des trompes de l'utérus chez la Femme* (thèse, 1851, pl. 1, fig. 1, 2).
(b) Rouget, *Op. cit.*, pl. 3, fig. 4 (*Journal de physiologie*, 1858, t. I).
(c) Idem, *ibid.*, pl. 3, fig. 3.
(d) Idem, *ibid.*, pl. 3, fig. 2.
(e) Owen, *On the Mammary Glands of the* Ornithorhynchus paradoxus (*Philos. Trans.*, 1832, p. 527, pl. 16, fig. 1).

plusieurs petits Carnassiers, elle est fermée de toutes parts (1). Enfin les fibres musculaires, dont j'ai déjà indiqué l'existence entre les deux lames des ligaments larges de l'utérus, concourent aussi à rapprocher l'embouchure des oviductes de la surface des glandes ovigères (2).

Les parois des trompes sont constituées, comme celles de l'utérus, par trois tuniques, savoir : une membrane muqueuse, qui en occupe la surface interne (3), et qui est pourvue d'un épithélium vibratile (4) ; une couche moyenne, qui paraît être formée de fibres musculaires lisses (5), et une couche externe,

(1) Par exemple, chez les Phoques (a), la Loutre (b), la Fouine (c). Une disposition semblable existe chez les Chauves-Souris (d).

(2) M. Rouget a fait connaître la disposition et le mode d'action de ces fibres musculaires chez plusieurs Mammifères, et plus particulièrement chez la Chèvre (e).

(3) Chez la Femme, cette tunique présente un grand nombre de plis longitudinaux, de façon à diviser le canal des oviductes en une série de gouttières étroites. A raison de leur structure et de leur persistance, ces plis ont été comparés aux valvules conniventes de l'intestin. La disposition de cette tunique a été étudiée chez divers Mammifères par M. Mayerstein (f).

Le mode de distribution des vaisseaux sanguins dans les parois de l'oviducte a été étudié avec soin par M. Richard, et celui des nerfs a été décrit par M. Snow Beck (g).

(4) L'épithélium vibratile existe à la surface des franges du pavillon (h).

Le mouvement vibratile dont il vient d'être question ne se manifeste pas, lors de la gestation, immédiatement après la mise bas, et il paraît être une des conditions de la fécondité (i).

(5) Les histologistes ne sont pas

(a) Albers, *Beitr. zur Anat. und Physiol. der Thiere*, t. II, p. 21.
— Lobstein, *Observ. d'anat. comp. sur le Phoque à ventre blanc* (*Journal de médecine et de chirurgie*, 1817, t. XXXIX, p. 36).
(b) E. H. Weber, *Ueber die Einhüllung der Eierstöcke einiger Säugethiere in einem vollkommen geschlossenen von der Bauchhaut gebildeten Sacke* (*Meckel's Archiv für Anat. und Physiol.*, 1826, p. 105, pl. 3).
(c) Treviranus, *Ueber die Verbindung der Eierstöcke mit den Müttertrompeten in einigen Familien der Säugethiere* (*Zeitschrift für Physiol.*, 1825, t. I, pl. 8, fig. 1).
(d) Emmert und Burgactzy, *Beobacht. über einige schwangere Fledermäuse* (*Meckel's Deutsches Archiv*, 1818, t. IV, p. 7).
(e) Rouget, *Op. cit.*, pl. 5, fig. 3 (*Journal de physiologie*, 1858, t. I).
(f) Mayerstein, *Ueber die Eileiter einiger Säugethiere* (*Zeitschrift für rationelle Medicin*, 1865, t. XXIII, p. 63).
(g) Richard, *Op. cit.*, pl. 1; fig. 2.
— Snow Beck, *On the Nerves of the Uterus* (*Philos. Trans.*, 1846, pl. 12).
(h) Henle, *Ueber die Ausbreitung des Epithelium im menschlichen Körper* (*Müller's Archiv für Anat. und Physiol.*, 1838, p. 114).
(i) Meckel, *Manuel d'anatomie*, t. III, p. 600.
— Kölliker, *Éléments d'histologie humaine*, p. 579.

qui est séreuse et constituée par la portion du péritoine formant le bord de l'aileron moyen du ligament large.

Corps
de
Rosenmüller.

§ 19. — Ces replis péritonéaux logent aussi dans leur épaisseur les restes de l'organe transitoire dont j'ai parlé dans une précédente leçon, sous le nom de *corps de Volff* (1). En effet, cette glande rénale primitive, tout en s'atrophiant, ne disparaît pas complétement, et constitue chez la femelle adulte un paquet de petits tubes tortueux, de forme conique, qui se trouve entre la trompe de Fallope et l'ovaire, et qui a reçu les noms de *corps de Rosenmüller* ou de *parovarium* (2).

Les recherches faites depuis quelques années sur le mode de développement de cette portion de l'appareil génital et sur les transformations du corps de Wolff, jettent un nouveau jour sur un point de philosophie anatomique qui offre beaucoup d'intérêt : l'uniformité de plan organique des deux sexes, et la concordance des parties constitutives du système reproducteur chez le mâle et la femelle.

Comparaison
entre
les organes
mâles
et femelles.

Ainsi que je l'ai déjà dit, il n'existe primitivement aucune différence appréciable entre l'appareil mâle et l'appareil femelle, et lorsque le développement en est achevé, on trouve dans l'un et l'autre des parties qui se correspondent plus ou moins exactement. Par exemple, nous avons vu que le clitoris est l'analogue de la verge ; que la vulve représente la portion mem-

---

d'accord sur la nature de la tunique moyenne des trompes. Suivant la plupart des observateurs, elle serait composée en grande partie de fibres musculaires (*a*) ; mais quelques micrographes pensent qu'elle ne renferme que du tissu conjonctif et des éléments fibro-cellulaires (*b*). Chez d'autres Mammifères, et particulièrement chez le Marsouin, la nature musculaire de ces fibres est indubitable (*c*).

(1) Voyez tome VII, page 306.

(2) Le sommet du cône constitué par ce corps adhère au bord de l'ovaire, mais ne paraît avoir aucune communication avec cet organe.

(*a*) Robin ; voyez Richard, *Anatomie des trompes de l'utérus*, p. 24.
(*b*) Farre, *Uterus and its Appendages* (Todd's *Cyclop. of Anat.*, Supplém., p. 603).
(*c*) Voyez Bischoff, *Traité du développement*, p. 26.
— Rosenmüller, *Quædam de ovariis embryonum et fœtuum humanorum*, 1802.

braneuse de l'urèthre du mâle, et que, sous le rapport des fonctions aussi bien que de la forme et des connexions, l'oviducte peut être comparé au canal déférent ; enfin les testicules du mâle sont représentés chez la femelle par les ovaires. Mais ces analogies ne sont pas toutes aussi complètes qu'on pourrait le croire au premier abord, et quelques-unes des parties que de la sorte on assimile généralement n'ont pas une même origine.

Nous avons vu précédemment que chez l'embryon, dans la classe des Mammifères aussi bien que chez les Oiseaux et les Reptiles, les reins primordiaux, ou corps de Wolff, n'ont qu'un rôle transitoire (1) ; mais leur conduit évacuateur ne subit pas toujours le même sort. Il est bientôt côtoyé par l'uretère et par un autre tube très-grêle, auquel on a donné le nom de *canal de Müller*, parce que l'illustre anatomiste de Berlin Jean Müller fut le premier à en bien constater l'existence. Or, ces deux conduits, le canal wolffien et le canal de Müller, deviennent, pour ainsi dire, la propriété de l'appareil générateur ; mais l'un s'atrophie pendant que l'autre se développe, et celui qui devient rudimentaire chez la femelle est au contraire celui qui grandit et se perfectionne chez le mâle. Ainsi, chez le mâle, les canaux wolffiens deviennent les épididymes et les canaux déférents, pendant que les canaux de Müller s'atrophient ou restent stationnaires, et paraissent donner naissance aux appendices dont j'ai parlé précédemment sous le nom de *tubes wébériens*, ou utérus mâle ; tandis que chez la femelle les canaux de Müller, au lieu de s'atrophier, se développent et deviennent les tubes évacuateurs, dont la portion supérieure constitue les trompes et la portion inférieure l'utérus. Enfin les canaux wolffiens, qui sont employés chez le mâle comme conduits évacuateurs des testicules, se flétrissent, et disparaissent en majeure partie chez la

____

(1) Voyez tome VII, page 306.

Femme, où, à l'état adulte, ils ne sont représentés que par un prolongement filiforme du corps de Rosenmüller, et peut-être aussi par les tubes de Gartner, dont j'ai déjà signalé la présence dans les parois du vagin, chez quelques Mammifères. Ainsi, les appendices wébériens du mâle seraient les analogues des oviductes, aussi bien que des utérus, et les conduits déférents seraient les représentants des canaux wolffiens, dont la femelle ne conserverait que des vestiges (1). La connaissance de ces faits nous permet de comprendre, mieux qu'on ne le faisait jadis, comment dans certains cas il puisse y avoir dans l'espèce humaine, non-seulement hermaphrodisme apparent, mais coexistence d'organes mâles et femelles (2).

§ 20. — Les ovaires sont situés dans le bassin, de chaque

(1) L'étude du développement des organes de la génération pendant la période embryonnaire, chez les Mammifères, a occupé plusieurs observateurs habiles, mais ce sont principalement les travaux de J. Müller et de M. Kobelt qui ont conduit aux résultats présentés ci-dessus (a).

Chez l'embryon, le canal wolffien et le tube de Müller se terminent l'un et l'autre par un cul-de-sac ou une ampoule. Par les progrès du travail organogénique, l'ampoule wolffienne ne reste pas bien développée, comme nous l'avons vu chez quelques Batraciens, mais s'étrangle et ne constitue bientôt qu'une petite vésicule qui, chez le mâle, est appendue à l'épididyme, et chez la femelle est attachée au bord du parovarium, où la plupart des anatomistes l'ont confondue avec les productions morbides appelées kystes. L'ampoule terminale des conduits de Müller ne

disparaît pas toujours, et souvent on la retrouve sous la forme d'une vésicule pédonculée, suspendue à l'extrémité supérieure de la trompe de Fallope. Chez l'homme, elle paraît constituer la petite vésicule appelée kyste de Morgagni, tandis que l'extrémité opposée des mêmes canaux, isolée par suite de l'atrophie de la portion intermédiaire, semble former la vésicule prostatique ou ampoule wébérienne. La présence de cet organe rudimentaire a été signalée même chez l'Échidné (b).

(2) Ainsi que j'ai déjà eu l'occasion de le dire, il peut y avoir pseudo-hermaphrodisme chez l'Homme; par suite de l'existence d'une ouverture dans la portion membraneuse de l'urèthre, qui alors simule une vulve; et chez la Femme la même apparence peut résulter de la hernie des ovaires avec développement excessif du cli-

(a) J. Müller, *Bildungsgeschichte der Genitalien*, 1830.
— Kobelt, *Des Neben-Eierstock des Weibes*, 1847.
(b) Viacovió, *Dell' apparecchio sessuale de' Monotremi* (*Sitzungsber. der Wiener Acad.*, 1852, t. IX, p. 166).

côté de l'utérus (1), et de même que les trompes, ils sont logés dans les replis péritonéaux qui constituent les ligaments larges

toris (a) ; mais, dans d'autres cas, la réunion des caractères propres aux deux sexes a été portée beaucoup plus loin, et l'on a constaté dans l'espèce humaine l'existence d'un testicule d'un côté du corps, tandis que du côté opposé il y avait un ovaire (b), ou même deux testicules et un ou deux ovaires, chez divers Animaux (c), aussi bien que chez un enfant (d).

(1) Dans quelques cas tératologiques, les ovaires sont sortis de la cavité abdominale par les anneaux inguinaux (e) ou même par le trou ovale, et se sont logés dans le pli de l'aine, ou sont même descendus dans l'épaisseur des grandes lèvres, de façon à ressembler à des testicules. Lorsqu'une hernie de ce genre coexiste avec un développement excessif du clitoris, les parties externes de l'appareil génital de la Femme simulent le mode d'organisation des organes mâles, en même temps qu'elles offrent les caractères essentiels des organes de l'autre sexe, et il en résulte un hermaphrodisme apparent, mais non réel. C'est de la sorte qu'on peut se rendre compte de la disposition des parties chez divers individus réputés androgynes : par exemple, une prétendue hermaphrodite qui aurait des menstrues, et une autre dont la grossesse a été constatée (f).

(a) Voyez à ce sujet :
— Isid. Geoffroy Saint-Hilaire, *Histoire des anomalies de l'organisation*, t. II, p. 30.
— Farre, art. HERMAPHRODISM (Todd's *Cyclop. of Anat. and Physiol.*, t. II, p. 684).
— Lefort, *Des vices de conformation de l'utérus et du vagin*, thèse de concours. Paris, 1863.
(b) Morand, *De hermaphroditis*, 1749.
— Varoder, voyez *Collection académique*, partie étrangère, t. IX, appendice, p. 71, 1770 (*Mém. de la Soc. de méd. de Paris*, t. IV, p. 342).
— Maret, *Description d'un Hermaphrodite* (*Mém. de l'Acad. de Dijon*, 1774, t. II, p. 157).
— Rudolphi, *Ueber Zwitterbildung* (*Abhandl. Akad. der Wissensch. zu Berlin für* 1825, p. 60).
(c) Par exemple, dans l'espèce bovine. Voyez :
— Mascagni, *Istoria di un ermafrodito della specie Bovina* (*Atti dell' Accad. delle scienze di Siena*, t. VIII, p. 201).
— Hunter, *Animal Œconomy*, p. 63, pl. 9.
— Velpeau, *Traité de l'art des accouchements*, t. I, p. 145.
Chez la Chèvre. Voyez :
— Mayer, *Icones selectæ præparat. musei anat. Bonnensis, decas hermaphroditorum*, 1831, p. 20.
— Delle Chiaje, *Dissertazioni sull' anatomia umana comparativa et pathologica*, t. I, p. 772, pl. 40.
Chez le Mouton ; voy. Scriba, *Beitrag zur Geschichte von den Zwittern* (*Schriften der Gesellsch. naturforschender Freunde zu Berlin*, 1792, t. X, p. 367).
Chez l'Ane ; voy. Hunter, *Op. cit.*, p. 58.
— Borkhausen, *Reinisch. Mag. zur Erweiterung der Naturkunde*, 1793, t. I, p. 608.
Chez le Cochon ; voy. Farre, art. HERMAPHRODISM (Todd's *Cyclop. of Anat.*, t. II, p. 713).
— Chez un Gibbon (*Simia concolor*) ; voy. Harlan, *Medical and Phys. Researches*, p. 19.
(d) Schrell ; voy. Schenk, *Med.-chir. Archiv*, 1804, t. 1.
— Béclard, *Description d'un individu dont le sexe a quelque chose d'équivoque* (*Bulletin de la Faculté de médecine*, 1815, p. 274).
(e) Deneux, *Recherches sur les hernies de l'ovaire*, 1813.
— Oldham, *History of two cases of Hernia of the Ovaries* (*Proceed. of the Royal Society*, 1857, t. VIII, p. 377).
(f) Arnaud, *Dissertation sur les Hermaphrodites*, p. 263.
— Hendy ; voyez Todd's *Cyclopædia of Anat. and Physiol.*, t. II, p. 732.

IX.

dont j'ai déjà eu l'occasion de parler plus d'une fois ; ils occupent l'aileron postérieur de ces cloisons musculo-membraneuses, et ils sont retenus par un cordon arrondi qui s'étend à l'utérus (1), et qui se compose principalement de fibres musculaires lisses. L'enveloppe séreuse, ainsi constituée, adhère très-intimement à la surface de l'ovaire, et, comme je viens de le dire, elle est parfois recouverte à son tour par un autre repli péritonéal qui encapuchonne plus ou moins complétement cet organe (2).

Chez presque tous les Mammifères, les ovaires sont développés d'une manière à peu près symétrique ; leur forme est arrondie ou ovalaire, et leur surface n'est que faiblement bosselée ou garnie seulement d'un petit nombre de vésicules ; mais dans quelques espèces ils ressemblent davantage à ceux des Oiseaux. Ainsi, chez les Monotrèmes, l'ovaire droit reste très-petit, tandis que l'ovaire gauche se développe beaucoup au moment du rut et se recouvre de sphères plus ou moins pédiculées, dont plusieurs grandissent de façon à se séparer du reste de l'organe. Cette disposition subracémeuse se retrouve aussi, quoique à un moindre degré, chez quelques Marsupiaux, Rongeurs et Insectivores ; mais en général le nombre et le volume des follicules ovifères qui naissent simultanément ne sont pas assez considérables pour influer beaucoup sur la forme de ces organes (3).

(1) On donne à ces freins le nom de *ligaments de l'ovaire*.

(2) Voyez ci-dessus, page 76.

(3) Chez presque tous les Mammifères, l'ovaire est un petit organe de forme ovalaire dont la surface est lisse ou faiblement bosselée (*a*). Comme exemple de la disposition subracémeuse que cet organe peut affecter chez les Monotrèmes, je citerai l'Ornithorhynque disséqué par Duvernoy, et surtout l'individu en état de gestation dont M. Owen a fait l'anatomie (*b*).

(*a*) Voyez Coste, *Histoire du développement*, pl. 1.

(*b*) Duvernoy, *Mém. sur les organes de la génération de l'Ornithorhynque et de l'Échidné* (*Mém. de la Soc. d'hist. nat. de Strasbourg*, 1834, t. I).

— Owen, *On the ova of the Ornithorhynchus paradoxus* (*Philosophical Transactions*, 1834, pl. 25, fig. 1 et 2).

La substance de l'ovaire est désignée, ainsi que je l'ai déjà . dit, sous le nom de *gangue* ou de *stroma* ; elle est dense, et la plupart des anatomistes s'accordent à considérer sa couche la plus superficielle comme constituant une enveloppe particulière appelée *tunique albuginée* (1). Ce revêtement est en effet blanchâtre, plus dense et plus résistant que le tissu sous-jacent, mais il n'en est pas nettement séparé et ne paraît en être qu'une modification (2). Le stroma est composé principalement de tissu conjonctif fibroïde (3) et de vaisseaux sanguins. Dans la partie centrale de l'organe, qui est parfois désignée sous le nom de bulbe de l'ovaire (4), l'élément vasculaire est le plus abondant, et dans le jeune âge on n'y aperçoit pas de vésicules, tandis que dans la portion superficielle ou corticale, on en trouve toujours un nombre plus considérable. Chez l'adulte, ces vésicules se montrent aussi dans les parties profondes de l'ovaire, et présentent entre elles des différences très-grandes dépendantes de leur degré de développement. Les premiers observateurs qui nous firent connaître l'existence de ces cellules, appelées communément *follicules de de Graaf*, les considéraient comme étant des œufs ; mais on sait aujourd'hui

(1) L'ovaire est recouvert par une couche épithéliale qui est en continuité avec celle du péritoine, et qui doit être considérée comme appartenant à cette tunique séreuse. C'est au-dessus de cette enveloppe que se trouve la couche superficielle de l'organe à laquelle on a donné le nom de *tunique fibreuse* (*a*).

(2) Voyez à ce sujet les observations de M. Sappey (*b*).

(3) D'après M. Rouget, la plupart de ces fibres seraient de nature musculaire (*c*), mais presque tous les histologistes n'y reconnaissent pas ce caractère. En effet, le parenchyme de l'ovaire est compacte et composé d'éléments fibroïdes qui ne se divisent pas en faisceaux, et sont entremêlés de granules et de fibres embryonnaires fusiformes.

(4) M. Rouget considère cette partie de l'ovaire comme ayant les caractères d'un organe érectile (*Op. cit.*).

(*a*) Voyez Kölliker, *Éléments d'histologie*, p. 573.
(*b*) Sappey, *Traité d'anatomie*, 1864, t. III, p. 625.
(*c*) Rouget, *Recherches sur les organes érectiles de la Femme* (*Journal de physiologie*, 1858, t. I).

qu'elles sont des organites dans l'intérieur desquels les œufs prennent naissance, et on les désigne sous le nom d'*ovisacs*. L'étude de ces follicules se lie donc d'une manière intime à celle du développement de l'œuf, et trouvera sa place dans la prochaine leçon.

SOIXANTE-DIX-SEPTIÈME LEÇON.

Du travail de la génération chez les Mammifères. — Puberté. — Périodes de rut. — Ovulation spontanée. — Fécondation des œufs. — Arrivée des œufs dans l'utérus ; changements qui s'opèrent dans cet organe pour l'approprier à son rôle dans la gestation. — Développement de la couche caduque.

§ 1. — Pendant la première période de l'existence, chez les Mammifères, de même que chez les autres Animaux, toutes les forces de l'organisme sont employées au développement de l'individu, et ce n'est qu'à une époque où l'accroissement du corps se ralentit beaucoup, que la puissance reproductrice se manifeste. Jusqu'alors l'appareil de la génération reste dans un état de torpeur, mais à un certain moment des signes d'activité fonctionnelle s'y manifestent, et de même que chez divers Animaux dont l'étude nous a déjà occupés, les Oiseaux, par exemple (1), ces phénomènes sont en général accompagnés de certains changements dans l'état de diverses parties de l'organisme, dont les relations avec les instruments de la reproduction ne nous sont pas connues : par exemple, le système tégumentaire et les organes vocaux. On appelle cette période de la vie l'*âge de la puberté*.

Dans l'espèce humaine, elle arrive d'ordinaire lorsque la croissance du corps en longueur touche presque à son terme ; mais elle est soumise aussi à l'influence d'autres causes, parmi lesquelles il faut ranger en première ligne le climat. Les femmes, comme chacun le sait, sont plus précoces que les hommes, et c'est aussi chez elles qu'on observe le plus de variations dans l'âge où l'activité fonctionnelle de la génération commence. Dans les régions chaudes du globe, les filles sont nubiles plus tôt

(1) Voyez tome VIII, page 533.

que dans les pays tempérés, et dans les régions froides l'aptitude à la reproduction est en général plus tardive. La plupart des auteurs, s'appuyant sur des cas exceptionnels, exagèrent beaucoup ces différences, mais la tendance à la précocité dans les pays chauds est un fait bien avéré (1). L'influence des races

(1) Les physiologistes du siècle dernier et du commencement du siècle actuel admettaient tous que l'influence du climat sur la précocité des femmes était très-considérable (a) ; mais les recherches entreprises il y a une trentaine d'années par un médecin anglais, M. Roberton, prouvent que les différences en rapport avec les latitudes sont moins grandes qu'on ne le supposait (b). Cet auteur me paraît être tombé dans une exagération en sens contraire de celle commise par ses prédécesseurs, et, d'après l'ensemble des documents recueillis jusqu'ici (c), on voit que les cas de puberté précoce sont en réalité plus fréquents dans les régions tropicales que dans les pays tempérés, et que les exemples de menstruation tardive sont plus nombreux dans le Nord que chez nous.

Ainsi, dans l'Inde, la plupart des jeunes filles sont réglées de onze à quatorze ans, tandis qu'en France c'est ordinairement de quatorze à seize ans que la menstruation s'établit (d). Dans les relevés numériques recueillis par l'auteur que je viens de citer, l'âge moyen de la puberté est de douze ans et demi pour Calcutta, de treize ans pour la totalité de l'Inde, et de quatorze ans dix mois pour l'Angleterre (e). D'après les faits enregistrés par M. Raciborsky, cette moyenne générale serait d'environ quatorze ans dans le midi de la France, de quinze à seize ans en Pologne, dans le nord de l'Allemagne et en Suède ; enfin de dix-huit ans en Laponie (f). En Nor-

(a) Haller, *Elem. physiol.*, t. VII, p. 140.

(b) Roberton, *An Inquiry into the natural history of the Menstrual function* (*Edinburgh Med. and Surg. Journal*, 1832, t. XXXVIII, p. 227). — Le même auteur a publié une série d'autres mémoires sur ce sujet dans les tomes LVIII, LXII, LXIV et LXVI du même recueil périodique.

(c) Voyez à ce sujet :

— Oisander, *De fluxu menstruo*, etc., dissert. Göttingen, 1868.

— Pétrequin, *Recherches sur la menstruation*, thèse. Paris, 1835.

— Marc d'Espine, *Recherches sur quelques-unes des causes qui hâtent ou retardent la puberté* (*Archives générales de médecine*, 2e série, 1835, t. IX).

— Prichard, *Researches into the Physical History of Mankind*, 1836, t. I, p. 130.

— Brierre de Boismont, *De la menstruation* (*Mém. de l'Acad. de méd.*, 1841, t. IX, p. 104).

— Raciborsky, *De la puberté et de l'âge critique chez la Femme*, 1844.

— Till, *Reflections on the causes which advance or retard the appearance of first Menstruation in Women, with a synoptical Table showing the mean age of first Menstruation in 10,42 o Women in hot, temperate and cold climates* (*Monthly Journal of Medical Science*, 1850, t. XI, p. 289).

— Lagneau, *Recherches comparatives sur la menstruation en France* (*Bulletin de la Société d'anthropologie*, 1865, t. VI, p. 724).

(d) Raciborsky, *Op. cit.*, p. 9.

(e) Roberton, *On the period of Puberty in Hindu Women* (*Edinburgh Med. and Surg. Journal*, 1846, t. LXVI, p. 60).

(f) Raciborsky, *Op. cit.*, p. 17.

paraît aussi se faire sentir dans le développement plus ou moins rapide de la puissance procréatrice (1); mais il existe à cet égard, chez les individus qui semblent être placés dans des conditions similaires, des variations dont il me paraît être difficile de rendre compte, et les limites extrêmes s'éloignent beaucoup de la moyenne (2).

A l'époque de la puberté, le travail nutritif s'accélère dans l'appareil de la génération et dans ses annexes. Ainsi, chez la Femme, les glandes mammaires, qui jusque-là étaient restées rudimentaires, se développent rapidement; la peau se garnit de poils dans diverses parties du corps, et le système vasculaire des organes reproducteurs entre dans un état de turgescence suivie

vège, cette moyenne paraît être d'environ dix-sept ans et demi (a); mais si les observations recueillies au Canada par M. Rameau sont exactes, les femmes de race française qui habitent cette région froide de l'Amérique seraient au contraire remarquablement précoces (b). Suivant M. Peixoto, médecin à Rio-Janeiro, ce serait vers l'âge de dix ans que la plupart des jeunes filles seraient réglées au Brésil (c).

(1) Ainsi, en Turquie et en Pologne, les juives passent pour être plus précoces que les femmes de race slave (d); mais la différence, si elle existe, n'est

pas bien considérable. Quelques auteurs avaient assuré que les négresses arrivaient à l'âge de la puberté plus tôt que les filles de race blanche, mais aux Antilles cela ne paraît pas être (e). Humboldt attribue à une influence de race la précocité des Indiennes Chaymas de l'Amérique méridionale (f); mais M. Boussingault a remarqué que cette particularité n'existe que chez les habitants des Terres chaudes.

(2) On cite un certain nombre d'exemples de menstruation chez des petites filles en bas âge (g), et il n'est pas rare de voir en France des jeunes

(a) Faye, *Menstruation of Females in Norway* (*Monthly Journal of Med. Sc.*, 1852, t. XIV, p. 83).
(b) Rameau, *Note sur les modifications subies par les Européens transplantés en Amérique* (*Bulletin de la Société d'anthropologie*, 1861, t. II, p. 622).
(c) Raciborsky, *Op. cit.*, p. 46.
(d) Oppenheim, *On the state of medicine in Turkey* (*Edinb. new Philosophical Journal*, 1844, t. XVI, p. 119).
— Raciborsky, *Op. cit.*, p. 31.
(e) Roberton, *On Puberty in Negro Women* (*Edinburgh Med. and Surg. Journal*, 1842, t. LVIII, p. 112).
(f) Humboldt, *Voyage aux régions équinoxiales du nouveau continent: Relation historique*, I, p. 472.
(g) Voyez Dezeimeris, *Cas de menstruation précoce* (*l'Expérience*, 1838, t. II, p. 12).

bientôt d'une évacuation sanguine, qui dès ce moment se renouvellera périodiquement, tant que l'aptitude à la propagation persistera, et qui est désignée communément sous le nom de *menstrues* (1).

Chez l'Homme, le réveil de la puissance propagatrice est caractérisé par le développement du système pileux sur le menton, sur le pubis, et en général aussi sur d'autres parties

filles qui arrivent à la puberté avant l'âge de douze ans. Sur 500 individus pris au hasard à Paris, M. Raciborsky trouve :

1 femme qui avait été réglée à		8 ans.
7 femmes qui l'avaient été à		9
18	id.	id.	à 10
34	id.	id.	à 11
40	id.	id.	à 12
35	id.	id.	à 13
77	id.	id.	à 14
31	id.	id.	à 15
72	id.	id.	à 16
85	id.	id.	à 17
26	id.	id.	à 18
24	id.	id.	à 19
14	id.	id.	à 20
2	id.	id.	à 21
1	id.	id.	à 25 (a).

Dans l'île de Madère, où la température ne varie que très-peu, les différences de cet ordre paraissent être beaucoup moins considérables. Ainsi, sur 228 cas recueillis par M. Roberton, il ne s'est trouvé que 2 individus dont les menstrues s'étaient établies avant l'âge de quatorze ans, et 31 qui, à ce moment, avaient dépassé dix-sept ans, tandis qu'en Angleterre

sur 540 individus le même auteur compta :

3 qui avaient été réglées à		9 ans.
14	id.	à 10
19	id.	à 11
35	id.	à 12
66	id.	à 13
99	id.	à 14
104	id.	à 15
85	id.	à 16
54	id.	à 17
34	id.	à 18
16	id.	à 19
8	id.	à 20
2	id.	à 21
1	id.	à 22 (b).

Il est aussi à noter que la précocité paraît augmentée par un régime abondant, le séjour des villes, etc.

(1) Le flux menstruel est en général précédé par la sécrétion d'une matière odorante provenant des glandules de la vulve et la production plus abondante du mucus vaginal. Ce liquide devient ensuite sanguinolent, et bientôt la proportion de globules hématiques y devient tellement considérable, qu'il ressemble presque à du sang normal, mais il ne contient que peu de fibrine, et dans la plupart des cas n'est pas

(a) Raciborsky, *Op. cit.*, p. 9.
(b) Roberton, *On the Age of Puberty in the island of Madeira* (*Edinburgh Med. and Surg. Journal*, 1846, t. LXVI, p. 281).

du corps (1) ; par l'agrandissement du larynx et des changements correspondants dans la voix; enfin par le développement des spermatozoïdes dans la liqueur séminale élaborée par les testicules, et l'excitabilité plus grande des organes reproducteurs. Il est aussi à remarquer que chez les individus rendus stériles, soit par quelque vice organique, soit par la castration, ces changements dans l'ensemble de l'économie ne se manifestent pas; le diapason de la voix reste élevé, le système pileux conserve le caractère juvénile, et les formes générales se rapprochent de celles de la femme ou de l'enfant (2).

coagulable ou ne l'est que très-imparfaitement. Denis (de Commercy) y a trouvé alors pour 1000 parties :

Eau.	825,0
Mucus	45,3
Fibrine.	0,5
Albumine	48,3
Hématosine	63,4
Graisse, matières minérales, etc.	17,5 (a).

La proportion d'eau et de mucus y est du reste très-variable, suivant les individus, aussi bien que suivant la période à laquelle on observe ce phénomène, car après un certain temps l'écoulement reprend peu à peu le caractère muqueux. Le sang évacué de la sorte provient principalement des parois de la matrice, dont les vaisseaux capillaires sont alors très-turgides, et dont la couche épithélique se ramollit ou se dilate (b).

La durée de chaque menstruation est très-variable ; en moyenne, elle est de cinq ou six jours environ, mais souvent elle se prolonge davantage (c).

La non-apparition des menstrues dans les cas d'atrophie congénitale des ovaires a été signalée par plusieurs auteurs, et l'on trouve aussi dans les annales de la chirurgie des exemples de la cessation des règles à la suite de l'extirpation de ces glandes (d).

(1) Nous reviendrons sur ce sujet lorsque nous étudierons le système tégumentaire.

(2) C'est à raison de cette influence de la castration sur le diapason et sur le timbre de la voix que jadis, en Italie, on pratiquait souvent cette opération sur des enfants dont on voulait faire des chanteurs pour le service des chapelles et des théâtres. Ces *castrats* sont imberbes et ont les formes arrondies. L'état des organes de la génération chez les eunuques a été étudié récemment par M. Bilharz, médecin au Caire (e).

(a) Denis, *Recherches expérimentales sur le sang humain*, p. 166.
(b) Pouchet, *Théorie positive de l'ovulation spontanée*, p. 241.
(c) Brierre de Boismont, *Op. cit.* (*Mém. de l'Acad. de médecine*, 1841, t. IX, p. 128).
(d) P. Pott, *Œuvres chirurgicales*, 1777, t. I, p. 492.
(e) Bilharz, *Beschreibung der Genitalorgane einiger schwarzen Eunuchen, nebst Bemerk. über die Beschreibung der Clitoris und kleinen Schamlippen* (*Zeitschrift für wissensch. Zoologie*, 1860, t. X, p. 281).

On sait aussi, par l'observation journalière des effets de la castration sur le Taureau et le Cheval, que l'impuissance rend ces Animaux plus dociles et les dispose à s'engraisser facilement (1). La cessation de la fécondité chez les femelles est au contraire très-souvent accompagnée de particularités extérieures qui donnent à celles-ci un aspect masculin (2).

Des changements non moins considérables marquent le passage de l'enfance à l'âge viril chez beaucoup d'autres Mammifères. Ainsi, chez plusieurs Animaux de cette classe, le pelage est tacheté ou rayé chez les jeunes individus, mais se colore

---

(1) Les Chevaux hongres (ou châtrés) sont moins vigoureux et plus doux que les étalons ou Chevaux entiers. Le Bœuf (ou Taureau châtré) est aussi plus disposé à prendre de la graisse. La castration exerce une influence très-remarquable sur les bois des Cerfs. Elle en empêche la chute lorsque ces prolongements frontaux existent au moment de l'opération, et elle en empêche le développement lorsqu'elle a été pratiquée après qu'ils sont tombés et avant qu'ils aient repoussé (a). Suivant Greve, les défenses du Sanglier ne s'allongent pas chez les individus châtrés (b). L'influence du chaponage, ou castration, sur les Coqs est encore plus prononcée ; quand cette opération a été faite de bonne heure, non-seulement l'Animal a la chair très-tendre et s'engraisse bien, mais il ne chante plus.

(2) L'extirpation des ovaires exerce aussi sur la constitution de la Femme une influence remarquable : pratiquée dans le jeune âge, cette opération empêche le bassin de s'élargir et les ma-melles de se développer ; le pubis reste dénudé, les règles ne s'établissent pas. Il paraît que dans quelques parties de l'Asie on a souvent l'occasion de rencontrer de ces eunuques femelles, et qu'elles ont quelque chose de viril dans leur aspect et dans le timbre de leur voix. Cette cause de stérilité est souvent accompagnée d'un développement de barbe plus ou moins prononcé.

Du reste, cette apparence virile, et même le développement de la barbe, s'observent souvent chez les femmes qui ont cessé d'avoir leurs menstrues, et qui par conséquent sont devenues stériles. Ces femmes-hommes n'avaient pas échappé à l'attention d'Hippocrate, et les Romains les désignaient sous le nom de *viragines*.

Des faits du même ordre se présentent chez les Animaux : ainsi parfois les Biches ont la tête ornée de bois comme le Cerf, et l'on a constaté qu'elles sont alors stériles (c).

Il est aussi à noter que chez les Oiseaux on observe des phénomènes analogues : ainsi les vieilles femelles

---

(a) Buffon, art. CERF, *Hist. nat.* (*Œuvres*, édit. in-8, t. XVIII, p. 89).
(b) Greve, *Kleine Beitr. zur vergl. Anat. und Physiol.*
(c) Wildungen, *Taschenbuch für Forst- und Jagdfreunde*, p. 17.

uniformément à l'époque de la puberté (1). C'est aussi à cette période de la vie que la crinière se développe chez le Lion, et que le front des Cerfs s'arme des prolongements osseux appelés *bois*. On remarque d'une manière plus générale qu'à ce moment les forces musculaires augmentent rapidement et que de nouveaux instincts se manifestent. Les mâles cessent ordinairement de vivre en bon accord entre eux et se séparent ou se combattent; en même temps ils recherchent les femelles, et, guidés par

qui ont cessé de pondre prennent souvent le plumage des mâles. Beaucoup d'exemples de ce genre ont été cités (*a*), et Yarrell a souvent constaté que, dans les cas de ce genre observés chez de jeunes individus, les ovaires étaient dans un état morbide (*b*). Ces jours-ci, chez un Faisan doré qui offrait cette particularité, j'ai constaté que les ovaires étaient atrophiés.

(1) La *livrée* des jeunes Sangliers est un exemple remarquable de ce mode de coloration transitoire du système tégumentaire.

(*a*) Par exemple, chez la Poule, par :
— Aristote, *Hist. Anim.*, lib. XVIII, cap. XXXVI.
— Tucker, *Ornithologia Damnonsensis*.
— Bulter, *On the Change of plumage exhibited by many species of Birds in an advanced period of Life* (Mem. of the Wernerian Soc., t. III, p. 183).
— Jameson, *Note, etc.* (Edinburgh new Philosophical Journal, 1826, t. I, p. 309).
— Greve, *Bruchstücke zur vergl. Anat. und Physiol.*, p. 45.
Chez le Faisan commun, par :
— Mauduit, *Encyclop. méthod.*, ORNITHOL., t. II, p. 3.
— Hunter, *Account of an extraordinary Pheasant* (Philos. Trans., 1780, p. 527).
— Isidore Geoffroy Saint-Hilaire, *Sur des femelles de Faisans à plumage de mâles* (Mém. du Muséum, 1825, t. XII, p. 220, et *Essais de zoologie générale*, 1841, p. 498).
Chez le Faisan doré, par :
— Blumenbach, *De anomalis et vitiosis quibusdam nisus formativi aberrationibus*, p. 8 (*Commentationes recentiores Soc. scient. Gottingensis*, t. II).
— Isidore Geoffroy Saint-Hilaire, *Op. cit.*, p. 228.
Chez le Faisan argenté, par Bechstein, *Naturgeschichte Deutschlands*, t. III, p. 1210.
Chez le Faisan à collier, par Isidore Geoffroy Saint-Hilaire, *Op. cit.*, p. 228.
Chez la Dinde, par Bechstein, *Op. cit.*
Chez le Paon, par :
— Hunter, *Op. cit.* (Œuvres, t. IV, p. 113).
— Gerbe, art. OISEAUX du *Dictionnaire universel d'histoire naturelle*, t. IX, p. 15.
— Jameson, *loc. cit.*
Chez la Perdrix, par :
— Montagu ; voy. Jameson, *loc. cit.*, p. 310.
— Yarrell, *On the Change in the Plumage of some Hen-Pheasants* (Philos. Trans., 1827, p. 263).
Chez le Canard, par Tiedemann, *Zoologie*, t. III, 1814, p. 306.
Chez le Coucou, par Peyraudeau ; voyez le *Bulletin des sciences naturelles* de Férussac, t. XIII, p. 243.
Chez le Cotinga, par Dufresne (Isidore Geoffroy Saint-Hilaire, *Op. cit.*, p. 228).
Chez le Pinson, par M. Florent Prévost (Isidore Geoffroy Saint-Hilaire, *loc. cit.*).
Chez des Veuves, par Blumenbach, *Op. cit.*
(*b*) Yarrell, *Op. cit.* (Philos. Trans., 1827, p. 268).
Un Bouvreuil observé par Ménétriès paraît avoir été aussi une femelle à plumage de mâle. (*Catalogue raisonné des objets de zoologie recueillis pendant un voyage au Caucase*, 1832, p. 43.)

l'odeur que celles-ci exhalent, ils les poursuivent souvent de très-loin. Chez la plupart des Mammifères, cet état d'activité des facultés reproductrices s'interrompt bientôt (1), pour recommencer après un repos plus ou moins prolongé (2). Chez beaucoup d'Animaux de cette classe, la périodicité de ce phénomène, que

(1) La durée du temps pendant lequel les femelles sont en chaleur varie suivant les espèces. Ainsi, chez la Chienne, cet état peut durer neuf ou dix jours; chez la Jument et la Vache, il cesse beaucoup plus tôt, et chez la Brebis il ne dure guère que vingt-quatre heures.

(2) Pendant cette période d'activité fonctionnelle des organes reproducteurs, ceux-ci sont dans un état de turgescence plus ou moins grande. Les testicules grossissent et les glandes accessoires se gonflent.

Chez quelques Mammifères, les testicules changent aussi de position à cette époque (a). Il est aussi à noter que chez le Chameau l'époque du rut est caractérisé par la sécrétion d'une matière très-odorante, et que chez le Dromadaire le voile du palais fait souvent saillie hors de la bouche de façon à simuler une vésicule (b).

Chez la femelle, l'état de rut est en général indiqué par la congestion sanguine des organes génitaux externes, et la sécrétion plus abondante du mucus par les parois du vagin. Chez les Singes, ce gonflement des bords de la vulve est souvent énorme, et dans beaucoup de cas il est suivi d'évacuations sanguines qui constituent de véritables menstrues (c). Dans quelques Singes, tels que le Rhésus, on a observé aussi à ces époques des signes de turgescence dans certaines parties de la face (d). J'ai constaté que chez les Tatous il y a aussi des écoulements sanguinolents chez les femelles en chaleur, mais le retour de ce phénomène n'est pas régulier. Souvent l'état de chaleur est accompagné d'un écoulement analogue chez la Vache et chez le Buffle (e).

Chez l'Éléphant femelle, l'état de rut est accompagné d'un déplacement de la vulve qui se porte peu à peu en arrière, de façon à changer complétement la direction du jet urinaire (f).

(a) Voyez ci-dessus, page 9.
(b) Voyez tome VI, page 271.
(c) Fréd. Cuvier, *Du rut* (*Ann. du Muséum*, 1807, t. IX, p. 118.
— Rengger, *Naturgeschichte der Säugethiere von Paraguay*, 1830, p. 49.
— Ehrenberg, *Ueber den* Cynocephalus (*Abhandl. der Berlin. Akad.*, 1833, p. 351).
— Isid. Geoffroy Saint-Hilaire; voy. Broschet, *Recherches sur la gestation des Quadrumanes* (*Mémoires de l'Institut*, 1845, t. XIX, p. 402 et suiv.).
(d) F. Cuvier, art. *Singes à queue de Cochon*, p. 2, et art. *Rhésus femelle*, p. 1 (*Histoire des Mammifères*, t. I.
(e) Kahleis, *Bemerkungen über physiologische Gegenstands* (Meckel's *Deutsches Archiv für die Physiologie*, 1823, t. VIII, p. 332).
— Numan, *Over de periodische ontlastung von bloed uit de Geslachtsdeelen bij sommige huisdieren* (*Tijdschrift voor Naturlijke geschiedenis in Physiologie*, 1838, t. IV, p. 334).
(f) G. Cuvier, art. *Éléphant des Indes*, p. 6 (Lacépède et Cuvier, *Ménagerie du Muséum*, 1801).

l'on appelle le *rut*, est très-marquée chez le mâle aussi bien que chez la femelle : dans la grande famille des Cerfs, par exemple ; mais en général l'intermittence de l'aptitude à la procréation n'est complète que chez la femelle, et c'est surtout chez elle que cette propriété se réveille avec régularité à des époques fixes. Son retour est d'ailleurs subordonné à diverses circonstances. Ainsi, presque tous ces Animaux refusent le mâle lorsqu'ils sont en état de gestation (1), et pour plusieurs d'entre eux l'activité fonctionnelle de l'appareil reproducteur est suspendue pendant l'allaitement des jeunes; mais il arrive fréquemment qu'une femelle non fécondée à l'époque ordinaire entre de nouveau en chaleur quelque temps après. L'abondance et la nature des aliments influent également sur ce phénomène ; mais ce qui semble régler principalement les époques de rut, c'est le rapport entre la marche des saisons et le moment où le travail de la gestation étant terminé, les nouveau-nés verront le jour. En effet, par suite d'une de ces harmonies naturelles, dont l'étude des Animaux nous a déjà fourni de fréquents exemples, les choses sont en général disposées de telle sorte que pour chaque espèce la mise bas a lieu pendant la saison la plus favorable à l'existence des jeunes, et que l'époque du rut précède cette saison d'un espace de temps égal à la durée de la gestation. Ainsi, dans la grande majorité des cas, c'est l'été qui est le plus favorable aux jeunes, et c'est au printemps que le rut se déclare chez les espèces dont la gestation est de courte durée, tandis que c'est en hiver que cet état d'aptitude à la procréation se montre d'ordinaire chez celles dont la gestation dure trois ou quatre mois (2). C'est généralement en automne

(1) La Truie fait exception à cette règle.

(2) Les Loups sont en chaleur de décembre à février, et la durée de la gestation de ces animaux est de trois mois (*a*). L'Isatis, qui habite les con-

(*a*) Fréd. Cuvier, *Du rut* (*Annales du Muséum*, 1807, t. IX, p. 122).

que les signes de chaleur se manifestent chez les femelles qui portent neuf ou dix mois, et à cette période de l'année les espèces à courte gestation, où l'état de rut peut s'être renouvelé deux ou plusieurs fois pendant la durée de la belle saison, cessent presque toujours d'être disposées à l'accouplement (1). Des rapports analogues existent entre le moment du rut et la marche des saisons chez les espèces dont la gestation se prolonge pendant près d'un an, car chez celles-ci la femelle entre en chaleur presque aussitôt après avoir mis bas ; de sorte que l'année n'est pas perdue pour la multiplication de sa race, et que sa progéniture vient cependant au monde dans la saison convenable. Il est aussi à remarquer que pour des Animaux qui ne diffèrent que peu entre eux, mais qui habitent des régions où la marche des saisons n'est pas la même, les temps de rut varient d'une manière correspondante. Ainsi, dans les parties froides ou tempérées de notre hémisphère, le Chat est en rut vers le mois de janvier ou de février, en sorte que ses petits naissent au printemps ; mais transporté depuis plusieurs siècles dans l'Amérique centrale, où la température reste à peu près la même pendant toute la durée de l'année, cet Animal a cessé d'entrer en chaleur à une époque déterminée (2). Chez nous, pour les

---

trées septentrionales et qui porte neuf semaines seulement, entre en rut vers la fin de février (a).

(1) Ainsi, le Chat sauvage, aussi bien que le Chat domestique, peut entrer en rut deux fois par an, en février et en automne. Beaucoup d'autres petits Carnassiers sont dans le même cas : la Fouine, le Furet, par exemple. La Taupe est en rut pour la première fois

au commencement de l'hiver, et pour la seconde fois en été.

La Souris, le Rat et beaucoup d'autres petits Rongeurs sont aptes à la procréation trois ou quatre fois par an, ou même davantage.

(2) M. Roulin, à qui nous devons la connaissance de ce fait curieux, a fait la même remarque au sujet du Chien (b).

(a) J. C. Gmelin, *Animalium quorumdam quadrupedum descriptio* (*Nova Comment. Petrop.*, 1755, t. V, p. 358).

(b) Roulin, *Remarques sur quelques changements observés dans les Animaux domestiques transportés de l'ancien dans le nouveau continent* (*Ann. des sciences nat.*, 1829, t. XVI, p. 29).

Chiens, cet état se déclare vers la fin de l'hiver, et en Australie, où la marche des saisons est l'inverse, ces Animaux entrent en rut en juillet (1). Je citerai également à ce sujet les différences qui existent sous ce rapport entre la Vache, qui est un animal originaire des régions tempérées, et qui entre en chaleur au commencement du printemps, et le Bison d'Amérique, qui habite un pays où l'été n'arrive que très-tardivement, et qui n'est en rut que vers le mois de juin (2).

Ainsi qu'on peut le prévoir d'après tout ce qui vient d'être dit, le caractère du climat influe également sur le retour plus ou moins fréquent de l'état de rut. Dans les régions où le climat est extrême, c'est-à-dire où les différences entre la température de l'été et celle de l'hiver sont très-considérables, la périodicité de ce phénomène physiologique est en général à plus long terme que dans les contrées tropicales où la chaleur règne sans interruption. Ainsi, chez les grands Mammifères de l'Inde et de l'intérieur de l'Afrique, les signes d'activité procréatrice se manifestent souvent à de très-courts intervalles, et les naissances ont lieu en toutes saisons. Cela se voit non-seulement chez les Singes (3), mais aussi chez plusieurs Pachydermes et

(1) Cela a été constaté sur un Dingo, ou Chien indigène de l'Australie, qui a vécu à la ménagerie du Muséum (a).

(2) Des différences inverses existent entre le Phoque commun de nos mers et les espèces de la même famille qui habitent les mers polaires : le premier est en rut au mois de septembre et met bas en juin, tandis que le Phoque du Groenland et le Phoque à capuchon s'accouplent en octobre. Mais il ne faudrait pas trop généraliser les conclusions à déduire de ces faits. Ainsi le Phoque à trompe des mers du Sud est en rut aussi au mois d'octobre (b), bien que ce moment de l'année soit, quant aux saisons, le correspondant du mois d'août dans notre hémisphère.

(3) Le retour mensuel de l'état de rut a été souvent constaté chez divers Singes, notamment le Mangabey, les Macaques et les Cynocéphales (c).

(a) Fréd. Cuvier, *Histoire naturelle des Mammifères*, art. *Chien de la Nouvelle-Hollande.*
(b) Péron, *Voyage aux Terres australes*, t. II, p. 34.
(c) Fréd. Cuvier, *Histoire des Mammifères*, t. I.

Ruminants, tels que l'Éléphant (1), la Girafe (2), des Antilopes et divers Cerfs propres aux pays chauds (3).

Les saisons exercent moins d'influence sur les Animaux élevés en domesticité, et, comme je l'ai déjà dit, l'abondance des aliments peut hâter le retour de l'aptitude à la procréation (4). Ainsi, à l'aide d'un régime convenable, on peut provoquer le rut chez la Jument à toutes les époques de l'année, surtout lorsque l'excitation déterminée par la présence du mâle vient corroborer l'action des aliments stimulants.

L'âge des individus exerce aussi quelque influence sur l'époque de l'année où la puissance procréatrice se réveille. Ainsi les jeunes Animaux sont en général plus tardifs, sous ce rapport, que ne le sont les vieux. Chez les Cerfs, par exemple, cette différence est très-marquée (5).

---

(1) La Girafe femelle qui a vécu très-longtemps dans la ménagerie du Muséum donnait des signes de chaleur tous les mois (a).

(2) On ne possède que peu d'observations directes sur ce sujet, mais on sait que les Eléphants femelles que l'on prend pour les réduire en servitude, et qui sont pleines au moment de leur capture, mettent bas en toutes saisons (b).

(3) Ainsi j'ai pu constater dans la ménagerie du Muséum que le Cerf du Malabar, l'Axis, le Cerf cochon et le Cerf de Virginie se reproduisent en toutes saisons. Il en a été de même pour les Lamas. Les Antilopes de Söm-mering, dont la gestation dure sept mois, ont mis bas en janvier, en mars, en août et en novembre. Enfin l'Hippopotame, qui porte environ dix mois, a mis bas en mai, en juillet et en août.

(4) Il est probable que la différence entre la fréquence du rut chez les espèces sauvages du genre *Canis* et chez nos Chiens domestiques dépend principalement de cette cause. Le Loup, le Chacal et le Renard n'entrent en chaleur qu'une fois par an, tandis que chez le Chien cet état se manifeste souvent deux fois par an.

(5) Chez ces Animaux, la saison du rut coïncide toujours avec la mue des bois, et les circonstances qui accélèrent le développement de ces prolongements frontaux hâtent aussi le moment où le mâle recherche la femelle. Ainsi, lorsque le printemps a été tardif et que la croissance des bois n'a pas commencé en temps ordinaire, l'époque de la mue de ces appendices, c'est-à-dire

---

(a) Fréd. Cuvier, art. *Girafe* (*Histoire des Mammifères*, par F. Cuvier et Geoffroy Saint-Hilaire).
(b) Corse, *On the Manners, Habits and natural History of the Elephant* (*Philos. Trans.*, 1799, p. 31).

Il est d'autres différences du même ordre, dont il est moins facile de se rendre compte. Ainsi, en général, le rut se déclare vers la fin de mars chez la Jument, et environ deux mois plus tard chez l'Anesse, dont la portée est de même durée. Le Bouquetin des Alpes est en chaleur au mois de janvier, mais on assure que le Bouquetin des Pyrénées entre en rut au mois de novembre, et chez l'Ægagre ce phénomène se manifeste en automne (1).

Il est également à noter que les circonstances dont je viens de parler comme influant sur les époques de rut peuvent exercer une action analogue sur le degré de la puissance procréatrice, lors même que celle-ci n'est pas sujette à des intermittences périodiques et s'exerce d'une manière continue. En effet, des recherches statistiques sur la proportion mensuelle des naissances montrent que, dans l'espèce humaine, le nombre des conceptions varie suivant les saisons, et se trouve subordonné jusqu'à un certain point à l'état de l'alimentation publique. Ainsi, en France, la fécondité est la plus grande au printemps et descend au minimum pendant l'automne et le commencement de l'hiver; les différences extrêmes arrivent plus tard dans nos départements méridionaux que dans la région septentrionale de ce pays, bien que les différences de latitude n'y soient pas très-considérables. Ce retard, en rapport avec la marche des

le moment où leur croissance étant terminée, ils se dépouillent de leur enveloppe cutanée, est retardée pareillement, et il en est de même pour le rut.

Dans les circonstances ordinaires, notre Cerf commun est en rut dès la seconde moitié de septembre, lorsqu'il est vieux; pour le Cerf dix cors, c'est-à-dire d'un âge moyen, cet état ne se manifeste que dans la première moitié d'octobre, et pour les jeunes individus il est retardé jusque vers la fin du même mois.

(1) Pour plus de détails sur l'époque du rut chez divers Mammifères, on peut consulter un mémoire de F. Cuvier, et un article dans lequel Duvernoy a rassemblé beaucoup de renseignements à ce sujet (a).

(a) Fréd. Cuvier, *Du rut* (*Ann. du Muséum*, t. IX, 1807).
— Duvernoy, article PROPAGATION (*Dictionnaire universel d'histoire naturelle*, t. X, p. 511 et suiv.).

saisons, se marque encore mieux lorsque l'on compare le midi de la France à la Belgique ou à la Hollande ; et dans l'hémisphère austral, où l'été correspond à notre hiver, on observe le même renversement dans les époques du maximum et du minimum des conceptions. Les temps de disette ou d'abstinence coïncident aussi avec une diminution dans le nombre relatif des conceptions, et les époques d'insalubrité exerceront une influence analogue. En un mot, tout ce qui affaiblit l'organisme diminue la puissance propagatrice, et ce qui excite l'économie sans la débiliter, tend à augmenter cette puissance (1).

Ovulation.　§ 2. — Les signes indicatifs de l'aptitude à la procréation, que nous venons de passer en revue chez les Mammifères femelles, se lient d'une manière intime à une autre série de phénomènes beaucoup plus importants qui ont leur siége dans l'ovaire et qui doivent maintenant nous occuper, savoir, la production et la chute des œufs.

Pendant longtemps les physiologistes n'ont eu que des idées très-incomplètes ou même très-fausses sur le rôle des ovaires dans la procréation. Les uns pensaient que ces organes sécrétaient comme les testicules du mâle un liquide prolifique (2), et d'autres les considéraient comme n'intervenant pas dans le travail embryogénique. Ainsi, Harvey supposait qu'un liquide séminal produit par la matrice elle-même donnait naissance à l'œuf du Mammifère, et que cet œuf n'était autre chose que le sac membraneux dans lequel l'embryon est logé pendant son séjour dans cette chambre incubatrice (3). Sténon fut mieux

---

(1) Un de mes anciens amis et collaborateurs, Villermé, a publié un travail très-intéressant sur ce sujet (*a*).

(2) Cette opinion remonte à Galien et a été partagée par la plupart des auteurs de l'époque de la renaissance.

(3) Ainsi que j'ai eu déjà l'occasion de le dire, Harvey fit un grand nombre

(*a*) D. R. Villermé, *De la distribution par mois des conceptions et des naissances de l'Homme, considérée dans ses rapports avec les saisons, avec les climats, etc.* (*Annales d'hygiène publique,* 1831, t. V, p. 55).

inspiré lorsqu'il assimila à l'ovaire des Oiseaux les organes appelés jusqu'alors les testicules de la femme et des femelles des autres Mammifères ; mais cette opinion ne reposait encore que sur des bases peu solides, lorsque Regnier de Graaf en fit le sujet de recherches expérimentales, et constata le développement normal des vésicules ovariennes dont j'ai déjà eu l'occasion de parler brièvement dans la dernière Leçon (1). Ce physiologiste prit ces vésicules pour de véritables œufs (2). Cependant on ne tarda pas à lui objecter que jamais on ne trouve dans les

de recherches sur la génération, et il en formula les résultats généraux en disant : « Tout être vivant provient d'un œuf. » Mais il pensait que l'œuf de la Femme et des autres Mammifères prenait naissance dans l'utérus. Ayant ouvert un grand nombre de Daims et de Biches peu de temps après l'accouplement, il n'apercevait rien qui fût de nature à lui faire admettre que l'œuf préexistât à la fécondation ou descendît de l'ovaire dans l'utérus ; il en conclut que ces glandes désignées alors sous le nom de testicules femelles ne jouent aucun rôle appréciable dans l'acte de la reproduction, et il les assimila aux ganglions lymphatiques du mésentère (a).

(1) Voyez ci-dessus, page 83.

(2) Fallope et plusieurs autres anatomistes des xvie et xviie siècles (b) avaient aperçu dans les ovaires de la Femme des vésicules remplies d'une humeur limpide ; mais les uns considéraient ce produit comme étant un liquide prolifique, et d'autres le supposaient étranger aux fonctions de la génération. Sténon, guidé par l'anatomie comparée, soupçonna l'analogie qui existe entre ces glandes et les ovaires des Vertébrés ovipares, et il leur donne le nom qu'elles portent aujourd'hui (c) ; mais ces vues ne reposèrent sur des bases solides que lorsque Regnier de Graaf eut institué sur sur ce sujet une série d'observations et d'expériences sur le développement et la rupture des vésicules ovariennes, ainsi que sur la présence des vésicules dans l'utérus à la suite de cette rupture. Il admit donc que l'œuf de la Femme et des autres Mammifères résulte, non pas d'un liquide formé dans l'utérus ou versé dans cet organe, soit par les ovaires, soit par les trompes, mais se constitue dans les ovaires, et passe de là dans la matrice pour s'y développer (d).

(a) Harvey, *Excercitationes de generatione Animalium*, 1651 (*Opera omnia*, p. 493).
(b) Fallope, *Observationes anatomicæ*, 1502, p. 118.
— Castro, *De universa Mulierum medicina*, 1603, 1, cap. IV, p. 8.
— Riolan, *Anthropographia*, 1618, t. II, p. 214.
(c) Sténon, *Elementorum myologiæ specimen, etc.*, 1667, p. 117. — *Observ. anatomicæ spectantes ova viviparorum*, obs. 88 (*Actes de Copenhague*).
(d) R. de Graaf, *De Mulierum organis generationi inservientibus tractatus novus*, 1672.

trompes des vésicules aussi volumineuses que le sont ces prétendus œufs ovariens; on rencontrait parfois dans ces canaux évacuateurs des cellules arrondies et remplies d'un liquide albumineux, mais ces corpuscules étaient toujours très-petits, et ne ressemblaient en rien aux grosses vésicules dont la surface de l'ovaire était garnie avant la conception et dont la rupture paraissait avoir eu lieu (1). Il régnait donc encore une grande obscurité relativement aux fonctions de l'ovaire, lorsque de nos jours la question a été nettement tranchée par les observations d'un naturaliste éminent, M. de Bäer (2).

§ 3. — Des ovules à l'état de germe, ou tout au moins des corpuscules assimilables aux *protoblastes*, dont j'ai parlé dans une précédente Leçon (3), existent dans l'ovaire des Mammifères longtemps avant que l'activité fonctionnelle de l'appareil reproducteur se manifeste. Ainsi, dans l'espèce humaine, aussi bien que chez divers animaux, on a pu constater la

(1) Haller fit adopter assez généralement l'opinion que le liquide seul des vésicules de de Graaf épanché dans la trompe à la suite de la fécondation fournissait les matériaux nécessaires à la constitution de l'œuf utérin (*a*); et dans leur beau travail sur la génération, publié en 1824, MM. Prévost et Dumas, sans s'expliquer sur ce point, insistèrent sur les différences de volume qui existent toujours entre les vésicules graafiennes et les jeunes ovules trouvés dans les trompes (*b*).

(2) Les deux physiologistes français que je viens de citer avaient aperçu dans l'intérieur des vésicules de de Graaf, chez des Chiennes, un petit corps sphérique à peu près du volume des ovules qu'ils avaient observés dans les trompes ; mais ce corpuscule leur ayant paru plus transparent, ils n'insistèrent pas sur ce fait et ne crurent pas devoir y attacher de l'importance (*c*). Ce fut en 1827 que M. C. E. Bäer démontra l'existence de l'œuf proprement dit dans l'intérieur de la vésicule de de Graaf, sa sortie de ce réceptacle, et son passage dans les trompes (*d*).

(3) Voyez tome VIII, p. 388.

(*a*) Haller, *Elem. physiol.*, t. VIII, p. 52.
(*b*) Prévost et Dumas, *De la génération dans les Mammifères, et des premiers indices du développement de l'embryon* (Ann. des sciences nat., 1re série, 1824, t. III, p. 122 et suiv.).
(*c*) Prévost et Dumas, *Op. cit.* (Ann. des sciences nat., 1824, t. III, p. 135).
(*d*) Bäer, *Epistola de ovi Mammalium et Hominis genesi*, 1827. — Comment. (Heusinger's Zeitschrift, t. II, p. 125). — *Lettre sur la formation de l'œuf*, trad. par Breschet (Répertoire d'anatomie, t. IV, pl. 6).

présence de vésicules de ce genre non-seulement chez des enfants très-jeunes, mais encore chez l'embryon (1).

Lorsque l'ovaire des Mammifères commence à se constituer, il ne consiste qu'en une accumulation de globules ou de cellules d'apparence ordinaire, dont les unes se transforment en fibres ou en vaisseaux, et dont d'autres donnent naissance aux follicules graafiens (2). Le nombre de ces cellules est immense (3), et pendant fort longtemps la plupart d'entre elles restent extrêmement petites ; mais bientôt quelques-unes s'accroissent assez pour devenir visibles à l'œil nu, et l'aspect du tissu de l'ovaire est alors comparable à celui d'une roche amygdaloïde (4).

(1) Ce fait avait été remarqué par Vallisnieri (a), mais n'avait que peu fixé l'attention des physiologistes, lorsqu'en 1837 Carus publia des observations sur l'existence de vésicules de de Graaf renfermant des ovules chez des filles nouveau-nées (b). M. Valentin publia bientôt après des recherches sur la formation de ces vésicules chez le Cochon nouveau-né, ainsi que chez quelques autres jeunes Mammifères, et vers la même époque M. Barry étudia ces phénomènes chez le Chien, le Chat, la Vache, etc. (c).

(2) Jusque dans ces dernières années les anatomistes confondaient sous le nom général de stroma le tissu fibroïde de l'ovaire et ses utricules rudimentaires. Les follicules ovariques dont ils parlaient étaient seulement ceux dont le développement était plus avancé, et dont le nombre était par conséquent peu considérable. M. Barry a appelé l'attention sur l'existence, la grande abondance et l'extrême petitesse des vésicules graafiennes rudimentaires, et nous apprend que, dans l'espace d'un pouce cube, la substance de l'ovaire de la Vache doit en renfermer à peu près 200 millions (d).

(3) M. Sappey a cherché à se rendre compte du nombre des vésicules ovariques rudimentaires qui existent dans l'ovaire de la Femme, et à l'aide de mesures micrométriques il a cru pouvoir évaluer, chez un enfant de deux ou trois ans, ce nombre à plus de 800 000 ; dans un cas (chez une petite fille de quatre ans), il estime à 1 150 000 le nombre de ces capsules existantes dans les ovaires, et chez des fœtus de huit, de sept, de six et même de cinq mois, il trouva ces organites en plus grande abondance (e).

(4) Le tissu de l'ovaire ainsi farci

(a) Vallisnieri, *Istoria della generazione dell' Uomo e degli Animali* (*Opera*, t. II, p. 105).
(b) Carus, *Auffindung des ersten Ei-oder Dotterbläschens in sehr frühen Lebensperioden des weiblichen Körpers*, etc. (*Müller's Archiv für Anat. und Physiol.*, 1837, p. 442). — *Découverte de l'ovule primitif* (*Annales françaises et étrangères d'anatomie*, t. I, p. 414).
(c) Martin Barry, *Researches in Embryology* (*Philos. Trans.*, 1838, p. 301).
(d) Barry, *Op. cit.* (*Philos. Trans.*, 1838, p. 306).
(e) Sappey, *Traité d'anatomie*, t. III, p. 634.

On distingue alors dans ces follicules : 1° une tunique propre, qui est très-mince ; 2° une enveloppe fibreuse ou externe ; 3° une couche granuleuse interne ou épithélique, composée de cellules et offrant dans un point un épaississement que les ovologistes appellent le disque proligère ; 4° une cavité remplie d'un liquide jaunâtre ; et 5° un ovule logé dans le cumulus dont je viens de parler. Cet ovule lui-même est une cellule limitée par la membrane vitelline hyaline (1), qui renferme un vitellus visqueux et granuleux, et qui loge aussi dans son intérieur une vésicule purkinjienne, dans laquelle on aperçoit un nucléole appelé, comme je l'ai déjà dit, tache germinative (2) : ainsi, le follicule de de Graaf, ou ovisac, est l'analogue des capsules ovariennes dans lesquelles nous avons vu les œufs des Oiseaux ou des Reptiles se constituer, et chez les Mammifères ces œufs sont représentés par la petite vésicule qui, au lieu d'occuper la totalité de la cavité du follicule ou capsule, est enchâssée dans l'épaisseur de la paroi de ce réceptacle. Arrivés à l'état de maturité, ces œufs sont d'une petitesse extrême : ainsi dans l'espèce humaine ils n'ont qu'environ un quart de

d'ovisacs a été représenté de grandeur naturelle, ou un peu grossi, par beaucoup d'anatomistes (a) ; mais, pour s'en former une idée exacte, il faut l'observer au microscope, avec un grossissement de 400 diamètres ou davantage. On peut consulter à ce sujet, avec avantage, les planches dans lesquelles M. Barry a figuré le stroma ovarique chez plusieurs Mammifères d'espèces différentes (b).

(1) Cette tunique propre de l'ovule ovarique est désignée souvent sous le nom assez impropre de *zone transparente*. Quelques auteurs ovologistes pensent que la sphère vitelline est pourvue d'une enveloppe membraneuse indépendante de la tunique dont il vient d'être question (c). Mais les observations de M. Bischoff sont contraires à cette opinion (d).

(2) Voyez tome VIII, p. 322.

(a) Coste, *Histoire du développement*, pl. 1, fig. 1.
— Négrier, *Recherches sur les ovaires*, pl. 1.
— Farre, art. UTERUS *and its appendages* (Todd's *Cyclop. of Anat.*, supplém., p. 547 et suiv.).
(b) Barry, *Researches in Embryology* (*Philos. Trans.*, 1838, pl. 5, fig. 4, 10, 11, etc.).
(c) Reichert, *Ueber Furchungs-Process der Batrachier-Eier* (Müller's *Archiv für Anat. und Physiol.*, 1841, p. 523).
— Meyer, *Ueber das Säugethierei* (Müller's *Archiv*, 1842, p. 17).
(d) Bischoff, *Traité du développement de l'Homme et des Mammifères*, p. 12.

millimètre en diamètre, et c'est à raison de cette circonstance que pendant si longtemps ils ont échappé aux recherches des anatomistes.

Il existe encore beaucoup d'incertitude relativement au mode de formation de ces corps reproducteurs (1). D'après les observations faites par M. Valentin sur l'embryon de la Truie et de la Vache, la substance primordiale ou blastème de l'ovaire donnerait naissance à des tubes comparables aux canalicules séminifères du testicule, et ce serait dans l'intérieur de ces tubes que les follicules prendraient naissance ; puis ces vaisseaux ovigènes se détruiraient, et laisseraient en liberté au milieu du stroma les utricules qu'ils renfermaient (2). Des recherches plus récentes

(1) Depuis un quart de siècle, beaucoup de recherches ont été faites sur le mode d'origine et la multiplication des ovules dans la substance de l'ovaire. Dans ces derniers temps surtout, ce sujet a donné lieu à de nombreuses publications ; mais la plupart des résultats annoncés ne sont pas encore suffisamment bien établis, et sur plusieurs points essentiels le désaccord le plus complet règne parmi les auteurs spéciaux. Je ne m'y arrêterai donc que peu ici, et, pour plus de détails, je renverrai aux ouvrages de ces observateurs (a).

(2) Chez les très-jeunes embryons, M. Valentin trouva le blastème condensé suivant des lignes parallèles,

(a) Barry, Op. cit. (Philos. Trans., 1838).
— Bischoff, Traité du développement de l'Homme et des Mammifères, p. 364.
— Kölliker, Traité d'histologie, p. 590.
— His, Beobachtungen über den Bau des Säugethiere Eierstokes (Archiv für microscopische Anatomie, 1844, t. I. p. 141).
— Steinlin, Ueber die Entwickel. der Graaf'schen Follikel und Eier der Saügethiere (Mittheil. der Zürcher Naturforsch. Gesellsch., 1846, t. I, p. 156).
— Spiegelberg, Die Entwickelung der Eierstockfollikel und der Eier der Saügethiere (Nachricht von die Soc. wiss. zu Göttingen, 1860, p. 201).
— Pflüger, Untersuch. zur Anat. und Physiol. der Eierstöcke der Säugethiere (Med. central Zeitung, 1861).
— Klebs, Die Eierstockseier der Wirbelthiere (Archiv für pathol. Anat., 1861, t. XXI, p. 362). — Die Eierstocks-Eier der Säugethiere und Vogel (Op. cit., 1863, t. XXVIII, p. 301).
— Schrön, Beitrag zur Kenntniss der Anatomie und Physiologie des Eierstocks der Säugethiere (Zeitschrift für wissensch. Zoologie, 1862, t. XII, p. 409).
— Quineke, Notizen über die Eierstock der Säugethiere (Zeitschrift für wissensch. Zoologie, 1862, t. XII, p. 483).
— Borzenkow, Ueber den feinern Bau des Eierstocks (Notiz. Würzburg naturgesch. Zeitschrift, 1863, t. III).
— Bischoff, Ueber die Bildung des Säugethiere-Eies und seine Stellung in der Zellenlehre (Sitzungsberichte der bayer. Akad. der Wissensch. zu München 1863, t. I, p. 242).
— Grohe, Ueber den Bau und das Wachstum des menschlichen Eierstocks, etc. (Arch. für path. Anat., 1863, t. XXVIII, p. 301 et 570).

faites par M. Pflüger s'accordent assez bien avec cette opinion (1) ; mais elle n'a pas été confirmée par les observations de la majorité des physiologistes, et la plupart de ceux-ci considèrent les follicules de de Graaf comme étant formés primitivement par une agglomération de cellules blastémiques qui se creusent d'une cavité où s'amasse un liquide et où se développe l'ovule.

Quoi qu'il en soit à ce sujet, les follicules de de Graaf sont d'abord visibles seulement dans la partie périphérique de l'ovaire, mais par la suite ils se disséminent davantage et ils envahissent toutes les parties de cet organe. A l'époque de la puberté, quelques-unes de ces capsules ovariques grossissent notablement et se rapprochent de plus en plus de la surface de l'ovaire ; bientôt elles y font saillie, et la forme générale de l'organe dépend alors principalement du nombre des tubercules ainsi constitués et de leur degré de développement. Dans l'espèce humaine et chez les autres Mammifères unipares en général, un seul follicule ovifère, quelquefois deux ou même trois, arrivent à maturité en même temps. Dans les espèces où chaque portée se compose de plusieurs petits, on trouve avant la ponte un nombre correspondant ou plus considérable de vésicules ova-

perpendiculaires à la surface de l'ovaire et séparées entre elles par des rangées de grains plus gros. Ces languettes se subdiviseraient ensuite, et deviendraient des tubes dans l'intérieur desquels les follicules se développeraient (a).

(1) Suivant cet auteur, dont les recherches ont été faites principalement sur le Chat, les ovules primordiaux naîtraient par bourgeonnement, de tubes ovariens, à peu près comme dans les cas observés chez les Animaux inférieurs par M. Meissner (b). M. Grohe n'a pu trouver aucune trace de ces tubes, et M. Borzenkow pense que les follicules de de Graaf résultent du fractionnement d'un tractus de cellules disposées en réseau (c). Suivant MM. Pflüger, Klebs, Quincke et autres, les ovules primordiaux se multiplieraient par scission.

(a) Valentin, *Ueber die Entwickelung der Follikel in dem Eierstocke der Säugethiere* (Müller's *Archiv für Anat.*, 1848, p. 526).
(b) Pflüger, *Ueber die Eierstock der Säugethiere*, 1863.
(c) Voyez ci-dessus, p. 103.

riques dont la maturation s'achève; et dans les espèces où les portées peuvent se succéder rapidement, on voit d'ordinaire deux ou plusieurs séries de ces follicules à des degrés différents de développement, mais déjà assez gros pour faire saillie à la surface de l'ovaire (1).

§ 4. — Lorsqu'un follicule de de Graaf est arrivé à maturité, il est destiné à s'ouvrir et à se vider (2), puis sa cavité restée béante devient le siége d'un travail de cicatrisation ; il s'y développe un tissu adventif, et bientôt le tout se transforme en une sorte de petite tumeur solide que l'on désigne sous le nom de *corps jaune* (3). Celle-ci reste dans un état stationnaire pendant quelque temps, puis s'atrophie et disparaît plus ou moins rapidement. L'existence des corps jaunes dans l'ovaire est donc l'indice de la sortie d'un nombre correspondant d'œufs, et d'après l'état dans lequel on les trouve, on peut juger du temps qui s'est écoulé depuis la rupture de la vésicule graafienne. Des phénomènes analogues ont lieu chez les autres Mammifères, mais l'aspect des follicules en voie d'oblitération et d'atrophie varie suivant les espèces : ainsi, chez la Truie, les corps jaunes sont représentés par des masses d'apparence charnue, dont la couleur rappelle celle du foie (4).

Formation
des
corps jaunes.

----

(1) Par exemple chez la Truie (a).

(2) M. Raciborski a décrit avec détail le mode de formation et les caractères des tubercules qui, chez la Truie, correspondent aux corps jaunes de l'ovaire de la Femme (b).

(3) La structure et le mode de formation des corps jaunes a été un sujet d'étude pour beaucoup de médecins et de physiologistes (c).

(4) Lorsque la vésicule graafienne est arrivée à maturité, les capillaires sanguins qui se trouvent au sommet de l'espèce de tumeur constituée par ce

(a) Voyez Pouchet, *Théorie positive de l'ovulation spontanée*, pl. 6 et 7.
(b) Raciborski, *De la puberté*, etc., 1844, p. 365.
(c) E. Home, *On the passage of the Ovum from the Ovarium to the Uterus in Women* (*Philos. Trans.*, 1817, p. 252). — *On the corpora lutea* (*Philos. Trans.*, 1819, p. 59).
— Paterson, *Observations on corpora lutea* (*Edinburgh and Surgical Journal*, 1840, t. LIII, p. 49, pl. 1).
— Zvrieky. *De corporum luteorum origine atque transformatione.* Turini, 1844.
— Coste, *Histoire du développement des corps organisés*, t. I, p. 240 et suiv.
— Schrön, *Op. cit.* (*Zeitschrift für wissensch. Zoologie*, 1862, t. XII, p. 422).

§ 5. — Jusque dans ces dernières années, la plupart des physiologistes pensaient que chez la Femme et les autres Mammifères, la rupture d'un follicule ovarique, la chute d'un œuf et la production d'un corps jaune correspondant étaient des phénomènes dépendants de la fécondation; mais on sait aujourd'hui que dans l'espèce humaine, aussi bien que chez les Animaux, l'ovulation peut avoir lieu indépendamment de toute influence exercée par le mâle, et s'effectue en général par suite du travail physiologique propre à l'ovaire. On a constaté cette ponte spontanée chez des filles encore vierges et chez beaucoup de Mammifères qui avaient été privés de tout rapport avec le mâle. Depuis longtemps les anatomistes avaient enregistré de loin en loin des faits très-significatifs au sujet de l'état des ovaires chez des femelles non fécondées (1); mais on n'y avait accordé que peu d'attention jusqu'au moment où presque simultanément MM. Négrier, Coste, Raciborski et Pouchet, en France, et M. Bischoff en Allemagne, démontrèrent, soit par des observations cadavériques, soit par des expériences physiologiques, que la ponte ovarienne (ou, pour me servir de l'expression généralement employée,

corps s'injectent, puis la portion correspondante de la tunique ovarienne s'amincit dans le même point jusqu'à ce qu'une fente s'y forme; alors la vésicule se rompt et laisse échapper son contenu.

(1) Ainsi plusieurs anatomistes avaient constaté l'existence de corps jaunes dans l'ovaire de jeunes filles encore vierges (a); mais, pour mettre ces faits en accord avec les idées régnantes, quelques auteurs avaient cru pouvoir établir une distinction entre les vrais corps jaunes qui auraient été une conséquence de la fécondation et les produits en question.

(a) Vallisnieri, *Istoria della generazione dell' Uomo e degli Animali*, parte II : *Delle uova delle femmini vivipare* (Opera omnia, t. II, p. 180).

— Santorini, *Observ. anatomicæ de Mulierum partibus*, 1724.

— Bertrandi, *De glandularum ovarii corporibus luteis* (Misc. Taur.).

— Brugnone, *De ovariis eorumque corporibus luteis* (Mém. de l'Acad. de Turin, 1790).

— Home, *On the corpora lutea* (Philos. Trans., 1819).

— Velpeau, *Traité des accouchements*, t. I, p. 148.

— Montgomery, *On the Signs of Pregnancy*.

— Lee, *On the Structure of corpora lutea* (Med.-chir. Trans., 1839, t. XXII, p. 329).

— Paterson, *On corpora lutea* (Edinburgh med. and Surg. Journal, 1840, t. LIII, p. 64 ; t. LV, p. 395).

l'ovulation) s'effectue en vertu des seules formes physiologiques de la femelle (1).

La chute des œufs a lieu périodiquement et coïncide avec les

(1) En 1831, M. Négrier, médecin à Angers, communiqua à la Société médicale de cette ville un mémoire qui resta inédit, mais dans lequel il établit que les menstrues sont une conséquence de l'état des ovaires et de la maturité des follicules de de Graaf ; que ceux-ci se vident sans qu'il y ait eu fécondation, et qu'il en résulte la formation d'un corps jaune. Ce travail ne fut imprimé qu'en 1840 (a), à la suite de la publication d'un ouvrage de Gendrin (b).

En 1837, M. Coste émit aussi l'opinion que la chute des ovules s'effectue indépendamment de toute influence exercée par le mâle (c).

En 1840, M. Paterson, dans un mémoire sur les corps jaunes de l'ovaire, s'exprime dans les termes suivants : « Chez quelques Animaux infé- » rieurs, tels que la Truie et la Génisse, » soit que l'animal ait été ou non en » rapport avec le mâle, les follicules de » de Graaf se rompent spontanément » vers la fin de la période de chaleur. » Plus loin il ajoute : « Chez la Femme, » la période de menstruation est éga- » lement marquée par la proéminence » d'une ou de plusieurs vésicules, et » quelquefois par leur rupture (d). »

En 1842, M. Bischoff constata sur le cadavre de deux femmes mortes pendant le flux menstruel, non-seulement la turgescence des ovaires, mais l'existence d'une vésicule de de Graaf ouverte et contenant un corps jaune en train de se développer, et il annonça avoir constaté que, lorsqu'on empêche l'accouplement chez les Animaux en chaleur, les follicules tuméfiés se convertissent également en corps jaunes. Enfin cet auteur ajoute qu'il regardait comme indubitable que chaque menstruation est accompagnée de l'évolution d'un follicule de de Graaf et d'un ovule, puis de la formation d'un corps jaune (e).

La même année, Duvernoy professa une opinion analogue (f), et M. Pouchet fit paraître un travail dans lequel, après avoir rappelé beaucoup de faits à l'appui de cette opinion, il présente comme une loi physiologique que, dans toute la série animale, l'ovaire émet ses ovules indépendamment de la fécondation, proposition qu'il développa plus tard dans un autre ouvrage (g).

En 1843, M. Raciborski soumit au jugement de l'Académie un mémoire dans lequel il s'exprime de la manière suivante : « A chaque menstruation, » un follicule vient former une saillie

(a) Négrier, *Recherches anatomiques et physiologiques sur les ovaires dans l'espèce humaine*, 1840.

(b) Gendrin, *Traité de médecine pratique*, 1838, t. II, p. 28.

(c) Coste, *Embryologie comparée*, 1837, p. 455.

(d) Paterson, *Observations on corpora lutea* (*Edinburgh med. and. Surg. Journal*, 1840, t. LIII, p. 63).

(e) Bischoff, *Entwickelungsgeschichte der Säugethiere und des Menschen*, 1842. — *Traité du développement de l'Homme et des Animaux*, trad. par Jourdan, 1843, p. 42.

(f) Duvernoy, *Quelques idées relatives à la génération* (*Revue zoologique*, 1842, p. 394).

(g) Pouchet, *Théorie positive de la fécondation des Mammifères*, 1842.

temps de rut dont j'ai déjà eu l'occasion de parler. Ainsi, chez la Femme, l'ovulation spontanée est accompagnée des évacuations menstruelles (1), et l'on comprend par conséquent com-

» à la surface de l'ovaire, où il subit » ensuite une rupture, et se vide de son » contenu sans qu'il y ait besoin pour » cela, comme le prétendaient de Graaf » et Haller, d'aucune excitation véné- » rienne préalable (a).

Le même jour, l'Académie reçut communication de recherches expérimentales faites sur le même sujet à Heidelberg par M. Bischoff (b), et si ce physiologiste éminent n'a pas la priorité pour l'annonce des vues dont il est ici question, je ne pense pas qu'on puisse lui refuser le mérite d'avoir été le premier à rendre incontestable la production des œufs par l'ovaire des Mammifères, sans l'intervention du mâle ; fait sur lequel il entre dans plus de détails dans un mémoire publié en 1844 (c).

Je citerai également ici une observation faite par M. Hyrtl (de Vienne) sur une jeune fille de dix-sept ans qui était vierge, et qui mourut cinq jours après le début de la menstruation : on lui trouva un œuf dans la deuxième portion de l'une des trompes (d).

Des faits recueillis par d'autres observateurs sont venus corroborer les vues exposées ci-dessus (e) ; et du reste il est à noter que la liaison du phénomène de la chute des œufs ovariens avec la menstruation, chez la Femme, avait été affirmée il y a près de deux siècles par Kerkringe (f).

(1) La réciproque n'est pas toujours vraie : Ainsi, chez la Femme, il y a des cas dans lesquels la menstruation a lieu sans qu'aucun follicule graafien s'ouvre : M. Coste en cite des exemples (g). Mais il y a toujours connexité entre l'état d'éréthisme de l'ovaire, qui produit la rupture de ces vésicules, et la turgescence de l'utérus, qui produit l'écoulement menstruel. L'état de turgescence périodique des ovaires a pu être constaté chez des femmes où ces organes faisaient hernie au dehors, et les phénomènes de rut ont été même observés dans un cas tératologique où la matrice et le vagin manquaient, de sorte qu'il ne pouvait y avoir aucun écoulement menstruel (h).

(a) Raciborski, *Études physiologiques sur la menstruation* (*Comptes rendus de l'Acad. des sciences*, 1843, t. XVII, p. 106).

(b) Bischoff, *Sur le détachement et la fécondation des œufs humains et des œufs des Mammifères* (*Comptes rendus de l'Acad. des sciences*, 1843, t. XVII, p. 121).

(c) Bischoff, *Mém. sur la maturation et la chute périodique de l'œuf de l'Homme et des Mammifères, indépendamment de la fécondation* (*Ann. des sciences nat.*, 2ᵉ série, 1844, t. II, p. 104).

(d) Hyrtl, *Manuel d'anatomie*, p. 310.

(e) Courty, *De l'œuf et de son développement dans l'espèce humaine*, 1845, p. 64.

— Letheby, *An Account of two cases in which Ovules or their remains were discovered in the Fallopian tubes of unimpregnated Women who had died during the period of Menstruation* (*Philos. Trans.*, 1852, p. 57).

(f) Kerkringius, *An Account of what has been observed concerning Eggs to be found in all sorts of Females* (*Philos. Trans.*, 1672, t. VII, p. 1018).

(g) Coste, *Histoire du développement des corps organisés*, t. I, p. 221.

(h) Oldham, *History of two cases of Hernia of the Ovaries, in one of which there was a periodical enlargement of one or other of these Organs* (*Proceed. of the Royal Society*, 1837, t. VIII, p. 377).

ment il se fait que la fécondité se trouve liée à l'existence de cette hémorrhagie sexuelle. Ainsi, sous ce rapport, comme sous beaucoup d'autres, il n'existe aucune différence essentielle entre les Mammifères et les Vertébrés ovipares; ceux-ci accomplissent leurs fonctions comme le font les Animaux inférieurs, et l'espèce humaine ne fait pas exception à la règle commune.

L'excitation et l'état de turgescence de l'appareil génital qui résultent du coït ne sont pas toujours une condition nécessaire pour amener la chute des œufs ovariens; mais cette circonstance contribue à déterminer la rupture des follicules graafiens, et chez quelques Animaux elle paraît même exercer beaucoup d'influence sur la mise en liberté des œufs logés dans l'ovaire (1).

Lors de la rupture du follicule ovarien, l'œuf qui se trouvait dans cet organe s'en échappe en entraînant avec lui une portion de la tunique granuleuse qui l'entourait, et passe dans la trompe (2). Ainsi que nous l'avons vu dans la Leçon précédente, cet orifice évasé de l'oviducte est en rapport permanent avec la surface de l'ovaire chez beaucoup de Mammifères, et dans les espèces où il est libre il vient s'ap-

(1) Ainsi dans des expériences faites par M. Coste sur des Lapines placées dans les mêmes circonstances, mais dont les unes s'étaient accouplées, et dont les autres avaient été séparées du mâle au moment où le coït allait avoir lieu, on trouva que chez les premières, tuées dix ou quinze heures après le rapprochement sexuel, les œufs avaient ordinairement quitté les ovaires, tandis que chez les secondes ils y étaient encore renfermés dans les follicules de de Graaf (a).

(2) On a désigné sous le nom de *rétinacules*, des prolongements de ce tissu granuleux qui s'étendent en rayonnant du cumulus aux parties adjacentes de la cavité graafienne, et qui paraissent servir à y fixer ce corps (b). Lors de la sortie de l'ovaire, celui-ci entraîne avec lui les rétinacules, aussi bien que le disque proligère ou cumulus (c).

(a) Coste, *Histoire du développement des corps organisés*, 1847, t. I, p. 183.
(b) Barry, *Researches in Embryology* (*Philos. Trans.*, 1838, p. 324, pl. 7, fig. 50 à 58). — Coste, *Op. cit.*, t. I, p. 166.
(c) Barry, *Researches in Embryology*, second series, pl. 5, fig. 1 (*Philos. Trans.*, 1839).

pliquer sur cet organe pendant l'état d'éréthisme qui accompagne le rut (1).

Fécondation des ovules. § 6. — C'est après leur sortie de l'ovaire et leur entrée dans la trompe que les ovules rencontrent les spermatozoïdes, et que la fécondation s'opère. En effet, on a constaté que si un obstacle mécanique s'oppose à l'arrivée de la liqueur séminale dans cette partie reculée de l'appareil femelle, les œufs ne sont pas fécondés, bien qu'ils y descendent comme d'ordinaire, ainsi que nous l'avons déjà vu (2). On a constaté également que les spermatozoïdes lancés dans le vagin ou dans l'utérus pendant le

---

(1) M. Rouget a étudié dernièrement le mécanisme à l'aide duquel la trompe est amenée à embrasser l'ovaire pendant la période de l'ovulation ; il a fait bien connaître le jeu des faisceaux musculaires des ligaments larges qui contribuent à effectuer ce rapprochement, et il attribue aussi avec raison un rôle important à l'état de turgescence du système vasculaire de l'ovaire, qu'il considère comme un tissu érectile (*a*). Quelques auteurs assurent qu'au moyen d'injections pratiquées sur le cadavre, on a vu les franges de la trompe se redresser et s'appliquer sur l'ovaire ; mais les recherches récentes de M. Rouget tendent à établir que ce canal n'est pas érectile (*b*).

(2) On sait par les expériences de Nuck, faites il y a un siècle, que la ligature des cornes de l'utérus, pratiquée chez les Chiennes trois jours après l'accouplement, n'empêche pas des ovules de se développer en amont de l'obstacle opposé ainsi à leur descente (*c*). Quelques années plus tard, Haighton varia davantage les expériences de ce genre, et constata que chez le Lapin, après la section de l'un des oviductes pratiquée avant l'accouplement, les corps jaunes ne se développent que du côté où la communication entre le vagin et le pavillon n'avait pas été interrompue. Il obtint le même résultat en coupant l'un des oviductes six heures après l'accouplement. (*d*) D'où nous pouvons conclure que si le rapprochement sexuel est nécessaire pour déterminer la rupture des follicules de de Graaf, les œufs ne sont féconds que lorsque le sperme peut arriver en contact avec ces corps, et que, chez le Lapin, il faut plus de six heures pour que les spermatozoïdes remontent de l'utérus dans la portion supérieure des trompes. Les expériences faites vers

---

(*a*) Rouget, *Recherches sur les organes érectiles de la Femme et sur l'appareil musculaire tubo-ovarien dans leurs rapports avec l'ovulation et la menstruation (Journal de physiologie,* 1858, t. 1, p. 738).

(*b*) Rouget, *loc. cit.,* p. 337.

(*c*) Nuck, *Adenographia curiosa,* p. 69 (*Opera omnia,* 1773).

(*d*) Haighton, *An Experimental Inquiry concerning Animal impregnation (Philos. Trans.,* 1797, p. 159).

coït s'engagent dans les oviductes et y remontent très-haut, quelquefois même jusque dans le pavillon (1). Enfin on a observé encore la présence de ces filaments fécondateurs sur la

la même époque par Grossmeyer et par Cruikshank (a) n'introduisirent dans la science aucun fait important. D'autres recherches faites plus récemment par Blundell et par Haussmann confirmèrent les résultats obtenus par Haighton, mais n'y ajoutèrent rien de bien nouveau (b). Les expériences faites de 1841 à 1844 par M. Bischoff furent plus significatives ; car, dans un cas, cet auteur trouva des œufs dans les trompes, chez une Chienne dont l'utérus avait été lié et coupé avant l'accouplement ; il en constata également dans les trompes d'une Brebis et d'une Truie qui étaient en rut au moment de l'expérience, mais n'avaient pas été couvertes (c).

(1) Fallope, Ruysch, et plusieurs autres physiologistes, disent avoir trouvé du sperme dans l'utérus ou même dans les trompes, chez des Femmes mortes immédiatement après le coït ;

mais comme ces auteurs n'employèrent pas le microscope pour constater les caractères de ce liquide, on ne peut attacher que peu d'importance à leurs observations (d). Leeuwenhoek a reconnu la présence des spermatozoïdes dans les cornes de l'utérus chez la Chienne et chez la Lapine (e). MM. Prévost et Dumas ont constaté des faits analogues, mais ces physiologistes n'ont pu découvrir de spermatozoïdes, ni dans les trompes, ni sur l'ovaire (f). Plus récemment, d'autres observateurs, notamment MM. Barry, Wagner, Bischoff et autres, ont trouvé des spermatozoïdes jusque dans les pavillons de la trompe, et même sur la surface de l'ovaire (g). La cause du transport des spermatozoïdes de la cavité copulatrice jusqu'à la surface des ovaires a été l'objet de diverses hypothèses et n'est pas encore parfaitement déter-

(a) Grossmeyer, *De fecundatione et conceptione humana.* Göttingue, 1789.

— Cruikshank, *On the existence of Ova in the Fallopian tubes of Rabbits three days after impregnation (Philos. Trans.,* 1797, p. 197).

(b) Blundell, *Researches physiological and Pathological,* 1825, p. 32.

— Haussmann, *Ueber die Zeugung des wahren weiblichen Eies,* 1840.

(c) Bischoff, *Mém. sur la maturation et la chute périodique des œufs de l'Homme et des Mammifères, indépendamment de la fécondation (Ann. des sciences nat.,* 3ᵉ série, 1844, t. II, p. 117 et suiv.).

(d) Fallope, *Adversaria anatomico-chirurgica,* VI, § 1.

— Ruysch, *Thesaurus anatom.,* VI, § 21, p. 4 et 15.

(e) Leeuwenhoek, *Opera omnia,* t. I, p. 149 et 166.

(f) Prévost et Dumas, *De la génération chez les Mammifères (Ann. des sciences nat.,* 1824, 1ʳᵉ série, t. III, p. 149).

(g) M. Barry, *Researches in Embryology (Philos. Trans.,* 1838, p. 315).

— Bischoff, *Traité du développement,* p. 560.

— Wagner, *Ueber eine Einfache und Leicht zu wiederholende Beobacht. wodurch zwei merkwürdige Momente in der Physiologie der Zeugung constatirt werden (Froriep's Neue Notizen,* 1837, t. III, p. 99).

— Bischoff, *Traité du développement,* p. 49.

— Haussmann, *Op. cit. (Wochenschrift,* 1838, p. 48).

— Mayerlein, *Ueber die Eileiter einiger Säugethiere (Zeitschrift für rationelle Medicin,* 1865, t. XXIII, p. 63).

surface des ovules contenus dans les trompes (1), et même leur pénétration dans l'épaisseur des parois de ces ovules (2). Ainsi le moment du coït n'est pas celui de la fécondation, et l'on comprend que le laps de temps qui s'écoule entre

minée (a). Quelques physiologistes attribuaient à l'utérus les facultés d'exercer une sorte de succion sur le sperme lancé dans le vagin. Mais il y a lieu de croire que l'introduction de ce liquide est due plutôt à des contractions progressives des voies génitales de la femelle. Ces contractions ont été observées chez des Chiennes et des Lapines par plusieurs physiologistes (b); ils n'ont pas tout à fait le caractère des mouvements péristaltiques, mais ils sont dirigés vers l'ovaire (c). Quelques auteurs pensent que les cils vibratiles de l'utérus jouent aussi un rôle important dans le transport des particules fécondantes vers l'ovaire (d); mais cela ne paraît pas être probable, car dans toutes les circonstances dans lesquelles ce mouvement épithélique a été étudié, on a constaté que le courant se dirigeait en sens contraire, c'est-à-dire de l'intérieur de l'appareil génital vers l'extérieur (e). Les mouvements de translation que les spermatozoïdes sont susceptibles d'effectuer au moyen de la construction ondulatrice de leur appendice caudal peuvent contribuer aussi à les faire avancer dans le canal vecteur des œufs. En effet, leurs mouvements sont d'ordinaire très-vifs et très-forts lorsqu'ils pénètrent dans l'appareil femelle (f); mais l'importance de cette progression spontanée me paraît avoir été exagérée par quelques auteurs (g).

(1) M. Bischoff a souvent trouvé dans l'oviducte de la Chienne des œufs dont la surface était couverte de spermatozoïdes, et chez le Lapin il en a constaté la présence dans l'épaisseur de la couche albumineuse qui se développe autour de l'œuf dans l'intérieur des trompes (h). Ce physiologiste a constaté aussi l'existence de spermatozoïdes sur les œufs chez le Cochon d'Inde. M. Keber pense qu'ils pénètrent dans l'œuf (i).

(2) Voyez tome VIII, pages 361 et 363.

(a) De Graaf, *De Mulierum organis generationi inservientibus*, p. 153.
— Vallisnieri, *Hist. della generazione.*
— Haller, *Elementa physiologiæ*, t. VIII, p. 24.
— Gunther, *Untersuchungen und Erfahrungen im Gebiete der Anatomie*, 1837.
— Pouchet, *Op. cit.*, p. 387.
(b) Blundell, *Researches physiological and pathological*, 1825, p. 55.
— Bischoff, *Traité du développement*, p. 563.
— Kehrer, *Beitr. zur vergleichenden experimentallen Geburtzkunde*. Giessen, 1864.
(c) Müller, *Manuel de physiologie*, t. II, p. 628.
(d) Purkinje et Valentin, *De motu vibratorio*, p. 54. — *Entdeckung continuirlicher durch Wimperhaare erzeugter Flimmerbewegungen* (Müller's *Archiv*, 1834, p. 391).
— Bischoff, *Traité du développement*, p. 564.
(e) Idem, *ibid.*
(f) Henle, *Anatomie générale*, t. II.
(g) Bischoff, *Op. cit.*, p. 59 et 64. — *Sur le développement de l'œuf de Chien* (Ann. des sciences nat., 3e série, 1845, t. III, p. 369).
(h) Bischoff, *Entwickelungsgeschichte der Meerschweinchens*, 1852, p. 17, pl. 4, fig. 4-7.
(i) Keber, *Ueber den Einheit der Samenzellen in den Ei*, 1853.

ces deux phénomènes puisse être très-variable (1). Si la chute de l'ovule et l'entrée du spermatozoïde dans l'utérus coïncident, ces deux corps marchent l'un au-devant de l'autre et se rencontrent plus ou moins vite, suivant que leurs progrès sont plus ou moins rapides. Si le coït précède la rupture du follicule et que les spermatozoïdes aient eu le temps nécessaire pour arriver très-loin dans les trompes avant que l'ovule y tombe, celui-ci pourra être fécondé aussitôt après avoir quitté l'ovaire (2). Enfin il se pourra aussi que l'ovule ait déjà pénétré plus ou moins loin dans l'oviducte avant que l'accouplement ait eu lieu, et qu'il ait conservé ses propriétés génésiques pendant assez long-temps pour être fécondé par le contact de la liqueur séminale, bien que l'arrivée de celle-ci soit plus ou moins tardive (3).

---

(1) Jadis on supposait que dans l'espèce humaine, aussi bien que chez les autres Animaux, la conception s'effectuait instantanément et avait lieu au moment même du coït. MM. Prévost et Dumas insistèrent avec raison sur la distinction à établir entre ces deux phénomènes, et sur le laps de temps plus ou moins considérable qui s'écoule entre le rapprochement sexuel et la rencontre des agents génésiques, c'est-à-dire les ovules et les spermatozoïdes (a).

(2) M. Pouchet (b) a cru pouvoir établir que la rencontre de l'œuf et des spermatozoïdes n'avait lieu que dans la cavité de l'utérus, et que l'intérieur des trompes était rempli d'un mucus compacte qui s'opposait constamment à l'action de la liqueur séminale dans ces canaux; ce mucus, en conséquence, a été désigné par cet auteur sous le nom de *mucus infranchissable*. Mais cette opinion n'est pas admissible.

(3) Il est évident que la limite du temps qui peut s'écouler entre la chute des ovules et leur fécondation est subordonnée à la faculté que ces ovules possèdent de se conserver dans un état tel que le contact du sperme puisse y exciter le travail embryogénique. Or, M. Coste a fait chez divers Mammifères, aussi bien que chez les Oiseaux, beaucoup d'observations en vue de déterminer l'état des œufs non fécondés, après un séjour plus ou moins long dans le canal vecteur, et il y a toujours vu des signes de décomposition au bout de dix ou douze heures; il en conclut que ce doit être toujours dans l'ovaire, dans les trompes ou dans le tiers supérieur de l'oviducte, que les œufs doivent rencontrer le fluide séminal pour que leur fécondation ait

(a) Prévost et Dumas, *De la génération dans les Mammifères* (Ann. des sciences nat., 1824, t. III, p. 119).
(b) Pouchet, *Théorie positive de l'ovulation*, p. 371.

Les œufs des Mammifères parvenus dans les trompes y descendent plus ou moins rapidement vers l'utérus, et ce transport paraît être dû à l'action des cils vibratiles dont ces conduits sont pourvus, aussi bien qu'aux contractions de leurs parois (1). Pendant qu'il s'effectue, les ovules manifestent des signes d'activité physiologique avant d'être fécondés : la vésicule germinative disparaît, si toutefois elle n'a déjà cessé d'exister avant l'ouverture du follicule graafien (2), la couche granuleuse ou disque dont ils sont d'abord entourés disparaît (3), et chez quelques Mammifères leur surface se recouvre d'une couche

lieu, tandis que plus bas ils ne sont plus fécondables (a); mais il est probable que la persistance plus ou moins grande de la vitalité des ovules après leur sortie de la vésicule ovarienne varie beaucoup suivant les espèces. M. Bischoff pense que dans l'espèce humaine l'œuf continu à être susceptible de fécondation huit ou même douze jours après son entrée dans l'oviducte (b).

D'après quelques observations incomplètes, on avait pensé que chez le Chevreuil, après l'accouplement, l'ovule restait fort longtemps dans l'ovaire ou dans l'oviducte avant de subir l'influence fécondante du sperme (c); mais on sait aujourd'hui, par les observations de M. Bischoff, que cette partie du travail reproducteur s'accomplit de la manière ordinaire, et

que c'est dans l'utérus, après la fécondation, que l'œuf reste dans un état d'inactivité pendant plus de quatre mois (d).

(1) Ainsi que nous l'avons déjà vu, les courants microscopiques déterminés par l'action des cils vibratiles de la surface interne des trompes paraissent être toujours dirigés vers l'utérus (e).

(2) Dans quelques cas, M. Bischoff est parvenu à constater la présence de la vésicule germinative dans des œufs déjà parvenus dans l'oviducte (chez la Chienne notamment); mais en général on n'aperçoit aucune trace de cette cellule dans les œufs encore logés dans l'ovaire, lorsqu'ils sont arrivés à maturité et près de tomber (f).

(3) Voyez ci-dessus, page 109.

(a) Coste, *Détermination précise du lieu où s'opère la fécondation chez les Vertébrés supérieurs* (Comptes rendus de l'Académie des sciences, 1850, t. XXX, p. 691). — *Histoire du développement des corps organisés*, 1859, t. II, p. 41 et suiv.

. (b) Bischoff, *Op. cit.* (Ann. des sciences nat., 3ᵉ série, 1844, t. II, p. 144).

(c) Pockels, *Ueber die Brunstzeit der Rehe* (Müller's Archiv für Anat., 1836, p. 193).

— Ziegler, *Beobachtungen über die Brunst und den Embryo der Rehe*, 1843.

(d) Bischoff, *Entwickelungsgeschichte des Rehes*, 1850.

(e) Purkinje et Valentin, *De motu vibratorio*, p. 51.

— Bischoff, *Traité du développement de l'Homme et des Animaux*, p. 55.

— Pouchet, *Théorie positive*, p. 151.

— Coste, *Histoire du développement*, t. I, p. 278.

(f) Wharton Jones, *On the Ova of Women and Mammiferous Animals* (Edinb. Philos. Mag., 3ᵉ série, 1835, t. VII, p. 209).

— Bischoff, *Traité du développement des Mammifères*, p. 48.

de substance gélatineuse que l'on assimile souvent à l'albumen des Oiseaux (1); puis des indices de segmentation apparaissent (2), mais ne persistent pas si la fécondation n'a pas eu lieu, et sont alors promptement suivis de phénomènes indicatifs d'un travail de désorganisation.

L'œuf fécondé augmente peu à peu de volume à mesure qu'il descend dans les trompes ; sa tunique externe se modifie, elle devient villeuse, et elle constitue en partie l'enveloppe membraneuse dont j'aurai bientôt à parler plus longuement sous le nom de *chorion*.

Dans quelques cas, on a observé dans l'intérieur de l'œuf un mouvement de rotation opéré par la sphère vitelline, et paraissant être dû à l'action de cils vibratiles (3). On constate aussi que le vitellus se resserre, ou du moins l'espace compris entre lui et la tunique transparente augmente notablement et se rem-

(1) C'est vers le milieu des trompes que cette enveloppe gélatineuse commence à se former chez la Lapine (a) ; elle s'accroît par couches superposées, et c'est entre ces strates que l'on aperçoit les spermatozoïdes privés de mouvement, dont j'ai parlé ci-dessus, page 112. Chez la Chienne, où le passage des œufs du pavillon dans l'utérus se fait beaucoup plus rapidement, l'enveloppe albumineuse est peu épaisse. M. Bischoff avait même pensé qu'elle manquait complétement (b); mais sa présence a été constatée par M. A. Thompson (c). D'après

M. Bischoff, l'œuf du Cochon d'Inde serait privé de l'enveloppe albumineuse (d).

(2) M. Bischoff a constaté des indices d'un commencement de division du vitellus, dans des œufs d'une Truie qui n'avait pas été fécondée (e). Ce fait s'accorde avec ceux observés chez beaucoup d'Animaux inférieurs et cités dans une Leçon précédente (voyez tome VIII, page 394).

(3) Ainsi que je l'ai déjà dit (f), M. Bischoff a découvert ce mouvement rotatoire dans les œufs du Lapin parvenus vers le milieu des

(a) T. Wharton Jones, *On the first Changes in the Ova of Mammifera in consequence of Impregnation*, etc. (*Philos. Trans.*, 1837, p. 339, pl. 46, fig. 1).

(b) Bischoff, *Traité du développement des Animaux*, p. 64.

(c) Allen Thompson, art. OVUM (*Todd's Cyclop. of Anat.*, Supplém., p. 85).

(d) Bischoff, *Entwickelungsgesch. des Meerschweinchens*, 1852.

(e) Bischoff, *Mém. sur la maturation et la chute périodique de l'œuf* (*Ann. des sciences nat.*, 3ᵉ série (1844, t. II, p. 134).

(f) Voyez tome VIII, page 395.

plit d'un liquide hyalin (1); puis, le vitellus laisse échapper une ou plusieurs gouttelettes graisseuses (2), et le fractionnement dont j'ai déjà eu l'occasion de parler (3) s'établit. Cette sphère se divise en deux moitiés qui affectent bientôt une forme sphérique, et qui, à leur tour, ne tardent pas à se subdiviser, pour constituer quatre sphérules; celles-ci se partagent ensuite de la même manière, et par l'effet de ces mouvements d'agglomération de la matière vitelline autour de centres d'attraction qui se multiplient dichotomiquement, le globe qui, primitivement était simple et unique, se trouve transformé en un agrégat de sphérules dont le nombre augmente prodigieusement en même temps que le volume de chacun de ces petits globes diminue. Au centre de chaque sphère ou sphérule on aperçoit un espace plus clair que la portion périphérique, qui paraît être formée principalement de matière grasse et qui laisse apercevoir dans son intérieur un point obscur : ce sont ces parties que l'on désigne communément sous le nom de *noyau* et de *nucléole* des sphères de segmentation (4). Dans le principe, les sphères elles-mêmes ne paraissent pas être limitées par une membrane (5); mais lorsque le travail de fractionnement est arrivé à un certain degré, ces agglomérats de substance vitelline se revêtent d'une couche membraniforme, et offrent l'aspect

trompes (*a*). Martin Barry a vu des phénomènes analogues dans l'utérus (*b*).

(1) Voyez tome VIII, page 394.

(2) Ainsi que je l'ai déjà dit (*c*), cette émission d'un globule de matière grasse, signalée d'abord chez les Animaux inférieurs, a été observée par divers physiologistes chez plusieurs Mammifères, notamment chez le Chien, le Lapin, (*d*), le Cochon d'Inde (*e*), la Brebis (*f*).

(3) Voyez tome VIII, page 397.

(4) Voyez tome VIII, page 404.

(a) Bischoff, *Ueber das Drehen des Dotters im Säugethiercie während dessen Durchgang durch den Eileiter* (Müller's *Archiv*, 1841, p. 14, pl. 1, fig. 6).

(b) Barry, *Researches in Embryology* (*Philos. Trans.*, 1839, p. 356).

(c) Voyez tome VIII, p. 396.

(d) Barry, *Op. cit.* (*Philos. Trans.*, 1840, pl. 24, fig. 135-137).

(e) Bischoff, *Entwickel. des Meerschweinchens*, pl. 1, fig. 4-7.

(f) Idem, *Sur la maturation de l'œuf*, etc. (*Ann. des sciences nat.*, 3e série, 1844, t. II, pl. 8, fig. 10).

d'autant de cellules ou utricules. Cette série de phénomènes embryogéniques ressemble donc tout à fait à ce que nous avons déjà vu dans l'œuf de divers Vertébrés; elle a été étudiée avec beaucoup de soin par plusieurs physiologistes, au nombre desquels on doit placer en première ligne MM. Barry et Bischoff (1) ; mais son histoire laisse encore beaucoup à désirer.

Ainsi que nous l'avons déjà vu dans une précédente Leçon, la portion périphérique de la masse vitelline dont le fractionnement est achevé se condense un peu pour former la couche appelée *blastoderme*, dont une partie, en se développant, va constituer le corps de l'embryon. Pour le moment, je ne décrirai pas les phénomènes qui s'y manifestent, mais j'aurai bientôt l'occasion d'y revenir.

§ 7. — Chez les Mammifères, ainsi que chez les Oiseaux et les autres Vertébrés inférieurs, les ovules traversent plus ou moins rapidement la portion du canal vecteur qui constitue les trompes, mais ils ne se comportent pas de même dans la portion suivante du conduit évacuateur. En effet, chez les Mammifères, ils doivent y faire un séjour très-long, et l'utérus, dans lequel ils s'arrêtent ainsi, ne remplit pas seulement les fonctions d'une chambre incubatrice, il devient aussi un agent nourricier qui pourvoit aux besoins des jeunes individus en voie de formation, en même temps qu'il s'agrandit pour loger ces produits. Toutes ses propriétés vitales se développent à un haut degré (2). Chez la plupart des Mammifères, cet état d'ac-

---

(1) Voyez tome VIII, pages 403 et suivantes.

(2) Cet agrandissement de l'utérus n'est pas seulement le résultat de la dilatation de sa cavité et de l'amincissement de ses parois; il dépend principalement de l'accroissement de celles-ci. On a évalué l'augmentation de la masse de la substance solide de l'utérus chez la Femme, pendant la gestation, à environ vingt fois son volume primitif (a).

(a) Meckel, *Anatomie*, t. IV, p. 691.

tivité physiologique ne devient bien apparent qu'après l'arrivée des ovules dans la cavité de l'utérus. Mais chez d'autres il se manifeste plus tôt, et la chambre incubatrice semble se préparer à recevoir les produits du travail génésique toutes les fois que les vésicules ovariennes deviennent mûres et que l'ovulation s'effectue.

Ainsi, dans l'espèce humaine, les évacuations menstruelles et la rupture des follicules de de Graaf qui accompagne ces évacuations sanguines coïncident avec un état de turgescence de l'utérus et de ramollissement de la muqueuse utérine (1). Lorsque la conception n'a pas eu lieu, ces phénomènes diminuent bientôt d'intensité, et l'utérus retombe dans un état d'inactivité ; mais dans les cas de grossesse, ils persistent, et sont promptement suivis de changements très-considérables dans la structure aussi bien que dans le volume de cet organe.

Membrane caduque. A la suite des observations de William Hunter sur les premières périodes de la gestation, les physiologistes pensaient généralement que, chez la Femme, la matrice se tapissait alors

---

(1.) A l'époque des menstrues, l'utérus augmente de volume et son tissu devient plus lâche, phénomènes qui dépendent principalement de la dilatation des vaisseaux sanguins de cet organe et de l'abondance plus grande du plasma sanguin dont son tissu est imprégné. Dans certains cas, la muqueuse utérine augmente beaucoup d'épaisseur et présente une véritable hypertrophie, car une foule de jeunes cellules sphériques ou fusiformes se développent dans son tissu, l'épithélium est éliminé en totalité ou en partie, et les glandules muqueuses s'élargissent beaucoup (*b*). Quelques auteurs ont pensé qu'à chaque période menstruelle, l'utérus de la Femme se tapissait de villosités ou d'une pseudo-membrane nouvelle analogue à la prétendue membrane caduque de l'utérus dans l'état gravide, qui se détacherait ensuite et tomberait, si la conception n'avait pas lieu ; mais ces opinions ne sont pas admissibles (*c*).

(*a*) Pour plus de détails à ce sujet, voyez :
— Coste, *Histoire du développement des êtres organisés*, t. I, p. 208 et suiv.
— Kölliker, *Traité d'histologie*, p. 582.
(*b*) Baer, *Entwickelungsgeschichte*, t. II, p. 266.
— E. Weber, *Disquisitio anat. uter. et ovar. puellæ*, 1830, p. 22.
(*c*) Raciborski, *De l'exfoliation physiologique et pathologique de la membrane interne de l'utérus*, 1857.

d'une tunique nouvelle, à laquelle on donna le nom de *membrane caduque* (1), et l'on supposait que l'œuf, en arrivant dans le réservoir occupé de la sorte, déprimait une portion de l'espèce de sac ainsi formé pour s'y loger, à la manière des viscères qui s'encapuchonnent dans les poches séreuses (2). Mais les recherches entreprises sur ce sujet depuis une vingtaine d'années ont montré que les choses se passent d'une autre façon, et que la couche molle et vasculaire que l'on avait prise pour une sorte de fausse membrane n'est en réalité qu'une portion de la tunique muqueuse préexistante qui s'est tuméfiée et qui a subi certains changements dans ses caractères histologiques (3).

C'est dans la couche charnue de la matrice que ces changements sont le plus considérables. Là, non-seulement les éléments musculaires déjà existants augmentent de volume (4), mais il y a formation d'éléments histologiques nouveaux, dont les uns sont des fibres musculaires et les autres des parties constituantes du tissu conjonctif. Ainsi, les fibres-cellules contractiles de l'uté-

---

(1) *Membrana decidua* (a), *epichorion* (b), *epione* (c), *nidamentum* (d), *perione* (e), etc.

(2) Nous aurons à revenir sur ce sujet dans une prochaine Leçon.

(3) Cette opinion relative à l'origine de la caduque a été adoptée depuis fort longtemps par quelques anatomistes, mais elle n'a prévalu généralement que depuis une vingtaine d'années, à la suite des recherches de M. Sharpey et de M. Coste (f).

(a) Hunter, *Anatomia uteri humani gravidi tabulis illustrata*, 1774.

(b) Chaussier, *Lettre contenant quelques remarques sur la structure de l'utérus, etc.*, 1818.

(c) Dutrochet, *Recherches sur les enveloppes du fœtus* (*Mém. de la Société médicale d'émulation*, 1826, t. IX).

(d) Burdach, *Traité de physiologie*, t. II, p. 412.

(e) Breschet, *Études de l'œuf dans l'espèce humaine* (*Mém. de l'Acad. de médecine*, 1833, t. II, p. 98).

(f) E. H. Weber, *Zusätze zur Lehre vom Bau und dem Verrichte der Geschlechtsorgane*, 1846.

— Sharpey, voyez la traduction anglaise de la *Physiologie* de Müller, 1842, t. II, p. 1574.

— Coste, *Mémoire sur la formation de la caduque dans l'œuf humain* (*Comptes rendus de l'Acad. des sciences*, t. XV, 1842).

— Schrœder van der Kolk, *Waarnemingen over het Maaksel van de menschelijke placenta en over haren Bloeds-omloop* (*Verhandl. van het Nederlandsche Instituut, derde Reeks.*, t. IV, 1851).

— Farre, art. UTERUS (Todd's *Cyclop. of Anat.*, Supplem., p. 636).

rus deviennent de sept à onze fois plus longues, et de deux à sept fois plus larges qu'elles ne l'étaient avant la gestation (1). La production de fibres charnues nouvelles a lieu dans les couches internes de la tunique musculaire, et paraît se prolonger pendant les six premiers mois de la grossesse. La tunique séreuse de la matrice présente des phénomènes d'accroissement analogues, quoique moins marqués (2). La muqueuse utérine se modifie en même temps d'une manière très-remarquable (3). Non-seulement sa substance devient plus molle et plus vasculaire, mais son revêtement épithélique se modifie de diverses manières, et il se fait dans son épaisseur un développement

(1) Chez la Femme, les cellules-fibres contractiles de l'utérus n'ont dans l'état ordinaire qu'environ $0^{mm},05$ à $0^{mm},07$ de longueur sur $0^{mm},05$ de largeur; atteignent au cinquième mois de la grossesse $0^{mm},15$ à $0^{mm},27$ de longueur, et, dans la seconde moitié du sixième mois, elles ont jusqu'à $0^{mm},52$ de longueur sur $0^{mm},006$ d'épaisseur (a).

C'est principalement dans la couche charnue de l'utérus que se trouvent les vaisseaux sanguins de cet organe, et l'augmentation de calibre de ces canaux pendant la grossesse est très-remarquable ; c'est en partie à cette circonstance qu'il faut attribuer la distinction plus nette qui s'établit alors entre la tunique musculaire et la tunique muqueuse.

Les nerfs de l'utérus deviennent beaucoup plus distincts à mesure que cette hypertrophie s'effectue (b). Quelques anatomistes pensent que cela ne dépend pas d'une augmentation du nombre de ces nerfs (c), mais tient seulement à l'épaississement de leur enveloppe fibreuse (d); cependant beaucoup d'observations semblent prouver qu'il y a développement des éléments nerveux aussi bien que des autres parties constitutives de l'utérus (e).

(2) L'augmentation de volume des ligaments de la matrice pendant la gestation est très-prononcée, et dépend en majeure partie du développement des fibres musculaires lisses dont ces replis suspenseurs sont pourvus.

(3) Les éléments histologiques de la couche caduque de la muqueuse utérine ainsi hypertrophiée ont été étudiés avec soin par Schrœder van der Kolk, anatomiste hollandais de beaucoup de mérite (f).

(a) Kölliker, *Traité d'histologie*, p. 584, fig. 272, 274.
(b) Tiedemann, *Op. cit.*
— Kilian, *Die Nerven des Uterus* (*Zeitschrift für ration. Medicin*, 1840, t. X, p. 44).
(c) Snow Beck, *On the Nerves of the Uterus* (*Philos. Trans.*).
(d) Jobert (de Lamballe), *Recherches sur les nerfs de l'utérus* (*Comptes rendus de l'Acad. des sciences*, 1844, t. XII, p. 382).
(e) Voyez Kölliker, *Traité d'histologie*, p. 587.
(f) Schrœder van der Kolk, *Op. cit.* (*Mém. de l'Institut hollandais*, 1851).

considérable de tissu conjonctif nouveau ; enfin les glandules qui y sont logées, ou qui, placées plus profondément, la traversent pour aller déboucher à sa surface, s'agrandissent et se dilatent beaucoup (1).

Lorsque cette hypertrophie de la tunique muqueuse de l'utérus est arrivée à un certain degré, la couche modifiée de la sorte perd de son adhérence avec les couches sous-jacentes et peut en être séparée plus ou moins facilement, mais non sans rupture des vaisseaux et des autres parties organiques intermédiaires (2). L'utérus se dépouille alors d'une portion de sa propre substance, et la couche profonde de sa tunique muqueuse, mise à nu, croît de nouveau et se recouvre d'une lame épithélique, comme dans l'état primitif (3).

Jadis quelques physiologistes pensaient que cette couche

(1) Le col de l'utérus s'épaissit aussi, et ses follicules muqueux se développent ; mais il conserve son épithélium et ne prend aucune part à la formation de la couche caduque (a).

(2) Dans quelques cas d'avortement pendant les premiers temps de la gestation, la couche caduque se détache en entier des parois de l'utérus et est expulsée au dehors. Elle constitue alors une poche dont la forme correspond à celle de la cavité de la matrice, et l'on y trouve trois orifices, dont deux occupent la position des embouchures des trompes, et l'autre correspondait au col utérin ; enfin on aperçoit dans l'épaisseur de ses parois l'œuf logé dans une petite cavité fermée de toutes parts et complétement distincte de la cavité générale de l'espèce de sac ainsi constituée (b).

(3) La couche musculaire de l'utérus ne se trouve pas à nu par l'effet de cette séparation de la couche caduque de la muqueuse utérine ; une couche molle de jeune tissu muqueux reste en place, et, en s'accroissant, constitue ce que l'on a appelé une *muqueuse de remplacement ;* sa surface libre est d'abord rugueuse, mais au bout de quelques jours elle devient lisse (c).

(a) Robin, *Mém. pour servir à l'histoire anatomique et pathologique de la membrane muqueuse utérine, etc. (Arch. gén. de méd.,* 4ᵉ série, 1848, t. XVII).

(b) Voyez W. Hunter, *Anatomia uteri humani gravidi tabulis illustrata,* 1774, pl. 34, fig. 5, 6, etc.

— Coste, *Histoire du développement,* pl. 12, fig. 1-3.

(c) Robin, *Mém. sur quelques points de l'anatomie et de la physiologie de la muqueuse et de l'épithélium utérins pendant la grossesse (Journal de physiologie,* 1858, t. I, p. 48). — *Mém. sur les modifications de la muqueuse utérine pendant et après la grossesse (Mém. de l'Acad de méd.,* 1861, t. XXV).

nidulante de l'utérus, ou membrane caduque, ne se développait que chez la Femme (1), mais on en a constaté l'existence chez beaucoup d'autres Mammifères, tels que les Singes, les Chéiroptères, les Insectivores, les Rongeurs et les Carnassiers (2).

Il est cependant à noter qu'elle y est rarement aussi épaisse que chez la Femme, et qu'elle manque complétement chez les Solipèdes, les Pachydermes ordinaires, les Ruminants et les Cétacés, aussi bien que chez les Didelphiens. J'aurai à revenir sur ces différences, lorsque je traiterai des connexions qui s'établissent entre l'embryon et les parois de l'utérus chez les divers Mammifères, et ici je me bornerai à ajouter que l'existence ou l'absence d'une couche nidulante destinée à se séparer de l'organisme maternel et à être expulsée au dehors avec le fœtus, paraît coïncider avec des particularités importantes dans la structure des Mammifères, et a été prise récemment comme base de la division des Monodelphiens en deux groupes naturels (3).

Dans une des prochaines Leçons, nous verrons comment le jeune Animal vertébré se constitue dans l'intérieur de l'œuf produit par l'ovaire et évacué au dehors par l'oviducte, ou retenu dans l'intérieur de la chambre utérine pendant un temps plus ou moins long.

Pour le moment, je n'ai voulu que faire connaître, sous le

---

(1) Cette opinion a été partagée par W. Hunter et par quelques auteurs du siècle actuel (a) ; mais aujourd'hui elle est complétement abandonnée.

(2) Je reviendrai sur ce point en traitant du placenta.

(3) M. Huxley, adoptant les vues de Weber à ce sujet, a proposé de diviser les Mammifères placentaires, ou Monodelphiens, en deux groupes comprenant, d'un côté ceux qui possèdent une *decidua*, et d'autre part ceux qui en sont dépourvus, classification qui paraît être naturelle (b).

(a) W. Hunter, *Op. cit.*
— Samuel, *Dissert. de ovorum Mammalium velamentis*, p. 4.
(b) Weber, *Zur Verbindung von Mutter und Frucht* (*Froriep's Notizen*, 1835, t. XLVI, p. 90).
— Hildebrandt's *Anatomie*.
— Huxley, *Lectures on the Elements of Comparative Anatomy*, 1864.

rapport physiologique, aussi bien qu'anatomique, les organes à l'aide desquels le travail génésique s'effectue dans ce grand embranchement zoologique, et par conséquent, pour terminer cette esquisse, il ne me reste plus qu'à parler d'une partie complémentaire de l'appareil de la reproduction qui, chez les Mammifères, est destinée à pourvoir aux besoins des nouveau-nés, jusqu'au moment où ceux-ci seront assez développés pour chercher au loin leur nourriture et pour vivre à la façon de leurs parents; savoir, des organes sécréteurs du lait.

SOIXANTE-DIX-HUITIÈME LEÇON.

Suite de l'histoire anatomique et physiologique de l'appareil reproducteur des Mammifères. — Organes complémentaires de cet appareil. — Glandes mammaires. — Structure de ces glandes. — Parties accessoires de l'appareil de lactation chez les Marsupiaux. — Produits de la sécrétion mammaire. — Composition chimique du lait. — Circonstances qui influent sur les qualités ou sur la quantité de cette sécrétion.

Alimentation des Animaux nouveau-nés.

§ 1. — Nous avons vu précédemment que chez les Ovipares, l'Animal, en naissant, est presque toujours capable, sinon de se procurer lui-même des aliments, au moins de manger et de digérer les substances nutritives dont les adultes font usage et dont ses parents lui apportent sa part; mais que chez quelques Oiseaux il en est autrement, et que le jeune Animal a besoin, pendant un certain temps, de recevoir un liquide nourricier spécial, élaboré dans leur organisme pour lui être administré. C'est ainsi que, chez les Pigeons, un produit comparable au lait est préparé pour l'alimentation des nóuveau-nés, et ce résultat est obtenu au moyen d'une sorte d'emprunt physiologique fait à l'appareil digestif; car c'est le jabot qui devient momentanément l'organe sécréteur de cette matière nutritive particulière (1). Dans la classe des Mammifères, ce qui est exceptionnel chez les Oiseaux devient la règle commune, et l'élaboration de ce liquide alimentaire, au lieu d'être confiée à un agent emprunté à quelque autre appareil physiologique, est opérée par un appareil spécial créé pour cet usage : l'APPAREIL MAMMAIRE, et, ainsi que chacun le sait, ce liquide est le LAIT.

Glandes mammaires.

Les glandes qui sont affectées à cette sécrétion particulière se présentent sous la forme la plus simple chez les Ornithorhynques, où elles se composent seulement d'un groupe de

(1) Voyez tome VIII, page 540.

cæcums claviformes, qui débouchent au dehors par une multitude de petits orifices réunis dans un petit espace ovalaire et dénudé de la peau du ventre (1).

La conformation des glandes mammaires est la même chez les Echidnés (2), et une disposition analogue, quoiqu'un peu plus perfectionnée, se rencontre chez les Cétacés (3). Mais chez tous les autres Animaux de la classe des Mammifères, ces

(1) L'existence de glandes mammaires chez l'Ornithorhynque avait été révoquée en doute par plusieurs naturalistes (a), et lorsque l'existence des organes dont il est ici question eut été constatée par Meckel (b), quelques auteurs crurent y reconnaître les analogues de certaines glandes sous-cutanées d'un autre ordre, plutôt qu'un appareil galactogène ; mais les observations de M. Baer et de M. Owen ont mis hors de doute le caractère de ces parties (c), et du reste la sécrétion du lait dans leur intérieur a été constatée directement (d). Il n'y a pas de mamelon saillant, et l'auréole où débouchent les canaux lactifères est très-difficile à distinguer ; sa position a été bien indiquée par Meckel, mais l'espèce de pupille figurée par cet anatomiste (e) n'existe pas d'ordinaire. Les cæcums glandulaires sont allongés, subcylindriques et graduellement rétrécis vers leur embouchure ; on en compte dans chaque glande environ 150 à 200, et ils sont groupés en petits paquets par la réunion de leurs canaux excréteurs, qui sont très-courts, de façon à constituer un certain nombre de lobes et lobules (f).

(2) Ce fait anatomique a été constaté par M. Owen (g).

(3) Chez les Cétacés, les glandes mammaires sont racémeuses, mais les cæcums qui garnissent les grappes ne sont pas renflés et arrondis en forme d'ampoules, comme chez les Mammifères ordinaires (h).

(a) Lamarck, *Philosophie anatomique*, t. 1, p. 145 et 342.
— Vander Höven, *Mémoire sur le genre Ornithorhynque* (*Nova Acta Acad. nat. curios.*, 1823, t. XI, p. 368).
— E. Geoffroy Saint-Hilaire, *Extrait des observations de Home sur l'Échidné* (*Bulletin de la Soc. philom.*).

(b) Meckel, *Ueber die Säugethiernatur der Ornithorhynchus* (Froriep's *Notizen*, 1824, t. VI, p. 144). — *Ornithorhynchi paradoxi descript. anat.*, p. 53, pl. 8, fig. 5). — *Ueber die Brustdrüse der Ornithorhynchus* (*Archiv für Anat. und Physiol.*, 1827, p. 23).

(c) Geoffroy Saint-Hilaire, *Sur un appareil glandulaire récemment découvert en Allemagne dans l'Ornithorhynque, et faussement considéré comme glande mammaire* (*Ann. des sciences nat.*, 1826, t. IX, p. 457).

(d) Baer, *Noch eine Bemerkung über die Zweifel welche man gegen die Milchdrüse der Ornithorhynchus erhoben hat*, etc. (Meckel's *Archiv für Anat. und Physiol.*, 1827, p. 568).
— R. Owen, *On the Mammary Glands of the Ornithorhynchus paradoxus* (*Philos. Trans.*, 1832, p. 517).

(e) Meckel, *Op. cit.*, pl. 8, fig. 5.

(f) R. Owen, *loc. cit.*, pl. 15, fig. 2 ; pl. 16, fig. 2 ; pl. 17, fig. 1-4.

(g) Owen, *On the Mammary Glands of the Echidna* (*Proceed. of the Zool. Soc.* (1852, p. 179).

(h) J. Müller, *De glandularum secernentium structura penitiori*, p. 50, pl. 17, fig. 1 et 2.
— H. Rudolphi, *Einige Bemerkungen über den Bau der Brüste* (*Mém. de l'Acad. de Berlin pour 1831*, p. 337, pl. 1, fig. 2).

organes ont une structure plus complexe et ressemblent beaucoup aux parotides et au pancréas.

Ils se composent d'une multitude de petites ampoules pédonculées, réunies en groupes autour de petits canaux excréteurs,
et ces tubes, en se réunissant à leur tour, forment des branches,
puis des troncs de plus en plus gros, de façon à donner au tout
une disposition racémeuse, c'est-à-dire analogue à celle d'une
grappe de raisin (1). Ces ampoules ou cæcums sont tapissés
intérieurement par du tissu utriculaire, comme le sont toutes les
cavités sécrétoires (2). Du tissu connectif mêlé de fibres élas-

(1) L'existence de ces *acini*, ou ampoules sécrétoires, dans les glandes mammaires, fut constatée d'abord chez le Hérisson (a) par J. Duvernoy, anatomiste du XVIIIᵉ siècle, qu'il ne faut pas confondre avec le naturaliste de même nom qui occupait de nos jours la chaire d'anatomie comparée au Muséum. Quelques années plus tard, ces vésicules sécrétoires furent observées chez la Femme par Cruikshank (b).

(2) Ce sont les lobulins formés par des agrégats des ampoules terminales, et non ces vésicules elles-mêmes, qui donnent à la substance de ces glandes l'aspect grenu que l'on y remarque (c). Chez la Femme, la glande mammaire est de forme discoïde, et se trouve attachée au fascia aponévrotique qui recouvre les muscles pectoraux par des brides de tissu élastique appelées par quelques anatomistes *ligaments supérieurs* de cet organe. Partout, excepté vers le point de sortie de ses canaux

excréteurs dans l'espace correspondant à l'auréole du mamelon, elle est séparée de la peau par une couche épaisse de tissu conjonctif chargé de graisse, qui dissimule les inégalités de sa surface et qui s'enfonce entre ses lobes constitutifs, où il se trouve mêlé à des fibres élastiques, de façon à unir très-intimement toutes ces parties entre elles. Les lobes, au nombre de quinze à vingt, ou même davantage, sont subdivisés en lobules partagés à leur tour en lobulins qui donnent à la substance de l'organe un aspect grenu, et qui se composent de petits groupes d'ampoules arrondies ou piriformes, dont le diamètre n'est que d'environ $0^{mm},1$ à $0^{mm},15$. Les canaux excréteurs qui en partent se réunissent successivement de la manière indiquée ci-dessus, et finissent par former pour chaque lobe un conduit lactifère large de 2 à 5 millimètres environ, tapissé d'un épithélium à cellules cylindriques et revêtu d'une tunique

(a) J. Duvernoy, *Animadversiones variæ in Erinaceorum anatomen* (*Comment. Petropol.,* 1751, t. XIV, p. 299).
(b) Cruikshank, *Op. cit.*, 1797, p. 209.
(c) Voyez J. Müller, *De glandularum secernentium penitiori structura,* pl. 4, fig. 2 et 3 (Lapin) ; fig. 4-8 (Hérisson).

tiques et de vésicules graisseuses les réunit par paquets, et se prolonge sous forme de cloisons à diverses profondeurs entre les agrégats ainsi constitués, de façon à diviser l'ensemble de la glande en lobes et en lobules. Enfin, les conduits excréteurs, ou *canaux galactophores*, qui en partent, se réunissent en un petit nombre de troncs principaux, ou même parfois en un tube unique ; souvent leur portion subterminale se dilate de façon à constituer des sinus ou réservoirs pour l'emmagasinement des produits du travail sécrétoire, et leur orifice est situé au sommet d'un mamelon, ou tetine, faisant saillie au dehors, ou

fibreuse. Près de leur extrémité, ces canaux se dilatent de façon à former autant de petits réservoirs fusiformes appelés *sinus lactifères*, dont le diamètre varie de 5 à 10 millimètres, et dont le col se rétrécit beaucoup pour pénétrer dans le mamelon. Celui-ci, percé à son sommet de dix à quinze ou même vingt petits orifices (*a*), qui sont les embouchures d'autant de canaux galactophores, est entouré de fibres musculaires lisses qui s'étendent autour de sa base dans l'espace correspondant à l'auréole, et y constituent une sorte de pannicule charnu qui rend cette éminence contractile (*b*). La peau qui recouvre le mamelon, ainsi que l'auréole, est colorée en rouge pâle ou brun par une couche de tissu pigmentaire, et sa surface est bosselée par des papilles tactiles et par de petits tubercules dus à la présence de glandes sudorifères et de follicules sébacés en connexion avec de petits poils d'une finesse extrême (*c*). Le mamelon est riche en vaisseaux sanguins, mais il ne paraît pas contenir du tissu érectile proprement dit, ainsi que le pensaient quelques anatomistes. Les artères des mamelles proviennent principalement des branches dites mammaires externes, des artères sous-clavières, et elles forment autour des ampoules glandulaires un réseau capillaire assez serré ; enfin les veines qui en naissent forment sous l'auréole du mamelon un cercle plus ou moins complet (*d*). Pour plus de détails sur la structure des glandes mammaires de la femme, je renverrai aux travaux spéciaux qui ont été publiés sur ce sujet depuis quelques années (*e*) et aux ouvrages généraux d'anatomie humaine.

(*a*) Les anciens auteurs n'admettent l'existence que de cinq à douze de ces orifices, et M. Sappey n'a pu en compter plus de quatorze (*Anatomie descriptive*, t. III, p. 696); mais d'autres anatomistes en ont trouvé parfois vingt et même vingt-quatre (Huschke, *Traité de splanchnologie*, 1845, p. 484).

(*b*) *Muscle sous-aréolaire* (Sappey, *Traité d'anatomie descriptive*, t. III, p. 693).

(*c*) Burkhand et Berres, *Anat. der mikroscop. Gebilde*, XII, p. 250, pl. 24, fig. 1 et 3.

(*d*) Sebastian, *De circulo venoso areolæ mammæ circumscripto*. Gröningen, 1837.

(*e*) Astley Cooper, *The Anatomy of the Breast*, 1839.

— Langer, *Ueber den Bau und die Entwickelung der Milchdrüsen* (*Denkschrift. d. Wiener Akad.*, 1851, t. III, p. 25).

du moins étant susceptible de devenir saillant quand l'appareil dont il dépend doit entrer en fonctions. Dans l'espèce humaine, les embouchures de ce système de canaux sont nombreuses et les sinus lactifères peu développés; mais chez la Vache, ces réservoirs acquièrent une capacité considérable, et débouchent au dehors par un seul canal (1), de façon que le lait qui en sort forme un gros jet unique, tandis que chez la Femme ce liquide s'en échappe sous la forme d'une gerbe de filets très-grêles (2).'

Les mamelles, ainsi constituées, sont placées superficiellement entre la peau, ou le panniculc charnu dont cette tunique

(1) Chez la Vache, les canaux lactifères se dilatent irrégulièrement, de façon à donner à la glande mammaire une apparence caverneuse, et ils débouchent dans une grande cavité centrale qui se prolonge dans le mamelon sous la forme d'un conduit unique (*a*).

(2) Chez beaucoup de Mammifères, le sommet du mamelon est percé de plusieurs orifices excréteurs : ainsi chez la Truie il y en a deux (*b*).

Il est aussi à noter que là où il existe deux ou plusieurs de ces orifices, il n'y a pas un sinus central comme chez la Vache, mais chaque tronc galactophore terminal peut se dilater de façon à former un réservoir partiel plus ou moins développé : par exemple, chez la Jument (*c*) et le Lapin (*d*); d'autres fois, chez les Carnassiers, le Chat (*e*) et le Chien (*f*), par exemple, ces dilatations sont à peine marquées, et par conséquent il n'y a que des réservoirs lactifères rudimentaires. Chez le Marsouin, il n'y a pas de sinus, mais les canaux galactophores sont extrêmement grands dans toute leur longueur (*g*). Pour plus de détails au sujet de la structure des glandes mammaires chez les divers Mammifères, je renverrai principalement aux ouvrages d'Astley Cooper et de J. Müller, ainsi qu'à un mémoire de M. Deschamps (*h*).

(*a*) Voyez Rudolphi, *Einige Bemerkungen über den Bau der Brüste* (*Mém. de l'Acad. de Berlin* pour 1831, pl. 1, fig. 3).
— Astley Cooper, *On the Anat. of the Breast*, 1840, pl. 1, fig. 1.
(*b*) Voyez Astley Cooper, *Op. cit.*, pl. 9.
— Deschamps, *Recherches d'anatomie comparée sur l'appareil excrétoire du lait, et principalement sur les réservoirs lactifères* (*Gazette médicale de Paris*).
(*c*) Voyez Leisering, *Atlas der Anatomie des Pferdes*, pl. 24, fig. 5 et 6.
(*d*) Voyez Astley Cooper, *Op. cit.*, pl. 6, fig. 2.
(*e*) Voyez Rudolphi, *Op. cit.*, pl. 3, fig. 6. (*Mém. de l'Acad. de Berlin* pour 1831).
— Astley Cooper, *Op. cit.*, pl. 7, fig. 4.
(*f*) Voyez Rudolphi, *loc. cit.*, pl. 3, fig. 7.
— Astley Cooper, *Op. cit.*, pl. 8.
(*g*) Voyez Astley Cooper, *Op. cit.*, pl. 10, fig. 1.
(*h*) J. Müller, *De glandularum secernentium structura penitiori*, p. 48.
— Deschamps, *Op. cit.*

peut être revêtue intérieurement, et les muscles sous-jacents. Presque toujours elles affectent une disposition symétrique de chaque côté de la ligne médiane et occupent la face ventrale du corps, mais elles varient beaucoup quant à leur nombre et à leur position. Chez les Animaux qui ne produisent d'ordinaire qu'un seul petit à la fois, il n'y a en général qu'une seule paire de ces glandes ; mais chez les espèces qui sont multipares, leur nombre augmente, et il existe presque toujours une certaine concordance entre le nombre de ces organes et le nombre des individus dont la portée se compose, en sorte que chaque nouveau-né peut toujours trouver une tetine à sucer. Chez quelques petits Mammifères, on compte jusqu'à sept paires de mamelles, et il est à noter que leur nombre est d'autant plus variable chez les différentes espèces d'un même groupe zoologique que ce nombre est plus élevé. Quelquefois même il cesse alors d'être constant chez les différents individus d'une même espèce. Chez les Animaux, même de petite taille, qui se rapprochent de l'Homme par l'ensemble de leur organisation, tels que les Singes (1), il n'existe, ainsi que dans l'espèce humaine, qu'une seule paire de ces organes (2) ; il en est de même pour la plupart des Mammifères de très-grande taille, notamment l'Éléphant, le Rhinocéros, l'Hippopotame, le Tapir, les Solipèdes, les Siréniens et les Cétacés. Mais chez presque tous les Ruminants il y a quatre mamelles (3). Ces organes sont en

(1) Il n'y a que deux mamelles chez tous les Quadrumanes, à l'exception des Loris, qui en ont quatre. Les Chauves-Souris n'ont aussi qu'une seule paire de mamelles, mais les Chéiroptères du genre Galéopithèque en ont deux paires (a).

(2) On connaît quelques cas tératologiques dans lesquels il existait, chez la Femme, une seconde paire de mamelles.

(3) Dans les genres Chèvre et Mouton, il n'y a qu'une seule paire de ces organes qui soient bien développés, mais on trouve, outre la paire de tetines principales, une paire de mamelons rudimentaires, et quelquefois même ils se développent presque au-

(a) Cantraine, *Obs. sur l'appar. mammaire des Galéopithèques* (*Bull. de l'Acad. de Bruxelles*, 1839, t. VI, 2ᵉ partie, p. 65).

même nombre chez quelques grands Carnassiers ; mais chez la plupart des petites espèces de cet ordre, il y en a trois ou même quatre paires (1). Le Cochon en possède cinq paires, ainsi que le Hérisson (2), le Lapin, le Lièvre et quelques autres Rongeurs (3), l'Agouti, six ou même sept paires ; mais chez d'autres Rongeurs on en compte rarement plus de trois ou quatre paires, et parfois même ces petits Animaux n'en ont que deux paires ou même une seule, ainsi que cela se voit chez le Hamster (4).

tant que les autres (a). Chez le Chameau, il y a quelquefois un mamelon surnuméraire d'un côté, ce qui porte le nombre total de ces organes à cinq. Chez la Vache, on trouve aussi dans beaucoup de cas une troisième paire de glandes mammaires rudimentaires (b).

(1) Il y a deux paires de mamelles chez le Lion, la Panthère, la Genette, la Loutre.

Trois paires chez le Couguar, le Coati, le Blaireau, le Raton et l'Ours.

Quatre paires chez le Chat, le Serval.

Cinq paires chez le Chien, à moins que quelques-uns de ces organes n'avortent, ce qui arrive souvent ; ce qui peut en réduire le nombre total à sept ou huit (c).

Lorsque les glandes mammaires sont nombreuses, elles se rencontrent par leur base, de façon à former de chaque côté de la ligne médiane une bande en apparence continue (d).

(2) Chez les autres Insectivores, le nombre des mamelles est quelquefois non moins considérable : chez la Musaraigne d'eau (*Sorex fodiens*), par exemple. Mais, en général, il y en a moins : ainsi on n'en compte que quatre paires chez la Musaraigne commune (*S. araneus*), ainsi que chez la Taupe. Chez le *Sorex Hermannii*, il n'y en a que trois paires (e).

(3) On en compte aussi dix chez le Lièvre et chez la Marmotte commune. Chez le Rat noir, il y en a dix ou même douze, comme chez le Surmulot. Il en existe quatre paires chez l'Écureuil comme chez quelques autres petits Rongeurs (f).

(4) Chez le Zemmi et chez le Cochon d'Inde (g), il n'y a qu'une paire de mamelles.

Il en existe deux paires chez le Paca, le Castor, le *Capromys Fournieri*, l'Helamys, la Gerboise, l'Écureuil palmiste, etc.

Il y en a trois paires chez le Loir,

(a) Daubenton, *Descript. du Bouc* (Buffon, MAMMIF., t. II, p. 197, pl. 28, fig. 1, 2 et 3 (édit. in-8).
(b) Astley Cooper, *Op. cit.*
(c) Pour plus de détails à ce sujet, voyez : Bellingeri, *Della fecondità*, etc., *con consider. anat. physiol. sull numero e posizione delle mamelle*. Turino, 1840.
(d) Exemple : le Chat ; voyez A. Cooper, *Op. cit*, pl. 7, fig. 4.
— Rudolphi, *Op. cit.*, pl. 3, fig. 6 (*Mém. de l'Acad de Berlin* pour 1831).
(e) Duvernoy, *Fragments sur les Musaraignes*, pl. 1, fig. 1, et Supplém., p. 7 (*Mém. de la Soc. d'hist. nat. de Strasbourg*, t. II).
(f) Voyez le tableau numérique donné par Cuvier dans la première édition de son *Anatomie comparée*, t. V, p. 157.
(g) Voyez A. Cooper, *Op. cit.*, pl. 7, fig. 1.

Leur nombre est également très-variable dans l'ordre des Marsupiaux et devient souvent non moins grand que chez les Rongeurs. Il est aussi à noter que chez les Marsupiaux, ils sont souvent en nombre impair, probablement par suite de l'avortement de l'une de ces glandes (1).

La position des glandes mammaires varie aussi beaucoup ; presque toujours ces organes sont situés sur la face ventrale du corps, soit dans la région thoracique, soit sous l'abdomen ou dans le voisinage de l'anus ; mais chez quelques espèces, ils se rencontrent sur les flancs ou se logent même sur le dos, ainsi que cela se voit chez le Myopotame, grand Rongeur voisin du Castor (2).

le Mulot, l'Ondatra, le Peka, le Polatouche. Dans le genre *Arvicola*, ce nombre varie de deux à trois, suivant les espèces.

(1) On en trouve seulement quatre chez quelques Marsupiaux, tels que les Kanguroos (*a*), les Phalangers (*b*) et la Thylassine. Chez d'autres espèces, il y en a huit : par exemple chez le *Didelphis crassicaudata* et le *D. brachyura*, le *Phascogala penicillata* et le *Peramela nasuta*. On en a trouvé neuf chez le Cayopollin, le *D. opossum* et le *D. dorsigera* ; onze chez le *D. cancrivora* ; treize chez la Sarigue de Virginie, et quatorze chez le *D. murina* et le *D. tricolor*. Il est aussi à noter que chez quelques-uns de ces Ani-

maux, on a trouvé les mamelons en plus grand nombre chez le fœtus que chez l'individu adulte, circonstance qui fait supposer que ces organes peuvent s'atrophier en partie pendant que d'autres se développent (*c*).

Chez beaucoup de ces Animaux, les mamelons sont disposés de façon à décrire un cercle ou un ovale au milieu duquel se trouve, soit une paire, soit un seul de ces organes placé sur la ligne médiane (*d*).

(2) Chez le *Coypu*, ou *Myopotame*, les glandes mammaires sont placées à peu de distance de l'épine dorsale (*e*).

Chez le *Capromys Fournieri*, il y a deux mamelles derrière les aisselles et deux autres en avant des cuisses, tout

(*a*) Morgan, *A Description of the Mammary Organs of the Kanguroo* (*Trans. of the Linn. Soc.*, t. XVI, pl. 5).

(*b*) Exemple : *Phalangista gliriformis*; voy. Th. Bell, *Descript. of new sp. of Phalangista* (*Trans. of the Linn. Soc.*, t. XVI, pl. 14, fig. 1).

(*c*) Eydoux et Laurent, *Recherches sur les Marsupiaux* (*Voyage de la Favorite sous le commandement du capitaine Laplace*, t. V, p. 76).

(*d*) Exemple : *Didelphis murina* ; voy. Carus et Otto, *Tab. Anat. comp. illustr.*, pars V, pl. 8, fig. 3.

(*e*) Christy, *Note on the position of the Mammæ in the Coypus* (*Proceed. of the Zool. Soc.* 1835, p. 182).

— Traill, *On the Structure and Uses of the Mammary Glands in Cetacea* (*Edinburgh new Phil. Journ.* 1834, t. XVII, p. 177 et 363).

— Jacob, *On the Struct. of the Mammary Glands in the Cetacea* (*British Association*, 1835 ; *Trans. of the Soc.*, p. 86).

— Duvernoy, 2ᵉ édit. de l'*Anatomie comparée de Cuvier*, t. VIII, p. 606.

— Fahræus, *Ueber die Sangorgane bei Myopotamus* (*Isis*, 1842, p. 355).

Les mamelles sont pectorales ou à la fois pectorales et épigastriques chez les Mammifères qui se rapprochent le plus de l'Homme par l'ensemble de leur organisation, c'est-à-dire les Quadrumanes et chez ceux qui ont avec ces derniers des rapports zoologiques très-intimes, tels que les Chéiroptères (1). Mais ce caractère n'appartient pas exclusivement à ces Animaux et se retrouve aussi chez quelques représentants d'autres types, les Éléphants, certains Tatous (2), et les Siréniens, par exemple (3). Chez la plupart des Quadrupèdes, les mamelles sont abdominales, parfois elles sont logées dans les aines, ainsi que cela se voit chez le Cheval et le Chameau ; enfin, chez les Cétacés, elles

à fait sur le côté et plus près du dos que du ventre (a).

Chez la Viscache, les mamelles sont placées sur les côtés de la poitrine, près de la face dorsale du corps (b).

Chez les grandes Roussettes, les mamelles sont axillaires; mais chez les Chauves-Souris du genre Pachystome, elles sont placées en avant de l'insertion du bras (c).

(1) Elles sont pectorales seulement lorsqu'il n'en existe qu'une seule paire, ainsi que cela a lieu chez tous les Singes et les Chauves-Souris. Lorsqu'il en existe une seconde paire, celle-ci est parfois placée immédiatement en arrière de la précédente, et occupe par conséquent le thorax ou l'épigastre. L'Unau, le Tamanoir, le Pangolin, etc., n'ont qu'une paire de mamelles pectorales (d).

(2) Chez le Cachicame (*Dasypus novemcinctus*), il y a, outre la paire de mamelles pectorales, une seconde paire de ces glandes dans la région inguinale.

Chez le Fourmilier didactyle, il y a aussi quatre mamelles, dont deux sur la poitrine et deux sur l'abdomen.

(3) Chez les Carnassiers, par exemple, les mamelles sont en général abdominales, seulement lorsqu'elles ne sont pas très-nombreuses ; mais quand il y en a beaucoup, quelques-unes de ces glandes sont pectorales.

Chez les Insectivores, les mamelles sont en partie abdominales et en partie inguinales.

Chez les Rongeurs, elles peuvent être inguinales seulement, ainsi que cela se voit chez le Zemmi (*Spalax typhlus*), ou uniquement abdominales, comme chez le Sukerau, ou *Elobius talpinus*; mais en général elles occupent à la fois l'abdomen et les aines, ou celles-ci et le thorax (e), ou bien ces trois régions à la fois : ainsi, chez le Lemming, il y a deux paires de mamelles pectorales, deux paires de mamelles abdominales et deux paires de mamelles inguinales.

(a) Desmarest, art. MAMELLES (*Dictionn. des sciences naturelles*, t. XXVIII, p. 468).
(b) Is. Geoffroy et d'Orbigny, *Notice sur la Viscache, etc.* (*Ann. des sciences nat.*, 1836, t. XXI, p. 287).
(c) Is. Geoffroy Saint-Hilaire, art. ROUSSETTE (*Dict. classique d'hist. nat.*, t. XIV, p. 704).
(d) Voyez Bellingeri, *Della fecondità*, t. III, p. 85.
(e) Exemple : le *Paca ;* voy. Cuvier, *Anatomie comparée*, 1ᵉ édit., t. V, p. 157.

ne s'ouvrent au dehors que sur les côtés de la vulve, et l'on connaît un petit Insectivore où elles sont refoulées sous la base de la queue (1).

En général, les glandes mammaires, entourées de tissu graisseux en plus ou moins grande abondance, font saillie à la surface extérieure du corps, et les mamelons destinés à la sortie du lait sécrété par chacune d'elles sont à découvert; mais quelquefois, notamment chez les Cétacés, ces organes destinés à être saisis par la bouche du nouveau-né et à y verser ce liquide nourricier, se trouvent cachés dans une petite fossette cutanée, de façon à ne pas être apparents au dehors (2), et chez d'autres Animaux de cette classe cette disposition se prononçant davantage, il en résulte que les mamelles occupent le fond d'une grande poche formée par deux replis de la peau du ventre et susceptible de loger les petits pendant toute la période de l'allaitement (3). C'est à raison de ce mode d'organisation que les *Marsupiaux*, ou Mammifères à bourse, ont reçu le nom qu'ils portent. Leur poche mammaire a été comparée, non sans

Poche
mammaire
des
Marsupiaux.

(1) Duvernoy a trouvé chez le *Sorex crassicaudatus* trois paires de mamelles dont deux dans l'aine et une à la base de la queue, au niveau de l'anus (a).

(2) Ainsi, chez le Marsouin, il y a de chaque côté de la vulve une petite ouverture longitudinale en forme de boutonnière, qui donne dans une fossette au fond de laquelle le mamelon fait saillie (b). Il en résulte que les mamelles ne sont pas visibles au dehors, lorsque les lèvres de ces fentes sont rapprochées, car les glandes mammaires elles-mêmes sont minces et ne font pas saillie à la surface du corps. Elles sont logées entre les muscles droits de l'abdomen et un muscle peaucier, de façon à pouvoir être comprimées par celui-ci (c).

(3) En général, cette poche est assez grande pour cacher complétement l'appareil mammaire, ainsi que les petits, qui se suspendent aux tetines (d).

(a) Duvernoy, *Supplément au Mémoire sur les Musaraignes*, p. 7 (*Mém. de la Soc. d'hist. nat. de Strasbourg*, t. II).

(b) Astley Cooper, *On the Anatomy of the Breast*, 1840, pl. 10. — Sally, *Mammary Glands* (Todd's *Cyclop. of Anat. and Physiol.*, t. III, p. 252, fig. 77-79).

(c) Kuhn, *Descript. de l'appareil mammaire du Marsouin* (Férussac, *Bullet. des sc. nat.*, 1830, t. XXII, p. 322). — Rapp, *Beiträge zur Anatomie und Physiologie der Wallfische* (Meckel's *Archiv für Anat.*, 1830, p. 358). — *Die Cetaceen zool.-anat. dargestellt*, 1837, p. 178.

(d) Exemple : le Crabier (*D. marsupialis* ou *D. cancrivora*); voy. Milne Edwards, *Atlas du Règne animal de Cuvier*, MAMMIFÈRES, pl. 46, fig. 1, 1a.

quelque raison, à une matrice extérieure, car c'est en effet une chambre où les jeunes, nés dans un état de faiblesse et d'imperfection extrême, restent presque immobiles pendant fort longtemps et achèvent leur développement.

Chez quelques Animaux de ce groupe naturel, les replis cutanés qui constituent ce réceptacle ne sont que peu marqués ; mais d'ordinaire ils sont très-grands et logent dans leur épaisseur une partie de larges muscles sous-cutanés, de façon à avoir beaucoup de force et à pouvoir fermer l'ouverture que leurs deux lèvres laissent entre elles. Il est aussi à noter que chez tous les Marsupiaux, ainsi que chez les *Monotrèmes*, où il n'existe cependant aucune poche de ce genre, les parois de l'abdomen sont renforcées en dessous par deux branches osseuses qui s'appuient sur l'arcade du pubis et s'avancent vers l'ombilic (1).

Chez le *Didelphis dorsigera*, elle est au contraire tout à fait rudimentaire (*a*).

(1) Tyson et plusieurs autres anatomistes ont décrit la structure de la poche mammaire des Marsupiaux (*b*), mais le travail le plus complet sur ce sujet est dû à M. Morgan, et a eu pour objet le Kanguroo. Sur la ligne médiane du ventre, la peau se replie sur elle-même de façon à s'enfoncer profondément entre les parois musculaires de l'abdomen et les parties correspondantes des téguments communs. Une couche épaisse de fibres musculaires sous-cutanées, qui recouvre l'abdomen en dessous et sur les côtés, se trouve comprise en partie entre les deux lames des replis cutanés ainsi formées, et constitue avec elles la paroi inférieure de la poche, dont le fond est occupé par la portion de la peau intermédiaire à ces replis, qui adhère directement aux parois de l'abdomen et recouvre les glandes mammaires. Quelques-unes des fibres qui constituent ce panicule charnu, ou muscle peaucier ventral, sont dirigées transversalement, mais la plupart d'entre elles se portent d'avant en arrière, entourent l'entrée du sac en manière de sphincter, et vont se terminer sous le pubis, où elles se fixent en partie au bord antérieur de la vulve, de façon à pouvoir, en se contractant, rapprocher cet orifice de l'entrée de la

(*a*) Voyez Owen, art. MARSUPIALIA (Todd's *Cyclop. of Anat. and Physiol.*, t. III, p. 328, fig. 143).

(*b*) Tyson, *Anatomy of the Opossum* (*Philos. Trans.*, t. XX, p. 1056).

— Duvernoy, *Sur la dissection de deux femelles du* Didelphis virginiana (*Bulletin de la Société philomatique*, t. III, p. 160, pl. 19).

— Is. Geoffroy Saint-Hilaire, art. MARSUPIAUX (*Dict. des sciences nat.*, t. XXIX, p. 231).

Les glandes mammaires existent dans les deux sexes; mais chez le mâle elles restent à l'état rudimentaire (1) et ne sont le siége d'aucun travail sécrétoire, si ce n'est dans quelques cas exceptionnels (2). Chez les femelles, ces organes ne se développent aussi que très-peu pendant le jeune âge, et ne deviennent

poche mammaire (a). Les tetines occupent donc le fond ou face dorsale de cette espèce de bourse cutanée, et, dans l'état de repos de l'appareil mammaire, ces appendices sont souvent complétement rétractés, de façon que leur existence n'est indiquée que par un pore; mais à l'époque de l'allaitement, ils se renversent au dehors et acquièrent une longueur très-considérable (b). Les glandes mammaires elles-mêmes sont logées dans d'autres muscles qui sont également très-développés et qui s'avancent obliquement du bord des os iliaques jusque sur la ligne médiane de l'abdomen, où ils se rencontrent, et, chemin faisant, ils se divisent en deux feuillets entre lesquels ces organes sécréteurs se trouvent compris. Ces muscles, larges et minces, forment donc une sorte de sangle sous-ventrière qui renferme dans son épaisseur les glandes mammaires, et qui, en se contractant, doit les comprimer de façon à contribuer à la sortie du lait contenu dans leur intérieur (c). Il est aussi à noter qu'une

gaîne charnue analogue au petit muscle sous-aréolaire dont il a été question ci-dessus chez la Femme, entoure les canaux lactifères dans le mamelon et s'étend ensuite sur la glande ellemême, de façon à y constituer une mince tunique charnue (d). Les os marsupiaux ne concourent pas à la formation de la poche, mais s'avancent entre les muscles larges qui cloisonnent en dessous la cavité abdominale et qui portent à leur face externe l'appareil mammaire tout entier (e). Suivant M. Pappenheim, le sphincter de la bourse mammaire de la Sarigue (*Didelphis virginiana*) serait formé par une portion des muscles droits de l'abdomen (f).

(1) La structure des glandes mammaires de l'Homme a été étudiée récemment par M. Luschka (g).

(2) La sécrétion du lait dans l'appareil mammaire du mâle a été observée dans l'espèce humaine aussi bien que chez quelques Quadrupèdes : ainsi Aristote parle d'un Bouc qui présentait ce phénomène (h), et dans ces

(a) Morgan, *A Description of the Mammary Organs of the Kanguroo* (*Trans. of the Linn. Soc.*, t. XVI, pl. 4).

(b) Owen, *On the Generation of Marsupial Animals* (*Philos. Trans.*, 1834, pl. 7, fig. 14). — Morgan, *Op. cit.*, pl. 2, 3 et 5.

(c) Idem, *ibid.*, pl. 5.

(d) Idem, *ibid.*, pl. 8, fig. 1 et 2.

(e) Idem, *ibid.*, pl. 6 et 7.

(f) Pappenheim, *Sur l'anatomie de la Sarigue femelle* (*Comptes rendus de l'Acad. des sciences*, 1847, t. XXIV, p. 186).

(g) Luschka, *Die Anatomie der männlichen Brustdrüsen* (Müller's *Archiv für Anat*, 1852, p. 402).

(h) Aristote, *Histoire des Animaux*, trad. de Camus, t. I, p. 163.

aptes à remplir leurs fonctions qu'à l'époque de la puberté. Ils se garnissent alors d'une multitude de cæcums ampulliformes qui bourgeonnent en quelque sorte à l'extrémité des canaux galactophores et augmentent rapidement de volume (1); mais ils n'en restent pas moins inactifs jusqu'au moment où, la gestation étant arrivée à son terme, ils vont être appelés à fournir aux nouveau-nés une nourriture spéciale (2).

dernières années plusieurs exemples analogues ont été enregistrés (a). Chez l'Homme, la production de lait a été également assez abondante pour pouvoir suffire à l'alimentation d'un nourrisson (b).

(1) Dans l'espèce humaine, les glandes mammaires commencent à se former du quatrième au cinquième mois de la vie intra-utérine, et chacune d'elles ne consiste alors qu'en une sorte d'excroissance verruciforme de la couche muqueuse de l'épiderme, qui s'enfonce dans une fossette du derme. Bientôt après, des bourgeons se développent sur ce tubercule, et constituent la première ébauche des lobes de la glande future. A l'époque de la naissance, on compte douze ou quinze de ces prolongements, dont l'extrémité est renflée, et leurs pédoncules sont creusés d'un canal excréteur central, tapissé d'une couche épithélique. Chez l'enfant, ces bourgeons se multiplient et se ramifient, mais d'une manière très-lente ; les branches sont des cylindres pleins vers leur extrémité, et les ampoules terminales ne s'y montrent avec leurs cavités qu'à l'époque de la puberté. Les vésicules galactogènes ne se développent même que d'une manière incomplète avant la conception, et ce n'est que pendant la première grossesse que ce travail organogénique s'achève (c). En général, il s'opère aussi à cette époque un changement dans la coloration de l'aréole, qui, d'une teinte rosée chez les jeunes filles, prend alors une couleur brune.

(2) Chez les enfants nouveau-nés, on voit souvent suinter des glandes mammaires un liquide qui ressemble beaucoup à du lait, et qui résulte pro-

(a) Haller, *Elementa physiologiæ*, t. VII, pars 2, p. 18.

— Blumenbach, *Vergl. Anat.*, 1805, p. 594.

— Is. Geoffroy Saint-Hilaire, *Sur un Bouc lactifère* (*Comptes rendus de l'Acad. des sciences*, t. XXI, 1845, et t. XXXIV, 1852, p. 386).

— Schlossberger, *Analyse der Milch eines Bock* (*Ann. der Chemie und Pharm.*, 1844, t. V, p. 431).

(b) Robert, Bishop of Cork, *Letter concerning a man who give suck to a child* (*Philos. Trans.*, 1741, n° 461, t. XLI, p. 813).

— Humboldt, *Voyage aux régions équinoxiales du nouveau continent : Relation historique*, t. I, p. 376.

— Franklin, *Narrative of a Journal to the shores of the Polar sea*, 1819, p. 157.

— Albers, *Mastitis pubescentium virilis* (Höser's *Archiv für die gesammte Medicin*, 1844, t. VI, p. 272).

— Dureglison (voyez Carpenter, *Principles of Human Physiology*, 1853, p. 1061).

(c) Langer, *Op. cit.* (*Denkschrift der Wiener Akad.*, 1851, t. III).

— Kölliker, *Éléments d'histologie*, p. 596.

Lorsque le travail sécrétoire commence à s'établir dans l'appareil mammaire, des cellules graisseuses se développent dans l'intérieur des vésicules galactogènes, et sont peu à peu entraînées au dehors avec des débris d'épithélium au milieu d'un liquide jaunâtre et albumineux ou même visqueux, dans lequel on voit flotter les corpuscules granuleux provenant des utricules adipeuses dont je viens de parler. On désigne cette humeur sous le nom de *colostrum* (1).

bablement de la fonte de la portion centrale des cylindres constitutifs de cet organe, lorsqu'ils se creusent pour devenir des canaux ; mais cette sécrétion s'arrête bientôt, et pendant toute l'enfance les mamelles restent dans un état de torpeur complète. Elle a été observée chez les garçons aussi bien que chez les petites filles (a).

(1) M. Donné, qui a fait une étude microscopique très-attentive de cette espèce de lait imparfait, et y a trouvé, outre les globules laiteux qui, au lieu de nager librement, sont liés entre eux par une matière visqueuse, des corpuscules d'un aspect granuleux et de formes variées, qui paraissent être constitués par des cellules renfermant une multitude de granules graisseux groupés autour d'un globule laiteux central (b). Peu à peu ces corpuscules granuleux diminuent de nombre. Suivant M. d'Outrepont, ils disparaissent ordinairement vers le troisième jour (c), mais M. Donné en a aperçu pendant beaucoup plus longtemps, notamment au dixième jour.

L'analyse chimique du colostrum et du lait normal de la Femme a donné les résultats suivants :

	Colostrum.	Lait normal.
Eau.	828,0	887,6
Graisse	50,0	25,3
Caséine	40,0	34,3
Sucre de lait. .	70,0	48,2
Cendres	3,0	2,3 (d).

Le colostrum de la Vache présente des caractères analogues : il a été analysé par plusieurs chimistes (e), et il

(a) Morgagni, *Adversaria anatomica V; animadversio 1 (opera omnia*, t. I, p. 146).
— Scanzoni, *Ueber die Milchsecretion bei Neugebornen (Verhandl. d. Phys. Med. Gesellsch. in Würzburg*, 1851, t. II, p. 300).
— Natalis Guillot, *De la sécrétion du lait chez les enfants nouveau-nés (Arch. gén. de méd.*, 1853).
— Cobbold, *Milk from Mamma (Monthly Journal*, 1854, t. XVIII, p. 271).
— Gubler, *Mém. sur la sécrétion et la composition du lait chez les enfants nouveau-nés des deux sexes (Mém. de la Soc. de biologie*, 2ᵉ série, 1855, t. II, p. 283).
(b) Donné, *Cours de microscopie*, p. 398 et suiv., 1844. — *Du lait, et en particulier de celui des nourrices*, 1833.
(c) D'Outrepont, *Zeitschrift für Geburtskunde*, 1840.
(d) Fr. Simon, *Animal Chemistry*, t. II, p. 50.
(e) Chevallier et Henry, *Mém. sur le lait (Journal de chimie médicale*, 2ᵉ série, 1839, t. V, p. 193).
— Boussingault et Lebel, *Recherches sur l'influence de la nourriture des Vaches, sur la quantité et la constitution chimique du lait (Ann. de chim. et de phys.*, 1839, t. LXXI, p. 72).
— Fr. Simon, *Animal Chemistry*, t. II, p. 61.
— Lassaigne, *Examen chimique du lait de Vache avant et après le part (Ann. de chimie et de physique*, 1832, t. XLIX, p. 34).
— Moleschott, *Chem. u. mikroskop. Notizen über die Milch (Vierordt's Archiv für physiol Heilkunde*, 1852, t. XI, p. 696).

Lait.

§ 2. — Le lait qui est sécrété par l'appareil dont nous venons d'étudier la structure, et qui constitue, comme chacun le sait, la nourriture de tous les jeunes Mammifères, ressemble beaucoup par sa composition chimique au jaune de l'œuf, et réunit toutes les conditions qui sont caractéristiques des aliments parfaits (1). C'est une sorte d'émulsion formée par des matières grasses dans un état de division extrême et tenues en suspension dans de l'eau chargée de matières albuminoïdes, sucrées et salines.

Composition chimique du lait.

L'aliment azoté qui se trouve en dissolution dans ce liquide est essentiellement la *caséine*, dont nous avons déjà eu à nous occuper lorsque nous étudiâmes la constitution du sang (2). Sa composition chimique paraît être la même que celle de l'albumine (3); elle est presque insoluble dans l'eau, mais elle forme avec les alcalis et même avec les carbonates alcalins des composés solubles, et c'est à raison de la potasse et de la soude contenues dans le lait qu'elle se trouve en dissolution dans ce liquide. En effet, le lait dans son état normal est presque toujours légèrement alcalin, et tant qu'il conserve cette qualité, la caséine ne s'en sépare pas; mais lorsqu'un acide y est

contient en général assez d'albumen pour être coagulable par la chaleur. L'analyse du colostrum de la Chienne et de l'Anesse a fourni des résultats analogues (a).

(1) L'histoire chimique du lait a été l'objet de beaucoup de travaux. A la fin du siècle dernier, Parmentier et Deyeux publièrent sur ce sujet un traité spécial (b).

(2) Voyez tome I, page 168.

(3) Les analyses faites par MM. Dumas et Cahours prouvent aussi que la composition élémentaire de la caséine est la même dans le lait provenant de différents Mammifères (c).

(a) Chevallier et Henry, *Mémoire sur le lait* (*Journal de pharmacie*, 1839, t. XXV, p. 332).

(b) Parmentier et Deyeux, *Mémoire sur cette question : Déterminer par l'examen comparé des propriétés physiques et chimiques, la nature des laits de Femme, de la Vache, de la Chèvre, de Brebis et de Jument* (*Mém. de la Société de médecine*, 1787, p. 415). — *Précis d'expériences et d'observations sur les différentes espèces de laits, considérées dans leur rapport avec la chimie, la médecine et l'économie rurale*, in-8, an VII.

(c) Dumas et Cahours, *Mém. sur les matières azotées neutres de l'organisation* (*Ann. de chimie et de physique*, 3ᵉ série, 1842, t. VI, p. 411).

versé ou s'y développe (1), cette matière se précipite sous la forme de grumeaux blancs qui ressemblent beaucoup à de l'albumine coagulée, qui serait pulvérulente (2). Il est aussi à noter que la pepsine rend également la caséine insoluble (3), et que certains acides, tels que l'acide phosphorique et même l'acide acétique en excès, en opèrent la dissolution.

La caséine n'est pas la seule substance protéique qui d'ordinaire se trouve dans le lait; on rencontre aussi dans ce liquide un peu d'albumine (4), et quelques chimistes croient devoir distinguer de ces deux corps une autre matière azotée qui a

(1) Il s'acidifie très-facilement, et quelquefois, chez la Vache, il a été modifié de la sorte pendant son séjour dans les glandes mammaires; mais, dans l'état normal, il est plus ou moins alcalin au moment de sa sortie de l'organisme (a).

Le lait de la Femme à l'état normal est également toujours alcalin ou neutre, ainsi que cela a été constaté par un grand nombre d'observateurs (b), notamment par M. Elsässer chez 385 nourrices, et par M. Ruttenmann dans 272 cas (c).

Le lait de la Chienne paraît être généralement un peu acide.

(2) L'acide phosphorique ne produit pas cet effet.

La solidification de la caséine, et par conséquent la coagulation du lait, est déterminée par beaucoup de substances, dont les unes produisent cet effet en s'emparant de l'eau contenue dans

cette substance (l'alcool, par exemple), d'autres en s'y combinant et en donnant naissance à des composés insolubles : c'est de la sorte qu'agissent la plupart des sels métalliques, le tannin, etc. Une plante nommée *Pinguicula vulgaris* jouit de la singulière propriété, non-seulement d'aigrir le lait, mais de le rendre si visqueux, qu'on peut l'étirer en fils. Dans le nord de la Suède, le lait ainsi modifié est employé comme aliment (d). L'action des bases et des acides sur la caséine a été étudiée récemment par MM. Millon et Commaille (e).

(3) C'est à raison de cette propriété de la pepsine que la *présure* coagule le lait (voyez tome VII, page 32).

(4) Comme l'albumine est ordinairement en trop petite quantité dans le lait normal pour que ce liquide se coagule par l'ébullition, cette substance a passé inaperçue dans la plupart des

(a) Donné, *Cours de microscopie*, p. 350.

(b) Beusch, *Ueber die Gegenwart des Milchenshers in der Milch der Fleischfresser* (Ann. der Chemie und Pharm., 1847, t. LXI, p. 222).

— Rüff, voyez Day, *Physiological Chemistry*, p. 274.

(c) Elsässer, *On Human Milk* (Monthly Journal of Med. Sc., 1854, t. XVIII, p. 356).

(d) Berzélius, *Traité de chimie*, t. VIII, p. 631.

(e) Millon et Commaille, *De l'affinité de la caséine pour les bases*, etc. (Comptes rendus de l'Acad. des sciences, 1865, t. LX, p. 118 et 859 ; t. LXI, p. 221).

reçu le nom de *lactoprotéine;* mais il est fort douteux que ce produit soit un principe immédiat particulier (1).

Le sucre de lait, qu'on désigne aussi sous les noms de *lactose* ou de *lactine* (2), est soluble dans 6 parties d'eau froide et dans 2 parties d'eau bouillante. Il est susceptible de cristalliser en prismes, et dans cet état sa composition chimique est la même que celle de l'acide lactique monohydraté (3); aussi sous l'influence de certains ferments, peut-il facilement se transformer en cet acide (4), tandis que par l'action d'autres

analyses ; mais son existence a été constatée par Doyère, ainsi que par plusieurs autres chimistes (a).

(1) MM. Millon et Commaille donnent le nom de *lactoprotéine* à une substance albuminoïde qui reste en dissolution dans le petit-lait après que l'on a déterminé la coagulation de la caséine et de l'albumine par l'addition d'une certaine quantité d'acide acétique et par l'ébullition (b). Cette matière n'est coagulée, ni par l'acide azotique, ni par le bichlorure de mercure, mais est précipitée par le réactif appelé liqueur nitro-mercurique. Ces chimistes ont reconnu la présence de cette matière protéique dans le lait de Vache, de Chienne, de Brebis, d'Anesse et de Femme.

(2) La découverte du sucre de lait paraît dater de 1619 et être due à un chimiste nommé Bertholdi (c). Fourcroy en fit une étude attentive (d). Le nom de *lactose* lui fut donné par M. Dumas, et celui de *lactine* par M. Baudrimont (e).

(3) L'acide lactique fut découvert par Scheele en 1780, dans le petit-lait aigri (f).

(4) La composition de la lactine est représentée par la formule

$$C^{24}H^{24}O^{24} ;$$

celle de l'acide lactique par

$$C^{6}H^{5}O^{5},HO.$$

Chauffée à 126 degrés, la lactine perd 2 équivalents d'eau, et à 130 degrés elle en abandonne encore 3 ; elle se trouve par conséquent réduite à

$$C^{24}H^{19}O^{19},$$

et c'est aussi la composition qu'elle présente lorsqu'elle est combinée avec de l'oxyde de plomb.

Pour le dosage du sucre de lait,

(a) Doyère, *Du lait au point de vue physiologique et économique* (*Annales de l'Institut agronomique de Versailles*, 1852, t. I, p. 235).

— Quevenne, *De la présence de l'albumine dans le lait à l'état normal* (*Journal de pharmacie*, 3ᵉ série, 1853, t. XXIV, p. 94).

(b) Millon et Commaille, *Nouvelle substance albuminoïde contenue dans le lait* (*Comptes rendus de l'Académie des sciences*, 1864, t. LIX, p. 301).

(c) Voyez Robin, *Traité de chimie anatomique*, t. II, p. 580.

(d) Fourcroy, *Système des connaissances chimiques*, t. IX, p. 482.

(e) Dumas, *Traité de chimie*, 1843, t. VI, p. 295.

— Baudrimont, *Thèse sur l'état actuel de la chimie organique*, 1838.

(f) Scheele, *Opuscula chemica*, t. II, p. 311.

agents il se comporte comme les sucres ordinaires et donne naissance à de l'alcool ainsi qu'à de l'acide carbonique (1).

Les matières grasses du lait constituent le beurre (2) ; mais cette substance n'est pas un principe immédiat, c'est un mélange de margarine, d'oléine, de butyrine (3), de caprine et de caproïne, composés qui tous paraissent être dus à la combinaison de la glycérine (4) avec des acides organiques particuliers auxquels on a donné les noms d'acide margarique, d'acide oléique, d'acide butyrique, etc.

Le lait contient aussi quelques autres substances organiques, mais elles n'ont que peu d'importance (5).

M. Poggiale profite de l'action réductrice de cette substance sur le tartrate cupro-potassique, ou bien encore de son influence sur le plan de polarisation de la lumière (a).

(1) On sait depuis longtemps que les Tartares fabriquent avec le lait de la jument une liqueur enivrante appelée *koumiss* (b).

(2) C'est principalement aux beaux travaux de M. Chevreul sur les corps gras que l'on est redevable des connaissances que les chimistes possèdent aujourd'hui sur la composition du beurre et sur les propriétés des matières qui s'y trouvent ou qui dérivent de ces principes immédiats (c). Plus récemment, la composition du beurre a été étudiée de nouveau par quelques autres chimistes (d), et je dois ajouter

que les recherches de M. Heintz tendent à faire penser que la substance désignée généralement sous le nom de *margarine* se compose de quatre corps gras neutres qui se distinguent entre eux par les acides résultant de leur saponification (e) ; mais dans l'état actuel de la science, ces distinctions n'influent pas sur l'étude physiologique du lait.

(3) La butyrine est une huile trèsanalogue à l'oléine, mais qui s'en distingue par l'acide volatil qui s'en sépare lorsqu'on l'a traitée par un acide. Elle est peu odorante, mais l'acide butyrique a au contraire une odeur particulière très-intense, qui est celle du beurre rance.

(4) Voyez tome I, page 191.

(5) Ainsi, en traitant le lait de la

(a) Poggiale, *Dosage du sucre de lait, etc.* (*Comptes rendus de l'Acad. des sciences,* 1840, t. XXVIII, p. 505).

(b) Pallas, *Sammlung hist. Nachrichten über die mongolischen Völkerschaften,* 1776, t. I, p. 133.

— *Note sur le sucre de lait* (*Bulletin de l'Académie des sciences de Saint-Pétersbourg,* 1837, t. II, p. 126).

(c) Chevreul, *Recherches chimiques sur les corps gras d'origine animale,* 1823, p. 250 et suiv.

(d) Bromeis, *Ueber die in der Butter enthaltenen Fette und Fettsauren* (*Annalen der Chemie und Pharm.,* 1843, t. XLII, p. 46).

— Lerch, *Ueber die fleischigen Säuren der Butter* (*Ann. der Chem. und Pharm.,* 1844, t. XLIX, p. 212).

(e) Heintz, *Ueber den Wallruth* (*Poggendorff's Annalen,* 1852, t. LXXXVII, p. 21).

Les matières minérales qui se trouvent normalement dans le lait sont des chlorures de sodium et de potassium, des phosphates alcalins, des phosphates de chaux et de magnésie, enfin un carbonate alcalin. Les composés potassiques y sont plus abondants que les produits sodiques, et les phosphates terreux y existent en plus forte proportion que dans le sang (1).

Il est aussi à noter que beaucoup de substances qui ont été introduites dans le torrent de la circulation, soit avec les aliments, soit de toute autre manière, sont excrétées par les glandes mammaires, et se trouvent par conséquent dans le lait, dont elles modifient les propriétés; mais ce sont là des accidents qui n'influent pas sur la constitution essentielle de ce liquide (2).

Globules du lait. — Examiné au microscope, le lait se montre composé d'un liquide transparent et légèrement jaunâtre que l'on peut ap-

Vache par du sulfure de carbone, on en sépare une matière odorante qui rappelle le parfum du fourrage ou l'odeur particulière d'autres substances alimentaires ; mais le même résultat n'a pas été obtenu en agissant sur du lait de Chèvre (a).

La présence de l'urée a été constatée aussi dans le lait de la Vache (b).

(1) L'analyse des cendres du lait de Femme a fourni, pour 100 parties de ce liquide :

Soude provenant de la décomposition du lactate sodique. . . 0,030
Chlorure de potassium. 0,070

Phosphate de soude 0,040
— de chaux 0,250
— de magnésie 0,050
— de fer. . . . . 0,001 (c).

Ces résultats se rapprochent beaucoup de ceux obtenus dans les analyses du lait de Vache par M. Haidlin (d) ; mais dans les expériences faites plus anciennement par MM. Pfaff et Schwartz, la proportion de phosphate de chaux était plus élevée (e).

(2) Pour plus de détails à ce sujet, je renverrai aux recherches de MM. Chevallier et O. Henri, Péligot, Rees (f).

(a) Lefort, *Sur l'existence de l'urée dans le lait des Animaux herbivores* (*Comptes rendus de l'Acad. des sciences*, 1866, t. LXII, p. 190).

(b) Millon et Commaille, *Analyses du lait* (*Comptes rendus de l'Acad. des sciences*, 1864, t. LIX, p. 399).

(c) Weber, *Untersuch. der unorganischen Bestandtheile der Kuhmilch* (Poggendorff's *Annalen der Physik und Chem.*, 1849, t. LXXVI, p. 390).

(d) Haidlen, *Ueber die Salze und die Analyse der Kuhmilch* (*Ann. der Chemie und Pharm.*, 1843, t. XLV, p. 363).

(e) Schwartz, *Dissert. inaug. sistens nova experim. circ. lact. princip. constit.* Kiel, 1813.

(f) Chevallier et O. Henry, *Mémoire sur le lait* (*Journal de chimie médicale*, 2ᵉ série, 1839, t. V, p. 198).

— Péligot, *Mém. sur la composition chimique du lait d'Anesse* (*Ann. de chimie*, 1836, t. LXII).

— Rees, art. Milk (Todd's *Cyclop. of Anat. and Physiol.*, t. III, p. 362).

peler du sérum, et d'une multitude de corpuscules sphériques ou globules tenus en suspension dans le fluide dont je viens de parler (1). Ces globules, dont le volume varie beaucoup (2), sont brillants au centre, et à cause de leur grand pouvoir réfringent, ils paraissent noirâtres sur les bords lorsqu'on les observe par transparence ; mais on n'y aperçoit aucune membrane enveloppante, et par la simple inspection il est très-difficile de décider si ce sont seulement des gouttelettes de matières grasses ou des cellules à parois minces contenant la graisse dans leur intérieur (3). Pour résoudre la question, il faut avoir recours à certaines manipulations (4) ou à l'action des agents

(1) La découverte des globules du lait est due à Leeuwenhoeck. Pour l'histoire des travaux faits sur ce sujet par les autres micrographes, je renverrai à l'ouvrage de M. Mandl (a).

(2) Les globules du lait ont en général de 0^{mm},002 à 0^{mm},005 de diamètre (b) ; ils présentent à peu près les mêmes caractères chez les différents Mammifères où on les a examinés, excepté cependant chez le Lapin.

Les globules du lait de Chèvre (c) et du Chameau à deux bosses paraissent être beaucoup plus petits que ceux du lait de Vache.

Plusieurs auteurs pensent que le lait à l'état normal contient aussi des globules caséiques. Mais ces corpuscules paraissent être produits par un premier degré de coagulation et dus au développement de traces d'acide

lactique, qui précipite un peu de caséine dans un état de division extrême.

(3) Les micrographes ont été très-partagés d'opinion à ce sujet.

(4) Ainsi l'éther et l'alcool, qui dissolvent rapidement les graisses, n'attaquent pas les globules du lait tant que ces corpuscules sont dans leur état normal ; mais si on les soumet préalablement à l'action de l'acide acétique, qui est un dissolvant pour les substances albuminoïdes, dont ils paraissent être revêtus, ils disparaissent promptement dans l'un ou l'autre des réactifs indiqués ci-dessus. Ces globules se dissolvent également dans l'éther ou dans l'alcool, lorsque, par une ébullition prolongée dans ce liquide ou par d'autres moyens, on rompt leurs parois membraniformes. Les phénomènes que l'on remarque pendant que les glo-

(a) Leeuwenhoeck, *Microscopical Observations* (*Philos. Trans.*, 1674, n° 103, t. IX, p. 23). — *Opera omnia*, t. II, p. 12 ; t. III, p. 106.

— Mandl, *Anatomie microscopique*, t. I, 2ᵉ partie, p. 45 et suiv.

— Harting, *Histologische Aanteekeningen* (*Tijdschrift voor Natuurlijke geschiedenis en Physiologie*, 1845, t. XII, p. 39).

— Lammerts von Bueren, *Onderzockingen over de Melkbolletjes* (*Nederland Lancet*, 2ᵉ série, 1849, t. IV, p. 722).

(b) Kölliker, *Traité d'histologie*, p. 595.

(c) Donné, *Cours de microscopie*, p. 372.

chimiques qui sont de nature à dissoudre la graisse, et alors on acquiert bientôt la conviction que certains de ces corpuscules sont formés d'une sphérule de graisse revêtue d'une couche mince de substance albuminoïde (1). Du reste, rien ne prouve que cette enveloppe soit une cellule organisée (2), et il est fort possible qu'elle soit produite seulement par la saponification d'une portion de la gouttelette de graisse, dont les acides gras, en enlevant de l'alcali à la caséine circonvoisine, détermineraient la précipitation d'une couche mince de cette substance coagulable, ainsi que cela a été observé par Acherson dans les émulsions formées au sein d'un liquide albumineux (3), et l'on a constaté expérimentalement que la graisse agitée avec de la caséine se comporte de la même manière (4).

bules laiteux sont attaqués par l'acide acétique plus ou moins étendu d'eau, tendent également à faire penser que ce sont des utricules membraneuses d'une délicatesse extrême renfermant de la graisse (a).

Il est aussi à noter que, d'après M. Mulder, la quantité de graisse que l'éther peut enlever au lait augmente avec le temps écoulé depuis la traite, ce que l'on explique par la destruction progressive de l'enveloppe des globules par suite de la fermentation (b).

(1) M. Dumas conclut aussi à l'existence d'une membrane autour des globules butyreux d'après les résultats de l'expérience suivante : Si l'on dissout du sel marin à saturation dans le lait, la filtration de ce liquide donne un sérum parfaitement limpide contenant tout le caséum soluble, le sucre de lait et les sels. Or, malgré les lavages prolongés à l'eau salée, on retrouve toujours une matière caséeuse associée au beurre de ces globules, et conséquemment insoluble dans l'eau salée (c).

(2) Les globules du lait présentent à un haut degré le mouvement brownien, mais ce phénomène physique n'implique en aucune façon l'existence de propriétés vitales dans ces petits corpuscules (d).

(3) Voyez tome I, page 80.

(4) Fr. Simon a observé ce phénomène en agitant de la graisse dans une dissolution de caséine provenant du cristallin (e).

(a) Chatin, *Sur le lait de la Chamelle à deux bosses* (*Journal de pharmacie*, 4ᵉ série, 1865, t. I, p. 264).

(b) Henle, *Traité d'anatomie générale*, t. II, p. 522.

— Alex. Müller,, *Ueber die Süsse Milchgährung und die Bestimmung des Fettgehaltes der Milch ohne Eindampfung derselben* (*Journ. für prakt. Chemie*, 1861, t. LXXXII, p. 13).

(c) Dumas, *Constitution du lait des Carnivores* (*Ann. des sciences nat.*, 3ᵉ série, 1845, t. IV, p. 195).

(d) Donné, *Cours de microscopie*, p. 359.

(e) Fr. Simon, *Animal Chemistry*, t. II, p. 43.

Il est aussi à noter que ces corpuscules se constituent d'abord dans l'intérieur de vésicules assez analogues aux cellules adipeuses ordinaires, et que c'est dans l'intérieur de ces organites qu'on les trouve dans les parties initiales de l'appareil mammaire; mais lorsque les produits formés dans les ampoules sécrétoires passent dans les canaux galactophores, ces cellules se détruisent et laissent échapper leur contenu (1).

§ 3. — L'importance du lait est si grande en physiologie, en agronomie et dans l'économie domestique, que nous ne pouvons passer rapidement sur son histoire, et qu'après avoir fait connaître sa constitution, il me paraît indispensable d'examiner les altérations qu'il peut subir au contact de l'atmosphère. En effet, ces changements influent beaucoup sur ses qualités alimentaires, et peuvent être utilisés de diverses façons.

La pesanteur spécifique des globules du lait, formés principalement de beurre, est moindre que celle du liquide ambiant, et par conséquent ces corpuscules tendent à monter vers la surface. Ce mouvement s'effectue plus ou moins promptement lorsque le lait est en repos, et il se forme ainsi à la surface du liquide une couche plus ou moins épaisse de crème; mais le départ entre les globules graisseux et le sérum ne se fait pas d'une manière complète, et la crème n'est en réalité que du lait très-riche en globules butyreux, tandis que le liquide sous-jacent n'en conserve que très-peu (2). Par une agitation vio-

---

(1) Le lait contenu dans les ampoules ou vésicules initiales de l'appareil mammaire ne consiste donc qu'en un liquide séreux contenant des cellules adipeuses qui paraissent s'être détachées des parois de ces cavités (a).

(2) La température influe beaucoup sur la rapidité avec laquelle la crème se forme à la surface du lait. Lorsque la température est entre 12 et 15 degrés, ce résultat s'obtient dans l'espace de vingt-quatre heures, tandis qu'à une température plus basse, il se passe souvent deux jours, ou même

(a) Reinhart, *Op. cit. (Archiv für pathol. Anat.*, t. I).

lente et prolongée, on peut déterminer la réunion des parties graisseuses du lait, qui se soudent entre elles, et c'est de la sorte que par l'opération du *barattage* on obtient le beurre.

Ainsi que je l'ai déjà dit, la lactine, ou matière sucrée du lait, est susceptible de se transformer en acide lactique. Or ce changement s'opère toujours plus ou moins rapidement lorsque cette substance est exposée à l'action de l'atmosphère, et qu'elle se trouve en présence d'une matière organique azotée, telle que la fibrine, l'albumine, la caséine ou le gluten. Le lait contient de la caséine, et par conséquent nous pouvons prévoir que, placé dans ces circonstances, il doit s'aigrir, car de l'acide lactique s'y développera. C'est effectivement ce que l'on observe, et l'acide ainsi formé, en agissant sur la caséine en dissolution dans ce liquide, la coagule. La caséine précipitée de la sorte se montre d'abord sous la forme de petits corpuscules isolés, d'une ténuité extrême ; mais à mesure que le phénomène se développe et que le précipité devient plus abondant, les globulins caséiques se réunissent entre eux, et forment des grumeaux ou un caillot unique qui ramasse dans ses interstices tous les autres corpuscules en suspension dans le liquide. Cette coagulation du lait est semblable à celle qu'on produit artificiellement en y versant de l'acide sulfurique ou toute autre substance apte à précipiter la caséine ; et puisqu'elle résulte du développement d'un acide libre, on voit que, pour l'empêcher de se produire, il suffi-

deux jours et demi, avant que la réunion des globules butyriques se soit complétée. Lorsque la température est plus élevée, la coagulation de la caséine a souvent lieu avant que la totalité de la crème se soit élevée à la surface, et il reste du beurre dans le fromage. Les agronomes des environs de Paris évaluent que dans nos campagnes, cent litres de lait de Vache, de bonne qualité, fournissent huit à dix litres de crème en été et environ douze litres en hiver (*a*) ; mais il résulte des expériences de M. Boussingault, qu'en Alsace, les Vaches bien nourries donnent un lait plus riche, car on en obtient plus de 15 pour 100 de crème (*b*).

(*a*) Heuzé, *Du lait et de son emploi en Bretagne*, 1845.
(*b*) Boussingault, *Économie rurale*, t. II, p. 427.

rait de neutraliser cet agent à mesure qu'il se forme. C'est effectivement ce qui a lieu, et l'un des procédés employés très-fréquemment pour empêcher le lait de *tourner*, comme disent les ménagères, consiste dans l'addition de petites quantités de bicarbonate de soude (1). Lorsque les globules butyreux ne se sont pas séparés du reste du lait sous la forme de sérum avant que la coagulation du caséum ait eu lieu, ces corpuscules se trouvent englobés dans le caillot, et dans tous les cas le liquide qui reste, et qui est connu sous le nom de *petit-lait*, contient la lactine non décomposée, ainsi que les sels solubles du lait et les lactates qui y ont pris naissance. Ce produit n'est pas sans emploi, soit en médecine, soit pour l'alimentation des animaux de ferme, et, toutes choses étant égales d'ailleurs, il est en général d'autant plus chargé de lactine, que la précipitation de la caséine a eu lieu plus promptement ; aussi, lorsqu'on empêche cette coagulation de s'effectuer en neutralisant l'acide lactique à mesure qu'il se développe, il peut arriver que la totalité du sucre de lait se transforme en acide lactique, et que le petit-lait ne renferme plus que ce produit associé à des composés salins (2). Jusque dans ces derniers temps les chimistes pensaient

(1) On doit à Darcet l'indication de ce moyen qui, employé dans certaines limites, ne présente aucun inconvénient grave, et facilite beaucoup la conservation du lait que l'on veut transporter à des distances considérables, ainsi que cela est souvent nécessaire pour l'approvisionnement des grandes villes. La quantité de bicarbonate de soude que l'on emploie de la sorte est de 1/2000e du poids du lait.

(2) Dans un travail important sur la fermentation lactique, MM. Boutron et Fremy ont été conduits à penser que si la transformation du sucre de lait en acide lactique s'arrête lorsque le caillot s'est formé, cela dépend seulement de ce que la caséine ne se trouve plus en dissolution dans le liquide chargé de ce sucre, et qu'en redissolvant la caséine par un alcali on peut déterminer de nouveau la production d'acide lactique (a). En opérant de la sorte, ils ont pu transformer la totalité de la lactine en acide lactique. MM. Pelouze et Gélis ont obtenu le même résultat en ajoutant de la craie

(a) Boutron et Fremy, *Recherches sur la fermentation lactique (Ann. de chimie et de physique,* 3e série, 1841, t. II, p. 271).

que la transformation de la lactine en acide lactique était déterminée par la caséine ou les autres matières organiques azotées, qui joueraient le rôle d'un ferment : mais il résulte des recherches de M. Pasteur, que les choses ne se passent pas de la sorte; que le ferment dont l'action détermine ce phénomène consiste en corps organisés vivants, qui se développent dans le lait, où ils se nourrissent de matières azotées et autres dont ce liquide est chargé (1).

à de l'eau sucrée contenant le ferment voulu (a).

(1) La coagulation en apparence spontanée du lait (c'est-à-dire la coagulation qui n'est pas déterminée par l'addition de la présure ou de tout autre agent chimique propre à précipiter la caséine) résulte de l'action d'êtres organisés vivants, qui se développent dans ce liquide, et qui s'y multiplient avec une grande rapidité. En général, ce phénomène est produit par des végétaux microscopiques analogues à ceux de la levûre de bière, et que M. Pasteur a désignés sous le nom de *ferment lactique*. Ils sont tués par la chaleur; ils ne résistent pas à 100 degrés, et les germes paraissent en être déposés dans le lait par l'atmosphère; ils ne prospèrent que dans un liquide chargé de matières alimentaires azotées et neutres ou alcalines. On peut les séparer par filtration, et lorsqu'on les sème dans un liquide ayant les caractères que je viens d'indiquer, ils y déterminent aussitôt la fermentation lactique; mais lorsque la liqueur est acide, leur action s'arrête bientôt, et la lactine ne se transforme plus en acide lactique. La présence d'autres êtres microscopiques qui ont la forme de Vibrions peut déterminer aussi la coagulation du lait, et les germes de ces animalcules paraissent être susceptibles de résister à une température de 100 degrés; mais lorsqu'on chauffe à 110 degrés du lait en vase clos hermétiquement, on les détruit et le lait reste inaltéré (d). On a pu en conserver ainsi pendant plusieurs années, sans qu'il se soit ni aigri, ni caillé, ni putréfié.

Cette nouvelle théorie de la fermentation lactique, et la destruction du ferment végétal en question par la chaleur, nous expliquent l'utilité de l'ébullition du lait pour empêcher ce liquide de s'altérer promptement. Gay-Lussac avait constaté qu'en faisant chauffer le lait frais jusqu'à 100 degrés et en répétant cette opération tous les jours (ou même tous les deux jours en hiver), on peut le conserver pendant plusieurs mois sans qu'il s'aigrisse (b); et aujourd'hui, lorsque, pour l'approvisionnement des grandes villes comme Paris, on transporte cette denrée à des distances très-considéra-

(a) Pelouze et Gélis, *Mém. sur l'acide butyrique* (Ann. de chimie, 3ᵉ série, 1844, t. X, p. 437).
(b) Pasteur, *Mémoire sur la fermentation appelée lactique* (Ann. de chimie et de physique, 3ᵉ série, 1853, t. LII, p. 404). — *Mém. sur les corpuscules organiques qui existent dans l'atmosphère* (Ann. des sciences nat., 4ᵉ série, 1861, t. XVI, p. 52).

C'est aussi de l'introduction accidentelle de corpuscules organisés dans le lait et de leur développement ultérieur que dépendent diverses altérations d'un autre genre, qui s'y manifestent parfois, par exemple l'apparition de taches bleues qui se montrent d'abord à la surface, et qui finissent par en envahir toute la masse (1); mais dans la plupart des cas où le lait présente des qualités anormales, cela dépend d'un état pathologique de l'individu qui produit ce liquide, et l'on y voit apparaître des corpuscules semblables à ceux qui caractérisent le colostrum (2).

§ 4. — La richesse du lait et les proportions suivant lesquelles les diverses substances constitutives de ce liquide s'y trouvent mêlées, varient non-seulement dans les différentes

Degré
de richesse
du lait.

bles, on a souvent soin de le chauffer au bain-marie, non-seulement avant de l'expédier, mais à deux ou trois reprises pendant le voyage. En effet, chaque fois qu'on élève ainsi la température du liquide, on tue les ferments qui peuvent s'y trouver, et on le préserve de tout changement, tant que d'autres ferments charriés par l'atmosphère n'y seront pas tombés et ne s'y seront pas développés.

(1) Ce phénomène a été observé plusieurs fois dans du lait de Vache, et fut d'abord attribué au développement d'un Byssus (a); mais il résulte des observations plus récentes de M. Fuchs, qu'il est dû à la présence d'un animalcule microscopique auquel cet au-teur a donné le nom de *Vibrio cyano-genus*.

Une coloration en jaune peut être produite par un autre Infusoire que M. Fuchs a appelé *Vibrio xantho-genus* (b).

Le développement du *Penicillium glaucum*, que Turpin attribuait à une végétation des globules du lait (c), provient aussi de germes végétaux introduits accidentellement dans ce liquide.

(2) L'étude du lait de la Femme et de la Vache dans divers états pathologiques a occupé l'attention de plusieurs micrographes, parmi lesquels je citerai en première ligne M. Donné.

(a) Braconnot, *Observations sur le lait bleu* (*Journal de chimie médicale*, 2ᵉ série, 1836, t. II, p. 625).
— Bailleul, *Recherches sur le lait bleu* (*Comptes rendus de l'Acad. des sciences*, t. XVII, p. 1138).
— Germain, *Recherches sur le lait bleu* (*Comptes rendus de l'Acad. des sciences*, 1843, t. XVII, p. 1335).
(b) Fuchs, *Beiträge zur näheren Kenntniss der gesunden und fehlerhaften Milch der Haus-thiere* (*Magazin für die gesammte Thierheilkunde*, Jahrg. 7 (d'après Simon).
(c) Turpin, *Rech. microscopiques sur l'organisation et la vitalité des globules du lait*, etc. (*Ann. des sciences nat.*, 2ᵉ série, 1837, t. VIII, p. 338).

espèces de Mammifères, mais aussi chez le même individu, suivant la période de l'allaitement, le régime et plusieurs autres circonstances biologiques. Le tableau suivant, emprunté à un travail important publié sur ce sujet, il y a peu d'années, par un de mes anciens élèves, feu M. Doyère, peut servir à fixer les idées touchant les différences spécifiques (1). Mais en prenant en considération les résultats fournis par l'analyse dans tel ou tel cas particulier, il ne faut pas oublier que les limites des variations individuelles peuvent être très-étendues.

	FEMME.	VACHE.	CHÈVRE.	BREBIS.	LAMA.	ANESSE.	JUMENT.
Eau.........	87,38	87,60	87,30	81,60	86,60	89,63	91,37
Beurre......	3,80	3,20	4,40	7,50	3,10	1,50	0,55
Caséine.....	0,34	3,00	3,50	4,00	3,00	0,60	0,78
Albumine....	1,30	1,20	1,35	1,70	0,90	1,35	1,40
Sucre de lait.	7,00	4,70	3,10	4,30	5,60	6,40	5,50
Sels........	0,18	0,70	0,35	0,90	0,80	0,32	0,40

Nous voyons donc que le lait de la Brebis est remarquablement riche en beurre, les matières azotées y abondent, et le sucre de lait s'y trouve en proportion assez forte (2). Le lait d'Anesse est au contraire très-pauvre en matières grasses et

(1) Il est à noter que dans ces analyses faites d'après un procédé particulier à M. Doyère, la substance azotée désignée sous le nom d'albumine a été dosée en traitant le petit-lait par deux fois son volume d'alcool et en desséchant convenablement le précipité ainsi obtenu (a).

MM. Millon et Commaille évaluent la quantité d'albumine contenue dans un litre de lait, terme moyen, à

     11,83 chez l'Anesse ;
     6,43 chez la Chèvre ;
     5,25 chez la Vache ;
     0,88 chez la Femme (b).

(2) Il résulte des analyses faites par MM. Filhol et Joly, que les proportions des diverses substances constitutives de ce lait varient notablement suivant les races. Ainsi le lait des Brebis de la race lauraguaise a fourni 8,3 de caséine, 10,4 de beurre et 4,4 de sucre pour 100, tandis que dans le lait des Brebis anglaises des Southdowns, ces auteurs n'ont trouvé que

(a) Doyère, *Étude du lait au point de vue physiologique et économique (Annales de l'Institut agronomique de Versailles, t. I, 1852).*
(b) Millon et Commaille, *Analyse du lait (Comptes rendus de l'Acad. des sciences, 1864, t. LIX, p. 398).*

albumineuses, mais est plus riche en lactine (1). Le lait de la Femme (2) s'en rapproche plus que du lait de la Vache (3),

6,5 de caséine, 4 de beurre et 4,6 de sucre (a).

(1) Il est aussi à noter que la caséine du lait d'Anesse paraît être plus facilement attaquée par le suc gastrique que la caséine du lait de Vache. Des expériences intéressantes sur la digestibilité comparative des laits de Femme, d'Anesse et de Vache, ont été faites en Hollande par M. Lammerts, et il en résulte que pour les jeunes enfants, c'est le lait d'Anesse qui paraît le plus propre à remplacer le lait de la Femme (b).

(2) La composition du lait de la Femme a été examinée par plusieurs chimistes : quelques auteurs ont pensé que la proportion des matières grasses contenues dans ce liquide était plus faible que celle du beurre fourni par le lait de la Vache ; mais les recherches de M. Pleischel et de M. Meggenhofen tendent à établir qu'elle n'en diffère pas.

Deux analyses de lait humain faites par Lhéritier ont donné les résultats suivants :

Eau	807,8	870,6
Beurre.	42,5	52,0
Caséine.	11,7	9,5
Sucre de lait . .	74,0	63,4
Sels	4,0	4,5 (c)

Les variations individuelles peuvent être très-considérables ; ainsi quatorze analyses faites par Fr. Simon ont fourni pour 1000 parties de lait :

	Moyenne.	Maximum.	Minimum.
Beurre. .	25,3	54,0	8,0
Caséine .	34,3	45,2	19,6
Sucre de lait, etc.	48,2	62,4	39,2
Sels . . .	2,3	2,7	1,6 (d)

M. Boedeker y a trouvé seulement 31 millièmes de matières grasses (e).

La proportion de lactine y est très-considérable. MM. Millon et Commaille l'évaluent à 77 grammes par litre, tandis qu'ils n'ont trouvé pour la même quantité de liquide que $60^{gr},8$ de cette substance dans le lait d'Anesse, $54^{gr},7$ (terme moyen) dans le lait de Vache, et $44^{gr},9$ dans le lait de Chèvre (f).

J'ajouterai que MM. Vernois et A. Becquerel, se fondant sur les résultats de 89 analyses, donnent, pour représenter la composition moyenne du lait de la Femme dans l'état de santé, les nombres suivants :

Pesanteur spécifique. . . .	1032,67
Eau	889,08
Sucre de lait.	43,64
Caséine et matières extractives.	39,24
Beurre.	26,66
Cendres	1,38 (g)

(3) Le lait de Vache a été analysé par beaucoup de chimistes et a souvent

(a) Filhol et Joly, *Analyses du lait de Brebis appartenant à différentes races* (*Comptes rendus de l'Acad. des sciences*, 1858, t. XLVII, p. 1013).

(b) Lammerts von Bueren, *Vergelijkende digestie-præver van verschillende Melksoorten* (*Neder-landsch Lancet*, 2ᵉ série, 1842, t. IV, p. 753).

(c) Lhéritier, *Traité de chimie pathologique*, p. 627.

(d) Simon, *Die Frauenmilch, nach ihrem chemischen und physiologischen Verhalten dargestellt*. Berlin, 1838. — *Animal Chemistry*, t. II, p. 54.

(e) Boedeker, *Die Zusammensetzung der Frauenmilch* (*Zeitschr. rat. Med.*, 1860, t. X, p. 162).

(f) Millon et Commaille, voyez Pelouze et Fremy, *Traité de chimie*, t. VI, p. 633 (1865).

(g) Vernois et A. Becquerel, *Rech. sur le lait* (*Ann. d'hygiène*, 1853, t. IX, p. 257).

mais le sucre de lait y abonde davantage. Le lait de la Chamelle est très-chargé de lactine et de matières azotées, mais ressemble au lait de la Vache par la proportion de beurre que l'on y a rencontrée (1). Le lait de la Jument ne contient que des quantités très-faibles de corps gras (2). Enfin, chez la Truie (3) et

fourni un peu plus de corps gras que dans les expériences de Doyère citées ci-dessus (a). La proportion de ces matières a été en moyenne de 4 pour 100 dans les analyses faites par MM. Boussingault et Lebel (b). La proportion moyenne de caséine a varié entre 3,6 (c) et 7 pour 100 (d).

Les matières grasses du lait de Vache contiennent toujours une substance colorante jaune, tandis que le beurre provenant des laits de Chèvre, de Brebis, d'Anesse et de Femme est ordinairement incolore (e).

Le lait du Lama est presque identique avec celui de la Vache (f).

(1) Le lait de la Chamelle (*Camelus*

bactrianus), examiné par M. Chatin, contenait, pour 1000 parties, 40 de matières azotées (caséine et albumine) et 58 de sucre de lait, et 36 de beurre (g).

(2) Le lait de Jument est très-pauvre en matières solides ; dans deux analyses faites par Doyère, la proportion la plus forte a été : pour la caséine, de 1 pour 100 ; pour l'albumine, de 1,90 ; pour le beurre, de 1,70, et pour le sucre de lait, de 6,7. L'écart entre les maxima et les minima était très-considérable (h).

(3) Le lait de la Truie est très-riche en caséine, mais ne contient que peu de matières grasses. Chez un de ces

(a) Parmentier et Deyeux, *Analyse du lait (Ann. de chimie*, t. VI et VII).

— Berzelius, *Traité de chimie*, t. VIII, p. 627.

— Schubler, *Rech. sur le lait et sur ses principes immédiats (Biblioth. univ. de Genève*, 1817, AGRICULT., t. II, p 278).

— Quevenne, *Lait, composition chimique, etc. (Ann. d'hygiène*, t. XXVI).

— Lecanu, *Note concernant l'analyse du lait (Journal de pharmacie*, t. XXV, p. 20).

— Haidlen, *Ueber die Salze und die Analyse der Kuhmilch (Ann. der Chemie und Pharm.,* 1843, t. XLV, p. 263).

— Simon, *Op. cit.*, t. II, p. 62.

(b) Lebel et Boussingault, *loc. cit. (Ann. de Chimie et de Phys.*, 1839, t. LXXI).

(c) Simon, *Op. cit.*, t. II, p. 62.

(d) Pleischel, *Ueber Butter und Frauenmilch (Jahrb. der Chemie von Schweigger*, 1831, t. XXXII, p. 125).

— Meggeschofen, *Chemische Untersuchungen über die Frauenmilch (Zeitschrift für Physiologie von Tiedemann und Treviranus*, 1829, t. III, p. 274).

(e) Millon et Commaille, *Analyse du lait (Comptes rendus de l'Acad. des sciences*, 1864, t. LIX, p. 399).

(f) Doyère, *Op. cit. (Ann. de l'Institut agronomique de Versailles*, 1852, t. I, p. 254).

(g) Chatin, *Sur le lait de la Chamelle à deux bosses (Journal de pharmacie*, 4ᵉ série, 1865, t. I, p. 264).

(h) Van Stiphrian Luiscius et Bandt, *Disquisitio, etc. (Mém. de la Soc. de méd.*, 1787, p. 525).

— Lassaigne, *Note sur la composition du lait de Jument (Journal de chimie médicale*, 2ᵉ série, 1839, t. II, p. 87).

— Doyère, *Op. cit. (Ann. de l'Institut agronomique de Versailles*, t. I, p. 255).

chez les Carnivores (1), la proportion de caséine s'élève beaucoup, et chez ces derniers la lactine manque en général presque
complétement.

Les aliments peuvent exercer une influence considérable sur
la composition du lait (2). Ainsi on doit à M. Dumas des expériences très-intéressantes faites sur des Chiennes soumises à
différents régimes, expériences dont il ressort que la quantité
de sucre de lait contenu dans ce liquide est en grande partie

animaux de race allemande, on a trouvé ce liquide composé de :

Eau	85,49
Beurre	1,95
Sucre de lait	3,03
Caséine	8,45
Sels	1,09

Chez une autre Truie de race an-glaise (dite d'Essex), la proportion de sucre de lait n'était que de 2,26 pour 100 et celle de la caséine de 7,36 pour 100 (a).

(1) Dans les analyses du lait d'une Chienne faites par Fr. Simon, la pro-portion des matières solides s'éleva de 31,8 à 34,2 pour 100. La proportion de beurre varia entre 13,3 et 16,2; celle de la caséine fut dans un cas de 14,6, et dans un autre de 17,4 pour 100. Il n'y avait que des traces de sucre de lait (b). M. Clemm trouva 27 centièmes de matières solides et con-stata également la présence de la lac-tine (c). Enfin M. Dumas obtint des résultats analogues (d).

Il est cependant à noter que dans une analyse faite par MM. Chevallier et Henry, la proportion de caséine et de beurre était moindre que dans le lait de Vache (e).

(2) MM. Vernois et A. Becquerel ont analysé comparativement le lait de nourrices dont les unes étaient très-bien nourries, et dont les autres l'a-vaient été mal, et ils ont obtenu en moyenne, pour 1000 :

	Dans le 1er cas.	Dans le 2e cas.
Matières solides. . .	123,47	104,31
Beurre	43,47	18,85
Caséum	37,07	38,68
Sucre de lait. . . .	41,64	45,76

Ainsi, sous l'influence d'une alimen-tation abondante et bien choisie, il y avait dans le lait plus de deux fois autant de matières grasses que chez les nourrices mal nourries, et chez ces dernières la proportion de lactine était au contraire un peu augmentée; les différences dans la proportion de ca-séine n'étaient pas notables (f).

(a) Scheven, voyez Pelouze et Fremy, *Traité de chimie*, t. VI, p. 624.
(b) Fr. Simon, *Animal Chemistry*, t. II, p. 66.
(c) Clemm, voy. *Scherer Milch* (Wagner's *Handwörterb. der Physiol.*, t. II, p. 467).
(d) Dumas, *Du lait des Carnivores* (*Ann. des sciences nat.*, 3e série, t. IV, p. 184).
(e) Chevallier et O. Henry, *Op. cit.* (*Journal de pharmacie*, t. XXV).
(f) Vernois et A. Becquerel, *Recherches sur le lait* (*Ann. d'hygiène publique*, 1843, t. XLIX, p.314).

subordonnée à la quantité d'aliments féculents dont ces Animaux font usage. Ainsi que je l'ai dit, le lait de ces Carnivores est toujours très-riche en caséine et contient aussi beaucoup de graisse, mais en général on n'y trouve que des traces de lactine : à la suite d'un régime de viande seulement, M. Dumas ne put y découvrir aucune trace de cette substance, tandis qu'il en obtint des cristaux plus ou moins abondants en opérant sur du lait provenant de Chiens nourris principalement avec du pain (1). La qualité du lait et celle du beurre qu'on en extrait peuvent être également modifiées par le régime (2), ainsi que

---

(1) Le lait d'une Chienne soumise à un régime mixte a fourni :

Eau.	69,8
Beurre.	12,4
Matières extractives.	2,5
Caséum	13,6
Sels solubles.	0,71
Sels insolubles.	0,77

Dans d'autres expériences, la proportion de caséine a été même un peu plus forte, et celle du beurre est descendue jusqu'à 5 et même jusqu'à 3 pour 100 (a). Ainsi que je l'ai dit ci-dessus, la proportion de lactine est notablement augmentée par le régime mixte, mais on peut encore découvrir des traces de cette substance même dans le lait des Chiennes qui ont été nourries de viande seulement (b).

M. Dumas a constaté aussi que le lait de la Chienne possède une propriété remarquable : il se prend en bouillie épaisse lorsqu'on le chauffe;

mais il perd cette propriété lorsqu'on l'étend d'eau.

M. Bensch a trouvé que par l'évaporation, la lactine de ce lait se transforme en glycose (c).

(2) La proportion de margarine et d'oléine contenue dans le beurre peut varier beaucoup chez les mêmes Animaux, suivant le régime et les autres conditions biologiques. Ainsi, dans les Vosges, cette proportion est de 186 de margarine pour 100 d'oléine en hiver, lorsque les Vaches restent à l'étable et sont nourries de fourrages secs, tandis que la proportion de margarine descend jusqu'à 66 en été, lorsque ces mêmes Animaux paissent à la montagne (d).

On doit à MM. Boussingault et Lebel une série d'expériences sur la composition du lait des Vaches soumises à des régimes différents ; mais les aliments employés étaient ceux

(a) Dumas, *Composition du lait des Carnivores* (Ann. des sciences nat., 3ᵉ série, 1845, t. IV, p. 184).

(b) Clemm, *Op. cit.*

(c) Bensch, *Ueber die Darstell. der Milch* (Ann. der Chemie und Pharm., 1847, t. LXI, p. 221).

(d) Dumas, Boussingault et Payen, *Recherches sur l'engraissement des Bestiaux et la formation du lait* (Ann. de chimie et de physique, 3ᵉ série, 1843, t. VIII, p. 96).

par l'introduction accidentelle de certaines substances alimentaires (1).

On a souvent remarqué que chez la Vache la richesse du lait augmente pendant une certaine période de l'allaitement (2), et ce fait est d'accord avec les résultats fournis par des analyses comparatives. Ainsi, chez la Femme, la quantité de caséine

dont on fait habituellement usage pour la nourriture de ces Animaux, et ils se ressemblent tous beaucoup, quant à leurs caractères essentiels, car ce sont toujours des matières amylacées qu'ils fournissent à l'organisme. Il s'agit en effet, tantôt de pommes de terre ou de betteraves, d'autres fois de trèfle ou de foin. Aussi la composition du lait ne paraît-elle avoir été que peu influencée par ces variations de régime, et bien que la proportion de beurre ait présenté des écarts considérables, il serait difficile de les attribuer à la nature des rations (a). Dans les expériences de M. Peligot sur le lait d'Anesse, la proportion de beurre était plus forte lorsque l'Animal était nourri avec de la betterave ou des pommes de terre, que lorsque sa ration journalière se composait d'avoine et de légumes secs (b).

L'influence de l'alimentation sur la richesse du lait se fait sentir très-promptement : ainsi, dans des expériences faites par M. Reiset, sur des Vaches laitières qui pendant le jour vivaient au milieu de l'herbage, en pleine pâture, et qui pendant la nuit étaient renfermées dans l'étable, où elles étaient privées de nourriture, le lait de la traite du matin donna notablement moins de beurre que celui de la traite du soir (c).

(1) On a remarqué que le bon beurre, ainsi que le lait, acquiert un goût amer lorsque les Vaches mangent des marrons d'Inde, des feuilles d'artichaut, etc. Les fleurs de châtaignier, dont les Vaches sont très-avides, communiquent aussi au beurre un goût désagréable (d).

(2) Pendant les premiers jours, lorsque le lait est mêlé à une quantité plus ou moins considérable de colostrum, il en est autrement; la proportion de matières grasses diminue jusqu'à ce que la sécrétion normale se soit établie. Ainsi, dans des analyses de lait fort crémeux recueilli le quatrième, le neuvième et le douzième jour après l'accouchement, M. Clemm trouva pour 1000 :

Matières grasses. .	42,9	35,3	33,4
Caséine.	35,3	26,9	29,1
Sucre de lait, etc.	41,1	42,9	31,5 (c)

(a) Boussingault et Lebel, *Recherches sur l'influence de la nourriture des Vaches sur la quantité et la constitution chimique du lait* (Ann. de chimie et de physique, 1839, t. LXXI, p. 65). — Boussingault, *Économie rurale considérée dans ses rapports avec la chimie, etc.*, 2ᵉ édit., t. II, p. 522.

(b) Peligot, *Op. cit.* (Ann. de chimie, 1836, t. LXII, p. 434).

(c) Reiset, *Op. cit.* (Ann. de chimie et de physique, 3ᵉ série, 1849, t. XXV, p. 88).

(d) Malaguti, *Leçons de chimie*, t. II, p. 404.

(e) Clemm, voy. Wagner's *Handwörterbuch der Physiologie*, t. II, p. 464.

augmente notablement depuis la seconde semaine qui suit l'accouchement jusqu'au quatrième ou cinquième mois (1), mais décroît beaucoup vers le dixième ou douzième; la lactine est au contraire peu abondante dans les premiers temps, et arrive au maximum du huitième au dixième mois (2).

Il résulte des expériences de M. Peligot et de quelques autres chimistes, que le lait provenant d'une même traite n'est pas également riche au commencement et à la fin de l'opération; le liquide qui s'écoule d'abord, et qui par conséquent a séjourné le plus longtemps dans les canaux galactophores, au lieu d'être, comme on aurait pu le supposer, plus parfait que celui provenant des parties reculées de l'appareil mammaire, est en

(1) Fr. Simon a fait une série d'analyses du lait d'une Femme à diverses époques pendant l'allaitement, et en négligeant le premier terme, qui se rapporte à du colostrum plutôt qu'à du lait proprement dit, il résulte de ces recherches que la proportion d'eau n'a pas varié d'une manière régulière, et que la proportion de beurre est restée à peu près stationnaire, tandis que la quantité de caséine s'est élevée de 2,12 à 4 pour 100. Le sucre de lait, au contraire, a diminué dans une proportion assez forte; ainsi la moyenne des analyses effectuées pendant le premier mois, s'élève à 5, 6, même lorsqu'on fait abstraction des premiers jours durant lesquels on trouva 7 pour 100 de cette substance, tandis que du deuxième au sixième mois on n'en trouva, terme moyen, que 4,4 pour 100. Les variations dans la proportion du beurre étaient considérables, mais n'offraient rien de régulier.

Dans des analyses de lait de Femme faites par M. Payen, la proportion de caséine était de 0,18 pour 100 chez une nourrice accouchée sept mois auparavant, et de 0,25 pour 100 chez une autre dont le part datait de dix-huit mois (a).

L'âge des nourrices ne paraît exercer que peu d'influence sur les qualités du lait; cependant il résulte des recherches de MM. Vernois et A. Becquerel, que chez les Femmes de quinze à vingt ans ce liquide est généralement plus riche que chez celles de trente à quarante ans. Ces physiologistes ont obtenu en moyenne environ 13 pour 100 de matières solides chez les premières, et seulement 10,5 pour 100 chez les secondes (b).

(2) MM. A. Becquerel et Vernois ont recueilli un grand nombre d'observations sur ce sujet.

(a) Payen, *Examen comparatif du lait de plusieurs Femmes et du lait de Chèvre* (Journal de chimie médicale, 1828, t. IV, p. 118).

(b) Vernois et A. Becquerel, *Rech. sur le lait* (Ann. d'hygiène publique, 1853, t. XLIX, p. 273).

réalité plus aqueux (1). Ce fait a d'abord beaucoup surpris les physiologistes, mais il est facile de s'en rendre compte. En

(1) Ce fait avait été remarqué par Parmentier et Deyeux (a), mais ne fut bien démontré que par les recherches de M. Peligot. Ce chimiste trouva que le lait d'Anesse obtenu au commencement de la traite contenait 90,78 d'eau sur 100, tandis qu'à la fin de la même traite, ce liquide n'en renfermait que 89,55. En analysant le lait du même animal après vingt-quatre heures de sevrage, il y trouva 91,43 pour 100 d'eau et 1,22 de beurre, tandis qu'après une heure et demie d'intervalle entre les deux traites, il y constata 1,55 de beurre et seulement 88,34 pour 100 d'eau (b). M. Reiset a beaucoup multiplié les expériences de ce genre sur la richesse comparative du lait de Vache, et il est arrivé à des résultats analogues toutes les fois que le séjour du lait dans les mamelles avait été de quatre heures au moins. Enfin, cet agronome a constaté des différences semblables dans la composition du lait de la Femme (c). Dans des analyses faites par Lhéritier, du lait recueilli chez la même Femme après plusieurs succions, donna 14,2 de matières solides, tandis qu'après quarante heures de sevrage, on n'y trouva que 9,89 pour 100 de ces substan-

ces (d). M. Heynsius a trouvé 8 pour 100 de matières solides dans le lait de Vache provenant de la première moitié de la traite du matin, et 12 pour 100 dans celui fourni par la seconde partie de la même traite (e).

Il résulte également des expériences comparatives faites sur le lait de la traite du matin et de celui de la traite du soir, par Wolff, et ainsi que par MM. Boedeker, Wicke et Stuckmann, que sous l'influence du régime d'hiver, le premier de ces liquides qui a séjourné beaucoup plus longtemps dans les mamelles de la Vache contient plus d'eau et moins de beurre que le lait de la traite du soir (f).

Quelques auteurs attribuent ces différences à ce que le lait emmagasiné dans les réservoirs galactophores aurait laissé monter une partie de la crème vers les parties supérieures de l'appareil mammaire (g); mais cette explication ne me semble pas satisfaisante : car, lorsque les Vaches sont couchées, comme cela arrive souvent avant la traite, les globules butyreux, en obéissant à leur poids spécifique, ne remonteront pas de la même manière, et d'ailleurs le repos du liquide n'est pas assez complet pour que cette sépa-

(a) Parmentier et Deyeux, *Traité sur le lait*, p. 206.

(b) Peligot, *Mémoire sur la composition chimique du lait d'Anesse* (*Ann. de chimie et de physique*, 1836, t. LXII, p. 436).

(c) Reiset, *Expérience sur la composition du lait dans certaines phases de la traite et sur les avantages de la traite fractionnée pour la fabrication du beurre* (*Ann. de chim. et de phys.*, 3e série, 1849, t. XXV, p. 82).

(d) Lhéritier, *Traité de chimie pathologique*, p. 632.

(e) Heynsius, *Bidräge tot de Kennis van de Melkiefscheiding* (*Nederlandsch Lancet*, 1856, derde ierie, 5de jaargang, p. 603).

(f) Boedecker, *Ueber die normale Aenderung der Kuhmilch, in ihrer Zeerammensetzung in den verschiedenen Tagesperioden* (*Ann. der Chemie und Pharm.*, 1856, t. XCVII).

— Wicke, *Ueber den Wasser- und Fettgehalt der Ziegenmilch zu verschiedenen Tageszeiten* (*Annalen der Chemie und Pharm.*, 1856, t. XCVIII).

effet, c'est dans les ampoules initiales des conduits lactifères que naissent et se développent les utricules sécrétoires qui fournissent les matières grasses et les autres substances solides les plus importantes du lait, tandis que l'eau plus ou moins chargée des matières salines et albuminoïdes y est ajoutée par les parois membraneuses des tubes galactophores, qui ne sont pas aptes à sécréter les produits laiteux par excellence. Il en résulte que, plus le lait fourni par les ampoules traversera rapidement cette portion excrétoire des glandes mammaires, moins il sera aqueux.

L'exercice musculaire paraît exercer une certaine influence sur la composition chimique du lait (1), et l'on a souvent l'occasion de constater que chez la Femme les émotions morales peuvent déterminer des changements notables dans les qualités de ce liquide.

Je ne pourrais, sans m'écarter du but de ces Leçons, exposer et discuter la valeur relative des différents procédés employés pour apprécier la richesse ou la bonne qualité du lait, et je me bornerai à dire que les évaluations fondées sur la pesanteur spécifique de ce liquide sont peu dignes de confiance (2).

---

ration paraisse probable. M. Reiset fait remarquer aussi avec raison que la position verticale du corps de la Femme ne permettrait pas de lui appliquer cette hypothèse.

(1) Les observations de M. Playfair tendent à faire penser que l'exercice musculaire contribue à augmenter la proportion de caséine contenue dans le lait, et à diminuer la quantité de beurre (a).

(2) On trouve dans la plupart des traités de chimie des renseignements variés sur la densité du lait, d'après Brisson et quelques autres expérimentateurs (b) ; mais ces chiffres ne peuvent guère nous éclairer sur la richesse de ce liquide, car le beurre étant plus léger que l'eau (0,93), l'abondance des matières grasses tend à diminuer la pesanteur spécifique du mélange, tandis que cette pesanteur augmente avec la proportion de caséine, de lactine, des sels, etc. L'emploi de l'aréomètre et d'instruments analogues, tels que le *lactodensimètre* de M. Que-

(a) L. Playfair, *On the Changes of the Composition of the Milk of a Cow according to its exercise and food* (Mem. of the Chemical Society of London, 1848, t. 1, p. 74).

(b) Vernois et A. Becquerel, *Recherches sur le lait* (Ann. d'hygiène publique, 1853, t. XLIX, p. 273).

§ 5. — La quantité de lait produite journellement par un Animal varie beaucoup plus que la composition chimique de ce liquide, et les différences que l'on observe à cet égard dépendent

Quantité
de lait
sécrétée
journellement.

venne (a), ne peut donc être approuvé. Pour juger approximativement de la proportion de beurre, on fait souvent usage du *galactoscope* ou *lactoscope*, instrument qui, inventé par M. Donné, mesure le degré d'opacité du liquide d'après l'épaisseur de la couche nécessaire pour empêcher la flamme d'une bougie d'être visible à travers le liquide (b).

Le *galactomètre*, inventé par Bailker et appelé *crémomètre*, de M. Quevenne, est une éprouvette graduée dans laquelle on laisse le lait en repos jusqu'à ce que la crème soit montée à la surface du liquide, et l'on mesure l'épaisseur à la couche qu'elle y forme (c).

Doyère a proposé pour le même usage un procédé chimique qui est plus exact, mais qui a l'inconvénient de nécessiter l'emploi d'une balance délicate, et par conséquent de ne pouvoir être confié à des mains inhabiles (d).

M. Daubrawa évalue la proportion de beurre et de caséine en précipitant ces deux substances par un certain volume déterminé d'alcool à 85 degrés, et en mesurant le volume du précipité dans un vase gradué (e).

Pour plus de renseignements sur les méthodes propres à faire, soit l'essai, soit l'analyse du lait, je renverrai aux diverses publications spéciales faites récemment sur ce sujet (f).

(a) Quevenne, *Op. cit.*

(b) Donné, *Cours de microscopie*, p. 387.

(c) Voyez Payen, *Des substances alimentaires*, 1854, p. 76.

(d) Doyère, *Op. cit.*

(e) Daubrawa, voy. Pelouze et Fremy, *Traité de chimie*, t. VI, p. 630.

(f) Haidlen, *Ueber die Salze und die Analyse der Kuhmilder* (*Ann. der Chemie und Pharm.*, 1843, t. XLV, p. 263).

— Marchand, *Sur un nouveau procédé propre à déterminer la richesse du lait* (*Journal de Pharmacie*, 3ᵉ série, 1854, t. XXVI, p. 352).

— Poggiale, *Dosage du sucre de lait par la méthode des volumes, et détermination de la richesse du lait* (*Comptes rendus de l'Acad. des sciences*, 1848, t. XXVIII, p. 505). — *Dosage du sucre de lait au moyen du saccharomètre de M. Soleil* (*loc. cit.*, p. 584).

— Brunner, *Prüfung der Milch* (*Mittheil. der naturforschenden Gesellschaft in Bern*, 1857, p. 129).

— Lecanu, *Nouveau procédé d'analyse du lait* (*Journal de chimie médicale*, 1854, p. 579).

— Hoppe, *Bestimmung des Milchzuckergehalts der Milch, mittelst des Soleil-Venizke'schen Polarisation-Apparates* (*Archiv für pathol. Anat.*, 1858, t. XIII, p. 276).

— Monier, *Nouvelle méthode pour l'analyse du lait au moyen de liqueurs titrées* (*Comptes rendus de l'Acad. des sciences*, 1858, t. XLVI, p. 236 et 425).

— Baumhauer, *Methode zur Bestimmung der in der Milch vorkommenden festen Stoffe* (*Journ. für praktische Chemie*, 1861, t. LXXXIV, p. 157).

— A. Müller, *Ueber die süsse Milchgährung und die Bestimmung des Fettgehaltes der Milch ohne Eindämpfung derselben* (*Journ. für praktische Chemie*, 1861, t. LXXXII, p. 13). — *Ueber die Analyse von Milch und Butter* (*Op. cit.*, 1862, t. LXXXVI, p. 380).

— Vogel, *Eine neue Milchprobe*. Erlangen, 1862. — *Zeitschr. für rat. Med.*, Bericht für 1863.

— Hoppe-Segler, *Die Donné-Vogel'schen Milchprobe* (*Arch. für pathol. Anat.*, 1863, t. XXVII, p. 394).

de causes très-diverses (1). Elle atteint en général son maximum peu après le part, et se maintient stationnaire pendant un certain temps, puis décroît progressivement jusqu'à ce que la sécrétion s'arrête. Chez nos Vaches, par exemple, toutes choses étant égales d'ailleurs, le lait augmente en abondance pendant deux ou trois semaines et ne diminue notablement que vers le troisième ou le quatrième mois; mais en général vers le septième mois la quantité fournie a déjà diminué de moitié environ, et au bout de neuf ou dix mois elle est souvent réduite de plus des trois quarts (2).

Le climat exerce une influence considérable sur l'activité fonctionnelle de l'appareil mammaire. Ainsi, dans les pays très-chauds, les Vaches ne donnent que fort peu de lait; une température très-basse est également défavorable à la production de ce liquide, et c'est dans les régions tempérées et humides que la sécrétion lactée est le plus abondante. Le régime alimentaire influe aussi beaucoup sur le rendement des glandes mammaires (3), et la puissance productrice de ces organes est éga-

(1) La quantité de lait produite par la Femme est très-difficile à déterminer ; cependant M. Natalis Guillot a essayé de l'évaluer en pesant les nourrissons avant et après qu'on leur donne le sein. Cela donna pour la ration diurne 1500 grammes, et quelquefois 2000 grammes (a).

En aspirant le lait dans les mamelles à l'aide d'un appareil de caoutchouc qui fait office de ventouse, et en renouvelant cette opération de deux en deux heures, M. Lamperierre a obtenu chaque fois, terme moyen, 50 ou 60 grammes de chaque sein. Comme exemple d'une sécrétion remarquable-ment abondante, cet auteur cite le cas d'une nourrice de constitution lymphatique, qui a fourni de la sorte dans les vingt-quatre heures $2^{kil},144$ de lait (b).

(2) Ces faits, bien connus des agriculteurs, ressortent très-clairement des documents statistiques recueillis par M. Boussingault dans une ferme de l'Alsace (c).

(3) Une nourriture abondante et bien choisie est une condition indispensable pour le maintien d'une production abondante de lait.

MM. Chevallier et O. Henry ont examiné comparativement le lait de

(a) Natalis Guillot, *Rech. sur la quantité de lait prise au sein de la nourrice par les enfants nouveau-nés (Union médicale*, 1852).

(b) Lamperierre, *Des moyens de reconnaître la quantité et la qualité de la sécrétion lactée chez la Femme (Comptes rendus de l'Académie des sciences*, 1850, t. XXX, p. 173).

(c) Boussingault, *Économie rurale*, t. II, p. 516.

lement subordonnée à des perturbations dans l'ensemble de l'économie animale, dont il est souvent difficile d'expliquer le mode d'action, mais dont l'observation a permis de constater l'importance. Or, ces particularités se transmettent de génération en génération, et, se prononçant même de plus en plus à mesure qu'elles ont été perpétuées pendant plus longtemps, caractérisent des races de Vaches laitières dont la valeur est très-inégale.

Toutes choses étant égales d'ailleurs, la quantité de lait fournie par ces Animaux est en rapport avec leur taille, ou mieux encore avec le poids de leur corps, et l'on remarque aussi que la proportion entre la consommation alimentaire de ces fabriques galactogènes et leur rendement varie de la même manière ; en sorte que non-seulement les grands individus produisent plus de lait que les individus de petite taille, mais que pour fournir des quantités correspondantes, les premiers emploient moins d'aliments que les seconds. Lorsque les conditions agricoles le permettent, il y a donc avantage à élever comme Vaches laitières des Animaux de grande taille ; mais le volume des corps est loin d'être la seule circonstance dépendante de l'organisme de ces êtres qui influe sur la puissance sécrétoire des mamelles, et c'est seulement en tenant compte d'un certain ensemble de carac-

Vaches nourries avec des carottes et avec de la betterave. Ils ont trouvé dans le premier cas, pour 100 : 4,2 de caséine et 3,8 de beurre ; tandis que dans le second cas, pour la même quantité, il n'y avait que 3,75 de caséine et 2,75 de beurre (a).

Quelques auteurs ont assuré que l'emploi d'une certaine quantité de sel commun dans la ration des Vaches augmentait beaucoup la quantité de lait sécrété par ces Animaux ; mais il résulte des recherches expérimentales faites à ce sujet par M. Boussingault, ainsi que par MM. Baudement et de Béhague, que ce condiment est sans influence sur le rendement de l'appareil mammaire (b).

(a) Chevallier et O. Henry, *Mémoire sur le lait* (*Journal de chimie médicale*, 2ᵉ série, 1839, t. V, p. 145).

(b) Boussingault, *Économie rurale*, t. II, p. 514.
— Baudement et de Béhague, *Expériences sur l'influence que le sel ajouté à la ration des Vaches peut exercer sur la consommation du fourrage et sur la production du lait* (*Soc. centrale d'agriculture*, 1850).

tères empyriques que, par l'inspection des formes extérieures, on parvient à apprécier les qualités de ces Animaux comme producteurs de lait.

Pour montrer combien les différences dues à ces diverses causes, soit organiques, soit biologiques, peuvent être considérables, il me suffira de citer quelques faits. Dans les parties chaudes de l'Amérique équinoxiale, une Vache ne fournit, terme moyen, qu'environ 1 litre 3/4 de lait par jour, tandis que dans les bonnes fermes de l'Alsace, ce produit moyen s'élève à plus de 8 litres (1), et l'on assure que dans les riches pâturages de la Normandie, ainsi qu'en Hollande et dans quelques parties de l'Angleterre, il n'est pas rare de voir un de ces Animaux donner pendant plusieurs mois de suite 20 litres de lait par jour ou même davantage (2).

L'état de santé ou de maladie influe beaucoup sur la quantité et même sur la composition du lait, mais les résultats fournis par l'étude de l'histoire pathologique de ce produit ne seraient ici d'aucune utilité, et par conséquent je ne m'y arrêterai pas.

Durée de la sécrétion du lait.   La durée de la période d'activité fonctionnelle des glandes mammaires varie beaucoup suivant les espèces. Lorsque la force productrice de cet appareil n'est pas très-grande, elle est jusqu'à un certain point subordonnée à l'état de repos des organes de la reproduction, en sorte que dans ce cas la sécrétion du lait s'arrête quand l'ovaire recommence à fournir des

---

(1) Pendant la partie la plus productive de l'année, la quantité de lait fournie journellement par les Vaches d'après lesquelles M. Boussingault a établi cette évaluation, s'est élevée à plus de 12 litres par jour (a).

(2) Un rendement aussi énorme est exceptionnel, mais il a été constaté par plusieurs agronomes (b), et un des écrivains les plus autorisés en pareille matière, Thaer, assure que dans quelques cas on a vu des Vaches donner pendant un certain temps jusqu'à 47 litres de lait par jour (c).

(a) Boussingault, *Économie rurale*, t. II, p. 514.
(b) Voyez Joigneaux, *le Livre de la ferme*, t. 1, p. 751.
(c) Voyez Youatt, *Cattle, their Breeds, Management and Diseases*, p. 245.

ovules et que l'animal entre en rut; mais, lorsque le travail sécrétoire est très-puissant, la gestation ne l'interrompt pas, et la production du lait ne cesse que peu de temps avant un nouveau part, ou persiste même sans interruption pendant plusieurs gestations successives. Ainsi nos Vaches, quoique pleines, donnent en général du lait pendant dix mois ou même davantage, et souvent leurs mamelles ne tarissent que quelques jours avant la mise bas d'un nouveau jeune. Dans l'espèce humaine, au contraire, la sécrétion du lait s'arrête d'ordinaire lors de la conception, ou même peu de temps après le rétablissement des menstrues (1).

Quoi qu'il en soit à cet égard, l'excitation produite sur le mamelon par la succion, ou même par les mouvements à l'aide desquels la traite s'opère, influe beaucoup sur la durée de l'activité fonctionnelle des glandes mammaires, et souvent il suffit du séjour forcé de ce liquide dans l'intérieur de ces organes pendant quelques jours pour en suspendre la production; tandis que dans d'autres cas, des stimulants mécaniques de ce genre suffisent pour prolonger le travail galactogène beaucoup au delà de sa durée ordinaire. On cite même des exemples du réveil de

(1) Chez la Femme, la production du lait peut cependant être prolongée beaucoup au delà du terme ordinaire. Ainsi rien n'est plus commun que de voir une nourrice allaiter successivement deux ou trois enfants pendant plusieurs mois chacun, et chez quelques peuples les Femmes ont l'habitude d'allaiter leurs enfants jusqu'à l'âge de deux ou trois ans, lors même qu'une nouvelle grossesse survient pendant cette période, en sorte que la sécrétion du lait devient continue (a). Dans quelques cas de ce genre cette sécrétion a persisté même pendant fort longtemps après le sevrage du dernier enfant et n'a pu être arrêtée. Ainsi, on cite l'exemple d'une Femme qui, après avoir allaité sans interruption quatre enfants l'un après l'autre, bien qu'ils fussent nés à quatre ans et demi d'intervalle, continua à avoir du lait en abondance. A l'époque où l'auteur de cette observation eut l'occasion de constater ce phénomène, la production de lait avait persisté pendant vingt-sept ans (b).

(a) Voyez Carpenter, *Principles of Human Physiology*, 1853, p. 1065.
(b) Green, *New-York Journal of Med. and Surg.*, 1844 (d'après Carpenter, *loc. cit.*).

la faculté sécrétoire dans ces organes, déterminé par des excitations de ce genre chez des Femmes qui ne venaient pas d'accoucher ou qui n'avaient pas conçu, et des phénomènes de même ordre ont été constatés parfois non-seulement chez des femelles d'animaux (1), mais aussi chez des mâles (2); il est d'ailleurs à noter que le lait fourni par ceux-ci présente les caractères ordinaires de ce liquide alimentaire (3).

§ 6. — Nous venons de passer en revue tous les faits les plus importants à connaître, relatifs à la constitution et aux fonc-

(1) Voyez ci-dessus, page 135.

(2) L'analyse chimique du lait fourni par des Boucs a été faite avec soin, et a montré que ce liquide ne diffère pas notablement du lait sécrété par les mamelles de la femelle (a).

M. Mayer a analysé le lait fourni par les glandes mammaires d'un Homme, et y a trouvé 1,23 pour 100 de matières grasses ; 3,58 de matières extractives solubles dans l'alcool ; 1,50 de matières extractives solubles dans l'eau (albumine), et 1,18 de matières insolubles (sels, etc.) (b).

MM. Joly et Filhol ont trouvé que chez un Animal monstrueux, formé d'une Vache et d'un Taureau soudés entre eux, le lait était sécrété par les deux individus réunis, et que chez le Taureau ce liquide, tout en étant plus aqueux que chez la Vache, contenait les mêmes matières (c).

(3) On connaît un grand nombre d'exemples du rétablissement de la sécrétion mammaire chez la Femme, après une interruption complète pendant fort longtemps, et, s'il faut en croire le récit d'un voyageur qui a visité les îles du Cap-Vert, les habitants de Bonavista se procurent souvent de la sorte des nourrices en excitant les mamelles d'une jeune femme par des applications répétées de feuilles de *Jatropha curcas* et par la succion du mamelon (d).

La sécrétion du lait a été provoquée parfois par la succion répétée du sein chez des femmes qui n'avaient pas eu d'enfants (e), et ainsi que je l'ai déjà dit, le même phénomène a été constaté chez des Hommes (f).

On cite aussi chez les Animaux des exemples de l'établissement de la sécrétion du lait chez les femelles non fécondées. Harvey paraît avoir observé ce phénomène chez les Lapins.

(a) Schlossberger, *Analyse der Milch eines Bocks* (*Ann. der Chemie und Pharm.*, 1844, t. LI, p. 431).

(b) Mayer, voy. Schnetzer, *Milch-Absonderung in männl. Brüsten* (Schmidt's *Jahrbücher der gesammten Med.*, 1837, t. XV, p. 166).

(c) Joly et Filhol, *Analyse du lait d'un monstre appartenant au genre Pygomèle* (*Journal de pharmacie*, 3ᵉ série, 1852, t. XXI, p. 343).

(d) M'William, *Report of the Niger Expedition* (*Med. Gazette*, 1847).

(e) Audebert, *Sécrétion du lait*, etc. (*Journal de la Société de médecine pratique de Montpellier*, 1840).

(f) Voyez ci-dessus, page 135.

tions de l'appareil de la reproduction chez les divers Vertébrés. Nous avons étudié également le mode de production de l'œuf chez ces Animaux, et les changements qui s'y opèrent jusqu'au moment où l'embryon va commencer à s'y former. Si nous n'avions à nous occuper que des Mammifères, des Oiseaux, des Reptiles, des Batraciens et des Poissons, nous serions donc conduits à aborder maintenant l'histoire du développement du nouvel être qui va se constituer ; mais les Vertébrés ne forment qu'une petite portion du Règne animal, et par conséquent, voulant compléter l'étude des instruments de la reproduction avant de nous occuper spécialement d'embryologie, il nous faut interrompre ici l'enchaînement naturel des faits et des idées, pour prendre connaissance des organes qui, chez les Animaux invertébrés, remplissent les mêmes fonctions.

Dans la prochaine Leçon je traiterai donc de l'appareil de la génération de ces Animaux, considéré sous le double rapport de sa structure et de ses fonctions.

Buffon parle d'une Chienne qui pouvait nourrir ainsi les petits que l'on mettait auprès d'elle (a), et M. Colin a eu l'occasion de constater la production d'une quantité très-notable de lait chez une Brebis de six mois qui n'avait pas encore été couverte (b).

(a) Buffon, *Histoire naturelle des Mammifères*, addition à l'article CHIEN (édit. in-8, t. II, p. 352).

(b) Colin, *Physiologie comparée des Animaux domestiques*, t. II, p. 614.

SOIXANTE-DIX-NEUVIÈME LEÇON.

§ 1. —Dans le grand embranchement des Animaux annelés, les organes de la reproduction sont toujours logés dans la cavité viscérale, comme chez les Vertébrés, et sont disposés symétriquement de chaque côté du plan médian, bien qu'ils puissent être, comme chez ceux-ci, composés de parties impaires aussi bien que de parties paires. Chez les Vers, les deux sexes sont souvent réunis chez le même individu ; mais dans le groupe naturel des Entomozoaires, ou Animaux articulés, que l'on confondait jadis sous le nom commun d'*Insectes*, l'hermaphrodisme est très-rare (1). Nous ne le rencontrerons d'une manière normale que dans une des divisions de la classe des Crustacés, la famille des Cirripèdes. Dans la classe des Insectes proprement dits, groupe dont nous allons d'abord nous occuper, non-seulement les sexes sont toujours séparés, mais le mâle féconde la femelle avant que celle-ci ait pondu ses œufs, et, pour opérer cette fécondation, il est pourvu d'instruments copulateurs spéciaux. L'appareil de la reproduction présente donc chez ces Animaux invertébrés plus de perfection et de complication que chez la plupart des Vertébrés inférieurs, et quelquefois même le développement des jeunes a lieu soit dans l'intérieur d'une cavité incubatrice constituée par une portion du conduit excréteur des ovaires modifié à cet effet, soit dans quelque autre loge empruntée à l'appareil tégumen-

Caractères généraux.

----

(1) Voyez ci-après, page 221.

taire, comme nous en aurons maints exemples dans la classe des Crustacés.

Il est aussi à noter que parfois, dans la classe des Insectes, la division du travail physiologique relatif à la production et à l'éducation des jeunes, parmi les divers individus appartenant à la même espèce, est portée plus loin qu'elle ne l'est dans le reste du Règne animal ; car il peut y avoir non-seulement des mâles et des femelles, mais aussi des individus d'une troisième sorte, que l'on appelle des *neutres*, parce qu'ils sont stériles ; or, ces Insectes, en apparence agames, mais qui sont en réalité des femelles ou des mâles frappés d'un arrêt de développement, n'ayant que des rudiments de l'appareil reproducteur, font fonction de nourrices, et ont un rôle important dans les travaux nécessaires à la conservation de l'espèce. Les Abeilles nous offrent un exemple remarquable de ces modifications de l'organisme. En effet, dans chacune des colonies formées par ces Insectes, l'individu appelé *reine* est la seule femelle qui soit apte à la reproduction. Les mâles sont les individus désignés sous le nom de *faux bourdons*, et les ouvrières, qui constituent la plus grande partie de la population de la ruche, sont des neutres, ou femelles stériles, dont les organes génitaux sont restés à l'état rudimentaire (1). Chez les Termites, il y a

(1) Les Insectes chez lesquels il y a normalement des neutres aussi bien que des mâles et des femelles, vivent tous en sociétés parfaites ou communautés, et appartiennent, soit à l'ordre des Hyménoptères, soit à celui des Névroptères. Ce sont : 1° les Abeilles, les Mélipones, les Bourdons, qui constituent une famille naturelle désignée souvent sous le nom de *Mellifères sociaux*; 2° les Guêpes ; 3° les Fourmis ; 4° les Termites, ou Fourmis blanches. Pour plus de détails sur les caractères de l'appareil sexuel plus ou moins rudimentaire des Abeilles ouvrières, je renverrai aux recherches de Huber (a). Les Fourmis neutres ont été étudiées récemment par M. Lespés (b).

(a) Huber, *Nouvelles observations sur les Abeilles*, 1814, t. II, p. 435.
(b) Lespés, *Observations sur les Fourmis neutres* (Ann. des sciences nat., 4ᵉ série, 1863, t. XIX, p. 241, pl. 6).

deux sortes de neutres produits, les uns aux dépens de femelles dont l'appareil génital a avorté, les autres aux dépens de mâles frappés d'un arrêt de développement analogue (1).

Particularités sexuelles.

§ 2. — Chez les Insectes, il n'existe souvent à l'extérieur aucune différence entre les organes mâles et femelles, qui, chez les uns et les autres, débouchent toujours au dehors par un orifice unique situé près de l'extrémité postérieure du corps, sous la portion terminale de l'intestin. Mais, dans un grand nombre de cas, les sexes se distinguent entre eux, non-seulement par la structure de l'appareil reproducteur, mais aussi par des particularités dans la coloration ou dans la forme de parties qui ne paraissent avoir aucun rapport avec la génération : les ailes et les antennes, par exemple (2). Chez la femelle,

(1) M. Lespés a constaté que chez le Termite lucifuge, les ouvrières ordinaires sont des femelles dont les ovaires sont rudimentaires, et que les individus appelés soldats sont des mâles dont les testicules ont avorté (a).

(2) Il est très-rare que les Insectes mâles ressemblent exactement aux femelles. Presque toujours le mâle est plus petit ; son corps est moins trapu et ses pattes sont plus grêles. Quelquefois même l'inégalité de taille est très-considérable : ainsi, parmi les Cochenilles et les Kermès, il est des espèces où la femelle est six à huit fois plus grosse que le mâle, et chez les Termites la disproportion devient énorme par suite du développement excessif de l'abdomen de la femelle.

Le mâle a, en général, des couleurs plus vives, plus éclatantes ou plus intenses que la femelle. Chez les Papillons, par exemple, les différences de cet ordre sont parfois si considérables, que pendant longtemps les entomologistes ont considéré les individus de sexes différents comme appartenant à des espèces distinctes : ainsi le *Papilio* (ou *Ornithoptera*) *Priamus* de Linné (b) est le mâle de l'espèce dont la femelle a été décrite sous le nom de *Papilio Panthous* (c) par le même naturaliste. Comme exemple de la diversité du mode de coloration, je citerai aussi un Lépidoptère très-commun en France, le *Liparis dispar*, dont le mâle est brun et la femelle presque entièrement blanche (d).

Souvent les antennes du mâle se composent d'un nombre plus consi-

(a) Lespés, *Recherches sur l'organisation et les mœurs du Termite lucifuge* (*Ann. des sciences nat.*, 4ᵉ série, 1856, t. V, p. 227).

(b) Voyez Cramer, *Papillons exotiques*, t. I, pl. 23, fig. A, B.

(c) Voyez Cramer, *Op. cit.*, t. II, pl. 123, fig. A, et pl. 124, fig. B.

(d) Voyez l'*Atlas du Règne animal* de Cuvier, INSECTES, pl. 152, fig. 1 et 2.

ces particularités sexuelles, indépendantes de la disposition des organes de la reproduction, résultent le plus souvent d'un arrêt de développement dans certaines parties de l'organisme, dans l'appareil locomoteur notamment, en sorte que la conformation de l'Animal adulte s'éloigne moins que d'ordinaire du mode d'organisation imparfait qui caractérise l'état de larve, tandis qu'au contraire le mâle se fait remarquer par un développement plus complet, ou même par l'exagération de certaines formes propres aux adultes. Ainsi, les femelles sont parfois aptères lorsque les mâles sont ailés (1), et ceux-ci offrent en général des caractères spécifiques plus saillants (2). Les différences sont parfois si considérables, qu'au premier abord personne ne pourrait soupçonner que les individus des deux sexes appartiennent à une même espèce : les Vers lui-

dérable d'articles, comme cela a lieu chez les Abeilles (a), ou portent de grands appendices latéraux qui manquent ou qui ne sont que peu développés chez la femelle, ainsi que cela se voit chez beaucoup de Papillons nocturnes (b).

Dans d'autres Insectes, les mandibules présentent, chez la femelle, les formes et les dimensions ordinaires, tandis que chez le mâle elles prennent un développement énorme : par exemple, chez les Lucanes ou Cerfs-volants (c), parmi les Coléoptères, et chez les Corydales (d), dans l'ordre des Névroptères.

Comme exemple des excroissances et autres singularités du squelette té-

gumentaire qui se font remarquer chez les mâles et qui n'existent pas chez les femelles, je citerai aussi les cornes céphaliques et thoraciques du Scarabée Hercule (e).

On connaît aussi des espèces dont le mâle a les pattes antérieures d'une longueur excessive, tandis que chez la femelle ces organes n'offrent rien de particulier : par exemple, l'*Acrocine longimane* (f).

(1) On ne connaît aucun exemple de la disposition inverse : parfois les ailes manquent dans les deux sexes, ou chez la femelle seulement ; mais quand celle-ci est ailée, le mâle n'est jamais aptère.

(2) Voyez tome VIII, page 331.

(a) Chez les Abeilles et les autres Hyménoptères porte-aiguillon, les antennes se composent de douze articles chez la femelle et de treize articles chez le mâle.

(b) Exemple : la *Zeuzère du Marronnier d'Inde*; voyez l'*Atlas du Règne animal* de Cuvier, INSECTES, pl. 149, fig. 4, 4 b et 4 c.

(c) Voyez Olivier, *Entomologie*, COLÉOPTÈRES, t. I, pl. 1, fig. 1 b (mâle) et fig. 1 f (femelle).

(d) Voyez l'*Atlas du Règne animal* de Cuvier, INSECTES, pl. 104, fig. 1 et 2.

(e) Voyez ibid., pl. 40 bis, fig. 1, 1 a et 2.

(f) Voyez ibid., pl. 67, fig. 2.

sants, ou Lampyres, si communs dans nos environs (1), en sont des exemples, et, pour voir jusqu'à quel point les dissemblances de cet ordre peuvent être portées, il suffit de jeter les yeux sur les figures de quelques Papillons, tels que les Orgyies et les Psychés (2).

Reproduction par des larves. Dans l'immense majorité des cas, les Insectes ne sont aptes à se reproduire qu'après avoir terminé leur développement; mais les observations récentes de M. N. Wagner et de quelques autres entomologistes montrent que cette règle n'est pas sans exceptions, et que, parmi les Diptères, il est quelques espèces dont les larves sont susceptibles de se multiplier.

Accouplement. De même que chez les Animaux supérieurs, c'est d'ordinaire le mâle qui recherche la femelle, et, suivant toute probabilité, c'est principalement l'odorat qui le guide. En effet, on a souvent vu des mâles venir de distances très-considérables s'unir à des femelles tenues en captivité loin de leur résidence ordinaire et cachées dans nos maisons de façon à ne pouvoir être

(1) Il est à noter que chez d'autres espèces du même genre, les femelles sont souvent ailées comme les mâles : c'est le cas pour le Lampyre italien.

(2) Les Orgyies sont de petits Papillons qui, à raison de leur organisation, prennent place dans la division des Lépidoptères nocturnes, mais qui volent le jour. L'*Orgyia antiqua* est commune dans presque toute l'Europe, et le mâle a de grandes ailes brunes, tandis que la femelle est aptère et noirâtre (*a*).

Les Psychés établissent le passage entre les Bombyciens et les Teignes. M. Bruand en a figuré beaucoup d'espèces appartenant à la faune française (*b*).

Pour plus de détails relativement aux différences sexuelles extérieures chez les Insectes, je renverrai à quelques écrits spéciaux sur ce sujet (*c*) et à divers traités d'entomologie (*d*).

(*a*) Voyez le *Règne animal* de Cuvier, INSECTES, pl. 152, fig. 5 (mâle) et fig. G (femelle).
(*b*) Bruand, *Essai monographique sur la famille des Psychides*, pl. 1 et 2 (*Mém. de la Société d'émulation du Doubs*, 1852).
(*c*) Malinowski, *Beobachtungen aussen sichtbarer Geschlechts-Kennzeichen einiger Käfergattungen und Arten* (*Neue Schriften d. natur. Gesellsch. zu Halle*, 1811, H. G, p. 1 d.
— Klug, *Ueber die Geschechtsverschiedenheit der Piezaten* (*Magazin der Gesellsch. naturf. Freunde zu Berlin*, 1807, p. 68, et 1808, p. 48).
(*d*) Kirby and Spence, *An Introduction to Entomology*, t. III, p. 299 et suiv.
— Burmeister, *Handbuch der Entomologie*, t. I, § 206.
— Lacordaire, *Introduction à l'Entomologie*, t. II, p. 409.

aperçues du dehors (1). On pense généralement que la lumière émise par quelques-uns de ces Animaux peut servir aussi à attirer les mâles; du reste, une circonstance qui favorise singulièrement la rencontre des individus dont l'union est nécessaire pour la conservation de l'espèce, c'est que fort souvent le nombre des mâles est de beaucoup supérieur à celui des femelles. La disproportion est quelquefois énorme : ainsi Huber, à qui nous devons une longue série d'observations non moins exactes que délicates sur les Abeilles, évalue à 1500 ou même 2000 le nombre des mâles pour une seule femelle. Celle-ci, cependant, ne s'accouple jamais deux fois ; le mâle s'unit quelquefois à deux ou à plusieurs femelles successivement : mais, quoi qu'il en soit à cet égard, son existence est toujours de courte durée après qu'il est devenu apte à se reproduire, et d'ordinaire il meurt presque aussitôt après avoir fécondé sa femelle (2).

Le rapprochement sexuel s'effectue en général pendant que la femelle est au repos, à terre ou sur une branche, par exemple (3); mais chez quelques espèces l'accouplement ne peut avoir lieu que pendant le vol. Ainsi, c'est toujours à de grandes hauteurs dans l'atmosphère que l'Abeille femelle, ou reine, reçoit le mâle, et il suffit qu'elle soit rendue incapable

---

(1) Des faits de cet ordre ont été souvent constatés chez divers Lépidoptères nocturnes (a), principalement le Bombyx du Chêne et le *Liparis dispar*.

(2) La mort du mâle est quelquefois si prompte après l'accouplement, qu'il périt avant de s'être séparé de sa femelle, et que celle-ci porte pendant quelque temps sur son dos le cadavre de son conjoint.

(3) Dans la plupart des cas, la femelle reste passive pendant les premières approches du mâle, et souvent elle lui résiste pendant quelque temps ; quelquefois cependant elle semble se disposer d'avance à le recevoir, ainsi que cela se voit pour les Bourdons. En général, le mâle se place sur le dos de la femelle et la saisit avec ses pattes ; quelquefois même ces organes présentent, à cet effet, un mode d'organisa-

(a) Burmeister, *Op. cit.*, t. I, § 292.
— Lacordaire, *Op. cit.*, t. II, p. 228.

de voler par suite de quelque accident, ou qu'elle soit retenue captive dans la ruche, pour qu'elle ne s'accouple pas.

Appareil copulateur.

§ 3. — L'appareil copulateur des Insectes se compose généralement de deux portions : d'un pénis tubuleux, qui en est la partie essentielle, et d'une armure cornée, qui constitue, soit des organes protecteurs pour la verge dont je viens de parler, soit des organes rétenteurs qui servent à maintenir celle-ci dans l'intérieur du corps de la femelle pendant que l'écoulement de la liqueur spermatique s'effectue. La conformation de ces parties est extrêmement variable et souvent très-complexe, en

tion particulier : ainsi, chez les Coléoptères aquatiques du genre Dytique, les tarses des pattes antérieures du mâle sont souvent élargis en forme de palettes et garnis de ventouses à l'aide desquelles l'Insecte se fixe sur sa femelle (a).

Dans d'autres espèces, le mâle, après s'être emparé de la femelle au moyen de ses pattes, l'emporte dans les airs, ainsi que cela se voit chez beaucoup de Diptères. Enfin, il est aussi des Insectes qui sont pourvus d'une pince caudale destinée spécialement à saisir la femelle : les Libellules, par exemple, sur l'histoire desquelles j'aurai bientôt à revenir.

Quelques Insectes s'accouplent bout à bout : la plupart des Lépidoptères nocturnes (b) et les Punaises (c), par exemple.

Dans l'immense majorité des cas, le mâle monte sur le dos de la femelle ; mais l'inverse a lieu quelquefois, chez les Grillons, par exemple (d).

En général, l'accouplement a lieu pendant le jour, lorsque le soleil brille avec éclat. Chez quelques espèces ce phénomène a lieu le soir : par exemple, chez le Hanneton.

Pour plus de détails sur l'accouplement des Insectes, je renverrai aux écrits de Réaumur, de Huber et de quelques autres naturalistes observateurs (e), ainsi qu'aux traités généraux d'entomologie (f).

(a) De Geer, *Mém. pour servir à l'histoire des Insectes*, t. IV, p. 394, pl. 16, fig. 4 et 5.
— Lyonet, *Recherches sur l'anatomie et les métamorphoses des Insectes*, p. 111, pl. 14, fig. 24.
(b) Exemple : le *Bombyx Pini* ; voyez Ratzeburg, *Die Forst-Insecten*, t. II, pl. 7, fig. F.
(c) Voyez de Geer. *Mém. pour servir à l'histoire des Insectes*, t. III. pl. 13, fig. 15.
(d) Lespés, *Mém. sur les spermatophores des Grillons* (*Ann. des sciences nat.*, 4ᵉ série, 1855, t. III, p. 367).
(e) Par exemple, les *Cantharides* ; voyez Audouin, *Recherches pour servir à l'histoire naturelle des Cantharides* (*Ann. des sciences nat.*, 1826, t. IX, p. 55).
— Lansdown Guilding, *The Natural History of Oiketicus, a new and singular Genus of Lepidoptera* (*Trans. of the Linn. Soc.*, t. XV, p. 371).
— Lucas, *Sur la Psyche graminella* (*Ann. des sciences nat.*, 1830, t. XX, p. 473).
(f) Burmeister, *Op. cit.*, t. I, § 207.
— Lacordaire, *Introduction à l'Entomologie*, t. II, p. 274.

sorte que sans le secours de figures dont je ne puis disposer ici, il me serait impossible d'en donner une description qui serait à la fois détaillée et intelligible; mais, en me bornant à l'examen d'un petit nombre d'exemples, on pourra, ce me semble, s'en former une idée générale suffisante.

Dans l'état de repos, la totalité de cet appareil est presque toujours complétement cachée dans l'intérieur de l'abdomen, dont la portion postérieure rentre même en dedans, de façon à constituer une sorte de chambre cloacale à la partie supérieure de laquelle se trouve l'anus (1).

La verge est constituée par la portion subterminale du canal évacuateur de l'appareil mâle, qui est susceptible de rentrer en elle-même ou de se dérouler au dehors (2). Ses parois sont épaisses, aptes à devenir turgides, et en général renforcées par des plaques ou des baguettes solides, d'apparence cornée, qui dépendent du squelette tégumentaire. D'ordinaire aussi l'invagination de ce tube n'est pas simple, mais double, en sorte que la portion terminale de l'appendice copulateur, non-seulement rentre dans une espèce de fourreau formé par la portion suivante du même tube, mais ce fourreau rentre dans un second repli analogue qui constitue une sorte de prépuce, ou fourreau extérieur. Des muscles, qui prennent souvent un développement très-considérable et qui entourent l'une et l'autre portion de ce pénis, sont disposés de façon à en opérer, soit la protraction au dehors, soit la rétraction (3).

Chez quelques Insectes, le bord libre de la portion de la

Pénis

(1) Voyez tome V, page 618.

(2) Les bords de l'orifice qui termine le tube excréteur lorsque celui-ci est rétracté, deviennent donc la base de la verge quand cet organe se déroule au dehors.

(3) Straus-Durkheim a donné une description fort détaillée et d'excellentes figures de ces muscles, ainsi que des autres parties de l'appareil copulateur du Hanneton, dont la verge prend un développement très-considérable, bien que l'armure copulatrice soit presque rudimentaire (a).

(a) Straus-Durkheim, *Considérations sur l'anatomie comparée des Animaux articulés*, pl. 2, fig. 24; pl. 3, fig. 5; pl. 5, fig. 1-5; pl. 6, fig. 1.

verge, qui rentre ainsi dans le fourreau préputial, est garni d'une rangée de petites baguettes styliformes, qui se réunissent en un faisceau conique lorsque l'organe est en état de rétraction dans l'intérieur de la gaîne, mais qui s'écartent et se renversent lorsqu'il se déroule en dehors de façon à former une couronne d'aiguilles rayonnantes. Or, ce mouvement ne s'opère que lorsque le pénis s'est déjà introduit dans la cavité copulatrice de la femelle, et par conséquent les stylets qui n'avaient opposé aucun obstacle à l'introduction de l'organe mâle parce qu'ils étaient réunis en un faisceau conique, font alors office de crampons pour empêcher la verge de sortir (1).

Armure copulatrice. — En général, cette fonction est dévolue à l'armure copulatrice, c'est-à-dire à un système de pièces solides et articulées entre elles, qui entourent la base du pénis, et qui, dans l'état de repos, servent aussi à le protéger. Cet appareil est très-développé chez beaucoup d'Insectes hyménoptères, où sa structure a été étudiée avec soin par un entomologiste qui pendant sa longue carrière a rendu beaucoup de services à la science, mon regretté ami Léon Dufour (2). Chez les Bourdons ou chez les *Psithyrus*, par exemple (3), il se com-

(1) Cette disposition curieuse des organes rétenteurs a été décrite et figurée avec beaucoup de soin par Audouin, chez la Pyrale de la Vigne (*a*).

(2) Cet entomologiste distingué naquit en 1782, et mourut en 1865. Il a beaucoup contribué à l'avancement de nos connaissances sur l'anatomie des Insectes, et j'ai eu souvent à citer ses travaux dans le cours de ces Leçons.

(3) Réaumur a décrit et figuré l'appareil copulateur du Bourdon (*b*); Audouin l'a également représenté (*c*). Mais la description que Léon Dufour a donnée des mêmes parties chez un autre Hyménoptère de la même famille, le *Psithyrus campestris*, est plus exacte et plus utile à consulter (*d*). M. Burmeister a donné des figures de cet appareil chez la Guêpe (*e*).

(*a*) Audouin, *Histoire des Insectes nuisibles à la Vigne*, p. 73 et 79, pl. 4, fig. 13, 24 et 25.
(*b*) Réaumur, *Mém. pour servir à l'histoire des Insectes*, t. VI, p. 25, pl. 3, fig. 4, 5 et 6.
(*c*) Voyez l'*Atlas du Règne animal* de Cuvier, INSECTES, pl. 9, fig. 1.
(*d*) Léon Dufour, *Recherches anatomiques et physiologiques sur les Orthoptères, les Hyménoptères, etc.*, p. 138 et 182, pl. 6, fig. 58.
(*e*) Burmeister, *Handbuch der Entomologie*, t. 1, pl. 26, fig. 11-13.

pose d'une pièce basilaire médio-inférieure, qui donne insertion à une paire d'appendices crochus, robustes et mobiles, qui sont disposés en manière de pince, et qui constituent les branches de l'organe préhenseur auquel Dufour a appliqué le nom de *forceps*. En dedans et un peu en arrière de cette pince, se trouve la *volselle*, formée par une seconde paire d'appendices moins solides et portant à leur extrémité une pièce mobile en forme de truelle ; entre ces parties et le pénis se trouve l'*hypotome*, qui est constitué par une troisième paire de petits appendices lamelleux, spatuliformes et portés sur une pièce médiane ; enfin, le fourreau de la verge, situé au milieu de cet appareil complexe, est garni en dessus d'une lamelle cornée de forme lancéolée, et il est flanqué à droite et à gauche par une baguette cornée terminée en manière d'hameçon. La forme et le développement relatif de ces différentes pièces varient beaucoup de genre à genre dans la même famille, et souvent l'hypotome ou même la volselle manque (1). Parmi les membres d'une même famille naturelle, il y a parfois des modifications encore plus considérables dans la constitution de l'appareil copulateur. Ainsi, chez l'Abeille, on trouve, outre les parties correspondantes aux branches du forceps et à la volselle, au fourreau et à la verge proprement dite, une paire de grosses vésicules ayant la forme de cornes et susceptibles d'une sorte d'érection, non par l'afflux du sang dans leur intérieur, mais par l'accumulation de l'air dans les réservoirs pneumatiques creusés dans leur intérieur (2). Huber, à qui l'on doit une foule d'observations délicates et intéressantes sur les mœurs

---

(1) Pour plus de détails à ce sujet, je renverrai au mémoire de Léon Dufour, déjà cité.

(2) Ces cornes vésiculaires, appelées *pneumophyses* par Léon Dufour, ont été désignées par Swammerdam sous le nom d'*appendices creux et pointus* (a). On ne connaît rien de semblable chez aucun autre Insecte. Dans quelques cas, elles font saillie à l'ex-

(a) Swammerdam, *Biblia Naturæ*, p. 338, pl. 20, fig. 4, 5, 6 k.

des Abeilles, a trouvé qu'à la suite de l'accouplement, la verge du mâle se rompt sans sortir de la vulve de la femelle, et y reste implantée pendant quelque temps (1); phénomène qui paraît ne pas être rare chez beaucoup d'autres Insectes.

Le mode d'organisation dominant dans l'ordre des Hyménoptères se retrouve à peu de chose près chez certains Névroptères (2), et les analogues de la plupart des pièces de l'armure copulatrice de ces Insectes existent également chez quelques Orthoptères (3) et chez beaucoup de Coléoptères (4),

térieur de l'abdomen, et elles peuvent rentrer au gré de l'Animal (a). Il est aussi à noter que la portion basilaire de la verge est cerclée de petites pièces cornées. Les autres parties de l'armure copulatrice sont fort réduites (b).

(1) Huber a souvent trouvé l'appendice en question retenu ainsi dans la vulve d'une Abeille reine qui venait d'être fécondée, et, en comparant cet appendice brisé avec la partie terminale de la verge du mâle, il n'hésita pas à la considérer comme étant un fragment de l'organe copulateur. Il a trouvé aussi des mâles dont le pénis était mutilé d'une manière correspondante (c); des faits analogues ont été découverts chez d'autres Insectes, tels que des Coléoptères et des Lépidoptères (d).

(2) Chez les Panorpes, par exemple (e).

(3) Chez la plupart des Orthoptères, l'appareil copulateur est beaucoup plus simple ; mais chez quelques-uns de ces Insectes, les Mantes, par exemple, on trouve autour de la verge une armure qui ressemble beaucoup à celle de divers Hyménoptères (f). Chez les Forficules, l'appareil copulateur se compose de la verge, d'un étui bivalve et d'une pince caudale qui paraît être un organe excitateur (g). La verge est souvent armée d'un crochet terminal (h).

(4) Ainsi, chez le Hanneton (i), l'appareil que Straus appelle l'étui de la verge est l'analogue de l'armure copulatrice, et la pièce que cet auteur désigne sous le nom de tambour de la verge correspond à la pièce basi-

(a) Léon Dufour, Op. cit., p. 170, pl. 6, fig. 55.
(b) Réaumur, Mém. pour servir à l'histoire des Insectes, t. V, pl. 33, fig. 4 à 11, et pl. 34, fig. 1-9.
(c) F. Huber, Nouvelles observations sur les Abeilles, 1814, t. I, p. 59 et suiv.
(d) Audouin, Lettre sur la génération des Insectes (Ann. des sciences nat., 1824, t. II, p. 283).
(e) Léon Dufour, Op. cit., pl. 12, fig. 172.
(f) Idem, ibid., pl. 4, fig. 36.
(g) De Geer, Mém. pour servir à l'histoire des Insectes, t. III, p. 553, pl. 25, fig. 25.
— Léon Dufour, Recherches anatomiques sur les Labidoures, ou Perce-oreilles (Ann. des sciences nat., 1828, t. XIII, p. 375, pl. 21, fig. 3).
(h) Meinert, Anatomia Forficularum, fig. 8, etc. Copenhague, 1863.
(i) Straus-Durkheim, Considérations sur l'anatomie comparée des Animaux articulés, p. 138, pl. 2, fig. 19, 21, 22.

ainsi que chez certains Diptères (1). Mais, comme je l'ai déjà dit, la forme de ces pièces varie beaucoup, et le degré de complication de l'appareil est en général moindre. Il ne paraît pas utile d'entrer ici dans plus de détails à ce sujet, et je me bornerai à indiquer quelques particularités remarquables qui se rencontrent dans les organes à l'aide desquels l'accouplement se fait chez les Grillons et les Libellules.

Nous avons vu dans une précédente Leçon que chez quelques Animaux invertébrés, la liqueur spermatique, au lieu

Spermato-
phores.

laire décrite ci-dessus ; les branches qui en partent correspondent à la volselle, et les pinces dites *anales inférieures* paraissent tenir lieu des branches du forceps ; enfin, les filets cornés qui soutiennent immédiatement la verge sont les représentants des baguettes du pénis sus-mentionnées. En général, dans l'ordre des Coléoptères, l'armure copulatrice est peu compliquée, et se compose principalement du fourreau de la verge et de stylets, ou de crochets correspondant à la volselle.

On doit à M. Ormancey un travail spécial sur l'*étui pénial* ou armure copulatrice de ces Insectes, dans lequel cet auteur s'attache à faire connaître les différences de forme que les principales pinces constitutrices de cet appareil présentent dans divers genres ou espèces de cet ordre (*a*). L'armure copulatrice a été décrite aussi chez plusieurs Coléoptères par M. Burmeister, mais il est à noter qu'il la considère comme formant partie du pénis (*b*). Pour plus de détails à ce sujet, on peut consulter aussi les recherches de Léon Dufour et de plusieurs autres naturalistes (*c*).

Chez les Hémiptères, l'armure copulatrice est peu développée (*d*). Elle l'est davantage chez les Lépidoptères (*e*).

(1) Chez quelques Diptères, l'armure copulatrice est encore plus compliquée que celle des Hyménoptères, notamment chez les Tipules (*f*). Chez les Tabaniens, les Stratiomides, les Asiliques et les Volucelles, etc. (*g*), cet appareil ressemble davantage à celui que nous avons vu chez les Hyménoptères.

(*a*) Ormancey, *Recherches sur l'étui pénial considéré comme limite de l'espèce dans les Coléoptères* (*Ann. des sciences nat.*, 3ᵉ série, 1849, t. XII, p. 227, pl. 4).

(*b*) Burmeister, *Handbuch der Entomologie*, t. 1, § 152.

(*c*) Léon Dufour, *Recherches anatomiques sur les Carabiques et sur plusieurs autres Insectes Coléoptères* (*Ann. des sciences nat.*, 1825, t. VI, p. 355 et suiv., pl. 4-8).

— Audouin, *Recherches anatomiques sur le Drile jaunâtre* (*Ann. des sciences nat.*, 1824, t. II, p. 458, pl. 15).

(*d*) Léon Dufour, *Rech. anat. et physiol. sur les Hémiptères*, 1833, pl. 12, etc. (*Mém. de l'Acad. des science, Sav. étrang.*, t. IV).

(*e*) Exemple : le *Deilephila Galii*; voy. Burmeister, *Op. cit.*, pl. 13, fig. 28.

(*f*) Réaumur, *Mém. pour servir à l'histoire des Insectes*, t. 1, § 152, pl. 25 et 26.

— Léon Dufour, *Rech. anat. et physiol. sur les Diptères* (*Mém. de l'Académie des sciences, Sav. étrang.*, t. XI, p. 219, pl. 3, fig. 27).

(*g*) Léon Dufour, *Op. cit.*, p. 231, etc., pl. 4, fig. 41, 46; pl. 5, fig. 47, 48, etc.; pl. 7, fig. 81).

d'être éjaculée à l'état de liberté, se trouve préalablement renfermée dans une capsule, ou quelque autre instrument analogue qui fait office de vase, et que c'est le *spermatophore* ainsi constitué qui est employé à la fécondation des œufs de la femelle au moment de la ponte (1). Il paraît, d'après les observations de M. Lespés, que l'accouplement des Grillons ne consiste pas, comme chez les autres Insectes, dans l'introduction de la verge du mâle dans l'intérieur de l'appareil génital de la femelle, et l'injection du liquide séminal dans la profondeur de cette partie de l'organisme ; mais que le rapprochement sexuel a pour objet le dépôt d'un sac à parois membraniformes et rempli de sperme dans la cavité cloacale, où la liqueur fécondante ne devient libre que plus ou moins longtemps après que le coït s'est terminé (2). Quelques physiologistes pensent que les choses se passent à peu près de la même manière chez beaucoup d'autres Insectes, et que le corps trouvé souvent dans l'appareil génital de la femelle ne serait pas, comme on le suppose généralement, le pénis du mâle rompu et resté implanté dans la cavité copulatrice, mais un spermatophore (3).

(1) Voyez tome VIII, page 371.

(2) M. Lespés a décrit ce mode de fécondation chez le *Grillus domesticus*, le *Gr. campestris* et le *Gr. sylvestris* (a). Le corps que le mâle laisse dans le vagin de la femelle, et que ce naturaliste considère comme étant un spermatophore, est une petite vésicule blanchâtre offrant à l'une de ses extrémités une lamelle portée sur trois petites pièces cartilagineuses, dont l'une, médiane, est tubuleuse, et dont les deux autres, situées sur les côtes, sont arciformes. On trouve dans l'intérieur de ce petit sac des spermatozoïdes filiformes, et M. Lespés pense que ces réceptacles prennent naissance dans une portion élargie et subterminale du canal déférent ; mais il ne me paraît pas encore suffisamment démontré que ces prétendus spermatophores ne soient pas la portion terminale du pénis, qui, lors de l'accouplement, se détacherait et resterait implantée dans l'appareil femelle, ainsi que cela se voit très-souvent chez beaucoup d'autres Insectes.

(3) Longtemps avant la publication des observations de M. Lespés, dont je viens de parler, M. Siebold avait re-

(a) Lespés, *Mém. sur les spermatophores des Grillons* (Ann. des sciences nat., 4ᵉ série, 1855, t. III, p. 366, pl. 10 ; t. IV, p. 246, pl. 8 B).

Le mode d'accouplement des Libellules présente aussi des particularités remarquables (1). Lorsque le rapprochement sexuel

marqué, dans la poche copulatrice de divers Locustaires récemment fécondés, une vésicule pédonculée qu'il considère comme un spermatophore (a). M. Stein avait aussi signalé des faits analogues chez divers Coléoptères, et il avait été conduit à penser que le corps trouvé souvent implanté dans le vagin n'est pas le pénis du mâle, comme on le pense généralement, mais un spermatophore (b). Il est fort possible que cela soit dans certains cas, mais d'autres fois il m'a paru évident que l'appendice en question était bien une portion de l'appareil pénial.

(1) Swammerdam, Homberg, Réaumur et Rœsel, ont très-bien décrit et figuré les préliminaires de l'accouplement des Libellules, des Agrions, et des autres Insectes de la même famille (c) ; mais c'est de nos jours seulement que l'on a étudié anatomiquement l'appareil mâle de ces Névroptères de façon à connaître les points les plus importants de leur histoire. Les recherches de Rathke, et celles plus récentes de Léon Dufour, nous ont appris que le canal éjaculateur se termine, comme d'ordinaire, près de l'extrémité postérieure du corps, et n'a aucune communication avec l'appareil copulateur situé sous la partie

antérieure de l'abdomen. L'orifice de ce canal est placé à la partie inférieure du neuvième anneau abdominal, au sommet d'un petit cylindre membraneux qui constitue un pénis rudimentaire et qui est recouvert par une paire de petites valves. L'appareil copulateur ou excitateur (d) est placé sous le deuxième et le troisième anneau de l'abdomen, dans le sillon ventral, entre les lames latérales de la portion correspondante du squelette tégumentaire, et il se compose de trois portions, savoir : une portion antérieure portant une cavité médiane qu'entourent six pièces cornées, dont les deux antérieures, plus petites que les autres, portent chacune un crochet mobile ; une portion moyenne composée d'une pièce carrée creusée d'une gouttière et donnant insertion à un crochet robuste et mobile ; enfin, une portion postérieure composée d'un crochet, d'une sorte de tambour ouvert en avant, et d'une pièce lancéolée qui part de l'extrémité postérieure de ce dernier organe, et se prolonge sous le troisième segment de l'abdomen. Cet appareil remarquable ne communique avec aucun organe intérieur, et sa forme varie suivant les espèces.

(a) Siebold, *Ueber die Spermatozoiden der Locustinen* (*Nova Acta Acad. nat. curios.*, t. XXI, p. 249).

(b) Stein, *Vergleichende Anatomie und Physiologie der Insecten*, 1847, p. 86.

(c) Swammerdam, *Biblia Naturæ*, t. II.

— Homberg, *Observations sur vne sorte d'Insectes qui s'appellent ordinairement Demoiselles* (*Mém. de l'Acad. des sciences*, 1699, p 145).

— Réaumur, *Mém. pour servir à l'histoire des Insectes*, t. VI, p. 419 et suiv., pl. 40 et 41.

— Rœsel, *Insectenbelustigung*, t. II, pl. 10, fig. 3-5.

(d) H. Rathke, *De Libellularum partibus genitalibus* (*Miscellanea anatomico-physiologica*, fasc. 1. Regiomontii, 1832).

— Léon Dufour, *Recherches sur les Orthoptères, les Hyménoptères et les Névroptères*, p. 306.

(e) Réaumur, *Op. cit.*, t. VI, pl. 41, fig. 7-10.

— Rathke, *Op. cit.*, pl. 1, fig. 1, etc.

va avoir lieu, le mâle saisit par le cou la femelle au moyen d'une pince dont l'extrémité de son abdomen est armée, et les deux individus placés ainsi presque bout à bout volent ensemble pendant plus ou moins longtemps; enfin ils se posent sur quelque feuille, et, lorsque la femelle est disposée au coït, elle se recourbe en avant, en arc, de façon à amener l'extrémité postérieure de son corps contre la face inférieure de la base de l'abdomen du mâle, où se trouve un organe préhenseur très-complexe qu'au premier abord on avait supposé être un appareil fécondateur, mais qui n'a pas de connexions organiques avec les parties essentielles de l'appareil de la génération, et qui remplit seulement les fonctions d'un instrument excitateur ou peut-être d'un spermatophore. Bientôt le mâle, à l'aide des crochets ou des autres pièces mobiles dont cet organe est garni, saisit le bout de l'abdomen de sa compagne, qui s'y est présenté de la sorte, et l'y maintient pendant très-longtemps enfoncé dans la dépression médiane, dont la partie est creuse. Ce rapprochement sexuel dure souvent près d'une demi-heure, et il est probable que la femelle puise dans l'appareil où sa vulve se trouve ainsi engagée du sperme déposé préalablement dans cette partie par l'orifice éjaculateur situé, comme je l'ai déjà dit, près de l'anus. Cette portion complémentaire de l'appareil mâle, quoique parfaitement distincte et sans communication directe avec les glandes ou les canaux spermatiques, serait donc en réalité un organe copulateur et fécondateur, mais à la manière d'un spermatophore intermédiaire entre les organes génitaux essentiels du mâle et la vulve de la femelle. Je dois ajouter, cependant, que cette explication du mode de fécondation des Libellules ne repose pas sur des faits suffisamment probants, et, bien qu'elle soit très-plausible et en accord avec des faits de même ordre dont les Araignées nous rendent témoins, quelques entomologistes pensent qu'elle n'est pas l'expression de la vérité, et qu'à la suite des manœuvres simulant l'espèce de copulation dont il vient d'être question, la femelle applique brusquement sa vulve contre l'orifice éjaculateur pour recevoir directement de cet orifice la liqueur séminale nécessaire à sa fécondation (1).

§ 4. — Les conduits qui naissent des testicules (2), et qui portent le sperme à l'appareil copulateur, constituent d'abord, de chaque côté, un tube particulier appelé *canal déférent;* mais, en arrière, ces deux canaux se réunissent toujours en un tronc commun ou canal éjaculateur, dont le développement est plus tardif que celui du reste de l'appareil (3), et dont la

Conduits déférents.

(1) Cette opinion a été adoptée par M. Lacordaire, qui, par conséquent, considère les organes placés à la partie antérieure de l'abdomen comme constituant seulement un appareil excitateur (*a*).

(2) L'étude des organes intérieurs de la génération chez les Insectes fut commencée dès le xviie siècle, par Swammerdam (*b*) ; mais c'est surtout depuis une cinquantaine d'années qu'elle a été poursuivie avec persévérance, et qu'elle a donné lieu à des publications importantes à consulter aujourd'hui. Tels sont divers travaux spéciaux dus à Gaede, Léon Dufour, Suckow, Straus-Durkheim, M. Stein, et plusieurs autres naturalistes dont les ouvrages seront cités dans le cours de cette Leçon (*c*).

(3) Herold a fait une série d'observations très-intéressantes sur le développement des organes génitaux chez le Papillon du Chou (*P. Brassicæ*, L.). J'aurai bientôt à revenir sur les changements que ce naturaliste a constatés

(*a*) Lacordaire, *Introduction à l'Entomologie*, t. II, p. 328.
(*b*) Swammerdam, *Biblia Naturæ*, 1737.
(*c*) Gaede, *Beiträge zur Anatomie der Insecten*, 1815, pl. 1, fig. 9 et 10 ; pl. 2, fig. 2, etc.
— Hegetschweiler, *Dissert. inaug. zootomica de Insectorum genitalibus*. Turici, 1820, fig. c.
— Léon Dufour, *Recherches anatomiques et physiologiques sur les Carabiques*, etc. (*Ann. des sciences nat.*, 1825, t. VI, p. 150).
— Suckow, *Geschlechtsorgane der Insecten* (Heusinger's *Zeitschrift für die organische Physik*, 1828, t. II, p. 231, pl. 10-15).
— Léon Dufour, *Recherches anatomiques sur les Labidoures, ou Perce-oreilles* (*Ann. des sciences nat.*, 1828, t. XIII, p. 354, pl. 21 et 22).
— Straus-Durkheim, *Considérations générales sur l'anatomie comparée des Animaux articulés, auxquelles on a joint l'anatomie descriptive du* Melolontha vulgaris (*Hanneton*), in-4, 1828.
— Léon Dufour, *Recherches anatomiques sur les Hémiptères*, 1833, pl. 10-17 (*Mém. de l'Acad. des sciences, Savants étrangers*, t. IV).
— Idem, *Recherches anatomiques et physiologiques sur les Orthoptères, les Hyménoptères et les Névroptères*, 1841 (*Mém. de l'Acad. des sciences, Savants étrangers*, t. VII).
— Stein, *Vergleichende Anatomie der Insecten*, t. I, 1847.
— Roussel, *Recherches sur les organes génitaux des Insectes coléoptères de la famille des Scarabéides* (*Comptes rendus de l'Acad. des sciences*, 1860, t. L, p. 230).
— Loew, *Horæ anatomicæ*, Abhandl 1, *Entomotomien.*, 1841.

longueur varie beaucoup suivant les espèces, mais devient parfois très-considérable (1). Ce conduit terminal, unique, de même que ses deux branches initiales, peut être cylindrique dans toute sa longueur, ou dilaté dans une portion de son étendue, de façon à constituer une sorte de réservoir ou vésicule séminale. Il en résulte que tantôt il y a une paire de ces réservoirs formés aux dépens des deux canaux déférents, tantôt une vésicule séminale médiane et unique qui appartient au canal éjaculateur; enfin, dans d'autres cas, ces conduits, au lieu de constituer eux-mêmes les réservoirs spermatiques, sont en communication avec des sacs appendiculaires qui remplissent des fonctions analogues, et qui, le plus ordinairement, naissent un peu en amont du confluent des canaux déférents (2). Sou-

dans la disposition des testicules, et ici je me bornerai à dire que chez la Chenille, la portion évacuatrice de l'appareil mâle est constituée presque entièrement par deux canaux déférents filiformes, et que le canal éjaculateur ne commence à se développer que chez la nymphe; mais pendant cette seconde période de la vie de l'Insecte, ce tube grossit et s'allonge avec une extrême rapidité, de façon à décrire bientôt de nombreuses circonvolutions, et à former la portion la plus volumineuse de tout l'appareil. Il est aussi à noter qu'une paire d'appendices tubuleux qui, chez la Chenille, n'étaient représentés que par deux petits tubercules, se développent en même temps à l'extrémité antérieure du canal éjaculateur, et se pelotonnent comme lui : ce sont des glandes accessoires (a).

(1) Chez quelques Insectes, le canal éjaculateur reste toujours d'une brièveté extrême, et les canaux déférents se prolongent presque jusqu'à la base de l'appareil copulateur (b), tandis que chez d'autres Animaux de cette classe le tronc unique qui termine en arrière le système des conduits efférents mâles devient extrêmement long (c).

(2) Quelquefois ces vésicules séminales naissent, au contraire, vers l'extrémité antérieure (ou testiculaire) des canaux déférents, et par conséquent très-loin du point où ceux-ci se réunissent pour constituer le canal éjaculateur (d).

(a) Herold, *Entwickelungsgeschichte der Schmetterlinge*, 1815, pl. 6 à 32.
(b) Par exemple, chez les Punaises et beaucoup d'autres Hémiptères ; voy. Léon Dufour, *Rech. anatomiques sur les Hémiptères*, pl. XI, fig. 137, etc.
(c) Exemple : les *Blaps* ; voy. Léon Dufour, *Recherches sur les Carabiques*, etc. (*Ann. des sciences nat.*, 1825, t. VI, pl. 8, fig. 1).
(d) Exemple : les Hyménoptères du genre *Anthophore* ; voyez Léon Dufour, *Recherches sur les Orthoptères, les Hyménoptères*, etc., pl. 6, fig. 63.

vent ces annexes envahissent même la portion terminale des canaux déférents, de façon qu'au lieu d'avoir l'apparence d'appendices latéraux de ces tubes, ils semblent être des sacs dans le col desquels ceux-ci iraient déboucher pour communiquer par leur intermédiaire avec le canal éjaculateur (1) ; mais ces variations de forme n'ont que peu d'importance, et il y a lieu de croire qu'elles sont toujours le résultat de changements consécutifs dans la conformation de tubes primitivement simples jusqu'à leur embouchure dans le canal éjaculateur. Quoi qu'il en soit, ces sacs appendiculaires peuvent coexister avec les dilatations des canaux évacuateurs, de sorte que le nombre des réservoirs spermatiques varie beaucoup (2).

Chez quelques Insectes, les canaux déférents, tout en présentant sur une partie de leur longueur un renflement qu'au premier abord on pourrait prendre pour une simple dilatation de leur cavité, doivent cette conformation à une disposition très-différente ; en effet, il n'est pas constitué par une vésicule, mais par le pelotonnement du tube sur lui-

(1) On trouve souvent chez des Insectes appartenant à une même famille naturelle des différences très-grandes à cet égard : ainsi, chez l'Abeille, où ces canaux déférents se dilatent en forme de réservoirs dans leur moitié inférieure, ces tubes débouchent dans le canal éjaculateur à côté des vésicules séminales, qui en sont entièrement distinctes et très-développées (a) ; tandis que chez le Bourdon, les canaux déférents, cylindriques dans toute leur longueur, vont s'ouvrir dans le col des vésicules séminales, à une petite distance de l'anastomose de celles-ci avec le canal éjaculateur (b), et que chez les *Psithyrus*, ils débouchent vers le milieu de ces vésicules (c). Or, tous ces Insectes appartiennent à une même famille. Le volume de ces réservoirs est souvent très-considérable (d).

(2) Ainsi chez la Coccinelle Argus, il n'y a qu'un seul réservoir de ce genre, formé par la dilatation de l'extrémité antérieure du canal éjaculateur (e).

(a) Léon Dufour, *Recherches anatomiques sur les Orthoptères, etc.*, pl. 6, fig. 55.
(b) Idem, *Op. cit.*, pl. 6, fig. 61.
(c) Idem, *Op. cit.*, pl. 6, fig. 58.
(d) Par exemple, chez l'*Athalia centifoliæ* ; voy. Newport, *Obs. on the Anatomy of the Athalia centifoliæ*, pl. 1.
(e) Léon Dufour, *Recherches sur les Carabiques, etc.* (*Ann. des sciences nat.*, 1825, t. VI, pl. 9, fig. 13).

même, en sorte que le renflement en question est comparable à un *épididyme* (1).

Glandes accessoires. D'autres organes accessoires de nature glandulaire affectent ordinairement la forme de tubes dont la longueur est souvent très-considérable, et dont la portion subterminale se dilate parfois en manière de réservoir (2). En général, il n'y a qu'une ou deux paires de ces cæcums filiformes ; mais chez quelques espèces leur nombre est très-considérable, et ils diffèrent entre eux par leur forme et leur disposition, de façon à donner à l'ensemble de l'appareil mâle une structure très-compliquée : chez divers Orthoptères, par exemple (3).

(1) Ce mode d'organisation se voit très-bien chez quelques espèces de la grande famille des Sauterelles (a), ainsi que chez divers Coléoptères (b).

(2) Chez beaucoup de Coléoptères, ces organes appendiculaires consistent en une paire de tubes étroits et terminés en cul-de-sac, qui s'entortillent sur eux-mêmes et se continuent postérieurement avec le canal éjaculateur, soit en restant indépendants des conduits déférents (c), soit en donnant insertion à ceux-ci à peu de distance de leur embouchure (d). Chez d'autres espèces du même ordre, il existe deux paires de ces tubes (e), et souvent l'une d'elles se dilate de façon à former une paire de sacs qui méritent plus particulièrement le nom de *vésicules séminales* (f). Chez quelques Coléoptères il en existe trois paires (g) ou même davantage, mais en général leur structure est très-simple. Chez les Hydrophiles cependant, où il y a huit de ces organes appendiculaires, deux d'entre eux, beaucoup plus gros que les autres, portent à leur extrémité, un nombre considérable de petites vésicules (h).

(3) Ainsi chez les Sauterelles ou Locustaires du genre *Ephippigera*, il existe deux sortes d'appendices faisant fonction de vésicules séminales : les uns, au nombre d'environ cinquante, sont des cæcums longs et tubuleux, disposés en une paire de faisceaux longitudinaux ; les autres, beaucoup plus petits et plus nombreux, constituent quatre groupes arrondis (i). Enfin, plus en arrière des touffes

(a) Exemple : l'*Ephippigera vespertina* ; voy. Léon Dufour, *Recherches anatomiques sur les Orthoptères*, etc., pl. 4, fig. 36.

(b) Exemple : le *Dytiscus Roselii* ; voy. Léon Dufour, *Recherches anatomiques sur les Carabiques*, etc. (*Ann. des sciences nat.*, t. VI, pl. 5, fig. 1).

(c) Exemple : les *Lucanes* ; voy. Léon Dufour, *Recherches anatomiques sur les Carabiques*, etc. (*Ann. des sciences nat.*, 1825, t. VI, pl. 7, fig. 3).

(d) Exemple : les *Dytiques* ; voy. Léon Dufour, *loc. cit.*, pl. 5, fig. 1 et 3.

(e) Exemple : les *Priones* ; voy. Léon Dufour, *loc. cit.*, pl. 6, fig. 4.

(f) Exemple : les *Staphylins* ; voy. Léon Dufour, *loc. cit.*, pl. 5, fig. 5, 6 et 8.

(g) Exemple : les *Mylabres* ; voy. Léon Dufour, *loc. cit.*, pl. 8, fig. 10.

(h) Léon Dufour, *loc. cit.*, pl. 6, fig. 7.

(i) Léon Dufour, *Recherches anatomiques sur les Orthoptères*, etc., p. 91, pl. 4, fig. 36.

Les testicules sont toujours au nombre de deux, et dans le Testicules. jeune âge ils sont plus ou moins éloignés l'un de l'autre : en général, ils restent aussi séparés chez l'animal adulte; mais, dans quelques espèces, ils se rapprochent au point de se confondre sur la ligne médiane et de former un organe en apparence unique, bien qu'il se compose toujours de deux systèmes de cavités spermatogènes parfaitement distincts, quoique cachés sous une enveloppe commune. Cette disposition se rencontre chez les Papillons, et lorsqu'on étudie anatomiquement les métamorphoses de ces Insectes, on peut facilement s'assurer de la duplicité primitive du testicule, qui, chez l'animal parfait, se présente sous la forme d'une sphère unique, en apparence indivise (1).

La tunique externe de ces organes est souvent colorée d'une nuance intense par un pigment particulier (2). Leur structure

formées par ces vésicules, on trouve sur les côtés du canal éjaculateur une paire de petites glandes lenticulaires que L. Dufour a décrites sous le nom assez mal choisi de *prostates*.

Chez la Mante, il existe, au milieu d'un paquet de gros cæcums piriforme, et très-nombreux, une paire de grosses vésicules séminales ovalaires (*a*).

(1) Ces changements successifs ont été suivis avec beaucoup de soin par Herold chez le Papillon du Chou. Chez la Chenille, les testicules sont d'abord fort éloignés entre eux et composés chacun de quatre lobes bien

distincts; mais par les progrès du développement ils se réunissent et se concentrent de façon à ne former qu'un seul organe sphérique situé sur la ligne médiane du corps (*b*).

Chez la plupart des Lépidoptères les deux testicules sont réunis de la sorte; mais, chez quelques espèces, ils restent séparés, notamment chez les Teignes et les Yponomeutes (*c*).

(2) Ainsi, chez divers Hémiptères, la tunique externe des testicules est colorée en jaune foncé (*d*), en orangé (*e*), en rouge violacé (*f*), ou en vert-émeraude (*g*).

(*a*) Léon Dufour, *loc. cit.*, pl. 5, fig. 40.
(*b*) Herold, *Entwick. der Schmetterlinge*, pl. 6, 8, 10, 12, 14, 16.
(*c*) Suckow, *Ueber die Geschlechtswerkzeuge der Insekten* (Heusinger's *Zeitschrift*, t. II, pl. 10, fig. 10).
(*d*) Exemple : le *Naucoris aptera*.
(*e*) Exemple : les *Coreas*, le *Pentatoma dissimilis*, etc.
(*f*) Exemple : les *Géocorises*, le *Pontia brassica*, etc.
(*g*) Exemple : les *Capses*, les *Sphinx*, etc.

varie beaucoup, mais peut être rapportée à trois types principaux. Tantôt chacune de ces glandes se compose d'un tube étroit
très-long et pelotonné sur lui-même, qui est fermé à un bout
et qui se continue avec le canal déférent par son extrémité
opposée ; d'autres fois elle est constituée par un faisceau de
tubes courts et gros, ou de petites poches fusiformes que l'on
désigne généralement sous le nom de *capsules spermifiques* ;
enfin, dans d'autres cas, elle est formée par des vésicules
groupées autour d'un certain nombre de canaux excréteurs qui
se réunissent entre eux pour donner naissance au conduit
déférent. Il en résulte des différences très-grandes dans l'aspect
des organites constitutifs de ces testicules ; mais je me hâte
d'ajouter que cette diversité de forme ne paraît avoir que peu
d'importance zoologique, car on la rencontre chez des Insectes
qui ont entre eux beaucoup d'affinité et qui appartiennent parfois à une même famille naturelle.

Le premier de ces modes d'organisation est rare, et ne se
rencontre guère que chez les Carabes et les autres Coléoptères
de la famille des Carnassiers. Chaque testicule est formé d'un
seul tube très-long, presque capillaire et diversement reployé
ou enroulé sur lui-même (1). Chez beaucoup d'autres Insectes
du même ordre, le Hanneton et les Cétoines, par exemple,

---

(1) En général, chez ces Coléoptères, la portion initiale du tube spermifique est un peu renflée et reste libre, tandis que le reste de ce canal se contourne sur lui-même, de façon à constituer une pelote à peu près sphérique (*a*) ou piriforme (*b*). Quelquefois les deux testicules se confondent en une seule masse ovalaire, mais leurs tubes constitutifs, quoique emmêlés et parfois de longueur très-inégale, restent distincts, et chacun d'eux donne naissance à un canal déférent : en sorte que le testicule, en apparence unique, se trouve pourvu des deux conduits excréteurs : par exemple, chez l'*Harpalus ruficornis*, où, suivant L. Dufour, l'un des tubes

(*a*) Exemple : le *Carabus auratus* ; voy. Léon Dufour, *Recherches anatomiques sur les Carabiques, etc.* (Ann. des sciences nat., 1825, t. VI, pl. 4, fig. 1).
(*b*) Exemples : le *Scarites pyracmon* ; voy. Léon Dufour, *loc. cit.*, pl. 4, fig. 3.
— Le *Sphodrus terricola* ; voy. Léon Dufour, *loc. cit.*, pl. 4, fig. 6.

les testicules sont divisés en un nombre plus ou moins considérable de lobes sphériques ou discoïdes, qui, à leur tour, se composent d'une multitude de petites vésicules étroites et courtes groupées autour de l'extrémité d'un canal excréteur commun (1). Chez quelques espèces du même ordre, les vésicules spermifiques s'agglomèrent davantage, et ne constituent dans chaque-testicule qu'un seul paquet arrondi ou de forme

spermifiques paraît avorter en grande partie (a).

Les testicules des Lucanes sont également formés par un tube presque capillaire enroulé en pelote (b).

(1) Chez le Hanneton, chaque testicule est composé de six lobes arrondis déprimés et marqués de stries radiaires qui sont dues à l'existence d'un nombre considérable de petites vésicules oblongues, lesquelles convergent toutes vers un point central où naît un conduit excréteur grêle et assez long. Les six tubes ainsi constitués se réunissent à leur tour pour déboucher dans l'extrémité du canal déférent correspondant. Celui-ci est très-long, irrégulièrement replié sur lui-même en un paquet et considérablement renflé dans sa portion postérieure, où il forme une vésicule séminale allongée qui se réunit à son congénère pour donner naissance au canal éjaculateur. Celui-ci donne également insertion dans ce point à une paire de glandes accessoires, composées chacune d'un long tube simple et pe-

lotonné, qui est très-grêle dans la plus grande partie de son étendue, mais se dilate de façon à former dans sa portion subterminale un réservoir très-semblable aux vésicules séminales adjacentes (c).

L'appareil mâle est conformé à peu près de la même manière chez les Bousiers (d).

Chez la Cétoine dorée, le nombre des lobes constitutifs des testicules est de douze de chaque côté, et les longs tubes accessoires ne se dilatent pas notablement près de leur insertion sur l'extrémité du canal éjaculateur, mais celui-ci reçoit, dans ce point, deux paires de cæcums tubulaires, dont l'une est assez grosse ; le nombre total de ces glandes accessoires est donc de trois paires (e).

Le mode de conformation des testicules est à peu près le même chez beaucoup d'autres Coléoptères, tels que les *Diaperis*, les *Tenebrio*, les *Priones*, etc. (f).

(a) Léon Dufour, *Recherches sur les Carabiques*, etc. (Ann. des sciences nat., 1825, t. VI, pl. 4, fig. 8).
(b) Idem, *ibid.*, pl. 7, fig. 3.
(c) Idem, *ibid.*, pl. 7, fig. 1.
— Straus, *Op. cit.*, pl. 6, fig. 1.
(d) Possolt, *Beiträge zur Anatomie der Insekten*, 1304, pl. 1, fig. 16.
(e) Léon Dufour, *loc. cit.*, pl. 7, fig. 2.
(f) Idem, *ibid.*, pl. 8 et 9.

allongée (1). Enfin, ces glandes peuvent offrir une disposition racémeuse, par suite du mode de réunion de tous les conduits excréteurs (2) ; et il est aussi des Coléoptères dont les testicules se composent de cæcums ou capsules spermifiques réunies en manière de houppes à l'extrémité d'un conduit excréteur commun (3). Ce dernier mode d'organisation est dominant chez les Hyménoptères. Ainsi, chez le Xylocope, chaque testicule se se compose de quatre cæcums ou capsules spermifiques grêles et allongées ; chez le Bourdon, il en existe huit, et chez l'Abeille environ 150 (4). Chez d'autres Insectes du même ordre, le nombre de ces organites est au contraire réduit au minimum, car il ne paraît y en avoir qu'un seul pour chaque testicule, par exemple chez le grand Frelon (5). Chez les Hémiptères, les testicules se composent, en général, d'une houppe de capsules spermifiques qui, dans quelques espèces, s'allongent beaucoup,

(1) Par exemple, chez les Taupins, les Téléphores et les Hydrophiles, les Blaps, les Mylabres (a), les Cantharides (b), etc.

(2) Chez quelques Staphyliniens, les vésicules ou capsules spermifiques sont réparties par petits paquets à des hauteurs différentes, sur un tronc excréteur (c), et chez d'autres Coléoptères les canaux excréteurs sont rameux. Chez les Sylphes, où cette dernière disposition se rencontre, il existe dans chaque testicule deux sortes d'ampoules sécrétoires, les unes petites, qui sont empâtées dans la masse commune, et d'autres plus grandes, qui font saillie au dehors (d) ; ces dernières ne contiennent qu'un liquide albumineux, tandis que les autres renferment des spermatozoïdes (e).

(3) Par exemple, chez les *Clerus* (f).

(4) Chez l'Abeille, les cæcums spermifiques sont grêles, très-allongés et reployés sur eux-mêmes. Les deux testicules sont très-écartés entre eux (g).

(5) Chez les autres Guépiaires, chaque testicule se compose de trois capsules spermifiques ; mais, chez le

(a) Léon Dufour, *Rech. sur les Carabiques* (Ann. des sc. nat., 1re série, t. IV, pl. 5, fig. 10 ; pl. 6, fig. 7, 8 et 10).

(b) Audouin, *Recherches pour servir à l'histoire des Cantharides* (Ann. des sciences nat., 1826, t. IX, pl. 43, fig. 1).

(c) Léon Dufour, *loc. cit.*, pl. 6, fig. 3.

(d) Idem, *ibid.*, pl. 5, fig. 6 et 7.

(e) Idem, *ibid.*, pl. 6, fig. 5 et 6.

(f) Leydig, *Traité d'histologie*, p. 598.

(g) Léon Dufour, *Recherches sur les Orthoptères, etc.*, p. 165, pl. 5, fig. 54, et pl. 6, fig. 55.

de façon à devenir des tubes filiformes (1). Chez les Névroptères, l'appareil mâle est en général peu compliqué, mais le mode de constitution des testicules varie beaucoup. Chez les Libellides, les testicules consistent en deux glandes cylindriques et allongées, formées par l'assemblage d'une multitude de petites vésicules spermiques (2). Chez les Hydropsychés, ces organes sont globuleux (3). Enfin, dans l'ordre des Or-

Vespa crabro, Léon Dufour n'a pu en découvrir qu'une seule (a). D'après cet entomologiste, les testicules seraient également unicapsulaires chez le *Formica pubescens* et le *Myrmica Rediana* (b); mais M. Meinert y a constaté un nombre considérable de petits cæcums (c).

(1) Chez la Ranatre linéaire, chaque testicule se compose de cinq cæcums filiformes repliés sur eux-mêmes et renflés en ampoules près de leur insertion sur le canal déférent (d). Chez la Nèpe cendrée, les tubes spermifiques sont encore plus allongés (e), mais chez la plupart des Hémiptères, ils sont représentés par des cæcums courts et gros qui sont disposés en manière de houppe. Dans beaucoup d'espèces, on en compte sept de chaque côté (f);

quelquefois il n'y en a que cinq (g) ou même moins (h), tandis que dans quelques espèces ces capsules sont beaucoup plus nombreuses (i) ou remplacées par une multitude de vésicules (j).

(2) Un gros canal déférent part de l'extrémité postérieure de chaque testicule, et s'unit à son congénère immédiatement au devant de l'organe copulateur, de sorte que le canal éjaculateur commun est extrêmement court (k).

(3) Chez le *Corydalis cornutus*, les testicules sont très-grands et allongés; ils consistent en une multitude de petits cæcums implantés latéralement le long d'un canal excréteur commun, qui, après s'être dégagé, se réunit à son congénère près de l'extrémité anale du corps; il n'y a ni vésicules séminales, ni glandes accessoires (l).

(a) Léon Dufour, *Recherches sur les Orthoptères, les Hyménoptères, etc.*, p. 206.

(b) Idem, *ibid.*, p. 217.

(c) Meinert, *Bidrag til de danske Myrers Naturhistoric*, pl. 1, fig. 1 (*Mém. de l'Acad. de Copenhague*, 5ᵉ série, t. V, 1860).

(d) Léon Dufour, *Recherches anatomiques sur les Hémiptères*, pl. 12, fig. 148.

(e) Idem, *ibid.*, fig. 147.

(f) Exemples : le *Coreus marginatus*; voy. Léon Dufour, *Op. cit.*, pl. 10, fig. 127.

— Les *Alyders*; voy. Léon Dufour, *loc. cit.*, fig. 129 et 132.

— Le *Pyrrhocoris aptera*; voy. Léon Dufour, *loc. cit.*, pl. XI, fig. 133.

— Le *Pelogonus marginatus*; voy. Léon Dufour, *loc. cit.*, fig. 137 A.

— Le *Naucoris cimicoides*; voy. Léon Dufour, *loc cit.*, fig. 145.

(g) Exemple : l'*Aradus avenius*; voy. Léon Dufour, *loc. cit.*, fig. 136.

(h) Exemple : les *Esalles*; voy. Léon Dufour, *Op. cit.*, pl. 13, fig. 156.

(i) Exemple : l'*Aphrophora salicina*; voy. Léon Dufour, *loc. cit.*, fig. 183.

(j) Exemple : le *Cicada Orni*; voy. Léon Dufour, *loc. cit.*, p. 152.

(k) Voyez Léon Dufour, *Recherches sur les Orthoptères, etc.*, p. 301, pl. XI, fig. 164.

(l) Voyez J. Leidy, *Internal Anat. of the Corydalis* (*Journ. of the American Acad. of Arts and Sciences*. Boston, 1848, p. 163, pl. 2, fig. 2, et pl. 3, fig. 5.

thoptères, ces glandes sont également composées d'un grand nombre de petits corpuscules (1).

Les testicules ne présentent rien d'important à noter chez les autres Insectes (2).

 § 5. — Les spermatozoïdes des Insectes (3) sont filiformes, en général très-grêles, et souvent extrêmement longs (4). Ils naissent de la même manière que chez les Animaux vertébrés, dans des cellules qui sont libres dans l'intérieur des cæcums testiculaires, et qui contiennent d'autres vésicules secondaires, dans chacune desquelles un de ces corpuscules fécondants se développe isolément (5). D'ordinaire les spermatozoïdes qui se forment ainsi dans une même vésicule mère, après s'être dégagés de leur enveloppe propre, se réunissent en faisceaux ; mais tantôt les paquets ainsi constitués se défont lors de la des-

(1) Chez la Mante, par exemple (a). Chez les Forficules, les testicules ne sont composés que de deux capsules (b).

(2) Pour plus de renseignements sur la conformation extérieure de ces organes et des autres parties de l'appareil de la génération chez les Diptères, je renverrai aux travaux de Léon Dufour ; mais cet anatomiste n'a que peu étudié la structure intime de ces organes.

(3) Voyez tome VIII, page 346.

(4) Chez quelques Insectes, les sper-matozoaires sont peu allongés, et la portion antérieure de leur corps, de forme cylindrique, est bien distincte de la portion caudale : par exemple, chez l'*Agrion virgo* (c) ; mais, en général, ils sont très-longs et s'atté-nuent graduellement d'avant en ar-rière (d).

(5) Pour plus de détails sur le dé-veloppement et le mode de groupe-ment de ces spermatozoïdes en fais-ceaux, je renverrai principalement aux écrits de MM. Siebold, Kölliker et Leuckart (e).

(a) Léon Dufour, *Recherches sur les Orthoptères*, pl. 3, fig. 40.

(b) Meinert, *Anatomia Forficularum* (*Naturhistorisk Tidjskrift*, t. II, pl. 19, fig. 1. Copenhague, 1865).

(c) Wagner, *Fragmente zur Physiologie der Zeugung*, pl. 3, fig. 1.

(d) Wagner et Leuckart, art. SEMEN (Todd's *Cyclop. of Anat. und Physiol.*, t. IV, p. 488, fig. 366).

(e) Siebold, *Ueber die Spermatozoen der Crustaceen, Insekten*, etc. (Müller's *Archiv für Anat. und Physiol.*, 1836, p. 30, pl. 2 et 3, fig. 13 à 16). — *Fernere Beobachtungen über die Spermatozoen der wirbellosen Thiere* (Müller's *Archiv*, 1837, p. 392, pl. 20).

— Kölliker, *Die Bildung der Samenfäden in Bläschen*, p. 21 (*Denkschr. des Schweitzerischen Gesellschaft für Naturwissensch.*, Bd. VIII, 1846).

— Wagner and Leuckart, art. SEMEN (Todd's *Cyclop. of Anat. and Physiol.*, t. IV, p. 488 et suiv.).

truction de la cellule spermatogène, tandis que d'autres fois ils persistent, et les filaments spermatiques restent accolés entre eux par une de leurs extrémités (1). Ainsi que je l'ai déjà dit, ces agrégats de spermatozoïdes constituent chez divers Insectes de longues bandes ou cordes vermiformes frangées latéralement, et dans quelques cas, pendant leur passage au dehors, ils sont enveloppés par une couche de substance glutineuse qui constitue un véritable spermatophore capsulaire (2).

§ 6. — L'appareil génital femelle des Insectes se compose, comme l'appareil mâle, d'une série d'organes fondamentaux dont les caractères essentiels sont toujours à peu près les mêmes, et d'un nombre plus ou moins considérable d'organes complémentaires dont le mode de conformation varie beaucoup (3). Les premiers sont : 1° les ovaires ; 2° un oviducte formé de deux branches dans sa partie initiale, et d'un tronc unique dans sa portion postérieure ; 3° une vulve ou orifice copulateur situé à la face inférieure de l'abdomen, sur la ligne

Appareil femelle.

---

(1) Ces agrégats de spermatozoïdes sont désignés par quelques auteurs sous le nom de *spermatophores*, mais ils ne me paraissent pas devoir être confondus avec les réceptacles qui servent au transport de la liqueur fécondante. L'espèce de corde ou ruban à bords frangés qui est ainsi formé, et qui est animé d'un mouvement ondulatoire, a été aussi pris à tort pour un spermatozoïde gigantesque (*a*). Sa constitution a été très-bien déterminée chez divers Orthoptères par M. Siebold (*b*), et plus récemment l'existence de corps analogues a été constatée chez divers Coléoptères (*c*), Lépidoptères (*d*), Hémiptères (*e*) et Diptères (*f*).

(2) Voyez tome VIII, page 346.

(3) On doit à M. Stein un travail très-approfondi sur les organes femelles des Coléoptères; son livre est accompagné d'excellentes planches (*g*).

(*a*) Hammerschmidt, *Ueber die Spermatozoen der Insekten* (*Isis*, 1838, p. 358, pl. 4).

(*b*) Siebold, *Ueber die Spermatozoiden der Locustinen* (*Nova Acta Acad. nat. curios.*, t. XXI, p. 251, pl. 14 et 15).

(*c*) Exemple : le *Sphodrus terricola* ; voy. Dujardin, *Nouveau Manuel de l'observateur au microscope*, 1842, pl. XI, fig. 19.

— Le *Loricera pilicornis* ; voy. Stein, *Vergl. Anat. der Insekten*, pl. 1, fig. 19.

(*d*) Exemple : la *Cigale de l'Orme* ; voy. Dujardin, *Op. cit.*, pl. XI, fig. 18.

— Le *Cercopis spumaria* ; voy. Leydig, *Traité d'histologie*, p. 602, fig. 266 B.

(*e*) Loew, *Horæ anatomicæ*, 1841, t. I, p. 26, pl. 2.

(*f*) Stein, *Vergleichende Anatomie und Physiologie der Insekten. Erste Monographie : Die weiblichen Geschlechtsorgane der Käfer*, 1 vol. in-4. Berlin, 1847.

médiane, un peu en avant de l'anus. Les organes complémentaires peuvent être une poche copulatrice, un réceptacle fécondateur, des glandes accessoires et leurs dépendances, un réservoir incubateur et des appendices qui constituent un oviscapte, une tarière, ou quelque autre instrument nécessaire au placement des œufs dans des conditions convenables, pour le développement des jeunes.

Ovaires.

Les ovaires, logés comme d'ordinaire dans la cavité abdominale, sont en général piriformes, et leur extrémité antérieure, très-grêle, se continue avec un filament suspenseur qui s'unit à son congénère et va se fixer à la portion dorsale du thorax au-dessus de l'estomac (1). En avant, ces organes sont joints entre eux sur la ligne médiane, soit par l'intermédiaire de ces cordons, soit directement, et chez quelques espèces cette soudure s'étend dans toute leur longueur, en sorte qu'ils forment un seule masse impaire (2) ; mais, dans l'immense majorité des cas, ils restent séparés l'un de l'autre, et leurs oviductes respectifs sont toujours distincts dans leur portion antérieure, quoique réunis en un tronc commun à la partie postérieure et inférieure du corps au-dessous de l'intestin. Il en résulte que les deux moitiés latérales de l'appareil génital forment

(1) Ces filaments ou ligaments suspenseurs s'insèrent à la face inférieure du vaisseau dorsal (*a*), et quelques anatomistes les considèrent comme étant des branches de cet organe irrigatoire (*b*).

Les ovaires sont retenus aussi en place par des brides de tissu connectif et des ramifications du système trachéen.

(2) Par exemple, chez les Æshnes (*a*), dans l'ordre des Névroptères ; les Andrènes et les Collètes, dans l'ordre des Hyménoptères.

Chez d'autres Hyménoptères, les deux ovaires ne sont soudés ensemble que par leur extrémité antérieure : par exemple, chez les Abeilles (*c*), les Authidies (*d*), les Eucères, etc.

(a) J. Müller, *Ueber die Entwickelung der Eier im Eierstock*, etc. (*Nova Acta Acad. nat. curios.*, 1825, t. XII, pl. 52, fig. 1 et 2).
(b) Voyez tome III, p. 225.
(c) Léon Dufour, *Recherches sur les Orthoptères, les Hyménoptères*, etc., pl. 6, fig. 67.
(d) Idem, *ibid.*, pl. 7, fig. 68.

un anneau plus ou moins lâche, qui est traversé par le tube digestif.

Chaque ovaire se compose ordinairement de plusieurs tubes ou gaînes ovifères, qui sont réunies en faisceau, et qui naissent du ligament suspenseur sous la forme d'un filament d'une ténuité extrême, mais s'élargissent peu à peu d'avant en arrière, et vont déboucher par leur extrémité postérieure dans un canal excréteur commun, ou trompe.

Le nombre et le mode de groupement de ces cæcums ovariques varient. Chez les Diptères du genre Hippobosque, il ne paraît en exister qu'un seul pour chaque ovaire (1) ; chez quelques Coléoptères, il y en a deux (2) ; chez beaucoup d'Hyménoptères, on en trouve trois (3) ; chez d'autres espèces, quatre (4) ou davantage ; et, en général, on remarque une certaine relation entre le nombre de ces organites ovigères et celui des cæcums ou ampoules spermifiques des testicules chez le mâle (5).

(1) Léon Dufour, en traitant de l'anatomie de ces Insectes, dit que les ovaires se composent chacun d'un corps ovoïde rempli d'une pulpe blanchâtre (a).

(2) Par exemple, chez le Lixus (b) et les Anthonomes (c). Il en est de même chez les Diptères du genre *Melophagus* (d).

(3) Par exemple, chez les Anthidies (e), les Scolies (f), les Sphex (g) ; ce nombre se rencontre aussi chez certains Coléoptères, tels que le *Lathridius porcatus* (h).

(4) Par exemple, chez les Bourdons, les Anthophores, les Mélectes, les Chrysis, etc.

Ce nombre est assez rare chez les Coléoptères, mais se rencontre cependant chez plusieurs espèces.

(5) Ainsi, de même que chez le mâle, il y a, de chaque côté du corps, quatre de ces organites chez les Bourdons et les Xylocopes, huit chez les

(a) Léon Dufour, *Recherches anatomiques sur l'Hippobosque du Cheval* (Ann. des sciences nat., 1825, t. VI, p. 310, pl. 13, fig. 4).

(b) Idem, *Recherches sur les Carabiques*, etc. (Ann. des sciences nat., 1825, t. VI, pl. 20, fig. 1).

(c) Frey und Leuckart, *Lehrbuch zur Zootomie.*

(d) Leuckart, *Zur Entwick. des l'apparen*, p. 8.

(e) Voyez Léon Dufour, *Recherches sur les Orthoptères*, etc., pl. 7, fig. 68.

(f) Idem, *loc. cit.*, pl. 8, fig. 95.

(g) Fabre, *Étude sur l'instinct et les métamorphoses des Sphégiens* (Ann. des sciences nat., 4° série, 1856, t. VI, pl. 5).

(h) Stein, *Op. cit.*, p. 27.

D'ordinaire, il y en a quatre paires chez les Lépidoptères (1); mais le nombre des gaînes ovariques varie quelquefois beaucoup chez des espèces qui appartiennent à une même famille naturelle (2), et par conséquent les différences de cet ordre ne paraissent pas devoir être d'une grande importance (3).

Psithyres, et environ cent soixante-dix chez les Abeilles (a).

Chez les Andrenètes, les Scolies, les Bembex, les Crabro, les Cerceris, les Sphex, ces organites sont au nombre de trois dans l'un et l'autre sexe.

Chez le Panorpe, on en compte une dizaine chez les mâles aussi bien que chez la femelle.

Dans d'autres espèces le nombre des gaînes ovigères est double de celui des capsules spermifiques. Ainsi, chez les Guêpiaires, il n'y a pour chaque testicule que trois de ces derniers organites ; chez quelques espèces de cette femelle (les Odynères et les Polistes, par exemple), il n'y a aussi que trois gaînes ovariennes, mais chez d'autres, notamment la Guêpe vulgaire, il y en a six (b) ou peut-être parfois sept (c).

(1) Il est aussi à noter que chez les Papillons le faisceau ovarien formé de chaque côté de l'abdomen par ces tubes ovariques s'enroule souvent beaucoup sur lui-même (d). D'après M. Burmeister, il n'y aurait chez les Ptéroptères que trois gaînes pour chaque ovaire (e).

(2) Chez les Forficules, par exemple (f). Dans le groupe naturel des Hémiptères hétéroptères, le nombre des gaînes ovariques ne varie guère qu'entre quatre et sept (g). Mais, dans la division des Hémiptères homoptères, les différences que l'on rencontre sous ce rapport sont énormes. Ainsi, il n'y en a que deux chez le *Schizoneura Corni*, trois ou quatre chez l'*Aphis Padi* (h), et huit chez l'*Aphrophora spumaria* (i), tandis que chez les Psylles et les Cercopis, il y en a une trentaine, et chez les Cigales cinquante ou soixante (j).

(3) On rencontre dans la classe des Insectes beaucoup d'autres particularités dans le mode de conformation des ovaires. Ainsi, chez le *Musca deviens*, les capsules ovigères sont insérées en série linéaire sur six cæcums tubulaires qui, de chaque côté du corps, débouchent dans une trompe commune et sont réunis en faisceau (k).

(a) Voyez Leuckart, *Zur Kenntniss des Generationswechsels*, fig. 15.
(b) Léon Dufour, *Recherches sur les Orthoptères, les Hyménoptères*, etc., p. 144.
(c) Swammerdam, *Biblia Naturæ*, pl. 19, fig. 4.
(d) Exemple : le *Pontia brassica* ; voy. Herold, *Op. cit.*, pl. 33.
(e) Burmeister, *Handbuch der Entomologie*, t. I.
(f) Léon Dufour, *Recherches anatomiques sur les Perce-oreilles* (Ann. des sciences nat., 1828, t. XIII, pl. 21, fig. 7 et 8).
(g) Léon Dufour, *Recherches sur les Hémiptères*, 1835 (*Mém. de l'Acad. des sc., Sav. étrang.*, t. IV).
(h) Leuckart, *Zur Kenntniss des Generationswechsels*, fig. 2.
(i) Burmeister, *Op. cit.*
(j) Pour plus de renseignements à ce sujet, voyez Lubbock, *On the Ova and Pseudova of Insects* (Philos. Trans., 1859, p. 343).
(k) Suckow, *Geschlechtsorgane der Insekten* (Heusinger's *Zeitschr. für org. Physik*, t. II, pl. 15, fig. 50).

Lorsque le nombre des gaînes ovariques est peu considérable, ces organites se réunissent en houppe pour déboucher à l'extrémité de l'oviducte correspondant, qui présente souvent dans ce point une petite dilatation que les anatomistes désignent sous le nom de *calice de l'ovaire* (1) ; mais lorsqu'ils sont très-multipliés, ils s'insèrent souvent latéralement sur un côté ou tout autour de ce canal excréteur (2), qui parfois se dilate de façon à constituer au centre de cet agrégat un grand sac ovalaire. En général, cette disposition coïncide avec une brièveté remarquable des gaînes qui, au lieu d'être pluriloculaires, ne renferment chacune qu'un seul œuf (3). Ces tubes ou gaînes ovariques sont en réalité autant d'organes producteurs d'œufs, et doivent être considérés comme constituant autant d'ovaires simples ou *ovariules*, ayant chacun leur individualité physiologique. En effet, l'organe constitué par leur réunion est un agrégat d'ovaires plutôt qu'un ovaire unique, et lorsqu'on veut

Chez l'*Eristalis œneus*, elles sont groupées en plus grand nombre autour d'un canal central et réunis en un faisceau imbriqué (*a*).

(1) Le calice est très-développé chez la plupart des Coléoptères.

(2) L'insertion unisériale des gaînes ovigères sur un oviducte tubulaire se voit très-bien chez les Mantes, où ces organites sont au nombre d'environ quarante de chaque côté du corps, et forment par leur réunion une masse de forme sphéroïdale (*b*). Je citerai aussi comme exemple de ce mode de groupement les ovaires de divers Névroptères, tels que les Libellules (*c*), les Hémérobes (*d*), les Phryganes (*e*), et les Perles (*f*). Chez les Termites, les gaînes ovigères, au nombre de cinquante à soixante, sont très-allongées et s'insèrent autour d'un oviducte central qui ne se dilate que peu (*g*).

(3) Ce mode d'organisation est très-nettement caractérisé chez les Cantharides (*h*), ainsi que chez quelques autres Coléoptères.

Il est aussi très-commun chez les Diptères (*i*).

(*a*) Loew, *Horæ anatomicæ ; Entomotomien*, t. I, p. 67, pl. 4, fig. 2, etc.
(*b*) Léon Dufour, *Recherches sur les Orthoptères*, pl. 4, fig. 42 et 43.
(*c*) Idem, *Op. cit.*, pl. 11, fig. 165.
(*d*) Idem, *Op. cit.*, pl. 12, fig. 194.
(*e*) Idem, *Op. cit.*, pl. 13, fig. 211.
(*f*) Idem, *Op. cit.*, pl. 13, fig. 206.
(*g*) Lespés, *Op. cit. (Ann. des sciences nat.*, 4ᵉ série, 1856, t. V, p. 264, pl. 6, fig. 26).
(*h*) Audouin, *Op. cit. (Ann. des sciences nat.*, 1826, t. IX, pl. 43, fig. 4-9).
(*i*) Léon Dufour, *Recherches anatomiques sur les Diptères (Mém. de l'Acad. des sciences Savants étrangers*, t. XI).

en étudier les fonctions, il faut prendre en considération, non pas l'ensemble ainsi formé, mais l'une quelconque de ses parties.

Ovariule. L'ovariule peut varier quant à sa forme, mais il consiste toujours en un cæcum à parois membraneuses, dont la surface interne est tapissée d'une couche de cellules ou utricules épithéliales. L'œuf naît dans son intérieur, et s'y développe de façon à arriver presque à maturité avant de passer dans la partie suivante de l'appareil génital. Le travail ovogénique commence lorsque l'Insecte est encore à l'état de larve, et s'active lorsque celle-ci est devenue nymphe. Pour en bien saisir le caractère et pour en suivre facilement les progrès, il est nécessaire de le prendre à son début (1).

(1) Les premières observations de quelque importance qui aient été faites sur ce sujet sont dues à Herold, mais elles laissaient beaucoup à désirer (a). J. Müller étudia ensuite le mode de formation des œufs chez le *Phasma gigas*, et insista beaucoup sur les transformations qui s'opèrent dans les amas de matière organique placés entre les œufs dans les tubes ovariques et dans les parties adjacentes des parois de ces gaînes ; il donna aux premiers le nom de *placentules*, et il appela *anneau du tube interne* le détroit garni de ramifications trachéennes qui sépare entre elles les loges ovifères (b). Les recherches de MM. Wagner, R. Leuckart, Stein, Leydig, H. Meyer, Huxley, Lubbock, Claus, Weismann et Meeznikow, ont jeté plus de lumière sur ce sujet, qui offre cependant encore beaucoup de points obscurs (c).

(a) M. Herold, *Disquisitiones de Animalium vertebris carentium in ovo formatione. De generatione Insectorum in ovo.*

(b) J. Müller, *Ueber die Entwickelung der Eier im Eierstock*, pl. 14, fig. 1 ; pl. 15 (*Nova Acta Acad. nat. curios.*, 1825, t. XII).

(c) R. Wagner, *Prodromus historiæ generationis*, 1836.

— Leuckart, *Beitr. zur Geschichte der Zeugung* (*Mém. de l'Acad. de Munich*, 1837, t II).
— *Zur Kenntniss des Generationswechsels und die Parthenogenesis bei den Insekten* (*Moleschott's Untersuch. zur Naturlehre*, 1858, t. IV, p. 327, pl. sans numéro).

— Stein, *Vergleich. Anat. und Physiol. der Insekten*, p. 38 et suiv., pl. 9.

— H. Meyer, *Ueber die Entwicklung des Fettkörpers, der Tracheen, und der kiemenbereitenden Geschlechtstheile bei den Lepidopteren* (*Zeitschr. für wissensch. Zool.*, 1849, t. I, p. 190, pl. 16).

— Leydig, *Zur Anatomie von* Coccus Hesperidum (*Zeitschr. für wissensch. Zool.*, 1854, t. V, p. 9, pl. 1, fig. 1).

— Huxley, *On the Agamic Reproduction of Aphis* (*Trans. of the Linnean Society*, 1857, t. XXII, p. 193, pl. 36).

— Lubbock, *On the Ova and Pseudova of Insects* (*Philos. Trans.*, 1858, p 341, pl. 16-18).

— Claus, *Beobachtungen über die Bildung as Insectencies* (*Zeitschr. für wissensch. Zool.*, 1864, t. XIV, p. 42, pl. 6).

— A. Weismann, *Die nachembryonale Entwicklung der Musciden*, etc. (*Zeitschr. für wissensch. Zool.*, 1864, t. XIV, p. 292, pl. 17, fig. 69-71).

— Meeznikow, *Embryologische Studien an Insectem* (*Zeitschr. für wissensch. Zool.*, 1866, t. XVI, p. 389).

Production
des
ovules.

§ 7. — Les produits de l'ovariule consistent d'abord en un amas de petites cellules ou granules qui ressemblent aux utricules épithéliales dont les parois de cet organe élémentaire sont revêtues, et ne présentent entre eux aucune différence appréciable, mais qui, par les progrès de leur développement, deviennent très-dissimilaires. En effet, parmi ces corpuscules, il en est qui deviennent des vésicules germinatives, ou, en d'autres mots, des ovules primordiaux, tandis que les autres ne sont destinés qu'à remplir un rôle secondaire, et ont été désignés par quelques naturalistes sous le nom de *cellules vitelligènes*, parce qu'ils paraissent avoir pour fonction principale de former le vitellus. C'est dans le fond de la cavité ovarique que cette production de cellules s'effectue, et chez quelques Insectes la portion de l'ovariule qui en est le siége est dilatée et séparée du reste de l'organe par un étranglement, de façon à constituer un compartiment particulier que l'on peut appeler la *chambre germinale* (1). La portion suivante de l'ovariule constitue une

---

(1) Cette délimitation entre la portion germinative et la portion ovifère de l'ovaire est très-nette chez quelques Coléoptères à gaînes ovariques pluriloculaires, où la première de ces parties se renfle en forme de bouton : chez les Téléphores, par exemple (*a*) ; mais elle est surtout marquée chez les Insectes à ovariules uniloculaires, tels que les *Coccus*. Chaque ovariule, ou cul-de-sac ovarien, se compose alors de deux compartiments : l'un, antérieur, qui renferme les cellules vitelligènes et qui constitue la chambre germinative ; l'autre, postérieur, qui est la chambre ovifère, et qui, d'abord beaucoup plus petite que la précédente, la surpasse bientôt en volume, de façon qu'à l'époque de la maturité de l'œuf, la chambre germinative n'est représentée que par un petit appendice ampulliforme (*b*).

Chez la plupart des Insectes, la chambre germinative est constituée par la portion filiforme qui termine en avant chaque ovariule. Dans la partie antérieure de ce cul-de-sac tubulaire, on ne distingue que des cellules d'une seule sorte ; mais bientôt ces corpuscules se différencient, et ainsi que l'ont très-bien constaté MM. Stein, Leuckart, Lubbock, etc., on y distingue

---

(*a*) Stein, *Op. cit.*, pl. 9, fig. 4.
— Lubbock, *Op. cit.* (*Philos. Trans.*, 1859, pl. 16, fig. 4).
(*b*) Leuckart, *Generationswechsels* (Moleschott's *Untersuch. zur Naturlehre*, t. V, fig. 2, 5, 7)

ou plusieurs loges ovigères, et dans chacun de ces compartiments on trouve un certain nombre d'utricules dont l'une, en se
développant, devient un ovule, et les autres sont des vésicules
vitelligènes (1). L'ovule ne paraît être constitué d'abord que
par une vésicule germinative dans l'intérieur de laquelle on
aperçoit d'ordinaire un noyau ou tache wagnérienne ; mais
peu à peu cette vésicule s'entoure de substance vitelline et

des vésicules germinatives et des cellules d'un autre ordre, que M. Huxley
a proposé d'appeler *vitelligènes* (a).

Ce dernier naturaliste a signalé
l'existence d'un prolongement cordi-
forme, qui, chez les Pucerons, s'é-
tend de la chambre germinative jusque
dans la seconde chambre ovifère, en
passant à travers la chambre intermédiaire (b). M. Lubbock a observé une
disposition analogue chez d'autres Insectes, et il pense que ce prolongement est un canal destiné à transporter la matière vitelline de la chambre
vitelligène aux divers œufs (c). M. Claus
a également décrit ce mode d'organisation (d).

(1) Les corps satellites de l'œuf que
J. Müller a désignés sous le nom de
placentules, sont formés par ces amas
de cellules vitelligènes. M. H. Meyer
a considéré ces utricules comme des
ovules avortés (e) ; mais les recherches
de M. Stein et de plusieurs autres physiologistes me paraissent prouver que

ce sont des organites sécréteurs qui
constituent ou qui fournissent la substance du vitellus. Ces cellules ont une
période de croissance bien caracté-
sée ; en se développant, elles se colorent
de la même manière que le vitellus,
et leur contenu ressemble beaucoup
à la substance vitelline ; enfin, leurs
parois paraissent être résorbées peu
à peu, et la masse formée par leur assemblage diminue de volume à mesure
que le vitellus de l'œuf correspondant
grossit.

Le nombre et le volume des cellules dites *vitelligènes* varient beaucoup chez les divers Insectes. Ainsi,
chez certaines espèces, chaque corps
vitelligène (ou placentule) n'est constitué que par trois ou quatre de ces
utricules qui sont très-grandes (e) ;
mais, en général, ces cellules sont petites et nombreuses (f). Chez les Lépidoptères, elles sont médiocrement
nombreuses et d'un volume assez considérable (g).

(a) Stein, *Vergl. Anat. und Physiol. der Insekten*, pl. 9, fig. 8 et 13.
— R. Wagner, *Prodromus historiæ generationis*, pl. 2, fig. 18.
— Lubbock, *loc. cit.* (Philos. Trans., 1859, pl. 17, fig. 7, etc.).
(b) Huxley, *Op. cit.* (Linn. Trans., t, XXII, p. 265, pl. 40, fig. 2 et 3).
(c) Lubbock, *Op. cit.* (Philos. Trans., 1859, p. 348, pl. 17, fig. 7).
(d) Claus, *Beobachtungen über die Bildung des Insectencies* (Zeitschrift für wissensch. Zool.,
1864, t. XIV, p. 42, pl. 6, fig. 17).
(e) Hermann Meyer, *Op. cit.* (Zeitschrift für wissenschaftliche Zoologie, 1849, p. 193,
pl. 16, fig. 5).
(f) Exemple : les Psoques ; voy. Lubbock, *Op. cit.* (Philos. Trans., 1859, pl. 16, fig. 7).

celle-ci se revêt d'une tunique membraneuse (1). L'œuf, ainsi formé, est ordinairement surmonté par l'amas de cellules vitelligènes qui d'abord grandissent en même temps que lui, mais qui diminuent ensuite à mesure que le vitellus se développe, et qui semblent céder à celui-ci les matières à l'aide desquelles il se forme.

Chez certains Insectes, chaque ovariule, ou gaîne ovarique, ne donne naissance qu'à un seul œuf; mais, dans d'autres espèces, le travail germinatif continue, et en amont de l'œuf déjà en voie de développement il s'en forme un second qui, à son tour, est suivi d'un autre, et ainsi de suite (2). Il en résulte que le même ovariule tubulaire contient alors une série linéaire d'œufs rangés d'arrière en avant par ordre de primogéniture et dont le volume va en augmentant de l'extrémité antérieure de l'organe vers son extrémité postérieure. Chaque œuf est, en général, séparé de celui qui le suit par une sorte de tampon formé par le corps vitelligène, et dans les points intermédiaires les parois de la gaîne ovarique se resserrant, celle-ci prend un aspect moniliforme et se subdivise en une série de loges (3). Le

(1) Les physiologistes ne sont pas complétement fixés sur le mode de formation de la couche vitelline et de sa tunique. M. Stein et quelques autres observateurs pensent que les utricules constitutives de cette partie de l'œuf se groupent autour de la vésicule germinative avant que l'œuf en voie de développement, soit parvenu de la tunique vitelline (a). Mais M. Lubbock incline à croire que cette enveloppe préexiste, et que c'est par un phénomène d'absorption que la substance vitelline y pénètre.

(2) Le nombre des ovules qui se forment dans une même gaîne ovarique varie beaucoup chez les différents Insectes. Comme exemple d'espèces où chaque ovariule ne produit qu'un seul ovule, je citerais le *Coccus* (b). Chez les Hyménoptères, il y en a généralement de six à douze qui sont plus ou moins développés à la fois ; mais à mesure que la ponte s'effectue, de nouveaux œufs naissent au fond des ovariules. Chez les Lépidoptères, chaque gaîne contient parfois jusqu'à cent ovules environ.

(3) Il existe un groupe de cellules vitelligènes accompaguant chaque œuf

(a) Exemple : les CARABES ; voy. Lubbock, *loc. cit.*, pl. 17.
(b) Herold, *Op. cit.*, pl. 1, fig. 15, 16, etc.
— Stein, *Op. cit.*, pl. 9, fig. 2.

nombre et le volume des cellules vitelligènes affectées à chaque œuf varie suivant les espèces, et chez quelques Insectes ces utricules se détruisent de très-bonne heure ou manquent complétement, et paraissent être remplacées dans leurs fonctions par les cellules épithéliales des parois de la chambre ovifère. Dans tous les cas, le corps vitelligène ainsi constitué n'a qu'une existence temporaire et disparaît avant que l'œuf soit arrivé à maturité. Ce n'est donc pas sans quelque raison que l'un des naturalistes les plus habiles de l'Allemagne, Jean Müller, le désignait sous le nom de *placentule*. Chez les Insectes, de même que chez les autres Animaux, la vésicule germinative disparaît à une certaine période du développement de l'œuf, et le vitellus, d'abord incolore, se charge peu à peu de substances grasses et de matières colorantes, dont la teinte varie suivant les espèces. Pendant longtemps, les œufs n'ont qu'une enveloppe membraneuse et sont très-mous, mais, en mûrissant, ils se revêtent d'une coque qui est souvent sculptée d'une manière très-élégante, et qui présente parfois des particularités de structure fort remarquables. Ainsi, dans certaines espèces, elle est couverte de petites granulations (1) ou de réticulations hexagonales (2); chez d'autres, elle est garnie de côtes

dans la gaîne ovarique, chez les Lépidoptères, des Hyménoptères, la plupart des Névroptères, les Diptères et quelques Coléoptères, ainsi que chez les Hémiptères. Chez la plupart des Insectes de ce dernier ordre, ces cellules sont localisées dans une chambre germinative terminale ; enfin elles ne sont pas distinctes, et paraissent manquer chez les Orthoptères, les Libellulines et les Puces.

En général, chaque loge ovarique présente une constricture circulaire correspondante à la ligne de séparation entre l'œuf et le corps vitelligène ; mais chez les Diptères ce rétrécissement ne se voit pas.

(1) Par exemple, chez le *Satyrus Hyperanthus* (a).

(2) Par exemple, chez le *Satyrus Egeria* (b).

(a) Lacordaire, *Introduction à l'Entomologie*, p. 1. pl. 1, fig. 9.
(b) Idem, *Op. cit.*, t. 1, pl. 1, fig. 12.

saillantes séparées par des bandes, tantôt lisses (1), tantôt piquetées (2), ou bien encore surmontée d'une sorte de couronne treillissée et percée de trous, sous laquelle se trouve un espace vide analogue à la chambre à air de l'œuf des Oiseaux (3). On en connaît aussi dont l'une des extrémités est armée d'une couronne d'épines (4).

Il est également à noter que les enveloppes de l'œuf sont percées d'orifices au moyen desquels les spermatozoïdes peuvent pénétrer dans son intérieur. On savait depuis longtemps, par les expériences de Hunter, dont j'ai déjà eu l'occasion de parler, que chez le Bombyx du Mûrier, la coque n'empêche pas la fécondation d'avoir lieu lorsque la liqueur séminale arrive sur la surface externe de l'œuf (5), et, dans ces dernières années, les recherches de M. Meissner, de M. Leuckart, et de quelques autres micrographes, nous ont fait connaître la route préparée pour le passage des filaments fécondateurs. En général, cet orifice occupe l'une des extrémités de l'œuf (6);

Micropyle.

(1) Par exemple, chez la Vanesse de l'Ortie (a).

(2) Par exemple, chez le *Satyrus Tithonus* (b).

(3) Par exemple, chez le *Phasma gigas* (c).

(4) Par exemple, chez la Nèpe cendrée (d), la Ranatre linéaire, etc.

(5) Voyez ci-après, page 205.

(6) M. R. Leuckart (de Giessen) a étudié avec beaucoup d'attention la structure des téguments de l'œuf chez plus de cent cinquante espèces d'Insectes, et il tire de ses observations les conclusions suivantes. La disposition du micropyle varie beaucoup; mais, dans tous les cas, cet orifice traverse le chorion et la membrane vitelline. En général, il présente des caractères propres à chaque groupe naturel. Chez les Diptères, il n'y a généralement qu'un seul micropyle situé au pôle antérieur de l'œuf, ou un peu en arrière. Chez la Puce, l'œuf est perforé aux deux pôles par quarante à soixante ouvertures. Chez les Lépidoptères, il y a ordinairement cinq ouvertures; mais quelquefois leur nombre s'élève jusqu'à vingt, et elles sont toujours placées au pôle supé-

(a) Lacordaire, *Op. cit.*, t. I, pl. 1, fig. 11.
(b) Idem, *ibid.*, fig. 13.
(c) J. Müller, *Op. cit.*, pl. 55.
(d) Rœsel, *Insekten-Belustigung*, t. III, pl. 22, fig. 12.
— Lacordaire, *Op. cit.*, pl. 1, fig. 5.

quelquefois il y en a un à chaque pôle, et dans certains cas il en existe un grand nombre. Dans plusieurs circonstances on a vu les spermatozoïdes réunis en groupe au devant de ce micropyle, et l'on a constaté l'entrée de quelques-uns de ces corps fécondateurs dans l'intérieur de l'œuf (1).

Oviductes.

§ 8. — Les trompes ou oviductes spéciaux, c'est-à-dire les conduits excréteurs des deux ovaires avant leur réunion en un tronc commun, ne présentent, en général, rien d'important à noter, si ce n'est la dilatation qui leur permet de servir comme de réservoir pour les œufs; mais chez quelques Insectes ces canaux se prolongent en forme de cæcums en amont du point d'insertion des gaînes ovariques, et constituent ainsi un appendice sécréteur qui paraît avoir pour usage de fournir aux œufs une matière glutineuse enveloppante. Ce mode d'organisation se rencontre chez les Orthoptères du groupe des Acridiens (2).

Quelques Insectes, notamment certaines Mouches (3), sont

rieur de l'œuf. Les Hyménoptères ont souvent plusieurs micropyles placés au pôle antérieur de l'œuf, mais quelquefois il n'y en a que deux ou même un seul. Chez les Poux, les Lygies et les Sauterelles, le micropyle est entouré de prolongements disposés en forme d'entonnoir. Chez les Réduves, les Punaises et surtout les Capses, il existe des filaments analogues qui, au lieu d'être libres, sont attachés au côté interne d'un anneau lamellaire. Chez certains Névroptères (quelques espèces d'Éphémères), l'œuf est pourvu de plusieurs micropyles, mais chez d'autres il ne paraît y en avoir qu'un seul. Les Sauterelles ont plusieurs micropyles situés sur le côté convexe de l'œuf, et chez

les Criquets ces orifices forment une couronne près du pôle inférieur de l'œuf. Enfin, chez les Phasmes, il n'y a qu'un seul micropyle simple. Chez les Coléoptères et les Hyménoptères, il ne paraît y avoir, en général, qu'un seul micropyle, qui est situé au bout antérieur de l'œuf (a).

(1) M. Meissner a décrit et figuré ce phénomène sur un œuf de *Musca vomitoria*, et M. Leuckart en a été témoin chez d'autres Insectes (b).

(2) Par exemple, l'*Acridium cærulescens* (c).

(3) On doit à Réaumur un mémoire important sur les Mouches vivipares(d). L'une des espèces dont il parle paraît être l'*Echinomyia rubescens* des ento-

(a) Leuckart, *Ueber die Micropyle und den feinern Bau der Schelenhaut bei den Insecteneiern* (Müller's *Archiv für Anat.*, 1855, p. 90, pl. 7 à 11).
(b) Voyez tome VIII, page 364.
(c) Léon Dufour, *Recherches sur les Orthoptères, etc.*, pl. 2. fig. 17 et 18.
(d) Réaumur, *Mém. pour servir à l'histoire des Insectes*, t. IV, p. 403 et suiv.

vivipares, et présentent dans la conformation de leur appareil génital des particularités de structure en rapport avec ce mode de reproduction. Quelquefois la chambre incubatrice est constituée par une dilatation des conduits évacuateurs spéciaux dont je viens de parler : chez les Hyménoptères du genre *Chelonus*, par exemple (1). Mais, en général, ce réservoir est formé par la portion subterminale de l'oviducte commun, dans lequel les deux oviductes latéraux vont déboucher. Ainsi, chez la grosse Mouche verte que les entomologistes rangent dans le genre *Echinomyia*, l'oviducte commun est suivi d'un réceptacle cylindrique enroulé sur lui-même, et offrant l'aspect d'un boyau qui loge un nombre prodigieux de larves en voie de développement et qui se termine à la vulve (2).

§ 9. — Nous avons vu précédemment que la femelle ne s'accouple qu'une seule fois dans sa vie. En général, elle pond bientôt après la totalité des œufs qu'elle est susceptible de fournir; mais, chez quelques espèces, sa fécondité se prolonge,

Poche
copulatrice, etc.

mologistes actuels, et ressemble beaucoup à l'*Echinomyia grossa* (a) dont L. Dufour a étudié attentivement l'anatomie (b). Les *Gonia*, les *Siphona*, et probablement tous les autres Diptères de la division des Tachinaires, sont également vivipares. Les Sarcophagiens, ou Mouches à viande (c), présentent la même particularité, ainsi que les Hippobosques (d) ou Mouches-Araignées (e), et les autres Diptères de la famille des Pupipares.

(1) Léon Dufour a constaté qu'un Hyménoptère de la famille des Ichneumonides, le *Chelonus oculator*, est également vivipare (f). Plus récemment ses observations sur la structure et les fonctions de l'appareil reproducteur de ces Insectes ont été complétées par les recherches de M. Lubbock. Ce dernier naturaliste a étudié le mode de développement des œufs dans l'ovaire (g).

(2) Ce tube, que L. Dufour appelle le *réservoir ovo-larvigère*, est un peu déprimé et décrit trois tours de spire; les œufs y sont fixés par un de leurs bouts, et quelques ampoules sécré-

(a) Voyez l'*Atlas du Règne animal* de Cuvier, INSECTES, pl. 177, fig. 1.
(b) Léon Dufour, *Recherches sur les Diptères* (loc. cit., p. 301).
(c) *Sarcophaga carnaria* ; voy. l'*Atlas du Règne animal* de Cuvier, INSECTES, pl. 178, fig. 2.
(d) Voyez l'*Atlas du Règne animal* de Cuvier, INSECTES, pl. 182, fig. 1.
(e) Réaumur, *Op. cit.*, t. VI, p. 569 et suiv.
(f) Léon Dufour, *Recherches sur les Orthoptères, etc.*, p. 278.
(g) Lubbock, *On the Ova and Pseudova of Insects* (*Philos. Trans.*, 1859, p. 357, pl. 3).

et elle peut continuer à donner pendant plusieurs mois, ou même pendant plusieurs années, des œufs propres à perpétuer sa race. L'Abeille reine est dans ce cas, et non-seulement la plupart de ses œufs sont loin d'être mûrs à l'époque du rapprochement sexuel, mais c'est tout au plus si la plupart de ces corps, relégués dans la partie la plus profonde des tubes ovariens, existent déjà à l'état d'ébauche; et d'ailleurs on ne comprendrait pas comment les spermatozoïdes introduits dans la vulve pourraient y parvenir, à raison des obstacles mécaniques que les œufs déjà développés dans la portion postérieure des gaînes ovariques opposeraient à leur passage. Cependant nous savons que le contact direct des spermatozoïdes et de l'œuf est la première condition de la fécondation de celui-ci. Comment donc ce résultat peut-il être obtenu ?

Malpighi (1) a fourni les premières données nécessaires pour la solution de cette question, qui, élucidée ensuite par des expériences de Hunter, des observations d'Audouin et les recherches de M. Siebold, de M. Stein et de quelques autres naturalistes, ne présente aujourd'hui aucune difficulté

toires y débouchent à son extrémité antérieure (a). Dans le *Gonia hebes*, ce réservoir est encore plus long et très-reployé. L. Dufour a constaté aussi la viviparité chez les *Dexia* et les *Prosena* (b); mais chez ces Diptères la poche incubatrice a la forme d'un sac recourbé en anse.

Chez les Sarcophages, ce réservoir ovo-larvigère est représenté par deux énormes bourses arrondies, susceptibles de contenir plus de 200 œufs (c).

La chambre incubatrice de l'Hippobosque est un sac musculo-membraneux qui est petit et arrondi avant l'époque de la reproduction, mais qui se dilate énormément pendant la gestation, bien qu'il ne loge qu'un seul œuf à la fois (d). Du reste, le jeune animal est destiné à y habiter jusqu'à ce qu'il se soit transformé en nymphe ou pupe. De là le nom de *Pupipares* qui a été donné à ces Diptères.

(1) Voyez tome I, page 41.

(a) Léon Dufour, *Recherches sur les Diptères* (*loc. cit.*, p. 361, pl. 6, fig. 100 et 101).
(b) Idem, *loc. cit.*, p. 9, fig. 102 et 107.
(c) Idem, *ibid.*, fig. 109 et 110.
(d) Idem, *Recherches anatomiques sur l'Hippobosque du Cheval* (*Ann. des sciences nat.*, 1825, t. VI, p. 309, pl. 13, fig. 4).

sérieuse (1); mais pour comprendre le mode de fécondation des Insectes, il est nécessaire de connaître la structure de la portion terminale de l'appareil femelle, et par conséquent je crois devoir entrer dans quelques détails à ce sujet.

§ 10. — L'oviducte se continue avec le vagin, qui aboutit à la vulve et qui est destiné à recevoir le pénis du mâle lors de l'accouplement. Quelquefois cette portion de l'appareil femelle n'est que peu distincte de celle qui la précède, mais en général elle en est nettement séparée, non-seulement par la structure plus musculaire de ses parois, mais aussi par son mode de conformation. Ainsi, chez divers Insectes, le fond du vagin se dilate du côté dorsal, de façon à former un cul-de-sac plus ou moins profond qui se porte en avant, au-dessus de la partie terminale de l'oviducte, et d'autres fois ce cæcum, au lieu d'être un simple prolongement du canal qui constitue le vagin, se rétrécit à son embouchure de façon à prendre la forme d'une

Vagin, etc.

---

(1) Malpighi, en étudiant la structure intérieure du Bombyx du Mûrier, reconnut l'existence d'une vésicule qui, placée à l'entrée de l'appareil génital femelle, est vide et contractée avant l'accouplement, mais remplie d'une matière blanchâtre, après que le coït a eu lieu. Il considéra donc cet organe comme un réservoir destiné à contenir le sperme (a). Hunter confirma cette opinion, en montrant que la matière contenue dans cette poche, après le rapprochement sexuel, est apte à féconder les œufs (b). Audouin constata la présence de la verge du mâle dans l'intérieur de cette même partie de l'appareil femelle pendant l'accouplement (c). Enfin, M. Siebold découvrit les organes complémentaires de la cavité copulatrice, qui constituent chez beaucoup d'Insectes un réceptacle spécial pour le sperme et tout un appareil fécondateur particulier (d). On doit à M. Stein des recherches très-approfondies sur le même sujet chez les Coléoptères (e), et l'appareil séminifère a été étudié chez d'autres Insectes par M. Loew (f).

(a) Malpighi, *Dissert. de Bombyce*, p. 36, pl. 12 (*Opera omnia*).
(b) Hunter, *Observ. on Bees* (*Philos. Trans.*, 1792, p. 186).
(c) Audouin, *Lettre sur la génération des Insectes* (*Ann. des sciences nat.*, 1824, t. II, p. 284).
(d) Siebold, *Fernere Beobachtungen über die Spermatozoen der wirbellosen Thiere* (Müller's *Archiv für Anat. und Physiol.*, p. 392 et suiv., pl. 20).
(e) Stein, *Vergl. Anat. der Insekten.*
(f) Loew, *Horæ anatomicæ*, 1841.

vésicule pédonculée qui débouche dans la portion vestibulaire du vagin au-dessus et en arrière de l'orifice terminal de l'oviducte ; quelquefois même cette portion vulvaire de l'appareil copulateur se raccourcit de façon à se confondre presque avec le cloaque, et les deux orifices appartenant l'un à l'oviducte, l'autre au sac appendiculaire, dont je viens de parler, peuvent s'ouvrir isolément dans cette fosse où débouche aussi l'anus. Quoi qu'il en soit, le cul-de-sac vaginal, ou la vésicule ampulliforme qui en occupe la place, est un organe copulateur : avant le rapprochement sexuel, celle-ci est vide et contractée ; après le coït, elle est distendue par une matière blanchâtre, et Audouin a eu souvent l'occasion de constater que, pendant l'accouplement, le pénis du mâle y est logé. Ce naturaliste y donna, pour cette raison, le nom très-bien choisi de *poche copulatrice ;* le sperme y est déposé, et, dans certains cas, ce liquide y est conservé pour être ensuite versé sur les œufs à mesure que ceux-ci descendent dans l'oviducte pour être expulsés au dehors. Mais, chez la plupart des Insectes, il y a, en connexion avec cette cavité copulatrice, ou dans son voisinage immédiat, un appareil fécondateur spécial qui emmagasine le sperme pour le distribuer ensuite aux œufs, et qui très-souvent se complique d'appendices sécréteurs destinés à fournir des matières dont le mélange avec ce liquide paraît être utile au développement ou à la conservation des propriétés fécondantes. Enfin, il y a aussi quelquefois, groupés autour du vagin, d'autres organes glandulaires qui fournissent, soit une sorte de mucus gluant, soit d'autres matières dont les œufs se revêtent au moment de la ponte. Il en résulte que les annexes de la portion vestibulaire de l'appareil femelle peuvent être très-nombreuses et très-variées. Jusque dans ces derniers temps, on confondait la plupart de ces organes complémentaires sous le nom de *glandes sébifiques.* Mais les recherches de M. Siebold, de M. Stein, et de quelques autres anatomistes, nous ont appris qu'ils avaient en réalité des fonctions fort différentes, et méritaient de fixer davantage l'attention des physiologistes. Les variations de structure qu'on y rencontre sont trop nombreuses et trop considérables pour que je puisse en donner ici une description générale ; mais, afin de fixer les idées, je crois devoir au moins indiquer brièvement les principaux caractères de ces organes chez quelques espèces.

Le premier exemple que je choisirai sera la Pyrale, petit Lépidoptère nocturne qui a souvent causé de grands dégâts dans nos vignes, et qui a été étudié avec beaucoup de soin par Audouin (1). Chez cet Insecte, il existe, comme d'ordinaire, une grosse poche copulatrice : mais cet organe est indépendant du canal vecteur qui met l'ovaire en communication avec l'extérieur ; il débouche dans la fosse cloacale par un orifice particulier, et par conséquent la division du travail physiologique qui a pour résultat la fécondation et la ponte des œufs est portée plus loin que chez les Animaux dont nous avons eu à nous occuper jusqu'ici : l'orifice copulateur est séparé de l'orifice évacuateur des produits fécondés. Mais la poche copulatrice qui reçoit le pénis du mâle ne conserve pas dans son intérieur le sperme que cet organe y injecte ; ce liquide passe peu à peu dans un autre réceptacle ampulliforme plus petit, avec lequel elle communique au moyen d'un petit tube membraneux que l'on peut désigner sous le nom de *canal séminifère*. Ce récep-

---

(1) A plusieurs reprises, cet Insecte, qu'il ne faut pas confondre avec la Teigne de la Vigne, qui est également très-nuisible, a été pour le Mâconnais et pour quelques autres parties de la France un véritable fléau. Audouin en a donné une histoire très-complète (a), et depuis la mort de ce naturaliste on a trouvé un moyen très-efficace pour en débarrasser les ceps de Vigne : c'est de verser de l'eau bouillante dans les fentes d'écorces ou du bois, où les Pyrales passent l'hiver à l'état de nymphes.

(a) V. Audouin, *Histoire des Insectes nuisibles à la Vigne, et particulièrement de la Pyrale*, 1842.

tacle séminal communique à son tour avec l'oviducte par un autre conduit qui mérite le nom de *canal fécondateur*, car il verse le sperme dans l'oviducte, où les œufs, en descendant vers l'extérieur, sont fécondés en passant. En effet, Audouin a constaté que les œufs extraits de l'appareil d'une femelle qui a reçu le mâle sont aptes à se développer, lorsqu'on les prend en aval de l'embouchure de ce canal efférent du réceptacle séminal, tandis qu'ils sont stériles lorsqu'on les prend en amont de cette ouverture. Plus bas, l'oviducte donne insertion à une autre paire d'appendices qui n'ont rien de commun avec les précédents, et qui, au lieu de constituer comme eux un appareil fécondateur, fournissent une matière glutineuse destinée à enduire les œufs et à leur permettre d'adhérer aux corps sur lesquels la femelle les dépose (1).

La disposition des organes copulateurs et fécondateurs est à peu près la même chez le Bombyx du Mûrier et les autres Lépidoptères dont l'organisation nous est connue sous ce rapport, et il résulte des observations récentes de M. Cornalia que la vésicule copulatrice n'a pas seulement pour fonction de recevoir le pénis et le sperme éjaculé par le mâle, mais d'exercer sur ce produit fécondant une certaine influence, par suite de laquelle les spermatozoïdes, déposés en faisceaux et revêtus d'une matière enveloppante, se séparent entre eux et acquièrent la faculté de se mouvoir (2). On sait aussi, par les expériences

(1) Ces organes glandulaires sont pairs, et consistent chacun en un long tube grêle terminé en cæcum et dilaté en forme d'ampoule près de son insertion à l'oviducte. Pour plus de détails relatifs à l'appareil femelle de la Pyrale, je renverrai à l'ouvrage posthume d'Audouin, qui est accompagné d'excellentes figures (a).

(2) Ce naturaliste, à qui l'on doit un livre intéressant sur l'histoire du Ver à soie, a trouvé les spermatozoaires très-agiles dans la poche copulatrice plus de seize heures après l'accouplement, et il pense que leur séjour dans cet organe est nécessaire à leur développement complet. En effet, il a vu que les cellules spermatophores, ou

(a) V. Audouin, *Op. cit.*, p. 76, pl. 4, fig. 22, etc.

déjà anciennes de Hunter, que le sperme extrait de cette poche possède la propriété de féconder les œufs sur lesquels on l'applique (1). Or, on a constaté aussi que les spermatozoïdes emmagasinés dans le réceptacle séminal peuvent rester actifs pendant très-longtemps, plusieurs semaines, ou même, chez certains Insectes, pendant plusieurs mois, et probablement même davantage, en sorte que l'on s'explique facilement comment un seul accouplement peut être suivi de la production d'œufs féconds pendant un laps de temps très-considérable (2).

Les Coléoptères sont également pourvus d'organes fécondateurs analogues, mais dont le mode de conformation varie beaucoup, ainsi qu'on peut le voir en jetant les yeux sur les nombreuses figures qu'en a données M. Stein, à qui l'on doit un travail très-approfondi sur toutes les parties de l'appareil génital femelle dans cette grande division de la classe des Insectes (3). Tantôt, chez l'*Hydroporus inæqualis*, par exemple,

les faisceaux de filaments fécondateurs sont immobiles au moment de l'éjaculation, et que c'est dans l'intérieur de ce réceptacle qu'ils deviennent libres et commencent à se mouvoir (*a*).

(1) Hunter, en ouvrant des Bombyx accouplés, a trouvé que le pénis du mâle avait pénétré jusqu'à l'entrée de la poche séminifère en question, et que le liquide blanchâtre contenu dans ce réservoir était susceptible de servir à la fécondation artificielle des œufs extraits de l'oviducte, aussi bien que le sperme puisé directement dans l'appareil génital du mâle (*b*).

(2) Il est digne de remarque que l'appareil fécondateur est également très-bien développé chez certains Lépidoptères qui paraissent se multiplier ordinairement par parthénogenèse, et dont les mâles sont si rares, que les entomologistes ne les connaissent pas encore ; cela a été constaté chez le *Solenobia* (ou *Talæporia*) *lichenella* (*c*).

(3) Sans le secours de figures, il me paraîtrait inutile d'entrer dans beaucoup de détails sur les particularités de structure des organes fécondateurs femelles chez les Insectes, où les combinaisons organiques sont extrême-

(*a*) E. Cornalia, *Monografia del Bombice del Gelso*, in-4. Milano, 1856, p. 309.
(*b*) Hunter, *Op. cit.* (*Philos. Trans.*, 1792, p. 186).
(*c*) Leuckart, *Zur Kenntniss des Generationswechsels* (Moleschott's *Untersuchungen zur Naturlehre*, t. IV, fig. 12).

le cul-de-sac vaginal qui constitue la poche copulatrice est surmonté d'un appareil fécondateur composé : 1° d'un canal séminifère qui sert au passage du sperme déposé dans la poche dont je viens de parler; 2° d'une vésicule ou capsule séminifère à parois glandulaires, qui, située à l'extrémité du précédent canal, constitue un réservoir dans l'intérieur duquel les spermatozoïdes s'accumulent et se conservent longtemps; 3° d'un canal fécondateur qui se rend de ce réceptacle dans la portion antérieure de l'oviducte commun, de façon à pouvoir y verser la liqueur fécondante lorsque les œufs y arrivent. Chez d'autres Coléoptères voisins de l'espèce précédente (1), cet appareil se complique davantage par le développement d'appendices glandulaires sur le réceptacle ou capsule séminifère, ou sur les canaux qui en dépendent; mais chez la plupart des Insectes de cet ordre, sa disposition est moins parfaite, car le réservoir en question n'a pas de canal évacuateur ou canal fécondateur spécial, et le sperme emmagasiné dans son intérieur ne peut parvenir dans l'oviducte qu'en refluant dans le canal afférent ou séminifère qui naît de la cavité copulatrice. En général, l'appareil fécondateur, ainsi réduit, est pourvu de glandes accessoires qui fournissent des liquides destinés à se mêler au sperme et à entretenir la vitalité des spermatozoïdes; mais il est aussi des Coléoptères chez lesquels ces appendices sécréteurs n'existent pas, et tout ce système d'organes complémentaires ne se trouve représenté que par le réservoir séminal constitué par un tube grêle et dilaté en forme d'ampoule à son extrémité cæcale.

L'examen microscopique des matières contenues dans les

---

ment variées, et je renverrai à l'ouvrage de M. Stein pour plus de renseignements sur ce sujet (a).

(1) L'*Hydroporus picipes*, par exemple (b).

(a) Stein, *Vergleichende Anatomie und Physiologie der Insekten*, in-4, 1847.
(b) Stein, *Op. cit.*, pl. 2, fig. 9.

diverses parties complémentaires de l'appareil génital femelle de beaucoup d'autres Insectes appartenant, soit à l'ordre des Hyménoptères (1), soit au groupe des Hémiptères ou à la grande division des Diptères, prouve que chez la plupart de ces Animaux une partie des organes appendiculaires considérés pendant longtemps comme étant seulement des instruments de sécrétion, sont destinés essentiellement à l'emmagasinage du sperme et au transport ultérieur des corpuscules fécondateurs dans l'oviducte (2). Mais chez quelques Insectes, où les parties complémentaires de l'appareil femelle prennent un très-grand développement, ces organes sont pour la plupart glandulaires seulement et servent à fournir aux œufs des enveloppes qui parfois sont très-remarquables.

C'est chez certains Orthoptères que les organes sécréteurs de matières agglutinatives, ou *glandes collétériques*, comme les appellent quelques anatomistes, sont les plus nombreux et les plus volumineux. Ainsi, chez les Mantes, ils sont de deux sortes : les uns, au nombre d'environ cinquante, sont des cæcums tubuliformes qui occupent presque toute la longueur de l'abdomen ; les autres sont des vaisseaux rameux, courts et

Glandes accessoires.

(1) Chez l'Abeille reine, il y a une grosse vésicule séminifère accompagnée de tubes sécréteurs accessoires (a).

(2) Pour plus de détails à ce sujet, je renverrai aux recherches de M. Siebold sur le *Gryllus biguttulatus*, le *Cimex bidens*, le *C. rufipes*, le *Stomoxys calcitrans*, le *Tipula nubeculosa*, l'*Eristalis tenax*, etc. (b), et aux observations de M. Loew sur divers Diptères (c).

(a) Hunter; voyez *Descriptive and Illustrated Catalogue of the Physiological Series of Comparative Anatomy contained in the Museum of the R. College of Surgeons in London*, t. V, pl. 67, fig. 1 et 1a).

— Leuckart, *Generationswechsels* (Moleschott's *Untersuch. zur Naturlehre*, t. IV, pl. 1. fig. 15).

(b) Siebold, *Fernere Beobachtungen über die Spermatozoen bei wirbellosen Thieren* (Müller's *Archiv für Anat. und Physiol.*, 1837, p. 392, pl. 20).

(c) Loew, *Horæ anatomicæ. — Beiträge zur genaueren anatomischen Kenntniss der Evertebraten*, 1841, Abhandl. 1, pl. 1. — *Beiträge zur anatomischen Kenntniss der inneren Geschlechtsorgane der zweiflügligen Insekten* (Germar's *Zeitschrift für die Entomologie*, 1841, t. III, p. 386 et suiv., pl. 3).

grêles, qui entourent la partie postérieure des voies géni‑
tales (1).

La matière agglutinative dont les œufs sont revêtus au
moment de la ponte, fait qu'en général ils adhèrent entre eux
ou se collent aux corps sur lesquels ils ont été déposés (2).
Quelquefois cet enduit se prolonge en manière de pédon‑
cule (3), et d'autres fois il constitue pour la ponte tout entière
une sorte de capsule commune creusée d'autant de loges qu'il
y a d'œufs. Cette dernière disposition est très-remarquable chez
les Mantes, où nous avons déjà vu les glandes collétériques
prendre un développement considérable (4). Les œufs des
Blattes sont pondus dans un étui commun qui est formé à peu
près de la même manière (5), et chez beaucoup d'Insectes

(1) Il y a aussi une grosse vésicule impaire que Léon Dufour a décrite sous le nom de *glande sébifique*, et qui paraît être une poche séminifère (*a*).

(2) Par exemple, les œufs du *Bombyx Neustria*, qui forment autour des petites branches de nos arbres forestiers des bandes annulaires (*b*).

Les œufs des Cousins, de forme ovalaire, allongés et surmontés d'un tubercule, sont disposés parallèlement et accolés entre eux en nombre considérable, de façon à constituer une sorte de petit radeau qui flotte sur l'eau dans laquelle les larves doivent vivre (*c*).

(3) Les œufs de l'Hémérobe perlé sont supportés chacun par un long pédicule filiforme qui, par son extrémité opposée, adhère à la surface des écorces (*d*).

(4) Les œufs de la Mante sont enveloppés dans une substance molle qui, bientôt après la ponte, prend la consistance du parchemin, et forme une sorte d'étui commun plus ou moins ovalaire, dans l'intérieur duquel ces corps occupent des espaces loculiformes disposés sur deux rangées (*e*). La forme de cette coque commune, et son mode d'adhérence aux branches ou autres corps sur lesquels elle est fixée, varient suivant les espèces.

(5) Cette capsule ovigère, de consistance cornée, est très-grande comparativement à la taille de l'Insecte qui la pond (environ la moitié du volume de l'abdomen de celui-ci), et affecte en général une forme ovalaire ; elle est divisée intérieurement en deux chambres subdivisées transversale‑

(*a*) Léon Dufour, *Recherches anatomiques sur les Orthoptères*, etc., p. 98, pl. 4, fig. 43.
(*b*) Voyez Ratzeburg, *Die Forst-Insekten*, t. II, pl. 9, fig. 2.
(*c*) Réaumur, *Mém. pour servir à l'histoire naturelle des Insectes*, t. IV, p. 645, pl. 44, fig. 3, 8).
(*d*) Lacordaire, *Op. cit.*, t. I, pl. 4, fig. 6.
— Westwood, *Introd. to the Modern Classification of Insects*, 1835, t. I, p. 424, fig. 52.
(*e*) Vallisnieri, *Relazione di vari mostri* (*Opera omnia*, t. II, pl. 12, fig. 4).

aquatiques ils sont réunis en cordons ou chaînes, ou en masses oblongues, par cette même substance agglutinative qui, au lieu de se consolider et de se dessécher de façon à prendre l'aspect de parchemin ou de corne, se gonfle d'eau et reste gélatineuse (1).

§ 11. — Les lieux dans lesquels les œufs doivent être déposés varient beaucoup dans les différentes familles naturelles de la classe des Insectes, et le mode de conformation des parties externes de l'appareil génital de ces Animaux est en rapport avec ces particularités. Tantôt la ponte se fait indifféremment sur un corps étranger quelconque, ou sur la surface externe de quelque plante ou animal, dont le choix est réglé par l'instinct maternel ; mais d'autres fois les œufs doivent être introduits dans des trous creusés dans le sol ou dans des fentes préexistant dans l'épaisseur des écorces, et, dans beaucoup de cas, c'est la mère elle-même qui doit déterminer ces solutions de continuité dans la substance dont sa progéniture est destinée à habiter la profondeur ; il lui faudra donc, tantôt un organe conducteur des œufs, ou *oviscapte*, tantôt une *tarière*, un *aiguillon* ou une *scie*, pour percer ou pour couper les tissus qui doivent servir d'habitation à ses petits. Effectivement on trouve chez les Insectes des instruments perforants ou sécateurs aptes à fonctionner de la sorte, et les parties qui les constituent sont

ment en autant de loges qu'il y a d'œufs. La sortie de ce corps ne s'opère que très-lentement, et pendant une quinzaine de jours la femelle le tient fixé sous son abdomen. Les jeunes y éclosent (*a*).

(1) Par exemple, chez diverses espèces de Phryganes (*b*).

(*a*) Gaede, *Beiträge zur Anatomie der Insekten*, 1815, pl. 1, fig. 13 et 14).
— Goeze, *Beitrag zur Verwandlungsgeschichte der Schalen* (*Naturforscher*, st. 17, p. 183, pl. 4, fig. 16-19, 1782).
— Hummel, *Essais entomologiques*, 1823, n° 1.
— Westwood, *Op. cit.*, t. I, p. 515, fig. 51.
— Fraula, *Mém. sur la génération d'une espèce de Grillon* (*Mém. de l'Acad. de Bruxelles*, 1789, t. III, p. 219).
(*b*) Voyez Pictet, *Recherches pour servir à l'histoire et à l'anatomie des Phryganes*, p. 104.

les analogues ou représentants des appendices dont l'armure copulatrice du mâle est composée. La forme et le mode d'action de ces appareils varient extrêmement, mais il y a dans leur composition organique une uniformité remarquable ; et les recherches comparatives faites il y a une vingtaine d'années, dans mon laboratoire, par M. Lacaze-Duthiers, montrent que ce sont les mêmes éléments anatomiques diversement modifiés qui constituent ici un oviscapte, là un aiguillon, ailleurs une tarière ou une scie à gaîne (1).

La vulve se trouve à la partie inférieure du corps, en arrière et au-dessus d'une pièce médiane du squelette tégumentaire qui dépend du huitième anneau de l'abdomen, ainsi que je le montrerai ailleurs, et qui peut être désignée sous le nom de *sternite prégénital ;* l'anus est situé en arrière et au-dessus de la partie correspondante du dixième anneau, à une distance variable, suivant que les anneaux intermédiaires se développent ou avortent plus ou moins. Ce sont des pièces du squelette extérieur, ou *sclérodermites,* situées entre ces deux anneaux et dépendant principalement du neuvième segment abdominal ou anneau génital, qui constituent, soit l'oviscapte, soit la tarière, ou tout autre appareil analogue. L'une de ces pièces, située sur la ligne médiane, est le sternite de ce dernier anneau modifié de diverses manières ; les autres sont paires, et consistent de chaque côté en deux pièces basilaires appelées, l'une *épisternite,* l'autre *épimérite,* et en deux appendices auxquels M. Lacaze donne les noms de *sternorhabdite* et de *tergorhabdite.* Enfin, le tout est articulé sur les côtés, à une lame dorsale du squelette tégumen-

(1) Ce travail, très-approfondi et accompagné d'excellentes figures, fut inséré par fragments dans les *Annales des sciences naturelles* de 1849 à 1853, et ensuite réuni en corps d'ouvrage comme thèse inaugurale pour le doctorat, soutenue à la Faculté des sciences de Paris (a).

(a) Lacaze-Duthiers, *Recherches sur l'armure génitale femelle des Insectes,* in-4, 1853.

taire ou *tergite*, qui complète en dessus le zoonite ou anneau dont j'ai déjà parlé comme constituant le neuvième segment abdominal. Parfois l'appareil génital externe se complique davantage ou se simplifie ; mais ce sont toujours les sclérodermites dont je viens de parler qui en constituent les pièces les plus importantes. Dans cette Leçon, je ne puis les examiner au point de vue de la théorie générale de la composition du squelette tégumentaire des Insectes ; je ne dois les considérer qu'en elles-mêmes et sous le rapport de leur mode d'action ; je me bornerai donc à indiquer les analogies qu'elles peuvent avoir entre elles, et à faire connaître, au moyen de quelques exemples, les principaux instruments physiologiques obtenus par leur assemblage.

Examinons d'abord la tarière, ou appareil perforant, qui, chez les Hyménoptères du genre *Sirex* ou *Urocère* (1), se prolonge très-loin en arrière à l'extrémité de l'abdomen de la femelle, et permet à celle-ci de percer dans le bois des trous profonds au fond desquels elle dépose ensuite ses œufs. Il se compose de deux valves très-allongées, qui, par leur réunion, constituent un fourreau ou étui tubulaire dont l'intérieur est occupé par une sorte de poinçon formé de trois pièces : une pièce médiane et supérieure, creusée en gouttière à sa face inférieure, de façon à ressembler à une sonde cannelée, ou mieux encore à l'instrument de chirurgie appelé *gorgeret*, et deux pièces inférieures qui glissent dans la rainure de ce gorgeret, et qui ont la forme de stylets striés transversalement vers le bout en manière de lime. Le gorgeret est formé par la pièce dont j'ai parlé précédemment sous le nom de *sternite génital* ; les stylets, ou limes, sont constitués par les tergorhabdites, et les valves du fourreau par les sternorhabdites ; enfin, ces deux paires d'appendices sont portées sur des pièces basi-

____

(1) Voyez l'*Atlas du Règne animal* de Cuvier, INSECTES, pl. 109, fig. 7.

laires que j'ai appelées précédemment des épisternites et des épimérites (1).

Chez les Ichneumons, les Cynips et les autres Hyménoptères térébrants, l'armure génitale de la femelle est organisée à peu près de la même manière (2) : les stylets constituent la partie la plus active de l'appareil perforant ; ils dépassent en arrière le gorgeret, qui les dirige, et, en exécutant alternativement des mouvements de va-et-vient, ils entament les corps dans lesquels l'Insecte les enfonce. En général, des glandes particulières, situées à la base de la tarière, versent au fond de la plaie ainsi produite un liquide irritant qui y détermine un gonflement des tissus adjacents, et amène l'oblitération du trou après que l'œuf y a été déposé (3). Dans beaucoup de cas, cette excitation occasionne, même dans la partie des plantes vivantes qui ont été blessées de la sorte, le développement d'une sorte de tumeur

(1) Cette tarière est engagée vers sa base dans un prolongement caudiforme subtubulaire de l'extrémité de l'abdomen, et acquiert un développement très-considérable. Sa structure a été examinée par plusieurs entomologistes ; mais c'est M. Lacaze-Duthiers qui l'a fait le mieux connaître (a).

(2) Chez beaucoup d'Ichneumons, la tarière est complétement à découvert, et constitue à l'extrémité postérieure du corps un appendice caudiforme d'une longueur très-considérable, qui, au premier abord, paraît être composé seulement de trois soies filiformes (b).

Chez les Cynips, la partie basilaire de la tarière s'enroule sur elle-même, lorsque cet instrument rentre dans l'abdomen, et se loge alors dans un prolongement de la peau qui s'enfonce en forme de sac (c).

(3) La plupart des entomologistes supposent que l'œuf descend dans l'intérieur de la tarière pour être déposé dans le trou pratiqué par cet instrument ; mais, dans beaucoup de cas, cela est évidemment impossible, et il y a lieu de croire que la ponte se fait directement par la vulve située à la base de cet appareil perforant (d).

(a) Burmeister, *Handbuch der Entomologie*, t. I, pl. 12, fig. 5-11.
— Westwood, *Introduction to the Modern Classification of Insects*, t. II, p. 116, fig. 72, 13.
— Lacaze-Duthiers, *Op. cit. (Ann. des sciences nat.*, 3ᵉ série, 1849, t. XII, pl. 13, fig. 1-9).
(b) Voyez l'*Atlas du Règne animal* de Cuvier, INSECTES, pl. 110, fig. 8.
— Ratzeburg, *Die Forst-Insekten*, t. III, pl. 6, fig. 6, etc.
(c) Burmeister, *Op. cit.*, t. 1, pl. 12, fig. 15-18.
— Lacaze-Duthiers, *Op. cit. (Ann. des sciences nat.*, 3ᵉ série, 1850, t. XIV, p. 23, pl. 2.
(d) Idem, *ibid. (Ann. des sciences nat.*, 3ᵉ série, 1850, t. XIV, p. 37).
— Burmeister, *Handbuch der Entomologie*, t. I, pl. 12, fig. 26, 27.

appelée *galle*, dont la substance servira de nourriture à la jeune larve destinée à éclore dans son intérieur. Les noix de galle, dont on se sert pour la fabrication de l'encre, ne sont que des excroissances de ce genre produites sur le Chêne par la piqûre d'une espèce de Cynips. Le dard de l'Abeille, de la Guêpe et des autres Hyménoptères porte-aiguillon, est un instrument perforant de même ordre, mais dont les glandes sécrètent un liquide plus âcre et doué de propriétés venimeuses, sur les usages duquel j'aurai à revenir lorsque je traiterai des instincts des Insectes (1).

(1) Dans l'état de repos, l'aiguillon des Abeilles est caché dans l'abdomen, mais il suffit de quelques contractions musculaires, ou d'une certaine pression exercée sur le corps de l'Insecte, pour le faire saillir au dehors. Sa structure, dont l'étude a occupé beaucoup d'anatomistes (a), est, à peu de chose près, la même que celle de la tarière des divers Hyménoptères dont je viens de parler. En effet, cet appareil vulnérant se compose : 1° D'un fourreau bivalve dont les deux pièces sont susceptibles de se réunir par les bords, de façon à constituer une sorte de boîte ou de s'écarter pour laisser libre le dard placé entre elles. 2° D'un gorgeret (b) ou sternite subtubuliforme, qui, dilaté à sa base et très-fin vers le bout, ressemble beaucoup à l'espèce de canule employée en chirurgie pour l'opération de la ponction, et connue sous le nom de *trocart*. 3° D'une paire de poinçons ou appendices styliformes très-aigus, qui sont renfermés dans le gorgeret et sont susceptibles de faire saillie à son extrémité, ou d'y rentrer complétement par l'effet de la contraction de muscles particuliers et le jeu d'une branche courbe très-élastique fixée à l'extrémité basilaire de chacun d'eux et faisant office de ressort. Le canal excréteur de la glande vénénifique débouche à la base du gorgeret, et présente à quelque distance une dilatation qui sert de réservoir pour le venin, et qui porte un tube sécréteur grêle, cylindrique, bifurqué vers le bout et entortillé sur lui-même (c).

L'appareil vulnérant des Guêpes ne diffère que peu de celui de l'Abeille (d). La glande vénénifique est conformée aussi à peu près de même, seulement les deux vaisseaux sécréteurs restent séparés jusqu'à leur embouchure dans

(a) Swammerdam, *Biblia Naturæ*, t. II, pl. 18, fig. 2-4.
— Hooke, *Micrografia*, p. 163, pl. 16.
— Réaumur, *Op. cit.*, t. V, p. 342 et suiv., pl. 29, fig. 1-5.
— Brandt et Ratzeburgh, *Med. Zool.*, t. II, pl. 25, fig. 39-42.
— Léon Dufour, *Recherches sur les Orthoptères, les Hyménoptères, etc.*, p. 152.
(b) Réaumur appelle cette pièce l'*étui de l'aiguillon* (*Op. cit.*, t. V, p. 343, pl. 29, fig. 3-5, *f*).
(c) Swammerdam, *Biblia Naturæ*, pl. 18, fig. 4, et pl. 19, fig. 3.
(d) Exemple : le *Vespa crabro*; voy. Lacaze-Duthiers, *Op. cit.* (*Ann. des sciences nat.*, 3ᵉ série, 1849, t. XII, p. 355, pl. 12, fig. 1-9).

Chez les Tenthrèdes et les autres Hyménoptères de la même famille, qui ont reçu le nom vulgaire de *Mouches à scie*, le même appareil, légèrement modifié dans sa forme, mais toujours constitué par les mêmes pièces, devient un instrument sécateur à l'aide duquel ces Insectes pratiquent sur les feuilles, ou sur d'autres parties des plantes, des entailles destinées à loger leurs œufs (1). Le gorgeret est tellement comprimé latéralement, qu'il devient presque lamelliforme, et les sternorhabdites, au lieu de former des stylets, constituent toujours deux lames verticales denticulées sur le bord inférieur et striées sur leur face externe, qui s'appliquent l'une contre l'autre et sont enchâssées dans la rainure du gorgeret par leur bord dorsal. Ils forment ainsi une scie double dont le dos est fortifié par l'espèce de tuteur constitué par le gorgeret, et, en se mouvant d'arrière en avant, ils entament les corps sur lesquels l'Insecte les applique.

Les mêmes pièces solides de l'armure génitale se combinent

le réservoir à venin (a). Chez quelques autres Hyménoptères, ces tubes sécréteurs sont ramifiés : par exemple, chez les Larres et les Philanthes (b). Léon Dufour considère comme une glande de même ordre un tube cylindrique sans réservoir, et garni latéralement d'une multitude de petits vaisseaux rameux, qui, chez l'Anthophore, est en connexion avec l'aiguillon (c).

Chez certaines Fourmis, le *Formica rufa* par exemple, l'aiguillon est tout à fait rudimentaire ; mais chez d'autres Insectes de la famille, dont on a formé le genre *Myrmica*, il est bien constitué et ressemble beaucoup à celui des Bourdons et des Xylocopes (d).

(1) La forme et le mode de denticulation de cette scie varient suivant les espèces (e).

(a) Léon Dufour, *Recherches sur les Orthoptères, les Hyménoptères*, etc., pl. 7, fig. 77.
(b) Idem, *Op. cit.*, pl. 8, fig. 106 et 107.
(c) Idem, *Op. cit.*, pl. 7, fig. 71.
(d) Lacaze-Duthiers, *Op. cit.* (*Ann. des sciences nat.*, 3e série, 1850, t. XIV, p. 27).
— Meinert, *Bidrag til de Danske Myrers Naturhistorie*, pl. 3, fig. 21 et 22 (*Mém. de l'Acad. de Copenhague*, 1860, t. V).
(e) Vallisnieri, *Osservazioni intorno alla Mosca de' Rossi* (*Opera omnia*, t. I, p. 181, pl. 23, 24).
— Lyonet, *Recherches sur l'anatomie et les métamorphoses de différentes espèces d'Insectes*, p. 154 et suiv., pl. 14, fig. 26, 27, etc., pl. 15, fig. 9-19 ; pl. 16, fig. 12-15.
— Réaumur, *Op. cit.*, t. V, pl. 15.

d'une manière un peu différente pour constituer la tarière de quelques autres Insectes, la Cigale, par exemple ; mais ce sont là des particularités d'une importance secondaire sur lesquelles je ne m'arrêterai pas ici (1).

L'oviscapte des Insectes n'est pas, comme la tarière, un instrument perforant, mais une espèce de sonde dilatable qui est traversée par les œufs, et sert à les déposer dans des cavités plus ou moins profondes ; cependant il présente souvent un mode de conformation peu différent. Ainsi, chez les Sauterelles ou Locustaires, où cet appareil est très-développé, l'oviscapte est constitué par cinq pièces principales, dont l'une, médiane et fendue longitudinalement dans la plus grande partie de sa longueur, de façon à paraître double, correspond au gorgeret, et deux pièces latérales de chaque côté. Ces dernières sont, comme d'ordinaire, les sternorhabdites et les tergorhabdites ; mais, au lieu de former des stylets et une gaîne, elles s'allongent toutes en forme d'appendices lamelleux pour constituer autant de valves (2).

---

(1) La tarière de la Cigale a été étudiée avec soin par Réaumur, Doyère et M. Lacaze (a). Par son mode de composition, elle ressemble beaucoup à celle des Urocères ; il y a, comme chez cet Hyménoptère, un fourreau bivalve formé par les deux sternorhabdites, une paire de stylets garnis de denticulations (ou limes), formés par les deux tergorhabdites, et une pièce médiane formée par le sternite correspondant : mais celle-ci, au lieu de constituer un gorgeret ou une sorte de canule en forme de trocart, comme dans l'aiguillon, devient une tige d'assemblage que les sternorhabdites, ou stylets, embrassent latéralement. Il en résulte des différences notables dans le jeu de cet instrument perforant, ainsi que dans sa conformation. Pour plus de détails à ce sujet, je renverrai aux recherches de M. Lacaze.

(2) A raison de sa forme générale, l'oviscapte de ces Orthoptères a été comparé à un sabre par beaucoup d'entomologistes ; il est tantôt droit, tantôt un peu recourbé vers le haut.

(a) Réaumur, *Mémoire pour servir à l'histoire des Insectes*, t. V, p. 171 ; pl. 18, fig. 1-12.
— Burmeister, *Handbuch der Entomologie*, t. I, pl. 12, fig. 19-25.
— Doyère, *Observ. sur les organes perforants chez les Insectes* (*Ann. des sciences nat.*, 2ᵉ série, 1837, t. VII, p. 193, pl. 8).
— Westwood, *Introduction to the Modern Classification of Insects*, t. II, p. 77.
— Lacaze-Duthiers, *Op. cit.* (*Ann. des sciences nat.*, 3ᵉ série, 1852, t. XVIII, p. 339, pl. 10, fig. 1).

Chez d'autres Insectes, la plupart des Diptères, par exemple, le même résultat physiologique est obtenu par des moyens organogéniques différents. Il existe aussi un instrument protractile pour le dépôt des œufs ; mais, au lieu d'être formé par un système de pièces appendiculaires, l'oviscapte est constitué par la portion postérieure de l'abdomen, qui se rétrécit beaucoup, et qui est susceptible de rentrer dans l'intérieur de la portion précédente du corps de l'Insecte, ou de se dérouler au dehors.

Dans l'ordre des Coléoptères, l'armure génitale femelle est, en général, peu développée (1) ; mais un des Insectes de ce groupe présente, dans la portion complémentaire de son appareil reproducteur et dans la manière dont la ponte s'effectue, des particularités intéressantes à noter. L'Hydrophile brun

Lorsque la ponte va se faire, la Sauterelle reploie cet organe en dessous et l'enfonce dans le trou préparé pour le logement de ses œufs. Ceux-ci descendent dans l'intérieur de l'oviscapte dont ils écartent un peu les valves (a). Pour plus de détails sur sa structure, je renverrai au mémoire déjà cité de M. Lacaze-Duthiers, où l'on trouve de très-bonnes figures de l'oviscapte des *Decticus* (b), ainsi que des parties correspondantes chez d'autres Orthoptères.

(1) Chez quelques-uns de ces Insectes, il existe un oviscapte appendiculaire, mais dont la structure est beaucoup plus simple que chez les espèces dont il a été question précédemment (c) ; cependant, lorsque dans l'ordre des Coléoptères il existe un organe vecteur pour la ponte des œufs, c'est en général un oviscapte tubulaire, qui est formé, comme chez les Diptères, par un certain nombre des anneaux abdominaux, lesquels deviennent très-petits et sont très-mobiles, par suite du développement des parties molles du système tégumentaire qui unissent entre elles ces pièces cornées (d).

(a) Voyez Ratzeburg, *Die Forst-Insekten*, t. III, pl. 14, fig. 6.

(b) Exemples : les *Mantes;* voy. Lacaze-Duthiers, *Op. cit. (Ann. des sciences nat.*, 3ᵉ série, t. XVII, pl. 10, fig. 7-11).

— Les *Blattes;* voy. Lacaze-Duthiers, *loc. cit.*, pl. 11, fig. 1-5.

— Le *Grillon domestique;* voy. Lacaze-Duthiers, *loc. cit.*, pl. 11, fig. 6-11.

— Les *Forficules;* voy. Lacaze-Duthiers, *loc. cit.*, pl. 12, fig. 8 et 9.

(c) Exemple : l'*Hydrophile;* voy. Lyonet, *Recherches sur l'anatomie, etc., des Insectes,* pl. 13, fig. 14-16. — Lacaze-Duthiers, *Op. cit. (Ann. des sciences nat.*, 3ᵉ série, 1853, t. XIX, pl. 3, fig. 4 et 5).

(d) Exemples : la *Pimélie;* voy. Lacaze-Duthiers, *loc. cit.*, pl. 3, fig. 13.

— Le *Blaps géant;* voy. Lacaze-Duthiers, *loc. cit.*, pl. 4, fig. 1-3.

évacue ses œufs de la manière ordinaire, et les dépose dans l'eau, mais il prépare pour les recevoir une espèce de bourse construite avec une substance soyeuse qui est sécrétée par des tubes glandulaires annexés à la partie terminale de son appareil génital (1). Beaucoup d'autres Insectes produisent aussi de la soie ; mais c'est à l'aide d'un appareil sécréteur en connexion avec la bouche et comparable à l'appareil salivaire, et, dans la classe des Insectes, on ne connaît pas d'autre exemple de fonctions analogues remplies par des dépendances de l'appareil reproducteur.

§ 12. — Ainsi que je l'ai dit au commencement de cette Leçon, les Insectes, à l'état normal, sont toujours dioïques ; mais, dans quelques cas tératologiques, l'hermaphrodisme a été constaté chez ces Animaux, et alors l'appareil reproducteur était parfois mâle d'un côté du corps, et femelle du côté opposé. D'après les indices fournis par les particularités dans la conformation extérieure du corps, il paraîtrait même que des anomalies de ce genre ne sont pas très-rares ; mais malheureusement, dans la plupart des cas de gymnandromorphisme enregistrés par les entomologistes, la structure intérieure de l'appareil génital n'a pas été constatée, en sorte qu'on ne sait pas si les Insectes en question étaient réellement hermaphrodites, ou si c'étaient seulement des individus, soit mâles, soit femelles, qui avaient revêtu en partie les caractères secondaires de l'autre

Cas
anormaux
d'hermaphro-
disme.

----

(1) Cet appareil sécréteur de la matière soyeuse se compose de cæcums tubulaires qui vont aboutir à deux filières placées sur les côtés de la vulve. L. Dufour en a donné une description anatomique, mais il n'a pas fait connaître leur mode de terminaison (a). Lyonet a donné d'excellentes figures représentant la manière dont l'Hydrophile construit son cocon en entortillant autour de son abdomen les fils poussés au dehors par les filières, et il a fait connaître la conformation de cette poche après qu'elle a reçu les œufs et qu'elle a été fermée (b).

(a) Léon Dufour, *Recherches sur l'anatomie des Carabiques*, etc. (*Ann. des sciences nat.*, 1825, t. VI, pl. 18, fig. 7-8).
(b) Lyonet, *Recherches sur l'anatomie et les métamorphoses de différents Insectes*, pl. 13).

sexe (1). Dans ces derniers temps, plusieurs naturalistes ont eu l'occasion d'examiner des Abeilles qui paraissaient être androgynes, et qui, en effet, ont offert quelquefois un mélange de cæcums ovariques et de tubes testiculaires ; mais, dans aucun cas, les organes ainsi constitués ne paraissaient être aptes à fonctionner à la fois comme mâles et femelles (2).

Parthéno-
genèse. Ainsi que nous l'avons vu dans une précédente Leçon (3), quelques Insectes, sans offrir dans le mode d'organisation de leur appareil génital rien qui paraisse les distinguer des femelles ordinaires, ont la faculté de reproduire sans le concours d'un

---

(1) Ochsenheimer a réuni un nombre considérable d'observations relatives à des Lépidoptères dont les caractères sexuels extérieurs étaient plus ou moins complétement différents dans les deux moitiés du corps (a). On trouve aussi épars dans les recueils entomologiques beaucoup d'exemples d'anomalies du même ordre chez des Insectes appartenant à d'autres groupes naturels ; mais jusqu'à ces derniers temps on ne connaissait que deux cas dans lesquels la coexistence d'ovaires et de testicules avait été constatée anatomiquement : l'un de ces hermaphrodites était un *Gastroprocta quercifolia*, dont le côté gauche, et toute la portion terminale, était mâle, tandis qu'à droite le testicule était remplacé par un ovaire (b) ; l'autre était un Papillon diurne du genre *Melitea*, qui avait un appareil mâle complet, et en outre, d'un côté, un ovaire sans connexion avec le reste (c).

(2) Dans quelques circonstances, ces anomalies organiques se produisent en nombre considérable. Ainsi un apiculteur de Constance, M. Eugaster, possède une ruche où depuis plusieurs années les Abeilles gymnandromorphes abondent et ont fourni des sujets d'observation à plusieurs naturalistes (d). On a constaté des mélanges très-variés dans les caractères extérieurs qui normalement appartiennent, les uns aux mâles, les autres aux femelles, et ces particularités n'étaient pas toujours en harmonie avec les anomalies existantes dans les parties internes de l'appareil reproducteur (e).

(3) Voyez tome VIII, page 375 et suiv.

(a) Ochsenheimer, *Schmekerlinge von Europa*, t. IV, p. 183.

(b) Rudolphi, *Beschreibung einer sellinen menschlichen Zwitterbildung* (*Mém. de l'Acad. de Berlin* pour 1825, p. 55).

(c) Klug, *Ueber die Zergliederung eines Zwitters der* Papilio Cinxia (*Froriep's Notizen*, 1825, t. X, p. 183).

(d) Menzel, *Ueber die Geschlechtsverhältnisse der Bienen* (*Mittheil. der Schweizerischen entomologischen Gesellschaft*, 1862, p. 26).

(e) Siebold, *Ueber Zwitterbienen* (*Zeitschrift für wissensch. Zool.*, 1864, t. XIV, p. 75). — *Sur les Abeilles hermaphrodites* (*Ann. des sciences nat.*, 5ᵉ série, 1865, t. III, p. 197).

— Leuckart, *Ueber Bienenzwitter* (*Bericht über die Versammlung der deutschen Naturforscher*, 1865, p. 173).

mâle, soit d'une manière normale, comme cela a lieu pendant une grande partie de l'année pour les Pucerons, soit d'une manière accidentelle comme cela se voit parfois chez les Abeilles (1). Depuis quelques années, on a étudié avec le plus grand soin non-seulement la structure des ovaires et des autres parties de l'appareil femelle, mais aussi le mode de développement des œufs chez divers Insectes parthénogénésiques, tels que les Pucerons et les Coccus (2). Cependant aucune des questions principales soulevées à ce sujet n'a pu être résolue de façon à satisfaire le plus grand nombre des physiologistes (3).

(1) Voyez tome VIII, page 380, note 1.

(2) Pour plus de détails sur la structure des organes femelles chez les Insectes parthénogénésiques, je renverrai aux travaux spéciaux qui ont été publiés sur les Pucerons (a), les Coccus (b).

(3) Quelques naturalistes ont cru utile de donner les noms de *pseudovarium* et de *pseudova* aux ovaires et aux œufs des Insectes parthénogénésiques ; mais M. Lubbock a fait voir que les particularités signalées comme caractéristiques de ces corps reproducteurs peuvent se rencontrer chez d'autres Insectes à génération sexuelle (c). Chez quelques espèces qui paraissent se multiplier sans le secours du mâle, telles que le *Cynips lignicola*, les œufs s'allongent excessivement à leur partie postérieure et s'étranglent vers le milieu ; mais cette particularité de forme ne semble dépendre que de l'extensibilité de leurs téguments (d).

(a) Léon Dufour, *Recherches anatomiques sur les Hémiptères*, p. 231.
— Morren, *Mém. sur le Puceron du Pêcher* (Ann. des sciences nat., 2ᵉ série, 1836, t. VI, p. 88, pl. 6, fig. 6 ; pl. 7, fig. 8, etc.).
— Leuckart, *Generationswechsels* (Moleschott's *Untersuch. zur Naturlehre*, 1858, t. IV, p. 327, fig. 2-4).
— Huxley, *On the Agamic Reproduction of Aphis* (*Trans. of the Linn. Soc.*, 1837, t. XXII, p. 93, pl. 40, fig. 1).
— Claus, *Ueber die Bildung des Insekteneies* (*Zeitschr. für wissensch. Zool.*, 1864, t. XIV, p. 42, pl. 6, fig. 9 11).
— Meczuikow, *Untersuchungen über die Embryologie der Hemipteren* (*Zeitschr. für wissensch. Zoologie*, 1866, t. XVI, p. 128). — *Embryologische Studien an Insekten ; die Entwicklung der viviparen Aphiden* (*Zeitschr. für wissensch. Zool.*, 1866, t. XVI, p. 437).
— Balbiani, *Note sur la reproduction et l'embryologie des Pucerons* (*Comptes rendus de l'Acad. des sciences*, 1866, t. LXII, p. 1231, 1285 et 1390).
— Claparède, *Note sur la reproduction des Pucerons* (*Ann. des sciences nat.*, 5ᵉ série, 1867, t. VII, p. 24).
(b) Leuckart, *Op. cit.* (Moleschott's *Unters. zur Naturlehre*, t. IV, fig. 8-11).
— Lubbock, *On Ova and Pseudova of Insects* (*Philosophical Trans.*, 1859, p. 358, pl. 18).
(c) Lubbock, *Op. cit.* (*Philos. Trans.*, 1859, p. 341).
(d) Hartig, *Zur Naturgeschichte der Gallwespen* (Germar's *Zeitschrift für die Entomologie*, 1841, t. III, pl. 1, fig. 5 et 6).
— Lubbock, *loc. cit.*, pl. 17, fig. 3 et 4.

Tout dernièrement, M. Balbiani a présenté à l'Académie des siences un mémoire très-intéressant, dans lequel il annonce l'existence d'un genre particulier d'hermaphrodisme chez les Pucerons ; mais la manière dont il interprète les faits observés est en désaccord avec l'explication qu'en donne M. Mecznikow, à qui l'on doit également des recherches approfondies sur le même point, et ses vues ont été fortement combattues par un autre investigateur non moins habile, M. Claparède (1). Du

(1) Les observations de M. Balbiani tendent à établir que chez les Pucerons, le stroma ou tissu ovigène de l'ovaire produit par une sorte de bourgeonnement une cellule pédonculée ou capsule, dans l'intérieur de laquelle on aperçoit la vésicule de Purkinje ; un peu plus tard, à côté de celle-ci, et probablement sous son influence, naît dans la cavité de la même cellule une autre vésicule que l'on peut appeler *embryogène*, parce que c'est autour d'elle que s'organise la matière plastique destinée à former la cicatricule ou le blastoderme. Le rôle de la vésicule primordiale, ou vésicule de Purkinje, paraît être dès lors complétement terminé, car ce corpuscule reste étranger aux phénomènes génésiques ultérieurs, et disparaît plus ou moins promptement. Mais la vésicule embryogène est au contraire le siége d'un travail actif ; elle se remplit de cellules, et s'entoure du blastogène comme d'un sac, puis se divise en deux portions, dont l'une reste dans l'intérieur de l'espèce de bourse constituée par cette couche de substance plastique, tandis que l'autre, d'une teinte plus ou moins verte, fait hernie au dehors et va se souder au tissu réticulaire dont la paroi de l'ovaire est revêtue. La portion du globe embryogène ainsi disposée devient, suivant M. Balbiani, un appareil producteur de matière fécondante ; mais, d'après M. Mecznikow et M. Claparède, elle ne serait qu'un dépôt de matière propre à être assimilée pendant le cours du travail organogénique, et elle constituerait une sorte de vitellus secondaire ; l'autre portion restée en place remplit les fonctions d'un stroma ovigène, et produit un ovule nouveau, qui, d'après M. Balbiani, serait ensuite fécondé par les corpuscules analogues à des spermatozoïdes nés dans l'organe mâle dont je viens de parler. Dans l'intérieur de l'œuf primitif et avant que le corps du futur embryon se soit constitué, il se formerait donc un germe apte à produire un nouvel individu, et c'est autour de ce germe que se développerait l'appareil reproducteur du Puceron, qui va se constituer au-dessous du sac blastodermique logeant le tout. Ainsi il y aurait là un emboîtement de germes, non pas un emboîtement indéfini, comme le supposaient Bonnet et quelques autres naturalistes du dernier siècle, mais un emboîtement simple. L'embryon, en se constituant, renfermerait déjà le jeune individu qui plus tard déterminera à son tour la formation d'une vésicule purkinjienne et d'un œuf primordial

reste, ni le travail de M. Balbiani, ni celui de M. Claparède, ne sont connus du public autrement que par de courts extraits, et par conséquent il me paraîtrait prématuré d'en discuter ici la portée.

§ 13. — Une découverte récente est venue modifier les idées généralement reçues jusqu'ici touchant l'inaptitude des Insectes à se reproduire avant que d'être arrivés à leur état définitif. M. N. Wagner (de Kasan) a constaté que certaines larves de Diptères jouissent de cette faculté, et que leur multiplication s'effectue sans qu'il y ait rapprochement sexuel. C'est là un nouvel exemple de parthénogénésie (1), et, d'après les observations faites dernièrement par divers naturalistes, il paraîtrait que plusieurs autres animaux du même ordre possèdent aussi cette faculté reproductrice pendant qu'ils sont encore à l'état de larve; mais, chose non moins singulière, les germes dont nais-

Reproduction par des larves.

développable ; puis, dans l'intérieur de cet œuf, la naissance d'une nouvelle vésicule balbianienne, qui engendrerait à son tour, d'une part, la matière embryogénique ou couche blastodermique apte à se transformer en un embryon, et, d'autre part, l'agglomération de cellules reproductrices qui vont se partager en organites mâles et femelles, comme dans l'Animal dont ce nouvel être provient. Les Pucerons vivipares se multiplient ainsi pendant tout l'été, chaque jeune emportant avec lui, dans l'intérieur de son corps, le germe préalablement fécondé d'un embryon futur; et lorsque, sous l'influence d'un certain abaissement de température ou de toute autre cause, les jeunes, au lieu d'être tous vivipares et aptes à produire de la sorte

des cellules reproductrices mâles et femelles, deviennent, les uns des Pucerons ovipares, les autres des individus mâles, leur développement a encore lieu de la même manière, si ce n'est que la portion du tissu utriculaire développée dans la vésicule embryogène, et destinée à former d'ordinaire l'ovaire et l'ovule du jeune Animal, se transforme chez les uns en une glande spermatogène, et produit chez les autres un ovule plus grand, plus riche en substance vitelline et incapable d'effectuer un développement ultérieur de sa couche blastodermique, à moins d'être fécondé de nouveau par l'action des spermatozoïdes élaborés dans l'organisme d'un Puceron mâle (a).

(1) Ce Diptère appartient à la famille des Cécidomyies, et a reçu le nom de

(a) Balbiani, *Op. cit. (Comptes rendus de l'Acad. des sciences, t. LXII).*

X.   15

sent les jeunes individus, au lieu d'être expulsés au dehors, deviennent libres dans la cavité abdominale de la larve mère et s'y développent comme dans une chambre incubatrice ordinaire.

§ 14. — Chez la plupart des Insectes, la ponte s'achève en peu de temps; mais, pour quelques espèces la période de fertilité se prolonge beaucoup, et peut durer pendant deux années ou même davantage : dans ce cas, le travail génésique est interrompu pendant l'hiver et recommence au printemps. Ainsi les Guêpes, après avoir donné naissance à une nombreuse progéniture pendant l'été et l'automne, restent inactives pendant la saison froide, et les femelles qui survivent jusqu'au retour de la belle saison donnent alors de nouvelles couvées. Il en est

Durée de la ponte.

Miastor Metraloas. Son histoire a été élucidée non-seulement par les observations de M. Nicolas Wagner, mais aussi par les recherches de MM. Meinert, Pagenstecher, Ganine, Leuckart et Mecznicoff (*a*). Les ovules sont produits par un ovaire situé à la partie postérieure de l'abdomen, et ils s'en détachent avant que le vitellus soit développé dans leur intérieur. Les jeunes larves éclosent dans la cavité abdominale de la larve souche; puis celle-ci meurt, ses viscères sont dévorés par sa progéniture, et son corps devient un sac inerte dans lequel les jeunes larves s'agitent en tous sens; elles s'y transforment ensuite en nymphes, et les Insectes ailés qui en proviennent se reproduisent sexuellement comme les Diptères ordinaires. Pour plus de détails à ce sujet, je renverrai à un article inséré par M. N. Wagner dans les *Annales des sciences naturelles* (série 5e, 1865, t. IV, p. 259), où ce savant rend compte de la plupart des recherches faites tant par lui-même que par les autres observateurs cités ci-dessus.

(*a*) N. Wagner, *Beiträge zur Lehre von der Fortpflanzung der Insectenlarven* (*Zeitschr. für wissensch. Zool.*, 1863, t. XIII, p. 513). — *Samoproijzwolnoc reizmnoshenie goucenitz ou nacckomijch* (*Reproduction spontanée des larves d'Insectes*, Kazan, 1862).

— Meinert, *Weitere Erläuterungen über die von Prof. Wagner beschriebene Insectenlarve, welche sich durch Sprossenbildung vermehrt* (*Zeitschr. für wiss. Zool.*, 1864, t. XIV, p. 394).

— Pagenstecher, *Die ungeschlechtliche Vermehrung der Fliegenlarven* (*Zeitschr. für wiss. Zool.*, 1864, t. XIV, p. 400).

— Ganine, *Nouvelles observations sur la reproduction des larves des Insectes Diptères* (*Bulletin de l'Acad. des sciences de Saint-Pétersbourg*, 1865).

— Bäer, *Ueber Prof. Nic. Wagner's Entdeckung von Larven die sich fortpflanzen, H. Ganin's verwandte und ergänzende Beobachtungen und über die Parthenogenesis überhandl.* (*Bulletin de l'Académie des sciences de Saint-Pétersbourg*, 1865, t. V).

— Leuckart, *Die ungeschlechtliche Fortpflanzung der Cecidomyienlarven* (*Archiv für Naturgeschichte*, 1865, p. 286, pl. 12). — *On the Asexual Reproduction of Cecidomyidæ Larvæ* (*Ann. of nat. Hist.*, 3e série, 1866, t. XVII, p. 161, pl. 1).

— Mecznicoff, *Ueber die Entwickelung der Cecidomyienlarven aus dem Pseudovum* (*Archiv für Naturgesch.*, 1865, t. I, p. 304).

de même pour les Abeilles, dont la vie est d'ailleurs plus longue et la fécondité plus grande : tous les individus qui naissent dans une ruche sont d'ordinaire les produits de la même mère, et le nombre s'en élève souvent à 20 000, ou même davantage (1).

Du reste, sous ce rapport, les Termites sont encore plus remarquables. Par suite du développement énorme que prennent les ovaires, l'abdomen de la femelle devient tout à fait monstrueux, et d'après l'estimation des entomologistes, un de ces Insectes fournirait parfois, dans l'espace de vingt-quatre heures, plus de 80 000 œufs, et pourrait continuer à pondre pendant plus de deux ans (2).

Si je n'avais le projet de traiter spécialement des instincts des Animaux dans une autre partie de ce Cours, je ne passerais pas sous silence ici la merveilleuse industrie que les Insectes déploient souvent, non-seulement dans la construction des nids destinés à recevoir leurs œufs, mais aussi dans l'approvisionnement de la demeure qu'ils préparent pour leur progéniture. En effet, je ne connais, en histoire naturelle, rien qui soit plus

---

(1) La fécondité d'une Abeille mère est encore plus grande qu'on ne le supposerait d'après ces chiffres, car elle peut peupler successivement plusieurs ruches. En effet, l'essaim qui émigre est conduit par la vieille reine, et celle-ci laisse dans son ancienne demeure un nombre suffisant d'œufs ou de larves pour en assurer le repeuplement. Dans un essaim observé par Réaumur, le nombre des Abeilles dépassait 40 000 (a).

(2) Smeathman, voyageur naturaliste, qui a publié des observations très-

curieuses sur les mœurs des Termites d'Afrique (appelés vulgairement Fourmis blanches), estime que, dans l'espace de deux ans, l'abdomen distendu par les ovaires grossit au point d'avoir jusque 30 000 fois le volume qu'il offrait avant la fécondation. Une seule femelle suffit pour entretenir la population dans les vastes demeures construites par ces Insectes sociaux, et le nombre des individus dont se compose chacune de ces colonies paraît être incalculable (b).

(a) Réaumur, *Mém. pour servir à l'histoire des Insectes*, t. V, p. 653).
(b) Smeathman, *Some Account of the Termites which are found in Africa and other hot Climates* (*Philos. Trans.*, 1781).

curieux, ni rien qui soit plus propre à nous donner une juste idée de ce que peut être cette espèce d'impulsion innée qui guide à leur insu ces frêles créatures, et leur fait accomplir en aveugles des travaux délicats, complexes et admirablement calculés pour l'obtention d'un résultat éloigné dont ils ne sauraient avoir la moindre notion. Ici je ne pourrais traiter des questions de cet ordre sans les tronquer et sans m'éloigner trop du sujet dont l'étude nous occupe en ce moment ; je ne m'y arrêterai donc pas.

QUATRE-VINGTIÈME LEÇON.

§ 1. — Dans la petite classe des Myriapodes, les sexes sont toujours séparés, comme chez les Insectes ; mais l'appareil génital de la femelle, aussi bien que celui du mâle, est plus simple et présente dans sa structure des différences plus importantes (1). Sous ce rapport, comme sous beaucoup d'autres, il existe dans ce groupe zoologique deux modes d'organisation, dont l'un se rapproche beaucoup de celui des Insectes, tandis que l'autre a plus d'analogie avec celui des Arachnides ou des Crustacés. Le premier de ces types nous est offert par les Scolopendres et les autres Chilopodes ; le second, par les Chilognathes : les Iules, par exemple. Chez les Chilopodes, les orifices génitaux sont situés à l'extrémité postérieure du corps, près de l'anus, tandis que chez les Chilo-

Organes
reproducteurs
des
Myriapodes.

(1) Plusieurs anatomistes ont fait des recherches sur la structure des organes de la génération de ces Animaux (a), mais j'aurai surtout à citer ici un travail spécial sur ce sujet par M. Fabre, professeur au lycée d'Avignon, et des recherches plus récentes de M. Lubbock (b).

(a) Treviranus, *Vermischte Schriften*, 1817, t. II, p. 18, pl. 4 et 5.
— Léon Dufour, *Recherches anatomiques sur le* Lithobius forficatus *et le* Scutigera lineata (*Ann. des sciences nat.*, 1824, t. II, p. 81, pl. 5).
— J. Müller, *Die Anatomie der* Scolopendra morsitans (*Isis*, 1820, t. I, p. 549).
— Kutorga, *Miscellanæ zootomico-physiologicæ.* Saint-Pétersbourg, 1831.
— Newport, *On the Organs of Reproduction and the Development of* Myriapoda (*Philos. Trans.*, 1841, p. 99, pl. 3).
— Stein, *Ueber die Geschlechtsverhältnisse der Myriapoden* (Müller's *Archiv für Anat. und Physiol.*, 1842, p. 238, pl. 12-14).
(b) Fabre, *Recherches sur l'anatomie des organes reproducteurs et sur le développement des Myriapodes* (*Ann. des sciences nat.*, 4ᵉ série, 1855, t. III, p. 257, pl. 6-9).
— Lubbock, *Notes on the Generative Organs and on the Formation of the Egg in Annulosa* (*Philos. Trans.*, 1861, p. 595, pl. 16).

gnathes, ils sont placés très-loin de l'anus, dans la région antérieure du corps.

§ 2. — L'ovaire des Scolopendres et des autres Chilopodes consiste en un sac impair qui occupe presque toute la longueur du corps de l'Animal, et se trouve placé au-dessus du tube digestif, au milieu du tissu adipeux (1). Les ovules naissent de ses parois et font saillie dans son intérieur. Le stroma, ou tissu germinatif qui les produit, n'occupe pas toute la surface interne de cette poche, et y constitue seulement une bande située longitudinalement sur la ligne médiane. Les ovules, en se développant, distendent la membrane délicate qui les recouvre, et qui constitue ainsi pour chacun de ces corps une capsule pédonculée dont la disposition rappelle ce que nous avons déjà vu à l'extérieur de l'ovaire chez les Oiseaux et à l'intérieur de ces organes chez la plupart des Poissons. La partie postérieure de ce long sac ovarique n'est pas proligène, et doit être considérée comme un oviducte plutôt que comme un ovaire proprement dit. A une petite distance de l'anus, le tube évacuateur ainsi constitué descend de la région dorsale à la face ventrale du corps, soit en restant simple, soit après s'être divisé en deux branches qui embrassent le rectum, puis se réunissent sous ce tube et

(1) On doit à M. Lubbock des recherches intéressantes sur le mode de développement des œufs dans la substance de l'ovaire et sur la constitution de ces corps. Ses observations tendent à établir que chez les Gloméris, et probablement chez tous les autres Myriapodes, l'ovule, au lieu de naître à la surface interne de la couche épithéliale de l'ovaire, et de repousser au dehors cette couche, ainsi que la tunique externe, se forme entre ces deux couches et pousse en dedans la tunique interne, qui constitue ainsi, dans la cavité de l'ovaire, le follicule ovigène qui, du reste, renferme comme chez les Insectes une vésicule germinative et des corpuscules vitelligènes. M. Lubbock pense que la vésicule germinative n'est d'abord qu'une cellule épithéliale de l'ovaire modifiée, et que la tunique vitelline se constitue plus tard (a).

(a) Lubbock, *Op. cit.* (*Philos. Trans.*, 1861, p. 595 et suiv.).

au-dessus de la vulve (1). Enfin, cette portion subterminale du canal vecteur des œufs est entourée de divers organes complémentaires qui viennent y déboucher, et qui sont, les uns des glandes accessoires, les autres des réceptacles séminaux.

Les glandes accessoires sont au nombre de une ou de deux paires (2), et paraissent sécréter un liquide destiné à former sur les œufs une sorte de vernis (3).

Les réceptacles séminaux, que les anatomistes ont souvent considérés comme de simples réservoirs dépendants des glandes dont je viens de parler, existent chez tous les Chilopodes, et consistent en une paire d'utricules de forme variable qui sont placés sous la portion postérieure du tube digestif, et qui communiquent chacun avec le vestibule génital par un canal étroit dont l'embouchure se trouve au sommet d'un petit mamelon. Ces poches contiennent, soit des spermatozoïdes bien développés, soit des corpuscules qui paraissent ne pas différer de ceux dans lesquels ces filaments fécondateurs se développent ; mais on ne sait pas comment cette matière proli-

---

(1) L'oviducte présente cette disposition annulaire chez les Lithobies et les Scutigères (a).

(2) Chez la plupart des Chilopodes, il n'y a qu'une seule paire de ces glandes (b) ; mais dans quelques genres, par exemple les Lithobies (c) et les Scutigères (d), il y en a deux paires. Leur forme varie : souvent elles sont vésiculeuses, cylindriques, et terminées par un canal excréteur filiforme (e) ; mais quelquefois elles ne consistent qu'en un tube très-grêle entortillé sur lui-même (f).

(3) Quelques auteurs avaient cru devoir considérer ces glandes comme étant des organes urinaires ; mais l'examen chimique des matières que l'on y trouve a été défavorable à cette hypothèse (g).

(a) Fabre, *loc. cit.*, p. 7, fig. 10 (*Ann. des sciences nat.*, 4ᵉ série, 1855, t. III).
(b) Exemple : le *Scolopendra complanata* ; voyez Fabre, *loc. cit.*, pl. 7, fig. 11.
(c) Stein, *Op. cit.* (Müller's *Archiv für Anat. und Physiol.*, 1842, pl. 12, fig. 2.
(d) Fabre, *loc. cit.*, pl. 7, fig. 10.
(e) Exemple : la Scolopendre ; voy. Fabre, *loc. cit.*, pl. 7, fig. 11.
(f) Exemple : les *Cryptops* ; voy. Fabre, *loc. cit.*, pl. 7, fig. 12.
(g) Fabre, *Op. cit.* (*Ann. des sciences nat.*, 4ᵉ série, 1855, t. III, p. 298).

fique y arrive, car on n'a pas encore eu l'occasion de voir de ces Myriapodes s'accoupler (1).

Appareil mâle des Chilopodes.

§ 3. — L'appareil mâle des Chilopodes ne présente pas autant d'uniformité et affecte trois formes principales. Chez les Scolopendres et la plupart des autres Myriapodes de la même famille, les testicules consistent en un nombre variable d'utricules qui sont tantôt isolés, tantôt géminés, et terminés à leurs deux extrémités par un conduit déférent excessivement grêle, dont l'extrémité opposée s'insère sur un canal médian commun. Chez les Scutigères, ces glandes sont constituées par une seule paire d'ampoules ovoïdes dont les canaux excréteurs, très-grêles et très-contournés, se réunissent bientôt sur la ligne médiane pour former un tronc commun. Enfin, chez les Lithobies, ces deux organes spermatogènes sont remplacés par un tube unique et médian, qui est assez gros vers le milieu, mais très-effilé aux deux bouts. Toute cette portion de l'appareil mâle est placée, comme l'ovaire, au-dessus du tube digestif, et l'orifice génital extérieur est situé aussi à la face opposée du corps sous l'anus : aussi la portion subterminale du canal vecteur de la semence est-elle en général bifurquée, comme nous l'avons vu pour l'oviducte de quelques espèces ; mais parfois le double canal ainsi disposé en anneau autour du rectum est constitué par les conduits excréteurs des glandes

(1) M. Stein, ayant trouvé des corpuscules séminaux dans ces réceptacles à toutes les époques de l'année, avait été conduit à penser que ces organes étaient des producteurs de sperme (a) ; mais dans l'état actuel de nos connaissances, cette hypothèse n'est pas admissible, et l'on doit penser que les spermatozoïdes proviennent du mâle. M. Fabre incline à croire qu'il n'y a pas rapprochement sexuel, et que la liqueur fécondante du mâle est évacuée au dehors dans de petits spermatophores utriculaires qu'il a trouvés suspendus à des filaments dans les galeries habitées par les Géophiles. Du reste, il n'est pas parvenu à constater la manière dont les spermatozoïdes sont introduits dans l'appareil femelle (b).

(a) Stein, *Op. cit.* (Müller's *Archiv für Anat.*, 1842, p. 261).
(b) Fabre, *Op. cit.* (*Ann. des sciences nat.*, 4ᵉ série, 1855, t. III, p. 289).

accessoires dans lesquels le canal déférent va déboucher plutôt que par ce vaisseau lui-même. En général, il y a deux paires de ces glandes accessoires (1).

(1) L'appareil mâle des Chilopodes varie beaucoup quant aux détails de son organisation. Chez les Géophiles, il n'y a que deux utricules testiculaires, de chaque extrémité desquels part un tube capillaire qui va déboucher dans le canal déférent commun. Celui-ci, en général très-long, se continue en avant avec un ligament suspenseur filiforme, et d'abord excessivement grêle, s'élargit peu à peu vers sa partie postérieure de façon à former une sorte de boyau qui se bifurque en arrière. Les deux conduits ainsi formés sont le siége du travail sécrétoire qui a pour résultat la production des spermatophores, et après avoir embrassé le rectum et s'être renflés en ampoules subterminales, ils se réunissent de nouveau pour constituer un canal éjaculateur très-court, de chaque côté duquel viennent s'ouvrir deux cæcums tubulaires ou glandes accessoires (a).

Chez les Cryptops, les utricules testiculaires sont disposés de la même manière, mais ils sont au nombre de quatre ; le canal déférent médian ne se bifurque pas en arrière ; enfin les deux paires de glandes accessoires sont constituées par des tubes capillaires très-longs, dont les uns sont simples et les autres garnis de petites vésicules latérales (b).

Chez le *Scolopendra complanata* du midi de la France, les utricules testiculaires, au nombre de 24, forment 12 couples reliés au canal déférent commun par leurs deux extrémités. La portion postérieure de ce tronc commun est élargie de façon à constituer un réservoir dans l'intérieur duquel les spermatophores sont produits ; mais elle ne se bifurque pas ; elle s'anastomose latéralement avec un gros tube disposé en anse, qui paraît correspondre à la portion annulaire du canal déférent des Géophiles, et qui a été désignée par M. Fabre sous le nom de *vésicule séminale*. Enfin, les quatre glandes accessoires sont courtes et vésiculeuses (c). Chez d'autres Scolopendres qui paraissent avoir été confondues avec l'espèce précédente sous le nom de *S. morsitans*, le nombre des utricules testiculaires est différent (d), et la conformation de la portion spermatogène de l'appareil s'éloignerait même beaucoup de ce qui existe d'ordinaire, si la détermination zoologique des individus disséqués a été toujours faite exactement (e).

Chez les Lithobies (f), l'extrémité de la portion du tube testiculaire unique

(a) Fabre, *loc. cit.*, pl. 9, fig. 18.
(b) Idem, *ibid.*, pl. 9, fig. 17.
(c) Idem, *ibid.*, pl. 8, fig. 16.
(d) Straus, *Anatomie comparée*, t. II, p. 84.
(e) Müller, *Zur Anat. der* Scolopendra morsitans (*Isis*, 1829, t. XXII, p. 549).
(f) Treviranus, *Vermischte Schriften*, t. II, pl. 5, fig. 7.
— Léon Dufour, *Recherches anatomiques sur le Lithobie*, etc. (*Ann. des sciences nat.*, 1824, t. II, p. 87, pl. 5, fig. 2).
— Stein, *Op. cit.* (Müller's *Archiv für Anat*, 1842, pl. 12, fig. 1).
— Fabre, *loc. cit.*, p. 292, pl. 8, fig. 14.

Les spermatozoïdes sont filiformes et extrêmement longs. Chez la plupart de ces Myriapodes, ils sont réunis, soit en faisceaux, soit autrement, sous des enveloppes communes, et se trouvent ainsi logés dans des spermatophores dont la conformation est parfois très-singulière (1).

va déboucher à la partie antérieure d'un anneau qui représente la portion bifurquée subterminale du conduit déférent des Géophiles, et qui se continue en avant avec une paire de longs cæcums qui ont été appelés des *épididymes* par M. Stein (c), mais qui remplissent les fonctions de vésicules séminales, ainsi que M. Fabre s'en est assuré. L. Dufour avait confondu ces trois organes sous le nom de *vésicules séminales*. Enfin, il y a deux paires de glandes accessoires rameuses très-développées, qui avaient été prises pour des testicules par l'anatomiste que je viens de citer.

Léon Dufour a donné une description exacte de la conformation de l'appareil des Scutigères (a), mais, faute d'avoir étudié au microscope le contenu des diverses parties, il paraît en avoir fait des déterminations très-erronées. Ainsi, il considère comme des vésicules séminales les deux utricules que M. Fabre a reconnu être en réalité les testicules, et il a appelé testicules une paire de bourses festonnées qui correspondent aux branches latérales dilatées de la portion subterminale du canal déférent commun des Géophiles, etc. (b).

(1) Chez les Lithobies (c) et les Scutigères, les spermatozoïdes se groupent simplement en écheveaux, mais chez d'autres Chilopodes ils sont logés dans des capsules communes.

Chez les Scolopendres et les Cryptops, ils traversent lentement le canal déférent, groupés en longs écheveaux; mais dans le réservoir que M. Fabre appelle la bourse des spermatophores, ils s'enroulent sur eux-mêmes en petites boules qui se réunissent en grand nombre pour former un noyau autour duquel s'étend d'abord une couche albuminoïde, puis une enveloppe capsulaire plus ou moins réniforme de 1 à 3 millimètres de diamètre. Cette capsule se compose de deux tuniques : l'externe, épaisse, transparente, élastique et percée d'une ouverture en forme de boutonnière; l'autre, membraneuse et flasque. Au contact de l'eau, la tunique externe se contourne et presse sur la poche interne, qui, se gonflant par endosmose, fait alors hernie à travers la boutonnière dont je viens de parler, puis se rompt et laisse échapper les spermatozoïdes (d).

Chez les Géophiles, les spermatozoïdes s'enroulent circulairement de façon à constituer des anneaux qui, par leur assemblage, forment un cylindre creux (e). Lorsque l'extrémité

(a) Léon Dufour, *Op. cit.* (*Ann. des sciences nat.*, 1824, t. II, pl. 5, fig. 5).
(b) Fabre, *loc. cit.*, p. 294, pl. 8, fig. 15.
(c) Stein, *Op. cit.* (Müller's *Archiv für Anat.*, 1842, pl. 43, fig. 19 et 20.
(d) Fabre, *loc. cit.*, p. 300, pl. 9, fig. 19, 20.
(e) Idem, *ibid.*, p. 301, pl. 9, fig. 22.

§ 4. — Dans l'ordre des Chilognathes, qui comprend les Iules, les Gloméris, etc., l'appareil reproducteur femelle ressemble beaucoup à celui des Chilopodes par sa forme générale. D'ordinaire l'ovaire est constitué par un long sac unique et cæcal; mais cet organe est placé au-dessous du tube digestif et dirigé d'arrière en avant. Quelquefois il se compose d'une paire de poches membraneuses de ce genre, ainsi que cela se voit chez les *Craspedosoma*; et il est à noter que le sac ovarique, tout en étant d'ordinaire unique, renferme deux bandes de stroma ovigène, en sorte que la partie fondamentale de l'appareil génital, celle qui donne naissance aux œufs, est en réalité toujours double et paire (1). Du reste, que le sac ovarique soit simple ou double, il donne toujours naissance à une paire d'oviductes qui, après un court trajet, vont aboutir à deux vulves situées à la face ventrale du corps, non loin de la tête, immédiatement en arrière des pattes de la

Appareil
femelle
des
Chilognathes.

caudale de ces filaments fécondateurs commence à se dégager, elle s'agite et imprime à l'agrégat des mouvements très-remarquables. Lorsque ces spermatozoïdes sont isolés, on voit qu'ils sont capillaires (a).

(1) Les deux bandes ovigères sont placées longitudinalement à quelque distance l'une de l'autre (b), en sorte que dans certains états de vacuité plus ou moins complète du sac ovarique, les parois de celui-ci peuvent s'affaisser sur ces cordons, de façon à offrir l'aspect d'un organe double; cela explique le désaccord que l'on remarque dans les descriptions de l'ovaire des Chilognathes données par divers auteurs. Ainsi, quelques anatomistes disent que chez les Iules l'ovaire est double (c), tandis que d'autres le représentent comme étant impair (d). Mais à l'exception des *Craspedosoma*, où il y a deux sacs ovariques (e), cet organe est unique et ne présente même aucune trace de cloison médiane à l'intérieur.

(a) Stein, *loc. cit.*, pl. 14, fig. 33 (Müller's *Archiv für Anat.*, 1842).
(b) Fabre, *loc. cit.*, pl. 6, fig. 1.
(c) Treviranus, *Op. cit.* (*Vermischte Schriften*, t. II, p. 45).
— Duvernoy, *Fragments sur les organes de la génération de divers Animaux*, p. 21 (*Mém. de l'Acad. des sciences*, t. XXIII).
— Stein, *Op. cit.* (Müller's *Archiv*, 1842, p. 246).
(d) Newport, *On the Organs of Reproduction of the* Myriapoda (*Philos. Trans.*, 1841, p. 102, pl. 3, fig. 4).
— Siebold, *Nouveau Manuel d'anatomie comparée*, t. I, p. 479.
— Fabre, *loc. cit.*, p. 258.
(e) Idem, *ibid.*, pl. 6, fig. 2.

seconde paire. Chez les Gloméris et les Polyxènes, ces orifices sexuels sont à nu et sont placés au sommet d'une paire de petits mamelons ; mais chez les Iules, les Polydesmes et les Craspédosomes, ils sont cachés au fond de fossettes ménagées entre le deuxième et le troisième anneau postcéphalique. En général, il n'y a point de réceptacles séminaux (1).

Appareil mâle des Chilognathes. § 5. — Les testicules des Chilognathes consistent d'ordinaire en deux tubes parallèles disposés longitudinalement, portant du côté externe des cæcums simples ou un peu ramifiés et réunis d'espace en espace par des branches transversales (2). Mais, dans quelques espèces, ces deux organes ne sont représentés que par un tube unique placé sur la ligne médiane (3).

Les spermatozoïdes sont filiformes chez les Craspédosomes et les Polyxènes (4). Mais, chez les autres Myriapodes du même ordre, on n'a trouvé jusqu'ici dans la liqueur séminale

(1) Chez l'*Iulus aterrimus* et le *Polydesmus complanatus*, ces appendices existent à l'état rudimentaire, mais ils sont bien développés chez le *Polyxenus lagurus*, ainsi que chez le *Craspedosoma polydesmoïdes* (a).

(2) Ce mode d'organisation existe chez les Iules et les Polydesmes (b).

(3) Suivant M. Stein, le Gloméris aurait aussi deux tubes testiculaires garnis de vésicules sphériques du côté externe et soudés ensemble du côté interne (c). Mais M. Fabre pense qu'il n'y a pas de séparation médiane, et que cette partie de l'appareil mâle ne se trouve constituée que par un sac médian (d).

(4) Chez les Polyxènes, les filaments spermatiques contenus dans le réceptacle séminal de la femelle sont très-agiles ; mais, à la même époque, M. Fabre n'a trouvé dans les organes mâles aucun spermatozoïde libre ; le sperme contenait, au milieu de beaucoup de corpuscules hyalins, des vésicules réniformes dans chacune desquelles était logé un filament entortillé qui paraissait être un spermatozoïde. Il pense que la matière fécondante est éjaculée dans cet état, et que c'est seulement dans l'intérieur du réceptacle séminal de la femelle que les spermatozoïdes se dépouillent de leur enveloppe (e).

(a) Fabre, *loc. cit.*, p. 252, pl. 6, fig. 2.
(b) Exemples : IULES TERRESTRES ; voy. Newport, *loc. cit.*, pl. 3, fig. 1.
— *Iulus aterrimus ;* voy. Fabre, *loc. cit.*, p. 366, pl. 6, fig. 6.
(c) Stein, *Op. cit.* (Müller's *Archiv*, 1842, pl. 13, fig. 18).
(d) Idem, *ibid.*, pl. 12, fig. 14.
(e) Fabre, *loc. cit.*, p. 268, pl. 6, fig. 7.

que des cellules spermatiques immobiles (1) et analogues à celles que nous étudierons bientôt chez les Arachnides et les Crustacés.

Les organes copulateurs des Iules et des Myriapodes, qui s'en rapprochent le plus, sont très-remarquables. Ils consistent en une paire de pénis qui sont situés à la face abdominale du corps, sur le septième anneau postcéphalique, où ils paraissent tenir lieu des pattes correspondantes. Ils sont pourvus à leur base d'une cavité réceptaculaire (2) ; mais M. Fabre a constaté qu'ils n'ont aucune communication avec les testicules, dont les canaux déférents vont déboucher au dehors, à la base des pattes de la seconde paire. On a souvent eu l'occasion d'observer l'accouplement de ces divers Chilognathes (3). Chez les Gloméris et les Polyxènes, il y a, comme d'ordinaire, rapprochement des ouvertures génitales des deux sexes ; mais, chez les Iules, les Polyxènes, etc., il n'en est pas de même, et les organes copulateurs du mâle se chargent préalablement de sperme pour porter ensuite ce liquide dans les vulves de la femelle.

§ 6. — Dans la classe des ARACHNIDES, les sexes sont toujours ou presque toujours distincts ; en effet, l'hermaphro-

Classe
des
!Arachnides.

---

(1) Chez l'*Iulus terrestris*, ces corpuscules consistent en cellules contenant un noyau très-gros, qui peu à peu s'élargit et s'élève en forme de cône. Chez l'*Iulus fabulosus*, un second noyau analogue se développe sur la paroi opposée de ces cellules, qui simulent ainsi une capsule bivalve (a).

(2) Pour plus de détails au sujet de la structure de ces organes, je renverrai aux ouvrages spéciaux (b).

(3) L'époque du rut des Iules est en hiver. Pendant l'accouplement, ces animaux s'enroulent l'un sur l'autre, et élèvent verticalement la paroi antérieure de leur corps en se serrant ventre à ventre (c).

(a) Wagner and Leuckart, art. SEMEN (Todd's *Cyclop. of Anat. and Physiol.*, t. IV, p. 492, fig. 376 à 378).

— Fabre, *Op. cit.* (*Ann. des sciences nat.*, 4ᵉ série, 1855, t. III, p. 268).

(b) Duvernoy, *Fragments sur les organes de la génération*, pl. 1 (*Mém. de l'Acad. des sciences*, t. XXIII).

— Fabre, *Op. cit.* (*Ann. des sciences nat.*, 4ᵉ série, t. III, p. 269).

(c) P. Savi, *Memorie scientifice*. Pisa, 1828, pl. 2, fig. 6.

disme normal n'a été constaté que dans un des genres aberrants que les classificateurs placent dans ce groupe zoologique, mais qui devra probablement en être séparé (1). La femelle se distingue souvent du mâle par sa taille plus grande et par la coloration moins vive de ses téguments, aussi bien que par la conformation des organes génitaux externes (2) ; mais les différences sont généralement moins grandes que chez les Insectes, et quelquefois même elles ne sont pas saisissables (3). Les œufs sont toujours fécondés dans l'intérieur du corps de la femelle, et, de même que chez les Myriapodes de l'ordre des Chilognathes, dont l'étude vient de nous occuper, les ouvertures génitales ne sont jamais situées à l'extrémité postérieure du corps près de l'anus, mais occupent, soit la base de l'abdomen, soit la face inférieure du thorax.

Organes
génitaux
des
Scorpions.La plupart des Arachnides sont ovipares, mais quelques-uns d'entre eux sont vivipares. Les Scorpions, ainsi que l'avait remarqué Élien (4), présentent cette particularité physiologique, et leurs organes reproducteurs diffèrent beaucoup de ceux des autres Animaux de la même classe (5).

(1) Les Macrobiotes ou Tardigrades (voy. ci-après, page 248).

(2) Chez les Araignées, le mâle est en général beaucoup plus petit que la femelle. Chez les Faucheurs, ou *Phalangiens* (a), les différences de forme sont si grandes, que beaucoup d'entomologistes des plus habiles ont considéré les individus mâles comme étant d'une espèce différente des femelles avec lesquelles on les voyait s'accoupler, et ont donné aux premiers le nom de *Phalangium cornutum*, tandis qu'ils appelaient les femelles *P. opilio.*

(3) Chez les Scorpions, par exemple.

(4) « *Non ova Scorpii, sed fœtus animantes pariunt* (b). »

(5) Un des naturalistes de l'époque de la renaissance, dont j'ai déjà cité plus d'une fois le nom, François Redi (c), fut le premier à étudier attentivement le mode de reproduction des Scorpions (d), dont l'histoire avait été chargée de beaucoup de fables par Pline. Depuis un demi-siècle, la structure anatomique des

(a) Voyez l'*Atlas du Règne animal* de Cuvier, ARACHNIDES, pl. 23.
(b) Ælianus, *De historia animalium*, lib. VI, cap. XIX, trad. de Gillius, 1565, p. 178.
(c) Voyez tome V, page 255.
(d) Redi, *Experimenta circa generationem Insectorum* (*Opuscula*, édit. de 1729, t. I, p. 72).

L'orifice génital, dans l'un et l'autre sexe, est situé à la partie postérieure de la région céphalothoracique, entre la base des pattes postérieures (1); il est simple et impair, mais les canaux des organes reproducteurs qui viennent y déboucher sont doubles et pairs, chez le mâle aussi bien que chez la femelle.

Chez le mâle, cet orifice donne passage à deux pénis protractiles, qui, dans l'état de repos, sont cachés dans l'intérieur du corps (2), et qui naissent d'un canal éjaculateur unique. Celui-ci se continue intérieurement avec deux tubes testiculaires qui bientôt se divisent chacun en deux branches ; enfin, ces branches sont unies entre elles par des canaux transversaux, et se terminent en cul-de-sac (3).

organes de la génération de ces Arachnides a été l'objet de beaucoup de recherches (a), mais leur histoire physiologique laisse encore beaucoup à désirer.

(1) Cette ouverture, dirigée transversalement, se trouve cachée sous une plaque cornée médiane qui est disposée comme le couvercle d'une tabatière (b). Immédiatement derrière cette pièce, on remarque une paire d'appendices qui ressemblent à des peignes, et qui ont probablement quelque rôle à remplir dans l'accouplement.

(2) Chacun de ces pénis est garni d'une pièce cornée et se trouve renfermé dans un fourreau tubulaire qui est pourvu d'un muscle rétracteur, et qui porte à sa base une petite vésicule séminale de forme ovoïde, ainsi qu'un cæcum filiforme (c).

(3) Les détails de structure de ces testicules tubulaires varient un peu suivant les espèces, ainsi qu'on peut le voir en comparant les figures que divers auteurs en ont données (d). Dans le Scorpion d'Europe (S. occitanus), étudié par M. Blanchard, les deux tubes dont se compose chaque moitié

(a) Meckel, *Bruchstücke aus der Insecten-Anatomie* (*Beiträge zur vergleichenden Anatomie*, 1809, t. II, p. 112, pl. 7, fig. 13-21).
— Treviranus, *Ueber den innern Bau der Arachniden*, 1812, pl. 1, fig. 11 et 12.
— Léon Dufour, *Recherches anatomiques sur le Scorpion roussâtre* (*Journal de physique*, 1817, t. LXXXIV, p. 439).
— J. Müller, *Beiträge zur Anatomie des Scorpions* (Meckel's *Archiv für Anat. und Physiol.*, 1828, p. 29).
— Duvernoy, *Fragments sur les organes de la génération* (*Mém. de l'Acad. des sciences*, 1863, t. XVIII, p. 183, pl. 5).
— Léon Dufour, *Histoire anatomique et physiologique des Scorpions* (*Mém. de l'Acad. des sciences, Sav. étrang.*, t. XIV, p. 634, pl. 4).
— Blanchard, *Organisation du Règne animal*, cl. des ARACHNIDES, p. 99 et suiv., pl. 7.
(b) Voyez l'*Atlas du Règne animal* de Cuvier, ARACHNIDES, pl. 18, fig. 1 d.
(c) Blanchard, *Op. cit.*, p. 100, pl. 7, fig. 3 et 4.
(d) Duvernoy, *Op. cit.*, pl. 5, fig. 7, 11, 15.

La liqueur séminale contenue dans ces canaux charrie des cellules dans l'intérieur desquelles les spermatozoïdes se développent. Dans les vésicules séminales, ceux-ci sont libres et très-agiles (1).

Par sa forme générale, l'appareil génital de la femelle ressemble beaucoup à celui du mâle, si ce n'est que les deux branches internes des tubes testiculaires sont représentées par un oviducte impair et médian dans la plus grande partie de sa longueur, et que sur ce tube, ainsi que sur les oviductes latéraux et sur les branches transversales qui les relient au tronc médian, il y a de distance en distance des appendices vésiculaires qui constituent autant d'ovaires simples, ou ovariules. Avant la fécondation, ces appendices sont petits et arrondis, mais pendant la gestation ils grandissent beaucoup, car ils constituent à la fois les organes producteurs des ovules et autant de poches incubatrices dans l'intérieur desquelles les embryons se développent (2). Il est aussi à noter

de l'appareil se terminent par un bout effilé et libre, après avoir été unis par deux branches transversales (a). Chez le Scorpion désigné sous le même nom spécifique par L. Dufour, la disposition serait un peu différente, si la figure laissée par cet anatomiste était exacte, ce dont je doute (b).

(1) Les trois tubes longitudinaux ainsi formés sont réunis entre eux par quatre paires de tubes transversaux, dont la dernière est constituée par la bifurcation du tube moyen. Tous ces canaux viennent donc se terminer dans deux oviductes qui sont en continuité directe avec les troncs latéraux,

et qui, après s'être dilatés notablement, se réunissent sur la ligne médiane pour donner naissance à un vagin très-court. Dans la figure que Treviranus a donnée de l'appareil femelle des Scorpions, on ne voit que ce système de tubes (c).

(2) Chez le Scorpion d'Europe et d'autres espèces voisines, les sacs ovariques, en se développant, conservent une forme ovalaire, et sont occupés en entier par l'embryon (d). Mais chez le grand Scorpion d'Afrique (S. afer), qui appartient au genre Buthus, ces appendices présentent deux portions assez distinctes : un petit cæcum ter-

(a) Blanchard, *Organisation du Règne animal*, pl. 7, fig. 8.
(b) Léon Dufour, *Op. cit.*, pl. 4, fig. 34.
(c) Treviranus, *Ueber den innern Bau der Arachniden*, pl. 1, fig. 12.
(d) Voyez Blanchard, *Op. cit.*, ARACHNIDES, pl. 7, fig. 6.

que la durée de la gestation est fort longue : ainsi les Scorpions d'Europe s'accouplent au printemps, et ne mettent bas leurs petits que vers le mois de septembre (1).

Les Galéodes sont aussi des Arachnides vivipares, mais leurs organes reproducteurs sont conformés d'une manière différente. Les capsules ovariques débouchent dans une paire de grands sacs incubateurs dont les canaux excréteurs se rendent à une vulve située à la base de l'abdomen. Les testicules sont des tubes simples, sans branches anastomotiques, et il n'y a pas de pénis (2).

Par la forme extérieure du corps, les Thélyphones ressemblent assez aux Scorpions, à côté desquels la plupart des natu-

Organes
génitaux
des
Thélyphones.

minal qui correspond à la loge germinative de l'ovaire des Insectes, et une vésicule plus ou moins large qui fait office de poche incubatrice (a). Un seul embryon se développe dans chacun des sacs ovariques ; mais le nombre d'individus d'une même portée s'élève souvent à 40 ou 50 : en sorte qu'à une époque avancée de la gestation, la plus grande partie de l'abdomen se trouve occupée par les ovaires et que la disposition des oviductes est difficile à distinguer (b).

(1) Les mâles paraissent être beaucoup moins nombreux que les femelles, et chacun d'eux sert probablement à la fécondation de plusieurs de celles-ci.

(2) Dans les deux sexes, l'orifice génital médian est placé au bord postérieur du premier anneau de l'abdomen (c). Chez le mâle, il y a de chaque côté du corps deux tubes testiculaires très-grêles et très-longs, qui se réunissent sur un canal excréteur commun, lequel à son tour va rejoindre son congénère. Chez le *Galeodes barbatus*, la portion subterminale de chaque tube testiculaire se dilate de façon à former une vésicule spermatique, et par conséquent le nombre de ces réservoirs est de quatre ; mais chez le *Galeodes nigripalpis*, ces tubes se réunissent plus tôt, et c'est le canal déférent qui se dilate pour constituer de chaque côté du corps un réservoir. Les sacs ovariques de la femelle sont très-grands, et les capsules ovariques s'insèrent le long de leur bord extérieur. L'oviducte qui termine chacun de ces organes se dilate en forme d'ampoule avant de s'unir à son congénère pour constituer le vestibule génital médian (d).

(a) J. Müller, *Op. cit.* (Meckel's *Archiv für Anat. und Physiol.*, 1828, pl. 2, fig. 16).
— Léon Dufour, *Histoire anatomique des Scorpions*, pl. 4, fig. 46.
(b) Blanchard, *Op. cit.*, pl. 7, fig. 8 et 9.
(c) Voyez l'*Atlas du Règne animal* de Cuvier, ARACHNIDES, pl. 20 *bis*, fig. 2.
(d) Léon Dufour, *Anatomie, physiologie et histoire naturelle des Galéodes*, pl. 4, fig. 24, 25 et 26 (*Mém. de l'Acad. des sciences, Sav. étrang.*, t. XVII).

IX.   16

ralistes les rangent ; mais ils en diffèrent beaucoup par la structure de leurs organes reproducteurs, dont les orifices sont situés à la base de l'abdomen (1). Les ovaires sont tubuleux, et ne présentent ni les arcades transversales, ni les poches appendiculaires qui sont si remarquables chez les Scorpions. Enfin, les testicules constituent une paire de grosses glandes ovalaires, et il existe à la base de chaque pénis un réseau séminal très-grand (2).

Organes génitaux des Phrynés.

Chez les Phrynés, le mâle est également pourvu de deux pénis ; mais la disposition des parties internes de l'appareil génital dans les deux sexes diffère d'ailleurs considérablement de l'un et de l'autre type dont l'étude vient de nous occuper (3).

Organes génitaux des Araignées.

Chez les Araignées, les particularités de structure sont plus importantes à noter, et le mode de fécondation s'éloigne de ce que nous avons rencontré jusqu'ici dans la classe des Arachnides, mais rappelle ce que nous avons vu chez les Libellules. En effet, la fécondation de la femelle s'effectue, non par l'introduction de l'extrémité du canal vecteur du sperme dans la vulve, mais à l'aide d'organes copulateurs qui sont complé-

---

(1) Dans les deux sexes, l'orifice génital est placé derrière la première plaque cornée de la face inférieure de l'abdomen, entre les deux orifices pulmonaires de la première paire.

(2) Pour plus de détails à ce sujet, je renverrai aux recherches de M. Blanchard. On ne sait pas si les Thélyphones sont vivipares comme les Scorpions (a), mais cela me paraît peu probable.

(3) Chez ces Arachnides, qui, à plusieurs égards, établissent le passage entre les Scorpions et les Araignées, les organes femelles sont très-simples ;

ils consistent en deux sacs ou larges tubes ovariques qui se terminent chacun par un conduit étroit dont l'embouchure est située dans un vagin ou vestibule commun. Chez le mâle, l'orifice génital est placé comme chez la femelle, à la partie antérieure de la face inférieure de l'abdomen. Il y a : 1° une paire de testicules ayant la forme de tubes ondulés, portant dans leur portion subterminale des cæcums latéraux et terminés par un canal déférent ; 2° une paire de glandes accessoires composées de petits cæcums rameux ; 3° une paire de verges (b).

(a) Blanchard, *Organisation du Règne animal*, ARACHNIDES, p. 158, pl. 10, fig. 6, 7 et 8.
(b) Idem, *Op. cit.*, p. 198, pl. 11 *bis*, fig. 2-9.

tement indépendants de l'appareil producteur de la liqueur séminale.

Les organes génitaux de la femelle sont très-simples : ils consistent en deux grands sacs ovariens renfermant une bande de tissu stromatique à laquelle les œufs, en se développant, se trouvent suspendus ; en avant, ils sont terminés par un oviducte étroit qui va déboucher dans une fente transversale située à la partie antérieure de la face inférieure de l'abdomen, entre les deux orifices pulmonaires de la première paire (1).

Chez le mâle, les testicules sont disposés à peu près de la même manière ; ils consistent en deux glandes ovalaires terminées en avant par un long canal efférent qui va s'ouvrir au dehors, à côté de son congénère, dans une fente occupant la même place que la vulve de la femelle (2). Mais lors de l'accouple-

(1) Chez l'Araignée domestique (*Tegenaria domestica*), dont l'anatomie a été faite par Treviranus, les ovaires sont de grandes poches ovalaires ou plutôt piriformes, dans l'intérieur desquelles les œufs naissent en grand nombre de chaque côté d'une bande médiane (*a*). La conformation de ces organes est à peu près la même chez les Mygales (*b*) ; mais chez les Épéires ils sont subdivisés entièrement par des cloisons (*c*).

Les ovules sont d'abord logés dans l'épaisseur de la bande de tissu stromatique ou germinal, mais en grandissant, ils deviennent de plus en plus saillants dans la cavité du sac ovarique, et bientôt se trouvent suspendus chacun dans une capsule pédonculée. Leur développement a été étudié avec soin par M. Willich et par M. J. G. V. Carus (*d*).

(2) Les testicules de la Mygale Leblond consistent en deux glandes ovalaires formées par les circonvolutions d'un tube cylindrique dont l'extrémité constitue le canal déférent, lequel débouche au dehors à côté de son congénère (*e*). Chez le *Pholcus phalangista* (*f*) et chez la Tégénaire (*g*), la distinction entre le testicule et son canal excréteur est plus marquée.

(*a*) Treviranus, *Ueber den innern Bau der Arachniden*, pl. 4, fig. 52.

(*b*) Dugès, *Atlas du Règne animal de Cuvier*, ARACHNIDES, pl. 2, fig. 8.

— Blanchard, *Op. cit.*, ARACHNIDES, pl. 17, fig. 11, 14, 15.

(*c*) Audouin, art. ARACHNIDES (Todd's *Cyclop. of Anat.*, t. 1, p. 211).

(*d*) Willich, *Die Entstehung des Arachnideneies im Eierstocke* (Müller's *Archiv für Anat.*, 1849, p. 113, pl. 3).

— J. Carus, *Ueber die Entwicklung des Spinneneies* (*Zeitschr. für wissensch. Zool.*, 1850, t. II, p. 97, pl. 9).

(*e*) Blanchard, *Op. cit.*, pl. 17, fig. 6.

(*f*) Dugès, *Atlas du Règne animal de Cuvier*, pl. 4, fig. 12.

(*g*) Treviranus, *Op. cit.*, pl. 4, fig. 33.

ment, les deux individus se prennent par les mandibules et se placent l'un en face de l'autre, sans se rapprocher par l'abdomen ; le mâle se borne à porter sur la vulve de la femelle l'extrémité renflée des appendices buccaux auxquels les entomologistes donnent le nom de *palpes maxillaires* (1). Ces palpes existent aussi chez la femelle ; mais là ils sont cylindriques et grêles dans toute leur longueur, tandis que chez le mâle ils sont renflés vers le bout et y présentent une structure très-remarquable. Il y existe une cavité dans laquelle l'Animal recueille le sperme émis par les canaux éjaculateurs, et un organe comparable à un pénis, à l'aide duquel il introduit la matière fécondante dans la vulve de la femelle. Avant l'accouplement, on trouve ce réservoir chargé de sperme, et, après son application à l'entrée des voies génitales de la femelle, on a constaté la présence de ces corpuscules séminaux dans l'intérieur de celles-ci. La disposition de cet instrument copulateur varie beaucoup suivant les espèces ; mais on y trouve toujours un réservoir et un crochet canaliculé ou quelque autre appendice intromitteur ; souvent sa structure est extrêmement complexe (2).

(1) Treviranus constata que les organes génitaux intérieurs du mâle n'ont aucune communication avec les palpes, et il supposa que ces appendices n'agissaient qu'à la façon d'organes excitateurs pour disposer au coït ; mais les observations de Dugès et de quelques autres naturalistes prouvent qu'ils sont bien les instruments à l'aide desquels la fécondation s'opère (a).

(2) Pour plus de détails sur la conformation des palpes copulateurs chez les divers Aranéides, je renverrai aux descriptions et surtout aux figures qui en ont été données par Lyonet, Treviranus et divers zoologistes classificateurs (b).

(a) Dugès, *Observations sur les Aranéides* (*Ann. des sciences nat.*, 2ᵉ série, 1836, t. VI, p. 184).

— Blackwall, *Researches into the Structure, Functions and Economy of the Araneiden* (*Ann. of nat. Hist.*, 1845, t. XV, p. 226).

— Menge, *Ueber die Lebensweise der Arachniden* (*Neueste Schriften der Naturforschenden Gesellschaft in Danzig*, 1843, t. IV).

(b) Lyonet, *Recherches sur l'anatomie et les métamorphoses de différentes espèces d'Insectes*, pl. 8, fig. 4-8 ; pl. 9, fig. 1-10.

— Treviranus, *Innern Bau der Araneiden*, pl. 4, fig. 35-37.

— Savigny, *Arachnides* (*Atlas du grand ouvrage sur l'Égypte : Hist. nat.*, t. II).

Les particularités anatomiques que nous venons de passer en revue ne sont pas les seules qui méritent d'être signalées ici. Chez les Faucheurs, par exemple, l'ouverture génitale est refoulée en avant dans la région céphalo-thoracique, entre la base des pattes de la seconde paire, à peu de distance de la bouche, et dans les deux sexes elle donne passage à un gros appendice rétractile, à peu près cylindrique et démesurément long, qu'au premier abord on prendrait toujours pour un pénis, mais que l'on reconnaît, par un examen plus attentif, être tantôt un organe femelle, d'autres fois un organe mâle (1). Les testicules sont constitués par un nombre considérable de cæcums tubuliformes insérés à l'extrémité d'un canal déférent unique qui se rend dans le pénis (2). L'appareil femelle est plus compliqué : les ovaires consistent en une paire de sacs membraneux et piriformes qui sont confondus entre eux postérieurement et réunis en avant à l'extrémité d'un canal excréteur commun, de façon à représenter un anneau. L'oviducte commun dans lequel ils débouchent se dilate bientôt en une grande poche ovigère qui se recourbe sur elle-même, puis se

Appareil
génital
des
Faucheurs.

---

(1) Dans l'*Atlas du Règne animal* de Cuvier, j'ai représenté comparativement ces deux organes dans l'état d'érection (ARACHN., pl. 23, fig. 1 c et 1 e). Chez la femelle, sa longueur excède celle de la totalité du corps, et il se compose de deux portions tubulaires placées bout à bout. Chez le mâle, sa longueur est un peu moindre, et l'on remarque à son extrémité une espèce de gland crochu. Pour plus de détails relatifs à la structure de ces parties, je renverrai aux recherches de Treviranus et à une monographie anatomique des Phalangiens par M. Tulk (a).

(2) Suivant M. Lubbock, les cæcums allongés et tortueux que la plupart des anatomistes considèrent comme étant les testicules des Phalangiens (b) ne seraient que des glandes accessoires, et l'organe spermatique serait un tube très-allongé et très-contourné qui ne renferme pas de follicules rameux comme les précédents, et contient des corpuscules spermatiques (c).

(a) Treviranus, *Innerer Bau der ungeflügelten Insecten* (*Vermischte Schriften*, 1816, t. I, pl. 4, fig. 20-23).

— Tulk, *Upon the Anatomy of Phalangium opilio* (*Ann. of Nat. Hist.*, 1843, t. XII, p. 245 et 318).

(b) Tulk, *Op. cit.*, p. 250, pl. 4, fig. 21.

(c) Lubbock, *On the Generative Organs of* Annulosa (*Philos. Trans.*, 1861, p. 612, pl. 17, fig. 45).

rétrécit de nouveau et donne naissance à un canal grêle dont la portion terminale est engagée dans l'oviscapte protractile. Enfin, une paire de glandes accessoires qui débouchent également dans l'oviscapte complètent cet appareil (1).

Organes reproducteurs des Acariens.

Chez les Acariens, les organes de la génération se simplifient en général un peu. Les ouvertures sexuelles sont situées entre la base des pattes postérieures, et plusieurs de ces Animaux paraissent avoir un court pénis (2); mais nos connaissances relatives à la structure intérieure de la plupart de ces parasites sont trop incomplètes pour qu'il me paraisse utile de nous y arrêter ici.

§ 7. — Les œufs des Arachnides ne présentent d'ordinaire

(1) Les ovules se forment dans des capsules à la face interne du sac ovarique, et y sont suspendus par un pédoncule plus ou moins grêle. M. Lubbock a constaté que les capsules ovariennes ne sont pas limitées en dedans par une couche épithéliale, comme chez les Insectes et les Myriapodes, et que l'ovule est constitué en entier par une seule cellule, sans l'addition de corpuscules vitellogènes (a). Les œufs, après avoir quitté cet organe, s'accumulent dans le réservoir en forme de besace, qui est constitué par la portion élargie de l'oviducte commun. Ces parties, ainsi que les organes mâles, ont été représentées avec soin par Treviranus (*op. cit.*, pl. 4, fig. 20 et 21) et par M. Tulk (*op. cit.*, pl. 4, fig. 21, et pl. 5, fig. 26 et 27).

(2) Chez les Ixodes, l'accouplement se fait d'une manière singulière. Le mâle, beaucoup plus petit que la femelle, se tient fixé sous la partie moyenne du corps de celle-ci, et paraît s'y accrocher en enfonçant son armure buccale dans sa vulve (b). L'appareil génital de celle-ci se compose d'une paire de sacs ovariques allongés et d'une paire d'oviductes qui naissent de l'extrémité antérieure des ovaires, se dirigent en arrière en se dilatant, et se réunissent à leur extrémité postérieure pour constituer une poche médiane dont le col, dirigé en avant, se termine à la vulve placée entre la base des pattes postérieures.

La conformation générale de l'appareil mâle de ces Arachnides parasites est à peu près la même. Les testicules sont cylindroïdes, et leurs canaux déférents aboutissent à un grand réservoir séminal médian dont part un canal éjaculateur ou pénis (c).

(a) Lubbock, *Op. cit.* (*Philos. Trans.*, 1861, p. 610).
(b) De Geer, *Mém. pour servir à l'histoire des Insectes*, t. VII, p. 104, pl. 6, fig. 6).
— Ph. Müller, *Bemerkungen über einige Insekten* (Germar's *Magazin der Entomologie*, 1817, t. II, p. 280).
(c) Pagenstecher, *Beiträge zur Anatomie der Milben*, Heft 2, 1861, pl. 1, fig. 1 et 7; pl. 2, fig. 11, 12 et 13.

que peu de particularités importantes (1) ; mais il n'en est pas de même des produits de l'appareil mâle. Chez les Scorpions, la liqueur séminale est chargée de corpuscules fécondateurs qui sont très-agiles et pourvus d'une queue capillaire (2) ; mais chez les Aranéides, les corpuscules contenus dans les testicules, au lieu d'être des spermatozoïdes bien développés, comme d'ordinaire, sont des cellules arrondies, dans l'intérieur de chacune desquelles se trouve un corpuscule d'abord globulaire, puis plus ou moins allongé. Dans quelques cas, on a vu ce corpuscule, devenu cylindroïde, se dégager en partie de son enveloppe, de façon à faire saillie au dehors, et il y a lieu de penser qu'il devient un spermatozoïde, car on a vu dans le réservoir copulateur de quelques Araignées des filaments

(marge : Œufs. — Spermatozoïdes)

(1) Il est cependant à noter que M. Wittich a trouvé dans le vitellus de l'œuf de plusieurs Araignées un corps particulier sur la nature duquel on n'est que peu éclairé. Quelques auteurs le considèrent comme étant un corps vitellogène ; mais, d'après l'observation que je viens de citer, il persisterait et ne se modifierait que peu, pendant que l'embryon se développe (a).

Les téguments de l'œuf sont minces et paraissent être constitués seulement par la tunique vitelline (b).

Le vitellus est en général coloré d'une manière intense, et présente l'aspect d'une émulsion formée de grosses gouttelettes de matière grasse suspendues dans un liquide peu abondant (c). La vésicule germinative disparaît avant la ponte. M. Balbiani a constaté des mouvements amœbiformes très-prononcés dans la tache germinative de l'œuf de plusieurs Aranéides (d).

(2) Ces spermatozoïdes sont très-petits. Dans l'intérieur des testicules ils ne paraissent être constitués que par des corpuscules globuleux ; mais dans les canaux déférents, ainsi que dans le réservoir séminal, on leur voit une queue très-grêle, et ils deviennent fort agiles (e). Lorsque leur développement est complet, ils sont filiformes (f).

(a) Wittich, *Op. cit.* (Müller's *Archiv für Anat. und Physiol.*, 1849, p. 113, pl. 3, fig. 3).

(b) Siebold, *Nouveau Manuel d'anatomie comparée*, t. I, p. 530.

— V. Carus, *Op. cit.* (*Zeitschrift für wissensch. Zool.*, 1850, t. II, p. 97, pl. 9).

(c) Herold, *Exercitationes de Animalium vertebris carentium in ovo formatione*, pars I, 1824, pl. 1, fig. 1. — *Recherches sur le développement de l'œuf des Araignées* (*Ann. des sciences nat.*, 1838, t. XIII, p. 251, pl. 8, fig. 1).

— Claparède, *Recherches sur l'ovulation des Araignées*, p. 5, pl. 1, fig. 1 (*Mém. de la Soc. des arts et sciences d'Utrecht*, 1862).

(d) Balbiani, *Sur les mouvements qui se manifestent dans l'œuf de quelques Animaux* (*Comptes rendus de la Soc. de biologie*, 1864, t. I, p. 64).

(e) Blanchard, *Organisation du Règne animal*, ARACHNIDES, p. 101, pl. 7, fig. 5.

(f) Kölliker, *Die Bildung der Samenfäden*, pl. 2, fig. 16 (*Schweizerische Gesellschaft für Naturwissensch.*, t. VIII, 1846).

qui leur ressemblent beaucoup et qui étaient pourvus d'un
appendice caudal. Mais l'histoire de ces produits fécondateurs
est encore très-incomplète et très-obscure (1).

§ 8. — Aujourd'hui la plupart des zoologistes s'accordent à
ranger dans la classe des Arachnides les singuliers Animaux
que Spallanzani appelait des *Tardigrades*, et que l'on désigne
sous le nom générique de *Macrobiotus*. En effet, ces petits
êtres ressemblent à des Arachnides plus qu'à tout autre type du
Règne animal ; mais ils en diffèrent beaucoup, et si l'on ne
craignait de trop multiplier les classes, il serait peut-être préférable d'en former un groupe distinct. Ainsi, non-seulement
ils diffèrent des Arachnides proprement dits par l'absence
d'une région abdominale ; mais, au lieu d'avoir les sexes
distincts, comme tous ces Animaux, ils paraissent être hermaphrodites. Doyère, à qui on doit un excellent travail sur
l'anatomie et la physiologie de ces Animalcules, leur a trouvé
un ovaire situé au-dessus du tube digestif, suivi d'une poche
ou réservoir ovigère et allant s'ouvrir dans le cloaque ; une
vésicule séminale qui contient parfois des spermatozoïdes, et
une paire d'organes glandulaires qu'il considère comme étant
des testicules (2). Il est aussi à noter que l'orifice génital, au

Organes reproducteurs des Tardigrades.

(1) MM. Siebold, Wagner et Leuckart ont examiné les produits de la sécrétion spermatique chez quelques Aranéides (a).

Les corpuscules spermatiques des Ixodes sont filiformes (b).

(2) Il ne me paraît pas suffisamment démontré que ces parties soient réellement les organes producteurs du sperme, et que la poche considérée par Doyère comme une vésicule séminale mâle ne soit pas une poche copulatrice femelle faisant fonction de réceptacle séminal (c).

Chez les *Macrobiotus*, les spermatozoïdes sont des globules pourvus d'un appendice filiforme aux deux pôles (d).

(a) Siebold, *Nouveau Manuel d'anatomie*, t. I, p. 530.
— Wagner et Leuckart, art. SEMEN (Todd's *Cyclop. of Anat. and Physiol.*, t. IV, p. 491, fig. 372-375).
(b) Pagenstecher, *Beitr. zur Anat. der Milben*, Heft 2, pl. 2, fig. 14.
(c) Doyère, *Mém. sur les Tardigrades* (*Ann. des sciences nat.*, 2ᵉ série, t. XIV, p. 351 et suiv., pl. 16, fig. 1-4).
(d) Doyère, *Op. cit.* (*Ann. des sciences nat.*, 2ᵉ série, 1840, t. XIV, pl. 6, fig. 5).

lieu d'être situé très-loin de l'anus, vers le milieu ou le tiers antérieur du corps, ainsi que cela a toujours lieu chez les Arachnides proprement dits, se trouve placé immédiatement au-dessous de l'extrémité postérieure du tube digestif, dans un cloaque commun.

§ 9. — Dans la classe des Crustacés, les sexes sont en général séparés et la fécondation intérieure ; mais, la plupart des espèces qui composent le groupe naturel des Cirripèdes sont androgynes, et, parmi les Entomostracés, il en est plusieurs qui sont susceptibles de se multiplier par parthénogénésie. En général, le mâle se distingue de la femelle par diverses particularités de forme, aussi bien que par la disposition des organes reproducteurs essentiels ou accessoires. Ainsi, chez les Crabes, les pinces sont presque toujours plus fortes chez le mâle (1) et l'abdomen est moins large (2). Chez les espèces qui sont parasites, la femelle devient en général beaucoup plus grande que le mâle, et, contrairement à ce qui a lieu d'ordinaire, elle présente souvent des singularités de structure qui lui sont propres et qui varient extrêmement chez les divers membres d'un même groupe naturel. Quelquefois la différence de taille est énorme, et le mâle est au moins vingt fois plus petit que la femelle (3). Chez les Crabes, les Écrevisses et les

---

(1) Cette différence dans la grandeur des pinces est très-marquée chez quelques Décapodes brachyures de nos côtes : par exemple, le *Maia squinado* (a), et le *Corystes cassivelaunus* (b) ; mais est portée à son plus haut degré chez les Gélasimes, où le mâle a une de ses pinces petite et grêle comme celles de la femelle, tandis que l'autre est d'une grandeur démesurée (c).

(2) L'élargissement de l'abdomen de la femelle se lie, comme nous le verrons bientôt, au mode d'incubation des œufs.

(3) Cette inégalité de taille est très-

(a) Voyez Leach, *Malacostraca podophthalmata Britanniæ*, pl. 1, fig. 1 (mâle) ; fig. 2 (femelle).
(b) Idem, *Op. cit.*, pl. 18, fig. 1 (mâle) ; fig. 6 (femelle).
(c) Voyez l'*Atlas du Règne animal* de Cuvier, CRUSTACÉS, pl. 18, fig. 1.

autres Crustacés de l'ordre des Décapodes, les ouvertures génitales sont toujours doubles et placées symétriquement des deux côtés de la face inférieure du corps, dans la région thoracique, mais leur position est très-différente, suivant les sexes. Chez le mâle, elles occupent toujours la base des pattes de la cinquième paire ou la partie adjacente du plastron sternal, et appartenant par conséquent au dernier anneau du thorax, tandis que chez la femelle, les vulves sont toujours placées plus en avant, sur l'antépénultième segment thoracique ou à la base des pattes correspondantes. Les organes reproducteurs internes sont également pairs, et ceux d'un côté sont complétement ou presque complétement indépendants de ceux de l'autre côté du corps; aussi, dans quelques cas tératologiques, l'une des moitiés de ce système a constitué un appareil mâle parfait, tandis que l'autre moitié réunissait tous les caractères anatomiques d'un appareil femelle apte à fonctionner (1).

J'ajouterai aussi que tous les Animaux de cette classe sont ovipares, mais que plusieurs d'entre eux sont pourvus d'organes incubateurs extérieurs, dans lesquels les jeunes se développent et parfois restent même assez longtemps après l'éclosion.

Organes reproducteurs des Crustacés. § 10. — Dans le groupe naturel des Brachyures, qui se compose des Crustacés auxquels on applique communément le nom de *Crabes*, la structure de l'appareil reproducteur est

grande chez les Bopyres et les Iones (a); mais elle est encore plus remarquable chez plusieurs Lernéens. En effet, Nordmann a constaté que chez beaucoup de ces Crustacés parasites, le mâle, d'une petitesse presque microscopique, se tient caché sous l'extrémité postérieure de l'abdomen de la femelle (b).

(1) Un cas très-remarquable de cet hermaphrodisme bilatéral a été observé chez le Homard (c).

(a) Voyez l'*Atlas du Règne animal* de Cuvier, CRUSTACÉS, pl. 59, fig. 1 (mâle); fig. 1 *a* (femelle).
(b) Nordmann, *Mikroscopische Beiträge*, t. II, p. 66, pl. 5, fig. 1.
(c) Nicholls, *An Account of one Hermaphrodite Lobster* (*Philos. Trans.*, 1730, p. 290, pl. n° 414, fig. 3 et 4).

partout à peu près la même. Chez la femelle, on trouve dans la région céphalothoracique du corps, sous la carapace, une paire d'ovaires qui reposent sur le foie et s'étendent horizontalement depuis les côtés de l'estomac jusqu'à la base de l'abdomen, en passant sous le cœur. Chacun de ces organes est constitué par deux cæcums tubulaires ou sacs placés bout à bout et confondus dans leur point de jonction, où ils se continuent en dessous avec un oviducte. L'une de ces cornes ou poches ovariques se dirige en arrière et s'accole à sa congénère dans sa portion terminale ; l'autre se porte en avant, et, après s'être unie à celle du côté opposé au moyen d'une branche transversale, elle longe l'estomac, puis se recourbe en dehors en décrivant un arc de cercle dont la concavité est tournée en arrière (1). L'oviducte qui, de chaque côté du corps, fait suite à ces cæcums horizontaux, plonge verticalement entre le foie et les muscles des flancs pour gagner la face inférieure du thorax, et va aboutir à la vulve correspondante, mais, avant d'y arriver, il donne insertion à une grosse poché copulatrice ou réceptacle séminal qui surmonte cet orifice. Enfin, les vulves sont des ouvertures circulaires pratiquées dans le plastron sternal, entre la base des pattes de la troisième paire et cachées sous l'abdomen, qui, chez tous ces Crustacés, est habituellement reployé sous le thorax (2). Le plastron sternal est concave, et l'espèce

(1) Les cornes antérieures des ovaires sont beaucoup plus longues que les postérieures, et, lorsque ces organes sont dans l'état de vacuité, ils affectent la forme de tubes cylindriques à parois épaisses et blanchâtres (*a*) ; mais lorsqu'ils sont distendus par les œufs, ils sont bosselés irrégulièrement, et offrent l'aspect de poches membraneuses à parois très-minces. Cavolini en a donné une très-bonne description chez les Grapses de la Méditerranée (*b*).

(2) L'abdomen des Crabes est mince, élargi et appliqué contre le plastron sternal (*c*); il constitue ce que l'on nomme vulgairement le *tablier* de ces Animaux.

(*a*) Exemple : le *Maïa squinado ;* voy. Milne Edwards, *Histoire naturelle des Crustacés*, t. I, p. 170, pl. 5, fig. 1, et pl. 12, fig. 12.
(*b*) Cavolini, *Memoria sulla generazione dei Pesci e dei Granchi*, 1787, p. 158, pl. 2, fig. 4.
(*c*) Voyez Milne Edwards, *Op. cit.*, pl. 3, fig. 2, 4 et 5.

de couvercle constitué par l'abdomen ainsi reployé est bombé en sens contraire. Il en résulte que ces parties, tout en se rencontrant par leurs bords, laissent entre elles un espace libre dans lequel les oviductes viennent déboucher. L'espèce de boîte ainsi constituée renferme aussi une double série d'appendices ou fausses pattes abdominales qui se terminent par deux branches et sont garnies de longs poils. Or, les œufs, au moment de la ponte, sont revêtus d'une matière gluante, et, en tombant dans cette cavité, ils se collent aux poils dont je viens de parler ; ils restent donc suspendus aux fausses pattes de l'abdomen, et l'espace compris entre cette portion du corps et la face inférieure du thorax devient de la sorte une chambre incubatrice (1).

Organes génitaux des Macroures. — Chez les Décapodes Anomoures et Macroures, la constitution de l'appareil femelle est à peu près la même (2), si ce n'est que les réceptacles séminaux manquent ; qu'en général les vulves sont placées sur l'article basilaire des pattes de la troisième paire, au lieu d'occuper la partie adjacente du plastron sternal (3) ; enfin, que l'abdomen, beaucoup plus développé et

---

(1) Quelquefois les jeunes restent dans cette espèce de boîte pendant assez longtemps après l'éclosion, chez le *Naxia serpulifera*, par exemple.

(2) Il est cependant à noter que quelquefois les sacs ovariques sont très-raccourcis, et les deux postérieurs confondus en une seule masse, de façon que l'ovaire devient trilobé : cela se voit chez l'Écrevisse (a), tandis que chez le Homard la disposition de ces parties n'offre rien d'exceptionnel.

Chez les Scyllares, ils sont également séparés dans toute leur longueur, excepté dans le point occupé par le prolongement transversal post-stomacal (b).

Chez les Pagures, les ovaires sont rejetés en arrière, et se trouvent presque entièrement dans la région abdominale du corps. Il en est de même chez les Callianasses.

(3) Cette disposition existe chez tous les Anomoures (c), et elle est égale-

(a) Roesel, *Insectenbelustigung*, 1er suppl., p. 60, fig. 24 et 25.

(b) Delle Chiaje, *Descrizione e notomia degli Animali invertebrati della Sicilia citeriore*, pl. 87, fig. 6.

(c) Exemples : les Dromies ; voyez l'*Atlas du Règne animal*, Crustacés, pl. 40, fig. 1 i.

— Les Ranines, *loc. cit.*, pl. 41, fig. 1 d.

— Les Lithodes, Milne Edwards et Lucas, *Crustacés nouveaux* (Archives du Muséum, t. II, pl. 26, fig. 1).

faisant fonction de rame natatoire, ne reste pas appliqué contre la face inférieure du thorax, de sorte qu'il n'y a pas de chambre incubatrice, bien que les œufs soient suspendus comme d'ordinaire aux fausses pattes dépendantes de cette partie du corps (1). Chez les Mysis, ils ne sont pas logés de la même manière, mais se développent sous le thorax, dans une sorte de poche formée par le rapprochement de deux grands appendices foliacés qui naissent de la base des pattes et se dirigent en avant (2).

§ 11. — Les testicules des Décapodes sont situés de la même manière que les ovaires, et ressemblent beaucoup à ces organes par leur forme extérieure (3). En général, ils sont presque entièrement indépendants l'un de l'autre, et, chez la plupart

Organes mâles.

ment générale chez les Macroures (*a*), lors même que le plastron sternal est élargi entre les pattes de la 3e paire.

(1) La matière agglutinative qui est étendue sur chaque œuf, et qui le fixe aux poils des fausses pattes à l'aide d'un prolongement en forme de pédoncule, ne provient pas des parois de l'oviducte, mais est sécrétée par des glandules sous-cutanées situées à la face inférieure de l'abdomen, entre la base des appendices dont je viens de parler (*b*).

Il est également à noter que, chez divers Anomoures, les fausses pattes ovifères n'existent que d'un seul côté du corps (*c*).

(2) Les Mysis sont de petits Crustacés qui ressemblent beaucoup aux Salicoques, mais qui ont toutes les pattes natatoires. La chambre incubatrice est très-grande et fait saillie en arrière du thorax, entre la base des pattes (*d*).

(3) Les deux testicules de ces Crustacés sont reliés entre eux par une petite bande transversale située derrière l'estomac (*e*).

(*a*) Exemple : l'Écrevisse ; voy. l'*Atlas du Règne animal*, CRUSTACÉS, pl. 49, fig. 2 c.
(*b*) Lereboullet, *Recherches sur le mode de fixation des œufs aux fausses pattes abdominales dans les Écrevisses* (*Ann. des sciences nat.*, 4e série, 1860, t. XIV, p. 359, pl. 17).
(*c*) Exemples : les Pagures ; voyez le *Règne animal* de Cuvier, CRUSTACÉS, pl. 44, fig. 1 et 2.
— Les Birgus ; voy. le *Règne animal*, CRUSTACÉS, pl. 43, fig. l, g.
— Les Lithodes ; voy. Milne Edwards et Lucas, *Op. cit.* (*Archives du Muséum*, t. II, pl. 26, fig. 2).
(*d*) Thompson, *On the genus Mysis or Opossum Shrimp* (*Zoological Researches*, p. 13, pl. 1, fig. 1).
— Milne Edwards, *Histoire des Crustacés*, t. II, pl. 26, fig. 7 et 8. — *Atlas du Règne animal*, pl. 54 bis, fig. 3.
(*e*) Exemples : le Homard ; voy. Milne Edwards, *Histoire naturelle des Crustacés*, t. I, pl. 12, fig. 15.
— La Langouste ; voy. l'*Atlas du Règne animal* de Cuvier, CRUSTACÉS, pl. 6, fig. 4.

des Macroures, chacun d'eux se compose de deux lobes allongés dirigés l'un en avant, l'autre en arrière, et réunis sur un canal excréteur commun. Cette disposition est facile à constater chez la Langouste ou le Homard (1); mais, chez l'Écrevisse, les lobes postérieurs sont confondus entre eux sur la ligne médiane, en sorte que l'ensemble de l'appareil est trilobé comme l'ovaire (2). Chez les Brachyures, les lobes postérieurs sont fort réduits ou manquent, mais les lobes antérieurs sont très-volumineux et se prolongent en arc dans les régions hépatiques du céphalothorax (3). Ces organes se composent de tubes capillaires très-grêles et d'une longueur excessive, qui se pelotonnent sur eux-mêmes en décrivant des sinuosités presque innombrables. Chez quelques espèces, ils s'élargissent peu à peu pour aller constituer le canal déférent commun, et il n'y a pas de ligne de démarcation bien tranchée entre ces deux portions de canaux (4); mais d'autres fois la distinction est très-nette (5). On remarque aussi quelques différences dans la

(1) Ces lobes sont aussi très-courts, de sorte que la forme des testicules est à peu près la même que celle des ovaires (*a*).

(2) Chez les Pagures, les testicules, de même que les ovaires, ne sont pas placés comme d'ordinaire dans la région thoracique, sur les côtés de l'estomac, mais sont situés au-dessus du foie, dans l'abdomen (*b*).

(3) Chez le Carcin ménade, les lobes postérieurs des testicules sont bien développés (*c*), mais chez le Tourteau (*Cancer pagurus*) ils manquent.

(4) Par exemple, chez le *Maia squinado*.

(5) Chez le Tourteau (*Cancer pagurus*), par exemple, chaque lobe latéro-antérieur est formé de quatre lobules constitués par des vaisseaux spermatiques vermiculaires; ceux-ci se continuent avec un vaisseau plus large, très-contourné et fort long, qui constitue de chaque côté une pelote arrondie, et qui, à son tour, est suivi d'un canal beaucoup plus gros. Ce dernier décrit aussi de nombreuses circonvolutions sur les côtés de l'estomac, et sert évidemment de réservoir pour le sperme (*d*). Au devant du cœur, ce canal déférent s'enfonce entre la masse viscérale et les cellules épi-

(*a*) Voyez l'*Atlas du Règne animal* de Cuvier, CRUSTACÉS, pl. 5, fig. 5.
(*b*) Milne Edwards, CRUSTACÉS de l'*Atlas du Règne animal* de Cuvier, pl. 6, fig. 1.
(*c*) Idem, *ibid.*, CRUSTACÉS, pl. 1.
(*d*) Idem, *ibid.*, CRUSTACÉS, pl. 1.

conformation des canaux déférents qui descendent de chaque côté du foie pour gagner la face inférieure du dernier anneau thoracique et s'y continuent avec les pénis membraneux (1). Les tubes testiculaires sont tapissés d'un tissu spermatogène qui, à l'époque de l'activité fonctionnelle de ces organes, donne naissance à des espèces de bourgeons utriculaires ou ampoules, dans l'intérieur desquelles des vésicules secondaires en grand nombre se développent, et, en devenant libres, constituent les corpuscules spermatiques sur lesquels j'aurai bientôt à revenir. Chez la plupart des espèces, ces vésicules sont fusiformes et pendent dans la cavité du tube séminifère, mais quelquefois elles font saillie au dehors, par exemple chez les Galatées (2).

Les pénis membraneux sont constitués par la portion subterminale de ces mêmes tubes qui, sur une longueur plus ou moins considérable, s'élargissent beaucoup et y ont des parois épaisses. Cette portion dilatée du canal vecteur du sperme est susceptible de se dérouler au dehors en passant par l'orifice génital, aux bords duquel elle s'insère, et elle constitue ainsi un appendice tubulaire faisant fonction de pénis. En général, l'ouverture génitale par laquelle cette verge passe est pratiquée dans l'article basilaire ou hanche de chacune des

Organes copulateurs.

mériennes, pour gagner la face ventrale du thorax et se rendre dans l'article basilaire de la patte postérieure correspondante. La conformation des organes mâles est à peu près la même chez les Hyas (a).

(1) Ainsi, chez la Langouste, la portion subterminale du canal éjaculateur est fort dilatée et renferme dans son intérieur un tube très-contourné sur lui-même.

(2) Pour plus de détails au sujet de la structure interne des testicules des Crustacés, je renverrai aux publications faites sur ce sujet par M. Kölliker et M. Goodsir (b).

(a) Goodsir, *Anatomical and Pathol. Observ.*, p. 36, pl. 4, fig. 8.

(b) Kölliker, *Beiträge zur kenntniss der Geschlechtsverhältnisse und der Samenflüssig Keit wirbelloser Thiere*, 1841, p. 9 et suiv., pl. 2, fig. 21, et pl. 3, fig. 22.

— Goodsir, *The Testis and its Secretion in the Decapodous Crustaceans* (Anatomical and Pathol. Observations, 1845, p. 35, pl. 4 et 5).

pattes thoraciques de la dernière paire ; mais, chez quelques Brachyures, elle occupe la portion adjacente du plastron sternal (1), et quoi qu'il en soit à cet égard, elle se trouve presque toujours en rapport avec la base d'un appareil copulateur constitué par une ou deux paires des fausses pattes abdominales que nous avons vues servir à la suspension des œufs chez la femelle (2).

Chez les Écrevisses et la plupart des autres Macroures, où chacun des anneaux de l'abdomen porte une paire d'appendices chez les individus de l'un et de l'autre sexe, ce sont les fausses pattes de la première paire seulement qui sont employées de la sorte, et chacune d'elles constitue un stylet canaliculé dont la base s'applique contre l'orifice génital correspondant, et dont la gouttière paraît être disposée, soit pour guider la verge mem-

(1) Les orifices sexuels du mâle n'occupent le plastron sternal que chez certains Brachyures de la famille des Catométopes, tels que les Gécarcins (a) et les Ocypodes (b). Chez quelques espèces de ce groupe, ils sont placés dans une échancrure du bord latéral par lequel le sternum s'articule avec les pattes postérieures (c), et, chez d'autres, le pénis membraneux, tout en sortant par des trous pratiqués dans l'article basilaire de ces pattes, est ensuite reçu dans une rainure ou canal transversal du plastron qui va aboutir dans la portion déprimée de ce bouclier vertical que recouvre l'abdomen (d). Chez les Thel-phusiens (e) et les Brachyures des autres familles, ainsi que chez les Anomoures et les Macroures, ces orifices sont pratiqués dans l'article basilaire des pattes postérieures, et souvent leurs bords s'élèvent de façon à constituer un tubercule percé au sommet.

(2) Chez les Lithodes, les Birgus et les Cancelles, ces appendices copulateurs manquent complétement ; chez les Pagures, ils sont en général rudimentaires (f). Chez les Salicoques, les fausses pattes abdominales existent comme chez les autres Macroures, mais ne sont pas modifiées de façon à servir d'instrument copulateur ou excitateur.

(a) Milne Edwards, *Histoire des Crustacés*, t. I, p. 168, pl. 18, fig. 6.
(b) Voyez l'*Atlas du Règne animal* de Cuvier, CRUSTACÉS, pl. 17, fig. 1 *j*.
(c) Exemples : les GRAPSES ; voy. le *Règne animal*, CRUSTACÉS, pl. 22, fig. 1 *f*.
— Les Plagusies ; voy. le *Règne animal*, CRUSTACÉS, pl. 25, fig. 3 *d*.
(d) Exemples : les *Carcinoplax*, les *Prionoplax*, etc.
(e) Voyez l'*Atlas du Règne animal*, CRUSTACÉS, pl. 25, fig. 2 *d*.
(f) Milne Edwards, *Observations sur les Pagures* (*Ann. des sciences nat.*, 2e série, t. VI, pl. 14, fig. 1 *a*).

braneuse, soit à conduire le liquide séminal qui s'en échappe. Chez les Brachyures, le mâle n'est pourvu que de deux paires de ces appendices abdominaux, et ceux-ci s'engaînent l'un dans l'autre de façon à former un organe copulateur dont la structure est plus complexe (1). Dans l'état de repos, les deux verges cornées ainsi constituées sont cachées entre l'abdomen et le plastron sternal ; mais, lorsque l'Animal redresse la portion postérieure de son corps, elles deviennent saillantes, et c'est probablement par leur intermédiaire que la liqueur spermatique se trouve introduite dans les réceptacles séminaux de la femelle (2). Il y a quelque raison de penser que chez les Macroures et les autres Décapodes qui n'ont pas de réservoir copulateur, le sperme est répandu sur les œufs au moment

(1) Chez ces Décapodes, les appendices abdominaux de la première paire sont très-petits et s'engagent dans la gaîne formée par les fausses pattes de la seconde paire. Celles-ci se composent d'un article basilaire gros et court et d'une seconde pièce qui est très-allongée et recourbée sur elle-même longitudinalement, de façon à former une gouttière ou même un canal tubulaire ; son extrémité est souvent crochue et donne quelquefois insertion à un troisième article qui est grêle et styliforme. Du reste, la forme de ces appendices varie beaucoup suivant les genres et même suivant les espèces, et pour plus de détails à ce sujet, je renverrai aux planches carcinologiques dans lesquelles on en a donné des figures, et à un mémoire spécial de Duvernoy (a).

(2) La grosseur de ces verges, comparativement aux dimensions des vulves chez plusieurs Brachyures, m'avait fait penser que probablement ces appendices ne pénétraient pas dans l'intérieur des organes sexuels de la femelle et servaient seulement à y diriger le pénis membraneux (b). Mais on a constaté depuis lors, qu'à l'époque où le rapprochement sexuel a lieu, le test de la femelle est ramolli (c), ce qui expliquerait la dilatation des ouvertures sexuelles, et l'on a vu que chez le Carcin ménade les fausses pattes styliformes du mâle s'y enfoncent (d).

(a) Voyez Savigny, CRUSTACÉS du grand ouvrage sur *l'Égypte.*
— *L'Atlas du Règne animal* de Cuvier, CRUSTACÉS, pl. 7, fig. 1 n, 1 o ; pl. 9, 16, etc.
— Duvernoy, *Fragments sur les organes de génération de divers Animaux*, p. 35 et suiv., pl. 2 et 3 (*Mém. de l'Acad. des sciences*, t. XXIII).
(b) Milne Edwards, *Histoire naturelle des Crustacés*, t. I, p. 169.
(c) Bouchard-Chantereaux, *Catalogue des Crustacés observés dans le Boulonnais*, 1833.
(d) Lafresnaye, *Observ. sur l'accouplement du Crabe commun de nos côtes* (*Revue zoologique*, 1848, p. 279).

de la ponte; mais, chez les Brachyures, la présence de matière fécondante dans ces poches a été constatée (1).

Organes
génitaux
des
Squilles.

§ 12. — Dans le petit groupe des Stomapodes, formé par les Squilles et les genres voisins, les ovaires sont confondus en une seule glande impaire et lobulée latéralement, qui occupe presque toute la longueur du corps, mais qui donne naissance à deux oviductes (2).

Les testicules de ces Crustacés consistent en un paquet de tubes blanchâtres très-contournés qui repose sur le foie, et qui, de chaque côté, envoie un canal déférent dans l'article basilaire des pattes postérieures où se trouve un petit pénis tubulaire et non rétractile (3).

(1) En étudiant les Crustacés des côtes de la Bretagne, en 1827, j'ai trouvé un Tourteau femelle qui s'était accouplé depuis peu, et qui portait enfoncé dans chacune des poches copulatrices un corps blanc, cylindrique et mou, qui m'a paru être la portion terminale de la verge membraneuse du mâle, séparée du reste des organes sexuels de celui-ci (a). Je regrette de n'avoir pas eu l'occasion de répéter cette observation depuis que mon attention a été portée sur les spermatophores, car il serait fort possible que l'espèce de bouchon en question laissé dans les vulves fût un corps de cette nature plutôt qu'un fragment du pénis.

(2) Lorsque les Squilles que l'on dissèque ont été conservées dans l'alcool, les viscères sont très-difficiles à distinguer entre eux, et cela explique beaucoup d'erreurs qui ont été commises au sujet de la disposition des ovaires (b). Ces organes n'entourent pas le canal digestif, mais le recouvrent en grande partie, ainsi qu'on peut le voir dans une figure que j'ai dessinée d'après l'animal frais (c).

(3) M. Siebold me paraît avoir confondu le foie avec ces organes, qui ne ressemblent pas du tout aux ovaires, et sont ramassés entre le foie et le cœur à la partie antérieure de l'abdomen (d). Les deux verges sont très-faciles à reconnaître (e).

(a) Milne Edwards, *Histoire des Crustacés*, t. I, p. 174.
(b) Duvernoy, *Sur le foie des Animaux sans vertèbres* (Ann. des sciences nat., 2ᵉ série, 1830, t. VI, p. 248).
— Siebold, *Nouveau Manuel d'anatomie comparée*, t. I, p. 478.
(c) *Atlas du Règne animal* de Cuvier, CRUSTACÉS, pl. 56, fig. 1 b.
(d) Milne Edwards, *loc. cit.*, CRUSTACÉS, pl. 55 bis.
— Delle Chiaje, *Animali invertebrati della Sicilia citeriore*, pl. 86, fig. 4.
(e) Voyez l'*Atlas du Règne animal*, CRUSTACÉS, pl. 58, fig. 1.

L'appareil de la génération n'est que très-imparfaitement connu dans la division des Édriophthalmes. Les ovaires consistent en une paire de sacs cylindriques qui sont indépendants l'un de l'autre ; au niveau du cinquième anneau thoracique, ils donnent naissance à un oviducte qui, de chaque côté du corps, descend vers le sternum (1). Les œufs sont retenus sous le thorax par des appendices foliacés qui naissent de la base des pattes, et qui se replient horizontalement en dedans, de façon à constituer souvent par leur réunion une grande chambre incubatrice (2).

L'appareil mâle présente aussi des particularités de struc-

Organes
génitaux
des
Édriophthalmes

(1) M. Lereboullet, qui a disséqué avec beaucoup de soin les Cloportes, a très-bien représenté les ovaires de ces Animaux, et a suivi les oviductes jusque sur l'anneau sternal du cinquième segment thoracique ; mais il n'a pu apercevoir leur embouchure (a). Je suis porté à croire, cependant, qu'ils aboutissent à une vulve unique située dans ce point.

Chez les Cyames, les ovaires sont disposés de même, mais les oviductes débouchent au dehors par deux vulves ciliaires, à la face inférieure du quatrième anneau thoracique (b).

(2) Chez les Crevettines, les Talitres et les autres Édriophthalmes de l'ordre des Amphipodes, ces appendices sont étroits, allongés et ciliés sur les bords (c), mais ne constituent qu'un système suspenseur très-incomplet. Chez les Isopodes, ils sont foliacés, très-larges, et en général assez longs pour chevaucher les uns sur les autres transversalement, aussi bien que d'arrière en avant, de sorte qu'ils ferment complétement en dessus l'espace qui correspond à la face sternale de la région thoracique (d). Chez les Bopyres (e), ces lames se recouvrent sur les côtés du corps sans clore la chambre incubatrice au milieu ; mais comme ces Crustacés parasites vivent fixés sous les téguments d'un autre animal, les œufs n'en sont pas moins bien protégés.

Chez les Læmodipodes, il existe aussi une chambre incubatrice close, qui est constituée d'une manière analogue (f).

(a) Lereboullet, *Mém. sur les Crustacés de la famille des Cloportides*, p. 113, pl. 9, fig. 166 (*Mém. de la Soc. d'hist. nat. de Strasbourg*, 1853, t. IV).

(b) Roussel de Vauzenne, *Mém. sur le Cyamus Ceti* (*Ann. des sciences nat.*, 2ᵉ série, 1834, t. I, p. 250, pl. 9, fig. 19).

(c) Voyez l'*Atlas du Règne animal* de Cuvier, Crustacés, pl. 58, fig. 2 g, c, et pl. 61, fig. 1 g, c.

(d) Exemple : le *Cymothoe œstre* ; voy. le *Règne animal*, Crustacés, pl. 65, fig. 2 a.

(e) Voyez le *Règne animal*, Crustacés, pl. 61, fig. 1 a.

(f) Exemples : le *Cyame de la Baleine* ; voy. Roussel de Vauzenne, *Mém. sur le Cyamus Ceti* (*Ann. des sciences nat.*, 2ᵉ série, 1834, t. I, pl. 8, fig. 3). — Les *Chevrolles* ; voy. l'*Atlas du Règne animal*, Crustacés, pl. 63, fig. 1 a.

ture que je ne dois pas passer sous silence. Les testicules de plusieurs Isopodes ressemblent beaucoup à ce que nous avons vu chez divers Insectes; ils se composent d'un petit nombre d'utricules fusiformes insérés sur un conduit déférent qui va s'unir à son congénère pour déboucher au dehors par un canal éjaculateur commun logé dans un pénis médian (1).

Organes génitaux des Apus, des Entomostracés, etc. Chez quelques Crustacés Brachiopodes, les *Apus*, par exemple, les ovaires sont rameux et envahissent une grande partie de la cavité viscérale. On y remarque aussi quelques particularités dans la constitution des réceptacles incubateurs (2).

(1) Ainsi, chez les Lygies, je n'ai trouvé de chaque côté du corps que trois petits sacs testiculaires fusiformes, s'embranchant sur un tube excréteur commun qui allait rejoindre son congénère à la face inférieure du premier segment de l'abdomen (a).

M. Lereboullet a trouvé chez les Cloportides une structure plus complexe. D'après cet anatomiste, la portion initiale des organes mâles se compose d'utricules testiculaires de forme irrégulière, communiquant par des canaux très-étroits avec les trois paires de capsules fusiformes qui débouchent à leur tour, de chaque côté du corps, dans un canal éjaculateur dilaté en forme de réservoir, et allant se terminer sur la ligne médiane à la base de l'abdomen, où se trouve une paire d'appendices copulateurs (b).

Chez les Crevettines, les testicules consistent en une paire d'organes glandulaires de forme ovalaire, qui sont rapprochés l'un de l'autre à la partie dorsale des deux derniers anneaux thoraciques, et qui donnent naissance à des canaux déférents dont l'extrémité inférieure aboutit au dehors, à la base des pattes de la septième paire, où elle constitue une petite verge cylindrique (c).

(2) Les canaux rameux qui forment les ovaires se terminent par des cæcums ampulliformes, et se rendent dans une paire de sacs membraneux qui sont disposés longitudinalement, et qui, vers le milieu de leur longueur, donnent naissance à un court tube dont l'embouchure correspond à la base des pattes de la cinquième paire (d). Ces appendices ne constituent pas, comme

(a) Milne Edwards, *Hist. des Crustacés*, t. I, p. 168, pl. 12, fig. 13.
(b) Lereboullet, *Mém. sur les Crustacés de la famille des Cloportides*, p. 108, pl. 8, fig. 158, 16[1], 16[2]; pl. 9, fig. 163-165.
(c) Spence Bate, *On British Edriophthalma* (*Report of the British Associat. for the Advancem. of Sciences*, 1855, p. 32, pl. 21, fig. 1, 2, 3, etc.
(d) Schäffer, *Der krebsartige Kiefenfuss.*, 1756, pl. 4, fig. 5, 6 et 7.
— Zaddach, *De Apodes cancriformis anatome et hist. evolutionis* (dissert. inaug.). Bonn, 1841, p. 51, pl. 1, fig. 1, 16 et 16.

Sous ce dernier rapport, les Cyclops, ainsi que la plupart des autres petits Crustacés désignés généralement sous le nom d'*Entomostracés*, les Siphonostomes et les Lernéens, sont encore plus remarquables. Les œufs, formés comme d'ordinaire dans des ovaires internes, sont logés ensuite dans des poches ou des tubes extérieurs qui sont suspendus sous la partie postérieure du corps de la femelle, et c'est dans l'intérieur de ces réceptacles que les jeunes se développent (1). Les entomologistes donnent souvent à ces appendices incubateurs

les autres pattes, des rames branchifères, mais sont très-élargis et creusés d'une grande cavité circulaire sur laquelle une lame correspondante à la vésicule qui forme ailleurs la branchie s'applique en manière d'opercule. Il en résulte une sorte de boîte ou de capsule bivalve dans laquelle les œufs sont emmagasinés et se développent (a).

Chez les autres Branchiopodes, il n'y a pas de capsules incubatrices de ce genre, et chez les Branchipes (b), les œufs sont déposés dans un sac qui est suspendu sous la base de l'abdomen, et qui ressemble au réceptacle incubateur des Monocles.

Chez l'*Artemia salina*, on trouve sous l'abdomen une poche analogue ; mais dans certaines circonstances les œufs n'y séjournent pas, tandis que

dans d'autres cas le développement des jeunes s'y achève (c).

Chez les Limnadies (d) et les Esthéries ou Isaures (e), les œufs sont déposés sous la partie dorsale de la carapace bivalve, et paraissent y être retenus par les appendices flabelliformes de deux paires de pattes situées vers le milieu du corps.

, Chez les Limules, les ovaires sont rameux et très-volumineux. Dans les deux sexes, les orifices génitaux sont placés à la face postérieure de la grande lame appendiculaire qui recouvre l'appareil respiratoire, et qui est formée par les fausses pattes abdominales de la première paire (f).

(1) Les Monocles, ou Cyclops, dont Othon Fréd. Müller et Jurine ont très-bien étudié les formes exté-

(a) Voyez l'*Atlas du Règne animal* de Cuvier, CRUSTACÉS, pl. 75, fig. 1 h.
(b) Benedict Prevost, *Mém. sur le Chirocéphale* (Jurine, *Hist. des Monocles*, pl. 20, fig. 1).
— Milne Edwards, *Atlas du Règne animal* de Cuvier, CRUSTACÉS, pl. 74, fig. 2.
(c) Joly, *Histoire d'un petit Crustacé* (Artemia salina) *auquel on a faussement attribué la coloration en rouge des marais salants* (Ann. des sciences nat., 2ᵉ série, 1836, t. VI, p. 249, pl. 7, fig. 12).
(d) Ad. Brongniart, *Mém. sur le Limnadia* (Mémoires du Muséum, t. VI, 1820).
— Milne Edwards, *Atlas du Règne animal* de Cuvier, CRUSTACÉS, pl. 74, fig. 1.
(e) Joly, *Recherches sur l'Isaura cycladoides* (Ann. des sciences nat., 2ᵉ série, t. XIII, p. 308).
— Grube, *Ueber die Gattungen Estheria und Limnadia* (Archiv für Naturgeschichte, 1865, pl. 8, fig. 1).
(f) Van der Hoeven, *Recherches sur l'histoire naturelle et l'anatomie des Limules*, p. 20, pl. 2, fig. 14.
— Gegenbauer, *Anatomische Untersuchung eines Limulus* (Abhandl. der Naturforschenden Gesellschaft zu Halle, 1858, t. IV, p. 246, fig. 9).
— Owen, *Lectures on the Comp. Anat. of the Invertebrate Animals*, 1855, p. 326.

le nom d'*ovaires extérieurs* ; mais ce ne sont en réalité que des gaînes incubatrices (1), et les glandes ovigènes sont logées comme d'ordinaire dans l'intérieur du corps, de chaque côté du

rieures et les mœurs (a), sont communs dans les eaux douces, et les femelles se font remarquer par l'existence d'une ou de deux grosses vésicules ovifères fixées par un col étroit sous la base de leur abdomen. En général, ces sacs sont ovoïdes et au nombre de deux (b) ; d'autres fois il n'en existe qu'un seul (c), et chez beaucoup de Crustacés suceurs ils s'allongent de façon à devenir cylindriques (d) ; quelquefois même ces appendices incubateurs deviennent filiformes et s'entortillent beaucoup (e). Ils paraissent être formés par une matière glutineuse analogue à celle qui revêt les œufs des Décapodes, et qui, en se solidifiant, constitue autour de ces corps une gaîne ou capsule commune.

(1) Les Monocles, ou Cyclops, présentent des différences sexuelles qui sont souvent très-considérables. Le mâle est, en général, beaucoup plus petit que la femelle, et tantôt ses antennes, d'autres fois ses pattes posté-

rieures, au lieu d'être conformées de la manière ordinaire, comme chez la femelle, sont disposées de façon à constituer des organes de préhension à l'aide desquels il saisit sa compagne et se tient accroché sous la partie postérieure de son corps. La disposition de ces instruments préhenseurs varie beaucoup suivant les espèces. Ainsi souvent les deux antennes, ou seulement l'un de ces appendices s'élargit vers le milieu, et la portion terminale se reploie contre cette partie dilatée, de façon à constituer une sorte de pince (f) ; souvent aussi les pattes postérieures, au lieu d'être natatoires comme les autres, se terminent par des stylets, et, en se rapprochant, forment une espèce de tenaille (g) ; quelquefois ces deux sortes d'organes coexistent chez le même individu.

Chez les Pontia (h) et beaucoup d'autres Copépodes marins (i), les organes préhenseurs du mâle sont constitués d'une manière analogue.

(a) O. F. Müller, *Entomostraca, seu Insecta testacea quæ in aquis Daniæ et Norvegiæ reperit,* 1785.

— Jurine, *Histoire des Monocles.* Genève, 1820.

— Fr. Leydig, *Ueber* Argulus foliaceus (*Zeitschrift für wissensch. Zool.*, 1850, p. 339, pl. 19, fig. 4 et 5, et pl. 20, fig. 9).

(b) Exemple : le *Cyclops quadricorne* ; voy. Jurine, *Op. cit.*, pl. 1, fig. 1.

— La *Nicothoé du Homard* ; voy. Audouin et Milne Edwards, *Mém. sur la Nicothoé* (*Ann. des sciences nat.*, 1re série, 1826, t. IX).

— L'*Achthère de la Perche* ; voy. Nordmann, *Mikrographische Beiträge*, t. II, pl. 4.

(c) Exemple : le *Cyclops Castor* ; voy. Jurine, *Op. cit.*, pl. 4, fig. 1.

(d) Exemples : les Caliges ; voy. l'*Atlas du Règne animal* de Cuvier, CRUSTACÉS, pl. 77, fig. 1.

— Les Chondracanthes ; voy. Nordmann, *Op. cit.*, t. II, pl. 19, fig. 5.

(e) Exemple : la *Lernée branchiale* ; voy. l'*Atlas du Règne animal*, ZOOPHYTES, pl. 31, fig. 1.

(f) Exemple : le *Monocle quadricorne* ; voy. Jurine, *Op. cit.*, pl. 1, fig. 2 et 9.

(g) Exemple : le *Monocle castor* ; voy. Jurine, *Op. cit.*, pl. 5, fig. 1, et pl. 6, fig. 11.

(h) Milne Edwards, *Atlas du Règne animal* de Cuvier, CRUSTACÉS, pl. 72, fig. 3 b et 31.

(i) Voyez Dana, *Exploring expedition* ; *Crustacea*, pl. 79, etc.

tube digestif (1). Chez plusieurs de ces petits Crustacés nageurs ou parasites, on a constaté aussi un mode de fécondation qui diffère beaucoup de tout ce que nous avons vu jusqu'ici dans cette classe d'Animaux articulés. Il y a accouplement (2); mais le mâle n'introduit pas sa liqueur fécondante dans le corps de la femelle, et ne la verse pas sur les œufs au moment de la ponte; le sperme qu'il évacue est renfermé dans une capsule ou spermatophore qu'il fixe dans le voisinage des orifices sexuels qui doivent livrer passage à ces corps, et cette capsule est constituée de telle sorte que, sous l'influence de certaines conditions, elle devient turgide, éclate et laisse échapper son contenu (3).

Spermatophores
des
Cyclops.

(1) Chez les Achthères, par exemple, les ovaires, dans l'état de vacuité, consistent en une paire de sacs cylindriques ett ortueux; mais, par suite du développement des œufs, qui font saillie à leur surface, ils prennent un aspect racémeux; ils débouchent au dehors, au bord postérieur du dernier segment thoracique, assez loin de la ligne médiane, par des orifices auxquels sont suspendues les capsules ovifères (a).

(2) Chez ces Crustacés parasites, le mâle est en général très-petit, comparativement à la femelle, et se cramponne sur le corps de celle-ci, soit dans le voisinage des vulves, soit dans quelque autre région. Sa forme est aussi très-différente de celle de la femelle. Les observations les plus importantes sur ce sujet sont dues à Nordmann, à Kröyer et à M. Van Beneden (b).

(3) O. F. Müller et Jurine ont vu et figuré ces spermatophores chez le *Cyclops Castor* (c), mais sans en soupçonner la nature, et c'est à M. de Siebold que l'on doit les premières notions à ce sujet (d). Cet habile observateur constata que, pendant l'accouplement, le mâle fait sortir de son appareil reproducteur une capsule cylindrique qui est remplie d'un liquide spermatique, et la colle au ventre de la femelle, au-dessous de la vulve. Quelquefois celle-ci reçoit de la sorte

(a) Nordmann, *Mikrographische Beiträge zur Naturgeschichte der wirbellosen Thiere*, 1832, t. II, pl. 5, fig. 7.
— *Atlas du Règne animal* de Cuvier, ZOOPHYTES, pl. 30, fig. 1, 1 *i*.
(b) Nordmann, *Op. cit.*, t. II.
— Kröyer, *Om Snybtekrebse* (*Naturhist. Tidskrift*, 1837, t. I et t. II).
— Van Beneden, *Recherches sur quelques Crustacés inférieurs* (*Ann. des sciences nat.*, 3e série, 1851, t. XVI, p. 83). — *Recherches sur la faune littorale de Belgique*, CRUSTACÉS, p. 50 (*Mém. de l'Acad. de Belgique*, 1861, t. XXXIII).
(c) O. F. Müller, *Entomostraca*, 1785, p. 107, pl. 16, fig. 5.
— Jurine, *Hist. des Monocles*, p. 70, pl. 4, fig. 6.
(d) Siebold, *Beiträge zur Naturgeschichte der wirbellosen Thiere*, 1839, p. 36, pl. 2, fig. 41-44.
— *Observ. sur l'accouplement du Cyclops Castor* (*Ann. des sciences nat.*, 2e série, 1840, t. XIV, p. 26, pl. 5, fig. B).

L'existence de spermatophores analogues a été constatée chez beaucoup d'autres Crustacés inférieurs.

Parthéno-
génésie.

§ 13. — Ainsi que nous l'avons vu dans une Leçon précédente (1), plusieurs Crustacés sont susceptibles de se multiplier sans le concours du mâle. La parthénogénésie a été constatée expérimentalement chez quelques-uns de ces Animaux, et l'on peut présumer qu'elle existe assez communément chez les Branchiopodes, car plusieurs de ceux-ci ont été trouvés en nombre très-considérable sans qu'on ait pu découvrir jusqu'ici d'individus mâles. Ainsi, l'*Apus cancriformis* n'est pas rare en France, et ne paraît y être représenté que par des femelles; enfin, on a souvent trouvé en nombre considérable des Limnadies, sans avoir encore rencontré un seul mâle.

deux ou trois spermatophores, par suite de son accouplement avec plusieurs mâles successivement.

Le spermatophore se compose d'un tube cylindrique, fermé à un bout, étiré en manière de col à son extrémité opposée, et renfermant trois substances bien distinctes, savoir : 1° une matière visqueuse qui en occupe le col et la partie adjacente ; 2° un amas de corpuscules ovalaires spermatiques ; 3° une matière granuleuse qui occupe le fond du tube, et qui, au contact de l'eau, se gonfle beaucoup. Lorsque cette dernière substance, que M. Siebold appelle la *matière expulsive*, se gonfle de la sorte, elle repousse les autres matières devant elle vers le col du spermatophore, et finit par les expulser au dehors, de façon à les appliquer contre les bords de la vulve.

Le testicule de ces Monocles consiste en un seul sac piriforme situé dans la région dorsale, derrière le cœur, et donnant naissance à un long canal déférent qui, après divers détours, descend vers l'orifice génital unique placé à la face inférieure du corps, près de la base de la queue. C'est dans la portion subterminale de ce canal évacuateur que le spermatophore se constitue.

Les ovaires sont doubles et forment de chaque côté du tube digestif un sac allongé et bosselé par les œufs contenus dans leur intérieur et fortement colorés en brun (a). Les oviductes qui en partent se réunissent sur la ligne médiane, pour déboucher dans la vulve située derrière une pièce cornée en forme d'opercule, sous la base de l'abdomen.

(1) Voyez tome VIII, page 480.

(a) Jurine, *Histoire des Monocles*, pl. 4, fig. 1.
— Claus, *Die freilebenden Copepoden*, 1863, p. 63 et suiv.

Parmi les Daphnies, les mâles ne sont pas rares, et on les voit souvent accouplés avec les femelles; mais, chez celles-ci, la reproduction peut avoir lieu sans fécondation préalable, et plusieurs naturalistes ont constaté que, séquestrées depuis le moment de la naissance, elles ont donné naissance à des jeunes qui, à leur tour, se sont multipliés sans l'intervention d'aucun individu mâle. On a suivi cette reproduction parthéno-génésique pendant une suite de cinq ou six générations com-posées uniquement de femelles (1). Celles-ci portent leurs œufs dans une cavité incubatrice située sous la région dorsale de la carapace bivalve qui recouvre la plus grande partie de leur corps (2). En général, les jeunes y éclosent, mais tous les œufs ne se développent pas de la même manière, et

(1) Voyez tome VIII, page 381.

(2) Les Daphnies mâles sont nota-blement plus petites que les femelles, et s'en distinguent par la grandeur de leurs antennes, ainsi que par quelques particularités dans la structure des pattes de la première paire et de la partie inférieure de la carapace (a). Les testicules ont la forme de sacs subcylindriques plus ou moins lobulés, étendus longitudinalement sur les côtés de l'intestin (b), et s'ouvrant au-dessous, à la base dorsale de la portion subterminale de l'abdomen (c). Lors de l'accouplement, le mâle se tient accroché sous le corps de la femelle et introduit la partie postérieure de son corps entre les valves de la carapace de celle-ci (d).

Les ovaires consistent également en une paire de sacs subcylindriques, qui se recourbent plus ou moins sur eux-mêmes et débouchent sur le dos de l'animal vers le quatrième segment du corps, en avant d'une sorte de lan-guette qui se recourbe en dessus, de façon à fermer en arrière l'espace compris entre l'abdomen et la portion dorsale de la carapace (e). C'est dans la cavité ainsi limitée que les œufs sont déposés, et en général restent libres pendant que le développement des jeunes s'effectue.

(a) Strauss, *Mém. sur les* Daphnia (*Mém. du Muséum d'histoire naturelle*, t. V, p. 380, pl. 29, fig. 18 et 19).

(b) Zenker, *Physiologische Bemerkungen über die Daphnoïden* (Müller's *Archiv für Anat.*, 1854, p. 112, pl. 3, fig. 1-4).

— Fr. Leydig, *Naturgeschichte der Daphniden*, 1860, p. 69, pl. 1, fig. 5, etc.

(c) Lubbock, *An Account of two Modes of Reproduction in* Daphnia *and of the Structure of the* ephippium (*Philos. Trans.*, 1857, p. 81, pl. 7, fig. 7).

(d) Jurine, *Histoire des Monocles*, pl. 11, fig. 3.

(e) Voyez Strauss, *loc. cit.*, pl. 29, fig. 4.

— Fr. Leydig, *Op. cit.*, p. 60, pl. 1, fig. 2, etc.

quelques-uns de ces corps, après avoir été renfermés dans une sorte de capsule particulière à laquelle on a donné le nom d'*ephippium*, restent dans un état d'inactivité pendant tout l'hiver, et servent à reproduire l'espèce au printemps suivant, longtemps après la mort de tous les individus qui vivaient au moment où la ponte a eu lieu (1).

Appareil reproducteur des Cirripèdes.

§ 14. — Les Cirripèdes, ainsi que je l'ai déjà dit, diffèrent beaucoup des autres Crustacés par la disposition de leurs organes reproducteurs, car ils sont généralement androgynes; mais si les conclusions que M. Darwin a tirées de ses observations sur quelques-uns de ces Animaux sont exactes, il existerait à cet égard, chez certaines espèces de la famille des Anatifes, une anomalie des plus remarquables. En effet, ce zoologiste distingué a trouvé chez quelques espèces des genres *Ibla* et *Scalpellum*, vivant en parasites sur des individus hermaphrodites, d'autres individus qui ne paraissaient pas en différer spécifiquement, et qui n'avaient que des organes mâles; il les considère comme des mâles complémentaires destinés en quelque sorte à venir en aide aux organes fécondateurs de l'Animal androgyne auquel ils sont fixés, et il a constaté en outre que, chez l'*Ibla Cumingi*, les individus ovigères, au lieu d'être bisexués, comme les autres Cirripèdes, n'ont que des organes femelles (2).

---

(1) Le réceptacle, appelé *selle* ou *ephippium*, se forme dans la cavité incubatrice dont je viens de parler, et consiste en une portion de la carapace qui se détache pour former autour des œufs une capsule bivalve d'une structure assez complexe. A l'époque de la mue, l'Animal s'en débarrasse. C'est surtout à la fin de l'été que les œufs ainsi emboîtés se rencontrent, et c'est par leur intermédiaire que l'espèce se conserve jusqu'au printemps suivant; mais on en voit aussi en d'autres saisons (a).

(2) Ainsi chez l'*Ibla Cumingi*, M. Darwin n'a pas trouvé d'individu hermaphrodite, mais des femelles pourvues d'ovaires comme d'ordinaire, et portant sous la carapace, ou manteau, des individus mâles dont la

(a) Lubbock, *Op. cit.* (*Philos. Trans.*, 1857, p. 79).

Les testicules des Cirripèdes sont situés de chaque côté du tube digestif, dans presque toute la longueur du corps ; ils sont multilobés, et consistent en un grand nombre de canaux rameux terminés par des ampoules et s'ouvrant dans un canal excréteur long et tortueux dont la portion moyenne se dilate en manière de réservoir séminal. Ces conduits déférents pénètrent dans le prolongement proboscidiforme qui termine le corps en arrière et s'y réunissent pour constituer un canal éjaculateur unique dont l'embouchure se trouve à l'extrémité de cet appendice (1). Les ovaires sont également composés de tubes rameux terminés en cæcum ; mais ils sont logés

forme est très-différente. Chez une autre espèce du même genre, l'*Ibla quadrivalvis*, les grands individus sont androgynes et portent de la même manière des parasites, qui sont des mâles et qui paraissent être de deux sortes. Enfin, chez le *Scalpellum vulgare* et plusieurs autres espèces du même genre, M. Darwin a trouvé presque toujours, fixés aux bords des valves d'individus androgynes, un ou plusieurs parasites qu'il considère comme étant les mâles de cette espèce (a). Les arguments sur lesquels il s'appuie pour établir ces rapprochements spécifiques sont très-plausibles ; mais l'existence de mâles supplémentaires chez des espèces dont les femelles possèdent elles-mêmes des organes spermatogènes, serait si anormal, que, pour l'admettre sans réserve, il faudrait des faits plus probants. Il est

aussi à noter que, chez quelques-uns de ces parasites, la totalité de la cavité viscérale était occupée par les testicules, et que M. Darwin n'a pu y découvrir aucune trace d'organes digestifs.

(1) Les testicules, d'un blanc laiteux, sont très-volumineux et se prolongent jusque dans la base des pattes (b). L'appendice proboscidiforme (c) dans lequel les canaux déférents se terminent est annelé, et en général poilu. Au premier abord, il semble être un prolongement caudal ; mais à raison de la position de l'anus, qui est situé au-dessus de sa base, cette détermination ne semble pas être acceptable, et je suis disposé à penser que cet organe correspond à la portion basilaire de pattes postérieures qui se seraient confondues en un appendice médian.

(a) Darwin, *A Monograph of the sub-class* CIRRIPEDIA, LEPADIDÆ, p. 182 et suiv. (*Ray Society*, 1851).

(b) Wagner, *Ueber die Zeugungsorgane der Cirripeden* (Müller's *Archiv für Anat.*, 1834, p. 469, pl. 8, fig. 8).

— Martin Saint-Ange, *Mém. sur l'organisation des Cirripèdes*, 1835, p. 21, pl. 2, fig. 4 et 5.

— Owen, *Lectures on the Compar. Anatomy of the Invertebrate Animals*, 1855, p. 282, fig. 124.

(c) Appelé *pénis* par M. Darwin.

dans le pédoncule frontal qui sert de support aux Anatifes, ou dans la portion basilaire et élargie du corps qui correspond à cette partie chez les Balanes. Les œufs passent de là dans une duplicature du manteau ou carapace valvulaire; mais il existe encore beaucoup d'obscurité relativement à la disposition des conduits par l'intermédiaire desquels ce transport s'effectue (1).

§ 15. — Chez quelques Crustacés, la liqueur séminale est chargée de spermatozoïdes filiformes qui s'y développent de la manière ordinaire, dans l'intérieur de cellules (2); mais, chez les Crabes, les Écrevisses, et la plupart des autres Animaux de cette classe, on n'y trouve que des corpuscules vésiculaires immobiles et garnis d'appendices styliformes, dont la constitution est parfois très-remarquable. Ainsi, chez le Homard, ce sont des vésicules cylindroïdes très-allongées, dont l'une des

Spermatozoïdes des Crustacés.

---

(1) Chez les Anatifes, les œufs sont d'une couleur bleue intense, qui les rend faciles à apercevoir, et la plupart des anatomistes pensent qu'ils prennent naissance dans les cæcums rameux qui en sont remplis et qui sont attachés à la face interne de la cavité du pédoncule ou pied de ces Animaux (*a*). On désigne donc généralement l'organe glandulaire dont je viens de parler sous le nom d'*ovaire;* mais M. Darwin pense que les ovules se forment dans des organes rameux situés de chaque côté de la base du lobe, et considérés par la plupart des auteurs comme des glandes salivaires (*b*), organes qui communiquent avec les cæcums rameux de la région pédieuse par une paire de tubes membraneux. Quoi qu'il en soit, les œufs arrivés à maturité dans le pédoncule des Anatifes passent dans la cavité du manteau, et M. Darwin pense qu'il n'existe pas d'oviducte pour opérer ce transport, soit chez les Lépadiens, soit chez les Balanes (*c*). Ce point de l'anatomie des Cirripèdes me semble mériter de nouvelles recherches.

(2) Les spermatozoïdes sont longs et filiformes chez les Edriophthalmes (*d*).

(*a*) Par exemple, chez les *Anatifes;* voy. Martin Saint-Ange, *Op. cit.*, pl. 1, fig. 1 et 2.

(*b*) Cuvier, *Mém. sur les Anatifes*, fig. 8 et 9, *u* (*Mém. pour servir à l'histoire des Mollusques*, 1817).

(*c*) Darwin, *Op. cit.*, Lepadidæ, p. 56 ; Balanidæ, p. 100.

(*d*) Par exemple, chez la *Crevettine* (*Gammarus pulex*); voy. Wagner et Leuckart, art. Semen (Todd's *Cyclop. of Anat.*, t. IV, p. 495, fig. 384).

— Les Hypéries; voy. Kölliker, *Beiträge sur Kenntniss der Geschlechtsverhältnisse und der Samenflüssigkeit wirbelloser Thiere*, pl. 3, fig. 29.

extrémités est armée de trois rayons filiformes ; chez le Carcin ménade, si commun sur nos côtes, ce sont des cellules arrondies garnies d'un prolongement filiforme à chaque pôle (1). Les observations de MM. Frey et Leuckart sur les Mysis tendent à faire penser que ces corpuscules sont des vésicules spermatogènes plutôt que les analogues des spermatozoïdes ; mais jusqu'ici on n'a pas constaté leur rôle physiologique (2).

§ 16. — Les Animalcules microscopiques dont se compose la classe des Rotateurs paraissent être tous dioïques (3) ; mais

Classe
des
Rotateurs.

(1) Les corpuscules spermatiques radiés ou étoilés qui se rencontrent chez les Crustacés Décapodes varient beaucoup par les détails de leur conformation, chez les divers animaux de cet ordre, ainsi qu'on peut le voir par les nombreuses figures que M. Kölliker en a données (a).

(2) Chez les Mysis, les corpuscules spermatiques affectent d'abord la forme de vésicules sphériques à noyau central ; puis la paroi de la cellule s'allonge sur un point de façon à y donner la forme d'une larme batavique. Ces corpuscules se transforment ensuite en capsules subcylindriques, et dans l'intérieur de chacune de celles-ci se développe un faisceau de spermatozoïdes filiformes (b).

(3) M. Ehrenberg, à qui on doit une série admirable de travaux sur la structure de ces petits êtres, avait pensé qu'ils étaient hermaphrodites (c) ; mais les organes que ce zoologiste éminent avait pris pour des testicules n'appartiennent pas à l'appareil de la reproduction ; ce sont les tubes aquifères latéraux dont j'ai déjà eu l'occasion de parler (d). Pendant longtemps on n'a connu que des individus femelles (e), et la découverte des individus mâles est due à M. Brightwell, qui a observé l'accouplement chez une espèce du genre Notommata (f). La dioïcité a été constatée ensuite chez d'autres Rotateurs par plusieurs naturalistes (g) et paraît être générale dans ce groupe ; il est cependant à noter

(a) Kölliker, *Beiträge*, pl. 2 et 3. — *Die Bildung der Samenfäden*, pl. 3 (*Denkschriften der schweitzerischen Gesellschaft für Naturwissenschaften*, 1846, t. VIII).

(b) Frey et Leuckart, *Beiträge zur Kenntniss wirbelloser Thiere*, 1847, p. 125, pl. 2, fig. 10.

(c) Ehrenberg, *Recherches sur l'organisation des Infusoires* (*Ann. des sciences nat.*, 2ᵉ série, 1834, t. I, p. 141, pl. 3, fig. 19 et 20).

(d) Voyez tome II, page 98.

(e) Siebold, *Nouveau Manuel d'anatomie comparée*, t. I, p. 184.

(f) Brightwell, *Some Account of a Dioicous Rotifer allied to the genus* Notommata *of Ehrenberg* (*Annals of Nat. Hist.*, 2ᵉ série, 1848, t. II, p. 153, pl. 6, fig. 2).

(g) Dalrymple, *Description of an Infusory Animalcule allied to the genus* Notommata (*Philos. Trans.*, 1849, p. 331).

— Gosse, *Description of* Asplanchna priodonta, *an Animal of the class Rotifera* (*Ann. of Nat. hist.*, 2ᵉ série, 1850, t. VI, p. 18, pl. 1). — *On the Dioicous Character of the Rotifera* (*Philos. Trans.*, 1857, p. 313).

— Leydig, *Ueber den Bau und die systematische Stellung der Räderthiere* (*Zeitschrift für wissensch. Zool.*, 1851, t. III, p. 471).

les femelles sont beaucoup plus nombreuses que les mâles, et ceux-ci ne semblent être destinés à vivre que très-peu de temps, car ils sont dépourvus d'organes digestifs (1). Leur appareil génital se compose d'un sac qui est situé vers la partie postérieure de la cavité générale du corps, et qui débouche au dehors par l'intervention d'un tube protractile, ou pénis (2).

L'appareil femelle est aussi très-simple ; il se compose d'un ovaire qui a la forme d'un sac, tantôt simple, tantôt bicorne, dont le col va s'ouvrir dans le cloaque (3). Chez quelques espèces, les œufs y restent pendant toute la durée du travail embryogénique, et les jeunes éclosent avant de quitter le corps de la mère : ainsi le Rotifère commun est vivipare. Les œufs sont

que, d'après M. Leydig, il y aurait chez les Lacinulaires, dans chaque colonie composée presque exclusivement d'individus femelles, un ou plusieurs individus (quelquefois quatre) qui feraient fonction de mâles, mais qui, tout en ne produisant que des spermatozoïdes, seraient pourvus d'un ovaire, en sorte qu'au point de vue anatomique, ce seraient des Animaux androgynes (a).

(1) Cette anomalie remarquable a été constatée par M. Brightwell et par plusieurs autres observateurs chez le *Notommata syrinx*. Le mâle est d'environ un tiers plus petit que la femelle, et n'en diffère que peu sous le rapport de sa conformation générale et de la structure des organes de la locomotion ; mais il ne possède ni mandibules, ni pharynx, ni estomac, ni aucun autre organe qui paraisse susceptible de servir à la préhension ou à la digestion des aliments (b).

(2) Ce pénis sort par l'orifice postérieur qui correspond à l'anus.

Le réservoir avec lequel il communique contient des corpuscules qui paraissent être des spermatozoïdes (c).

Chez le *Notommata Sieboldii*, les corpuscules spermatiques sont de deux sortes : les uns sont filiformes, avec un renflement céphalique (d); les autres sont des bâtonnets légèrement renflés au milieu.

(3) Le sac ovarien est bicorne chez les Notommates (e).

(a) Leydig, *Zur Anatomie und Entwicklungsgeschichte der* Lacinularia socialis (*Zeitschrift für wissensch. Zool.*, 1851, t. III, p. 471).

(b) Brightwell, *Op. cit.* (*Ann. of Nat. Hist.*, 2° série, t. II, p. 153).

— Dalrymple, *Op. cit.*

(c) Dalrymple, *loc. cit.*, pl. 34, fig. 11-14.

(d) Leydig, *Traité d'histologie comparée*, p. 602, fig. 366; F.

(e) Voyez Dalrymple, *loc. cit.*, pl. 31, fig. 2.

— Leydig, *loc. cit.*, pl. 2, fig. 15.

— Williamson, *On the Anatomy of* Melicerta ringens (*Quarterly Journal of Microscopical Science*, 1852, t. I, p. 3).

généralement ovalaires, très-gros par rapport à la taille de l'animal et en petit nombre (1).

Il est aussi à noter que plusieurs de ces Animalcules produisent deux sortes d'œufs destinés, les uns à éclore tout de suite, les autres à rester dans un état d'inactivité pendant toute la saison froide, et à ne se développer que l'année suivante. Ces derniers sont appelés des œufs d'hiver (2).

§ 17. — Dans le sous-embranchement des VERS, les caractères de l'appareil reproducteur varient aussi beaucoup. Ainsi les Annélides branchifères sont presque toutes dioïques (3), tandis que les Annélides abranches, notamment les Sangsues

Classe
des
Annélides.

(1) Le mode de développement de l'œuf dans l'intérieur de l'ovaire a été étudié par M. Ehrenberg, et, plus récemment, par plusieurs autres micrographes (a).

Les Rotateurs tubicoles déposent en général leurs œufs dans l'intérieur de leur gaîne.

Chez quelques espèces, les œufs restent accolés à l'ouverture cloacale de la mère : par exemple, chez les Brachions, les Polyarthres et les Triarthres.

(2) Chez les Notommates, les œufs d'hiver ont une double coque de structure cellulaire (b).

(3) La séparation des deux sexes chez les Arénicoles semblait probable à raison des faits observés en 1840 par M. Stannius (c), et fut aussitôt après mise hors de doute par les recherches de M. de Quatrefages sur les mêmes Annélides, et ainsi que sur les Térébelles et un grand nombre d'Annélides errantes (d). La dioïcité a été depuis lors constatée chez presque toutes les Annélides errantes et tubicoles que l'on a étudiées sous ce rapport, et le zoologiste que je viens de citer a fait usage de ce caractère pour classer d'une manière particulière les Vers. Il réserve le nom d'Annélides aux types qui ont les sexes séparés, et forme, sous les noms de *Lombrinés* ou *Erythrèmes* et de *Bdelles*, deux autres classes pour les Annélides hermaphrodites (e). Mais, ainsi que je l'ai indiqué ci-dessus, les sexes ne sont

(a) Ehrenberg, *Infusionsthieren*, pl. 51, 60, etc.

(b) Dalrymple, *Op. cit. (Philos. Trans.*, 1849, p. 340, pl. 34, fig. 9).
— Leydig, *Zur Anat. und Entwick. der* Lacinularia socialis (*Zeitschr. für wissensch. Zool.*, 1851, t. III, p. 469).
— Huxley, *Lacinularia socialis, a Contribution to the Anatomy and Physiology of Rotifera* (*Trans. of the Microscop. Soc.*, 1852, t. I, p. 13 et suiv.).

(c) Stannius, *Bemerk. zur Anat. und Phys. der* Arenicola piscatorum (Müller's *Archiv für Anat.*, 1840, p. 350).

(d) Quatrefages, *Sur la distinction des sexes dans diverses Annélides (Comptes rendus de l'Acad. des sciences*, 1843, t. XVII, p. 423).

(e) Quatrefages, *Sur la classification des Annélides (l'Institut*, 1849, t. XVII, p. 267). — *Histoire naturelle des Annélides*, 1866, t. I, p. 6.

et les Lombrics, sont androgynes; mais l'hermaphrodisme n'est jamais complet chez ces Animaux, et l'accouplement de deux individus est nécessaire pour que la fécondation ait lieu. Il existe encore beaucoup d'incertitude sur plusieurs des points les plus importants de l'histoire anatomique et physiologique des organes reproducteurs de presque toutes les Annélides, et l'on rencontre à ce sujet les divergences d'opinion les plus grandes chez les auteurs qui, dans ces derniers temps, en ont fait l'objet de recherches spéciales. Je ne m'y arrêterai donc que peu, et, m'abstenant de toute généralisation qui serait prématurée dans l'état actuel de la science, je me bornerai à exposer les résultats des observations les plus récentes sur quelques-uns de ces Animaux dont l'étude me paraît avoir été faite avec le plus de succès.

Je prendrai, comme premier exemple, certains Vers de la division des Oligochètes, ou Annélides abranches sétigères, que

pas toujours séparés chez les Annélides branchifères. En effet, l'existence d'organes mâles et femelles chez le même individu a été constatée chez un petit Sabellien observé par M. Huxley (*a*), chez une espèce d'Annélide errante appelée *Tomopteris onisciformis* (*b*), et chez l'*Amphicora mediterranea* ou l'*Amphiglena Armandi* (du groupe des Serpuliens) par M. Claparède (*c*).

D'après Rathke, l'*Amphitrite auricoma* serait également androgyne (*d*).

M. Grube a considéré la plupart des Annélides errantes comme offrant le même caractère (*e*), mais on sait aujourd'hui que cela n'est pas.

En général, les différences sexuelles chez les Annélides dioïques ne sont reconnaissables que par la matière produite dans leurs organes reproducteurs; mais, chez le Néréidien désigné sous le nom d'*Autolytus cornutus*, le mâle diffère tant de la femelle, qu'au premier abord on pourrait croire qu'il appartient à un autre genre (*f*).

(a) Huxley, *On a Hermaphrodite and Fissiparous Species of tubicolar Annelid* (*Edinburgh new Philosoph. Journ.*, 1855).

(b) Carpenter and Claparède, *Further Researches on* Tomopteris onisciformis (*Trans. of the Linn. Soc.*, 1860, t. XXIII, p. 59).

(c) Claparède, *Glanures zootomiques parmi les Annélides de Port-Vendres*, 1864, p. 35 (extrait des *Mémoires de la Société de physique et d'histoire naturelle de Genève*, t. XVII).

(d) Rathke, *Beiträge zur vergl. Anat. und Physiol.*, 1842, pl. 5, fig. 6.

(e) Grube, *Zur Anatomie und Physiologie der Kiemenwürmer*, 1838.

(f) Agassiz, *On Alternate Generation in Annelides and the Embryology of* Autolytus cornutus (*Journal of the Boston Nat. Hist. Soc.*, 1862, t. VII, p. 392).

l'on réunit communément sous le nom de *Naïs*, mais qui constituent plusieurs groupes génériques bien distincts, tels que les Tubifex, les Chetogaster, les Pachydriles et les Naïs proprement dites (1). Ainsi que je l'ai déjà dit, ces Animaux sont

(1) Les organes génitaux des Naïs, étudiés d'une manière incomplète par Dugès, il y a près de quarante ans (*a*), ont été récemment l'objet de plusieurs travaux importants dus à MM. d'Udekem, H. Carter et Claparède (*b*). Ces auteurs s'accordent en général assez bien sur la disposition anatomique des parties, mais ils diffèrent beaucoup entre eux, quant à l'interprétation des faits et à la détermination physiologique des organes, question qui a été discutée avec beaucoup de soin par M. Claparède.

Voici le résumé succinct des observations de ce naturaliste sur le *Tubifex Bonnetii*, Ver limnicole, qui peut être choisi comme premier terme de comparaison dans l'étude de l'appareil reproducteur des Oligochètes (*c*). Les organes mâles se composent de testicules et d'un appareil déférent ou évacuateur. Les testicules sont au nombre de deux, quelquefois même de trois et placés à la file. Le premier est situé à la face antérieure du dissépiment (ou cloison membraneuse transversale) qui se trouve entre le neuvième et le dixième segment du corps; le second à la face postérieure du dissépiment qui sépare ce dernier anneau du onzième segment, et, en se développant, il envahit les segments suivants en repoussant les dissépiments et en s'en formant une gaîne, ou en glissant entre ces cloisons et l'intestin; enfin le troisième testicule, lorsqu'il existe, se développe dans l'épaisseur du dis-

(*a*) A. Dugès, *Recherches sur la circulation, la respiration et la reproduction des Annélides abranches* (Ann. des sciences nat., 1828, t. XV, p. 319, pl. 7, fig. 1-3). Voyez aussi :
— Henle, *Ueber* Enchytræus, *eine neue Anneliden-Gattung* (Müller's *Archiv für Anat.*, 1837, p. 79, pl. 6).
— Budge, *Ueber die Geschlechtsorgane von* Tubifex rivulorum (*Archiv für Naturgesch.*, 1850, t. I, pl. 1, fig. 1).
(*b*) D'Udekem, *Histoire naturelle du Tubifex des ruisseaux*, 1855 (Mém. de l'Acad. de Belgique, Savants étrangers, t. XXVI;. — *Développement du Lombric terrestre*, etc., 1856, p. 43 et suiv. pl. 2 et 3 (extrait des Mém. de l'Acad. de Belgique, Sav. étrang., t. XXVII). — *Notice sur les organes génitaux de l'Œolosoma et des Chetogaster* (Bulletin de l'Acad. de Bruxelles, 2ᵉ série, t. XII, nᵒ 11).
— P. Doyère, *Essai sur l'anatomie de la* Naïs sanguinea (Mém. de la Soc. linnéenne de Normandie, 1856, t. X).
— Hering, *Zur Anatomie und Physiologie der Generationsorgane des Regenwurms* (Zeitschr. für wissensch. Zool., 1857, t. VIII, p. 400, pl. 8).
— Williams, *Researches on the Structure*, etc., *of the Reproductive Organs of Annelida* (Philos. Trans., 1858, p. 93).
— Carter, *On the Spermatology of a new Species of* Naïs (Ann. of Nat. Hist., 3ᵉ série, 1858, t. II, p. 20, pl. 2).
— Claparède, *Recherches anatomiques sur les Annélides*, etc., *observés dans les Hébrides*, 1861. — *Recherches anatomiques sur les Oligochètes*, 1862 (extrait des Mémoires de la Société de physique et d'hist. nat. de Genève, t. XVI).
(*c*) Claparède, *Recherches anatomiques sur les Oligochètes*, p. 18 et suiv., pl. 1 et 2.

androgynes ; ils ont des testicules et des ovaires qui sont situés à peu de distance de l'extrémité céphalique et qui sont fixés à la paroi ventrale de la cavité viscérale ; mais ces organes, qui sont tantôt pairs, tantôt impairs, et qui sont parfois difficiles à distinguer entre eux par suite d'une sorte d'invagina-

sépiment placé entre les onzième et douzième segments. Chacun de ces organes consiste en un sac membraneux renfermant des zoospermes à divers degrés de développement et étranglé au niveau des dissépiments qu'il traverse. Lorsque les zoospermes sont mûrs, ils s'échappent du testicule et flottent librement dans la partie adjacente de la cavité périviscérale. L'appareil déférent, disposé de la même façon du côté droit et du côté gauche du corps, se compose de trois parties distinctes : 1° un entonnoir vibratile ; 2° un tube cilié ; 3° un vestibule, ou *atrium*, en communication avec l'appareil copulateur. L'entonnoir, ou portion initiale de ce conduit évacuateur, est béant dans la moitié périviscérale du dixième segment, et en continuité avec le tube cilié, qui est très-long, et forme dans le onzième segment de nombreuses circonvolutions. L'atrium est la partie subterminale et dilatée de ce canal déférent. Il communique latéralement avec un sac appendiculaire d'un volume considérable, auquel M. Claparède donne le nom de *vésicule séminale*. L'appareil femelle se compose d'un ovaire, d'un oviducte et d'une paire de réceptacles de la semence. L'ovaire est double et placé dans le onzième segment. Chaque ovaire est piriforme, et adhère, par son extrémité amincie, à la face postérieure du dissépiment situé entre les dixième et onzième segments. Un grand nombre d'œufs naissent dans

son intérieur et se développent successivement, de façon à faire avancer peu à peu sa portion postérieure entre le second testicule et les parois de la gaîne tubuliforme fournie à cet organe par le dissépiment suivant ; de telle sorte que bientôt ce testicule semble être envaginé dans l'ovaire ou tout au moins dans une poche renfermant les œufs. Le conduit faisant fonction d'oviducte paraît être une gaîne membraneuse disposée d'une manière analogue autour de l'atrium et débouchant comme celui-ci dans la poche copulatrice ; mais ce manchon vecteur constitué par la tunique externe de l'atrium communique avec l'ovaire par une ouverture. Le pore sexuel est un orifice placé à la partie ventrale du onzième segment, et donnant dans une poche formée par une duplicature des téguments, où se trouve un organe piriforme, exsertile, à surface rugueuse, dont l'axe est occupé par la portion terminale du canal déférent, autour duquel se prolonge l'espace vaginal destiné, comme je viens de le dire, au passage des œufs. Il en résulte que cette espèce de pénis peut servir à introduire dans l'appareil génital d'un autre individu, soit du sperme, soit des œufs. Enfin, l'appareil femelle est complété par une poche qui s'ouvre auprès des soies ventrales du onzième segment, organe que M. Claparède désigne sous le nom de *réceptacle de la semence.*

D'après M. d'Udekem, il n'y aurait qu'un seul testicule chez le *Tubifex*

tion de l'un dans l'autre, ne paraissent donner naissance à aucun conduit excréteur, et chez plusieurs de ces Vers on a pu constater que leurs produits, devenus libres, se répandent dans la cavité abdominale. Celle-ci communique alors au dehors par une paire de canaux ciliés qui se dilatent en forme de trompe à leur extrémité interne, et qui paraissent être chargés de transporter à l'extérieur non-seulement les spermatozoïdes dont on les trouve souvent gorgés, mais aussi les œufs (1). Ils flottent librement dans le liquide contenu dans la cavité abdominale (2), et c'est là aussi que nagent les ovules et les sperma-

rivulorum (*a*), mais cela n'est pas bien démontré (*b*).

Le même auteur assigne aussi au *Naïs proboscidea* un testicule unique situé au-dessous du tube digestif, entre le sixième et le vingtième anneau du corps, organe qui serait entièrement invaginé dans un sac ovarien (*c*). Il en serait de même chez le *Chetogaster Mülleri* (*d*), le *Clitellio arenarius* (*e*) et les Naïs décrits par M. Carter, quoique cet auteur n'ait pas bien interprété les faits qu'il a constatés, et qu'il appelle testicules les réceptacles spermatiques (*f*).

Chez les *Pachydrilus*, les ovaires et les testicules sont également uniques et médians, mais ils sont distincts et situés l'un en avant de l'autre; quelquefois ils sont multilobés, notamment chez le *Pachydrilus verru-*

cosus, où leur nombre s'élève à six ou huit (*g*).

Chez l'*OEolosoma Ehrenbergii*, M. d'Udekem a trouvé un ovaire situé comme d'ordinaire à la face ventrale, tandis que l'organe qu'il considère comme étant le testicule est placé au-dessus du tube digestif (*h*).

(1) L'évacuation du sperme par ces canaux a été constatée par M. d'Udekem, M. Claparède et plusieurs autres observateurs. Le passage des œufs par la gaîne de ces mêmes tubes est rendu très-probable par les faits dont argue M. Claparède.

(2) Suivant M. d'Udekem, une disposition différente existerait chez les *Enchytræus*; les conduits évacuateurs naîtraient de chaque côté de l'ovaire, des testicules eux-mêmes, par un élargissement en forme d'entonnoir, et

(*a*) D'Udekem, *Histoire naturelle du Tubifex des ruisseaux*, p. 22 (*Académie de Belgique, mémoire couronné*, t. XXVI).

(*b*) Claparède, *Recherches anatomiques sur les Oligochètes*, p. 19.

(*c*) Siebold, *Nouveau Manuel d'anatomie comparée*, t. I, p. 227.

— J. d'Udekem, *Développement du Lombric*, etc., p. 54, pl. 3, fig. 17.

(*d*) J. d'Udekem, *Notice sur les organes génitaux des OEolosomes et des Chetogaster*, fig. 2 (*Bulletin de l'Acad. de Belgique*, 2ᵉ série, t. XII).

(*e*) Claparède, *Recherches anatomiques sur les Annélides*, etc., p. 36.

(*f*) Carter, *Op. cit.* (*Ann. of Nat. Hist.*, 3ᵉ série, 1858, t. II, p. 30 et suiv., pl. 3, fig. 11 et 13).

(*g*) Claparède, *Recherches anatomiques sur les Annélides*, etc., p. 16 et suiv.

(*h*) D'Udekem, *Notice*, etc., p. 3, fig. 1 (*Bulletin de l'Acad. de Belgique*, 2ᵉ série, t. XII).

tozoïdes. Cependant ce n'est pas dans cette chambre viscérale que la fécondation a lieu (1), et pour l'effectuer, il faut l'accouplement de deux individus androgynes. Par suite de ce rapprochement sexuel, la liqueur séminale de l'un se trouve versée dans le corps de l'autre et emmagasinée dans des réservoirs spéciaux destinés à la contenir. Ces réceptacles spermatiques paraissent consister en une paire de sacs membraneux piriformes dont le col débouche au dehors, à quelque distance en avant des orifices terminaux des conduits ciliés qui servent de canaux éjaculateurs (2).

iraient de là déboucher au dehors, à la face ventrale du douzième anneau du corps (a). Mais les observations plus récentes de M. Claparède tendent à prouver que cet auteur s'était trompé, et que les canaux déférents sont disposés comme chez les Pachydriles dont il a été question ci-dessus (b). L'existence des canaux déférents, dont l'entonnoir initial est libre et flottant dans la cavité abdominale, a été constatée chez beaucoup d'autres Naïdiens (c).

(1) Dans tout le groupe naturel des Oligochètes limnicoles, les conduits évacuateurs paraissent être constitués par une paire des organes que M. Williams appelle *segmentaux*. Ceux-ci, qui d'ordinaire se répètent d'anneau en anneau et constituent des appareils sécréteurs, semblent pouvoir être employés à former les réceptacles de la semence et des oviductes, aussi bien que des canaux déférents ; mais, ainsi que nous le verrons bientôt, cette portion de l'appareil de la génération ne peut être considérée comme ayant la même origine chez les Oligochètes terricoles ou Lombrics (d).

(2) Ces sacs sont faciles à observer, et, à raison de leur contenu, on les a pris d'abord pour des testicules ; mais depuis que l'on a constaté la production et le développement des spermatozoïdes dans d'autres organes, on s'accorde généralement à les considérer comme étant des réceptacles destinés à recevoir le sperme lors de l'accouplement, et à l'emmagasiner. Je dois rappeler cependant que, d'après M. d'Udekem, ces sacs seraient destinés à fournir la matière constitutive de l'enveloppe des œufs, et qu'en conséquence cet auteur les désigne sous le nom de *glandes capsulogènes*.

(a) D'Udekem, *Développement du Lombric, etc.*, p. 45, pl. 3, fig. 2.
(b) Claparède, *Recherches anatomiques sur les Oligochètes*, p. 55.
(c) Exemples : le *Chetogaster diaphane* ; voy. d'Udekem, *Op. cit.*, p. 51, pl. 3, fig. 10-12.
— Le *Tubifex des ruisseaux* ; voy. d'Udekem, *Histoire naturelle du Tubifex*, p. 23, pl. 3, fig. 5 (*Acad. de Belgique*, mémoire couronné, t. XXVI).
— Le *Naïs fusca* et le *N. allida* ; voy. Carter, *Op. cit.*
— Le *Naïs filiformis*; voy. Williams, *Op. cit.*, pl. 6, fig. 2 (*Philos. Trans.*, 1858).
— Les *Pachydriles*; voy. Claparède, *Op. cit.*, pl. 1, fig. 3 et 8 ; pl. 2, fig. 3 et 9.
(d) Claparède, *Recherches sur les Oligochètes*, p. 66.

Chez les Lombrics terrestres, qui appartiennent au même ordre que les Vers aquatiques dont je viens de parler, l'appareil de la génération, tout en se compliquant un peu plus, est constitué sur le même plan général (1). Les testicules, au nombre de trois paires, sont ovoïdes ou réniformes, et pourvus d'une tunique composée de plusieurs membranes et remplis de cellules spermatiques (2) ; enfin, ils s'ouvrent dans des canaux excré-

Lombrics
terrestres.

(1) Willis fut le premier à étudier anatomiquement les organes génitaux des Lombrics (a) ; de nos jours, plusieurs naturalistes ont publié sur ce sujet de nouvelles recherches, mais la plupart de ces auteurs n'ont pas distingué les testicules des ovaires (b). En 1844, M. H. Meckel discerna bien les glandes spermatogènes, mais il ne connut pas les ovaires (c), et c'est à M. d'Udekem que nous devons les observations les plus complètes sur l'ensemble de ces organes (d). Je renverrai également aux recherches faites sur le même sujet par MM. Hering, Lankester, etc. (e).

(2) On y trouve aussi très-souvent d'autres corps de forme naviculaire, qui paraissent être des parasites (f) analogues à ceux que J. Müller a découverts chez divers Poissons, et qu'il a désignés sous le nom de *psorospermes* (g). On les trouve aussi dans la cavité générale du corps, où ils acquièrent une taille très considérable ; presque tous les auteurs les ont pris pour des œufs (h), et c'est pour cette raison que les organes spermatogènes ont été généralement décrits sous le nom d'*ovaires* (i). Ainsi que je l'ai déjà dit, la détermination des testicules est due à M. H. Meckel, et a été pleinement confirmée par M. d'Udekem (j).

(a) Willis, *De anima Brutorum*, 1672.
(b) Thomas, *Mém. pour servir à l'histoire naturelle des Sangsues*, p. 102.
— Morren, *De Lombrici terrestris historia naturali necnon anatomia tractatus*, 1829.
— Dugès, *Recherches sur la circulation, la respiration et la reproduction des Annélides abranches* (Ann. des sciences nat., 1828, t. XV, p. 324).
(c) Heinrich Meckel, *Ueber den Geschlechtsapparat einiger hermaphroditischer Thiere* (Müller's Archiv für Anat., 1844, p. 473).
(d) D'Udekem, *Développement du Lombric terrestre*, p. 27 et suiv., pl. 1, fig. 1, etc. (Acad. de Belgique, mémoire couronné, etc., t. XXVII).
— *Mém. sur les Lombricins*, pl. 2, fig. 2 et 3 (*Mém. de l'Acad. de Belgique*, 1865, t. XXXV).
(e) Hering, *Zur Anatomie und Physiologie der Generationsorgane* (*Zeitschrift für wissensch. Zool.*, 1858, t. VIII, p. 400).
— Lankester, *The Anatomy of the Earthworm* (*Quarterly Journal of Microscopical Science*, 1865, t. XIII, p. 10 et suiv., pl. 2 et 3).
(f) Dujardin, *Histoire naturelle des Helminthes*, p. 643.
— D'Udekem, *Op. cit.*, p. 12.
(g) J. Müller, *Ueber eine eigenthümliche krankhafte parasitische Bildung mit specifische organisirende Samenkörperchen* (Archiv für Anat., 1841, p. 477).
(h) Redi, *De Animalibus vivis quæ in corporibus Animalium vivorum pariuntur*, 1708.
— Montègre, *Observ sur les Lombrics* (*Mém. du Muséum d'hist. nat.*, 1815, t. I, p. 248).
— Morren, *Op. cit.*
(i) Notamment par Montègre, Home, Morren, Dugès et Carus.
(j) H. Meckel, *Op. cit.* (Müller's *Archiv*, 1844, p. 480, pl. 13, fig. 12).

teurs analogues aux conduits ciliés dont je viens de signaler l'existence chez les Naïs. Ces canaux sont au nombre de deux de chaque côté : l'antérieur est en connexion avec deux testicules, le second avec un seul de ces organes ; en amont de leur point de jonction avec ceux-ci, ils s'élargissent en forme d'entonnoir (1), et, après s'être contournés sur eux-mêmes, ils se réunissent pour constituer un tronc commun qui va déboucher au dehors sur les côtés de la face ventrale du quinzième anneau du corps (2). Les ovaires de ces Annélides ont échappé pendant longtemps aux recherches des anatomistes. Ils sont très-petits et consistent en une paire de sacs membraneux placés sur les côtés du cordon nerveux, dans le deuxième anneau du corps ; on les trouve remplis d'œufs à divers degrés de développement, et ils se continuent du côté externe avec un canal qui s'ouvre au dehors,

(1) Ces canaux s'ouvrent par conséquent largement dans la cavité abdominale ; l'entonnoir qui termine chacun d'eux est plissé longitudinalement à la manière d'un filtre et garni intérieurement de cils vibratiles. La portion tubulaire de ces conduits est également tapissée de cils vibratiles, et à l'époque de la reproduction, où ils sont gorgés de spermatozoïdes (a), on trouve quelquefois dans leur intérieur de longs filaments que M. Stein a pris pour des ovaires (b), mais qui paraissent être des parasites, peut-être des Grégarines (c).

Chez les Lombricules, les Stylodriles et les Trichodriles, on trouve de chaque côté du corps un canal déférent infundibuliforme, dont le tube cilié, au lieu de se rendre directement au dehors, va déboucher dans un second canal déférent constitué de la manière ordinaire (d).

(2) Ainsi que nous l'avons déjà vu, chez les Oligochètes terrestres les organes segmentaires normaux existent dans les zoonites qui portent des canaux déférents, des oviductes ou des réceptacles séminaux, aussi bien que dans les segments dépourvus de ces appareils ; par conséquent, on ne peut appliquer à ces Annélides les vues théoriques de M. Williams, qui paraissent être vraies pour les Oligochètes limnicoles (e).

(a) D'Udekem, *Op. cit.*, p. 15.
— Voyez aussi Bucholz, *Beiträge zur Anatomie der Gattung Enchytræus (Schrift. d. physik. ök. Gesch. zu Königsberg*, 1862).
(b) Stein, *Ueber die Geschlechtsverhältnisse der Myriapoden und einiger anderen wirbellosen Thiere* (Müller's *Archiv*, 1842, p. 270).
(c) Lieberkühn, *Évolution des Grégarines*, p. 12 (*Acad. de Belgique, Mém. des Sav. étrang.*, t. XXVI).
(d) Claparède, *Recherches sur les Oligochètes*, p. 64, pl. 3, fig. 1 et 6 ; pl. 4, fig. 15.
(e) Idem, *Op. cit.*, p. 61 et suiv.

un peu en avant des orifices mâles (1). Ainsi les œufs ne tombent pas dans la cavité abdominale et ne sont pas évacués au dehors par l'extrémité anale du corps, comme on le supposait jadis. De même que chez les Naïs, l'appareil femelle est complété par des réceptacles séminaux qui sont entièrement distincts des organes évacuateurs et qui n'ont aucune communication avec l'intérieur du corps. Ce sont des sacs sphériques, au nombre de quatre, qui sont placés par paires de chaque côté du tube digestif, en dehors des testicules, et fixés à la face ventrale du corps par un pédoncule tubulaire court dont l'orifice extérieur est très-petit. On n'y trouve jamais de cellules spermatiques, mais ils contiennent en grande abondance des spermatozoïdes à l'état parfait, qui y pénètrent probablement pendant l'accouplement. Dans cet acte, les deux individus se fixent l'un à l'autre au moyen de petits organes qui agissent à la façon de ventouses, et qui occupent la partie inférieure d'une sorte de ceinture plus ou moins renflée située à quelque distance en arrière des orifices génitaux (2). Enfin, l'appareil reproducteur

(1) C'est à M. d'Udekem que l'on doit la découverte de ces ovaires, qui sont très-difficiles à étûdier (a). Cet observateur n'avait aperçu que la portion initiale des oviductes, dont la disposition a été constatée par M. Hering (b) et par M. Busk (c).

(2) Il n'y a aucun organe d'intromission, et il est assez difficile de comprendre comment le sperme d'un individu pourrait passer des conduits éjaculateurs dans les réservoirs spermatiques de son conjoint. En effet, pendant l'accouplement, ces Vers sont placés en sens inverse, de façon que la région occupée par les orifices génitaux se trouve en contact avec la portion antérieure de la ventouse de l'autre individu (d). Or, cette ventouse est située à une distance considérable des ouvertures en question. L'accouplement a lieu en juin et en juillet, pendant la nuit, et dure plusieurs heures.

Le *clitella*, ou ceinture, que les anciens naturalistes appelaient aussi

(a) D'Udekem, *Op. cit.*, p. 45, pl. 2, fig. 2.
(b) Hering, *Op. cit.* (*Zeitschr. für wissensch. Zool.*, 1856, t. VIII, p. 400).
(c) Voyez Claparède, *Recherches anatomiques sur les Annélides*, p. 24.
(d) Montègre, *Observ. sur les Lombrics* (*Mém. du Muséum*, 1815, t. I, p. 244, pl. 12, fig. 1).
— Morren, *De Lumbrici terrestris hist.*, 1829.
— Hoffmeister, *De Vermibus quibusdam ad genus Lumbricorum pertinentibus* (dissect. inaug.). Berolini, 1847.

est complété par des glandules qui sécrètent une matière concrescible destinée à former autour des œufs une sorte de capsule ou de cocon (1). Les œufs sont très-petits et réunis au nombre de deux à quatre par une matière visqueuse dans l'intérieur de ces capsules, dont la texture est fibreuse (2).

Hirudinées.

§ 18. — Les Sangsues ont été si souvent l'objet de recherches anatomiques (3), qu'on aurait pu s'attendre à ne rencontrer aujourd'hui aucune incertitude relativement à la détermination des diverses parties de leur appareil reproducteur ; on est effectivement d'accord sur tout ce qui touche aux organes mâles, et presque tous les auteurs décrivent de la même manière les

le *bât*, est formé par un amas de glandules qui laissent suinter pendant le coït un liquide visqueux. Il n'est que peu visible pendant l'hiver, mais se gonfle beaucoup vers le milieu de l'été. Il occupe en général six à huit anneaux, et se trouve vers le trentième anneau du corps.

(1) Ces glandes, que M. d'Udekem appelle *capsulogènes,* sont de petites vésicules disposées par paires de chaque côté du tube digestif, depuis le huitième jusqu'au onzième anneau du corps, et correspondent aux follicules sétigènes des autres segments (*a*).

(2) Les coques ovigères des Lombrics ont été bien décrites par Léon Dufour, mais ce naturaliste les considérait à tort comme étant des œufs (*b*). Elles sont oblongues, allongées et terminées à chaque bout par une petite saillie ; leur consistance est cornéomembraneuse, et elles paraissent formées de fibres entrecroisées, feutrées et collées entre elles par une matière jaunâtre. On ne sait rien de précis sur le mode de formation de ces capsules, ou réceptacles ovigères.

(3) Les principaux travaux de recherches relatives à l'anatomie des organes de la génération des Hirudinées ont eu pour objet la Sangsue médicinale, et sont dus à Redi, Poupart, Thomas, Moquin-Tandon, Moren, Brandt (*c*).

(*a*) D'Udekem, *Op. cit.,* p. 23, pl. 2, fig. 1.
(*b*) Léon Dufour, *Note sur les cocons ou œufs du Lombric terrestre* (*Ann. des sciences nat.,* 1825, t. V, p. 17). — *Nouvelle notice sur les œufs du Lombric terrestre* (*Op. cit.,* 1828, t. XIV, p. 216, pl. 12, B).
— Hoffmeister, *De Verm. quibusdam, ad gen. Lumbricorum pertin.,* pl. 1.
(*c*) Redi, *Osservaz. interno a gli Animali viventi che si trovano negli Animali viventi,* 1688.
— Poupart, *Histoire anatomique de la Sangsue* (*Journal des Savants,* 1697, p. 332).
— Thomas, *Mémoires pour servir à l'histoire naturelle des Sangsues,* in-8. Paris, 1806, p. 99 et suiv., pl. 3, fig. 1-3.
— Moquin-Tandon, *Monogr. de la famille des Hirudinées,* thèse. Montpellier 1826. — Nouvelle édit. in-8. Paris, 1846.
— Moiren, *Mém. sur les organes génitaux de l'Aulacostoma nigrescens* (*Soc. phys. de Gand,* 1834).
— Brandt et Ratzeburg, *Medicinische Zoologie,* 1843, t. II, pl. 242.

organes femelles; mais, dans ces derniers temps, des doutes ont été élevés sur quelques points très-importants de l'histoire de ceux-ci, et, dans l'état actuel de la science, je n'oserais trancher complétement les questions en litige.

Toutes les Hirudinées sont androgynes, mais incomplétement hermaphrodites, comme les Lombriciens dont je viens de parler, et, pour être fécondées, elles doivent s'accoupler (1). Chez la Sangsue médicinale, que je prendrai ici comme exemple, l'appareil mâle est plus parfait que dans la famille précédente.

L'orifice mâle, situé à la face inférieure du corps, sur la ligne médiane, non loin de l'extrémité orale, livre passage à un pénis filiforme qui est susceptible de se dérouler au dehors sur une longueur assez considérable, et qui constitue le canal excréteur d'une vésicule piriforme faisant fonction de réservoir séminal. Dans cette poche médiane débouche de chaque côté un conduit dont la portion subterminale est dilatée et contournée de façon à représenter une sorte d'épididyme, et dont la portion suivante, dirigée d'avant en arrière, reçoit successivement les canaux déférents provenant des différents testicules : ceux-ci, de forme arrondie et au nombre de neuf paires, sont situés sur les côtés du corps. Chez d'autres Hirudinées, leur nombre peut être moins considérable, et chez quelques Annélides de cette famille ils sont remplacés par des cæcums tubulaires ; mais la disposition générale de l'appareil mâle est toujours à peu près la même (2).

(1) Plusieurs naturalistes ont pensé que les Sangsues se reproduisaient sans rapprochement sexuel, mais l'accouplement réciproque de ces Animaux a été bien constaté par un grand nombre d'observateurs (a).

Suivant M. de Filippi, les *Glossiphonies*, ou Clepsines, feraient exception à cette règle, et seraient capables de se féconder elles-mêmes (b).

(2) Ces organes, de couleur grisâtre, ont été assez bien observés par Redi (c);

(a) Hebb et Evans, voy. Johnson, *Treatise on the medicinal Leech*, p. 67.
(b) F. de Filippi, *Sopra l'anatomia e lo sviluppo delle Clepsine*, p. 15 (*Giorn. delle sc. medico-chirurg. di Pavia*, 1839, t. XI).
(c) Redi, *De Animalculis vivis quæ in corporibus Animalium vivorum reperiuntur observ.* (*Opuscula*, pars tertia, p. 129, pl. 14, fig. 5).

A peu de distance en arrière de cet orifice (1), on en voit un autre qui conduit dans un sac piriforme assez semblable aux réceptacles séminaux des Oligochètes, mais qui est surmonté

mais plusieurs anatomistes plus récents les ont pris pour des ovaires (a), et d'autres auteurs les ont désignés sous le nom de vésicules séminales (b). Aujourd'hui, on est généralement d'accord sur leur nature (c). Chez la Sangsue médicinale, ils sont petits, piriformes, et situés de cinq anneaux en cinq anneaux (d). Le nombre des testicules n'est pas le même chez toutes les Hirudinées. Chez les Aulacostomes, on en compte dix paires (e), tandis qu'il n'y en a que huit paires chez les *Hæmopis* (f), six paires chez les Pontobdelles (g) et les Piscicoles (h), et cinq chez les Branchellions (i). Chez les Néphélis (j) et les Trochètes (k) ou Géobdelles, les glandes spermatogènes sont extrêmement nombreuses, et agglomérées de façon à constituer de chaque côté du corps une masse

étroite et allongée appendue à l'extrémité d'un canal grêle très-long et très-contourné. Enfin, chez les Glossophonies, ou Clepsines, les testicules sont réduits à deux canaux grêles, très-contournés et excessivement longs, qui se pelotonnent sur eux-mêmes de façon à former de chaque côté un paquet qui s'étend dans presque toute la longueur du corps (l).

M. de Quatrefages pense que les organes décrits par Delle Chiaje et par Moquin-Tandon comme étant les testicules des Albiones (m), sont des poches muqueuses (ou organes segmentaux), et que les glandes spermatogènes sont deux gros cæcums analogues aux testicules des Glossophonies, mais beaucoup plus courts (n).

(1) Il en est généralement de même chez les autres Hirudinées (o); mais

(a) Poupart, *Histoire anatomique de la Sangsue* (*Journal des Savants*, 1693).

(b) Spix, *Darstellung der innern Körperberits des Blutegels* (*Denkschr. Akad. Wissensch.*, Munich, t. VI, p. 183).

— Treviranus, *Ueber die Zeugung der Egel* (*Zeitschr. für Physiologie*, 1832, t. VI, p. 189).

(c) Moquin-Tandon, *Monographie des Hirudinées*, p. 53.

(d) Voyez l'*Atlas du Règne animal* de Cuvier, ANNÉLIDES, pl. 24, fig. 1.

(e) Otto, *Die medicinische Blutegel*, 1835.

(f) Moquin-Tandon, *Monogr. des Hirudinées*, pl. 6, fig. 15.

(g) Idem, *ibid.*, pl. 2, fig. 1.

(h) Idem, *ibid.*, pl. 3, fig. 29 et 20.

(i) Idem, *ibid.*, pl. 4, fig. 14 et 15.

(j) Léo, *Ueber einige ausgezeichnete anat. und physiol. Verhältnisse der* Piscicola geometrica (*Müller's Archiv für Anat.*, 1835, p. 422, pl. 11, fig. 10).

(k) Quatrefages, *Mém. sur le Branchellion* (*Ann. des sciences nat.*, 3ᵉ série, 1852, t. XVIII, p. 299, pl. 6, fig. 5).

(l) Moquin-Tandon, *Op. cit.*, pl. 3, fig. 19 et 20.

(m) Idem, *ibid.*, pl. 4, fig. 14 et 15.

(n) De Filippi, *Sopra l'anatomia e lo sviluppo delle Clepsine*, 1855, p. 16, pl. 1, fig. 4 (*Giorn. delle scienze medico-chirurg. di Pavia*, t. XI).

(o) Quatrefages, *Sur le système nerveux et quelques autres points de l'anatomie des Albiones* (*Ann. des sciences nat.*, 3ᵉ série, 1852, t. XVIII, p. 331, pl. 6, fig. 14).

— Moquin-Tandon, *Op. cit.*, pl. 12, fig. 14.

— Budge, *Clepsine bioculata* (*Verhandl. der Naturhist. Vereins der preesseschen Reinland*, 1849, p. 89, pl. 1, fig. 16).

d'une paire de tubes terminés par des organes glandulaires arrondis (1). On considère généralement ces derniers organes comme étant les ovaires ; les conduits qui en partent sont appelés des oviductes, et la vésicule impaire où ces tubes débouchent est décrite communément sous le nom de matrice ou de réservoir copulateur. Suivant M. Williams, il devrait en être autrement : tout cet appareil ne serait qu'un réceptacle séminal placé sur les côtés du corps en connexion avec les organes excréteurs que Dugès regardait comme étant des poches respiratoires (2). Ces canaux, disposés en anse dilatée vers le milieu et communiquant au dehors par leurs deux extrémités, rempliraient donc les fonctions d'oviductes, et seraient comparables aux entonnoirs ciliés des Oligochètes (3). Mais, ainsi que l'a montré mon savant collègue feu M. Gratiolet, cette opinion ne paraît pas être admissible (4). Du reste, le mode de genèse des

chez les Branchiobdelles la position de ces orifices est inverse (a).

(1) Cet appareil est conformé de la sorte chez la plupart des Hirudinées ; mais, chez quelques-uns des Animaux de cet ordre, sa structure est plus simple. Ainsi, chez les Néphélis il se compose de deux tubes qui partent de l'orifice génital situé un peu plus en arrière de l'ouverture mâle, se portent en arrière, se dilatent peu à peu, et se terminent en cæcum (b).

(2) Voyez tome II, page 104.

(3) Les canaux dont il est ici question font partie d'un système d'organes qui, ainsi que je l'ai déjà dit, se trouvent répandus dans presque toute la longueur du corps chez la plupart des Annélides, et qui ont été désignés d'une manière générale par M. Williams, sous le nom d'*organes segmentaux*, parce qu'ils se répètent d'anneau en anneau (c). Les observations de cet anatomiste sur ces canaux présentent de l'intérêt, mais elles sont entachées d'erreurs nombreuses, et les idées théoriques de l'auteur paraissent avoir souvent contribué à l'égarer dans l'interprétation des faits anatomiques.

(4) Gratiolet, dans un travail consacré principalement à l'étude de l'appareil vasculaire des Sangsues, a réfuté les assertions de M. Williams

(a) Odier, *Mémoire sur la Branchiobdelle* (Mém. de la Soc. d'hist. nat. de Paris, 1823, t. I, p. 72).

(b) Robin, *Mémoire sur les spermatophores de quelques Hirudinées* (Ann. des sciences nat., 4e série, 1862, t. XVII, p. 7, pl. 2, fig. 1).

(c) Th. Williams, *Researches on the Structure and Homology of the Reproductive Organs of the Annelida* (Philos. Trans., 1857, p. 114, pl. 7, fig. 9 et 10).

ovules dans l'intérieur de l'ovaire n'est encore que très-imparfaitement connu (1).

Les Hirudinées s'accouplent à peu près de la même manière que les Lombrics, si ce n'est qu'il y a intromission de l'appendice fécondateur (2). Le rapprochement sexuel dure plusieurs heures (3), et la ponte n'a lieu que fort longtemps après (4).

relativement aux connexions et aux fonctions des organes segmentaux (a).

(1) M. Robin a publié récemment sur ce sujet quelques observations relatives aux Néphélis. Il admet bien que les œufs naissent dans le fond des tubes cæcaux appelés *ovaires*, mais il assure qu'ils n'y apparaissent qu'après que ceux-ci ont été remplis de sperme et se forment dans l'intérieur de poches ovoïdes ou spermatophores, où se trouvent renfermés les filaments fécondateurs. M. Robin désigne ces poches sous le nom d'*ovo-spermatophores* (b).

(2) Les deux individus se rapprochent ventre contre ventre, en se dirigeant en sens inverse, la ventouse orale de l'un étant tournée vers la ventouse anale de l'autre, en sorte que les orifices génitaux de sexes différents se rencontrent. Gaspard pensait que, dans chaque accouplement, un seul individu se trouvait fécondé, et, suivant Faber, les Sangsues âgées de sept ou

huit ans seulement ne posséderaient que les propriétés du mâle et ne seraient fécondables qu'un ou deux ans plus tard (c).

Pendant l'accouplement, les Piscicoles sont dirigées dans le même sens et tordues l'une autour de l'autre dans la région génitale (d).

L'accouplement des Néphélis (e) et celui des Branchiobdelles (f) a lieu à peu près de la même manière que celui de la Sangsue médicinale.

(3) Valenciennes a vu l'accouplement des Sangsues durer plus de trois heures (g), et, suivant Trémolière, il se prolongerait parfois pendant quinze ou dix-huit heures (h).

(4) Pour la Sangsue médicinale, le laps de temps qui s'écoule entre l'accouplement et la ponte paraît être, en général, de trente à quarante jours (i). Cependant, d'après les observations de M. Ébrard, les œufs ne seraient expulsés au dehors que neuf ou dix mois après le coït (j).

(a) Gratiolet, *Recherches sur le système vasculaire de la Sangsue médicinale et l'Aulacostome médicinale* (*Ann. des sciences nat.*, 4ᵉ série, 1862, t. XVII, p. 195).

(b) Robin, *Mém. sur les spermatophores de quelques Hirudinées* (*Ann. des sciences nat.*, 4ᵉ série, 1862, t. XVII, p. 9, pl. 2, fig. 4).

(c) Voyez Moquin-Tandon, *Monographie des Hirudinées*, p. 167.

(d) Leo, *Ueber einige ausgezeichnete anatomische und physiol. Verhältnisse der Piscicola geometrica* (Müller's *Archiv für Anat.*, 1835, pl. 11, fig. 3).

(e) Johnson, *Further Observations on the medicinal Leech*, p. 34.

(f) Odier, *Op. cit.* (*Mémoire de la Société d'histoire naturelle de Paris*, 1824, t. I, pl. 4, fig. 4 et 5).

(g) Voyez Moquin-Tandon, *Op. cit.*, p. 169.

(h) Trémolière, *Essai sur les Sangsues et sur leur reproduction* (voy. Moquin-Tandon, *Op. cit.*, p. 169).

(i) Fremond, *Monographie des Sangsues médicinales*, p. 222.

(j) Ébrard, *Nouv. Monograph. des Sangsues*, 1857.

Les Pontobdelles et les Piscicoles déposent leurs œufs isolément (1). Mais la Sangsue médicinale ainsi que la plupart des autres espèces de cette famille les renferment dans des capsules communes, qui sont tantôt minces et membraneuses (2), d'autres fois épaisses et recouvertes d'une substance spongieuse qui leur donne l'aspect de cocons de Lépidoptères (3). Cette enveloppe est formée principalement par la solidification d'une matière blanchâtre qui est sécrétée par les glandules cutanées de la ceinture, et qui constitue autour de cette partie du corps de

(1) Les Pontobdelles les déposent sur des coquilles ou autres corps sous-marins (a). Chez les Hirudinées marines de nos côtes, que MM. Hesse et Van Beneden ont fait connaître récemment sous le nom de *Sacobdella Nebaliæ*, les œufs sont pédonculés et réunis en paquets sur un pédoncule commun (b).

(2) Chez les Néphélis (*Hirudo octo-oculata* ou *H. vulgaris*), les capsules ovigères sont transparentes (c).

Les Glossiphonies, ou Clepsines, portent leurs œufs dans une capsule accolée sous leur ventre, qui se creuse en forme de bouclier pour les protéger (d)

(3) Les cocons ovifères des Sangsues ont été décrits par plusieurs naturalistes (e).

(a) Johnson, *Obs. on the* Hirudo complanata *and* H. stagnalis (*Philos. Trans.*, 1817, p. 34). — *Further Observ. on the medicinal Leech*, 1825, p. 58, pl. 2. — Mayor, *Analyse critique*, etc. (*Bibliothèque universelle de Genève*, 1827, t. XXV, p. 38). — Grube, *Untersuch. über die Entwick. der Clepsinen*, 1844. pl. 3, fig. 6 et 7. — Grant, *On the Ova of* Pontobdella muricata (*Edinburgh Journal of Sciences*, 1827, t. VII, p. 160).

(b) Hesse, *Recherches sur les Bdellodes,* etc., pl. 4, fig. 5 (*Mém. de l'Acad. de Belgique*, t. XXXIV).

(c) Bergmann, *Dissert. de cocco aquatico sive Hirudine octo-oculata* (*Opuscula physica et chimica*, 1788, t. V). — Johnson, *Observ. on the Mode of Propagation of the* Hirudo vulgaris (*Philos. Trans.*, 1817, pl. 27, fig. 7-10). — *Further Observ. on the med. Leech*, p. 30, pl. 4. — Rayer, *Observ. sur la disposition et le développement des œufs de plusieurs espèces ovipares appartenant au genre* Hirudo (*Ann. des sciences nat.*, 1re série, 1825, t. IV, p. 184 et suiv.; pl. 10, fig. 1-7). — Carena, *Monographie du genre* Hirudo (*Mém. de l'Acad. de Turin*, 1820, t. XXV, p. 299, pl. 11, fig. 14 et 15). — F. de Filippi, *Mem. sugli Annelidi delle famiglia delle Sanguesughe*, 1837, pl. 1, fig. 7).

(d) Johnson, *Further Observ. on the medicinal Leech*, 1835, p. 57. — *On the* Hirudo complanata *and* H. stagnalis (*Philos. Trans.*, 1817, pl. 17, fig. 7).

(e) Linné, *Fauna succica*, n° 727. — *Systema naturæ*, edit. XII, t. I, p. 1069. — Noble, *Notice sur les Sangsues* (*Mém. de la Société d'agriculture de Seine-et-Oise*, 1823). — Johnson *Further Observations on the medicinal Leech*, 1825, p. 17, pl. 1 et 2. — Weber, *Ueber die Entwickelung des med. Blutegels* (*Meckel's Archiv für Anat.*, 1828, p. 309, pl. 11, fig. 17). — Bowerbank, *On the Structure of the Cocoon of the Leech* (*Ann. of Nat. Hist.*, 1845, t. XV, p. 501, pl. 18).

l'Animal une sorte de gaîne dont il se retire après y avoir pondu un certain nombre d'œufs (1).

Organes génitaux des Annélides dioïques.

§ 19. — Chez les Annélides dioïques (2), les organes reproducteurs sont plus diffus, et en général, sinon toujours, leurs produits sont répandus dans la cavité viscérale, puis évacués au dehors, soit par des pores situés près de la base des pieds, soit par des canaux analogues aux conduits ciliés dont j'ai parlé chez les Annélides apodes (3). Ainsi, chez les Arénicoles, les organes, au nombre de cinq ou six paires, que la plupart des naturalistes considèrent comme étant des glandes ovariennes ou spermatogènes, sont placés sur les côtés de la portion antérieure de la grande cavité du corps, à quelque distance

---

(1) Le mode de formation de la capsule ovigère a été très-bien observé chez les Néphélis, où cette enveloppe consiste en une pellicule mince qui se moule sur la portion du corps occupée par la ventouse.

Le phénomène est un peu plus compliqué chez la Sangsue médicinale. L'Animal, près de pondre, se retire dans un trou creusé dans la terre humide, et s'entoure d'une sorte de bave écumeuse qui recouvre ensuite la capsule mince et membraniforme produite, comme d'ordinaire, par la ceinture. La première de ces matières, en se desséchant, devient brunâtre, et constitue une sorte de réseau spongieux. Les œufs sont entourés d'un liquide glaireux, et leur nombre varie de 5 ou 6 à 18, ou davantage. En général, le même individu donne à chaque ponte deux cocons. Pour plus de détails à ce sujet, je renverrai à la *Monographie des Hirudinées*, par Moquin-Tandon (pages 177 et suiv.).

(2) Voyez ci-dessus, page 271.

(3) Aujourd'hui, tous les zoologistes s'accordent pour reconnaître que chez les Térébelles et les Arénicoles, les œufs, ainsi que les spermatozoïdes, se trouvent à l'état de liberté dans la grande cavité du corps. D'après M. Williams, il n'en serait pas de même pour les autres Annélides chétopodes : là les œufs seraient toujours emprisonnés dans une trame aréolaire jusqu'au moment de leur évacuation au dehors (a); mais le contraire a été souvent constaté par Delle Chiaje, M. de Quatrefages, M. Claparède et plusieurs autres observateurs (b).

(a) Williams, *Op. cit.* (*Philos. Trans.*, 1858, p. 123, etc.).
(b) Delle Chiaje, *Instituzioni di anatomia e fisiologia comparativa*, 1832, t. I, p. 398.
— Grube, *Zur Anat. und Physiol. der Kiemenwürmer*, 1838, p. 44.
— Quatrefages, *Histoire naturelle des Annélides*, 1865, t. I, p. 108.
— Claparède, *De la structure des Annélides* (*Bibl. univ. de Genève, Arch. des sc. phys. et nat.*, 1867, t. XXX, p. 32).

de l'extrémité céphalique en connexion avec les anses tubulaires qui débouchent au dehors, et qui sont les analogues des canaux ciliés ou organes segmentaux des Naïs (1). Chez les Térébelles, les organes analogues sont disposés à peu près de même dans la région thoracique du corps, mais leur nombre est en général plus considérable, et s'élève parfois à vingt-quatre paires (2). Chez les Sabelles et les

(1) Chez l'Arénicole des pêcheurs, cette série d'organes commence au niveau des appendices gastriques, un peu en avant des cœurs, et se termine dans le second anneau branchifère (a). Chacun d'eux consiste en une poche membraneuse qui communique avec la cavité générale du corps, et qui est en connexion intime avec un conduit cilié, reployé en anse et s'ouvrant au dehors près de la base du pied correspondant. Ces conduits, que M. Williams désigne sous le nom d'*organes segmentaux*, lui paraissent remplir les fonctions d'oviductes, et servir d'une part à verser dans la cavité générale du corps les ovules ou les spermatozoïdes, puis, d'autre part, à les y reprendre pour les évacuer au dehors (b). On a bien constaté l'existence des ovules ou des cellules spermatiques dans les poches membraneuses en question, et l'on a souvent vu ces produits à l'état libre dans la cavité générale du corps, mais on n'a pas encore constaté par des observations directes leur origine ni leur

mode de sortie (c), et M. Claparède paraît avoir établi qu'ils ne naissent pas dans ces organes (d). Je regrette que les observations de cet habile naturaliste soient encore inédites, circonstance qui m'a empêché d'en profiter ici.

Si la figure de l'Arénicole de la baie de Naples, donnée par Delle Chiaje, est exacte, les organes en question seraient placés, chez cette Annélide, plus près de l'extrémité antérieure que chez l'Arénicole des pêcheurs de nos côtes (e).

(2) Ces organes, situés très-près de l'extrémité céphalique, acquièrent souvent un volume assez considérable (f). Chez le *Terebella parvula*, M. Williams n'en a trouvé que 3 paires, tandis que, suivant le même auteur, il y en aurait 6 paires chez le *T. conchilega*, 16 paires chez le *T. nebulosa*, 18 paires chez le *T. cirrata*, et 24 paires chez le *T. multisetosa* (g).

Le même auteur a constaté que l'organe glandulaire médian qui se trouve entre les poches reproductrices,

(a) Voyez l'*Atlas du Règne animal* de Cuvier, ANNÉLIDES, pl. 1, fig. 1.
(b) Williams, *Op. cit.*, p. 119, pl. 7, fig. 11.
(c) Quatrefages, *Op. cit.*, t. I, p. 107.
(d) Claparède, *De la structure des Annélides* (*Biblioth. univ. de Genève, Arch. des sciences*, 1867, cahier de septembre).
(e) Delle Chiaje, *Animali senza vertebre*, pl. 94, fig. 11.
(f) Par exemple, chez la Térébelle nébuleuse; voy. l'*Atlas du Règne animal* de Cuvier, ANNÉLIDES, pl. 1 b, n, et la Térébelle coquillière, *Op. cit.*, pl. 1 c, fig. 1 i.
(g) Williams, *Op. cit.*, p. 122.

Serpules, l'appareil de la reproduction est logé plus en arrière (1).

Chez les Annélides errantes, les ovaires, ainsi que les testicules, sont généralement en connexion avec des canaux ciliés analogues à ceux dont il a été question chez les autres Vers dont je viens de parler (2); mais ils paraissent avoir, en général, une

à la partie antérieure du corps, et qui a été considéré par plusieurs anatomistes comme étant un testicule (a), n'appartient pas à l'appareil de la génération.

M. Williams pense que chacun des sacs réputés ovariens ou spermatogènes communique tant avec la cavité générale qu'avec l'extérieur par un canal cilié en forme d'anse, qui est l'analogue de ceux qu'il appelle, d'une manière générale, les organes segmentaux, ou plutôt que ces poches ne seraient que la portion terminale de ces canaux en forme d'anse, beaucoup dilatée (b). Mais, ainsi que je l'ai déjà dit en parlant des Arénicoles, les observations nouvelles dont M. Claparède annonce la publication prochaine ne s'accordent pas avec celles de ses prédécesseurs.

(1) Chez ces Annélides tubicoles, les organes de la génération manquent dans la portion thoracique du corps, mais occupent la plupart des anneaux de la portion suivante que les zoologistes désignent quelquefois sous le nom d'*abdomen*; ils sont, comme d'ordinaire, en connexion avec les canaux ciliés en forme d'anse (c).

Chez les Hermelles, les testicules, de même que les ovaires, consistent en organes d'apparence aréolaire, qui adhèrent à la face inférieure de la cavité générale dans chaque segment de la région abdominale du corps, mais qui ne sont visibles qu'à l'époque de la reproduction. M. de Quatrefages a vu leurs produits sortir par des pores placés vers la partie postérieure de tous les anneaux abdominaux, entre la base des branchies et la ligne médiane du dos (d).

(2) Cette connexion paraît être moins difficile à constater chez le *Spio*, ou *Nerine vulgaris*, que chez la plupart des Annélides errantes; mais M. Williams, à qui on en doit la connaissance, interprète autrement les faits anatomiques : il considère les canaux ciliés comme étant les organes producteurs des œufs, et il suppose que ceux-ci passent de là dans les masses d'apparence glandulaire situées auprès de ces tubes, bien qu'il n'ait pu découvrir la voie par laquelle ce transport s'effectuerait (e).

Chez le *Chlorœma Dujardinii*, les organes floconneux d'apparence glandulaire qui flottent dans la cavité

(a) Voyez l'*Atlas du Règne animal*, ANNÉLIDES, pl. 1 c, fig. 1 h.
(b) Williams, *Op. cit.*, pl. 7, fig. 12 (*Philos. Trans.*, 1858).
(c) Idem, *Op. cit.*, p. 128, pl. 7, fig. 13.
(d) Quatrefages, *Mém. sur la famille des Hermelliens* (*Ann. des sciences nat.*, 3e série, 1848, t. X, p. 29 et 46, pl. 2, fig. 5 et 6 o, o).
(e) Williams, *Op. cit.*, p. 126, pl. 7, fig. 18; pl. 8, fig. 19.

forme rameuse, et ils envoient souvent des prolongements jusque dans l'épaisseur des appendices foliacés qui surmontent la base des pattes (1). Il est probable que les œufs, mis en liberté dans la cavité générale, sont évacués au dehors par les canaux ciliés qui, dans un nombre plus ou moins considérable de segments du corps, sont placés par paires près de la base des pattes. Mais il existe encore beaucoup d'incertitude sur cette partie de l'histoire des Annélides errantes (2), ainsi que sur le

abdominale, et qui adhèrent à des tubes comparables aux conduits ciliés (*a*), paraissent être aussi les ovaires ou les testicules, suivant le sexe des individus.

D'après M. Williams, des canaux ciliés, placés comme d'ordinaire près de la base des pieds, sont en connexion avec une multitude de tubes filiformes disposés en réseau autour des appendices gastriques, et s'élèvent jusque sous la voûte dorsale de la cavité périviscérale (*b*). Or, cet appareil branchu, déjà indiqué brièvement par Delle Chiaje, est probablement formé par les ovaires (*c*).

Les organes qui paraissent être les glandes ovigènes ou spermatogènes ont été représentés comme s'élevant de chaque côté du canal digestif et s'enfonçant dans les appendices des pieds chez les Néréides (*d*) et chez les Aricies (*e*), par M. Williams ; mais cet auteur suppose que les produits du travail génésique naissent dans les canaux segmentaux situés à la base de ces touffes, canaux qui ne sont probablement que des organes excréteurs remplissant accessoirement les fonctions d'oviductes ou de canaux déférents.

(1) Delle Chiaje a constaté l'existence d'ovaires à la face inférieure de la cavité viscérale chez diverses Annélides errantes, mais il n'a pas décrit ces organes avec le détail nécessaire pour en donner une idée suffisante (*f*).

(2) M. de Quatrefages a trouvé chez les Eunices les organes de la génération disposés à la face ventrale de la cavité générale, sous la chaîne ganglionnaire abdominale, de façon à représenter de chaque côté un cordon en apparence continu, dont paraît partir, dans chaque anneau, un canal qui se coude pour aller gagner la base du pied correspondant (*g*). Il est probable que ces canaux sont des portions des con-

(*a*) Williams, *loc. cit.*, pl. 8, fig. 23.
(*b*) Idem, *Op. cit.*, p. 134, pl. 8, fig. 26.
(*c*) Delle Chiaje, *Descriz. e notom. degli Animali invertebrati della Sicilia citeriore*, t. V, p. 59, pl. 109, fig. 6.
(*d*) Williams, *loc. cit.*, pl. 7, fig. 15 et 16.
(*e*) Idem, *ibid.*, pl. 7, fig. 17.
(*f*) Delle Chiaje, *Op. cit.*, t. III, p. 104.
(*g*) Quatrefages, *Études sur les types inférieurs de l'embranchement des Annelés* (*Ann. des sciences nat.*, 3ᵉ série, 1852, t. XVIII, p. 176).

mode de fécondation des œufs (1). Ceux-ci, en général remarquables par la forte coloration du vitellus en rouge ou orangé (2),

duits ciliés ou organes segmentaux figurés chez les mêmes Annélides par M. Williams (a). Chez les Alciopes, les ovules naissent dans un stroma d'apparence épithélique à la surface des dissépiments (b).

Chez les Syllis, les testicules sont ovalaires et disposés par paires dans chaque segment qui suit la tête, et les ovaires paraissent être situés à la base des pieds (c). Les ovules, de même que les spermatozoïdes, se répandent librement dans le liquide qui occupe la cavité périviscérale (d).

Des testicules très-semblables ont été décrits par M. Max Müller, chez le *Sacconereis helgolandica* (e).

Chez le *Syllides pulliger*, il y a sept paires de testicules placés du seizième au vingt-deuxième segment, et les spermatozoïdes qui en sortent finissent par envahir toute la cavité abdominale du neuvième au vingt-troisième segment. Les ovaires sont placés dans les segments qui précèdent le seizième, et consistent chacun en une masse ovalaire formée par la réunion d'un grand nombre de tubes aveugles (f).

M. Claparède résume de la manière suivante ses observations récentes sur les organes reproducteurs dans cette classe d'Animaux : « La distribution et la conformation des glandes sexuelles chez les Annélides est sujette à de nombreuses variations qu'on trouvera exposées par une foule d'exemples dans le cours de ce mémoire. Toutefois on peut considérer comme la plus répandue chez les Annélides la forme suivante : les glandes sexuelles sont des grappes plus ou moins complexes, ou des lacis de cordons dont les axes sont occupés par des canaux sanguins souvent contractiles. Les éléments sexuels en voie de croissance forment des manchons autour des axes vasculaires, et se développent aux dépens d'une couche de nucléus contiguë au vaisseau. Chez certaines Annélides anangiennes, cette forme de glandes sexuelles est conservée, mais l'axe est occupé par un cordon solide au lieu du vaisseau (g). » M. Schmarda a trouvé aussi un vaisseau sanguin au centre des ovaires chez les Euphrosines (h).

(1) Chez l'Aphrodite hispide, M. de Quatrefages a vu le sperme sortir sous la forme d'un filet blanc à la base de la rame inférieure du pied, sur le dix-neuvième anneau (i).

(2) Ainsi les œufs sont d'un rouge intense chez les Aphrodites et les Protules; ils sont d'un jaune ferrugineux chez les Térébelles.

(a) Williams, *Op. cit.*, pl. 8, fig. 20.
(b) Krohn, *Zoologische und anat. Bemerk. über die Alciopen* (Archiv für Naturgeschichte, 1845, t. I, p. 183).
(c) Milne Edwards, *Atlas du Règne animal* de Cuvier, ANNÉLIDES, pl. 15, fig. 1 c.
(d) Claparède, *Glanures zootomiques parmi les Annélides*, 1864, p. 71.
(e) Max. Müller, *Ueber* Sacconereis Helgolandica (Müller's *Archiv für Anat. und Physiol.,* 1855, p. 21).
(f) Claparède, *Glanures parmi les Annélides*, p. 82, pl. 6, fig. 6 b et 6 q.
(g) Claparède, *De la structure des Annélides* (*Bibliothèque universelle de Genève, Arch. des sc.,* cahier de septembre 1867).
(h) Schmarda, *Neue wirbellose Thiere*, t. II, p. 137, pl. 33, fig. 28 b.
(i) Quatrefages, *Histoire naturelle des Annélides*, t. 1, p. 109.

sont évacués tantôt isolément, tantôt réunis en paquets par une matière gélatineuse, et déposés ainsi sur quelque corps étranger (1). Mais on connaît des Annélides errantes qui portent leurs œufs fixés à l'extrémité des cirres qui surmontent la base des pieds (2), ou dans un sac qui, à l'époque

(1) Les Térébelles, par exemple, pondent ainsi leurs œufs dans une masse gélatineuse piriforme, qui reste fixée au bord du tube habité par ces Animaux (a). Il en est de même chez les Protules (b), les Arénicoles (c) et les Polynoés (d).

(2) M. Krohn a constaté des particularités physiologiques chez le *Syllides pulliger*. Cette Annélide errante est très-voisine des Syllis. Suivant cet auteur, les œufs seraient fixés au sommet du cirre supérieur de tous les segments du corps, à l'exception des premiers et des derniers (e). M. Claparède a confirmé les observations de ce naturaliste en tout ce qu'elles ont d'essentiel, mais il n'a trouvé les jeunes que de deux anneaux en deux anneaux sur des cirres plus courts que les intermédiaires (f). Le *Grubea funeria* de M. Quatrefages porte aussi ses œufs sur le dos, attachés par un pédoncule au cirre supérieur des pieds (g).

M. Œrsted a décrit, sous le nom d'*Exogone naïdina*, une petite Annélide errante, voisine des Syllis, qui porte ses œufs fixés extérieurement en deux rangées le long du dos (h), et F. Dujardin a constaté chez une espèce voisine (l'*Exogone pusilla*) une particularité semblable (i).

M. Kölliker a donné le nom de *Cystonereis Edwardsii* à de petites Annélides de la même famille qui portent leurs œufs dans de petits sacs. à la face ventrale du corps (j).

Savigny a remarqué qu'à l'époque de la reproduction, les appendices foliacés des Aphrodites, qu'il désigna sous le nom d'*élytres*, se gonflent et se remplissent d'œufs (k).

Chez les Polynoés, les œufs sont également déposés dans ces appendices (l).

(a) Milne Edwards, *Obs. sur le développement des Annélides* (*Ann. des sciences nat.*, 3ᵉ série, 1845, t. III, p. 147, pl. 5, fig. 1).

(b) Le même, *Op. cit.*, pl. 9.

(c) Max. Schultze, *Ueber die Entwickelung von* Arenicola piscatorum (*Abhandl. der Naturforsch. Gesellsch. zu Halle*, 1856, t. III, pl. 9, fig. 1).

(d) Sars, *Zur Entwickelung der Anneliden* (*Archiv für Naturgesch.*, 1845, pl. 1, fig. 20).

(e) Krohn, *Ueber die Erscheinungen bei der Fortpflanzung von* Syllis prolifera *und* Autolytus prolifer (*Archiv für Naturgeschichte*, 1852, p. 66). — *Ueber* Syllis pulligera (*loc. cit.*, p. 251).

(f) Claparède, *Glanures parmi les Annélides*, p. 84, pl. 6, fig. 6 q.

(g) Quatrefages, *Histoire des Annélides*, t. II, p. 37.

(h) Œrsted, *Ueber die Entwickelung der Jungen bei einer Annelide* (*Archiv für Naturgeschichte*, 1845, t. I, p. 20, pl. 2).

(i) Dujardin, *Note sur une Annélide qui porte à la fois ses œufs et ses spermatozoïdes* (*Ann. des sciences nat.*, 3ᵉ série, 1851, t. XV, p. 298, pl. 5, fig. 6).

(j) Kölliker und Kock, *Entwickelungsgeschichte von* Eunice (*Neue Denkschriften der schweitzerischen Gesellschaft für die gesammten Naturwissenschaften*, 1846, t. VIII).

(k) Savigny, *Système des Annélides* (*Description de l'Égypte*, hist. nat., 3ᵉ partie, t. I, p. 27).

(l) Desor, *On the Development of Polynoe* (*Journ. of the Boston Nat. Hist. Soc.*, 1848).

de la reproduction, se développe à la face inférieure du corps (1).

Spermatozoïdes. Les spermatozoïdes des Annélides sont en général très-petits et pourvus d'un renflement céphalique arrondi ou piriforme (2). Ils se développent dans 'des cellules agrégées, et restent pendant longtemps agglomérés en petits paquets sphériques, à la périphérie desquels leurs filaments caudaux se prolongent en manière de rayons mobiles.

Multiplication par gemmation. Nous avons vu précédemment que quelques Annélides peuvent se multiplier par une sorte de gemmation qui s'effectue à l'extrémité caudale d'un individu souche (3). Celui-ci peut être agame, tandis que ses descendants immédiats sont sexués (4).

(1) M. Alex. Agassiz a constaté que chez l'*Autolytus cornutus* un réservoir ovifère, de forme elliptique, s'étend du douzième au vingt-cinquième ou vingt-sixième anneau du corps, et communique avec la cavité périviscérale. L'incubation y a lieu, et lorsque les jeunes éclosent, ses parois se rompent pour les laisser sortir (a).

(2) Quelquefois la portion céphalique de ces spermatozoïdes est allongée et cylindrique : chez le Lombric terrestre, par exemple (b).

Les boules radiaires ainsi formées nagent en tourbillonnant, par l'action de la portion caudale et libre des spermatozoïdes (c). Il est aussi à noter que les filaments spermatiques de certaines Annélides peuvent s'accoler par leur extrémité antérieure à des corps étrangers, et simuler ainsi, par les mouvements de leur extrémité opposée, des cils vibratiles (d).

(3) Voyez tome VIII, page 312.

(4) M. de Quatrefages a constaté que chez la *Syllis amica* l'individu souche

(a) Cl. Agassiz, *On Alternate Generation of Annelides*, etc. (*Journ. of the Boston Nat. Hist. Soc.*, t. VII, p. 392, pl. 9, fig. 2).

(b) Kölliker, *Die Bildung der Samenfäden*, pl. 2, fig. 17.

(c) Par exemple, chez :

— Le *Tubifex des ruisseaux*; voy. d'Udekem, *Hist. nat. des Tubifex*, pl. 3, fig. 2 (*Acad. de Belgique, mémoires couronnés*, t. XXVI).

— L'*Enchytræus appendiculatus*; voy. Bucholz, *Op. cit.* (*Schrift. der physik ökonom. Gesell. zu Königsberg*, 1862, pl. 6, fig. 12-14).

— La *Sangsue*; voy. H. Meckel, *Geschlechtsapparat einiger hermaphrod. Thiere* (*Müller's Archiv*, 1844, pl. 13, fig. 7).

— La *Branchiobdelle*; voy. Henle, *Ueber die Gattung Branchiobdella* (*Müller's Archiv für Anat.*, 1835, p. 571, pl. 15, fig. 9).

— Le *Polyophthalmus pictus*; voy. Claparède, *Glanures*, pl. 1, fig. 1, Ψ.

— Le *Torrea vitrea*; voy. Quatrefages, *Sur le développement des spermatozoïdes* (*Ann. des sciences nat.*, 4ᵉ série, 1854, t. II, pl. 4, fig. 20).

— L'*Arénicole*; voy. Stannius, *Bemerk. zur Anat. und Physiol. der* Arenicola piscatorum (*Müller's Archiv*, 1840, pl. 11, fig. 5 et 6).

— L'*Amphitrite auricome*; voy. Rathke, *Beitr. zur vergl. Anat. und Physiol.*, 1842, pl. 5, fig. 13.

(d) Farre, *Observ. on the Spermatozoa of the Earthworm* (*Med. Gazette*, 1849, t. XX).

Il y a donc dans la classe des Annélides des individus neutres aussi bien que des mâles et des femelles, mais ces neutres ne sont pas stériles comme les neutres dans la classe des Insectes.

Quant à la reproduction par gemmation, elle a lieu d'ordinaire par l'extrémité postérieure du corps (1); mais les observations récentes de quelques naturalistes tendent à établir que ce phénomène peut avoir aussi son siége dans d'autres parties, la région céphalique, par exemple (2).

§ 20. — Les *Malacobdelles*, que beaucoup de zoologistes rangent à tort parmi les Hirudinées, sont dioïques comme les Annélides branchifères (3). Malacobdelles.

ne renferme jamais ni spermatozoïdes, ni œufs ; mais, dans d'autres espèces, des organes reproducteurs existent dans les derniers segments du corps de cet individu, aussi bien que dans celui des jeunes qui en naissent par gemmation caudale (a). D'autres fois il ne paraît y avoir sous ce rapport aucune différence entre l'individu souche et ses descendants (b).

(1) Par exemple, chez les Myrianides, dont il a été question ci-dessus (tome VIII, page 312).

(2) M. Léon Vaillant pense que les appendices tentaculiformes qu'il a observés sur l'extrémité céphalique d'une Térébelle de la mer Rouge sont de jeunes individus se développant ainsi par gemmation (c).

Suivant M. Pagenstecher, une espèce de Syllidée, à laquelle il donne le nom d'*Exogone gemmifera*, se multiplierait par le développement de bourgeons sur chacun des anneaux de la région moyenne du dos·(d) ; mais M. Claparède pense que les corps reproducteurs dont il est ici question sont des embryons nés d'œufs logés à l'extrémité des cirres dorsaux, ainsi que cela avait été constaté chez le *Syllides pulliger* par M. Krohn (e).

(3) On ne sait rien de précis sur les organes producteurs des œufs ou des spermatozoïdes chez ces Vers ; mais il est probable qu'ils sont disséminés d'anneau en anneau à la partie inférieure du corps. M. Blanchard a trouvé les produits de ces glandes dans les

(a) Quatrefages, *Mém. sur la génération alternante des Syllis* (*Ann. des sciences nat.*, 4ᵉ série, 1854, t. II, p. 143, pl. 4).

(b) Krohn, *Ueber die Erscheinungen bei der Fortpflanzung von* Syllis proligera (*Archiv für Naturgeschichte*, 1852, p. 66).

— Ehlers, *Bornstenwürmer*, p. 233, pl. 9, fig. 5.

— Huxley, *On a Hermaphrodite and Fissiparous Species of Tubicolar Annelia* (*Edinb. New Phil. Journ.*, 1855, t. I, p. 113).

(c) L. Vaillant, *Sur un nouveau cas de reproduction par bourgeonnement chez les Annélides* (*Ann. des sciences nat.*, 5ᵉ série, 1865, t. III, p. 243, pl. 3).

(d) Pagenstecher, *Untersuchungen über niedere Seethiere aus Cette* (*Zeitschr. für wissensch. Zoologie*, 1863, t. XII, p. 267, pl. 25 et 26).

(e) Claparède, *Glanures*, p. 82.

§ 21. — Chez les Vers de la classe des Nématoïdes, les sexes sont séparés (1) et la fécondation est intérieure (2) ; mais l'appareil reproducteur est, en apparence du moins, d'une

loges qui sont séparées entre elles par des cloisons membraneuses, et qui représentent la cavité viscérale commune. Chez les individus mâles, ces loges contenaient des spermatozoïdes allongés et terminés par une queue filiforme. Chez les femelles, elles étaient remplies d'œufs (a).

(1) Quelques exceptions à cette règle ont été signalées. Ainsi, M. A. Schneider a vu des spermatozoïdes, puis des œufs se former dans le même tube générateur, et la fécondation avoir lieu dans l'intérieur de cet organe, chez le *Pelodytus hermaphroditus*, qui vit à l'état de larve dans les Colimaçons (b).

Il paraîtrait aussi, d'après les observations récentes de M. Mecznikow, qu'il existe des Nématoïdes parthénogénésiques. En effet, chez l'*Ascaris nigrovenosa*, il a trouvé alternativement une génération composée uniquement d'individus femelles et une génération composée d'individus dioïques (c).

Dans cette classe de Vers, les femelles sont généralement plus grandes que les mâles, et parfois même la différence de taille est énorme : par

exemple, chez les Sphérulaires qui vivent en parasites dans l'abdomen des Bourdons (d). Souvent les mâles se distinguent par quelques particularités extérieures aussi bien que par la conformation des parties génitales. Ainsi, chez les Spiroptères, l'extrémité caudale du corps est garnie d'un appendice membraneux aliforme (e) qui manque chez les individus de l'autre sexe. Il est aussi à noter que chez beaucoup de Nématoïdes mâles on trouve, dans le voisinage de l'anus, une ou plusieurs rangées de petites verrucosités qui paraissent être les ouvertures d'autant de petites glandes : par exemple, chez les Gordius, le *Cucullanus elegans* et l'*Ascaris suilla* (f).

(2) Il est à noter que quelques Vers nématoïdes restent toujours unis par paires. Ainsi, l'*Hedruris androphora*, qui vit dans l'estomac des Tritons, s'y trouve par couples, et le mâle est entortillé autour du corps de la femelle (g).

Le *Syngamus trachealis* est encore plus remarquable sous ce rapport : le mâle et la femelle se soudent si intimement entre eux, qu'on ne les sépare

(a) Blanchard, *Second Mémoire sur l'organisation des Malacobdelles* (*Ann. des sciences nat.*, 3ᵉ série, 1849, t. XII, p. 272, pl. 5).

(b) Schneider, *Ueber eine Nematodenlarve* (*Zeitschr. für wissensch. Zool.*, 1860, t. X, p. 176).

(c) Mecznikow, *Ueber die Entwickelung von Ascaris nigrovenosa* (*Archiv für Anat. und Physiol.*, 1865, p. 409, pl. 10).

(d) Lubbock, *On Sphærularia Bombi* (*Natural History Review*, 1861, t. I, p. 44, et 1864, t. IV, p. 265).

(e) Voyez Dujardin, *Histoire naturelle des Helminthes*, pl. 5, fig. A 2.

(f) Claparède, *De la formation et de la fécondation des œufs chez les Vers nématodes*, 1859, p. 24, pl. 2, fig. 1 et 6).

(g) A. Schneider, *Monogr. der Nematoden*, 1866, p. 107 et 278.

grande simplicité, et consiste essentiellement en un ou deux tubes d'une longueur considérable, capillaires dans certaines parties et élargis ailleurs. Chez le mâle, ce tube est en général Organes mâles. unique (1), et sa portion initiale, capillaire et terminée en cul-de-sac, constitue un testicule, tandis que sa portion subtermi-nale se dilate pour former un réservoir séminal dont l'extrémité est en connexion avec un pénis rigide et spiculiforme ; cet appendice copulateur est souvent très-long et accompagné d'une verge accessoire qui paraît servir principalement à retenir la femelle pendant la durée du rapprochement sexuel (2). Il est

qu'avec difficulté, et que la plupart des auteurs les ont considérés comme ne constituant qu'un seul et même indi-vidu (a).

(1) M. Siebold a trouvé un testicule bifide vers le haut chez la Filaire atté-nuée (b) ; mais cette disposition ne paraît pas être constante, car, suivant M. Blanchard, l'extrémité de cet or-gane serait simplement élargie (c).

(2) Chez l'Ascaride lombricoïde, le tube spermatique ou testicule est très-long et excessivement grêle ; il gros-sit un peu graduellement et flotte librement dans la cavité générale des corps en se repliant sur lui-même, autour de l'intestin. La portion sui-vante de l'appareil, appelée *vésicule séminale*, est aussi un canal cylin-drique, mais dont le diamètre est plus

considérable et dont le bout est un peu atténué. La verge est un petit appendice grêle et conique, qui est perforé au bout et situé près de l'anus (d). La verge accessoire est peu développée et paraît manquer souvent.

La conformation de l'appareil mâle est à peu près la même, sauf quelques variations dans les verges chez l'Asca-ride du Cheval (e), l'*Ascaris mys-tax* (f), l'*Heterochielus tunicatus* (g), le *Trichocephalus* (h), le *Rhabditis acuminatus* (i), etc.

L'appareil mâle du Sclérostome du Cheval est moins simple : le tube capillaire qui en forme la partie initiale est suivi d'un canal cylindrique plus gros et divisé en deux portions par un étranglement que M. Blanchard consi-

(a) Siebold, *Helmintologische Beiträge* (*Archiv für Naturgesch.*, 1856, t. I, p. 105, pl. 3, fig. 1 et 2).

(b) Siebold, *Nouveau Manuel d'anatomie comparée*, t. I, p. 154.

(c) Blanchard, *Sur l'organisation des Vers* (*Ann. des sciences nat.*, 3e série, 1849, t. XII, p. 157).

(d) Voyez Cloquet, *Anatomie des Vers intestinaux*, p. 46, pl. 2, fig. 8 et 9.

(e) Blanchard, *Sur l'organisation des Vers* (*Voyage en Sicile*, t. III, pl. 18, fig. 1 et 4 e). — *Atlas du Règne animal* de Cuvier, ZOOPHYTES, pl. 26, fig. 1 a et 1 e.

(f) Nelson, *On the Reproduction of the Ascaris· mystax* (*Philos. Trans.*, 1852, pl. 25, fig. 5).

(g) Diesing, *Neue Gattung von Binnenwürmern*, pl. 19, fig. 9.

(h) Mayer, *Beiträge zur Anatomie der Entozoars*, 1841, pl. 2, fig. 1, 7.

(i) D'Udekem, *Notice sur quelques parasites de l'Iulus terrestris* (*Bulletin de l'Acad. de Belgique*, 2e série, t. VII, pl. 1, fig. 11).

généralement pourvu d'une gaîne préputiale et traverse l'anus pour se dérouler au dehors (1).

Corpuscules spermatiques. Les corpuscules séminaux naissent à l'état de germes dans le cul-de-sac qui constitue la portion initiale du tube testiculaire, et subissent des changements considérables à mesure qu'ils descendent dans les parties suivantes de ce conduit ; mais ils diffèrent toujours beaucoup de ceux de la plupart des autres Animaux, et paraissent n'arriver à maturité qu'après avoir été introduits dans l'appareil génital de la femelle (2). Ils affectent d'abord la forme de petites vésicules transparentes qui renfer-

dère comme étant deux testicules placés bout à bout ; à cet organe succède un conduit grêle et presque droit, qui aboutit à une vésicule séminale séparée aussi en deux portions par un étranglement, et terminée par un canal éjaculateur conduisant au pénis (a).

Chez le Cucullan de la Perche, le tube testiculaire est beaucoup moins long (b).

L'appareil mâle du *Filaria papillosa* se compose aussi d'un tube unique. Mais, d'après Leblond, la portion testiculaire de ce canal serait dilatée en forme de sac allongé (c).

(1) Le fourreau de la verge a une structure très-complexe, et M. Claparède, qui en a fait récemment l'objet d'une étude attentive, y a constaté l'existence de muscles rétracteurs du pénis, et il y a remarqué chez certaines espèces, telles que l'*Ascaris suilla*, une agglomération de cellules

particulières. D'après le même observateur, la verge ou spicule qui y est logée se compose de plusieurs tubes membraneux emboîtés les uns dans les autres, dont le second est formé par une matière d'apparence cornée assez semblable à de la chitine (d). Il est aussi à noter que M. Claparède n'est pas parvenu à constater bien nettement l'existence d'un canal central dans cet appendice copulateur, et il paraît disposé à croire que c'est un organe excitateur plutôt qu'un tube vecteur du sperme.

Chez les divers Nématoïdes, on rencontre des différences considérables dans la forme et la disposition des organes externes du mâle, et les zoologistes en ont tiré des caractères pour l'établissement de certaines divisions génériques (e).

(2) Les corpuscules spermatiques des Vers nématoïdes, décrits pour la

(a) Blanchard, *loc. cit.*, p. 253, pl. 21, fig. 2 b.

(b) Idem, *ibid.*, pl. 30, fig. 4.

(c) Leblond, *Quelques matériaux pour servir à l'histoire des Filaires et des Strongles*, 1836, pl. 3, fig. 1.

(d) Claparède, *Formation et fécondation des œufs chez les Vers nématoïdes*, p. 21, pl. 2, fig. 1 et 2, etc.

(e) Voyez Dujardin, *Histoire naturelle des Helminthes.*

ment un nucléole plus ou moins distinct, et qui s'entourent bientôt d'une substance granuleuse sarcodique, dont la disposition est comparable à celle du vitellus de l'œuf, autour de la vésicule germinative (1). En grandissant ainsi, ces corpuscules se compriment mutuellement, et deviennent polyédriques ou pyramidaux ; souvent aussi on les trouve adhérents entre eux par leur extrémité amincie, de façon à former des agrégats radiaires. Mais, par les progrès de leur développement, ils deviennent tous libres et se modifient considérablement ; leur

première fois par M. Bogge (a), ont été étudiés avec soin par plusieurs naturalistes (b), mais l'histoire de leur développement présente encore des points très-obscurs.

(1) Ce dépôt de substance granuleuse autour des vésicules primitives, observé pour la première fois par M. de Siebold chez l'*Ascaris paucipara*, s'effectue dans la seconde portion du tube testiculaire. Les auteurs sont partagés d'opinion quant aux caractères des sphérules ainsi constituées : les uns supposent que, dès l'origine, elles sont revêtues d'une membrane ; les autres pensent qu'elles en sont dépourvues. Cette question a été discutée avec soin par M. Claparède, dont les observations faites sur l'*Ascaris suilla* tendent à établir que les corpuscules séminaux, à cette période de leur développement, sont des agrégats de substance granuleuse autour d'une vésicule centrale, jouant le rôle de noyau, mais qu'ils ne sont pas encore de véritables cellules ; c'est seulement à une période plus avancée de leur développement que leur surface paraît se différencier des parties sous-jacentes, et constituer une enveloppe membraneuse (c).

(a) Bogge, *De evolutione* Strongyli auricularis *et* Ascaris acuminatæ (dissert. inaug.). Erlangæ, 1841.

— Siebold, *Manuel d'anatomie comparée*, t. I, p. 154.
— Kölliker, *Bildung der Samenfäden (Neue Denkschrift der Schweizerischen Gesellsch. für Naturwissensch.*, 1846).
— Reichert, *Beiträge zur Entwickelungsgeschichte der Samenkörperchen bei den Nematoden* (Müller's *Archiv für Anat. und Physiol.*, 1847, p. 88, pl. 6).
— Nelson, *On the Reproduction of* Ascaris mystax (*Philos. Trans.*, 1852, p. 565, pl. 26).
— Bischoff, *Weiderlegung des von* D' Keber *bei den Najäden und* D' Nelson *bei den Ascariden behaupteten Eindringens der Spermatozoiden in das Ei*, 1853.
— Schneider, *Ueber Bewegung an den Samenkörperchen der Nematoden* (*Monatsbericht der Berliner Akad.*, 1856, p. 192).
— Allen Thompson, *On the Formation and Structure on the Spermatozoa in* Ascarix mystax (British Association, *Report for* 1855, p. 138). — *Ueber die Samenkörperchen, die Eier und die Befruchtung der* Ascaris mystax (*Zeitschr. für wissensch. Zool.*, 1857, t. VIII, p. 425).
— Claparède, *De la formation et de la fécondation des œufs chez les Vers nématoïdes*, 1859, p. 90 et suiv.
(b) Claparède, *Op. cit.*, p. 49.
(c) Reichert, *Op. cit.* (Müller's *Archiv*, 1847, p. 110, pl. 4, fig. 5-9).

substance cesse d'avoir un aspect granuleux, leur vésicule intérieure disparaît ; ils deviennent utriculaires, et leur contenu se fractionne pour donner naissance à une nouvelle génération de sphérules qui deviennent libres et constituent les corpuscules spermatiques proprement dits (1). Chez la plupart des Nématoïdes, les cellules spermatiques ne paraissent pas se développer davantage pendant leur séjour dans l'appareil mâle ; mais chez les *Ascaris suilla* elles se modifient pendant leur séjour dans la vésicule séminale : un prolongement en forme de bâtonnet se montre à leur surface, et, en s'allongeant, paraît tendre à se séparer de leur portion utriculaire. Chez d'autres Vers de la même classe, ces corpuscules deviennent piriformes, de façon à ressembler beaucoup à des cellules épithéliales (2). Mais, tout en paraissant remplir le rôle des spermatozoïdes ordinaires, ils n'en affectent jamais la forme, et n'exécutent jamais les mouvements vifs qui rendent d'ordinaire ces filaments fécondateurs si remarquables. En général, les corpuscules séminaux de Nématoïdes paraissent être complétement immobiles ; mais, en observant avec soin ceux qui sont arrivés

(1) Cette multiplication des corpuscules séminaux a été observée d'abord par M. Reichert (a), et ensuite par M. Meissner. Suivant ce dernier naturaliste, elle n'aurait pas toujours lieu de la même manière : chez le *Mermis albicans* elle serait endogène, les nouvelles cellules se formant par fractionnement dans l'intérieur de la cellule primitive et devenant libre, par la rupture des parois de celle-ci ; mais chez l'*Ascaris mystax* ce serait par une sorte de bourgeonnement extérieur que les cellules filles naîtraient à la surface de la cellule mère, et pousseraient devant elles la tunique de celle-ci pour s'en revêtir (b). M. Claparède est disposé à croire que la multiplication des corpuscules séminaux s'effectue par un procédé assez analogue à ce dernier, chez l'*Ascaris suilla*, etc. (c).

(2) Pour plus de détails à ce sujet, je renverrai au mémoire de M. Claparède déjà cité.

(a) Reichert, *Op. cit.* (Müller's *Archiv für Anat.*, 1847, p. 88.
(b) Meissner, *Beobachtungen über das Eindringen der Samenelemente in den Dotter* (*Zeitschr. für wissensch. Zool.*, 1854, t. VI, p. 272).
(c) Claparède, *De la formation et de la fécondation des œufs chez les Vers nématodes*, p. 53.

à maturité dans l'intérieur de l'appareil femelle, on est parvenu à y constater des mouvements de reptation analogues à ceux des Amibes et des autres Sarcodaires (1).

§ 22. — La vulve, ou ouverture copulatrice de la femelle, est située, en général, vers le tiers antérieur ou le milieu de la face ventrale du corps ; mais quelquefois elle se trouve immédiatement au devant de l'anus (2) ; souvent ses bords sont très-renflés (3) ; le vagin qui y aboutit est étroit ; ses parois sont musculaires, et son extrémité supérieure s'ouvre dans un réservoir cylindrique que les helminthologistes désignent sous le nom d'*utérus*. Chez quelques Nématoïdes, ce dernier organe, ainsi que la portion suivante de l'appareil femelle, est simple (4), mais en général elle est double, et chacune de ses branches communique avec un ovaire tubulaire par l'intermédiaire d'un canal étroit ou trompe (5).

Organes
femelles.

(1) Ces mouvements ont été observés d'abord par M. Siebold, puis par M. Schneider et par M. Claparède (*a*).

(2) La vulve est située au milieu du corps ou plus en avant, chez la plupart des Ascarides, les Spiroptères, les Oxyures, les Cucullans, les Trichocéphales, etc.

Elle se trouve même a côté de la bouche chez le *Filaria attenuata*, le *F. inflexa*, le *F. caudata*, le *F. papillosa*, etc.

Chez le *Strongylus paradoxus*, elle se trouve près de l'extrémité caudale, et chez l'*Ascaris paucipara* elle est placée immédiatement sur l'anus.

(3) Chez le *Rhabditis macrocephalus*, M. d'Udekem a trouvé le vagin élargi en manière de sac piriforme (*b*).

(4) L'appareil femelle se compose d'un tube unique chez le Strongle géant (*c*), le Trichocéphale de l'Homme (*d*), les Trichosomes, les Sphérulaires, les Anguillules (*e*).

(5) Il y a deux utérus et deux longs tubes ovariens chez l'Ascaride lombri-

(*a*) Schneider, *Ueber Bewegung an den Samenkörperchen der Nematoden* (*Monatsbericht der Berliner Akad.*, 1856, p. 192).
— Claparède, *Op. cit.*, p. 90 et suiv.
(*b*) D'Udekem, *Notice sur quelques parasites de l'*Iulus terrestris (*Bulletin de l'Acad. de Belgique*, 2e série, t. VII, pl. 2, fig. 6).
(*c*) Mayer, *Beitr. zur Anatomie der Entozoen*, 1844.
— Blanchard, *Op. cit.* (*Voyage en Sicile*, t. III, pl. 22, fig. 1).
(*d*) Mayer, *Op. cit.*
— Eberth, *Die Generationsorgane von* Trichocephalus dispar (*Zeitschr. für wissensch. Zool.*, 1860, t. X, p. 383).
(*e*) Davaine, *Recherches sur l'Anguillule du blé niellé*, p. 27, pl. 3, fig. 1 (*Mém. de la Société de biologie*, 2e série, t. III).

Quelquefois même il existe un plus grand nombre d'utérus et d'ovaires (1).

Toute la portion subterminale de cet appareil, comprenant le vagin, l'utérus et même la partie du tube vecteur qui unit ce réservoir à l'ovaire, et qu'on peut appeler l'oviducte, est remarquablement contractile (2). De même que l'ovaire, elle est tapissée d'une couche de tissu épithélique (3), et dans une portion de ce dernier organe on aperçoit à sa face interne des bourrelets longitudinaux garnis de granulations (4).

Les fonctions des diverses parties du tube ovarien et le mode

coïde (a), l'*Oxyurus vermicularis* (b), le *Strongylus armatus* (c), le Spiroptère du Chien (d), les Sclérostomes (e), la Filaire du Cheval, (f), l'*Ascaris mystax* (g), le Spirure de la Taupe (h), les Trichines (i), etc.

Il est aussi à noter que chez quelques Nématodes où il existe deux utérus, on ne trouve un tube ovarien qu'à l'extrémité de l'un de ces organes : par exemple, chez le *Cucullanus elegans* et le *C. microcephalus* (j).

(1) La portion profonde de l'appareil femelle a été trouvée trifide chez l'Ascaride microcéphale, et composée de cinq branches chez le *Filaria labiata* (k).

(2) Les fibres musculaires qui revêtent ces organes sont très-difficiles à distinguer, mais on peut les mettre en évidence par l'adjonction d'une petite quantité d'iode, car alors elles se colorent en brun plus fortement que les tissus circonvoisins. Chez l'Oxyure vermiculaire, elles sont très-développées (l).

(3) La conformation de ces cellules épithéliques a été étudiée avec soin par plusieurs auteurs (m), et est importante à connaître, parce qu'au premier abord on peut les confondre avec les corpuscules séminaux.

(4) Ces bourrelets se trouvent dans la portion désignée sous le nom de

(a) J. Cloquet, *Anatomie des Vers intestinaux*, pl. 4, fig. 1.
(b) Blanchard, *Op. cit.*, pl. 20, fig. 3 (*Voyage en Sicile*, t. III).
(c) Leblond, *Matériaux pour servir à l'histoire des Filaires et des Strongles*, 1836, p. 33, pl. 5.
(d) Blanchard, *Op. cit.*, pl. 19, fig. 3 c.
(e) Idem, *ibid.*, pl. 21, fig. 2 a.
(f) Idem, *ibid.*, pl. 20, fig. 1 b.
(g) Nelson, *Op. cit.* (*Philos. Trans.*, 1852, pl. 30, fig. 92).
(h) Blanchard, *Op. cit.*, pl. 20, fig. 2 a.
(i) R. Leuckart, *Untersuch. über* Trichina spiralis, 1860, pl. 1, fig. 1, etc.
(j) Siebold, *Nouveau Manuel d'anatomie comparée*, t. I, p. 152.
(k) Nathusius, *Helmenthologische Beiträge* (*Archiv für Naturgesch.*, 1837, p. 57).
— Valenciennes, *Atlas du Règne animal* de Cuvier, ZOOPHYTES, pl. 24, fig. 1 c.
(l) Claparède, *Op. cit.*, p. 18, pl. 1, fig. 8.
(m) Meissner, *Op. cit.* (*Zeitschr. für wissensch. Zool.*, 1855, t. V, p. 213). — *Beitr. zur Anat. der Gordiaceen* (*Op. cit.*, 1856, t. VII, p. 36).
— Lieberkühn, *Beitr. zur Anat. der Nematoden* (Müller's *Archiv für Anat.*, 1855, p. 314).
— Schneider, *Op. cit.*, p. 192.
— Claparède, *Op. cit.*, p. 14.

de formation des œufs dans son intérieur ont donné lieu, depuis quelques années, à des travaux d'une importance considérable et à des discussions très-vives parmi les physiologistes (1).

Ainsi que j'ai déjà eu occasion de le dire dans une Leçon précédente, l'ovule, au lieu de se développer sur place pendant toute la période du travail génésique, qui d'ordinaire s'effectue dans l'ovaire, descend dans le tube ovarique pendant qu'il se constitue, en sorte que l'étude de son mode de formation est, sous certains rapports, plus facile ici que chez la plupart des Animaux. En effet, la portion initiale du tube ovarien, que l'on désigne quelquefois sous le nom de *blastogène*, paraît avoir seulement pour fonction de donner naissance à la vésicule germinative, et c'est dans une portion suivante du même tube, appelée *vitellogène*, que cette cellule primordiale s'entoure de la substance constitutive de la sphère vitelline. Là les œufs sont rangés, tantôt en série linéaire,

vitellogène, et M. Nelson les considère comme étant les organes sécréteurs du vitellus (*a*); mais cette opinion ne paraît pas être fondée (*b*).

(1) Henle et Eschricht furent les premiers à s'occuper de l'étude microscopique du contenu des organes reproducteurs des Nématoïdes (*c*), et bientôt après, M. de Siebold publia sur ce sujet un travail important (*d*).

Mais ce sont surtout les recherches de M. Nelson sur l'*Ascaris mystax* (*e*), et celles de M. Meissner sur le *Mermis albicans* (*f*), qui ont donné à cette partie de l'histoire des Vers intestinaux un grand intérêt.

On doit aussi à M. Claparède un mémoire important sur le même sujet (*g*).

(*a*) Nelson, *Op. cit. (Philos. Trans.*, 1852, p. 572).

(*b*) Claparède, *Op. cit.*, p. 19.

(*c*) Henle, *Ueber* Branchiobdella, etc. (Müller's *Archiv für Anat. und Physiol.*, 1835, p. 602). — Eschricht, *Inquiry concerning the Origin of intestinal Worms*, p. 24 (*Edinburgh new Philos. Journal*, 1841, t. XXXI).

(*d*) Voyez Burdach, *Traité de physiologie*, t. III, p. 59.

(*e*) Nelson, *The Reproduction of* Ascaris mystax (*Philos. Trans.*, 1852, p. 563, pl. 25-30).

(*f*) G. Meissner, *Beiträge zur Anat. und Physiol. von* Mermis albicans (*Zeitschrift für wissensch. Zool.*, 1854, t. V, p. 207, pl. 15). — *Beobachtungen über das Eindringen der Samenelemente in den Dotter* (*Zeitschr.*, 1855, t. VI, p. 208, pl. 6). — *Beitr. zur Anat. und Physiol. der Gordiaceen* (*Zeitschr.*, 1856, t. VII, p. 1, pl. 1 et 2).

(*g*) Claparède, *De la formation et de la fécondation des œufs chez les Vers nématoïdes.* Genève, 1859.

ainsi que cela se voit chez le *Strongylus auricularis*, l'*Ascaris commutata*, l'*Ascaris nigrovenosa*, et l'*Oxyurys spirotheca*; d'autres fois, circulairement autour d'un filament central ou rachis, auquel ils adhèrent : chez le *Strongylus armatus*, le *Mermis albicans*, l'*Ascaris mystax* et l'*Ascaris suilla*, par exemple (1). Les observations de M. Meissner tendent à établir que cette dernière disposition est due à l'accolement d'une série d'ovules primordiaux (ou protoblastes), qui, par une sorte de gemmation, donneraient naissance à une nouvelle génération d'ovules (2); mais elle peut être expliquée aussi d'une autre manière (3), et j'inclinerais à l'attribuer plutôt au mode de développement de la substance vitellogène qui se spécialiserait et se consoliderait d'abord dans l'axe du tube ovarien, puis autour des ovules. Du reste, cette question est encore trop obscure pour que je puisse m'y arrêter dans ces Leçons (4), et j'ajouterai seulement que le cordon axillaire ou rachis dont je viens

(1) Les ovules disposés de la sorte sont plus ou moins piriformes, et c'est par leur extrémité atténuée qu'ils adhèrent au rachis (*a*).

(2) Voyez tome VIII, page 390.

(3) M. Claparède, qui a étudié très-attentivement le mode de formation des œufs chez divers Nématodes, et en particulier chez l'*Ascaris suilla*, n'admet pas l'existence des ovules reproducteurs décrits par M. Meissner; il pense que les corpuscules autour desquels les ovules figurés par cet auteur se trouvent groupés (*b*) sont des fragments d'un rachis continu.

(4) La substance blastémique qui naît dans la portion initiale du tube ovarien peut être considérée comme une substance vivante. qui s'organise en vertu de ses propres forces, et qui, tout en étant homogène en apparence, se composerait de deux matières différentes, dont l'une, en se développant, constituerait les vésicules germinatives, et dont l'autre, d'apparence sarcodique, engendrerait les granules vitellins et serait disséminée entre les vésicules dont je viens de parler, mais ne se développerait d'une manière active que plus tardivement. Chez les Vers où les vésicules germinatives ne forment qu'une seule rangée, la substance vitellogène constituerait d'abord autour de ceux-ci une couche continue,

(*a*) Exemple : le *Strongylus armatus*; voy. Meissner, *Op. cit. Zeitschr. für wissensch. Zool.*, 1855, t. VI, pl. 6, fig. 8).

— L'*Ascaris suilla*; voy. Claparède, *Op. cit.*, pl. 3, fig. 4.

(*b*) Par exemple, chez l'*Ascaris mystax*; voy. Meissner, *Op. cit.* (*Zeitschr.*, t. V, pl. 15, fig. 48 et 49; et t. VI, pl. 6, fig. 5).

de parler ne tarde pas à se détruire, en sorte que plus bas, dans le tube génital, les œufs sont libres.

Lorsque les ovules arrivent dans l'oviducte, ils sont pourvus d'une tunique vitelline bien distincte; mais les naturalistes sont partagés d'opinion au sujet de l'existence d'une enveloppe de ce genre, lorsque ces corps sont encore logés dans la portion vitellogène de l'ovaire. Suivant les uns, la membrane vitelline existerait déjà à cette époque, mais serait incomplète, de façon à laisser béant un orifice ou micropyle pour le passage des corpuscules spermatiques; et, suivant les autres, cette pellicule ne se serait pas encore formée, mais se développerait plus tard par la consolidation de la couche périphérique de la substance plastique intergranulaire de la sphère vitelline (1). Quoi qu'il

et c'est autour de chacune de ces cellules que les granules caractéristiques du vitellus y naîtraient. Mais chez les Vers où les dimensions relatives du tube ovarien et des vésicules germinatives permettraient à celles-ci de s'y grouper circulairement, c'est dans l'axe de l'agrégat que la maturation de la substance blastogénique commencerait et marcherait avec le plus de rapidité, de façon à déterminer là un développement abondant de granules et une certaine consolidation de la matière transparente intergranulaire. Ce travail histogénique s'étendrait ensuite autour de chaque vésicule germinative adjacente, et il en résulterait que celles-ci commenceraient à avoir un vitellus propre qui se trouverait relié à la colonne vitellogène centrale par un pédoncule. En effet, les observations de M. Claparède, aussi

bien que celles de M. Meissner, tendent à établir que les granules vitellins ne sont pas fournis par les parois de la portion dite vitellogénique du tube ovarien, comme le pensent plusieurs physiologistes, mais procèdent du rachis, que celui-ci ait ou non pour base une série de protoblastes. (*Op. cit.*, p. 35.)

(1) Suivant M. Meissner, la tunique vitelline préexisterait à la production de la sphère vitelline, et la rupture de son pédoncule donnerait naissance à un micropyle (*a*). Plusieurs auteurs ont combattu cette opinion, et les observations de M. Nelson, ainsi que celles plus récentes de M. Claparède, tendent à établir qu'en effet la formation de cette membrane est plus tardive (*b*). Celle-ci ne paraît être bien caractérisée que dans les œufs parvenus dans l'oviducte, que la fécondation ait lieu ou non.

(*a*) Meissner, *Op. cit.* (*Zeitschr. für wissensch. Zool.*, t. V et VI).
(*b*) Nelson, *Op. cit.*
— Bischoff, *Ueber Ei- und Samenbildung bei* Ascaris mystax (*Zeitschr. für wissensch. Zool.*, 1855, t. VI, p. 377).
— Claparède, *Op. cit.*, p. 34 et 68.

en soit à cet égard, on sait, par les observations de M. Nelson et de plusieurs autres physiologistes, que c'est en arrivant dans l'oviducte, ou portion suivante de l'appareil femelle, que les ovules rencontrent les corpuscules spermatiques, qu'ils reçoivent ceux-ci dans leur intérieur, et qu'après avoir été fécondés ainsi, ils se complètent par un développement ultérieur de leurs tuniques (1). Quelquefois ils y acquièrent une capsule dont la forme est remarquable (2). Enfin, quelques Vers de cette classe sont vivipares : par exemple, le Dragonneau ou Filaire de Médine (3), le *Strongylus paradoxus* et le *Cucullanus elegans* (4).

Il est aussi à noter que la fécondité de ces Animaux est prodigieuse : ainsi Eschricht a évalué à environ 64 millions le

(1) Chez les œufs fécondés, l'enveloppe présente plus d'épaisseur que chez les œufs non fécondés, et son apparence est très-différente ; aussi quelques auteurs la considèrent-ils comme un chorion.

Il est aussi à noter que, suivant M. d'Udekem, on peut distinguer, dans la portion de l'appareil femelle qui suit le vitellogène, deux parties, l'une où se forme l'albumine, et que l'on appelle *albuminogène* ; l'autre où se constitue la capsule, et que cet auteur appelle *capsulogène* (a).

(2) Par exemple, chez le *Mermis nigricans*, où cette capsule donne naissance à deux cordes polaires qui rappellent les chalazes de l'œuf de la Poule, et elle s'ouvre en deux hémisphères comme une pyxide (b).

(3) Le Dragonneau se loge sous la peau de l'Homme et y acquiert une longueur très-considérable ; chez plusieurs sujets, on l'a trouvé entièrement rempli de petits vivants (c).

(4) On doit à M. Leuckart des observations très-intéressantes sur le mode de reproduction des parasites qui infestent principalement les Cyclops (d).

Chez les Nématoïdes du genre *Hystrechis*, l'ovaire prend un développe-

(a) D'Udekem, *Notice sur quelques parasites de l'Iulus terrestris*, p. 9, pl. 1, fig. 6 (*Bulletin de l'Acad. de Belgique*, 2ᵉ série, t. VII).

(b) Dujardin, *Mém. sur les Mermis*, etc. (*Ann. des sciences nat.*, 2ᵉ série, t. XVIII, pl. 6, fig. 14 et 15).

— Meissner, *Beitr. zur Anat. und Physiologie der Gordiaceen* (*Zeitschr. für wissensch. Zool.*, 1856, t. VII, pl. 2, fig. 11).

(c) Jacobson, *Lettre sur le Dragonneau* (*Ann. des sciences nat.*, 2ᵉ série, 1834, t. I, p. 320).

— Mac Cleland, *Rem. on the Dracunculus* (*Calcutta Journal of nat. Hist.*, t. I, p. 359).

— Maisonneuve, *Note sur un Dragonneau observé à Paris* (*Arch. gén. de médecine*, 4ᵉ série, 1844, t. VI, p. 472).

— Lebert, *Traité d'anatomie pathologique*, t. I, p. 402.

— Bastian, *On the Structure and Nature of the Dracunculus* (*Trans. of the Linn. Soc.*, 1863, t. XXIV, p. 101).

(d) R. Leuckart, *Helminthologische Mittheilungen* (*Archiv für wiss. Heilkunde*, 1865, p. 196).

nombre d'œufs qui pouvaient se trouver dans le corps d'un Ascaride lombricoïde (1).

§ 23.—La plupart des zoologistes rangent les *Echinorhynques* dans la classe des Nématoïdes ; mais ces Helminthes s'en distinguent par des particularités d'organisation si considérables, qu'il serait peut-être préférable de les en séparer. Quoi qu'il en soit, l'appareil mâle de ces Vers se compose de deux testicules gros et cylindriques qui sont placés l'un au-devant de l'autre et fixés latéralement à un filament suspenseur dont l'extrémité antérieure s'insère aux parties adjacentes du corps (2), et dont l'extrémité opposée se prolonge en arrière sous la forme d'un canal excréteur. Ces deux conduits se réunissent bientôt en un tube unique qui se rend à une vésicule séminale lobulée, impaire, longue, assez grosse et garnie d'un paquet de cæcums piriformes. L'extrémité postérieure de ce réservoir aboutit à un pénis conique et muni de muscles rétracteurs, qui est susceptible de se déployer au dehors par un orifice situé à l'extrémité postérieure du corps (3). Les sper-

Organes
de
la génération
des
Échinorhynques

ment si énorme, que le corps tout entier semble être transformé en une sorte de grosse vésicule ovigène (*a*).

(1) Ce Ver habite dans l'intestin de l'homme, et a environ 50 centimètres de long. Le calcul d'Eschricht est basé sur le volume des œufs et les dimensions des tubes ovariens (*b*).

(2) Le filament suspenseur du testicule antérieur s'attache à l'extrémité postérieure de la trompe, et celui du second testicule à la paroi de la cavité générale du corps (*c*).

(3) La conformation de cet organe copulateur est assez complexe ; il est pourvu de plusieurs muscles et d'une gaîne qui est susceptible de se renverser au dehors de manière à constituer une sorte de cupule (*d*). M. J. Cloquet a constaté que, pendant l'accouple-

(*a*) Molin, *Sulla metamorfosi regressiva di alcuni Vermi rotondi (Sitzungsbericht der Akad. der Wissenschaft. zu Wien*, 1860, t. XXXVIII, p. 706).

(*b*) Eschricht, *Inquiries experimental and philosophical concerning the Origin of Intestinal Worms (Edinb. new Philosoph. Journ.*, 1841, t. XXXI, p. 314).

(*c*) Exemple : *Echinorhynchus gigas* ; voy. Cloquet, *Anatomie des Vers intestinaux*, p. 89, pl. 6, fig. 3 et 4).

— *Echinorhynchus anthuris* ; voy. Dujardin, *Histoire des Helminthes*, pl. 7, fig. D 1.

(*d*) Cloquet, *Op. cit.*, p. 91, pl. 6, fig. 5, 8 et 9.

— Dujardin, *Op. cit.*, p. 193, pl. 7, fig. C 2, D 1 et D 2.

— Blanchard, *Organisation des Vers (Voyage en Sicile*, t. III, p. 297).

matozoïdes sont filiformes et exécutent des mouvements très-vifs (1).

L'appareil femelle se compose principalement de deux grandes cavités longitudinales, qui sont placées l'une au-dessus de l'autre et séparées entre elles par une cloison transversale. Ces cavités occupent la presque totalité de l'intérieur du corps et logent une multitude presque innombrable d'œufs. La plupart des anatomistes les considèrent comme des ovaires en forme de sacs (2), mais on ne sait pas si les œufs naissent de leurs parois ou de la cloison qui les sépare. Quoi qu'il en soit, ces cavités communiquent entre elles intérieurement, et en arrière la dorsale se termine en cul-de-sac, tandis que l'inférieure se prolonge en un canal cylindrique qui débouche au dehors par un pore très-petit, situé à l'extrémité postérieure du corps de l'Animal.

Linguatules. § 24. — Les *Linguatules*, ou *Pentastomes*, qui, tout en ayant à peu près la forme générale d'un Ver nématoïde, sont considérées par quelques zoologistes comme se rapprochant des Crustacés Lernéens, présentent dans la conformation de leurs organes reproducteurs des particularités remarquables. Chez la femelle, les ovaires, réunis en une masse très-allongée et

ment, l'extrémité postérieure du corps de la femelle est embrassée par cette gaîne infundibuliforme dont le centre est occupé par le pénis.

(1) M. de Siebold a constaté que ces spermatozoïdes se développent dans les testicules de la manière ordinaire (a).

(2) C'est ainsi qu'elles ont été décrites par M. Cloquet et M. Blanchard (b); mais Dujardin et M. de Siebold pensent que ce sont seulement des réceptacles servant à loger les œufs, et non les ovaires proprement dits (c).

(a) Siebold, *Fernere Beobachtungen über die Spermatozoen der wirbellosen Thiere* (Müller's *Archiv,* 1836, p. 232).

(b) Cloquet, *Op. cit.,* p. 94, pl. 5, fig. 3 ; pl. 8, fig. 2, etc.

— Westrumb, *Beitrag zur Anatomie des* Strongylus armatus (*Isis,* 1822, p. 683).

— Blanchard, *loc. cit* , p. 298, pl. 24, fig. 4.

(c) Dujardin, *Op. cit.,* p. 493.

— Siebold, *Nouveau Manuel d'anatomie comparée,* t. I, p. 149.

impaire, occupent la partie dorsale du corps, et donnent naissance antérieurement à deux oviductes qui embrassent en forme d'anneau l'œsophage, et vont en dessous s'unir pour constituer un canal commun très-long, très-contourné, dont le commencement est en connexion avec une paire de poches copulatrices piriformes, et dont l'embouchure se trouve à l'extrémité postérieure du corps, près de l'anus (1). Chez le mâle, on trouve un ou deux testicules (2) placés à la partie postérieure et inférieure du corps et donnant naissance à un canal unique qui bientôt se divise en deux branches ; ces conduits déférents se dirigent vers l'œsophage, et près de leur extrémité antérieure s'unissent chacun à un appendice flabelliforme en connexion avec une poche dans l'intérieur de laquelle est logé un pénis contourné sur lui-même et excessivement long (3).

(1) M. Owen, à qui l'on doit une bonne description anatomique de cet appareil (a), avait pensé que les réceptacles séminifères étaient des organes spermatogènes, et que par conséquent ces Animaux étaient androgynes ; mais les observations de M. Miram, celles de M. Valentin sur les spermatozoïdes contenus dans ces poches (b), et les recherches plus complètes de M. Van Beneden, ne laissent aucun doute relativement à la dioïcité des Linguatules (c). M. R. Leuckart a publié plus récemment des observations pathologiques sur ces organes (d).

(2) Il y a deux testicules bien distincts chez le *P. tænioides* (e) ; tandis que chez le *P. proboscideum* et le *P. oxycephalum* ces glandes constituent un organe impair qui a la forme d'une grande poche membraneuse, à parois minces, terminée postérieurement en cul-de-sac (f).

(3) Ces pénis, de consistance cornée, ont plusieurs fois la longueur du corps, et les bourses qui les logent dans

(a) Owen, *On the Anatomy of* Linguatula tænioides (*Trans. of the Zool. Soc.*, 1835, t. 1, p. 325, pl. 41, fig. 12, 13, 14).

(b) Miram, *Beitrag zu einer Anatomie des* Pentastoma tænioides (*Nova Acta Acad. nat. curios.*, 1835, t. XVII). — *Recherches sur l'anatomie du* Pentastoma tænioides (*Ann. des sciences nat.*, 2ᵉ série, 1836, t. VI, p. 144, pl. 3 A, fig. 8-12).
— Valentin, *Repertorium*, 1837, t. II, p. 135.

(c) Van Beneden, *Recherches sur l'organisation et le développement des Linguatules* (*Mém. de l'Acad. de Belgique*, 1849, et Ann. des sciences nat., 3ᵉ série, t. XI, p. 324).

(d) Leuckart, *Bau und Entwickelungsgeschichte der Pentastomen*, 1860.

(e) Leuckart, *Op. cit.*, pl. 2, fig. 9.

(f) Van Beneden, *Op. cit.* (*Ann. des sciences nat.*, 3ᵉ série, t. XI, p. 326, pl. 10, fig. 6, 8 et 13).

§ 25. — Les *Némertes* sont aussi des Animaux dioïques, mais la disposition de leurs organes reproducteurs diffère beaucoup de ce que nous venons de voir chez les Nématoïdes, et ressemble davantage à ce qui existe chez beaucoup d'Annélides chétopodes. En effet, les ovaires chez les femelles, de même que les testicules chez les mâles, consistent en une série de poches membraneuses disposées de chaque côté de la cavité digestive, dans la portion latérale de la chambre viscérale (1).

§ 26. — Dans le groupe des Vers plats qui comprend les Planariés, les Trématodes et les Cestoïdes, les deux appareils sexuels sont toujours ou presque toujours réunis chez le même individu (2); mais, ainsi que nous l'avons déjà vu pour les

l'état de repos ont des parois musculaires. Les appareils doubles, ainsi constitués, s'ouvrent dans un canal commun situé sur la ligne médiane, près des ganglions sous-œsophagiens et débouchent au dehors.

Pour de plus amples détails, je renverrai au mémoire déjà cité de M. Leuckart.

(1) Pour plus de renseignements à ce sujet, je renverrai aux monographies publiées par M. de Quatrefages et M. Van Beneden (a). Ce dernier auteur pense que chacune des poches ou cæcums sexuels évacue ses produits au dehors par un orifice particulier. Quelques-uns de ces vers paraissent être ovo-vivipares (b). Les œufs sont souvent déposés en une masse gélatineuse ou dans des gaînes transparentes. Les filaments spermatiques diffèrent beaucoup, suivant les espèces (c).

(2) On cite, comme exceptions à cette règle, le *Distomum hæmatobium* (d), sur l'histoire duquel j'aurai bientôt à revenir, et le *D. Okeni* (e); mais M. Van Beneden pense que le premier est en réalité androgyne, bien que l'un des individus joue le rôle de femelle et l'autre celui de mâle (f).

(a) Quatrefages, *Mémoire sur la famille des Némertiens* (*Voyage en Sicile*, t. II, p. 182, pl. 20 et 21; — *Ann. des sciences nat.*, 3ᵉ série, 1846, t. VI, p. 269).

— Schultze, *Zoologische Skizzen* (*Zeitschrift für wissensch. Zool.*, 1852, t. IV, p. 185).

— Van Beneden, *Recherches sur la faune littorale de la Belgique*, Turbellariées (*Mém. de l'Acad. de Belgique*, 1861, t. XXXII, p. 45).

(b) Exemples : le *Polia obscura*; voy. Schultze, *Beiträge zur Naturgesch. der Turbellarien*, 1851.

— Le *Schizostomum productum*; voy. Osc. Schmidt, *Die Rhabdocœlen Strudel würmer* (*Denkschriften der Akad. d. Wissensch. zu Wien*, 1852).

(c) Œrsted, *Entwurf einer systematischen und speciellen Beschreibung der Plattwürmer*, 1844, p. VII.

(d) Bilharz, *Ein Beitrag zur Helminthographia humana* (*Zeitschrift für wissensch. Zoologie*, 1853, t. IV, p. 59, pl. 5, fig. 11-13).

(e) Kölliker, *Zwei neue Distomen* (*Bericht von der zool. Anstalt in Würzburg*, 1849, p. 53).

(f) Van Beneden, *Mém. sur les Vers intestinaux*, p. 200 (Supplément aux *Comptes rendus de l'Acad. des sciences*, t. II).

Hirudinées, avec lesquelles ces Animaux ont beaucoup d'analogie, l'hermaphrodisme est généralement incomplet, et deux individus androgynes s'accouplent pour se féconder mutuellement (1). Certains Trématodes vivent toujours par paires, le *Monostoma bijugum*, par exemple (2), et parfois, chez ces

(1) L'accouplement des Planaires a été observé par plusieurs naturalistes (a). Ce phénomène a été constaté aussi chez divers Trématodes, notamment chez la Douve ou *Distoma hepaticum* (b), l'*Holostomum serpens* (c), le *Distoma globiporum* (d) et le *Monostoma bijugum* (e).

M. Van Beneden a vu un Cestoïde se féconder lui-même (f), et, à raison de la disposition des organes générateurs, il est fort possible que ce mode de reproduction solitaire se rencontre aussi chez certains Trématodes et quelques Planaires. Plusieurs auteurs pensent qu'il doit en être ainsi, mais je ne connais aucun fait qui soit de nature à trancher la question.

(2) Le *Monostoma bijugum* est un petit Ver parasite qui se trouve dans des tumeurs sous-cutanées chez quelques Passereaux, notamment chez le Tarin commun (*Fringilla spinus*, L.). La même cavité loge toujours deux individus, et M. Miescher a constaté

que ceux-ci étaient toujours réunis sexuellement, le pénis de l'un étant engagé dans le vagin de l'autre, et réciproquement (g).

Un phénomène analogue nous est offert par le *Distoma filicolle* qui habite un kyste sous-cutané dans la cavité branchiale de la Castagnole de la Méditerranée (ou *Brama Raii*). La même loge renferme d'ordinaire deux individus, dont l'un, gros et large, est rempli d'œufs, et dont l'autre, grêle et cylindrique, paraît jouer le rôle de mâle, bien qu'il soit androgyne comme son conjoint (h).

Il est aussi à noter que le *Distomum hæmatobium*, découvert par M. Bilharz dans le sang de la veine porte, chez beaucoup d'habitants des bords du Nil, vit par paires. L'un des individus, que cet auteur considère comme le mâle, est très-gros et pourvu d'une gouttière longitudinale, où se trouve logé un individu plus petit, grêle et allongé (i). Ces deux Vers sont soudés

(a) Baer, *Beitr. zur Kenntniss der niedern Thiere* (*Nova Acta Acad. nat. curios.*, t. XIII, pl. 33, fig. 12).
— Dugès, *Op. cit.*
— Focke, *Planaria Ehrenbergii*, fig. 19 (*Ann. der Wiener Mus.*, t. I, 1830).
(b) Goeze, *Versuch. einer Naturg.*, 1787, p. 170.
— Schæffer, *Ueber die Egelschnecken in der Leber der Schafe*, 1735, p. 17.
(c) Nitsch; voy. Ersch und Gruber's *Encyclop.*, 1810, t. III, p. 399).
(d) Burmeister, *Distomum globiporum ausführlich beschrieben* (*Archiv für Naturgeschichte*, 1835, t. II, p. 187).
(e) Meissner, *Beschreibung und Untersuchung des Monostoma bijugum*. Basil., 1838.
(f) Van Beneden, *Les Vers cestoïdes ou acotyles*, p. 64 (extr. des *Mém. de l'Acad. de Belgique*, t. XXV).
(g) Miescher, *Beschr. und Untersuch. des Monostoma bijugum*, 1838.
(h) Van Beneden, *Mém. sur les Vers intestinaux*, p. 104, pl. 10, fig. 2 et 3 (*Acad. des sciences*, Supplément aux *Comptes rendus*, 1861, t. II).
(i) Bilharz, *Op. cit.* (*Zeitschr. für wissensch. Zoologie*, 1853, t. IV, p. 59 et suiv.

Animaux, les deux individus ainsi réunis se soudent entre eux d'une manière si intime, qu'ils ne peuvent jamais se séparer, et qu'au premier abord on les prendrait pour un Animal unique ayant deux corps similaires. L'exemple le plus remarquable de cette *zygose*, ou *conjugaison*, nous est offert par le *Diplozoon paradoxum*, qui vit en parasite sur les branchies de certains Poissons (1). J'aurai bientôt l'occasion de signaler des faits de même ordre chez des Infusoires, et l'on sait que dans le règne végétal on voit aussi parfois deux individus se souder ensemble pour se reproduire.

Le mode d'organisation de l'appareil reproducteur de tous ces Vers rappelle à beaucoup d'égards ce que nous avons déjà vu chez les Hirudinées. Ainsi, chez les *Planaires*, on trouve d'ordinaire à la face inférieure du corps, sur la ligne médiane et à quelque distance de la bouche, deux orifices (2). Le pore antérieur appartient à l'appareil mâle; il donne passage à un pénis, et il est surmonté d'un canal dont l'extrémité est dilatée de manière à constituer une vésicule séminale; enfin, ce sac

l'un à l'autre, mais moins complétement que chez le *Diplozoon paradoxum*.

(1) Les deux Vers sont unis vers le milieu de leur corps et libres dans le reste de leur longueur; ils sont l'un et l'autre androgynes, et on les avait d'abord considérés comme ne constituant qu'un seul individu (*a*). Dujardin attribua ce singulier mode de conformation à une conjugaison de deux Vers, désignés sous le nom de *Diporpa* (*b*), et M. de Siebold constata

plus tard qu'effectivement, dans le jeune âge, les Diplozoons sont complétement isolés et ne diffèrent alors en rien des Diporpes (*c*).

(2) Chez quelques Planaires, on ne distingue qu'un seul orifice, qui est commun aux deux appareils : par exemple, chez la Planaire lactée (*d*); et il est à noter que, dans ce cas, la verge paraît être disposée de façon à pouvoir pénétrer dans le vagin, ce qui permettrait peut-être à ces Animaux de se féconder eux-mêmes.

(*a*) Nordmann, *Mikrographische Beiträge zur Naturgesch. der wirbellosen Thiere*, 1832, p. 57, pl. 5, fig. 2.
(*b*) Dujardin, *Histoire naturelle des Helminthes*, 1845, p. 315.
(*c*) Siebold, *Ueber die Conjugation des* Diplozoon paradoxum (*Zeitschr. f. wissensch. Zool.*, 1851, t. III, p. 62, et t. V, p. 201).
(*d*) Dugès, *Recherches sur l'organisation et les mœurs des Planaires* (*Ann. des sciences nat.*, 1re série, 1828, t. XV, p. 173, pl. 5, fig. 4 et 5).

médian est en connexion avec une paire de testicules qui ont la forme d'un gros tube membraneux terminé en cul-de-sac (1). L'appareil femelle est plus complexe : on y distingue un vagin, une ampoule qui paraît servir de poche copulatrice ou de réservoir spermatique, et une paire d'oviductes dont la portion initiale est probablement rameuse et étendue dans presque toutes les parties du corps, car les œufs paraissent naître sur tous les points, et passer ensuite dans ces tubes vecteurs, pour être évacués au dehors par le pore médian et postérieur dont j'ai déjà parlé (2).

§ 27. — L'appareil reproducteur présente chez les *Trématodes* à peu près la même disposition générale que chez les Planaires, mais on y remarque des particularités de forme très-importantes, et l'on a pu constater, dans les organes femelles, une division du travail physiologique analogue à celle que nous avons déjà rencontrée chez quelques Vers nématoïdes. En effet, non-seulement cet appareil prend ici un développement énorme, mais les phénomènes qui d'ordinaire s'accomplissent dans l'ovaire ont leur siége dans deux organes distincts, dont l'un est affecté spécialement à la production des germes, et l'autre à la formation de la substance constitutive du vitellus. Les conduits évacuateurs de ce germigène et de ce vitellogène se réunissent

Organes de la génération des Trématodes.

---

(1) Pour plus de détails sur la structure des organes mâles des Planaires, je renverrai à l'important mémoire de M. de Quatrefages, sur l'anatomie de ces Animaux et à quelques autres publications plus récentes (a).

(2) On voit les ovules disséminés dans presque toutes les parties du corps aussi bien que dans les oviductes, mais on ne sait pas comment ils arrivent dans ces derniers canaux, ni comment sont constitués les ovaires proprement dits ; car les organes que la plupart des auteurs désignent sous ce nom paraissent être des conduits efférents plutôt que les parties productrices.

(a) Quatrefages, *Mém. sur quelques Planaires marines* (Ann. des sciences nat., 3ᵉ série, 1845, t. IV, p. 165 et suiv., pl. 4-8).
— Claparède, *Description de quelques Planaires terrestres de Ceylan* (Mém. de la Soc. de phys. et d'hist. nat. de Genève, 1862, t. XVI, p. 17).

en un oviducte commun, sur le trajet duquel on aperçoit parfois un organe particulier qui a été désigné par M. Van Beneden sous le nom d'*ootype*, et qui paraît être destiné à donner
aux œufs la forme voulue. Souvent on distingue aussi un réceptacle séminal.

Ainsi, chez les Épibdelles, de même que chez la plupart des
autres Trématodes, les vésicules germinatives se constituent
dans un organe globuleux situé sur la ligne médiane du corps
et pourvu d'un canal évacuateur (ou germiducte) qui s'anastomose avec le vitelloducte ou conduit évacuateur du vitellogène (1). Ce dernier organe, beaucoup plus volumineux que le
germigène, a été souvent décrit et figuré sous le nom d'*ovaire*.
Sa forme est loin d'être constante. Chez les Épibdelles, et plusieurs autres Vers de la même division, il consiste en une
multitude de vésicules réunies en grappes de chaque côté, dans
toute la longueur du corps, et débouchant dans une paire de
canaux longitudinaux, qui sont à leur tour réunis entre eux par
une branche transversale, de façon à affecter la forme de la
lettre H (2). Chez d'autres Trématodes, tels que les Brachylèmes,

(1) A raison de sa transparence, le
germigène est souvent difficile à distinguer, et jusqu'à ces derniers temps on
l'avait confondu avec les testicules,
qui sont situés tout auprès. Quelquefois cet organe, au lieu d'être, comme
chez les Épibdelles (*a*) et les Udonelles (*b*), une vésicule arrondie, prend
la forme d'un gros tube replié sur lui-
même, ainsi que cela se voit chez les
Onchocotyles (*c*), les *Octobothrium* (*d*)
et les Diplozoons (*e*).

Chez quelques Trématodes, il se
compose d'un certain nombre de cæcums groupés autour d'un point commun : par exemple, chez les Calio-
stomes (*f*).

(2) Chez les Épibdelles, les groupes
du vitellogène occupent tout l'espace
laissé entre les autres organes, et leurs
canaux évacuateurs se réunissent successivement en branches de plus en
plus fortes, par l'intermédiaire desquelles ces ampoules débouchent dans

(*a*) Van Beneden, *Mémoire sur les Vers intestinaux*, pl. 2, fig. 3 ; pl. 3, fig. 1 (Supplément
aux *Comptes rendus de l'Académie des sciences*, 1858, t. II).
(*b*) Idem, *ibid.*, pl. 1, fig. 3.
(*c*) Idem, *ibid.*, pl. 6, fig. 9.
(*d*) Idem, *ibid.*, pl. 4, fig. 6.
(*e*) Idem, *ibid.*, pl. 5, fig. 3.
(*f*) Idem, *ibid.*, pl. 7, fig. 2 et 5.

ces vésicules vitellogènes sont réunies en petits groupes, d'espace en espace, le long de canaux évacuateurs dont la disposition est encore la même que dans les espèces dont je viens de parler (1). Souvent elles se confondent plus ou moins avec les parois de ces conduits, de façon que le vitellogène, considéré dans son ensemble, présente la forme de poches allongées et bossuées, ou comme framboisées (2).

Dans le point de rencontre des deux canaux transversaux par lesquels les vitelloductes se terminent, on aperçoit souvent une dilatation en forme de vésicule, qui constitue un réservoir, appelé *vitellogène*, dans lequel vient s'ouvrir le germiducte ou canal évacuateur du germigène. Les cellules germinatives descendent une à une le long de ce dernier conduit, et aussitôt qu'une

les deux troncs principaux du vitello-ducte qui marchent parallèlement au tube digestif (*a*). La disposition de ces parties est à peu près la même chez la Douve du foie, ou *Fasciola hepatica* (*b*), et le *Monostomum Ehrenbergii* (*c*).

Chez le Diplozoon, les vésicules du vitellogène sont réunies en petits lobes autour des vitelloductes et occupent la partie antérieure du corps (*d*).

Chez l'Holostome du Renard, les groupes du vitellogène occupent presque toute la longueur du corps.

(1) Le Brachylème cylindracé, ou *Distoma cylindraceum* (*e*), qui se trouve communément dans les poumons de la Grenouille rousse, et le

Brachylème varié (*f*), qui se loge de la même manière chez la Grenouille verte, sont remarquables par la disposition de cette partie de l'appareil reproducteur, qui, jusqu'en ces derniers temps, a été considérée comme l'ovaire.

Chez le *Distoma tereticolle*, le vitellogène se compose de vésicules plus grosses suspendues une à une par un col assez court aux vitelloductes, qui sont disposés comme d'ordinaire en forme d'H (*g*).

(2) Chez le *Distoma militare*, ces organes sont presque cylindriques (*h*).

Chez les Udonelles, les deux vitellogènes occupent presque toute la longueur du corps (*i*).

(*a*) Van Beneden, *Mémoire sur les Vers intestinaux* (*loc. cit.*, pl. 2, fig. 3).
(*b*) Blanchard, *Op. cit.*, pl. 3, fig. 2.
(*c*) Van Beneden, *Op. cit.*, p. 42, pl. 4, fig. 1.
(*d*) Van Beneden, *Op. cit.*, pl. 4, fig. 1.
(*e*) Blanchard, *Sur l'organisation des Vers*, pl. 8, fig. 2.
(*f*) Idem, *loc. cit.*, pl. 9, fig. 1.
(*g*) Van Beneden, *Op. cit.*, pl. 8, fig. 3 et 6.
(*h*) Van Beneden, *Op. cit.*, pl. 9, fig. 9.
(*i*) Idem, *ibid.*, pl. 1, fig. 2 et 3.

d'elles arrive dans la petite poche dont je viens de parler, un certain nombre de corpuscules vitellins, développés dans le fond du vitellogène, viennent l'entourer. L'oviducte fait suite à ce réceptacle, et présente, en général, une longueur très-considérable (1). Souvent aussi ce conduit se dilate énormément pour loger les œufs, qui y séjournent fort longtemps (2), et chez les Tristomiens il présente sur un point de son trajet une dilatation contractile qui constitue l'organe fort remarquable dont j'ai déjà parlé sous le nom d'*ootype*. C'est là que l'œuf reçoit sa forme définitive, et M. Van Beneden compare aux coups de piston d'une machine à vapeur les contractions sous l'influence desquelles ce corps y est façonné de la sorte et revêtu de sa coque. C'est dans le commencement de l'oviducte que l'œuf rencontre les spermatozoïdes, et chez quelques Trématodes on trouve tout auprès un réceptacle séminal dans l'intérieur duquel ces corpuscules fécondateurs sont emmagasinés (3).

L'orifice sexuel femelle est situé généralement à la face inférieure du corps, à peu de distance de la bouche ; mais chez

---

(1) Chez la Douve du foie, l'oviducte est pelotonné sur lui-même dans la portion antérieure du corps (*a*).

Chez le *Monostomum mutabile*, il est très-long ; il forme une multitude d'anses disposées transversalement, et il occupe toute la longueur du corps (*b*).

(2) Le *Distoma filicolle* est remarquable par l'énorme développement de l'oviducte, qui, à l'époque de la reproduction, distend la portion postérieure du corps de façon à y donner l'apparence d'un grand sac dont la partie antérieure de l'Animal ne serait qu'un appendice (*c*).

(3) Chez le *Distomum nodulosum*, ce réceptacle qu'on désigne généralement sous le nom de *vésicule séminale interne*, est très-grand et piriforme (*d*).

Chez l'*Epibdella hippoglossi*, il se compose de plusieurs vésicules réunies en une sorte de couronne, près du point de jonction du germigène et du vitellogène en un canal commun. Ces vésicules sont remplies de spermatozoïdes qui sont prêts à être

---

(*a*) Blanchard, *Op. cit.*, pl. 5, fig. 2.
(*b*) Van Beneden, *Op. cit.*, pl. 12, fig. 1.
(*c*) Van Beneden, *Mém. sur les Vers intestinaux*, pl. 10, fig. 2 et 9.
(*d*) Siebold, *Fernere Beobachtungen über die Spermatozoen der wirbellosen Thiere* (Müller's *Archiv für Anat.*, 1836, pl. 10, fig. 1).

les Épibdelles, qui ont le corps très-aplati, il se trouve sur le côté, comme dans le groupe des Cestoïdes, dont j'aurai bientôt à parler (1). Il est aussi à noter que chez plusieurs Tristomiens, la portion terminale du canal vecteur est susceptible de se dérouler au dehors, à la manière d'une trompe ou d'un pénis, et que cet appendice est garni de crochets qui servent probablement à permettre à ces Vers de se fixer aux Animaux sur lesquels ils doivent pondre.

Les œufs sont pourvus d'une coque qui porte souvent un long appendice filiforme ; quelquefois il y a même deux de ces prolongements dirigés en sens opposés (2).

§ 28. — L'appareil mâle des Trématodes est moins compliqué que l'appareil femelle ; quelquefois il débouche dans

Appareil mâle
des
Trématodes.

lancés sur les germes aussitôt que ceux-ci se montrent à leur embouchure (a).

Chez le *Monostoma Ehrenbergii*, on voit de chaque côté un réceptacle tubuliforme et bicorne, qui paraît remplir les fonctions d'une matrice (b).

(1) Chez les Tristomes, les orifices sexuels sont placés sur le côté (c) et à peu près comme chez les Épibdelles (d).

Chez le *Distoma caudale* et l'Holostome, les orifices sexuels, au lieu d'être situés, comme d'ordinaire, près du cou, se trouvent à l'extrémité postérieure du corps.

(2) Les œufs des Onchocotyles et des Octocotyles, par exemple, portent à chaque pôle un appendice styliforme (e). Il en est de même chez le *Monostoma verrucosum*.

Chez les Udonelles, les Épibdelles et les Diplozoons, il n'y a qu'un seul de ces appendices, mais il est très-long et enroulé vers le bout (f).

Chez la plupart des Trématodes diagénésiques, les œufs sont plus petits et entourés d'une coque simple, non pédonculée.

Les œufs des Distomides sont généralement jaunes ou bruns, mais leur coloration paraît dépendre uniquement de la coque, qui est souvent operculée et résiste fortement à l'action des agents chimiques (g).

(a) Van Beneden, *Op. cit.*, p. 195, pl. 3, fig. 1, *g''*.
(b) Focke, *Planaria Ehrenbergii*, fig. 11, *g*.
— Leuckart, *Monostoma Ehrenbergii* (*Archiv für Naturgesch.*, 1852, pl. 9, fig. 2).
(c) Exemple : le *Tristoma coccineum* ; voy. Blanchard, *Op. cit.*, pl. 12, fig. 2.
(d) Van Beneden, *Op. cit.*, pl. 2, fig. 2 et 4.
(e) Idem, *ibid.*, pl. 5, fig. 16, et pl. 6, fig. 11.
(f) Idem, *ibid.*, pl. 1, fig. 6 ; pl. 3, fig. 8 ; pl. 4, fig. 6 et 8.
(g) Moulinié, *De la reproduction des Trématodes endo-parasites* (*Mém. de l'Institut de Genève*, t. III, 1856).

une cavité qui lui est commune avec celui-ci (1) ; mais en général les ouvertures sexuelles sont distinctes, quoique peu éloignées l'une de l'autre. L'orifice mâle est alors plus rapproché de la tête. Il livre passage à un pénis (2) déroulable qui se loge dans une poche membraneuse et qui varie dans sa forme suivant les espèces (3). Le canal déférent qui y aboutit est en général dilaté dans sa portion subterminale, de façon à constituer une vésicule séminale, et presque toujours il naît de deux branches venant chacune d'un testicule. Chez quelques Trématodes, il n'existe qu'une seule de ces glandes spermatiques, et par conséquent il n'y a aussi qu'un seul canal déférent, par exemple chez l'*Octobothrium lanceolatum* (4) ; mais le plus ordinairement on en trouve deux qui sont situés derrière le germigène (5). Chez la Douve du foie, ces organes

(1) Par exemple, chez l'*Udonella Caligarum*.

(2) Les zoologistes désignent souvent cet appendice sexuel sous le nom de *cirre*.

(3) Chez beaucoup de Trématodes, le pénis est étroit, allongé et en forme de sabre (a). Chez quelques espèces, il est couvert de verrues (b) ; chez le *Monostomum hippocrepis* cet organe est très-grand et échinulé (c).

Quelques auteurs ont pris le filament de l'œuf pour un pénis.

(4) Le testicule unique de l'*Octobothrium lanceolatum* est très-volumineux et situé au milieu du corps (d) ; chez l'*Octobothrium* du Merlan, il paraît y avoir deux de ces glandes situées l'une au-devant de l'autre.

On n'a trouvé aussi qu'un seul testicule chez l'*Udonella Caligi* (e) et le *Calceostoma elegans* (f).

(5) Souvent on a pris le germigène pour un troisième testicule. En général, ces organes sont au nombre de deux et ont une forme arrondie ; chez quelques espèces, ils sont placés à peu près à la même hauteur : par exemple, chez l'Épibdelle (g).

Mais d'autres fois ils sont placés l'un au-devant de l'autre, ainsi que cela se voit chez le Brachylème cylindrique (h).

(a) Exemple : l'*Epibdella Hippoglossi* ; voyez Van Beneden, *Op. cit.*, pl. 3, fig, 1.
(b) Exemple : le *Distomum trigonocephalum* ; voyez Molin, *Prodr. faunæ helmint. Venetæ,* pl. 3, fig. 2 (*Mém. de l'Acad. de Vienne,* 1861, t. XIX).
(c) Diesing, *Neunzehn Arten von Trematoden,* pl. 2, fig. 7 et 9 (*Mém. de l'Acad. de Vienne* 1856, t. X).
(d) Van Beneden, *Op. cit.*, pl. 5, fig. 3.
(e) Idem, *ibid.*, pl. 1, fig. 2.
(f) Idem, *ibid.*, pl. 7, fig. 3.
(g) Idem, *ibid.*, pl. 2, fig. 4, et pl. 3, fig. 1.
(h) Blanchard, *Op. cit.*, pl. 8, fig. 1 a et 1 b.

sont constitués par de longs cordons rameux et terminés en cæcum (1); et chez le *Tristoma coccineum*, ils sont formés par un nombre considérable de capsules spermatiques (2).

D'après les observations de M. Siebold sur certains Distomes, il paraîtrait y avoir parfois un canal faisant communiquer l'appareil mâle avec l'appareil femelle dans l'intérieur même du corps (3), en sorte que la liqueur fécondante pourrait se rendre directement dans l'oviducte, où, en effet, sa présence est facile à constater ; mais M. Van Beneden, qui a fait plus récemment des recherches attentives sur ce point de l'histoire anatomique des Trématodes, n'a jamais pu apercevoir aucune trace d'une disposition de ce genre, et il reste encore beaucoup d'incertitude sur le mode de fécondation de ces Vers (4).

(1) Ces canaux rameux, nombreux et contournés sur eux-mêmes, occupent tout le milieu du corps et se réunissent en six ou sept troncs principaux, qui, de chaque côté, se dirigent vers la ligne médiane et débouchent dans un canal longitudinal dont l'extrémité antérieure se dilate de façon à constituer une vésicule séminale (a).

(2) Ce testicule occupe toute la partie centrale du corps, et présente une apparence racémeuse (b).

(3) Cet anatomiste a figuré chez le *Distomum nodulosum* un canal se rendant du testicule antérieur dans le col du réceptacle séminal interne, à peu de distance du point de jonction du germiducte et du vitelloducte (c), et il pense que ce troisième canal déférent existe chez tous les Trématodes (d). M. Alb. Thaer croit avoir vu quelque chose d'analogue chez le *Polystomum appendiculatum* (e) ; mais l'exactitude de ces observations est douteuse.

(4) L'accouplement réciproque des Trématodes a été observé chez la Douve du foie (f), l'*Holostomum serpens* (g), le *Distoma globiporum* (h), le *Monostoma bijugum* (i), et chez quelques autres espèces.

(a) Blanchard, *Op. cit.*, pl. 5, fig. 1.
(b) Idem, *ibid.*, pl. 12, fig. 2.
(c) Siebold, *Fernere Beobacht. über die Spermatozoen der wirbellosen Thiere* (Müller's *Archiv für Anat.*, 1836, pl. 10, fig. 1).
(d) Idem, *Nouveau Manuel d'anatomie comparée*, t. I, p. 145.
(e) Thaer, *De Polystomo appendiculato*, dissert. inaug. Berolini, 1851, pl. 1, fig. 17.
(f) Goeze, *Versuch einer Naturgeschichte der Eingeweidewürmer thierische Körper*, 1787, p. 170.
— Schœffer, *Ueber die Eigelschnecken*, 1735, p. 17.
(g) Nitsch ; voyez Ersch und Gruber's *Encyclop.*, t. III, p. 399.
(h) Burmeister, *Distomum globiporum ausführlich beschrieben* (*Archiv für Naturgeschichte*, 1835, t. II, p. 188).
(i) Voyez ci-dessus, page 309.

Les spermatozoïdes sont pourvus d'un renflement céphaloïde et d'un appendice caudiforme très-allongé.

Beaucoup de Trématodes sont monogénésiques, comme la plupart des autres Animaux : tels sont les Tristomiens et les Polystomiens (1) ; mais, ainsi que j'ai déjà eu l'occasion de le dire dans une précédente Leçon, les Distomiens (2) présentent le phénomène de la diagenèse, c'est-à-dire des générations alternantes, et les appareils sexuels que je viens de décrire n'existent que chez les individus typiques; ceux qui naissent des œufs produits par ceux-ci sont agames, leur forme est très-différente de celle de leur mère, et ils se multiplient par le développement de cellules ou germes qui sont libres dans leur intérieur (3).

Les Trématodes sexués sont ovipares, à l'exception des Gyrodactyles (4) parmi les monogénésiques, et de quelques Monostomes parmi les diagénésiques (5).

---

(1) Les Trématodes tristomiens sont caractérisés par l'existence de deux ventouses en avant et d'une seule à l'extrémité postérieure du corps : ce sont les Tristomes, les Épibdelles et les Udonelles.

Les Polystomiens ont plusieurs ventouses postérieurement, et forment les genres *Diplozoon*, *Octobothrium*, *Axine*, *Onchocotyle*, *Polystomum*, *Calceostoma* et *Gyrodactylus*.

(2) Savoir, les Distomes, les Amphistomes, les Holostomes, les Monostomes et les Nématobothries. Ces Trématodes sont tantôt dépourvus de ventouses, tantôt pourvus d'un seul de ces organes, placé au milieu ou en arrière du corps et toujours sans crochets.

(3) Voyez tome VIII, page 288.

(4) Les Gyrodactyles sont des Vers très-singuliers, qui vivent sur des Poissons (a). Siebold y a vu deux embryons vivants dans l'intérieur du corps d'un même individu pourvu d'organes reproducteurs, et il pense que l'un de ces embryons naît de l'autre, et que, par conséquent, il y aurait là une génération alternante (b); mais M. Van Beneden pense que ce sont seulement deux produits de la même mère dont le développement est inégal (c).

(5) Notamment le *Monostoma muta-*

(a) Nordmann, *Microscopische Beiträge*, t. I, pl. 10.
(b) Siebold, *Gyrodactylus, ein Ammenartiges Wesen* (*Zeitschrift für wissensch. Zool.*, 1840, t. I, p. 347).
(c) Van Beneden, *Mémoire sur les Vers intestinaux*, p. 65.

§ 29. — Dans le groupe naturel des Cestoïdes, les organes reproducteurs sont constitués sur le même plan général que chez les Trématodes. En effet, les longs Vers rubanés nommés Ténias, Bothriocéphales, etc., doivent être considérés comme des agrégats d'individus nés par gemmation d'un individu agame ou *Scolex*, placés bout à bout en une série linéaire et restant unis entre eux pendant la plus grande partie de leur vie. Or, dans chacun de ces individus, ou *Proglottis* (1), dont la réunion constitue le Ver composé, on trouve un appareil mâle et un appareil femelle, dont la disposition ne diffère que peu de ce que je viens de décrire chez les Trématodes (2). En général, ces deux appareils débouchent au dehors très-près l'un de l'autre (3), par des orifices impairs qui le plus communément occupent l'un des bords latéraux du corps (4), mais qui sont situés quelquefois près de la ligne médiane,

Classe
des Cestoïdes.

bile, qui vit sur divers Oiseaux aquatiques, et qui est ovovivipare; les embryons se développent dans l'intérieur de l'oviducte, dont la majeure partie se dilate de façon à constituer une sorte de matrice.

(1) Ou, en d'autres mots, chaque article est appelé vulgairement *cucurbitain*.

(2) Cette ressemblance a été mise en évidence par M. Van Beneden mieux que par les autres anatomistes qui ont étudié la structure interne de ces Animaux, et pour la bien saisir, il est utile de se servir des figures théoriques données par cet auteur dans son mémoire sur les Vers intestinaux, couronné par l'Académie des sciences en 1852 Supplément aux *Comptes rendus*, t. II, pl. 27).

(3) Par exemple, chez le Ténia solitaire (a). Il est aussi à noter que souvent les Proglottis qui sont unis entre eux en une série linéaire, sont tournés en sens contraire, de façon que les orifices génitaux sont à droite chez les uns et à gauche chez les autres; quelquefois cette alternance est régulière.

(4) Cette règle n'est pas sans exceptions : ainsi, chez le *Triænophorus nodulosus* et le *Tænia ocellata*, la vulve est située à la face ventrale du corps, et le pénis sur le bord latéral (b).

Dans l'état de repos de l'appareil reproducteur, les deux orifices

(a) Siebold, p. 148.
(b) Mehlis, *Novæ observ. de Entozois* (Isis, 1831, pl. 1, fig. 1 et 2).
— Eschricht, *Untersuch. über die Bothriocephalen* (*Nova Acta Acad. nat. curios.*, t. XIX, Supplém., pl. 1, fig. 5).

ainsi que cela se voit chez les Bothriocéphales (1). Quelquefois les pores sexuels sont paires et se répètent symétriquement des deux côtés du corps; chez le Ténia du Chien, notamment (2).

Les organes mâles consistent en un testicule composé de vésicules épaisses et transparentes dont la nature a été méconnue par la plupart des helminthologistes (3), et dont les produits sont versés dans un canal déférent très-large et contourné sur lui-même, qui remplit les fonctions d'un réservoir séminal (4), et qui constitue à son extrémité un pénis déroulable. Cette dernière partie se loge dans une petite poche membraneuse, quand elle est rétractée, et se déploie au dehors

sexuels paraissent souvent se confondre, par suite de la rétraction de leurs bords : chez le Ténia solitaire, par exemple.

(1) Chez le *Bothriocephalus latus*, l'orifice mâle se trouve immédiatement au devant de la vulve, au milieu de la face ventrale de chaque Proglottis (*a*).

Chez quelques espèces, on aperçoit sur le même anneau du Ver agrégé deux appareils hermaphrodites placés l'un au-devant de l'autre ; mais cette disposition dépend probablement de l'union intime de deux Proglottis. Elle se voit chez le *Bothriocephalus punctatus* (*b*).

(2) Le Ténia du Chien, ou *Tœnia cucumerina* (*b*), n'est pas la seule espèce où cette duplicité symétrique de toute la portion terminale des deux

appareils sexuels a été constatée ; M. Siebold a observé la même disposition exceptionnelle chez le *Tœnia bifaria* (*c*).

(3) Ces vésicules constitutives des testicules sont remarquablement développées chez les Caryophyllés ; elles remplissent une grande partie du milieu du corps, et débouchent par un col allongé dans un canal médian, gros et fort tortueux, qui va aboutir au pore génital situé à quelque distance de l'extrémité postérieure du corps (*d*).

(4) M. Blanchard a fait connaître l'existence de ce long tube séminifère chez le Ténia (*e*). M. Van Beneden l'a d'abord considéré comme étant un testicule (*f*); mais, dans son grand mémoire sur les Vers intestinaux, il en a déterminé les fonctions.

(*a*) Eschricht, *Op. cit.*, pl. 3, fig. 25.
(*b*) Van Beneden, *Vers intestinaux*, pl. 21, fig. 5.
— Wagener, *Die Entwickelung der Cestoden*, pl. 3, fig. Breslau, 1854.
(*c*) Siebold et Stannius, *Nouveau Manuel d'anatomie comparée*, t. 1, p. 148.
(*d*) Van Beneden, *Vers intestinaux*, pl. 14, fig. 7.
(*e*) Blanchard, *Op. cit.*, p. 156, pl. 15, fig. 4.
(*f*) Van Beneden, *Recherches sur les Vers cestoïdes*, p. 56.

par un orifice spécial situé tantôt au milieu, tantôt sur le bord latéral du corps (1). Chez les Caryophyllies, il existe en outre une vésicule séminale au-dessus de l'orifice sexuel (2). Enfin, chez quelques Cestoïdes, toute la portion terminale de l'appareil, au lieu d'être impaire, est double et se répète de chaque côté du corps, ainsi que cela se voit chez le *Tænia canina* et plusieurs espèces de Bothriocéphales.

L'orifice sexuel femelle est situé très-près de la base du pénis, et donne dans un vagin tubulaire qui va aboutir à une vésicule copulatrice, ou réceptacle séminal interne, dont le col communique avec un oviducte formé par la réunion des canaux évacuateurs de deux organes producteurs des germes (3). Ce dernier canal se réunit bientôt au vitelloducte, et se continue ensuite pour aller se terminer dans un grand réservoir ovifère qu'on peut désigner sous le nom de *matrice* (4).

---

(1) Le pénis de ces Vers est filiforme et sa longueur est parfois très-considérable. Souvent il est hérissé de pointes ou de soies, soit dans toute sa longueur (*a*), soit à sa base seulement (*b*).

(2) Ce réservoir paraît être l'analogue de la poche du pénis (*c*).

(3) Les germigènes sont placés, en général, vers la partie postérieure du corps ; ils consistent souvent en deux organes ovalaires ou allongés, dont les parois sont extrêmement minces et

transparentes (*d*) ; chez d'autres espèces, ils se confondent entre eux postérieurement (*e*), ou ne constituent même qu'un seul organe impair, ainsi que cela se voit chez les Caryophyllés.

(4) Ce réservoir ovifère, que la plupart des anatomistes désignent sous le nom d'*ovaire*, consiste quelquefois en une grande poche ovalaire : par exemple, chez les *Anthobothrium* (*f*) ; d'autres fois il se prolonge latéralement en lobes irréguliers, comme cela

---

(*a*) Par exemple, chez le *Tænia sinuosa* et le *T. naja* ; voy. Dujardin, *Histoire naturelle des Helminthes*, pl. 9, fig. 210 et 215.

(*b*) Par exemple, chez l'*Echeneibothrium minimum* ; voy. van Beneden, *Faune littorale de la Belgique*, CESTOÏDES, pl. 2, fig. 6.

(*c*) Idem, *Vers intestinaux*, pl. 14, fig. 7.

(*d*) Par exemple, chez les *Echeneibothrium* ; voy. Van Beneden, *Mém. sur les Vers intestinaux*, pl. 15, fig. 7 et 11.

— Le *Tetrarhynchus crinaceus* ; voy. Van Beneden, *Op. cit.*, pl. 18, fig. 9.

(*e*) Par exemple, chez les *Phyllobothrium* ; voy. Van Beneden, *Op. cit.*, pl. 16, fig. 3 et 14.

— Les *Anthobothrium* ; voy. Van Beneden, *Op. cit.*, pl. 17, fig. 2, 8 et 13.

(*f*) Van Beneden, *Op. cit.*, pl. 17 et 19.

Enfin, cet appareil complexe est complété par des organes vitellogènes formés de petits réservoirs disposés de chaque côté du corps (1), le long d'un canal longitudinal qui, après s'être réuni à son congénère, constitue le vitelloducte commun dont je viens de parler comme allant déboucher dans le germiducte. Les vésicules germinatives qui descendent le long de ce dernier canal s'y mêlent aux spermatozoïdes provenant de la vésicule copulatrice adjacente et s'entourent de corpuscules vitellins fournis par le vitellogène, puis passent dans la matrice, où ils s'accumulent; mais, en général, cette dernière poche ne communique pas avec l'extérieur (2) et ne peut se décharger de son contenu que par la déhiscence de ses parois.

L'hermaphrodisme des Cestoïdes est plus complet que celui de la plupart des Animaux androgynes qui sont pourvus d'organes copulateurs. En effet, le pénis, en se recourbant, peut pénétrer dans le vagin qui y est contigu, et de la sorte chaque Proglottis peut se féconder lui-même (3).

a lieu chez le Tétrarhynque du Hérisson (a). Chez les Tænias, il se compose d'une portion médiane longitudinale et d'un nombre considérable de branches transversales dirigées à droite et à gauche, fortement bosselées ou même rameuses et arrondies au bout (b).

(1) Ces organes ont échappé aux recherches de la plupart des anatomistes, ou ont été pris pour des glandes cutanées. M. Van Beneden les a très-bien représentés chez plusieurs espèces de Cestoïdes (*Mémoire sur les Vers intestinaux*, 1861). M. Siebold en a reconnu la véritable nature (c).

(2) Les Caryophyllés font exception à cette règle : chez ces Vers, l'oviducte, qui est très-long et fort tortueux, va déboucher directement au dehors à côté de l'orifice femelle (d).

(3) M. Blanchard avait pensé que la fécondation de ces Vers devait s'effec-

(a) Van Beneden, *Op. cit.*, pl. 18, fig. 9.
(b) Blanchard, *Op. cit.*, pl. 11 et 12.
— Van Beneden, *Op. cit.*, pl. 20, fig. 16 et 17.
(c) Siebold, *Nouveau Manuel d'anatomie comparée*, t. I, p. 147.
(d) Van Beneden, *Vers intestinaux*, p. 118, pl. 14, fig. 7.

§ 30. — Les Animaux que la plupart des auteurs ont rangés Géphyriens.
dans la classe des Échinodermes, mais qu'on s'accorde assez
généralement aujourd'hui à en séparer, pour en constituer une
division particulière du sous-embranchement des Vers, celle
des Géphyriens, paraissent être hermaphrodites; mais la plupart d'entre eux sont trop imparfaitement connus pour qu'on
puisse généraliser les faits constatés chez un petit nombre
d'espèces. Les recherches récentes de MM. Keferstein et Ehlers
nous ont appris que chez les Siponcles les ovules naissent
dans de petits sacs ovariens qui sont attachés à la face interne
de la paroi générale du corps; ils tombent ensuite dans la
cavité périviscérale et flottent librement dans le liquide dont
celle-ci est remplie; enfin ils paraissent être expulsés au dehors
par un petit orifice situé à l'extrémité postérieure du corps.
Les organes mâles consistent en une paire de sacs membraneux
allongés, qui vont déboucher au dehors par deux orifices situés
vers le tiers antérieur de la face ventrale du corps (1). Chez les

tuer de la sorte (a), et M. Van Beneden
a constaté ce genre de copulation solitaire, d'abord chez le *Phyllobothrium
lactuca*, puis chez plusieurs autres
Cestoïdes (b).

(1) Les deux organes dont il est ici
question sont faciles à distinguer dès
qu'on ouvre le corps d'un Siponcle, et
ils ont été décrits par plusieurs auteurs; mais on n'avait que des notions
vagues ou erronées sur leurs fonctions, jusqu'au moment où MM. Eh-

lers et Keferstein y eurent constaté
non-seulement la présence, mais le
développement de spermatozoïdes (c).

Les vésicules dans lesquelles
MM. Keferstein et Ehlers ont vu les
œufs prendre naissance sont situées
entre le derme et les muscles sous-
cutanés; elles sont couvertes de cils
vibratiles (d), et paraissent se rompre
pour laisser tomber leur contenu dans
la cavité générale du corps. On manque
d'observations précises sur le passage

(a) Blanchard, *Op. cit.*, p. 146 (*Voyage en Sicile*, t. III).
(b) Van Beneden, *Recherches sur la faune littorale de la Belgique : Des Vers cestoïdes*, 1850,
p. 64.

— Pallas, *Spicilegia Zoologica*, 1774, fasc. X, p. 15.
— Delle Chiaje, *Memorie sulla storia e notomia degli Animali senza vertebre*, t. 1, pl. 10,
fig. 11.

— Grube, *Anatomie der* Sipunculus nudus (*Müller's Archiv für Anat.*, 1837, pl. XI, fig. 4).
(c) W. Keferstein und Ehlers, *Zoologische Beiträge gesammelt in Neapel und Messina*, 1841,
p. 49, pl. 6, fig. 1 ; pl. 7, fig. 10.
(d) Keferstein et Ehlers, *Op. cit.*, p. 50, pl. 8, fig. 1.

Bonellies, il existe des organes analogues, et ces poches, qui communiquent avec la cavité générale du corps, paraissent servir de chambre incubatrice pour les œufs (1). Du reste, il règne encore beaucoup d'obscurité sur plusieurs des points les plus importants de l'histoire anatomique et phy-

ultérieur des œufs par le pore qui est situé à l'extrémité postérieure du corps (a).

Suivant M. Kröhn, on trouverait parfois des spermatozoïdes libres dans la cavité générale du corps (b), et M. Semper a constaté que les sacs allongés dont il vient d'être question communiquent avec cette cavité par une sorte de trompe analogue à celle découverte par M. Lacaze-Duthiers chez les Bonellies (c).

Il est du reste à noter que, suivant M. Peters, les ovaires seraient des vésicules bordant un canal cilié qui longe l'intestin, et qui, d'après cet auteur, serait un oviducte (d).

(1) Il résulte des observations de M. Lacaze-Duthiers que chez la Bonellie les œufs naissent dans un organe cylindrique qui adhère à la paroi de la ligne médiane, et qui n'a pas de canal excréteur, mais laisse tomber

ses produits dans le liquide dont cette cavité est remplie. De là les œufs passent dans une poche incubatrice, ou matrice, qui communique d'une part avec la cavité générale par un orifice latéral, d'autre part avec l'extérieur par une ouverture située un peu en arrière des deux spicules dont la face inférieure du corps est armée (e). Cette poche, qui ressemble à un simple cæcum lorsqu'elle est vide (f), a été considérée par M. Schmarda comme étant un ovaire portant latéralement un testicule (g); mais l'espèce de bouton que cet auteur a pris pour un organe mâle, ne serait, d'après M. Lacaze, qu'un tubercule perforé établissant la communication entre la matrice et la cavité générale. Ce dernier naturaliste n'a pu rien découvrir touchant l'existence de spermatozoïdes ou d'un organe mâle.

(a) Delle Chiaje, *Descr. e notomia degli Animali senza vertebre della Sicilia citeriore*, t. III, p. 121, pl. 108, fig. 108, fig. 5, X.

(b) Kröhn, *Ueber die Larven des Sipunculus nudus, nebst vorausgeschickten Bemerkungen über die Sexual-Verhältnisse der Sipunculiden* (Müller's Archiv für Anat., 1851, p. 368).

(c) Semper, *Reisebericht* (Zeitschrift für wissensch. Zool., 1864, t. XIV, p. 419).
— Voyez aussi à ce sujet : Keferstein, *Beitr. zur Anat. und systemat. Kenntniss der Sipunculiden* (Zeitschr. Zool., 1865, t. XV, p. 414).

(d) Peters, *Ueber die Fortpflanzungsorgane der Sipunculus* (Müller's Archiv, 1850, p. 582, pl. 1, fig. A-D).

(e) Lacaze-Duthiers, *Recherches sur la Bonellie* (Ann. des sciences nat., 4ᵉ série, 1858, t. X, p. 73 et suiv.; pl. 3, fig. 2, et pl. 4, fig. 1, 2 et 3).

(f) Milne Edwards, *Atlas du Règne animal* de Cuvier, ZOOPHYTES, pl. 21, fig. 3 b.

(g) Schmarda, *Zur Naturgeschichte der Adria* (Mém. de l'Acad. de Vienne, 1852, t. II, p. 122).

siologique de la génération chez la plupart des Animaux de ce groupe (1), et, dans l'état actuel de nos connaissances, il me semblerait inutile de m'y arrêter davantage ici.

(1) Chez les Echiures, il existe à la face inférieure du corps, derrière une paire de crochets semblables à ceux dont je viens de parler, quatre orifices qui sont les embouchures d'autant de poches allongées et flottant dans la cavité générale du corps (a). M. de Quatrefages a trouvé ces organes remplis de spermatozoïdes et les a considérés comme étant des testicules (b). Enfin, d'après les observations de Pallas sur la présence de corps ayant l'apparence d'œufs dans la cavité générale d'animaux du même genre (c), ce naturaliste incline à penser que les Echiures sont dioïques.

M. Ehlers a constaté que les Priapules sont dioïques (d).

(a) Voyez l'*Atlas du Règne animal* de Cuvier, ZOOPHYTES, pl. 23, fig. 1 a, f, f.
(b) Quatrefages, *Mém. sur l'Échiure de Gœrtner* (Ann. des sciences nat., 3ᵉ série, 1847, t. VII, p. 329, pl. 6, fig. 4 et 11). — *Histoire naturelle des Annelés*, t. II, p. 590.
(c) Pallas, *Miscellanea zoologica*, p. 151.
(d) Ehlers, *Ueber die Gattung* Priapulus Beitrag zur Kenntniss der Gephyreen (Zeitschr. für wissensch. Zool., 1862, t. XI, p. 240, pl. 20 et 21).

QUATRE - VINGT - UNIÈME LEÇON.

Des organes de la reproduction dans l'embranchement des Mollusques.

§ 1. — Dans l'embranchement des Mollusques, l'appareil de la reproduction présente souvent un volume considérable, mais il n'est, en général, que peu compliqué, et il ne se compose presque jamais de deux moitiés symétriques, comme cela est ordinairement le cas chez les Vertébrés et les Articulés (1). Du reste, son mode d'organisation varie non-seulement de classe à classe, mais aussi dans des groupes d'une importance beaucoup moindre, et il présente parfois des particularités de structure fort remarquables. Les Mollusques proprement dits sont tous monogénésiques ; mais la plupart des Molluscoïdes sont aptes à se reproduire par germination aussi bien qu'au moyen d'œufs, et chez plusieurs d'entre eux l'alternance des types est bien marquée.

§ 2. — Les Céphalopodes sont tous dioïques et ovipares. Chez la femelle, l'appareil de la génération ne se compose que d'un seul ovaire pourvu d'un ou de deux oviductes et de quelques glandes accessoires. L'ovaire est une glande arrondie ou ovalaire qui occupe la partie inférieure de la cavité viscérale

Mode de reproduction.

Classe des Céphalopodes. Appareil femelle.

---

(1) Chez les *Sagitta,* qui, à certains égards, ressemblent aux Gastéropodes du genre Firole, mais qui, sous beaucoup d'autres, s'éloignent du plan général des Mollusques, toutes les parties de l'appareil génital sont doubles et paires ; elles s'ouvrent en arrière de l'anus, de chaque côté de la ligne médiane (a).

La glande androgyne est également paire chez les Phyllirhoés, les Oscabrions, etc. (b).

(a) Kröhn, *Beobacht. über die* Sagitta bipunctata, fig. 1, 2 et 8. — *Observ. anat. et physiol. sur le* Sagitta (*Ann. des sciences nat.*, 2ᵉ série, 1845, t. III, p. 102, pl. 1 B, fig. 1, etc.).

(b) Eydoux et Souleyet, *Voyage de la Bonite*, VERS, pl. 1, fig. 8.

— H. Müller et Gegenbaur, *Ueber* Phyllirhoe bucephalum (*Zeitschr. für wissensch. Zool.*, 1854, t. V, pl. 19, fig. 4 et 6).

et y est logée dans un compartiment particulier de la tunique péritonéale. Il consiste en un paquet de capsules ovigènes qui sont pédonculées et suspendues toutes au même point à l'intérieur d'un sac membraneux dont la cavité communique au dehors par l'intermédiaire des oviductes (1). Un œuf se développe dans chacune de ces capsules, et, arrivé à maturité, s'en détache par suite de la rupture de leurs parois ; il devient par conséquent libre dans l'intérieur du sac constitué par la tunique ovarienne, et il passe de là dans l'oviducte.

La disposition de la portion évacuatrice de cet appareil varie un peu suivant les espèces. Chez les Seiches, les Sépioles et le Calmar commun, il n'existe qu'un seul oviducte. Ce conduit est situé du côté gauche ; il remonte presque en ligne droite vers la région anale, et va déboucher dans la partie dorsale de la chambre respiratoire ou cloacale, à côté du rectum, près de la base de l'entonnoir. Chez les Nautiles, l'oviducte est également unique et asymétrique (2) ; mais chez les autres Céphalopodes,

---

(1) Cuvier a très-bien représenté la disposition de ces parties chez le Poulpe (a). Lorsque les œufs ne sont que peu développés, les capsules ovigères affectent la forme de petits cæcums à col étroit, suspendus en un seul paquet à la paroi du sac ovarien. Mais quand les œufs sont mûrs, ce sac est très-distendu, et le paquet des capsules ovariques présente l'aspect d'une masse framboisée, ainsi qu'on peut le voir dans une figure que j'ai donnée de l'appareil femelle de la Seiche (b).

Chez l'Argonaute, les capsules ova-riques sont disposées en grappes, et, à l'époque du frai, elles occupent la plus grande partie de la cavité abdominale (c).

(2) M. Owen, à qui on est redevable d'une étude attentive de l'appareil femelle du Nautile, dit que l'oviducte de cet Animal n'est pas une continuation directe de l'ovaire, comme chez les autres Céphalopodes, mais commence par une ouverture semi-lunaire située immédiatement au-dessus de l'orifice de cette glande dans la membrane péritonéale qui unit celle-ci au péricarde. Les parois

---

(a) Cuvier, *Mémoires pour servir à l'histoire des Mollusques*, pl. 4, fig. 6.
(b) Voyez l'*Atlas du Règne animal* de Cuvier, MOLLUSQUES, pl. 1 c, fig. 1.
(c) Van Beneden, *Exercices zootomiques*, 1839 ; *Mém. sur l'Argonaute*, pl. 5, fig. 1, 2 et 3 (extrait des *Mém. de l'Acad. de Belgique*, t. XI).

les Poulpes par exemple, il y a une paire d'oviductes qui, partant du sac ovarien unique, vont s'ouvrir de la même manière dans la chambre respiratoire, entre les branchies et la ligne médiane occupée par le rectum (1). En général, ces conduits sont courts et presque droits ; mais chez les Onychoteuthes, le Calmar sagitté et les Argonautes, ils décrivent plusieurs circonvolutions (2). Presque toujours sur une partie de leur trajet ils sont entourés de glandules accessoires qui déterminent dans leurs parois un épaississement considérable; mais la position de ces organes sécréteurs varie. Chez les Poulpes et les Élédones, ils sont placés vers le tiers inférieur de l'oviducte, dont la portion terminale n'offre rien de particulier (3). Chez les Seiches, au contraire, les parois de l'oviducte restent minces et simplement membraneuses jusque vers l'embouchure de ce canal, et là elles présentent un renflement plus

de l'oviducte ont une structure glandulaire, et ce canal évacuateur débouche à la base de l'entonnoir, près de l'anus (a).

(1) Chez le Poulpe, les vulves sont de petits orifices circulaires situés à peu de distance de la ligne médiane, vers la partie moyenne et inférieure de la chambre respiratoire (b). Les deux oviductes naissent d'un tronc commun très-court, en sorte qu'ils ne communiquent avec la cavité du sac ovarien que par une seule ouverture située à la partie antérieure de celui-ci (c).

(2) Chez l'Argonaute, les deux oviductes sont pelotonnés dans une loge péritonéale au-devant de l'ovaire, et leur longueur est très-considérable comparativement au volume du corps de l'Animal. Ils ne présentent pas de renflement glandulaire (d).

(3) Chez le Poulpe, les renflements glandulaires des oviductes ne sont que médiocrement développés pendant la plus grande partie de l'année (e); mais à l'époque de la ponte ils grossissent beaucoup. A l'intérieur, ils présentent un grand nombre de feuillets parallèles disposés longitudinalement (f).

(a) Owen, *Memoir on the pearly* Nautilus, 1832. — *Mém. sur l'animal du* Nautilus Pompilius (*Ann. des sciences nat.*, 1re série, 1833, t. XXVIII, p. 143, pl. 4, fig. 9).
(b) Voyez l'*Atlas du Règne animal* de Cuvier, MOLLUSQUES, pl. 1 a.
(c) Cuvier, *Mémoire sur les Mollusques*, pl. 4, fig. 6.
(d) Poli, *Testacea utriusque Siciliæ*, 1826, t. III, pl. 41, fig. 3, et pl. 42, fig. 2.
— Van Beneden, *Op. cit.* (*Mém. de l'Acad. de Belgique*, t. XI, pl. 5, fig. 2).
(e) Voyez l'*Atlas du Règne animal*, MOLLUSQUES, pl. 1 c.
(f) Cuvier, *Mém. pour servir à l'histoire des Mollusques*, pl. 4, fig. 6.

ou moins considérable dû à la présence d'un organe sécréteur spécial (1).

Chez quelques Céphalopodes, tels que les Trémoctopes, ces glandes accessoires manquent ou ne se développent que peu; mais, chez d'autres Mollusques de la même classe, les organes sécréteurs annexés à l'appareil femelle sont plus nombreux et plus considérables. Ainsi, chez les Seiches, il existe près de l'embouchure de l'oviducte une paire de grosses glandes, dont les produits paraissent servir à enduire les œufs au moment de la ponte. Elles présentent à l'intérieur une structure feuilletée fort remarquable, et elles reposent sur des corps rougeâtres (2) en forme de coussins, dont les usages ne sont pas bien connus (3).

Les œufs présentent parfois, pendant leur développement, dans l'intérieur des capsules ovariques, des particularités fort singulières, qui ont été étudiées avec beaucoup de soin par M. Kölliker. La tunique vitelline est d'abord lisse, ainsi que la portion adjacente du vitellus; mais bientôt on y voit apparaître

Œufs.

---

(1) Chez la Seiche, les glandes accessoires de l'oviducte sont groupées autour de la portion terminale de ce canal; elles y forment un renflement qui ressemble à un gland et qui est également muni de feuillets muqueux (a).

(2) Chez la Seiche, les glandes complémentaires dont il est ici question sont de grands sacs ovalaires terminés en avant par un col à orifice bilobé, et elles présentent dans leur intérieur une multitude de feuillets parallèles disposés de chaque côté d'un raphé longitudinal médian. Ces organes sé-

crètent une substance gluante. Leur disposition est à peu près la même chez les Céphalopodes que M. Owen a décrits sous le nom de *Rossia*.

(3) Suivant M. Owen, ces corps n'auraient pas de canal évacuateur et seraient les représentants des capsules surrénales des Vertébrés (b). Mais chez la Seiche, où leur structure est vermiculaire, on y trouve une cavité qui communique avec le canal excréteur des glandes complémentaires adjacentes, et il me paraît probable qu'ils font partie du même appareil.

(a) Voyez l'*Atlas du Règne animal* de Cuvier, MOLLUSQUES, pl. 1 c, fig. 1 g.
(b) Owen, *Lectures on the comp. Anat. of the Invertebrate Animals*, 1855, p. 632.

des sillons qui s'enfoncent plus ou moins profondément dans
le globe vitellin, et qui, chez la Seiche, constituent, en se rencontrant, une sorte de treillage à la surface de l'œuf, mais
laissent à l'un des pôles de celui-ci un espace libre où paraît
exister un micropyle. Lorsque l'œuf est presque mûr, ces sillons diminuent de profondeur, et ils disparaissent ensuite complétement, de sorte que l'œuf mis en liberté dans le sac ovarien
redevient lisse (1).

C'est en traversant l'oviducte ou au moment de leur évacuation par la vulve, que les œufs sont revêtus de leur dernière
enveloppe, et souvent ils acquièrent de la sorte des formes très-
remarquables. Ainsi, les œufs de Seiche ont une coque coriace
qui se prolonge en un pédoncule, au moyen duquel ils se fixent
les uns aux autres, ou à quelque corps étranger, de façon à
ressembler à une grappe de raisin (2).

Organes
mâles.

§ 3. — Chez les Poulpes, les Calmars, les Seiches et la
plupart des autres Céphalopodes, les mâles ne diffèrent que peu
des femelles par leur forme générale (3), et les organes reproducteurs sont logés de la même manière ; mais le défaut de

---

(1) M. Kölliker a trouvé que chez les
Calmars les sillons en question sont
tous disposés longitudinalement, et
que chez la Seiche ils affectent d'abord
cette direction, mais sont ensuite
réunis par des prolongements latéraux
de façon à constituer un système de
réticulations (a). Au premier abord,
on pourrait supposer que cette apparence est due à la capsule ovarique,
puisque l'œuf ne la présente plus
quand il s'est échappé de cette tunique (b) ; mais M. Kölliker s'est assuré
qu'elle dépend d'un plissement de la
membrane vitelline.

(2) Les œufs de la Seiche commune
sont ovalaires, et leur coque est d'une
couleur brune foncée (c). Les pêcheurs
les désignent souvent sous le nom de
raisins de mer.

(3) Souvent les mâles sont un peu
plus petits que les femelles, et chez
quelques espèces ils s'en distinguent
aussi par certaines particularités de
conformation.

Ainsi, chez le Calmar commun, la
lame dorsale (ou *gladius*) est plus
large, mais beaucoup plus courte chez
le mâle que chez la femelle.

Chez les Nautiles et les Trémoctopes,

(a) Kölliker, *Entwickelungsgeschichte der Cephalopoden*, 1844, pl. 1, fig. 9-12.
(b) Voyez l'*Atlas du Règne animal* de Cuvier, pl. 1 c, fig. 1.
(c) Voyez l'*Atlas du Règne animal* de Cuvier, MOLLUSQUES, pl. 1 c, fig. 2.

symétrie, qui est exceptionnel dans l'autre sexe, devient ici la règle constante.

Le testicule, par sa forme et sa structure, ressemble beaucoup à l'ovaire (1); il se compose aussi d'un sac dans la cavité duquel se trouve une touffe d'appendices sécréteurs suspendus à un point déterminé de sa face interne (2). Un canal déférent long et grêle naît de cette poche séminale, et remonte du côté gauche de l'abdomen vers la région anale. Les spermatozoïdes se développent dans l'intérieur des cæcums dont la portion glandulaire de l'organe se compose, et s'en échappent pour se répandre dans la cavité du sac formé par la tunique testiculaire. Ils sont grêles et allongés; leurs mouvements sont vifs, et dans ce réservoir, ainsi que dans la portion adjacente du canal déférent, ils sont complétement libres (3); mais, dans la portion

les différences sont un peu plus considérables, ainsi que nous le verrons ci-après; et je noterai déjà ici que chez les premiers c'est la femelle qui possède une coquille et qui présente les dilatations véliformes des grands bras qui sont caractéristiques chez ces Mollusques.

Chez le Nautile flambé, la disposition des tentacules labiaux diffère un peu suivant les sexes (a).

(1) Le testicule est globuleux chez les Poulpes (b) et les Seiches (c). Chez les Calmars, il est allongé (d).

(2) La tunique du testicule, qu'on peut comparer à l'albuginée du testicule des Vertébrés, est une membrane dense formant une poche fermée de toutes parts, excepté à l'origine du canal déférent (e). La glande qu'elle recouvre n'y adhère que par les vaisseaux sanguins et les nerfs qui y pénètrent, et elle se compose d'une masse de cæcums plus ou moins tubuliformes et souvent rameux, dont les dimensions et la disposition varient un peu, suivant les espèces (f).

(3) Les spermatozoïdes de ces Mollusques sont cylindriques dans toute la portion antérieure de leur corps, et se terminent par un filament caudal très-grêle et souvent très-long, notamment chez le Poulpe commun (g).

(a) Van der Hœven, *Contributions to the Knowledge of the Animal of* Nautilus Pompilius (*Trans. of the Zool. Soc.*, t. IV, p. 26).
(b) Cuvier, *Op. cit.*, p. 26.
(c) Voyez l'*Atlas du Règne animal* de Cuvier, MOLLUSQUES, pl. 1 *d*, fig. 1.
(d) Duvernoy, *Fragments sur les organes de la génération* (*Mém. de l'Acad. des sciences*, t. XXIII, pl. 7).
(e) Milne Edwards, *Op. cit.* (*Ann. des sciences nat.*, 2ᵉ série, 1842, t. XVIII, pl. 13, fig. 1 et 2).
(f) Duvernoy, *Op. cit.*, pl. 7, fig. 3; pl. 8, fig. 14.
(g) Milne Edwards, *Observ. sur divers Mollusques*, etc. (*Ann. des sciences nat.*, 2ᵉ série, 1842, t. XVIII, pl. 14, fig. 5).

Spermatophores suivante de l'appareil mâle, il n'en est plus de même. Là se trouve un organe fort complexe dans l'intérieur duquel ces filaments fécondateurs sont pour ainsi dire empaquetés dans des étuis tubulaires d'une structure très-remarquable, que j'ai désignés sous le nom de *spermatophores*. Déjà, dans une précédente Leçon, j'ai eu l'occasion de dire quelques mots de ces corps singuliers (1), mais il me paraît nécessaire d'en faire ici une étude plus complète (2).

(1) Voyez tome VIII, page 371.

(2) Swammerdam fut le premier à observer ces singuliers corps, qu'il nomma des *tubes à ressort*. Il donna une description brève et des figures instructives, quoique grossières, de ceux de la Seiche; mais il ne se prononça pas sur leurs usages (a). Needham étudia plus attentivement ces filaments chez le Calmar, et les considéra comme des tubes séminifères (b). Buffon en parla comme étant des animalcules spermatiques (c). Denys de Montfort constata l'existence de spermatozoïdes dans leur intérieur (d). Cuvier et Dutrochet les étudièrent ensuite sans ajouter beaucoup à leur histoire (e). A une date plus récente, M. Wagner interpréta d'une manière très-différente les observations dont ils avaient été l'objet, et les considéra comme des sortes de kystes logeant un Ver intestinal muni d'une trompe et très-analogue à un Echinorhynque (f). Delle Chiaje les classa parmi les Helminthes, et donna à ceux de la Seiche le nom de *Scolex dibothrius*, tandis que ceux du Poulpe étaient, pour lui, des Vers du genre *Monostomum* (g). Des recherches faites par Carus tendirent à établir que ces corps étaient effectivement des Animaux, et pour les réunir, il proposa de créer dans nos systèmes zoologiques une nouvelle division générique, sous le nom de *Needhamia* (h). Les observations de Dujardin et de Philippi furent, au contraire, favorables à l'opinion de Denys de Montfort, et M. Siebold se rangea de l'avis de ces auteurs (i). Il

(a) Swammerdam, *Biblia Naturæ*, p. 353, pl. 7, fig. 52.

(b) Needham, *An Account of some new Microscopical Observations*, 1745, trad. franç., édit. de Leide, p. 44, pl. 3 et 4.

(c) Buffon, *Histoire générale des Animaux* (édit. de Verdier), p. 244.

(d) Denys de Montfort, *Histoire naturelle des Mollusques*, t. I, p. 234.

(e) Cuvier, *Leçons d'anatomie comparée*, 1ʳᵉ édit., t. V, p. 168.

— Dutrochet, *Mémoire pour servir à l'histoire anatomique et physiologique des Végétaux et des Animaux*, t. II, p. 510.

(f) Wagner, *Lehrb. der vergl. Anatomie*, p. 312.

(g) Delle Chiaje, *Animali senza vertebre di Napoli*, t. IV, p. 99 et 53, pl. 55, fig. 8 et 9.

(h) Carus, *Needhamia expulsatoria Sepiæ officinalis* (*Nova Acta Acad. nat. curios.*, t. XIX, p. 1).

(i) Dujardin, *Observ. sur les zoospermes* (*Ann. franç. et étrang. d'anatomie*, t. I, p. 244).

— Philippi, *Notiz. die sogenannten Samenmaschinen des Octopus betreffend* (Müller's *Archiv für Anat.*, 1839, p. 305).

— Siebold, *Ueber die Spermatozoen, etc.* (Müller's *Archiv für Anat.*, 1836, p. 43). — *Beiträge zur Naturgeschichte der wirbellosen Thiere*, 1809, p. 51.

La structure de ces spermatophores, ou corps needhamiens, varie un peu suivant les espèces, mais en général on y distingue : 1° un *étui*, ou tube extérieur, qui est transparent, assez résistant, élastique, fermé aux deux bouts, obtus à son extrémité postérieure, plus ou moins effilé au bout opposé, que j'appellerai l'extrémité antérieure, et tapissé intérieurement d'une tunique contractile ; 2° un réservoir spermatique qui a la forme d'un boudin et qui loge la liqueur séminale ; 3° un appareil éjaculateur, composé ordinairement d'une portion antérieure, ou trompe, qui est contourné en spirale et ressemble à un ressort à boudin ; d'un sac situé un peu plus en arrière ; enfin d'un connectif ou ligament qui relie ce sac au réservoir séminal. Ils ont une longueur assez considérable, et ils sont emmagasinés en grand nombre dans une portion de l'appareil qui est chargé aussi de les former (1). Cet appareil accessoire atteint son plus haut degré de perfection chez la Seiche, où son volume est considérable. Il se compose de trois par-

régnait donc, au sujet de la nature de ces *machines de Needham*, comme les appelait Cuvier, de grandes incertitudes, lorsque, me trouvant à Nice avec M. Peters, je fis avec ce zoologiste une série de recherches dont les résultats ne laissèrent subsister à ce sujet aucun doute, et établirent que chez les Poulpes, les Élédones, les Calmars et les Seiches les tubes needhamiens sont de véritables *spermatophores* d'une structure très-complexe (a). Plus récemment, Duvernoy a décrit les spermatophores des Sépioles, et a confirmé les observations consignées dans le travail précédent (b).

(1) Pour plus de détails sur la structure de ces spermatophores, je renverrai à un travail dans lequel j'ai décrit ceux du Calmar commun, de la Seiche officinale, de l'Elédone musquée, du Poulpe commun et du Poulpe à longs bras (c). Duvernoy a donné de bonnes figures des spermatophores de la Sépiole et du Calmar subulé (d).

(a) Milne Edwards, *Sur les spermatophores des Céphalopodes* (Ann. des sciences nat., 2ᵉ série, 1842, t. XVIII, p. 331, pl. 12-14).
(b) Duvernoy, *Fragments sur les organes de la génération*, 4, art. *Des spermatophores dans le Sépiole de Rondelet et dans le Calmar subulé*, etc., p. 11 et suiv. (extrait des *Mémoires de l'Acad. des sciences*, t. XXIII).
(c) Milne Edwards, *Op. cit.* (Ann. des sciences nat., 2ᵉ série, 1842, t. XVIII, pl. 12, 13 et 14).
(d) Duvernoy, *Op. cit.* (Mém. de l'Acad. des sciences, t. XXIII, pl. 8, fig. 5 et 19).

ties principales qu'on peut désigner sous les noms de vésicule séminale, de poche complémentaire et de réceptacle needhamien ou bourse principale. La première est un gros tube à parois glandulaires, qui fait suite au canal déférent, se contourne beaucoup sur lui-même, et présente dans son intérieur un bourrelet saillant. La poche complémentaire, qu'on a comparée à une prostate, est un appendice en communication avec l'extrémité supérieure du réservoir inférieur. Le réceptacle needhamien est relié à ce dernier par un couloir, ou tube intermédiaire, et consiste en un grand sac dont la cavité est souvent divisée en une sorte de couloir spiral par une rampe membraneuse. Enfin, le col de cette bourse va déboucher dans la chambre branchiale, à la base de l'entonnoir, et souvent sa portion subterminale est un peu renflée en forme de gland (1).

(1) Chez la Seiche officinale (*a*), le canal déférent, d'abord très-grêle, se dilate peu à peu, et présente de nombreuses circonvolutions en remontant le long du bord latéral de la bourse ou réceptacle ; il débouche dans l'entrée du réservoir inférieur qui a la forme d'un boyau reployé en anse et très-contourné sur lui-même. La membrane muqueuse qui tapisse ce dernier tube présente un nombre considérable de plis obliques, et dans une grande partie de son étendue on trouve dans son extérieur un gros bourrelet saillant et froncé. La poche complémentaire qui est appendue à son extrémité supérieure est aussi un organe sécréteur ; sa surface intérieure présente de nombreux plis saillants, et à son point de jonction avec le réservoir inférieur commence le couloir ou tube intermédiaire, qui remonte d'abord, puis se recourbe en anse et descend obliquement jusqu'à l'extrémité inférieure de la bourse ou réceptacle où il débouche. Ce dernier réservoir excède en volume tout le reste de l'appareil accessoire, et sa cavité enroulée en spirale est garnie d'une multitude de plis parallèles dirigés suivant le grand axe de l'organe. Dans les sillons qui séparent ces replis, on trouve les spermatophores rangés avec une grande régularité. Enfin, la portion terminale de la bourse se rétrécit en s'élevant, et va s'ouvrir à côté du rectum, dans la grande cavité respiratoire.

Chez le Poulpe, les parties constitutives de cet appareil sont à peu près

(*a*) Voyez Milne Edwards, *Op. cit.* (*Ann. des sciences nat.*, 2ᵉ série, 1842, t. XVIII, pl. 15, fig. 1, 2 et 3), et *Atlas du Règne animal* de Cuvier, MOLLUSQUES, pl. 1 *d*.
— Duvernoy, *Op. cit.* (*Mém. de l'Acad. des sciences*, t. XXIII, pl. 7, fig. 1).

Ainsi que je l'ai déjà dit, le sperme contenu dans le testicule et la partie inférieure du canal déférent est un liquide laiteux chargé de spermatozoïdes libres; mais dans la partie supérieure de ce dernier conduit ces filaments fécondants commencent à être agglutinés en un cordon qui, parvenu dans la vésicule séminale, se revêt peu à peu d'une tunique membraniforme. Cette enveloppe, en se développant, deviendra la partie du spermatophore à laquelle j'ai donné le nom de réservoir spermatique. La substance constitutive de l'étui des spermatophores paraît être fournie par la poche complémentaire, mais on ne sait rien de précis sur la manière dont cette gaîne et l'organe éjaculateur logé dans son intérieur se constituent. Quoi qu'il en soit, les spermatophores arrivent tout formés dans la bourse et là se rangent côte à côte dans les sillons de la cavité en hélice dont ce réceptacle est creusé.

Tant que les spermatophores demeurent emmagasinés de la sorte, ils restent intacts; mais lorsqu'ils en sont extraits et mis en contact avec de l'eau, ils exécutent des mouvements très-singuliers, projettent au dehors une espèce de trompe formée par le déroulement du ressort à boudin, puis font sortir le reste de leur contenu; enfin, le réservoir séminal, devenu ainsi libre, éclate à son tour et laisse échapper les spermatozoïdes (1). Ces phénomènes paraissent être dus en partie à des effets d'en-

les mêmes; mais la poche complémentaire est beaucoup plus développée, et la bourse est petite (a).

Chez les Calmars, la conformation de cet appareil se rapproche davantage de ce qui existe chez les Seiches (b).

(1) Ce sont ces mouvements brusques qui ont fait donner aux spermatophores des Céphalopodes les noms de *tubes à ressort*, de *machines animales*, etc. On en trouve une description très-circonstanciée dans le mémoire que j'ai publié sur ce sujet il y a vingt-cinq ans (c).

(a) Cuvier, *Mém. pour servir à l'histoire des Mollusques*, pl. 4, fig. 5.
(b) Duvernoy, *loc. cit.*, pl. 7, fig. 2 et 3.
— Lebert et Robin, *Op. cit.* (*Ann. des sciences nat.*, 3ᵉ série, t. IV, pl. 9, fig. 4).
(c) Milne Edwards, *Observ. sur quelques Mollusques*, etc. (*Ann. des sciences nat.*, 2ᵉ série, 1842, t. XVIII, p. 331 et suiv.).

dosmose, en partie aux contractions de la tunique interne de l'étui, et, comme on le voit, ils ont pour résultat l'éjaculation de la liqueur fécondante mise jusqu'alors en réserve dans un vase clos.

Les usages des spermatophores sont faciles à deviner. On sait que les Céphalopodes s'accouplent (1) : mais la vulve de la femelle, ainsi que nous l'avons vu, est logée profondément dans la chambre branchiale, et l'orifice mâle, situé de la même manière, n'est pourvu d'aucun appendice apte à fonctionner à la façon d'un pénis ; la fécondation ne semble donc pas pouvoir s'opérer dans l'intérieur de l'appareil femelle et doit avoir lieu au moment de la ponte. Mais l'union sexuelle n'a pas besoin de se prolonger jusqu'à ce moment, car les spermatophores, étant lancés dans la chambre branchiale lors de l'accouplement, peuvent y tenir la semence en réserve et ne la répandre sur les œufs que lorsque la sortie de ceux-ci et leur présence dans cette cavité auront provoqué leur rupture. Effectivement, c'est de la sorte que les choses paraissent se passer, et les spermatophores encore intacts ont été trouvés adhérents au pourtour de la vulve, dans l'intérieur de la chambre respiratoire (2).

Bras copulateur des Argonautes, etc.

§ 4.—Les Argonautes et les Trémoctopes présentent chez le mâle quelques particularités organiques et physiologiques qui ont beaucoup embarrassé les naturalistes et qui ont donné lieu à des explications très-différentes. Chez ces Céphalopodes, le mâle est beaucoup plus petit que la femelle, et l'un de ses bras se

(1) Les Céphalopodes s'accouplent en s'entrelaçant avec leurs tentacules bouche contre bouche (a).

(2) MM. Lebert et Robin ont eu l'occasion d'observer cette adhérence d'un paquet de spermatophores dans le voisinage de la vulve, chez un Calmar (b).

(a) Aristote, *Histoire des Animaux*, trad. de Camus, t. I, liv. V, p. 247.
— Fischer, *Observ. sur quelques points de l'histoire naturelle des Céphalopodes* (*Ann. des sciences nat.*, 5e série, 1866, t. VIII, p. 315).
(b) Lebert et Robin, *Note sur un fait relatif au mécanisme de la fécondation du Calmar commun* (*Ann. des sciences nat.*, 3e série, t. IV, p. 95, pl. 9, fig. 5 et 6).

modifie dans sa structure de façon à devenir, suivant toute apparence, un organe copulateur qui se sépare très-facilement du reste du corps, mais possède la singulière propriété de repousser, à peu près comme se reproduisent la queue d'un Lézard ou la patte d'un Crabe. Ce bras anormal a été pris pour un Ver parasite par les uns, pour un spermatophore par d'autres, ou même pour un Argonaute mâle réduit à un seul bras et à un corps rudimentaire (1); mais les observations de Verany et de M. Vogt me paraissent avoir complétement éclairci ce point obscur de l'histoire des Céphalopodes, et avoir prouvé que chez l'Argonaute, aussi bien que chez les Trémoctopes, le

---

(1) Les opinions divergentes qui ont été proposées à ce sujet montrent combien les meilleurs observateurs peuvent se tromper dans l'interprétation des faits incomplétement connus.

En 1825, un naturaliste napolitain, S. Delle Chiaje, remarqua sur un Argonaute un corps fort singulier qui lui parut être un Helminthe, et il le décrivit sous le nom de *Trichocephalus acetabularis* (a). Peu de temps après, l'illustre Cuvier publia des recherches anatomiques sur un corps analogue trouvé par Laurillard sur une espèce particulière de Poulpe ; il n'hésita pas à le considérer également comme un Ver parasite, et, pour le classer, il créa dans le système zoologique un genre nouveau sous le nom d'*Hectocotyle* (b). Costa fut le premier à penser que ce corps n'est pas un Helminthe, mais une partie de l'organisme du Céphalopode, et il le considéra comme un spermatophore gigantesque (c). Mais ses observations étaient trop inexactes pour inspirer aucune confiance, et la question en resta là jusqu'en 1842, moment où M. Kölliker vint à s'en occuper. Cet anatomiste fit voir que l'Hectocotyle n'est pas un Helminthe parasite, et il crut devoir le considérer comme étant l'individu mâle de l'espèce animale dont les Argonautes précédemment connus des zoologistes sont les femelles (d). Une opinion analogue fut adoptée par M. Siebold (e) ; mais quelques observations de Verany tendirent à faire penser que les Hectocotyles ne sont autre chose que l'un des bras d'un Céphalopode conformé d'ailleurs de la manière ordinaire ;

(a) Delle Chiaje, *Mem. sulla storia e notomia degli Animali senza vertebre del regno di Napoli*, 1825, t. 1, p. 223, pl. 16, fig. 1 et 2.

(b) Cuvier, *Mémoire sur un Ver parasite d'un genre nouveau*, Hectocotylus octopedis (*Ann. des sciences nat.*, 1829, t. XVIII, p. 147, pl. XI, A).

(c) O. G. Costa, *Note sur le prétendu parasite de l'Argonaute* (*Ann. des sciences nat.*, 2ᵉ série, 1841, t. XVI, p. 184).

(d) Kölliker, *On the Hectocotyle of* Tremoctopus violaceus *and Argonauta Argo* (*Ann. of Nat. Hist.*, 1845, t. XVI, p. 414).—Hectocotylus Argonautæ *und* Tremoctopedis, *die Männchen von* Argonauta Argo *und* Tremoctopus violaceus (*Bericht von der Zool. Anstadt in Wurzburg*, 1849, p. 67).

(e) Siebold, *Nouveau Manuel d'anatomie comparée*, t. I, p. 401.

mâle ne diffère que peu de celui des Poulpes et des Seiches, tout en présentant, dans la structure des parties accessoires de la reproduction et dans la conformation des spermatophores, des particularités remarquables. Une grande poche qui paraît être l'analogue de la portion inférieure de la vésicule séminale des autres Céphalopodes se développe énormément et loge dans sa cavité la glande complémentaire, ainsi qu'un long tube comparable à la portion supérieure de la vésicule dont je viens de parler. La partie suivante de l'appareil accessoire qui correspond au réceptacle needhamien se dilate beaucoup, mais se simplifie dans sa structure et ne loge à la fois qu'un seul spermatophore dont les dimensions sont très-considérables (1). Enfin l'un des bras de l'Animal se développe beaucoup plus

et bientôt après les recherches faites par M. Müller, par M. Rüppell et par M. Vogt, établirent clairement ce fait (a). Il est d'ailleurs à noter que l'existence d'un bras copulateur chez certains Céphalopodes paraît avoir été connu d'Aristote (b).

(1) MM. Verany et Vogt ont donné une description anatomique très-détaillée de l'appareil mâle d'un de ces Céphalopodes à bras copulateur (c), le *Tremoctopus carena.* Le testicule de ce Mollusque est constitué de la manière ordinaire dans cette classe ; sa tunique forme un sac servant de réservoir pour le sperme et communiquant directement avec un canal évacuateur ; mais celui-ci est très-court et va déboucher dans un grand sac qui fait office de vésicule séminale, et qui, à raison de sa forme, a été désigné par ces naturalistes sous le nom de *cornue.* Dans l'intérieur de ce sac et suspendus à son extrémité supérieure, se trouvent deux organes cylindriques pelotonnés sur eux-mêmes : l'un est un cæcum fermé à son extrémité libre, offrant dans l'épaisseur de ses parois une multitude de petites cavités sécrétoires, et paraissant être l'analogue de la poche complémentaire des Seiches et des Poulpes (d); l'autre est un tube

(a) Verany, *Mém. sur six espèces nouvelles de Céphalopodes (Mém. de l'Acad. de Turin,* 1839, 2ᵉ série, t. I, p. 92). — *Mollusques méditerranéens, Céphalopodes,* 1851, p. 126.

— H. Müller, *Note sur les Argonautes mâles et les Hectocotyles (Ann. des sciences nat.,* 3ᵉ série, 1851, t. XVI, p. 132).— *Ueber das Männchen von* Argonauta Argo *und die Hectocotylus (Zeitschr. für wissensch. Zool.,* 1853, pl. 1).

— Verany et Vogt, *Mémoire sur les Hectocotyles et les mâles de quelques Céphalopodes (Ann. des sciences nat.,* 3ᵉ série, 1851, t. XVII, p. 147, pl. 6 à 9).

— Rüppell, *Beiträge zur Naturgesch. der Papier Nautilus (Archiv für Naturgesch.,* 1852, t. I, p. 209).

(b) Roulin, *De la connaissance qu'ont eue les anciens du bras copulateur chez certains Céphalopodes (Ann. des sciences nat.,* 3ᵉ série, t. XVII, p. 188).

(c) Verany et Vogt, *Op. cit. (Ann. des sciences nat.,* 3ᵉ série, 1852, t. XVII, p. 165, pl. 7, fig. 14 et 15 ; pl. 8, fig. 22 et 26).

(d) Les auteurs que je viens de citer désignent cette partie sous le nom de *glande accessoire.*

que les autres ; il est pédonculé à sa base, et il se termine par un petit sac ovalaire renfermant un appendice flabelliforme qui est susceptible de se dérouler au dehors. Ce bras se détache très-facilement par la rupture de son pédoncule, et dans l'acte de la copulation il paraît s'introduire par l'entonnoir jusque dans la cavité branchiale de la femelle et y rester, car on le trouve souvent dans cette partie, séparé du corps de l'Animal auquel il appartenait. Mais le mâle, ainsi mutilé, ne reste pas privé de bras copulateur, car un nouvel appendice de ce genre se développe bientôt à la place du précédent, dans l'intérieur d'une sorte de poche cutanée, et, en se déployant ensuite au dehors, rétablit l'intégrité de l'organisme (1).

§ 5. — Dans la classe des GASTÉROPODES le mode de reproduction est moins uniforme que chez les Céphalopodes ; beaucoup de ces Mollusques sont androgynes, d'autres sont dioïques, et, parmi ceux-ci, les uns s'accouplent et sont pourvus à cet effet d'un appareil copulateur, tandis que les

Classe des Gastéropodes.

ouvert à son extrémité inférieure, où il se dilate en forme de trompette et allant déboucher dans le col étroit du cæcum ou poche complémentaire dont je viens de parler. Ce col dilaté occupe la partie supérieure de la grande vésicule séminale, ou cornue, et se continue avec un autre réservoir, appelé la *bouteille* par MM. Verany et Vogt, mais assimilable, par ses fonctions et ses rapports anatomiques, à la bourse ou réceptacle needhamien. Il est placé à côté de la branchie gauche, au-dessous de la masse viscérale, et il s'ouvre dans la chambre branchiale par un orifice situé à la place occupée

d'ordinaire par l'ouverture sexuelle. Un énorme spermatophore, ou machine spermatique, comme on l'appelle parfois, se loge dans ce réceptacle (a).

(1) MM. Verany et Vogt ont donné une description détaillée et de bonnes figures du bras copulateur encore renfermé dans le sac en question, ainsi que de cet appendice déployé au dehors (op. cit.). M. Rüppell et M. H. Müller ont représenté l'Argonaute mâle pourvu de son bras (b). Chez des Sépioles, l'un des bras est modifié d'une manière analogue, mais moins prononcée (c).

(a) Vogt et Verany, *loc. cit.*, pl. 8, fig. 18, 19, 20 ; pl. 9, fig. 29, etc.
(b) Rüppell, *Op. cit.* (*Archiv für Naturgeschichte*, 1852, t. 1, pl. 8).
— H. Müller, *Op. cit.* (*Zeitschrift für wissensch. Zool.*, 1853, t. IV, pl. 1, fig. 1 et 2).
(c) Steenstrup, *Hectocotyldannelsen* (*Danske videnskabernes selskabs Skrifter*, 1856, 5e Srække, 4e Hefto, S. 185, tab. 1, 2).

autres ne possèdent que les organes producteurs et évacuateurs soit des œufs, soit du sperme, et chez eux il ne paraît y avoir aucun rapprochement sexuel. Chez ces derniers, les mâles et les femelles se ressemblent tant, même par leur structure intérieure, qu'il est difficile de les distinguer autrement que par l'examen microscopique des produits de leurs organes reproducteurs, et que quelques auteurs ont supposé qu'ils étaient unisexués. Ainsi, dans le système malacologique de Blainville, c'est de la sorte qu'ils sont désignés. Dans la classification de Cuvier, ils constituent les groupes appelés Scutibranches et Cyclobranches. Les Gastéropodes dioïques copulateurs sont plus nombreux ; ce sont presque tous les Pectinibranches (1), la plupart des Pulmonés operculés (2) et les Hétérobranches (3). Enfin les Androgynes constituent la division des Opisthobranches et celle des Pulmonés ordinaires.

§ 6. — Comme exemple des Gastéropodes dioïques qui offrent le premier de ces modes d'organisation, je citerai d'abord les

Gastéropodes dioïques sans pénis.

(1) Suivant Quoy et Gaimard, quelques espèces de Littorines et de Turbos seraient probablement androgynes (a); mais cela a été révoqué en doute par Souleyet (b).

(2) Par exemple, les Cyclostomes (c).

(3) Delle Chiaje considérait les Carinaires comme étant hermaphrodites et ayant un testicule situé près de l'ovaire (d); Blainville les rangea parmi les Gastéropodes unisexués (e). Mais ils sont certainement dioïques, ainsi que Laurillard le pensa (f) et que je l'ai constaté (g). Précédemment la séparation des sexes avait été considérée comme probable chez les Firoles (h), où effectivement elle existe, ainsi que chez tous les autres Hétéropodes (i).

(a) Quoy et Gaimard, *Voyage de l'Astrolabe*, ZOOL., t. II, p. 472.
(b) Eydoux et Souleyet, *Voyage de la Bonite*, ZOOL., t. II, p. 592.
(c) Voyez Moquin-Tandon, *Histoire naturelle des Mollusques terrestres et fluviatiles*, p. 166 et suiv., pl. 37, fig. 18 et 21.
— Claparède, *Cyclostomatis elegantis Anatome* (dissert.). Berolini, 1837, p. 10, pl. 2, fig. 17 et 21.
(d) Delle Chiaje, *Mem. sulla storia degli Anim. senza verteb. di Napoli*, t. II, p. 139.
— Poli, *Testacea utriusque Siciliæ*, t. III.
(e) Blainville, *Dict. des sciences nat.*, t. XXXII, p. 242.
(f) Cuvier, *Règne animal*, 2ᵉ édit., t. III, p. 67.
(g) Milne Edwards, *Sur l'organisation de la Carinaire* (*Ann. des sciences nat.*, 2ᵉ série, 1842, t. XVIII, p. 323, pl. 10, fig. 3).
(h) Lesueur, *Descript. of six new Species of the genus Firola* (*Journal of the Acad. of Nat. Sciences of Philadelphia*, 1817, t. I, p. 5).
(i) Eydoux et Souleyet, *Op. cit.*, t. II, p. 309.

Patelles. L'ovaire est situé à la partie inférieure de la cavité abdominale, sous le foie, et émet antérieurement un oviducte qui se dirige à droite et va s'ouvrir dans la cavité cloacale à côté de l'anus (1). Le testicule est placé de la même manière (2). La disposition de ces organes est à peu près semblable chez les Haliotides (3).

Les Vermets sont également dioïques et dépourvus d'organes copulateurs. Chez les individus de l'un et de l'autre sexe, la glande génitale est placée à droite du foie, et son canal excréteur longe le conduit biliaire pour aller, du même côté, déboucher dans la cavité palléale entre le rectum et le corps de l'animal, après s'être dilaté de façon à constituer une grande poche vestibulaire à parois glandulaires (4).

---

(1) Cuvier a décrit et figuré l'appareil femelle de la Patelle, mais sans donner aucun détail sur la structure de l'ovaire (a).

(2) La distinction des sexes chez les Patelles a été constatée par plusieurs observateurs. Le testicule se compose de tubes très-grêles repliés sur eux-mêmes et renfermant, à l'époque de la reproduction, un liquide grisâtre chargé de spermatozoïdes libres et très-vifs (b).

(3) Chez ces Mollusques, l'orifice sexuel, qui avait échappé aux recherches de Cuvier (c), se trouve au fond de la cavité respiratoire, entre la base de la branchie et le rectum, de l'autre côté duquel est situé l'orifice urinaire (d).

(4) C'est à tort que Quoy et Gaimard ont avancé que les Vermets sont hermaphrodites (e). Les observations incomplètes d'après lesquelles M. Siebold avait considéré ces Mollusques comme ayant les sexes séparés ont été pleinement confirmées par les recherches de M. Schmarda et de M. Lacaze-Duthiers (f). On doit à ce dernier naturaliste une étude très-complète de l'appareil reproducteur du *Vermetus triqueter*.

(a) Cuvier, *Mém. sur l'Haliotide, etc.*, pl. 2, fig. 15.
(b) Gray, *The Sexes of Limpets* (Ann. of Nat. Hist., 1838, t. I, p. 482).
— Wagner, *Obs. on the Generative System of some of the lower Animals* (Proceed. of the Zool. Soc., 1839, p. 177).
— Milne Edwards, *Observ. sur les organes sexuels de divers Mollusques* (Ann. des sciences nat., 2e série, 1840, t. XIII, p. 375).
— Lebert et Robin, *Note sur les testicules et les Spermatozoïdes des Patelles* (Ann. des sciences nat., 3e série, 1846, t. V, p. 191).
(c) Cuvier, *Mém. sur l'Haliotide*, p. 12.
(d) Milne Edwards, *Voyage en Sicile*, t. I, pl. 26, fig. 2.
(e) Quoy et Gaimard, *Voyage de l'Astrolabe*, Zool., t. III, p. 285.
(f) Siebold et Stannius, *Nouveau Manuel d'anatomie comparée*, t. I, p. 342.
— Lacaze-Duthiers, *Mém. sur l'anatomie et l'embryologie des Vermets* (Ann. des sciences nat., 4e série, 1860, t. XIII, p. 243, pl. 5, fig. 2).

Chez les Oscabrions, qui ont été rangés par Cuvier à côté des Patelles, mais qui, à raison de presque tous leurs caractères anatomiques, se distinguent des Gastéropodes proprement dits, l'ovaire est situé à la face dorsale du corps, au-dessus du foie, et donne naissance à deux oviductes pairs dirigés transversalement (1).

Gastéropodes dioïques pourvus d'un pénis. Organes mâles.

§ 7. — Chez les Gastéropodes dioïques qui sont pourvus d'un organe copulateur, la disposition des glandes reproductrices est à peu près la même que dans les espèces dont je viens de parler. Ainsi, le testicule repose sur le foie et se trouve dans la portion postérieure de l'abdomen, en arrière du cœur, et, par conséquent, dans les derniers tours de spire du tortillon (2); mais le canal déférent (3), au lieu de se terminer dans la cavité branchiale, poursuit sa route bien au delà, dans l'intérieur d'un appendice pénial, ou se continue au dehors sous la forme d'une gouttière à la surface de ce dernier organe. La verge est érectile et située près de la tête, du côté droit, à la

(1) L'ovaire des Oscabrions s'étend dans presque toute la longueur du corps; il est lobulé latéralement (a).

(2) En général, le testicule s'étend jusque dans le dernier tour de spire de l'abdomen; mais quelquefois, de même que l'ovaire, il n'occupe que la portion moyenne du tortillon : par exemple, chez la Littorine littorale (b).

(3) Chez plusieurs de ces Mollusques le canal déférent est en connexion avec un organe vésiculaire qui paraît être une vésicule séminale ou une glande accessoire analogue à celle que les anatomistes désignent sous le nom de *prostate*. Ainsi, chez le Cyclostome élégant, cet organe se trouve vers le milieu du canal évacuateur de la semence et le divise en deux portions (c). Chez la Paludine commune (d) et chez la Nérite fluviatile (e), ce réceptacle est situé très-près de la base du pénis.

(a) Poli, *Testacea utriusque Siciliæ*, t. I, pl. 3, fig. 13.
— Cuvier, *Op. cit.*, pl. 3, fig. 10.
(b) Eydoux et Souleyet, *Voyage de la Bonite*, ZOOL., MOLLUSQUES, pl. 33, fig. 1.
(c) Moquin-Tandon, *Histoire des Mollusques terrestres et fluviatiles*, p. 167, pl. 27.
— Claparède, *Cyclostomatis elegantis Anatome* (dissert. inaug.). Berolini, 1857, p. 19, pl. 2, fig. 11.
(d) Treviranus, *Ueber die Zeugungstheile und die Fortpflanzung der Mollusken* (Zeitschr. für Physiologie, 1824, t. I, pl. 4, fig. 18).
— Moquin-Tandon, *Op. cit.*, p. 168, pl. 40, fig. 19.
(e) Moquin-Tandon, *Op. cit.*, pl. 42, fig. 19.
— Claparède, *Anatomie und Entwickelungsgeschichte der* Neritina fluviatilis (Müller's Archiv für Anat., 1857, p. 183, pl. 6, fig. 22).

base du tentacule oculifère correspondant, et elle présente souvent des dimensions énormes (1) : par exemple, chez les Buccins, où le canal déférent débouche à son extrémité (2). En général, cet organe n'est pas tubulaire, mais est creusé d'une gouttière longitudinale qui fait suite au canal déférent ; disposition qui se voit chez les Tritons, les Tonnes, etc (3). Quelquefois ce sillon séminifère, en arrivant à sa base, se transforme en un canal fermé, notamment chez le Rocher ou Murex (4).

(1) Il se compose de faisceaux musculaires entrecroisés de façon à laisser entre eux des espaces caverneux où le sang arrive facilement de la cavité viscérale et peut s'accumuler.

(2) Le pénis des Buccins est linguiforme, élargi vers le bout et tronqué à son extrémité, où se trouve une petite pommelle conique formée par le déroulement de la portion terminale du canal déférent. Ce conduit décrit de nombreuses circonvolutions pendant son trajet dans l'intérieur de la verge (a).

Chez les *Terebra dimidiata*, le pénis est conique et traversé dans toute sa longueur par le canal déférent (b). Cet organe est également tubulaire et perforé à son extrémité chez les Olives (c), les Pyrules (d), les Cyclostomes (e).

(3) Chez le Triton de la Méditerranée, le pénis est conique et très-saillant ; la gouttière séminifère est pratiquée le long de son bord supérieur (f). Sa conformation est à peu près la même chez les Volutes (g).

Chez la Tonne, le pénis est plus grand, élargi vers le bout et terminé par un petit appendice en forme de crochet (h).

Chez les Casques, le pénis est également sillonné dans toute sa longueur, mais il présente quelquefois à son extrémité un grand crochet à base dentelée (i).

(4) Leiblein a décrit ce mode d'organisation chez le *Murex branda-ris* (j). D'après Quoy et Gaimard, la même disposition paraît exister chez les Cônes (k), et Souleyet l'a constatée chez plusieurs autres Gastéropodes tels que la Natice marbrée.

(a) Cuvier, *Mém. sur le grand Buccin de nos côtes* (*Ann. du Muséum*, 1808, t. XI, pl. 47, fig. 2, 5 et 6).

(b) Quoy et Gaimard, *Voyage de l'Astrolabe*, MOLLUSQUES, pl. 36, fig. 31.

(c) Quoy et Gaimard, *loc. cit.*, t. III, p. 6.

(d) Eydoux et Souleyet, *Voyage de la Bonite*, ZOOL., t. II, p. 647 ; MOLLUSQUES, pl. 43, fig. 5.

(e) Moquin-Tandon, *Histoire des Mollusques terrestres et fluviatiles*, p. 169, pl. 37, fig. 18-20. — Claparède, *Cyclostomatis elegantis Anatome* (dissert. inaug.). Berolini, 1857, pl. 2, fig. 11.

(f) Poli, *Testacea utriusque Siciliæ*, t. III, pl. 49, fig. 6.

(g) Eydoux et Souleyet, *Op. cit.*, t. II, p. 628 : MOLLUSQUES, pl. 43, fig. 17.

(h) Poli, *Op. cit.*, t. III, pl. 47, fig. 4.

(i) Quoy et Gaimard, *Op. cit.*, t. II, p. 542.

(j) Leiblein, *Recherches anatomiques sur la Pourpre des anciens, ou le Rocher droite-épine* (*Ann. des sciences nat.*, 1828, t. XIV, p. 204, pl. 10, fig. 2 et 4).

(k) Quoy et Gaimard, *Op. cit.*, t. III, p. 80, pl. 53, fig. 11.

La forme du pénis varie beaucoup de genre à genre ou même d'espèce à espèce : ordinairement il est simple et garni à son extrémité d'un petit appendice piriforme ou crochu (1); mais parfois il paraît bifide, par suite du développement d'un prolongement latéral en forme de corne : par exemple, chez la Carinaire (2) et les Bithynies (3). J'ajouterai que quelquefois la verge est complétement rétractile, par exemple chez la Paludine (4), mais qu'en général elle se reploie seulement sous le manteau, ainsi que cela a lieu chez le Buccin. Enfin, il y a

(1) Chez la *Littoridina Gaudichaudii*, le pénis est terminé par un grand crochet, et présente latéralement plusieurs gros tubercules digités. Le sillon séminifère qui aboutit à sa base se transforme en tube dans son intérieur (*a*).

(2) Chez les Atlantes (*b*), de même que chez les Carinaires (*c*) et les Ptérotrachées (*d*), l'appareil copulateur se compose de deux appendices non rétractiles, dont l'un est conique et perforé au bout, l'autre cylindrique et creusé d'un sillon longitudinal. Eydoux et Souleyet ont constaté que le canal déférent vient déboucher à la base de ce dernier, qui est par conséquent le pénis proprement dit, et le canal dont l'autre est traversé paraît

appartenir à une glande accessoire. M. Gegenbauer a étudié aussi la structure de cette portion glandulaire du pénis chez la Carinaire et les Ptérotrachées.

(3) Chez les Bithynies, petits Mollusques d'eau douce, branchifères voisins des Paludines, la verge n'est pas rétractile, et se divise en deux branches dont l'une donne passage au canal déférent, tandis que l'autre est traversée par un tube grêle, renflé en ampoule à son extrémité interne (*e*).

(4) Chez les Paludines, la verge est cylindrique et susceptible de se dérouler au dehors, ou de rentrer complétement dans la portion subterminale du canal déférent, et de se loger ainsi dans la base du testicule droit (*f*).

(*a*) Eydoux et Souleyet, *Voyage de la Bonite*, Zool., t. II, p. 563, pl. 32, fig. 9 et 17.
(*b*) Milne Edwards, *Sur divers Mollusques* (*Ann. des sciences nat.*, 2ᵉ série, 1842, t. XVIII, pl. 10, fig. 3).
— Delle Chiaje, *Descriz. e notom. degli Animali invertebrate della Sicilia citeriore*, pl. 63, fig. 1.
— Eydoux et Souleyet, *Op. cit.*, pl. 22, fig. 1.
(*c*) Rang, *Observ. sur le genre Atlante* (*Mém. de la Soc. d'hist. nat.*, 1827, t. III, p. 376, pl. 9, fig. 2, 10 et 17).
— Eydoux et Souleyet, *Op. cit.*, t. II, p. 311, pl. 23, fig. 1, etc.
(*d*) Gegenbauer, *Untersuch. über Pteropoden und Heteropoden*, 1855, pl. 7, fig. 13.
(*e*) Moquin-Tandon, *Op. cit.*, p. 169, pl. 39, fig. 37 et 38.
(*f*) Cuvier, *Mém. sur la Vivipare d'eau douce* (*Ann. du Muséum*, 1808, t. XI, p. 176, pl. 26, fig. 4).
— Moquin-Tandon, *Op. cit.*, pl. 40, fig. 2.

aussi des espèces chez lesquelles cet appendice copulateur reste toujours saillant au dehors (1).

§ 8. — Chez la plupart de ces Mollusques, l'appareil femelle ne présente aucune particularité importante à noter (2); mais chez un d'entre eux, la Paludine, qui habite nos eaux douces, il en est tout autrement. Cet Animal est vivipare (3), et la portion subterminale de son oviducte se dilate de façon à constituer

Organes femelles.

(1) Par exemple, chez la Littorine littorale, où cet appendice est très-gros et denticulé sur le bord anté-rieur (a).

(2) Chez le *Turbo scaber*, la portion subterminale de l'oviducte constitue une large poche dont les parois sont très-villeuses (b); mais on ne sait pas si ce mode de conformation corres-pond à quelque particularité physiolo-gique.

Chez le Cyclostome élégant, l'ovaire est grêle, cylindrique et peu distinct de l'oviducte, si ce n'est par sa struc-ture (c).

J'ajouterai que, d'après Quoy et Gaimard, l'ovaire des Strombes, au lieu d'être lobulé et situé comme d'ordi-naire, présenterait une forme rubanée et se contournerait sur lui-même. Ces voyageurs ont constaté que l'oviducte débouche dans une rainure qui va se terminer à la base du testicule droit (d).

(3) Swammerdam fut le premier à observer et Lister à nous faire con-naître le fait de la viviparité de ce Mollusque : au printemps, la totalité de son oviducte est occupée (e) par des embryons en voie de développe-ment dans l'intérieur de l'œuf, ou par de jeunes individus déjà pourvus de leur coquille et prêts à marcher. La portion du canal génital dilatée pour les contenir constitue une sorte de matrice (f). La durée de la gestation est d'environ deux mois (g). L'ovaire consiste en un tube cylindrique très-grêle qui repose sur le foie (h), et non dans le corps granuleux que quelques auteurs ont décrit comme constituant cet organe (i).

(a) Eydoux et Souleyet, *Voyage de la Bonite*, t. II, p. 555, pl. 33, fig. 1.
(b) Eydoux et Souleyet, *Op. cit.*, t. II, p. 592, pl. 38, fig. 1 et 16.
(c) Claparède, *Cyclostomatis elegantis Anatome*, pl. 2, fig. 21 et 22.
(d) Quoy et Gaimard, *Op. cit.*, t. III, p. 58, pl. 49, fig. 18.
(e) Swammerdam, *Bibl. naturæ*, t. I, p. 162.
— Lister, *Exercitatio anatomica altera in qua de Buccinis fluviatilibus et marinis maxime agitur*, 1695, p. 29.
(f) Cuvier, *Mém. sur la Vivipare d'eau douce* (*Cyclostoma vivipara* Draparn., *Helix vivipara*, Lin.), etc. (*Ann. du Muséum*, 1808, t. XI, p. 174, pl. 11, fig. 2 et 3).
(g) Bouchard-Chantereau, *Catalogue des Mollusques terrestres et fluviatiles du département du Pas-de-Calais* (extr. des *Mém. de la Soc. d'agric. de Boulogne-sur-mer*, 1838, 2e série, t. I).
(h) Leydig, *Ueber Paludina vivipara* (*Zeitschrift für wissensch. Zool.*, 1850, t. II, p. 185 et suiv.).
— Blondlot, *Recherches sur l'appareil générateur des Mollusques gastéropodes* (*Ann. des sciences nat.*, 4e série, t. XIX, pl. 5, fig. 16).
(i) Paasch, *Ueber das Geschlechtssystem einiger Zwitterschnecken* (*Archiv für Naturgesch.*, 1843, t. I, p. 98, pl. 5, fig. 8).

le réservoir incubateur dans l'intérieur duquel les œufs éclosent et les jeunes se développent. On distingue aussi chez ces Gastéropodes une glande albuminipare annexée à l'ovaire et au réservoir séminal (1).

Il est également à noter que ces Paludines vivipares, quoique dioïques, paraissent être aptes à se reproduire sans le concours du mâle (2).

Gastéropodes androgynes.

§ 9. — Chez les Gastéropodes androgynes (3), l'appareil de la génération est disposé à peu près de la même manière que chez les Mollusques dont je viens de parler, mais il est plus complexe; et bien que son étude ait occupé un grand nombre

(1) L'ensemble des organes glandulaires de la femelle, désigné communément sous le nom d'*ovaire* (a), se compose de deux parties, dont la première, fort petite, est l'ovaire proprement dit, et la seconde, très-grande comparativement à la précédente, est un organe albuminipare analogue à la glande qui, chez les Colimaçons, sécrète le blanc de l'œuf (b). Le réservoir séminal est appendu au fond de l'oviducte et affecte la forme d'une petite poche aplatie. On y trouve des spermatozoïdes bien vivants. L'intérieur de la portion dilatée ou utérine de l'oviducte présente des plis transversaux irréguliers, mais les œufs n'y adhèrent pas.

(2) Spallanzani a fait sur ce sujet une expérience qui semble décisive. Il éleva, dans un isolement complet, six jeunes Paludines vivipares qu'il avait extraites de la matrice de leur mère : quatre de ces animaux périrent dans le cours de la seconde année sans avoir donné aucun signe de fécondité; mais, au commencement de la troisième année, les deux autres Paludines, qui étaient restées seules depuis le moment de leur naissance, paraissent s'être reproduites, car on trouva deux jeunes individus dans le trou où l'une de ces Paludines était emprisonnée, et quatre jeunes dans la cavité qui servait de demeure à l'autre (c).

(3) Savoir, les Colimaçons, les Limaces, et la plupart des autres Gastéropodes pulmonés, tels que les Bulimes, les Maillots, les Ambrettes et les Ancyles; les Planorbes, les Limnées et les Physes; les Valvées; enfin les Opisthobranches, comprenant les Aplysies, les Doris, les Éolides, etc.

(a) Cuvier, *loc. cit.* (*Ann. du Muséum*, t. XI).
— Treviranus, *Ueber die Zeugunstheile und die Fortpflanzung der Mollusken* (*Zeitschrift für Physiol.*, t. I, p. 30, pl. 4, fig. 21).
— Paasch, *Ueber das Geschlechtssystem und über die Harn bereitenden Organe einiger Zwitterschnecken* (*Archiv für Naturgeschichte*, 1843, p. 98, pl. 5, fig. viii).
(b) Baudelot, *Recherches sur l'appareil générateur des Mollusques Gastéropodes* (*Ann. des sciences nat.*, 4ᵉ série, 1863, t. XIX, p. 218, pl. 5, fig. 16-20).
(c) Spallanzani, *Mémoires sur la respiration*, trad. par Senebier, 1805, p. 268.

de naturalistes (1), nos connaissances relatives à ses fonctions sont encore très-incomplètes.

La partie fondamentale de l'appareil est, comme d'ordinaire, une grosse glande qui repose sur le foie et se mêle plus ou moins intimement aux divisions de cet organe (2). Elle se compose d'une multitude de cæcums très-courts, groupés sur les branches dendriformes d'un canal excréteur qui s'en détache inférieurement pour se diriger vers l'extérieur et qui est d'abord d'une structure très-simple, mais change bientôt de caractère. Cette glande a été appelée ovaire par les uns, testicule par les autres (3), et la divergence des opinions relatives

(1) Les premières observations sur la constitution de l'appareil reproducteur des Limaçons sont dues à Muralt, à Swammerdam, à Harder et à Redi (a). En 1694, Lister publia un travail important sur ces Animaux dont il reconnut le caractère androgyne (b). Au commencement du siècle actuel, Cuvier en étudia attentivement les organes reproducteurs (c); mais les déterminations physiologiques qu'il adopta ne satisfirent pas ses successeurs, et le même sujet fut traité successivement par un grand nombre d'auteurs (d) dont plusieurs seront souvent cités ici.

(2) Dans l'immense majorité des cas, cette glande est impaire ; mais, ainsi que je l'ai déjà dit, elle est double chez la Phyllirhoé (voy. ci-dessus, page 326).

(3) La glande reproductrice a été considérée comme un ovaire par Lister et par Cuvier (*op. cit.*). Treviranus, Prévost (de Genève) et quelques autres naturalistes l'ont appelée *testicule* (d). Quelques auteurs la désignent sous le nom de *glande en grappe* (e).

(a) Muralto, *Vade mecum anatomicum*, 1689, p. 177. — *Limacis majoris rubicunda terrestris Anatome* (Miscell. nat. curios., 1682, p. 629).
— J. J. Harder, *De ovis Cochlearum epist.*, 1684. — *Examen anatomicum Cochleæ domiportæ* (Prodr. physiol., 1679).
— Redi, *Opusculorum* pars tertia, p. 68.
(b) Martin Lister, *Exercitatio anatomica in qua de Cochleis maxime terrestribus et Limacibus agitur*, 1794.
(c) Cuvier, *Mém. sur la Limace et le Colimaçon* (Ann. du Muséum, 1806, t. VII).
(d) Treviranus, *Ueber die Zeugungstheile und die Fortpflanzung der Mollusken* (Zeitschrift für Physiol., 1824, t. I, p. 1).
— Prévost, *De la génération chez la Limnée* (Mém. de la Soc. de physique et d'hist. nat. de Genève, t. IV) ; — Ann. des sciences nat., 1833, t. XXX, p. 33). — *Des organes générateurs chez quelques Gastéropodes* (Mém. de la Soc. de physique, t. V ; — Ann. des sciences nat., 1833, t. XXX, p. 43).
— Paasch, *Ueber das Geschlechtssystem einiger Zwitterschnecken* (Archiv für Naturgeschichte, 1843, p. 71). — *Beitr. zur genaueren Kenntniss der Mollusken* (Archiv für Naturgesch., 1845, t. I, p. 34, pl. 4 et 5).
— Leidy, *Special Anatomy of the Gasteropoda of the United States* (Binney, The Terrestrial airbreathing Mollusks of the United States, 1851, t. I, p. 217).
(e) Moquin-Tandon, *Histoire naturelle des Mollusques terrestres et fluviatiles*, 1855, p. 174.

à sa nature s'explique facilement, car on a reconnu depuis quelques années qu'elle mérite à la fois ces deux noms : en effet, elle fournit les spermatozoïdes aussi bien que les ovules ; c'est donc en réalité une glande hermaphrodite (1).

Le canal efférent commun (2) qui en naît conduit à deux systèmes d'organes distincts, l'un mâle, l'autre femelle. Les parties principales qui constituent ce dernier appareil sont : 1° un oviducte, qui est très-large, boursouflé et plus ou moins intimement uni au canal évacuateur du sperme ou canal défé-

(1) En 1835, M. R. Wagner constata la présence simultanée de spermatozoïdes et d'ovules dans les follicules de cette glande, mais il pensa que ces deux sortes de produits n'y prennent pas naissance (a) ; et c'est à M. de Siebold et à Laurent qu'appartient principalement l'honneur d'avoir établi que le même organe joue à la fois le rôle d'un ovaire et d'un testicule (b). Plus récemment, d'autres naturalistes ont reconnu le caractère hermaphrodite de la glande en grappe, soit des Gastéropodes pulmonés (c), soit d'autres Mollusques androgynes de la même classe (d), tout en variant d'opinion au sujet de la structure intime de cet organe.

(2) Ce canal, que quelques auteurs ont appelé *oviducte* (Cuvier) ou *premier oviducte* (Blainville), est très-tortueux ; souvent il se dilate notablement vers sa partie moyenne, et, en s'y pelotonnant sur lui-même, il constitue un paquet d'aspect vermiculaire qu'on a désigné sous le nom d'*épididyme* (e). Cette disposition est très-marquée chez quelques Gastéropodes de ce groupe : par exemple, la *Succinea Pfeifferi* (f).

(a) Wagner, *Bemerkungen über die Geschlechtstheile der Schnecken* (Archiv für Naturgeschichte von Wiegmann, 1845, t. I, p. 368).

(b) Siebold, *Ueber die Sexualität der Muschelthiere* (Archiv für Naturgeschichte, 1837, t. I, p. 54).

— Laurent, *Détermination de l'organe en grappe des Mollusques Gastéropodes hermaphrodites* (L'Institut, 1842, t. X, p. 44). — *Sur les Mollusques hermaphrodites* (L'Institut, 1843, t. XI, p. 295).

(c) H. Meckel, *Ueber den Geschlechtsapparat einiger hermaphroditischer Thiere* (Müller's Archiv für Anat., 1844, p. 473).

— Gratiolet, *Observations sur les zoospermes des Hélices* (Journal de conchyliologie, 1850, t. I, p. 116).

— Leuckart, *Zoologische Untersuchungen*, 1857, H. 3, p. 71.

— Semper, *Beiträge zur Anatomie und Physiol. der Pulmonaten* (Zeitschr. für wissensch. Zool., 1857, t. VIII, p. 381, pl. 17).

— Keferstein und Ehlers, *Beiträge zur Kenntniss der Geschlechtsverhältnisse von Helix pomatia* (Zeitschr. für wissensch. Zool., 1860, t. X, p. 253, pl. 19).

— Baudelot, *Recherches sur l'appareil générateur des Mollusques Gastéropodes* (Ann. des sciences nat., 4ᵉ série, 1863, t. XIX, pl. 2 et 3).

(d) Par exemple, chez les Éolides ; voyez Leuckart, *Op. cit.*, t. III, p. 78, pl. 2, fig. 15.

— Chez les Pleurobranches ; voyez Lacaze-Duthiers, *Anat. des Pleurobranches* (Ann. des scienc. nat., 1859, 4ᵉ série, t. XI, p. 263).

(e) Moquin-Tandon, *Histoire naturelle des Mollusques terrestres et fluviatiles*, p. 188.

(f) Moquin-Tandon, *Op. cit.*, pl. 7, fig. 24.

rent dans toute sa portion supérieure (1); 2° une glande albuminipare, qui débouche à l'extrémité supérieure de l'oviducte et qui a été prise pour un testicule par plusieurs anatomistes (2); 3° une poche copulatrice (3), qui a la forme d'une vésicule ou grosse ampoule pourvue d'un long col tubulaire dont l'embouchure se trouve à l'extrémité inférieure de l'oviducte (4). Souvent on trouve annexées à ces organes d'autres parties, savoir : des glandes accessoires dont le développement peut être très-considérable, et une bourse protractile qui renferme un appendice styliforme et qui est connue sous le nom de *poche à dard.*

Les parties complémentaires qui appartiennent à l'appareil mâle lorsque celui-ci atteint son plus haut degré de perfectionnement, sont : 1° un canal déférent, dont la portion initiale est souvent plus ou moins confondue avec l'oviducte, et dont la portion suivante est en général un tube libre et très-étroit; 2° des glandes accessoires, auxquelles on a appliqué le nom de *prostate* (5); 3° un cylindre charnu et tubulaire, qui fait suite au

---

(1) Cette portion élargie de l'oviducte proprement dit a été désignée sous le nom de *matrice* par beaucoup d'auteurs. On y remarque souvent supérieurement une anse ou un diverticulum qu'on a appelé *cul-de-sac de l'épididyme* (a), *organe éjaculateur accessoire* (b), *talon* (c), etc.

(2) Lister appelait cette glande la *laite,* et Cuvier la désignait sous le nom de *testicule supérieur.* Souvent on l'a appelée *l'organe de la glaire, glande de la glaire,* ou *organe de la glue* (d).

(3) Lister la considérait comme étant un testicule (e); Treviranus et Stiebel l'ont prise pour un organe urinaire; Cuvier l'a appelée la *vessie à long col.*

(4) Quelques auteurs appellent *vagin* la portion de l'oviducte qui se trouve entre l'embouchure de la vésicule copulatrice et l'orifice sexuel.

(5) Quelques auteurs donnent le nom de prostate non-seulement à cet amas de glandules, mais aussi aux vésicules multifides qui s'insèrent sur le vagin, et à des glandes annexées au vestibule génital commun. Les or-

(a) Prévost, *Op. cit.*
(b) Gratiolet, *Op. cit.*
(c) Saint-Simon, *Observations sur le talon de l'organe de la glaire des Hélices et des Zonites* (Journal de conchyliologie, 1853, t. IV, p. 113). — Saint-Simon, *Observations sur l'organe de la glue des Gastéropodes terrestres et fluviatiles* (Journal de conchyliologie, 1853, t. V, p. 7).
(d) Lister, *Exercitatio anatomica in qua de Cochleis maxime terrestribus et Limacibus agitur,* 1694.

canal déférent, et qui est souvent susceptible de se renverser au dehors pour constituer un appendice copulateur, mais parfois loge dans son intérieur un pénis proprement dit, circonstance qui lui a valu le nom de *fourreau de la verge* ; 4° un appendice cæcal, appelé le *flagellum*, qui s'insère sur la gaîne dont je viens de parler, et qui loge parfois un corps particulier que les anciens naturalistes ont appelé le *capreolus*, et que l'on sait aujourd'hui être un spermatophore.

Enfin, les deux appareils sexuels se réunissent souvent dans une cavité commune, appelée le *vestibule génital*, mais quelquefois ils s'ouvrent au dehors isolément. Le premier de ces modes de conformation se rencontre chez les Colimaçons, les Limaçons, les Doris, les Tritonies, les Éolides ; le second chez les Limnées, les Planorbes, les Corychies, les Physes, les Ancyles, les Valvées.

Tous les organes mâles ou femelles que je viens d'énumérer n'existent pas invariablement chez les Gastéropodes androgynes, et la conformation de plusieurs d'entre eux varie beaucoup. Il me paraît donc nécessaire d'examiner d'une manière plus attentive l'appareil reproducteur chez quelques-uns de ces Animaux choisis comme exemples des principaux types.

Chez les Colimaçons, l'*Helix pomatia*, par exemple (1), l'appareil génital est très-volumineux et occupe presque toute la portion antérieure de la cavité viscérale, ainsi qu'une portion du tortillon. La glande génitale, enchâssée dans la partie concave du foie, se fait remarquer par sa couleur blanchâtre, et se

---

ganes dont il est ici question sont distingués alors de ces deux derniers sous le nom de *prostate utérine* ou de *prostate déférente*, tandis que les autres sont appelés *prostate préputienne* et *prostate vestibulaire*.

(1) La conformation générale des organes reproducteurs de ce Colimaçon a été très-bien représentée par Cuvier (a) ; mais pour plusieurs détails de structure, il faut consulter des auteurs plus récents.

(a) Cuvier, *Mémoire sur la Limace et le Colimaçon*, pl. 1, fig. 4, ou *Atlas du Règne animal*, MOLLUSQUES, pl. 21.

compose de follicules à parois très-minces, allongés, en forme
de petits cæcums et disposés en grappes. Les canaux excréteurs
convergent vers sa face libre, et, en se réunissant, constituent
le canal efférent qui est très-sinueux et s'élargit peu à peu. La
glande albuminipare, située à son extrémité inférieure, est
allongée, linguiforme, lobulée, et creusée au centre d'un large
canal excréteur qui débouche dans l'oviducte (1). Ce dernier
organe se compose de deux portions, l'une supérieure, dite
prostatique, est de structure glandulaire; elle est large, fortement plissée, ou même bossuée latéralement le long de son
bord convexe, et du côté opposé elle se confond avec la portion
initiale du canal déférent qui est constitué par une gouttière
ouverte longitudinalement dans son intérieur (2); enfin la
prostate adhère à son bord concave, et affecte la forme d'un
ruban composé d'une multitude de follicules blanchâtres. La
portion suivante, ou infra-prostatique de l'oviducte, est plus
étroite; ses parois sont musculaires, et la poche copulative, ou
vésicule, dont le col est extrêmement long, débouche dans sa
portion subterminale. Elle débouche dans le vestibule génital,
qui, à son tour, s'ouvre au dehors par un orifice situé en arrière

(1) La forme de cette glande varie
un peu chez les différentes espèces de
la famille des Hélices (a). Son volume
devient considérable à l'époque de
l'accouplement, surtout après la fécondation. Elle est creusée d'un large
canal central, et elle renferme une substance glaireuse contenant des granulations et des cellules transparentes
qui ressemblent à des gouttelettes d'albumine (b).

(2) Cette gouttière, dont Prévost (de
Genève) a fait connaître l'existence (c),
est bordée de deux replis marginaux
qui, en se rapprochant, la transforment
en un canal complet; supérieurement,
elle communique, d'une part, avec le
canal efférent de la glande hermaphrodite, et, d'autre part, avec le canal
déférent proprement dit. Les canaux
excréteurs de la prostate y débouchent
par une série de petites ouvertures, et
on la désigne quelquefois sous le nom
de *rainure prostatique*.

(a) Saint-Simon, *Observations sur l'organe de la glaire* (*Journal de conchyliologie*, 1853,
t. IV, p. 5).
(b) Baudelot, *Op. cit.* (*Ann. des sciences nat.*, 4ᵉ série, 1863, t. XIX, p. 174, pl. 3, fig. 4).
(c) Prévost, *Des organes générateurs chez quelques Gastéropodes* (*Mém. de la Soc. de phys. et
d'hist. nat. de Genève*, t. V, 1830).

et au-dessous du gros tentacule céphalique du côté droit. Les glandes accessoires qui s'ouvrent également dans ce vagin, ou portion terminale de l'appareil génital, consistent en deux paquets de longs cæcums cylindriques et plus ou moins rameux, insérés sur une paire de conduits excréteurs larges et très-courts. Le canal déférent proprement dit fait suite à la gouttière qui longe la portion prostatique de l'oviducte, et se sépare complétement de celui-ci, au-dessus de l'extrémité de la prostate ; c'est un tube grêle et cylindrique qui va déboucher au fond de la gaîne du pénis, à côté du point où s'insère le flabellum, dont la longueur est considérable. Un muscle rétracteur se fixe aussi à cette partie de la gaîne, dont l'extrémité opposée débouche latéralement dans le vestibule. Enfin le sac du dard s'ouvre également dans cette dernière cavité ; ses parois, très-épaisses, sont musculaires, et sa cavité, terminée en cul-de-sac, loge une petite papille sur laquelle est implanté le stylet cornéo-calcaire auquel il doit son nom. Ce dard, dont la forme varie suivant les espèces, n'existe pas toujours (1).

Limaces.

Chez les Limaces, les parties principales de l'appareil reproducteur sont conformées à peu près de même que chez les Colimaçons, mais les parties accessoires sont moins complexes. En effet, il n'y existe ni poche à dard, ni glandes accessoires appendues au vagin. Il est aussi à noter que le col de la vésicule copulative est très-court, et que le fourreau de la verge ne porte pas d'appendice flagelliforme, mais fait suite au canal déférent (2). Quelquefois, chez la Limace grise par exemple,

(1) Peu de Mollusques, à l'exception des Colimaçons, sont pourvus d'un instrument de ce genre. Un stylet analogue se trouve cependant chez quelques Doris (a).

(2) Chez l'*Arion rufus*, la glande hermaphrodite est arrondie et bilobée. La gouttière déférente occupe toute la longueur de la portion prostatique de l'oviducte.

(a) Par exemple, le *Doris Johnstoni;* voyez Alder and Hancock, *Monograph of the British nudibranchiate Mollusca*, pl. 2, fig. 7, 8 et 9 (*Ray Soc.*, 1845).

le canal déférent se sépare de l'oviducte dès son origine, et n'est pas représenté supérieurement par une gouttière seulement (1).

Chez la Limnée des étangs, on remarque dans la structure des organes reproducteurs plusieurs particularités (2). Le canal efférent de la glande hermaphrodite, dans sa partie muqueuse, est garni d'une multitude de petits appendices cæcaux simples ou rameux. La glande albuminipare est moins volumineuse que chez les Colimaçons. L'oviducte est court et très-boursouflé dans sa partie supérieure; vers le milieu de sa longueur, il porte une grosse glande arrondie qui paraît analogue à l'organe multifide de ces derniers Mollusques; il se dilate ensuite pour former un réservoir qui est garni intérieurement de feuillets transversaux disposés avec beaucoup de régularité.

Limnée.

(1) L'oviducte se compose, comme d'ordinaire, d'une portion large et boursouflée, analogue à celle qu'on appelle *prostatique* chez les Arions ou les Limaçons, et d'une portion inférieure étroite et cylindrique; mais la prostate accompagne le canal déférent, et par conséquent ne s'unit pas à l'oviducte (a).

Pour plus de détails sur les différences qu'on rencontre dans la con-formation des organes de la reproduction dans la grande famille des Héliciens, je renverrai à plusieurs des ouvrages déjà cités et à quelques autres, notamment ceux de MM. Deshayes, Leidy, etc. (b).

(2) La description anatomique de ces organes, faite d'une manière sommaire par Lister et Swammerdam, a été donnée avec plus de détails par Cuvier et par ses successeurs (c).

(a) Voyez Baudelot, *loc. cit.*, pl. 3, fig. 17.
(b) Deshayes (*Anatomie comparée de divers types de Mollusques*; anat. de l'Helix putris (*Ann. des sciences nat.*, 1831, t. XXII, p. 545, pl. 9, fig. 3 et 4). — J. Leidy, *Special Anatomy of the Terrestrial Gasteropoda of the United States* (Benney, *The Terrestrial air-breathing Mollusks of the United States*, 1851, vol. I, p. 217 et suiv., pl. 1 à 15). — Verlorcn, *Organorum generationis structura in iis Molluscis quæ Gasteropoda pneumonica a Cuvierio dicta sunt* (*Annales Academiæ Lugduno-Batavæ*, 1836-1837, avec planches). — Berkeley, *On the Internal Structure of Helicolimax* (*Zool. Journal*, t. V, p. 307, pl. 28). — Moquin-Tandon, *Observations sur l'appareil génital des Valvées* (*Journal de conchyliologie*, 1852, t. III, p. 244). — *Obs. sur l'appareil génital de la Vitrine* (*Op. cit.*, t. III, p. 241). — Saint-Simon, *Observ. anat. sur l'Helix lychnuchus* (*Journal de conchyliologie*, 1853, t. IV, p. 229). — Lawson, *On the Gen. Syst. of Helix aspersa*, etc. (*Quart. Journ. of Microscop. Sc.*, 1864, t. IX, p. 264). — *On the General Anatomy, Histology and Physiology of Limax maximus* (*loc. cit.*, t. XI, 1863). — Bourguignat, *Malacologie de l'Algérie*, 1864. — *Malacologie de la Grande-Chartreuse*, 1864. — Sanders, *On the Gener. Org. in certain Pulmogasteropoda* (*Quart. Journ. of Microsc. Sc.*, 1865, t. XIII, p. 89).
(c) Par exemple, chez le Doris Johnstoni; voy. Alder and Hancock, *A Monograph of the British Nudibranchiate Mollusca*, pl. 2, fig. 9, 10 et 11.

La vésicule copulative est grande et son col est assez long. Le canal déférent se sépare de l'oviducte à l'origine de celui-ci, et se renfle en forme de poire vers l'extrémité inférieure de sa portion prostatique ; il devient ensuite fort grêle, et va déboucher au sommet de la gaîne du pénis dont l'orifice est situé près du tentacule droit, à une grande distance de la vulve ou ouverture copulatrice femelle, qui se trouve près de l'entrée de la chambre respiratoire. Chez les Planorbes, les organes de la génération sont conformés à peu près de même, mais les deux orifices sexuels sont placés du côté droit (1).

Chez d'autres Gastéropodes androgynes, tels que les Doris (2)

Planorbes.

Doris, Éolides, etc.

(1) L'appareil générateur du Planorbe (a) ressemble beaucoup à celui des Limnées. Cependant la glande albuminipare est notablement plus petite ; la glande annexée à l'oviducte est allongée et le réservoir situé au-dessous est moins grand que chez ces Mollusques. Il est aussi à remarquer que la prostate insérée sur la partie moyenne du canal déférent est courte, mais très-grosse. Enfin, la gaîne du pénis est représentée par un petit sac renfermant un petit appendice cylindrique et allant s'ouvrir près de la base du tentacule gauche.

(2) Chez ces Mollusques (b), la glande hermaphrodite, disposée comme d'ordinaire en grappe, forme une couche mince tout autour du foie. Son canal efférent, d'abord très-grêle, s'élargit ensuite beaucoup, puis se rétré-cit de nouveau et se bifurque pour constituer, d'une part l'oviducte, et de l'autre le canal déférent. Ce dernier est un long tube grêle, cylindrique et pelotonné sur lui-même, que quelques naturalistes ont pris pour un testicule (c). Il débouche au fond de la gaîne du pénis, qui se retourne au dehors pour constituer l'organe copulateur, et qui, en général, ne présente rien de remarquable, mais est quelquefois armé d'un stylet comparable au dard des Limaçons (d). L'oviducte s'enfonce dans la masse formée par les glandes accessoires, et, après avoir envoyé une branche transversale à la vésicule copulatrice, il va déboucher dans un vestibule génital commun. La glande albuminipare est très-grosse et unie assez intimement à une glande accessoire qui sécrète la glaire et qui

(a) Cuvier, *Mém. sur le Limnée et le Planorbe* (Ann. du Muséum, 1805, t. VII, pl. 10, fig. 15).

—— Prévost, *De la génération chez le Limnée* (Mém. de la Soc. de physique de Genève, t. IV ; et Ann. des sciences nat., 1re série, 1833, t. XXX, p. 33, pl. 5).

— Goodsir, *On the Anatomy of Limneus involutus* (Ann. of Nat. Hist., 1840, t. V, p. 24, pl. 1).

— Baudelot, *Op. cit.* (Ann. des sciences nat., 4e série, t. XIX, pl. 4, fig. 2).

(b) Voyez Baudelot, *Op. cit.*

(c) Alder et Hancock, *Op. cit.*, pl. 2, fig. 7.

(d) Chez le *D. Johnsonii ;* voyez Alder and Hancock, *Op. cit.*, pl. 2, fig. 9, 10 et 11.

et les Éolides, la prostate, ou glande accessoire du canal déférent, manque complétement, tandis que les organes sécréteurs
annexés au tube vecteur femelle acquièrent un grand développement. Chez les Éolides, la glande reproductrice, au lieu d'être
comme d'ordinaire en rapport intime avec le foie, est isolée et
constitue une masse piriforme multilobée (1). Il est aussi à noter
que les deux orifices sexuels, quoique très-rapprochés l'un
de l'autre et portés sur un tubercule commun, sont distincts.

donne naissance à un gros canal excréteur disposé en demi-cercle et s'ouvrant dans l'oviducte. La poche copulatrice porte un appendice terminé en
vésicule et formant un réservoir séminal accessoire. Enfin, le col de cette
poche, après avoir reçu la branche
anastomotique de l'oviducte dont j'ai
déjà parlé, va déboucher dans le vestibule commun dont l'orifice extérieur
se trouve du côté droit, vers le quart
antérieur du sillon situé entre le manteau et le pied.

(1) Cette glande hermaphrodite est
très-volumineuse et son canal efférent
est conformé à peu près de même que
chez les Doris. Le paquet intestiniforme,
constitué par les glandes accessoires
en rapport avec l'oviducte, est encore
plus gros que chez ces derniers Mollusques (a). Suivant Eydoux et Souleyet, ce paquet ne serait formé que
par les circonvolutions de l'oviducte
très-dilaté (b). L'organe que MM. Alder
et Hancock appellent le testicule (c),
est le canal déférent. M. Blanchard a

désigné de la même manière ce tube
chez le *Janus Spinolæ* (d).

Chez les Glaucus, la verge est remarquablement grosse et la glande albuminipare est très-bien caractérisée (e).

L'appareil reproducteur des Diphyl-
lidies ressemble beaucoup à celui des
Éolides, et, d'après les recherches de
Souleyet, ces mollusques paraissent
être également dépourvus de glande
albuminipare et de glande mucipare (f).

Chez les Phylliroés (g), la glande
reproductrice est représentée par trois
paquets de vésicules situés à l'extrémité d'autant de tubes grêles et assez
longs, qui bientôt se réunissent en un
canal commun. Ce conduit efférent,
après s'être uni à un organe piriforme,
qui paraît être l'analogue de la glande
albuminipare, se divise comme d'ordinaire en deux branches, dont l'une est
le canal déférent et se rend à la gaîne
du pénis ; l'autre est l'oviducte, et se
comporte à peu près comme chez les
Diphyllies.

(a) Baudelot, *Op. cit.*, pl. 5, fig. 5.
(b) Eydoux et Souleyet, *Voyage de la Bonite*, ZOOL., t. II, p. 429, MOLLUSQUES, pl. 24 A, fig. 11, 18, 19, 20.
(c) Alder et Hancock, *Monogr. of the British Nudibranchiate Mollusca*, t. III, pl. 3, fig. 2.
(d) Blanchard, *Rech. sur l'organisation des Mollusques Gastéropodes de l'ordre des Opistho-branches* (Ann. des sciences nat., 3ᵉ série, 1849, t. XI, p. 87, pl. 4, fig. 5).
(e) Eydoux et Souleyet, *Op. cit.*, p. 441, pl. 24, fig. 19, 22, 26.
(f) Eydoux et Souleyet, *Op. cit.*, p. 459, pl. 24 E, fig. 14.
(g) Eydoux et Souleyet, *Op. cit.*, p. 24, pl. 3 et 4.

Les organes sexuels des Pleurobranches présentent une particularité singulière. M. Lacaze-Duthiers a constaté que la poche copulatrice s'ouvre au dehors, entre la base de la verge et l'orifice de la glande mucipare où vient aboutir l'oviducte, de sorte que ce réservoir séminal ne paraît pas communiquer directement avec le canal traversé par les œufs (1).

L'appendice copulateur n'est pas toujours en communication aussi directe avec la glande spermatogène et le canal déférent. Ainsi, chez les Aplysies, le pénis est situé près de la tête, sous le tentacule droit; mais l'orifice commun de l'appareil hermaphrodite se trouve fort loin en arrière, près de la branchie, et ne communique avec la verge qu'au moyen d'une gouttière creusée à la surface extérieure du corps (2). La même dispo-

(1) La glande hermaphrodite donne naissance, comme d'ordinaire, à un canal efférent dont la portion muqueuse est élargie et dont l'extrémité se bifurque pour constituer, d'une part le canal déférent, d'autre part l'oviducte proprement dit. Une glande arrondie, qui paraît correspondre à celle désignée sous le nom de *prostate* chez beaucoup d'autres Gastéropodes androgynes, se trouve sur le trajet du canal déférent, et celui-ci va s'ouvrir à l'extrémité d'un pénis linguiforme. L'oviducte est grêle et décrit de nombreuses circonvolutions, puis va s'unir à une grosse glande accessoire qui débouche au dehors. Enfin la poche copulatrice (ou plutôt le vagin) se termine en cul-de-sac et donne insertion à deux vésicules à col allongé, qui sont des réservoirs spermatiques accessoires (a).

(2) L'ovaire est une masse ovalaire et blanchâtre qui occupe la partie postérieure de l'abdomen, et l'oviducte qui en part longe du côté droit le testicule, puis se rétrécit brusquement, et, après avoir donné insertion à un appendice vésiculaire, s'unit au canal déférent. Le testicule, de couleur jaune, est enroulé sur lui-même en hélice, et son canal excréteur, accolé à l'oviducte, communique librement avec ce conduit par une longue fente, mais en reste distinct jusqu'à sa terminaison dans l'ouverture située à la base du sillon séminifère mentionné ci-dessus. Près de son extrémité l'oviducte donne insertion à une poche copulatrice (b).

(a) Lacaze-Duthiers, *Histoire anatomique et physiologique du Pleurobranche orangé* (Ann. des sciences nat., 4e série, 1859, t. XI, p. 261 et suiv., pl. 10, fig. 5.

(b) Cuvier, *Mémoire sur le genre Aplysia, vulgairement nommé Lièvre marin* (Ann. du Muséum, 1802, t. II, p. 306, pl. 35).

— Delle Chiaje, *Memorie sulla storia e notomia degli Animali senza vertebre del regno di Napoli*, t. II, pl. 4, fig. 1 ; pl. 5, fig. 1.

sition des parties sexuelles se rencontre chez les Bulles et les Gastéroptères (1).

Chez quelques Gastéropodes androgynes, les testicules et l'ovaire ne paraissent pas être confondus d'une manière aussi intime que chez les divers Mollusques dont je viens de parler. Ainsi, chez le petit Gastéropode abranche de la Méditerranée, dont M. Kölliker a formé le genre *Rhopode*, les vésicules spermatogènes semblent être distinctes de celles où naissent les ovules ; mais les unes et les autres s'embranchent sur un même tube excréteur (2).

(1) L'appareil de la reproduction est conformé de la même manière chez les Gastéroptères (a).

Chez les Bulles, la verge est quelquefois excessivement longue (b).

Chez l'Onchidie de Péron, la partie fondamentale de l'appareil reproducteur s'ouvre aussi très-loin de l'organe copulateur et n'y est uni que par un sillon extérieur ; mais cette rainure ne se prolonge pas le long de la verge, et le fourreau de celle-ci donne insertion à deux tubes sécréteurs très-longs (c).

Chez les *Lophocercus*, l'orifice de la verge est situé aussi à une distance considérable de l'ouverture génitale commune, mais la rainure intermédiaire manque (d).

(2) M. Kölliker a trouvé, dans la partie postérieure du corps du *Rhodope*

Veranii, une grappe de grosses vésicules dans l'intérieur desquelles se développaient des spermatozoïdes, et plus en avant d'autres ampoules de même forme qui ne renfermaient que des ovules. Les unes et les autres débouchaient dans un canal longitudinal unique, dont l'extrémité antérieure était en communication avec une glande albuminipare, et se bifurquait ensuite pour constituer, d'une part, l'oviducte proprement dit, d'autre part le canal déférent, au bout duquel se trouve un pénis très-volumineux (e).

Suivant Souleyet, il y aurait aussi chez l'Actéon, ou Elysie, un testicule distinct de l'ovaire, et consistant, comme celui-ci, en une glande rameuse dont les branches sont disséminées dans toute la partie moyenne et postérieure du corps (f). Mais M. Pagenstecher a

(a) Eydoux et Souleyet, *loc. cit.*, p. 467, pl. 26, fig. 4, 14, 15.

(b) Cuvier, *Mém. sur les Acères* (*Ann. du Muséum*, 1810, t. XVI, p. 15, pl. 1, fig. 6).

(c) Idem, *Mém. sur l'Onchidie* (*ibid.*, 1804, t. V, pl. 6, fig. 5, 6, 8).

(d) Souleyet, *Observ. sur les genres* Lophocercus *et* Lobiger (*Journal de conchyliologie*, 1850, t. I, p. 230, pl. 10, fig. 10).

(e) Kölliker, *Rhodope, nuevo genere di Gasteropodi*, pl. 1, fig. 2 (*Giornale dell'Istituto Lombardi di scienze*, 1847, t. XVI).

(f) Eydoux et Souleyet, *Voyage de la Bonite*, ZOOL., t. II, MOLLUSQUES, pl. 24 D, fig. 6, 12, 13, 14).

— Souleyet, *Mém. sur le genre* Actéon (*Journal de conchyliologie*, 1850, t. I, p. 26, pl. 6, fig. 1).

§ 10. — Les spermatozoïdes des Gastéropodes naissent comme d'ordinaire dans des cellules libres produites par la glande qui fait fonction de testicule. Souvent ils n'acquièrent la faculté de se mouvoir spontanément que d'une manière fort tardive. En général, ils sont pourvus d'un appendice caudiforme très-long, et leurs dimensions sont parfois considérables (1); tantôt on les trouve isolés dans la liqueur séminale, d'autres fois réunis en faisceaux. Chez beaucoup de Mollusques de cette classe, ils sont même empâtés dans une substance albuminoïde plus ou moins solide, qui leur constitue une sorte de gaîne dont

constaté que la glande en grappe appelée *ovaire* par M. Souleyet, est en réalité un organe androgyne, comme chez les autres Mollusques du même groupe, et que l'organe appelé *testicule* par ce naturaliste est l'analogue de la glande albuminipare des Gastéropodes ordinaires (a); seulement cette glande est diffuse, au lieu d'être conglomérée.

Souleyet a trouvé que chez les Calliopées, l'appareil androgyne est constitué sur le même plan que chez les Actéons (b).

(1) Chez quelques Mollusques de cette classe, les spermatozoïdes présentent à leur extrémité antérieure un renflement arrondi ou ovalaire en forme de tête, et dans le reste de leur longueur ils sont grêles et fili-

formes, par exemple chez les Patelles (c).

Dans d'autres genres, les spermatozoïdes sont presque cylindriques, atténués graduellement d'avant en arrière et à peu près droits (d) ou ondulés (e).

Chez plusieurs Gastéropodes, la forme des spermatozoïdes est intermédiaire aux deux types extrêmes dont je viens de parler; l'extrémité antérieure étant peu élargie, mais bien distincte de la portion caudiforme : par exemple chez la *Paludina impura* (f).

Souvent ces filaments spermatiques sont remarquablement longs et se pelotonnent sur eux-mêmes : par exemple chez les Colimaçons (g), les Limaces et la Limnée des étangs (h).

(a) Pagenstecher, *Untersuchung über niedere Seethiere aus Cette* (*Zeitschr. für wissensch. Zool.*, 1862, t. XII, p. 288 et suiv., pl. 27, fig. 5-8).

(b) Eydoux et Souleyet, *Op. cit.*, t. II, p. 450, pl. 24 C, fig. 19 et 25.

(c) Wagner et Leuckart, art. SEMEN (Todd's *Cyclop. of Anat. and Physiol.*, t. IV, p. 485, fig. 355).

(d) Par exemple chez les *Carinaires;* voyez Milne Edwards, *Op. cit.* (*Ann. des sciences nat.*, 2e série, 1842, t. XVIII, pl. xi, fig. 7).

(e) Par exemple chez les *Doris;* voyez Alder and Hancock, *Op. cit.*, pl. 2, fig. 12.

(f) R. Wagner, *Fragmente zur Physiol. der Zeugung*, pl. 3, fig. 25.

(g) Dujardin, *Manuel de l'observateur au microscope*, pl. 3, fig. 17. — Wagner et Leuckart, *Op. cit.* (Todd's *Cyclop.*, t. IV, p. 486, fig. 357).

(h) Wagner, *Op. cit.*, pl. 3, fig. 26.

la forme varie suivant les espèces. Ce spermatophore a été décrit depuis longtemps sous le nom de *capreolus* (1) ; il se développe en partie dans l'appendice flabelliforme ou dans le canal déférent, en partie dans le fourreau de la verge, et, lors de l'accouplement, il pénètre dans le vagin.

§ 11. — Ainsi que je l'ai déjà dit dans une Leçon précédente, les Gastéropodes dont il vient d'être question, quoique androgynes, s'accouplent (2). Quelquefois ce coït est simple, c'est-à-dire n'a lieu qu'entre deux individus dont l'un joue le rôle de mâle et l'autre celui de femelle. Les choses se passent de

Accouplement.

(1) En 1694, Lister décrivit et figura ce corps (a), mais on le confondait parfois avec le dard, et l'on n'y fit que peu d'attention jusqu'en ces dernières années, quand Moquin-Tandon s'en occupa d'une manière suivie (b). M. Fischer a donné une classification des capreolus basée sur leur forme (c). Ce sont des corps très-allongés qui tantôt présentent un *nodus* ou renflement bien marqué à leur partie submédiane, où l'on observe soit deux (d), soit quatre rangées de denticules (e), ou à leur partie antérieure (f), mais qui d'autres fois n'offrent pas de nodus bien distinct, et sont seulement un

peu élargis en avant (g) ou en arrière (h). La portion renflée (ou nodus) se forme dans le fond du fourreau de la verge, et la portion caudale dans le flabellum (i).

On n'a trouvé rien de semblable à un capreolus chez les Planorbes, les Limnées et les Pulmonés operculés à sexes séparés.

(2) Il est à noter que l'accouplement peut avoir lieu entre des individus d'espèces différentes ou appartenant même à des genres distincts. Ainsi on a constaté cette union sexuelle entre :

L'*Helix hortensis* et l'*Helix nemoralis* (j);

(a) Lister. *Exercit. anat.*, p. 115, pl. 2, fig. 4 et 5.
(b) Moquin-Tandon, *Remarques sur le capreolus des Hélices* (Journal de conchyliologie, 1851, p. 333). — *Sur le capreolus des Gastéropodes* (Journal de conchyliologie, 1852, p. 137). — *Histoire naturelle des Mollusques terrestres et fluviatiles*, 1855, p. 227.
(c) Fischer, *Études sur les spermatophores des Gastéropodes pulmonés* (Ann. des sciences nat., 4e série, 1857, t. VII, p. 307).
(d) Par exemple chez l'*Helix aspersa*; voyez Moquin-Tandon, *Histoire naturelle des Mollusques terrestres et fluviatiles*, pl. 13, fig. 21-23.
(e) Par exemple chez l'*Helix nemoralis*.
(f) Par exemple chez la *Parmacella*, où le nodus est bosselé.
— Chez les *Patelles*, où le nodus est lisse.
(g) Par exemple chez le *Bulimus acutus*.
(h) Par exemple chez l'*Arion rufus*, où, très-grêle en avant, il est élargi, recourbé et denticulé sur le bord dans son tiers postérieur (voyez Moquin-Tandon, *Op. cit.*, pl. 1, fig. 14-16).
(i) Keferstein et Ehlers, *Op. cit.* (Zeitschr. für wissensch. Zool., 1860, t. X, p. 264, pl. 19, fig. 6).
(j) Rossmässler, *Iconogr. der Land- und Süsswasser-Mollusken*, 1835, t. I, p. 60.
— Gassies, *Tableau des Mollusques de l'Agenais*, 1849, p. 86.

la sorte chez l'Ancyle fluviatile, par exemple (1); mais, en
général, chaque individu fonctionne à la fois comme mâle et
comme femelle, soit qu'il ait un seul conjoint, soit qu'il s'unisse
à deux individus différents. Ce dernier mode d'accouplement
s'observe chez les Limnées, et souvent les Animaux réunis de
la sorte forment une longue chaîne dans laquelle chaque individu remplit le rôle de mâle envers l'un de ses voisins, pendant qu'il est femelle pour l'individu situé du côté opposé (2).
Chez les Colimaçons, les Limaces, etc., l'acte fécondateur est
réciproque, l'accouplement n'a lieu qu'entre deux individus, et

L'*Helix nemoralis* et l'*Helix aspersa* (a);

L'*Helix aspersa* et l'*H. pomatia* (b);

L'*H. aspersa* et l'*H. vermiculata*;

L'*Helix variabilis* et le *Bulimus
truncatus* (c):

Le *Zonites cellarius*, le *Pupa cine-
rea* et le *Clausilia papillaris*.

M. Gassies assure même qu'après
l'accouplement d'un *Helix nemoralis*
et d'un *Helix hortensis*, il a vu ces
Mollusques se multiplier et produire
sans distinction des individus de l'une
et de l'autre espèce (d).

(1) Chez ce Mollusque, l'individu
qui joue le rôle de mâle se place
obliquement sur le dos de celui qui
lui sert de femelle, et fait saillir au
dehors sa verge, puis presse fortement
l'extrémité de cet organe contre le
mamelon vaginal; mais il n'y a pas
introduction du pénis dans la vulve, et
c'est seulement le spermatophore, ou
capreolus très délié, qui pénètre dans

l'appareil femelle et y transporte le
sperme. Le même individu peut ensuite jouer le rôle de femelle avec son
conjoint ou avec un autre individu,
mais il ne fonctionne pas à la fois
comme mâle et comme femelle (e).

L'accouplement a lieu de la même
manière chez les Valvées.

(2) Nous avons vu ci-dessus que chez
les Limnées les orifices sexuels sont
très-écartés entre eux : or, l'individu
qui agit comme mâle se place obliquement sur le dos de la femelle ; puis,
ayant introduit son pénis dans sa vulve,
se renverse en général de façon à laisser à découvert la région cervicale où
se trouve la verge propre de ce dernier individu et la partie de son corps
où est situé son orifice femelle. La
verge pénètre jusque dans le col de
la poche copulative de la femelle,
ou quelquefois dans la portion adjacente de l'oviducte, ainsi que Prévost
l'a constaté expérimentalement (f).

(a) Lecoq, *Note sur les accouplements adultérins de quelques espèces de Mollusques* (*Journal de conchyliologie*, 1851, t. II, p. 247).

(b) Baudelot, *Op. cit.*

(c) Astier (voyez Moquin-Tandon, *Op. cit.*, p. 232).

(d) Gassies, *Tableau des Mollusques de l'Agenais*, p. 113.

(e) Moquin-Tandon, *Recherches anatomico-physiologiques sur l'Ancyle fluviatile* (*Journal de conchyliologie*, 1852, t. III, p. 345).

(f) G. Prévost, *De la génération chez le Limnée* (*Ann. des sciences nat.*, 1833, t. XXX, p. 40).

chacun de ceux-ci est à la fois un mâle et une femelle pour son conjoint.

Les circonstances qui précèdent l'union sexuelle chez les Colimaçons sont fort remarquables. Le sac dont j'ai déjà parlé sous le nom de *bourse à dard* se renverse au dehors, se gonfle, et constitue ainsi un appendice saillant et rigide dont le sommet est armé d'une pointe calcaire avec laquelle les deux individus cherchent à s'atteindre. Le dard de l'un d'eux ne tarde pas à s'implanter dans la peau de l'autre individu, près de la vulve de celui-ci, puis se détache de sa base, et tombe à terre ou reste fixé dans la petite plaie qu'il a faite (1). C'est évidemment un organe excitateur, et après que les préliminaires dont je viens de parler ont été achevés, les pénis commencent à se dérouler au dehors comme un doigt de gant, s'entrecroisent, pénètrent peu à peu chacun dans la vulve de l'autre Animal, et y restent souvent fort longtemps (2). Le spermatophore, préparé dans

La durée du coït est d'environ une demi-heure. Pour plus de détails à ce sujet, je renverrai aux travaux de Stiebel (a), Prévost et Moquin-Tandon.

Burdach attribue à tort le même mode d'accouplement aux Bulimes (b).

(1) Bouchard-Chantereaux pense que le dard ne se reproduit pas ; en sorte qu'il n'existe pas lors des accouplements subséquents (c).

(2) La durée de l'accouplement des Colimaçons n'est que de cinq ou six minutes (d) ; mais, dans d'autres cas, elle se prolonge beaucoup : ainsi chez l'*H. hortensis*, et l'*H. aspersa*, les deux individus restent unis pendant dix à douze heures (e).

La position de ces Animaux pendant leur rapprochement sexuel a été représentée par Swammerdam et mieux par MM. Keferstein et Ehlers (f).

(a) Stiebel, *Dissert. inaug. sistens* Limnei stagnalis *anatomen.* Gœttingen, 1815.

(b) Burdach, *Traité de physiologie*, t. II, p. 136.

(c) Bouchard-Chantereaux, *Sur les mœurs de divers Mollusques* (Ann. des sciences nat., 1ʳᵉ série, t. XI, p. 298).

(d) Pfeffer, *Observ. sur la propagation de l'*Helix pomatia (*Bulletin* de Férussac, *Sciences nat.*, 1829, t. XVI, p. 146).

— Gaspard, *Mémoire physiologique sur le Colimaçon* (*Journal de physiologie* de Magendie, 1822, t. II, p. 332).

(e) Turpin, *Analyse microscopique de l'œuf du Limaçon*, etc. (Ann. des sciences nat., 1832, t. XXV, p. 427).

(f) Swammerdam, *Biblia naturæ*, pl. 8, fig. 6.

— Keferstein und Ehlers, *Beitr. zur Kenntniss der Geschlechtsverhältnisse von* Helix pomatia (*Zeitschr. für wissensch. Zool.*, 1860, t. X, pl. 19, fig. 1).

l'appendice flabelliforme situé à la base de la verge, est alors expulsé et porté par le pénis dans l'appareil femelle. Il se loge dans la vésicule copulatrice; mais il arrive quelquefois qu'après la séparation des conjoints, l'extrémité filiforme de ce capreolus reste saillante à l'entrée de la vulve.

Les Limaces, qui n'ont pas comme les Limaçons un dard excitateur, s'accouplent sans des préliminaires aussi bizarres, et il est surtout à noter que les deux verges s'entrelacent de façon à former entre les deux individus un appendice assez long qui ressemble à une corde bien tordue (1).

Fécondation
des
œufs.

§ 12. — Lorsque les anatomistes ne connaissaient pas l'anastomose plus ou moins large du canal déférent avec l'oviducte, et supposaient que les organes mâles étaient complétement séparés de l'appareil femelle, l'utilité de l'accouplement chez les Gastéropodes androgynes était aisée à expliquer. Mais lorsque Cuvier eut constaté la communication large qui existe entre les tubes vecteurs des œufs et du sperme chez les Aplysies, la nécessité de l'intervention d'un autre individu pour la fécondation des œufs produits par un de ces Animaux devenait difficile à comprendre; et l'embarras des physiologistes augmenta encore lorsqu'on eut constaté non-seulement l'existence de communications du même ordre chez tous ou presque tous ces Mollusques, mais qu'on eut découvert le caractère hermaphrodite de la glande en grappe où naissent les œufs et où se développent aussi les spermatozoïdes : on devait, en effet, se demander comment il se faisait que la fécondation des œufs n'avait pas lieu sur place par l'action des produits de ce même organe, et pourquoi le sperme d'un autre individu était apporté du dehors dans un appareil déjà pourvu de liquide fécondant. M. Henri

(1) Pour plus de détails au sujet de l'accouplement de ces Mollusques, on peut consulter les observations de Bouchard-Chantereaux (a).

(a) Bouchard-Chantereaux, *Op. cit.* (*Ann. des sciences nat.*, 3ᵉ série, t. XI, p. 299).
— Verloren, *Op. cit.*, pl. 1, fig. 7 (*Annales Acad. Lugduno-Batavorum*, 1836-37).

Meckel crut trouver la solution de ces questions dans la structure même de la glande hermaphrodite. Il considéra les cæcums ou follicules constitutifs de cet organe comme étant formés de deux poches invaginées l'une dans l'autre et laissant entre elles un petit espace ; il pensa aussi que les ovules étaient produits par la tunique externe et déposés dans cet espace intermédiaire, tandis que la semence prendrait naissance à la surface interne de la tunique intérieure, et occuperait le canal central de chaque organite sécréteur ; enfin, il supposa que ce canal spermatique inclus dans le canal ovifère se continuait dans le conduit efférent de la glande hermaphrodite, et allait aboutir dans le sillon initial du canal déférent, tandis que le canal ovifère, après avoir engaîné le tube central dont il vient d'être question, se serait continué vers la vulve sous la forme d'un oviducte ordinaire. Cette manière de voir fut d'abord adoptée par la plupart des naturalistes (1); mais on ne tarda pas à constater qu'elle était en désaccord avec les faits ; que les ovules et les spermatozoïdes naissent dans les mêmes follicules et se mêlent librement dans les canaux excréteurs de la glande hermaphrodite : ce mélange fut mis hors de doute par les observations de M. Lacaze-Duthiers sur les Pleurobranches, et par celles de

(1) Les faits anatomiques annoncés par M. H. Meckel (a) furent admis par MM. Siebold, Owen et plusieurs autres anatomistes (b). En effet, ils sont en partie exacts, car, dans quelques cas, sinon toujours, les ovules naissent dans la portion périphérique des follicules de la glande androgyne, tandis que les spermatozoïdes se développent dans la partie centrale des mêmes cæcums, ainsi que cela a été constaté chez les Phylliroés par MM. H. Müller et Gegenbauer (c); mais ces deux sortes de produits ne restent pas isolés en s'engageant dans le canal efférent de la glande androgyne, et s'y trouvent complétement mêlés.

(a) H. Meckel, *Ueber das Geschlechtsapparat einiger hermaphroditischen Thiere* (Müller's Arch., 1844, p. 473, pl. 13, 14 et 15).
(b) Siebold, *Nouveau Manuel d'anatomie comparée*, t. I, p. 341.
— Owen, *Lectures on the Comparative Anatomy and Physiology of the Invertebrate Animals*, 1855, p. 561.
(c) H. Müller und Gegenbauer, *Ueber* Phyllirhoe bucephalum (*Zeitschr. für wissensch. Zool.*, 1851, t. V, p. 366, pl. 19, fig. 8).

M. Baudelot sur l'*Helix pomatia* et sur plusieurs autres Gastéropodes androgynes. Ce dernier auteur s'est convaincu aussi de la non-existence du tube intérieur que M. H. Meckel avait cru apercevoir, et il a bien reconnu que, depuis les follicules de la glande en grappe jusqu'à l'origine du sillon déférent ou orifice supérieur du canal déférent proprement dit, il n'y a qu'une seule voie de sortie pour les produits mâles et femelles.

Quelques observations faites par Gratiolet sur les changements que les spermatozoïdes subissent après l'accouplement, et le dépôt de ces filaments séminaux dans la poche copulatrice de l'individu qui ne les a pas produits, ont conduit ce naturaliste à penser que la non-fécondation des œufs par le sperme au milieu duquel ces corps se trouvent avant le rapprochement sexuel dépendait du défaut de maturité des spermatozoïdes (1). Dans cette théorie, ces corpuscules séminaux, pour arriver à l'état parfait, auraient besoin d'émigrer de l'individu producteur dans un autre individu, à peu près comme voyagent nécessairement divers Helminthes avant de pouvoir compléter le développement de leur organisme ; par conséquent, le sperme ne devenait fécondant qu'après avoir été versé pendant le coït de l'appareil générateur de l'individu producteur de ce liquide dans le corps de l'individu incubateur.

Ces vues ingénieuses étaient très-séduisantes, mais elles ne

(1) Suivant Gratiolet, les spermatozoïdes des Hélices, immobiles au moment de l'accouplement et de leur dépôt dans la vésicule copulative, y éprouveraient de véritables métamorphoses, pendant lesquelles ils acquerraient la faculté de se mouvoir avec agilité. Ces changements consisteraient dans le raccourcissement du filament caudal, qui finirait par disparaître, et dans le développement d'un autre prolongement analogue, mais plus court, à l'extrémité opposée de la portion céphalique (a). Cette hypothèse a été adoptée par M. Semper (b).

(a) Gratiolet, *Observ. sur les zoospermes des Hélices* (*Journal de conchyliologie*, 1850, t. I, p. 116, pl. 9).

(b) Semper, *Op. cit.* (*Zeitschr. für wissensch. Zool.*, 1857, t. VIII, p. 310).

paraissent pas reposer sur des bases solides, car MM. Keferstein et Ehlers, ainsi que M. Baudelot, ont constaté que souvent les spermatozoïdes déposés dans la vésicule copulatrice, et ceux préexistant dans l'appareil reproducteur, ne diffèrent par rien d'appréciable (1). Ce dernier naturaliste pense qu'il faut attribuer à la non-maturité des œufs contenus dans la portion commune de l'appareil androgyne le défaut d'imprégnation de ces corps, jusqu'à ce qu'ils soient arrivés dans la partie inférieure de l'oviducte où les zoospermes qui les accompagnent d'abord ne se conserveraient pas, et où ces œufs devenus fécondables rencontrent, après l'accouplement, du sperme venu du dehors. Cette hypothèse me semble plausible ; mais, pour l'adopter avec confiance, il faudrait qu'on eût constaté la destruction des spermatozoïdes qui accompagnent les œufs depuis leur entrée dans l'oviducte, ou tout au moins quelque différence appréciable entre ces filaments séminaux et ceux introduits pendant l'acte du coït (2).

(1) MM. Keferstein et Ehlers pensent que les corpuscules à grosse tête et à courte queue qui se trouvent souvent dans la vésicule copulative ne sont pas des spermatozoïdes arrivés à maturité, comme le supposait Gratiolet, mais des Infusoires parasites (a).

M. Baudelot n'a pu découvrir aucun indice de métamorphoses des spermatozoïdes dans la vésicule copulative des Arions, des Limaces, des Limnées, des Planorbes et des Doris, et il a trouvé en toutes saisons, chez les Hélices, les corpuscules qui, d'après Gratiolet, seraient des spermatozoïdes venus du dehors et arrivés à maturité dans ce réservoir séminal.

Il pense que les spermatozoïdes s'y détruisent promptement, au lieu de s'y perfectionner (b).

(2) J'ajouterai qu'une autre explication a été proposée récemment par M. Bourguignat. Ce malacologiste pense que la glande hermaphrodite ne fonctionne pas simultanément comme testicule et comme ovaire, en sorte que l'individu androgyne ne pourrait jouer à la fois le rôle de mâle et de femelle (c) ; mais il n'a pas exposé avec assez de détails les faits sur lesquels il s'appuie, et toutes les observations relatives à la coexistence des spermatozoïdes et des ovules dans les parties profondes de l'appareil reproducteur

(a) Keferstein et Ehlers, Op. cit. (Zeitschr. für wissensch. Zool., 1860, t. X, p. 265 et suiv.).
(b) Baudelot, Op. cit. (Ann. des sciences nat., 4e série, 1863, t. XIX).
(c) Bourguignat, Malacologie de la Grande-Chartreuse, 1864, p. 71.

J'ajouterai, d'ailleurs, que l'accouplement n'est pas toujours nécessaire pour la reproduction de ces Mollusques androgynes, et que, dans quelques cas, on a constaté la ponte d'œufs féconds chez des individus maintenus dans un état d'isolement complet depuis le moment de leur naissance (1).

Je rappellerai que J. Müller ayant vu de jeunes Gastéropodes se développer dans l'intérieur de la cavité viscérale de la Synapte digitée, avait cru au premier abord qu'ils étaient engendrés par cet Échinoderme; mais le fait singulier constaté par ce savant paraît être seulement la conséquence d'un cas de parasitisme (2).

sont défavorables à sa manière de voir. Une opinion analogue avait été émise précédemment par Pappenheim et Berthelin (a).

(1) Ainsi que je l'ai déjà dit (voy. ci-dessus, p. 346), des cas de parthénogénésie ont été constatés par Spallanzani chez la Paludine vivipare (b), et peut-être faudrait-il expliquer de la même manière, plutôt que par la fécondation solitaire, les faits dont il est ici question, mais cela me paraît peu probable.

M. J. Baer a vu le *Limnæus auricularis* se féconder lui-même (c).

Plus récemment, M. Baudelot a élevé en captivité des *Zonites cellarius*, et les œufs provenant d'un de ces Colimaçons séquestrés depuis longtemps se sont développés; enfin les jeunes Animaux ainsi obtenus furent conservés isolés depuis le moment de leur naissance, et l'un deux donna, à plusieurs reprises, des œufs dont est sortie une seconde génération de petits (d).

En 1817, Oken avait obtenu un résultat analogue sur une Limnée complétement isolée (e).

(2) Ces jeunes Mollusques à coquille hélicoïdale qui se développent dans l'intérieur des Synaptes, et que J. Müller a désignés sous le nom d'*Entoconcha mirabilis* (f), sont produits par des corps cylindriques et intestiniformes qui flottent dans la cavité viscérale de ces Échinodermes, et qui paraissent être des Gastéropodes vermiformes dont les organes digestifs, ainsi que les organes locomoteurs, ont avorté sous l'influence des conditions biologiques du parasitisme, et dont les organes reproducteurs seulement persistent (g).

(a) Pappenheim, *Recherches sur l'organisation des Gastéropodes* (*l'Institut*, 1848, t. XVI, p. 119).

(b) Spallanzani, *Mém. sur la respiration*, p. 279.

(c) Baer, *Selbstbefruchtung an einer hermaphrodischen Schnecke* (Müller's *Archiv für Anat.*, 1835, p. 224).

(d) Baudelot, *Op. cit.* (*Ann. des sciences nat.*, 4ᵉ série, t. XIX, p. 284).

(e) Oken, *Schneckenjunge ohne Begattung* (*Isis*, 1817, p. 320).

(f) J. Müller, *Ueber* Synapta digitata *und über die Erzeugung von Schnecken in Holothurien.* Berlin, 1852.

(g) Baur, *Beiträge zur Naturgeschichte der* Synapta digitata. (*Nova Acta Acad. nat. cur.*, 1864).

§ 13. — Le volume des œufs des Gastéropodes n'est pas en rapport avec la taille des Animaux qui les produisent. Tantôt ils ont une coque calcaire, d'autres fois leur enveloppe est membraneuse. La première de ces dispositions se rencontre principalement chez les espèces terrestres qui sont pourvues d'une coquille (1); chez les espèces qui habitent, soit l'eau douce, soit la mer, les œufs sont en général réunis entre eux par une substance gélatineuse, et constituent ainsi, tantôt des masses arrondies, tantôt de longs cordons cylindriques ou des rubans enroulés sur eux-mêmes (2). Souvent ils sont logés en nombre plus ou moins considérable dans des coques ou capsules communes dont la consistance est comparable à celle du parchemin, et dont la forme individuelle, ainsi que le mode d'agrégation, varie beaucoup (3). Quelquefois le mode d'arrangement de

Œufs.

(1) Les Testacelles, dont le corps est presque nu, produisent des œufs à coque très-solide, mais, en général, il y a un certain rapport entre l'épaisseur de la coquille et la nature plus ou moins calcaire de l'enveloppe extérieure de l'œuf (a). Chez quelques espèces de Gastéropodes terrestres, la matière calcaire est irrégulièrement granulée, par exemple chez l'*Helix pomatia* ; mais, chez d'autres, telles que l'*Helix aspersa* et le *Bulimus decollatus*, le carbonate de chaux déposé dans l'épaisseur ou à la surface de la coque cristallise en petits rhomboèdres et ressemble au spath d'Islande (b).

(2) Les œufs des Doris, par exemple, sont pourvus d'une coque mince et transparente, puis empâtés dans une substance gélatineuse, de façon à constituer un long ruban qui est fixé sur une pierre ou quelque autre corps sous-marin par l'un de ses bords et enroulé sur lui-même (c).

(3) Les agrégats celluleux formés par les capsules ovifères de divers Gastéropodes marins sont très-communs sur nos côtes, et leur nature ne paraît pas avoir été ignorée d'Aristote (d); mais plusieurs zoologistes du siècle dernier l'ont complétement méconnue, et ont décrit ou même figuré ces corps comme étant

(a) Bouchard-Chantereaux, *Obs. sur les mœurs de divers Mollusques* (Ann. des sciences nat., 2e série, 1839, t. XI, p. 302).
(b) Turpin, *Analyse microscopique de l'œuf du Limaçon des jardins* (H. aspersa) *et des nombreux cristaux rhomboèdres de carbonate de chaux qui se forment à la partie intérieure de l'enveloppe extérieure de cet œuf, enveloppe qui sert aux cristaux d'une sorte de géode* (Ann. des sciences nat., 1832, t. XXV, p. 426, pl. 15).
— Keferstein et Ehlers, *Op. cit.* (Zeitschr. für wissensch. Zool., 1860, t. X, p. 268).
(c) Alder and Hancock, *Monogr. of the British nudibr. Mollusca*, fam. 1, pl. 3, fig. 7, etc.
(d) Aristote, *Histoire des Animaux*, liv. V, chap. XV.

ces corps est encore plus complexe ; car on trouve un nombre considérable d'ovules entourés d'un albumen commun qui est revêtu d'une coque, et ces capsules ovifères, en nombre immense, sont réunies dans un cylindre gélatineux dont la péri-

des Polypiers. Ainsi Ellis les appelle des Alcyons (*a*) ; Esper en a formé plusieurs espèces dans le genre *Tubularia* (*b*) ; et Lamarck a décrit, sous le nom de *Flustra arenosa*, les capsules ovifères de la *Nerita glaucina* (*c*). Walch a publié sur ces corps un travail spécial (*d*). Mais c'est seulement depuis un quart de siècle qu'on possède à ce sujet quelques notions satisfaisantes (*e*).

Tantôt ces capsules sont ovoïdes, pédonculées et fixées côte à côte sur un corps étranger, ainsi que cela a lieu chez le *Purpura lapillus* (*f*) ; d'autres fois, cratériformes, comme chez le *Pyrula rapa* (*g*), ou globu-leuses, comme chez le *Buccinum reticulatum* (*h*).

Plusieurs auteurs pensent que les œufs des Janthines, renfermés dans des capsules ovoïdes, sont fixés à la surface supérieure du flotteur vésiculaire que ces Mollusques se construisent avec du mucus (*i*), et l'on ajoute même qu'ils abandonnent ensuite ce corps ainsi chargé de leur progéniture (*j*) ; mais d'autres observateurs assurent que les Janthines sont vivipares, et que les œufs qu'on trouve parfois attachés à leur flotteur appartiennent à quelque autre Gastéropode (*k*).

(*a*) Ellis, *Essai sur l'histoire naturelle des Coralliaires*, pl. 17, fig. *b* et *c* ; pl. 18, fig. *b*.

(*b*) Esper, *Die Pflanzenthiere ; Tubularia*, pl. 11, 12, 13, 14, 18, 22, 24, 25, 26.

(*c*) Hogg, *On the Nature of the Marine Production called* Flustra arenosa (*Trans. of the Linn. Soc. of London*, 1825, t. XIV, p. 318, pl. 9).

(*d*) Lund, *Rech. sur les enveloppes d'œufs des Mollusques Gastéropodes pectinibranches*, etc. (*Ann. des sciences nat.*, 2° série, t. I, p. 84, pl. 6).

— D'Orbigny, *Notes sur des œufs de Mollusques recueillis en Patagonie* (*Ann. des sciences nat.*, 2° série, t. XVII, p. 117).

(*e*) Walch, *Beitrag zur Zeugungsgeschichte der Conchylien* (*Der Naturforscher*, 1778, t. XII, p. 1).

(*f*) Peach, *On the Sea-cup* (*Ann. of Nat. Hist.*, 1843, t. XI, p. 28, pl. 1 A, fig. 1-3).

— Keren et Danielsen, *Recherches sur le développement des Pectinibranches* (*Ann. des sciences nat.*, 1852, 3° série, t. XVIII, pl. 1, fig. 1).

(*g*) Lund, *Op. cit.* (*Ann. des sciences nat.*, 2° série, t. I, pl. 6, fig. 7).

(*h*) Peach, *On the Nidi of* Purpura lapillus *and* Buccinum reticulatum (*Ann. of Nat. Hist.*, 1844, t. XIII, p. 204, fig. 1 à 3).

(*i*) Voyez Lacaze-Duthiers, *Comment les Janthines font leur flotteur* (*Ann. des sciences nat.*, 5° série, 1865, t. IV, p. 328).

(*j*) Coates, *On the floating Apparatus and other peculiarities of the genus* Janthina (*Journal of the Acad. of Nat. Sc. of Philadelphia*, 1825, t. I, p. 2).

— Lund, *Op. cit.* (*Ann. des sciences nat.*, 2° série, 1831, t. I).

— W. Clark, *On the Janthina*, etc. (*Ann. of Nat. Hist.*, 2° série, t. XI, p. 47).

— Owen, *Lectures on the Comp. Anat. and Physiol. of the Invertebrate Animals*, 1855, p. 565.

— Adams, *On the Animal and float of* Janthina (*Ann. of Nat. Hist.*, 3° série, 1862, t. X, p. 417).

(*k*) Forskäl, *Descript. Animalium quæ in itinere orientali observavit*, p. 128 (1775).

— A. Costa, *Illustrazioni sull' animale della Jantina* (*Exercitazioni accademische degl aspiranti naturalisti*, t. II, Napoli, 1841).

phérie se consolide de façon à constituer un tube. Les Aplysies nous en offrent des exemples (1).

Chez quelques Gastéropodes, ainsi que je l'ai déjà dit, les œufs éclosent avant la ponte (2). La Paludine vivipare, qui doit son nom à cette particularité physiologique, n'est pas la seule espèce dont les petits naissent vivants; le même mode de reproduction a été observé chez un Bulime, chez des Maillots et chez la Clausilie (3).

§ 14. — Dans la classe des Ptéropodes, les deux appareils sexuels sont également réunis chez le même individu, et les organes essentiels de la reproduction, c'est-à-dire l'ovaire et le testicule, sont confondus en une glande unique, ainsi que nous venons de le voir chez la plupart des Gastéropodes (4). Il est aussi à noter que chez ces Mollusques l'appendice copulateur et ses annexes sont tout à fait isolés des autres organes mâles.

Chez l'Hyale, que je prendrai ici comme exemple, la glande hermaphrodite occupe la partie postérieure du corps; elle se compose de deux séries de cæcums empilés les uns sur les

Classe
des
Ptéropodes.

---

(1) Les cordons ovifères des Aplysies sont très-longs, irrégulièrement contournés sur eux-mêmes et fixés à des corps étrangers sous-marins. Au premier abord, on prendrait les capsules communes pour autant d'œufs simples; mais chacune d'elles contient jusqu'à cinquante ovules (a).

(2) Voyez ci-dessus, page 345.

(3) Moquin-Tandon a constaté l'ovoviviparité chez le *Pupa umbilicata* et le *P. marginata*, l'*Helix*
rupestris, l'*Achatina folliculus* (b), le *Glandina procerula*, le *G. lamellifera*.

(4) Jusque dans ces derniers temps, les anatomistes considéraient cet organe androgyne comme étant ovaire seulement (c), mais les observations de M. Kölliker sur les Hyales, confirmées par celles de plusieurs autres naturalistes, établissent que les spermatozoïdes y naissent aussi bien que les ovules (d).

(a) Van Beneden, *Mémoire sur le développement des Aplysies* (*Ann. des sciences nat.*, 2ᵉ série, t. XV, p. 123, pl. 1, fig. 1 et 2).

(b) Moquin-Tandon, *Observ. sur trois Gastéropodes ovovivipares* (*Journal de conchyliologie*, 1853, t. IV, p. 225).

(c) Cuvier, *Mém. sur la Clio boréale* (*Ann. du Muséum*, 1802, t. I).

(d) Kölliker, *Die Bildung der Samenfäden in Bläschen*, p. 39 (*Neue Denkschriften der Schweizerischen. Gesellsch.*, t. VIII, 1845).

— Gegenbauer, *Untersuch. über Pteropoden und Heteropoden*, 1855, p. 24, etc.

autres et fixés sur un canal excréteur médian, qui débouche dans un tube dont la portion inférieure, enroulée sur elle-même, se termine en cæcum et paraît correspondre à la glande albuminipare des Gastéropodes. La portion supérieure constitue un oviducte, et va s'ouvrir dans le col d'un sac ou réservoir séminal en communication avec le vestibule sexuel. Celui-ci consiste en un canal cylindrique, et débouche au dehors sur le côté droit du corps, près du bord postérieur de la nageoire. L'appareil copulateur se trouve du même côté, mais beaucoup plus en avant; il constitue un pénis tubulaire, et son orifice est placé près de la bouche (1).

Les parties essentielles de l'appareil hermaphrodite sont conformées à peu près de même chez les autres Ptéropodes (2); mais l'appendice copulateur présente chez quelques-uns de ces Mollusques des particularités qu'il importe de noter. Ainsi, chez les Clios, il est fort grand (3), et l'on y trouve une armure

(1) Pour plus de détails sur l'appareil reproducteur de l'Hyale, je renverrai aux observations de Souleyet et de M. Gegenbauer (a). M. Van Beneden, qui avait donné antérieurement une description sommaire des mêmes parties, considérait l'appendice cæcal de l'oviducte comme étant probablement un testicule (b).

(2) Chez le *Chrysia cœrulea*, la glande albuminipare paraît manquer, la vésicule séminale a un col extrêmement long, et le fond du vagin est en continuité avec une poche glandulaire (c).

Chez la Clio boréale, l'appendice cæca de l'oviducte est disposé à peu près comme chez les Hyales (d), et la portion terminale de l'appareil ressemble à ce que je viens d'indiquer chez la Chrysie (e). Sous ce rapport, la structure du *Tiedemannia napolitana* est aussi la même; mais il est à noter que l'organe appelé vésicule séminale par M. Gegenbauer correspond à ce que j'ai considéré comme l'analogue de la glande albuminipare (f).

(3) Le pénis des Clios, dans son état de protraction, et presque aussi long

(a) Souleyet, *Voyage de la Bonite*, Zool., t. II, p. 124, MOLLUSQUES, pl. 9, fig. 5.
— Gegenbauer, *Op. cit.*, p. 26.
(b) Van Beneden, *Mém. sur l'anatomie des genres Hyale, Cleodore et Cuviérie*, p. 45, pl. 3, fig. 18 (*Mém. de l'Acad. de Bruxelles*, t. XII).
(c) Gegenbauer, *Op. cit.*, pl. 2, fig. 3.
(d) Cuvier, *Mém. sur la Clio boréale* (*Ann. du Muséum*, 1802, t. I, pl. 17, fig. 4). — *Atlas du Règne animal*, MOLLUSQUES, pl. 16, fig. 2.
(e) Souleyet, *Op. cit.*, pl. 15 *bis*, fig. 14 et 15.
(f) Gegenbauer, *Op. cit.*, pl. 3, fig. 7.

cornée qui rappelle le dard des Colimaçons, bien que celui-ci ne soit pas une dépendance de la même partie (1). Chez la Cymbulie, au lieu d'être situé, comme d'ordinaire, du côté droit, cet organe appendiculaire est placé sur la ligne médiane (2).

§ 15. — Dans la classe des Acéphales, l'appareil de la reproduction acquiert un volume très-considérable, mais se simplifie beaucoup, et ne constitue d'ordinaire qu'une paire de glandes pourvues de leurs canaux excréteurs. Il est également à noter que la ressemblance entre les organes mâles et femelles est si grande, qu'on ne peut les distinguer que par l'étude de leurs produits; aussi les zoologistes ont-ils été pendant longtemps partagés d'opinion sur le caractère hermaphrodite ou dioïque de ces Mollusques. Les observations de Leeuwenhoek et de Baster portèrent ces auteurs à considérer tous les Bivalves qu'ils avaient examinés comme ayant les glandes mâles et femelles portées par des individus différents (3); mais d'autres naturalistes, Poli et Cuvier, par exemple, pensaient que tous les Acéphales

Classe
des
Acéphales.

que le corps de l'animal; sa forme est cylindrique, et une rainure longitudinale en occupe le côté interne (a).

(1) Cette armure consiste en une peau lamelleuse en forme de sabre (b).

(2) L'orifice du tube cæcal et protractile, qui constitue la verge, est placé sur la ligne médiane au-dessus des tentacules (c). Lorsque cet appendice est retourné au dehors, sa longueur peut être très-considérable.

(3) Leeuwenhoek indique la séparation des sexes chez les Moules, les Anodontes, les Mulettes, quelques Vénus et certaines Bucardes des côtes de la Hollande (d). Baster constata que des Moules, placées séparément dans des vases distincts, fournissent, les unes un liquide blanchâtre chargé de filaments spermatiques; les autres, de très-petites Moules, et, par conséquent, il regarde les premiers individus comme étant des mâles, les seconds comme des femelles (e).

(a) Eschricht, *Anat. Untersuch. über die* Clioni boreals, pl. 1, fig. 2.
(b) Van Beneden, *Mém. sur les Hyales, etc.*, p. 17, pl. 4, A, fig. 7.
— Eydoux et Souleyet, *Op. cit.*, pl. 12, fig. 34-36.
(c) Van Beneden, *Mém. sur la Cymbulie de Péron*, p. 19.
(d) Leeuwenhoek, *Arcana naturæ detecta*, 1732, t. II, epist. 83, p. 417, et t. III, epist. 95 et 96.
(e) Baster, *Opuscula subseciva*, t. 1, lib. III, p. 101.

étaient hermaphrodites, et, dans ces dernières années, de nouveaux débats ont surgi à ce sujet (1). Prévost (de Genève) a bien établi que les Mulettes des peintres sont dioïques, et le même fait a été constaté chez beaucoup d'autres Acéphales (2) ; mais, pour quelques Mollusques de cette classe, il en est tout autrement : l'hermaphrodisme est indubitable, et l'on peut reconnaître facilement, dans l'abdomen d'un même individu, l'ovaire et le testicule (3). Enfin, il est aussi des espèces où les

(1) Au commencement du siècle dernier, Méry et Poupart furent conduits à penser que les Anodontes étaient hermaphrodites (a). Poli, à qui on doit de grands travaux anatomiques sur les Mollusques acéphales, assigna le même caractère à tous les Animaux de cette classe (b), et son opinion fut adoptée par la plupart des naturalistes de la première moitié du siècle actuel (c).

(2) En 1825, Prévost trouva que la glande reproductive des Mulettes ne contenait que des ovules ou bien des spermatozoïdes, et jamais les deux produits à la fois ; il constata aussi que les deux sortes d'individus, ainsi caractérisés, restent stériles lorsqu'on les isole ; mais que, placés dans le même vase, ils se reproduisent. Il en conclut avec raison que ces Mollusques sont dioïques, les uns étant des mâles, les autres des femelles (d). Bientôt après, MM. de Baer, Wagner et Kirtland confirmèrent ces observations (e) ; en 1837, M. de Siebold reconnut la séparation des sexes chez des Cyclas, des Unios, le *Mya arenaria*, le *Tellina baltica*, etc. (f), et peu de temps après, j'ai pu constater le même fait chez les Vénus, etc. (g). M. Owen fit des observations analogues sur les Anomies (h).

(3) En 1841, j'ai constaté l'existence

(a) Méry, *Remarques faites sur la Moule des étangs* (Acad. des sciences, 1701).
— Poupart, *Remarques sur les Coquillages à deux coquilles* (Acad. des sciences, 1706).
(b) Poli, *Testacea utriusque Siciliæ*, 1791.
(c) Cuvier, *Règne animal*, 2ᵉ édit., t. III, p. 116.
— Blainville, MOLLUSQUES (*Dict. des sciences nat.*, 1824, t. XXXII, p. 298).
— Garner, *On the Anatomy of the Lamellibranchiate conchiferous Animals* (*Trans. of the Zool. Soc. of London*, 1841, t. II, p. 96).
(d) Prévost, *De la génération des Moules des peintres* (*Mém. de la Soc. de physique de Genève*, t. III, et *Ann. des sciences nat.*, 1ʳᵉ série, 1826, t. VII, p. 447).
(e) Baer, *Ueber die Entwickelungsgeschichte der Muscheln* (Froriep's *Notizen*, 1826, t. X).
— Wagner, *Entdeckung männlicher Geschlechtstheile bei den Actinien* (*Archiv für Naturgeschichte*, 1835, t. II, p. 218).
— Kirtland, *On the Sexual Characters of Naiades* (Silliman's *American Journal of Science*, 1834, t. XXVI, p. 117).
(f) Siebold, *Ueber die Sexualität des Muschelthiere* (*Archiv für Naturgesch.*, 1839, t. I, p. 51).
— *Fernere Beobacht. über die Spermatozoen der wirbellosen Thiere* (Müller's *Archiv für Anat.*, 1837, p. 381).
(g) Milne Edwards, *Obs. sur les organes sexuels de divers Mollusques* (*Ann. des sciences nat.*, 2ᵉ série, 1840, t. XIII, p. 375).
(h) Owen, *Lectures on the Comp. Anat. and Physiol. of Invertebrate Animals*, 1852, p. 522.

organites élémentaires, ou ampoules glandulaires, chargés de produire, soit les ovules, soit le sperme, sont intimement mêlés dans la constitution d'une même glande androgyne, qui, dans certaines circonstances, fonctionne alternativement comme organe mâle ou comme organe femelle, tandis que d'autres fois elle remplit à la fois ces deux rôles.

Il y a donc des Acéphales qui sont dioïques, d'autres qui sont monoïques, et, parmi ceux-ci, il faut encore distinguer ceux qui ont les deux sortes d'organes sexuels séparés et ceux chez lesquels ces organes sont confondus en une même glande hermaphrodite.

C'est surtout aux recherches de M. Lacaze-Duthiers que nous sommes redevables de la connaissance précise du mode d'organisation de l'appareil reproducteur de beaucoup de ces animaux (1).

§ 16. — La plupart des Acéphales lamellibranches sont Lamellibranches d'un ovaire et d'un testicule parfaitement distincts chez le *Pecten* (a).

M. Krohn trouva un ovaire et un testicule distincts entre eux, mais réunis chez le même individu, dans la *Clavagelle* (b).

(1) Pour montrer combien nos connaissances à ce sujet étaient imparfaites jusqu'en ces derniers temps, il me suffira de dire qu'en 1821, Treviranus supposait que les œufs de ces Mollusques s'échappent par la bouche (c). La position efférente des orifices fut mieux indiquée par Carus (d). M. Deshayes a donné de nombreuses figures représentant diverses portions de l'appareil génital des Acéphales de la Méditerranée ; mais la détermination des parties donnée par ce zoologiste laisse beaucoup à désirer (e). On doit citer avec éloges quelques monographies dans lesquelles les organes reproducteurs ont été décrits ; mais le travail général le plus important sur ce sujet est, à mon avis, celui publié par M. Lacaze-Duthiers en 1854 (f).

(a) Milne-Edwards, *Observ. sur la structure de quelques Zoophytes, Mollusques et Crustacés des côtes de la France* (Ann. des sciences nat., 2ᵉ série, 1842, t. XVIII, p. 222, pl. 10).
(b) Krohn, *Ueber die männlichen Zeugungsorgane der Ascideen*, etc. (F. oriep's Neue Notizen, nᵒ 536, p. 52).
(c) Treviranus, *Ueber die Zeugung der Mollusken* (Zeitschr. für Physiol., t. 1, p. 43).
(d) Carus, *Anatomie comparée*, t. II, p. 386, pl. 2, fig. 18.
(e) Deshayes, *Hist. nat. des Mollusques* (Commission scientif. de l'Algérie).
(f) Lacaze-Duthiers, *Recherches sur les organes génitaux des Acéphales lamellibranches* (Ann. des sciences nat., 4ᵉ série, 1854, t. II, p. 155).

dioïques. L'ovaire est une glande en grappe subdivisée en lobes et lobules, qui d'ordinaire occupe la partie inférieure de l'abdomen et recouvre plus ou moins complétement le foie (1). Quelquefois, chez la Moule comestible, par exemple, il se loge en majeure partie dans l'épaisseur du manteau (2). Chez beaucoup d'espèces, cet organe est blanchâtre, mais chez d'autres il est fortement coloré en rouge (3). Les conduits rameux qui naissent de ses acini constitutifs, et qui forment l'oviducte, remontent vers la partie moyenne de la région dorsale de l'Animal, et leur tronc terminal va s'ouvrir de chaque côté, à la racine de l'abdomen, tantôt dans la cavité du sac glandulaire situé dans cette région, tantôt à côté de l'ouverture de celui-ci, sur une papille saillante.

L'appareil mâle des Acéphales dioïques est conformé de la même manière que l'appareil femelle et occupe la même position ; mais chez les espèces où l'ovaire est coloré, il s'en distingue par l'aspect laiteux du testicule, et, d'ailleurs, il est caractérisé par les spermatozoïdes qui naissent dans les acini ou cæcums terminaux, là où les ovules ont leur source chez la femelle (4).

(1) Chez beaucoup d'Acéphales, les Limes, par exemple (*a*), l'ovaire enveloppe toute la masse viscérale ; chez la Pinne marine, il ne s'étend que sur une portion du foie (*b*).

(2) Chez la Moule comestible, les deux lobes du manteau sont occupés presque entièrement par l'ovaire (*c*). Chez les Anomies, une partie de cette glande sexuelle est logée dans le lobe droit du manteau (*d*).

(3) L'ovaire est blanc ou jaunâtre chez les Bucardes, les Vénus, les Lucines, les Pholades, les Lavignons ou Trigonelles, etc. Il est jaune bistre dans les Chames ; brun-chocolat chez l'*Eolus vagina* ; jaune ou rouge-brique chez les Dentales ; rouge plus ou moins orangé chez la Moule ; rouge brun chez la Lime et l'Arche ; rouge vermeil chez les Spondyles.

(4) Chez les *Dentales*, les sexes sont

(*a*) Lacaze, *loc. cit.*, pl. 7, fig. 1.
(*b*) Lacaze, *loc. cit.*, pl. 5, fig. 1 et 2.
(*c*) Poli, *Testacea utriusque Siciliæ*, t. II, pl. 34, fig. 3.
(*d*) Lacaze-Duthiers, *Mém. sur l'organisation de l'Anomie* (Ann. des sciences nat., 4ᵉ série, 1854, t. XI, p. 25, pl. 1, fig. 3).

Comme exemple de Mollusques acéphales hermaphrodites, qui ont les ovaires et les testicules distincts, je citerai certaines espèces du genre Peigne ; mais il est à noter que ce mode d'organisation n'est pas constant dans ce groupe naturel : on l'a observé chez le *Pecten jacobæus*, le *P. maximus* et le *P. glaber*, mais il n'existe pas chez le *Pecten varius*, qui est dioïque (1). Chez les premiers, les organes mâles et femelles sont conformés de la même manière que chez les Acéphales dioïques, mais se trouvent réunis chez un même individu, le testicule à la partie inférieure et périphérique de l'abdomen (ou pied de l'animal), l'ovaire plus profondément et plus haut. Par suite de la coloration intense de ce dernier organe, on peut facilement constater que les limites entre ces deux glandes sont nettement tracées. Du reste, leurs canaux évacuateurs, quoique bien distincts entre eux dans presque toute leur longueur, se réunissent dans leur portion subterminale et ne débouchent au dehors que par un trou commun, en sorte que ces Mollusques, tout en ayant de chaque côté deux glandes génitales, l'une mâle et l'autre femelle, n'ont qu'une paire d'orifices sexuels comme les espèces dioïques.

Chez les Pandores, qui sont également androgynes, cette anastomose des oviductes avec les canaux évacuateurs du tes-

égalemenl séparés, et l'appareil génital est disposé à peu près de la même manière que chez les Acéphales lamellibranches : la glande reproductrice, ovaire ou testicule, occupe toute la portion dorsale et postérieure du corps, et se compose de cæcums réunis en petits groupes et rangés longitudinalement de chaque côté d'un canal excréteur commun très-large, qui se dirige en avant et va aboutir dans la cavité du corps de Bojanus du côté droit, près de l'anus (a). Cet oviducte, ou canal efférent, a été pris pour un intestin par quelques auteurs (b).

(1) Cette circonstance avait porté quelques auteurs à douter de l'exacti-

(a) Lacaze-Duthiers, *Hist. de l'organisation et du développement du Dentale* (Ann. des sciences nat., 4ᵉ série, 1857, t. VII, p. 174, pl. 5, fig. 1 et 2).
(b) Deshayes, *Anatomie du genre Dentale* (Mém. de la Soc. d'hist. nat. de Paris, 1825, t. II).

ticule n'a pas lieu, et il existe de chaque côté du corps deux orifices sexuels distincts.

Chez un petit nombre de Mollusques acéphales monoïques, les organes producteurs des ovules et des spermatozoïdes sont confondus entre eux d'une manière si complète, que parfois le même cæcum renferme ainsi à la fois ces deux espèces de produits. Ce mode d'organisation a été constaté chez une espèce de Bucarde (1) et chez les Huîtres (2). Pendant longtemps les naturalistes ont été très-partagés d'opinion au sujet du caractère sexuel de ces derniers Animaux (3); et bien que les recherches récentes de M. Davaine et de M. Lacaze-Duthiers ne puissent laisser subsister aucun doute relativement à leur hermaphrodisme, il existe encore quelque incertitude touchant la manière

tude de mes observations sur l'hermaphrodisme de l'une des premières espèces (a); mais M. Humbert, en variant davantage ses recherches, a expliqué cette divergence d'opinion (b).

(1) La Bucarde, chez laquelle ce genre d'hermaphrodisme a été constaté par M. Lacaze, paraît être, soit le *Cardium serratum*, soit le *C. lævigatum*. Chez d'autres espèces du même genre, notamment chez le *Cardium edule* et le *C. rusticum*, les sexes sont séparés.

(2) Les premières notions sur la reproduction des Huîtres sont dues à Sprat, à Lister et à Brach (c). Leeuwenhoek observa les spermatozoïdes aussi bien que les ovules de ces Mollusques (d); mais, jusque dans ces derniers temps, on ne connaissait que très-mal la structure de leurs organes générateurs, ainsi que leur mode de propagation.

(3) Méry, Baster, Adanson et quelques autres naturalistes du XVIIIe siècle, guidés par des considérations théoriques plutôt que par l'observation, regardèrent les Huîtres comme étant hermaphrodites (e).

Les observations faites il y a une quinzaine d'années par M. de Quatre-

(a) Siebold, *Nouveau Manuel d'anatomie comparée*, t. I, p. 285.
— Owen, *Lectures on Invertebr. Animals*, p. 522.
(b) Humbert, *Note sur la structure des organes générateurs chez quelques espèces du genre* Pecten (*Ann. des sciences nat.*, 3e série, 1853, t. XX, p. 333).
(c) Sprat, *Hist. of the Royal Society of London*.
— Lister, *Historia Animalium Angliæ*, 1678.
— Brach, *De ovis Ostrearum* (*Éphémér. des curieux de la nature*, déc. 2, an VIII, obs. 203).
(d) Leeuwenhoek, *Abstracts of Letters*, etc. (*Philos. Trans.*, 1691, p. 594; 1697, p. 778).
(e) Méry, *Remarques sur la Moule des étangs* (*Mém. de l'Acad. des sciences*, 1710).
— Adanson, *Hist. nat. du Sénégal*, COQUILLAGES, p. 199, 1757.
— Baster, *Opuscula subseciva de Animalculis et Plantis*, 1762, lib. II, p. 63.

dont fonctionne la glande reproductrice. M. Davaine pense que cet organe produit d'abord du sperme seulement, puis des ovules dont le développement persisterait après l'évacuation des spermatozoïdes, de sorte que le même individu serait successivement, sous le rapport physiologique, mâle, androgyne et femelle : mais les recherches de M. Lacaze tendent à prouver que la formation des deux éléments reproducteurs a lieu d'ordinaire en même temps; seulement, suivant les individus, l'un ou l'autre peut prédominer beaucoup (1).

§ 17. — Les Acéphales brachiopodes paraissent être tous dioïques, et quelques-uns de ces Mollusques présentent même, dans la conformation extérieure de la coquille, des particularités de conformation qui permettent de distinguer entre eux

Acéphales brachiopodes.

fages et Carbonel, portèrent ces naturalistes à penser que les Huîtres étaient dioïques (a).

Les recherches de M. Davaine et celles de M. Lacaze sur l'hermaphrodisme des Huîtres, furent faites à peu près en même temps; mais les premières furent publiées avant celles de ce dernier naturaliste (b).

(1) La glande génitale de l'Huître est logée dans les parties latérales et dorsales du corps de cet animal, tout autour du foie; elle est incolore ou légèrement jaunâtre; lorsqu'elle n'est pas en activité, elle est très-réduite, et sa structure est toujours difficile à étudier. Les acini dont elle se compose forment de petites masses autour de l'extrémité des branches d'un conduit excréteur rameux qui, de chaque côté du corps, débouche au dehors, au-dessous et un peu en avant du muscle adducteur des valves. C'est à tort que Home a décrit l'oviducte comme étant unique et que M. Davaine attribue à chacun d'eux plusieurs orifices (c).

Les Anodontes sont également hermaphrodites (d).

(a) Quatrefages, *Note sur la propagation des Huîtres* (*Comptes rendus de l'Acad. des sciences,* 1849, t. XXVIII, p. 291).

— Carbonel, *Sur la propagation des Huîtres* (*Comptes rendus de l'Acad. des sciences,* 1849, t. XXVIII, p. 380).

(b) Davaine, *Recherches sur la génération des Huîtres* (*Mém. de la Société de biologie,* 1853, t. IV).

— Lacaze-Duthiers, *Recherches sur les organes génitaux des Acéphales lamellibranches* (*Ann. des sciences nat.,* 3ᵉ série, 1854, t. II, p. 217 et suiv.).

(c) Lacaze, *Op. cit.* (*Ann. des sciences nat.,* 4ᵉ série, 1854, t. II, p. 218, pl. 8, fig. 5).

(d) Van Beneden, *Sur le sexe des Anodontes* (*Bulletin de l'Acad. de Belgique,* 1841, t. X, p. 377).

— Lacaze-Duthiers, *Observ. sur l'hermaphrodisme des Anodontes* (*Ann. des sciences nat.,* 4ᵉ série, 1855, t. IV, p. 381).

les individus mâles et femelles ; mais, de même que chez les Lamellibranches, il n'y a point de rapprochement sexuel, et la fécondation des œufs paraît être subordonnée au transport des spermatozoïdes par les courants du liquide ambiant. Les testicules et les ovaires sont disposés à peu près de la même manière, mais ils ne sont pas entremêlés aux lobules du foie, comme chez beaucoup d'autres Mollusques, et se trouvent dans l'épaisseur des lobes du manteau (2).

Les spermatozoïdes des Mollusques acéphales ne présentent rien d'important à noter, soit au sujet de leur forme, soit relativement à leur mode de développement. Il n'y a jamais de rapprochement sexuel, et chez les espèces dioïques la fécondation est pour ainsi dire adventive, les spermatozoïdes du mâle n'étant

Spermatozoïdes des Acéphales.

(1) M. Lacaze-Duthiers a constaté l'existence de ces caractères sexuels chez les Thécidies (a).

(2) Chez les Térébratules, les glandes génitales mâles et femelles se ressemblent tellement, que pendant longtemps on ne les a pas distinguées et qu'on a pensé que ces Mollusques étaient hermaphrodites (b). Il a fallu l'examen microscopique de leurs produits pour distinguer entre eux les testicules et les ovaires (c). Ils consistent en paquets de petits cæcums attachés à une sorte de mésentère et logés dans les sinus vasculaires du manteau. Chez le *Terebratula australis*, il y a quatre divisions ainsi constituées dans le lobe du manteau correspondant à la valve perforée et deux dans le lobe palléal opposé (d) ; mais chez le *T. flavescens* M. Owen n'a trouvé que deux paires de ces lobules.

Chez les Thécidies, les testicules, ainsi que les ovaires, consistent en une paire de glandes colorées en rouge ou en orangé, revêtues d'une tunique propre et logées à une certaine distance de la ligne médiane, dans l'épaisseur du lobe du manteau correspondant à la valve profonde de la coquille (e).

(a) Lacaze-Duthiers, *Histoire de la Thécidie* (*Ann. des sciences nat.*, 4ᵉ série, 1861, t. XV, p. 303 et 315).

(b) Owen, *On the Anatomy of the Brachiopoda* (*Trans. of the Zool. Soc.*, 1835, t. I, p. 152).

(c) Owen, *On the Anat. of Terebratula* (Davidson's *British fossil Brachiopoda*, vol. 1, p. 21, *Palæontogr. Soc.*, 1853). — *Lectures on the Comparative Anat. and Physiol. of the Invertebrate Animals*, 2ᵉ édit., 1855, p. 198.

(d) Gratiolet, *Recherches pour servir à l'histoire des Brachiopodes* (*Journal de conchyliologie*, 1857, t. VI, p. 244).

(e) Lacaze-Duthiers, *Op. cit.* (*Ann. des sciences nat.*, 4ᵉ série, 1861, t. XV, pl. 3, fig. 1-3 (testicules), et pl. 4, fig. 1 (ovaires).

transportés sur la femelle que par les courants du liquide ambiant (1).

L'époque du frai varie un peu, suivant les climats et suivant les espèces ; elle a lieu d'ordinaire vers la fin du printemps ou au commencement de l'été, mais se prolonge souvent jusqu'en automne (2).

Les œufs naissent dans l'épaisseur des parois de l'ovaire ou de la glande hermaphrodite, et, en se développant, deviennent fort saillants à la surface interne des acini, dans la cavité desquels ils se trouvent suspendus par un pédoncule étroit. Lorsqu'ils s'en détachent pour tomber dans cette même cavité, ils conservent cette disposition piriforme, et ressemblent à des larmes bataviques ; leur pédoncule reste ouvert, et constitue l'orifice qu'on désigne sous le nom de *micropyle* (3), mais après la fécondation ce pertuis disparaît, et ils n'offrent dans leur conformation rien de particulier (4).

Ponte.

(1) Ce mode de fécondation a été très-bien constaté par Prévost et par plusieurs autres observateurs (a).

(2) Pour plus de détails à ce sujet, voyez le mémoire déjà cité de M. Lacaze-Duthiers.

(3) Voyez tome VIII, page 361.

(4) Pour plus de détails sur la conformation et le mode de développement des œufs des Acéphales, je renverrai aux travaux de MM. de Quatrefages, Leuckart, Kyber, Lacaze-Duthiers, Leydig, etc. (b).

J'ajouterai que M. Deshayes s'est aussi beaucoup occupé de ce sujet ; mais son opinion sur le mode de formation des ovules n'est partagé par aucun autre observateur (c).

(a) Prévost, *Op. cit.* (*Ann. des sciences nat.*, 1re série, 1826, t. VII).
— Lacaze-Duthiers, *Op. cit.* (*Ann. des sciences nat.*, 4e série, t. II, p. 236).
— Hessling, *Ueber die Befruchtung der Flussperlenmuschel* (*Zeitschrift für wissensch. Zool.*, 1860, t. X, p. 358).
(b) Quatrefages, *Mém. sur l'embryologie du Taret* (*Ann. des sciences nat.*, 3e série, 1849, t. XI, p. 203, pl. 9).
— Leuckart, art. ZEUGUNG (Wagner's *Handwörterbuch der Physiologie*, t. IV, p. 838).
— Kyber, *De introitu spermatozoorum in ovula*, 1853.
— Hessling, *Einige Bemerkungen zu den Dr Kyber's Abhandl. « Ueber den Eintritt der Samenzellen in das Ei. »* (*Zeitschrift für wissensch. Zool.*, 1854, t. V, p. 392).
— Lacaze-Duthiers, *Op. cit.* (*Ann. des sciences nat.*, 4e série, t. II, p. 182 et suiv.).
— Leydig, *Kleinere Mittheilungen zur thierischen Gewebelehre* (Müller's *Archiv für Anat.*, 1854, p. 296).
— Allen Thompson, art. OVUM (Todd's *Cyclop.*, supplém., p. 108).
(c) Deshayes, *Mollusques de l'Algérie*, t. I, p. 9, etc.

Les œufs de ces Mollusques sont, en général, déposés dans les espaces compris entre les deux feuillets de chaque branchie, et d'ordinaire ils s'y développent comme dans une chambre incubatrice où ils sont continuellement lubrifiés par les courants de l'eau employée à l'entretien de la respiration de l'Animal qui les porte (1).

Chez les Brachiopodes du genre Thécidie, les œufs sont logés

---

(1) Leeuwenhoek constata ce fait chez l'Anodonte (*a*) ; beaucoup d'autres naturalistes l'ont observé d'une manière plus ou moins complète (*b*). Quelques auteurs ont cru que les jeunes Mollusques logés dans les branchies de cet Animal étaient des parasites, et leur ont même donné le nom générique de *Glochidium* (*c*); mais cette opinion a été rejetée avec raison (*d*), et aujourd'hui tous les malacologistes sont d'accord à ce sujet (*e*).

Chez beaucoup de Mollusques Acéphales, c'est entre les branchies, et non dans l'intérieur de ces organes, que les œufs se logent, et chez quelques-uns de ces Animaux ils sont expulsés directement au dehors : par exemple chez quelques Mulettes ou Unios (*f*).

Pour l'indication de l'époque du frai des principales espèces de Mollusques Acéphales de nos côtes, je renverrai au mémoire de M. Lacaze-Duthiers sur les organes génitaux de ces Animaux (*Ann. des sciences nat.*, 4ᵉ série, 1854, t. II, p. 239).

(*a*) Leeuwenhoek, *Arcana naturæ detecta*, 1722, t. III, epist. 95.
(*b*) Méry, *Remarques sur la Moule des étangs* (*Mém. de l'Acad. des sciences*).
— Poli, *Testacea utriusque Siciliæ*, t. I, p. 67.
— Mangili, *Nuove Ricerche zootomiche sopra alcune species di Conchiglie bivalvi*, 1804.
— Cuvier, *Leçons d'anatomie comparée.*
— Kölreuter, *Observ. anat. physiol. Mytili cygnei ovaria concernentes* (*Nova Acta Acad. Petrop.*, 1790, t. VI, p. 236).
— Pfeiffer, *Syst. Deutsche Land- und Wasseschnecken*, 1821, p. 118.
— E. Home, *On the Mode in which propagation is caried on in the common Oyster and large freshwater Muscle* (*Philos. Trans.*, 1827, p. 39).
— Bojanus, *Mémoire sur les organes respiratoires et circulatoires chez les Coquillages bivalves, etc.* (*Journal de physique et d'hist. nat.*, 1819, t. LXXXIX, p. 115).
(*c*) J. Rathke, *Om Dam-Muslingen* (*Skrivter af Naturhistorie-Selskabet.* Copenhague, 1797, t. IV, p. 139).
— Jacobson, *Bitrag til Blöddyrenes Anatomie og Physiologie* (*Denske Selsk. naturvid. afhandliger*, t. III, p. 249).
(*d*) Blainville, *Rapport sur un mémoire de M. Jacobson* (*Mém. de l'Acad. des sciences*, 1829, t. VIII, p. 57).
(*e*) Bäer, *Ueber den Weg, den die Eier unserer Süsswassermuscheln nehmen, um in die Kiemen zu gelangen, etc.* (*Meckel's Archiv für Anat.*, 1830, p. 313, pl. 7).
— Quatrefages, *Mémoire sur la vie intra-branchiale des petites Anodontes* (*Ann. des sciences nat.*, 2ᵉ série, 1836, t. V, p. 321).
— Lea, *Obs. on the genus Unio, etc.* (*Trans. Amer. Phil. Soc*, series 2, vol. III, p. 259).
— Owen, *Lectures on the Comp. Anat. of the Invertebrate Animals*, 1855, p. 523, fig. 193.
(*f*) Baudon, *Notice sur la ponte de quelques Unios* (*Journal de conchyl.*, 1853, t. IV, p. 353).

dans une poche médiane, où ils se trouvent suspendus à l'extrémité de deux des filaments des bras (1).

§ 18. — Dans le sous-embranchement des MOLLUSCOIDES, les modes de reproduction sont plus variés, et la plupart des espèces peuvent se multiplier par bourgeonnement, aussi bien que par les moyens d'œufs et de spermatozoïdes. Souvent ces deux procédés génésiques se rencontrent à la fois chez le même individu ; mais dans certains groupes, ainsi que j'ai déjà eu l'occasion de le dire en parlant des générations alternantes chez les Biphores, il existe à cet égard une singulière division dans le travail génésique, certains individus étant agames et gemmipares, tandis que leurs descendants sont sexués et ovipares (2).

Des différences de cet ordre se rencontrent dans la classe des TUNICIERS ; quelques-uns de ces Animaux sont ovipares seulement, d'autres sont à la fois ovipares et gemmipares ; enfin il en est aussi qui, alternativement de génération en génération, se reproduisent uniquement, les uns par bourgeonnement, les autres au moyen d'œufs.

Les Ascidies simples nous fournissent des exemples du premier de ces modes de reproduction. Ces Animaux sont hermaphrodites (3) ; leurs ovaires et leurs testicules sont confondus en une seule masse glandulaire logée de chaque

Molluscoïdes.

Classe
des
Tuniciers

(1) Cette poche incubatrice est située entre les ovaires, au fond de la valve concave, et s'ouvre à la face supérieure du manteau (a). Chez les Térébratules, les œufs paraissent entrer dans la cavité générale (b).

(2) Voyez tome VIII, page 408.

(3) Quelques naturalistes pensent que les Ascidies simples sont dioïques ; mais les observations de M. Van Beneden ne peuvent laisser aucune incertitude au sujet du caractère androgyne de ces Animaux (c).

(a) Lacaze, *Histoire de la Thécidie* (*Ann. des sciences nat.*, 4ᵉ série, 1861, t. XV, pl. 4, fig. 1 et 2).

(b) Owen, *Lectures on Comp. Anat. of the Invertebr. Animals*, 1855, p. 483.

(c) Van Beneden, *Recherches sur l'embryologie, l'anatomie et la physiologie des Ascidies simples*, p. 30 (*Mém. de l'Acad. de Belgique*, 1846, t. XX).

côté du corps dans une anse de l'intestin ; mais ces organes sont distincts dans leurs éléments, et les cæcums sécréteurs du sperme, situés vers la périphérie, sont d'un blanc laiteux, tandis que les sacs ovariens, déposés au centre en manière de grappes, sont rougeâtres ou noirâtres. Il en part un oviducte qui débouche dans le cloaque (1).

Les Ascidies composées sont également hermaphrodites (2), et leurs organes génitaux ne présentent aucune particularité importante à noter (3); mais, de même que chez les Ascidies sociales et chez un petit nombre d'Ascidies simples, la reproduction s'effectue par gemmation aussi bien que par le moyen

(1) La terminaison des oviductes dans la chambre cloacale, un peu en avant de l'orifice intestinal, est facile à distinguer (a) ; mais il existe encore quelque incertitude au sujet des communications du testicule avec cette cavité dans laquelle on sait, d'ailleurs, que le sperme est versé. M. Van Beneden pense que l'évacuation de la semence a lieu par une série de petits mamelons qui surmontent le bord dorsal de la glande et qui sont creux (b).

(2) Savigny, qui a fait connaître la disposition générale de l'ovaire de ces Animaux, mais qui n'avait pas reconnu l'existence d'une glande spermatogène, pensait que leurs œufs se développaient sans aucune fécondation préalable (c);

mais lorsqu'on étudie ces Animaux à l'état frais, il est facile de reconnaître que la masse glandulaire située entre l'intestin et le cœur se compose de deux sortes de vésicules dont les unes produisent des œufs et les autres des spermatozoïdes (d).

(3) Chez les Ascidies composées, dont l'abdomen est allongé et divisé en deux portions, comme les Synoïques (e) et les Amarouques (f), les glandes génitales sont situées au-dessous de l'anse formée par l'intestin, et il en part un long canal grêle et ondulé qui va déboucher dans le cloaque à côté de l'anus. Chez les espèces à corps trapu, telles que les Botrylles, ces organes sont placés à côté de l'anse intestinale (g).

(a) Par exemple chez le *Cynthia* ou *Ascidia microcosmus* ; voyez Milne Edwards, *Atlas du Règne animal* de Cuvier, MOLLUSQUES, pl. 126, fig. 1 b.

(b) Van Beneden, *loc. cit.*, p. 31, pl. 2, fig. 1.

(c) Savigny, *Mémoires sur les Animaux sans vertèbres*, 2ᵉ partie, p. 31.

(d) Milne Edwards, *Observations sur les Ascidies composées des côtes de la Manche*, 1841, p. 21 (*Mém. de l'Acad. des sciences*, t. XVIII).

(e) Savigny, *Op. cit.*, pl. 15, fig. 1.

(f) Milne Edwards, *Op. cit.*, pl. 3, fig. 1.

(g) Le même, *Op. cit.*, pl. 7, fig. 1 a.

d'œufs fécondés (1). Le bourgeon génésique ne consiste d'abord qu'en un petit diverticulum ou prolongement cæcal de l'espèce de sac membraneux qui forme la paroi de la cavité abdominale, et constitue, comme nous l'avons déjà vu, un vaste sinus sanguin où le fluide nourricier circule librement. Ce cæcum s'allonge et s'enfonce dans la substance des téguments de l'Ascidie, et d'ordinaire se divise en plusieurs branches ; un double courant sanguin le parcourt dans toute son étendue, et à son extrémité on voit bientôt se-développer le corps d'un nouvel individu, dont les deux orifices ne tardent pas à s'ouvrir au dehors en perçant la portion des téguments communs qui les recouvre. Chaque branche du cæcum générateur donne ainsi naissance à un jeune, dans l'organisme duquel le sang de l'Animal souche circule librement. Chez les Ascidies composées la grappe proligère, ainsi développée, reste comme empâtée dans l'épaisseur de la couche de tissu tégumentaire dont l'individu souche est entouré, et forme avec lui une seule masse ; mais chez les Ascidies sociales, ces mêmes cæcums se prolongent au dehors, revêtus d'une sorte de gaîne tubulaire fournie par la tunique commune, et constituent ainsi des stolons sur lesquels naissent de distance en distance des bourgeons nouveaux. Tantôt la portion pédonculaire des nouveaux individus

(1) Les premières notions sur la gemmiparité des Ascidies datent, de 1823, et sont dues à Eysenhardt (a), bien qu'un fait du même ordre ait été aperçu précédemment par Bohadsch (b). Deux ans après, ce phénomène fut l'objet de nouvelles observations (c) ; il ne fut bien connu que quelques années plus tard, par des recherches faites sur les Clavellines, les Botrylles, etc. (d).

(a) Eysenhardt, *Ueber einige merkwürdige Lebenserchcinungen an Ascidien (Nova Acta Acad nat. curiosorum*, 1823, t. X, pars 2, p. 251).
(b) Bohadsch, *De quibusdam Animalibus marinis,* 1761, p. 134.
(c) Milne Edwards, *Lettre adressée à l'Académie le 19 janvier 1835 (L'Institut,* t. III, p. 10). — Lister, *Observ. on the Structure and Functions of Polypi and of Ascidia (Philos. Trans.,* 1834, p. 382).
(d) Milne Edwards, *Observ. sur les Ascidies composées des côtes de la Manche.*

reste perméable, de sorte que le même courant sanguin circule dans leur organisme et dans celui de l'Animal dont ils proviennent (1); mais d'autres fois cette communication s'oblitère, et chaque individu devient, sous ce rapport, indépendant de ses voisins, tout en restant uni à eux sous des téguments communs. Enfin, dans quelques cas, la séparation entre l'individu souche et sa progéniture devient complète, mais cela est rare (2).

Les Pyrosomes sont aussi des Molluscoïdes hermaphrodites, susceptibles de se multiplier à la fois par gemmation et par ovulation, mais ils présentent dans la structure de leurs organes sexuels, ainsi que dans leur mode de bourgeonnement, quelques particularités importantes à noter. Le testicule et l'ovaire sont placés l'un à côté de l'autre près de l'anus intestinal, dans la chambre cloacale. Le premier de ces organes se compose d'environ une douzaine de cæcums cylindroïdes disposés en couronne autour de l'extrémité d'un canal évacuateur, qui se dirige en arrière et va déboucher dans le cloaque. L'ovaire (3) est un sac ovoïde dans lequel se développe un œuf unique; il constitue ainsi un ovisac, ou capsule, dont part un canal qui se rend au cloaque, et qui se trouve parfois rempli de spermatozoïdes destinés, suivant toute probabilité, à féconder l'œuf (4). La gemmation se pro-

(1) Cette communication entre les sinus périviscéraux des différents individus portés sur un stolon est facile à constater chez les Ascidies sociales du genre Pyrophore. (Voyez tome III, page 90.)

(2) Pour plus de détails à ce sujet, je renverrai à mon mémoire sur les Ascidies composées.

(3) L'organe dont il est ici question n'est pas celui que Savigny avait considéré comme étant un ovaire (a), et que M. Huxley incline à regarder comme une glande urinaire.

(4) Dans le jeune âge, cet oviducte paraît ne pas déboucher dans la portion cloacale de la chambre thoracique (ou *atrium*, Huxley), où flottent librement des spermatozoïdes; et c'est seulement après l'établissement et la

(a) Savigny, *Mémoire sur les Animaux sans vertèbres*, 2ᵉ partie, p. 295, pl. 22.

duit toujours sur la partie ventrale du corps, en face de l'anse intestinale, entre l'anus et l'endostyle ; le bourgeon ne procède pas seulement de la tunique sous-cutanée de l'Animal, comme nous l'avons vu chez les Ascidies, mais paraît naître à la fois de toutes les principales parties constitutives de l'organisme souche. Ainsi, non-seulement les tuniques tégumentaires, mais aussi l'appareil nutritif et les tissus dont l'appareil reproducteur tire son origine contribuent à sa formation (1).

Les Biphores solitaires sont dépourvus d'organes sexuels et se multiplient uniquement par gemmation. De même que chez les Ascidies, les bourgeons reproducteurs naissent sur un appendice cæcal du système circulatoire de l'individu souche ; mais cette espèce de stolon, au lieu de se prolonger au dehors, est logé dans l'intérieur de l'organisme dont il procède, et les jeunes individus qui en naissent, au lieu d'être espacés entre eux et distribués irrégulièrement, sont serrés les uns contre les autres et groupés d'une manière déterminée (2). Chez la plu-

communication indiquée ci-dessus, qu'on aperçoit dans l'oviducte l'espèce de tampon que les filaments fécondateurs y forment parfois (a).

(1) On doit à M. Huxley un travail très-étendu sur les phénomènes qu'offrent l'un et l'autre mode de reproduction de ces Tuniciers, et sur le développement de leurs embryons (b).

(2) En général, les Salpes forment un agrégat bisérial, mais quelquefois elles sont dispersées circulairement sur un seul rang autour d'un axe commun, en forme de rosace (c).

Le mode de groupement bisérial varie beaucoup suivant les espèces, mais peut être rapporté à trois types principaux, dont le premier est caractérisé par la position verticale des individus dont l'axe du corps croise à angle droit l'axe de la chaîne (d); dans le second, les individus sont plus ou moins inclinés sur l'axe de la chaîne (e), et dans le troisième ils

(a) Huxley, *Op. cit.*, p. 223.
(b) Huxley, *On the Anatomy and Development* of Pyrosoma, 1859 (*Trans. of the Linn. Soc.*, t. XXIII).
— Krohn, *Op. cit.*
(c) Exemple : *Salpa pinnata ;* voyez Chamisso, *Op. cit.*, fig. 1, F.
(d) Exemple : S. *pyramidalis ;* voyez Quoy et Gaimard, *Voyage de l'Astrolabe*, MOLLUSQUES, pl. 89, fig. 15).
(e) Exemple : S. *mucronata ;* voy. Forskäl, *Op. cit.*, pl. 36, fig. D.

part de ces Tuniciers, ils sont rangés sur deux lignes parallèles de façon à former une sorte de ruban ou chaîne qui s'enroule autour de la masse viscérale du parent, dans une cavité particulière de la tunique tégumentaire et qui conserve sa forme générale après la parturition (1). La même espèce est donc représentée alternativement par deux sortes d'individus, les uns agrégés,

sont placés horizontalement, l'axe de leur corps étant à peu près parallèle à l'axe de la chaîne (a). Pour plus de détails à ce sujet, voyez les mémoires de M. Meyen et de M. Krohn (b).

(1) Le stolon tubulaire qui donne naissance aux bourgeons reproducteurs naît de la tunique interne qui revêt la masse viscérale du Biphore, et constitue les parois des sinus sanguifères. Il en résulte que le courant circulatoire y pénètre comme dans le stolon des Ascidies (c) ; mais, au lieu de s'engager dans un appendice du système tégumentaire, comme chez les Ascidies sociales, ou de s'enfoncer dans l'épaisseur même de cette tunique extérieure, comme chez les Ascidies composées, il s'avance dans une cavité creusée dans l'épaisseur de cette même tunique, et allant aboutir au dehors, à la partie postérieure de la masse viscérale. La chaîne des Biphores agrégés produits le long de ce stolon intérieur ou tube gemmifère contourne ainsi l'abdomen ou masse viscérale ; son extrémité libre est dirigée en arrière et son extrémité pédonculaire est située en avant. Les bourgeons naissent de chaque côté de cette espèce de tige, à mesure que celle-ci s'allonge, de sorte que les plus jeunes se trouvent à sa partie basilaire, et les plus âgés à l'extrémité opposée ; mais ils ne semblent pas naître un à un successivement : il en apparaît à la fois un certain nombre, et lorsque les jeunes, ainsi formés, sont arrivés à un certain degré de développement, une nouvelle éruption de boutons a lieu en amont de la série précédente, et ainsi de suite. Il en résulte que la chaîne se compose de plusieurs portions dans chacune desquelles tous les petits Biphores sont de même taille et sont plus grands que ceux de la série suivante ; disposition qui a été parfaitement représentée par Eschricht (d). Pour plus de détails sur le développement des bourgeons, je renverrai aux mémoires de M. Vogt et de M. Leuckart (e).

(a) Exemple : *S. maxima* ; voyez Milne Edwards, *Atlas du Règne animal* de Cuvier, MOLLUSQUES, pl. 129, fig. 1).

(b) Meyen, *Beiträge zur Zoologie gesammelt auf einer Reise um die Erde* (*Nova Acta Acad. nat. curios.*, 1832, t. XVI, p. 265).

(c) Huxley, *loc. cit.*, p. 573.

(d) Eschricht, *Anatomisk-physiologiske Undersögelser over Salperne*, pl. 4, fig. 23-26 (*Mém. de l'Acad. de Copenhague*, t. VIII, 1840).

(e) Vogt, *Sur les Tuniciers nageurs de la mer de Nice* (*Recherches sur les Animaux inférieurs de la Méditerranée*, 1854, t. II, p. 64 et suiv.).

— Leuckart, *Zoologische Untersuchungen*, 1854, t. II, p. 64 et suiv.

les autres libres et solitaires. Souvent les premiers diffèrent aussi des seconds par leur conformation extérieure, de sorte qu'avant d'avoir constaté leur parenté, les zoologistes pensaient qu'ils appartenaient à deux espèces distinctes; mais ils descendent les uns des autres, et les Biphores agrégés sont les produits des Biphores solitaires. Ceux-ci, comme je l'ai déjà dit, sont agames, mais les individus agrégés qui en naissent par gemmation ne sont pas gemmipares et possèdent des organes sexuels. Ils sont hermaphrodites : chaque individu produit des spermatozoïdes, ainsi qu'un œuf, et de cet œuf, qui est toujours unique, naît un Biphore solitaire, agame et gemmipare.

Je rappellerai que la découverte de cette singulière alternance des Biphores solitaires qui produisent des Biphores agrégés, lesquels n'engendrent que des Biphores simples, est due à Chamisso, et date de près d'un demi-siècle; mais la connaissance du caractère des phénomènes génésiques qui se succèdent de la sorte, et de la structure des parties qui concourent à les produire, est plus récente (1).

L'œuf se constitue de très-bonne heure chez les Salpes sexuées, et occupe le fond d'un appendice ampulliforme de la cavité abdominale dans laquelle le sang circule librement; il se partage bientôt en deux parties, dont l'une, basilaire, est désignée communément sous le nom de *placenta*, et dont l'autre, adhérente à la première par un pédoncule étroit, est l'embryon en voie de développement. L'appendice membraneux dont je viens de parler représente donc un ovaire; mais il n'y a pas ici de stroma en réserve pour la production d'une série d'ovules, et la totalité de l'appareil femelle est comparable à une des capsules qui, réunies en nombre considérable, constituent l'ovaire de la plupart des Animaux.

(1) Voyez tome VIII, page 407.

L'appareil mâle consiste en un testicule qui occupe la surface de la masse viscérale ; on y trouve des spermatozoïdes, mais en général cette glande ne paraît entrer en activité qu'après la naissance du jeune développé dans l'œuf ; en sorte que l'Animal, tout en étant hermaphrodite, ne paraît pas devoir se féconder lui-même et ne fonctionne comme mâle qu'après avoir terminé son rôle comme femelle (1).

Classe des Bryozoaires.

§ 19. — Dans la classe des Bryozoaires, la reproduction s'effectue aussi par gemmation (2) et par gamogénésie ou génération sexuelle. Chez ces Animaux, le système tégumentaire est le siége du premier de ces phénomènes, qui se produit tantôt sur tous les points de la portion basilaire du corps, tantôt se

---

(1) Cette alternance sexuelle des Salpes a été constatée par plusieurs naturalistes (*a*), et nous explique comment quelques auteurs considèrent ces Animaux comme ayant les sexes séparés. Le testicule consiste en un réseau tubulaire qui entoure le canal intestinal, et qui a été souvent considéré comme un organe hépatique. On ne connaît pas d'orifice excréteur (*b*).

Chez le *Doliolum*, le polymorphisme est porté beaucoup plus loin que chez les Animaux dont je viens de parler. En effet, les individus qui naissent par bourgeonnement des Métazoaires sont de deux sortes : les uns sont des Typozoaires sexués, comme les individus dont ces Métazoaires proviennent, tandis que les autres sont stériles et affectent une forme particulière (*c*).

(2) La multiplication des Bryozoaires par bourgeonnement fut constatée pour la première fois par Trembley chez les Alcyonelles (*d*), où ce phénomène a été observé ensuite par plusieurs autres naturalistes (*e*) ; mais il est plus facile à étudier chez les espèces pédonculées qui naissent sur un stolon rampant, par exemple chez les Bryozoaires marins que l'on confondait jadis avec les Sertulaires, et que Thompson en a séparés sous le nom de *Polyzoa*, de *Vesicularia* et de *Pedicellaria* (*f*). MM. Farre, Van Be-

---

(*a*) Krohn, *Observ. sur la génération et le développement des Biphores* (*Ann. des sciences nat.*, 3ª série, t. VI, p. 118).

— Huxley, *loc. cit.*

(*b*) Huxley, *loc. cit.*, p. 577, pl. 15, fig. 6 et 7.

(*c*) Kefferstein und Ehlers, *Anatomie und Entwickelung.* (*Nachr. von G. A. univ. N. D. K. Gesells. der Wissensch. zu Göttingen*, 1860, n° 19).

(*d*) Trembley, *Mémoires pour servir à l'histoire d'un genre de Polypes d'eau douce*, 1744, t. II, p. 139 et suiv.

(*e*) Rœsel, *Insecten Belustigung*, t. III, p. 447.

— Raspail, *Histoire naturelle de l'Alcyonelle fluviatile* (*Mém. de la Soc. d'hist. nat. de Paris*, 1828, t. IV, p. 113 et suiv.).

(*f*) J. V. Thompson, *Zoological Researches*, t. I, mém. 5 (sans date).

trouve localisé dans un point déterminé, dont la position varie suivant les espèces. Or, les individus qui naissent ainsi les uns des autres restent unis entre eux, et par conséquent ils constituent des agrégats ou colonies dont la disposition est tantôt indéterminée, tantôt fixe. Il est également à noter que la forme générale de ces agrégats, varie aussi suivant que le bourgeon reproducteur naît sur un stolon ou s'élève directement des flancs de l'individu souche et suivant que dans ce dernier cas il reste adhérent à celui-ci par sa base seulement ou par toute la portion basilaire de son corps.

Le bourgeon consiste d'abord en une vésicule qui se produit sur le tégument et qui se creuse d'une cavité. Sur un point de la paroi de l'espèce de cellule ainsi formée, le tissu sous-cutané s'épaissit ; une cavité destinée à devenir le tube digestif, ainsi que la couronne de tentacules circumbuccaux, s'y développent ; puis le sommet de cette cavité se perfore pour laisser passer ces appendices et mettre l'appareil digestif en communication avec l'extérieur. Quelquefois ces bourgeons présentent quelques différences suivant les saisons, et ceux qui naissent au commencement de l'hiver n'achèvent leur croissance qu'au printemps suivant (1).

neden et plusieurs autres observateurs ont publié sur ce sujet des travaux approfondis (a).

(1) Chez les Paludicelles, les bourgeons d'hiver, que M. Van Beneden appelle des *hibernacles*, sont d'un noir grisâtre, tandis que l'Animal souche est d'un jaune ferrugineux, et leurs téguments, dont la solidité est assez grande, se divisent en deux valves pour laisser sortir la portion protractile du jeune Animal (b).

(a) Farre, *Observations on the minute Structure of some of the higher Forms of Polypi* (Philos. Trans., 1837, p. 400, pl. 20, fig. 2).

— Van Beneden, *Rech. sur l'organisation des* Laguncula, etc., p. 20, pl. 3, fig. 1-17, etc. (Mém. de l'Acad. de Belgique, 1845, t. XVIII).

— Dumortier et Van Beneden, *Hist. nat. des Polypes composés d'eau douce, ou Bryozoaires fluviatiles*, p. 18, etc.

— Hancock, *On the Anatomy of the fresh water Bryozoa* (Ann. of Nat. Hist., 2e série, 1850, t. V, p. 190 et suiv.).

— Allman, *A Monograph of the fresh water Polyzoa*, p. 35, pl. 11 (Roy. Soc., 1856).

— Smitt, *Om Hafsbryozoernas Uthockl* (Oefversigt af Kong. vet. Akad. Förh., 1865).

(b) Dumortier et Van Beneden (Op. cit., p. 51, pl. 1, fig. 1'', a, pl. 2, fig. 24-35).

Le mode de reproduction sexuelle n'a été observé d'une manière satisfaisante que chez un petit nombre de Bryozoaires, et paraît varier notablement dans cette classe de Molluscoïdes (1). Quelques-uns de ces Animaux sont certainement hermaphrodites, par exemple les Lagoncules, qui portent, suspendu sous le canal digestif, un testicule d'où une multitude de spermatozoïdes s'échapppent dans la cavité viscérale, et qui sont pourvus d'un ovaire appliqué contre la paroi supérieure de la même loge (2); mais d'autres espèces paraissent être dioïques,

(1) La production d'œufs par les Bryozoaires est connue depuis fort longtemps, mais Nordmann fut le premier à constater nettement l'existence de spermatozoïdes chez quelques-uns de ces Animaux (*a*). M. Farre avait aperçu précédemment ces corpuscules séminaux, mais sans en reconnaître la nature (*b*). On doit aussi à M. Smitt des observations très-intéressantes sur le même sujet (*c*).

(2) Le *Laguncula* (ou *Lagenella*) *repens* est un petit Bryozoaire marin de nos côtes (*d*), dont l'appareil reproducteur a été étudié par M. Van Beneden. Le testicule suspendu, comme je l'ai déjà dit, sous le grand cul-de-sac de l'estomac, est allongé et irrégulièrement bossué; les spermatozoïdes qui s'en échappent par la rupture des sacs constitués par ces renflements nagent en grand nombre dans le liquide nourricier dont la cavité viscérale ou périgastrique est remplie. L'ovaire apparaît sous la forme d'un tubercule sur le tissu qui tapisse intérieurement la paroi de cette même cavité; il est situé près de l'extrémité supérieure de cette chambre, et ne tarde pas à grandir et à se bossuer irrégulièrement, par suite du développement inégal d'ovules dans son épaisseur. Arrivés à maturité, les œufs tombent dans la cavité périgastrique et s'agglomèrent vers la base des tentacules; ils s'échappent ensuite au dehors, probablement par un orifice situé dans ce point à côté de l'anus (*e*).

Chez le *Paludicella Ehrenbergii*, où l'hermaphrodisme est également indubitable, les organes reproducteurs sont situés à peu près de la même manière, mais le testicule attaché au cul-de-sac stomacal par un pédoncule long et étroit, est appliqué contre la paroi postérieure de la cavité viscérale,

(*a*) Nordmann, *Recherches microscopiques sur l'anatomie et le développement du* Tendra zostericola (Demidoff, *Voyage dans la Russie méridionale*, 1840, t. III, p. 666 et suiv., pl. 67, et pl. 2, fig. 2 et 3).

(*b*) Farre, *Op. cit.*, pl. 21, fig. 15 (*Philos. Trans.*, 1837).

(*c*) Smitt, *Om Hafsbryozoernas utveckling och fettkroppar*, pl. 6 et 7 (*Oefversigt af Vet. Akad. Forh.*, 1865).

(*d*) Farre, *Op. cit.*, pl. 24.

(*e*) Van Beneden, *Recherches sur l'organisation des Lagoncules*, p. 17 et suiv., pl. 1, fig. B et C (*Mém. de l'Acad. de Belgique*, 1845, t. XVIII).

et il existe encore de l'incertitude au sujet des organes producteurs, soit des ovules, soit de la semence. D'après Nordmann, il y aurait même, chez un Bryozoaire marin appelé *Tendra zostericola*, des différences considérables dans la conformation extérieure des individus mâles et femelles, et ceux-ci, lors du développement des œufs, se transformeraient tout entiers en loges ovifères, après avoir perdu leurs tentacules, ainsi que la totalité de leur appareil digestif (1). M. Van Beneden pense que

et l'ovaire, situé de la même manière, un peu plus haut, est également en connexion avec la portion suivante de l'intestin par l'intermédiaire d'un funicule ou cordon suspenseur (a).

L'organe glandulaire qui se trouve suspendu à l'estomac dans la partie inférieure de la loge viscérale, chez d'autres Bryozoaires, et qui a été généralement considéré comme un ovaire (b), paraît être à la fois un testicule et un ovaire. D'après M. Huxley, l'œuf prend naissance à sa partie inférieure, et va ensuite se loger dans un réceptacle particulier qui se forme à la partie antérieure de la cellule de l'Animal souche (c); mais, d'après d'autres observateurs, il ne suivrait pas cette voie, et les œufs qui se développent dans les cellules dont je viens de parler y naîtraient (d).

(1) Ces Bryozoaires, dont les colonies adhèrent à la surface des Zostères, ressemblent aux Flustres par leur mode d'agrégation, et forment des séries parallèles dans chacune desquelles les divers individus sont placés bout à bout. Parmi ceux-ci, les uns ont les parois de la chambre abdominale (ou cellule) lisses et transparentes, et l'on aperçoit dans l'intérieur de cette cavité une multitude de spermatozoïdes nageant autour de l'appareil digestif, qui porte latéralement vers sa partie supérieure une touffe de filaments cylindriques (testicules?). Ce sont les individus mâles. D'autres cellules dans lesquelles on trouve des œufs présentent sur la face antérieure de leurs parois des bandes transversales séparées sur la ligne médiane par une bande verticale, et d'ordinaire ne montrent aucune trace, ni d'un tube digestif, ni d'un système de tentacules protractiles. Nordmann considère ces cellules treillagées comme des individus femelles dont toutes les parties, à l'exception des téguments et de l'ovaire, se seraient atrophiées lors du développement des œufs (e).

(a) Allman, *A Monograph of the freshwater Polyzoa*, p. 32, pl. 10, fig. 3 et 4 (*Roy. Society*, 1856).

(b) Par exemple, chez le *Cellaria ovicularia* ; voyez Nordmann, *Op. cit.*, t. III, p. 704, pl. 3, fig. 4.

(c) Huxley, *On the Reproductive Organs of the* Cheilostome Polyzoa (*Quarterly Journal of Microscopical Science*).
— Smitt, *Om Hafs-Bryozoernas* (*Oefversigt af K. Vet.-Akad. Förhandl.*, 1865).
(d) Hincks, *Notes on the Ovicells of Cheilostomatoces Polyzoa* (*Quarterly Journal of Microscopical Science*, 1861, new ser., t. 1, p. 278).
(e) Nordmann, *Op. cit.*

les Alcyonelles sont également dioïques; mais les recherches récentes de M. Allman me semblent prouver qu'elles sont androgynes (1).

Les spermatozoïdes des Bryozoaires sont d'une taille considérable comparativement à celle de ces Molluscoïdes, et nagent avec vivacité au moyen des ondulations de leur extrémité caudiforme.

Les produits génésiques que les auteurs désignent communément sous le nom d'*œufs* sont variés, et, au premier abord, quelques-uns d'entre eux semblent différer beaucoup des œufs ordinaires. Ainsi on parle souvent des œufs ciliés et natatoires; mais ces corps mobiles sont, en réalité, des larves, et l'œuf dont elles proviennent est constitué, comme chez les autres Animaux, par une vésicule germinative, un vitellus et une membrane enveloppante. Plusieurs Bryozoaires produisent aussi, aux approches de la saison froide, des propagules d'une autre sorte, que quelques naturalistes ont appelés des *œufs d'hiver*, et que, dans ces derniers temps, on a cru devoir distinguer sous le nom de *statoblastes* (2). Ces corps paraissent être des espèces de bourgeons caducs, ou bulbilles enkystés, plutôt que des œufs proprement dits, et susceptibles de demeurer dans un état

(1) M. Van Beneden pense que chez les Alcyonelles les ovaires occupent la même place que les testicules (sous l'estomac), et tout en admettant que d'ordinaire ces deux organes appartiennent à des individus différents, il croit que, dans quelques cas, ils sont réunis chez le même animal, et que, par conséquent, il y aurait des cas d'hermaphrodisme, quoique la règle soit la diœcie (*a*). Mais M. Allman a onstaté plus récemment que chez l'*Alcyonella fungosa* un ovaire coexiste normalement avec le testicule et occupe la partie supérieure de la cavité périgastrique, tandis que la glande spermatogène est suspendue sous l'estomac; la portion inférieure du cordon ou funicule auquel ce dernier organe est fixé donne naissance plus bas à des œufs à capsules, ou statoblastes, dont il sera bientôt question (*b*).

(2) M. Allman (*Op. cit.*).

(*b*) Van Beneden, *A Monograph of the fresh water Polyzoa*, p. 89.
(*c*) Allman, *Op. cit.*, p. 32, pl. 3, fig. 7.

de vie latente jusqu'au moment où les circonstances favorables à leur développement se rencontrent. Ils ne présentent rien qui puisse être comparé à une vésicule germinative, et au lieu de naître de l'organe qui produit les œufs ordinaires, ils se forment sur la partie inférieure du funicule suspenseur du testicule. Leur forme est souvent très-remarquable. Ainsi, chez le *Fredericella sultana*, leur capsule bivalve est en forme de haricot et ressemble à une coquille de Cypris ; chez les Plumatelles, elle est ovalaire et entourée d'un cadre annulaire de structure cellulaire ; enfin, chez les Cristatelles, elle est en outre pourvue d'une couronne d'appendices terminés chacun par un double crochet (1).

Chez beaucoup de Bryozoaires marins, tels que les Cellulaires, les Rétépores et les Eschares, une tubérosité ovigère

(1) Bernard de Jussieu et Réaumur paraissent avoir été les premiers à observer ces œufs, ou statoblastes, chez les Bryozoaires d'eau douce (a). Rœsel en figura, mais en se méprenant sur leur nature (b). Vaucher en constata le mode d'éclosion (c). Cependant quelques auteurs crurent devoir les considérer comme des parasites (d) ; mais les observations plus récentes de Dalyell, de M. Gervais et de plusieurs autres zoologistes ne laissent aucune incertitude à ce sujet (e). C'est dans la belle monographie des Bryozoaires (ou *Polyzoa*) d'eau douce, publiée il y a dix ans par M. Allman, qu'on trouve les meilleures figures et le plus de renseignements précis sur ces corps reproducteurs (f). M. Farre a étudié ces corps reproducteurs chez l'*Halodactylus diaphanus*, espèce marine qui habite la Manche (g).

(a) Voyez Réaumur, *Mém. pour servir à l'histoire des Insectes*, t. VI, p. LXXVj, 1742).

(b) Rœsel, *Insecten-Belustigung*, t. III, pl. 74, fig. 11 c, et pl. 75, fig. 14.

(c) Vaucher, *Observ. sur les Tubulaires d'eau douce* (*Bulletin de la Société philomathique*, 1804, p. 157).

(d) Meyen, *Beiträge zur Zoologie gesammelt auf einer Reise um die Erde*, p. 180 (*Nova Acta Acad. nat. curios.*, 1834).

(e) Dalyell, *On the Propagation of certain Scottish Zoophytes* (*British Associat.*, 1834).

— Gervais, *Recherches sur les Polypes d'eau douce des genres* Plumatella, Cristatella *et* Paludicella (*Ann. des sciences nat.*, 2ᵉ série, 1837, t. VII, p. 74, pl. 4 A, fig. 1-5).

— Turpin, *Étude microscopique de la* Cristatella mucido (*Ann. des sciences nat.*, 2ᵉ série, 1837, t. VII, p. 65, pl. 6 et 7 A).

— Hancock, *Op. cit.* (*Ann. of Nat. Hist.*, 2ᵉ série, 1850, t. V, p. 102 et suiv.).

— Brullé, *Quelques observations concernant les Polypes d'eau douce* (*Mém. de l'Acad. de Dijon*, 1852).

(f) Allman, *A Monogr. of the Fresh water Polyzoa*, p. 37 et suiv., pl. 1, fig. 3 et 7 ; pl. 2, fig. 4, 5, etc. (*Roy. Soc.*, 1856).

(g) Farre, *Op. cit.*, pl. 26, fig. 21, 22, etc. (*Philos. Trans.*, 1837).

se forme à l'extrémité de la loge viscérale, au-dessus de l'orifice destiné à livrer passage à l'extrémité orale du Polype ; des larves ciliées s'y développent, et paraissent naître de la portion sous-jacente de la tunique tégumentaire interne de l'Animal (1).

(1) M. Huxley pense que les œufs ou germes dont naissent les larves contenues dans ces espèces de tumeurs capsuliformes proviennent de l'ovaire suspendu sous le cul-de-sac stomacal (a); mais les observations de M. Reid et de M. Hincks tendent à prouver qu'ils sont produits directement par la portion sous-jacente du tissu tégumentaire (b). Quoi qu'il en soit, les capsules en question acquièrent un volume considérable, et ressemblent par leur texture aux autres parties du Polypier. On en trouve des figures dans la plupart des ouvrages relatifs aux Bryozoaires marins.

(a) Huxley, *Op. cit.* (*Quarterly Journal of Microsc. Science*, 1856, t. IV).
(b) J. Reid, *Anatomical and Physiological Observations on some Zoophytes* (*Annals of Nat. History*, 1845, t. XVI, p. 387).
— Hincks, *Op. cit.* (*Quarterly Journal of Microsc. Science*, new ser., 1861, t. I, p. 278).

QUATRE-VINGT-DEUXIÈME LEÇON.

Des organes de la reproduction chez les Zoophytes.

§ 1. — Dans l'embranchement des ZOOPHYTES, l'histoire physiologique de la reproduction offre beaucoup d'intérêt ; mais les instruments à l'aide desquels cette fonction s'exerce sont en général très-simples, et ne présentent que peu de particularités importantes à noter.

Chez les ÉCHINODERMES, la faculté de réparer les pertes subies par l'organisme est portée très-loin, et il paraît même que dans quelques cas la multiplication des individus a lieu par scissiparité (1) ; mais le procédé ordinaire de génération est, comme chez les Animaux supérieurs, la production d'œufs et la fécondation de ces corps au moyen de spermatozoïdes.

Organes reproducteurs des Échinodermes.

(1) Tous les observateurs qui fréquentent les bords de la mer ont eu souvent l'occasion de remarquer la facilité avec laquelle les rayons de certaines Astéries se rompent, et de voir que ces organes, dont la structure est très-complexe, repoussent rapidement : un seul rayon peut reconstituer un individu complet, s'il conserve à sa base une portion du tronc ou disque. Ces phénomènes furent étudiés expérimentalement en 1741, par Bernard de Jussieu et par Guettard ; plus récemment ils ont été observés par beaucoup d'autres naturalistes (a).

Chez les Holothuries, on observe un autre genre de mutilation spontanée : ces Animaux, en se contractant d'une manière convulsive, rompent souvent leur tube digestif près de son extrémité antérieure, et le rejettent au dehors avec les autres viscères par l'anus (b). Tous les individus chez lesquels j'ai observé ce phénomène périrent quelque temps après, mais Dalyell assure avoir constaté la reproduction des parties ainsi expulsées (c).

Les Synaptes détachent spontanément des tronçons de leur corps avec une grande facilité, et les fragments

(a) Voyez Réaumur, *Hist. nat. des Insectes*, t. VI, p. LXI, 1742.
— Dujardin et Hupe, *Hist. nat. des Zoophytes échinodermes*, 1862, p. 20.
(b) Delle Chiaje, *Memorie sulla storia e notomia degli Animali senza vertebre di Napoli*, 1825, t. I, p. 107.
(c) Dalyell, *On the Reproduction of lost Organs by the Holothuria*, etc. (*British Associat. for the adv. of Science*, 1840, *Trans.*, p. 139, Glasgow).

Presque toujours les sexes sont séparés (1); mais il n'y a jamais accouplement, et l'appareil de la génération ne consiste que dans les glandes essentielles et leurs canaux évacuateurs. Il est aussi à noter que les organes mâles et femelles se ressemblent si complétement, qu'on ne peut les distinguer que par la nature de leurs produits.

Oursins. Ainsi, chez les Oursins, les organes de la reproduction dans l'un et l'autre sexe consistent en cinq glandes en forme de grappes fixées autour du pôle dorsal de la cavité viscérale (2), et donnant naissance chacune à un tube membraneux qui débouche au dehors par un pore situé entre les extrémités supérieures des rangées ambulacraires (3). Pendant fort longtemps les naturalistes ne voyaient dans ces organes que des ovaires (4); mais lorsqu'on les examine comparativement, on remarque que chez certains individus leur contenu est brun ou rouge,

ainsi séparés continuent à vivre pendant très-longtemps (a); mais il est fort douteux qu'ils puissent se compléter, et devenir ainsi de nouveaux individus.

(1) Les Synaptes font exception à cette règle.

(2) Les organes reproducteurs des Oursins constituent ainsi, à la paroi supérieure de la cavité générale, une sorte de couronne ou d'étoile à cinq branches dont le centre est occupé par l'intestin (b). Ils sont composés d'une multitude de cæcums ampulliformes insérés sur les branches d'un canal très-rameux, dont le tronc occupe le milieu de chaque organe génital et

dont les parois sont tapissées d'un épithélium vibratile (c).

(3) Ces orifices sont pratiqués dans les plaques dites génitales qui entourent l'anus, chez les espèces où l'anus est opposé à la bouche, comme chez les Oursins proprement dits. Monro a représenté les oviductes comme se réunissant dans un canal circulaire commun; mais cette disposition n'existe pas, et chaque ovaire ou testicule est complétement indépendant des autres.

(4) Ce sont ces parties de l'Oursin qu'on emploie comme comestibles à Naples et dans quelques autres ports de mer. Les anciens Romains en faisaient grand cas.

(a) Quatrefages, *Mém. sur la Synapte de Duvernoy* (Ann. *des sciences nat.*, 2ᵉ série, 1842, t. XVII, p. 26 et suiv.).

(b) Monro, *The Structure and Physiology of Fishes*, 1785, p. 68, pl. 43, fig. 2.

— Tiedemann, *Anatomie der Röhren-Holothurie*, etc, 1816, pl. 10, fig. 4.

— Milne Edwards, *Atlas du Règne animal* de Cuvier, ZOOPHYTES, pl. 11, fig. 4.

(c) Valentin, *Anatomie du genre* Echinus, p. 104, pl. 8, fig. 161-165.

tandis que chez d'autres il est d'un blanc laiteux, et si l'on place ces matières sous le microscope, on reconnaît que l'une est composée d'œufs colorés, tandis que l'autre fourmille de spermatozoïdes (1).

Chez les autres Échinides, la constitution de l'appareil reproducteur est essentiellement la même, seulement le nombre des paquets glandulaires se trouve quelquefois réduit à quatre; l'un des ovaires, ou le testicule correspondant, ne se développent pas toujours, lorsque l'anus, au lieu d'être central, se porte en arrière (2).

Chez les Astéries, ou Étoiles de mer, les organes de la reproduction se simplifient davantage (3): d'ordinaire les ovaires sont fixés par groupes à la voûte de la cavité viscérale, et débouchent au dehors par des pores situés à la face dorsale du corps de l'Animal, près de l'enfourchure des bras (4); mais

Astéries.

---

(1) Ce fait, dont la découverte est due à M. Peters, a été constaté par plusieurs observateurs (a).

(2) Cette disposition se voit chez les Spatangues (b), et existe probablement chez tous les Échinidés dont le test ne présente que quatre orifices génitaux ou pores oviductaux, par exemple chez l'Echinoné semilunaire (c).

(3) La séparation des sexes a été constatée chez les Astéries par plusieurs observateurs (d), et chez quelques espèces les femelles se distinguent des mâles par la vivacité ou la nuance de leur coloration (e).

(4) Chez les Astéracanthions (f) et les Solasters (g), ces organes consistent en cæcums réunis en groupes, et suspendus aux parois de la cavité viscé-

(a) Peters, *Ueber das Geschlecht der Seeigel* (Müller's *Archiv für Anat.*, 1840, p. 143).
— Milne Edwards, *Sur les spermatophores, etc.* (*Ann. des sciences nat.*, 2ᵉ série, 1840, t. XIII, p. 106).
— Derbès, *Observation sur la formation de l'embryon de l'Oursin comestible* (*Ann. des sciences nat.*, 3ᵉ série, 1847, t. VIII, p. 84).
(b) Milne Edwards, *Atlas du Règne animal* de Cuvier, ZOOPHYTES, pl. 11 *bis*, fig. 1 a.
— Delle Chiaje, *Descrizione e notomia degli Animali invertebrati della Sicilia citeriore*, t. IV, p. 42.
(c) Voyez l'*Atlas du Règne animal* de Cuvier, ZOOPHYTES, pl. 14, fig. 1 b.
(d) Alex. Agassiz, *Embryology of the Star-Fish* (*Contrib. to the Nat. Hist. of the United States*, t. V, 1861).
(e) Quatrefages, *Note sur divers points de l'anatomie et de la physiologie des Animaux sans vertèbres* (*Comptes rendus de l'Acad. des sciences*, 1824, t. XIX, p. 194).
(f) Rathke, *Beiträge zur vergl Anat. und Physiologie, Reisebemerkungen aus Skandinavien*, 1842.
(g) Müller et Troschel, *System der Asteriden*, p. 133, pl. 12, fig. 3.
(h) Les mêmes, *Op. cit.*, pl. 12, fig. 3 et 4.
(i) Les mêmes, *Op. cit.*, pl. 12, fig. 5.

dans certaines espèces ils paraissent ne pas avoir de conduits excréteurs, et les œufs tombent dans cette cavité générale du corps, d'où ils s'échappent probablement par les orifices respirateurs (1). Chez d'autres Stellérides, les organes reproducteurs sont logés dans l'intérieur des bras ou même dans les pinnules (2). Dans quelques espèces, ils sont agglomérés sous le corps de la mère, dans une sorte de fosse incubatrice que celle-ci forme en s'élevant en manière de bourse (3).

rale, près des angles rentrants des rayons, et leur canal excréteur va déboucher au dehors par les pores pratiqués dans les lames criblées situées par paires à la face dorsale du corps. Chez le *Solenaster papposus*, les deux plaques criblées de chaque espace interradial sont très-rapprochées entre elles, et leurs pores sont assez larges ; mais, chez les Astéracanthions, ces ouvertures sont très-étroites, et leur mode d'arrangement varie un peu suivant les espèces. Chez l'Astérie glaciale, les organes génitaux forment cinq paires de grappes rameuses qui s'enfoncent très-loin dans les bras (a).

(1) J. Müller et Troschel attribuent ce mode d'organisation aux *Astropecten* et aux Lécidies. Chez les premiers, les organes reproducteurs sont suspendus dans le disque, de chaque côté des cloisons interradiaires, et chez les seconds ils sont répartis sur deux rangées le long des bras, au nombre de plusieurs centaines de grappes par série (b). Chez les *Ctenodiscus*, il n'y a de chaque côté de la cloison interradiaire qu'une seule poche génitale.

(2) Chez les Comatules, les cæcums reproducteurs se logent dans les pinnules de la portion basilaire des bras (c). Une disposition analogue paraît exister chez les Crinoïdes (c).

(3) M. Sars a constaté le mode de dépôt des œufs chez l'*Echinortes sanguinolentus*. Les œufs de cet Échinoderme se trouvent en grand nombre dans les ovaires, mais n'y mûrissent que d'une manière très-inégale, et sont évacués au dehors par couvées successives à diverses époques de l'année. La cavité adventive que l'animal forme en contractant ses branches, pendant que son corps s'élève en manière de dôme, se ferme complétement, et a été comparée par M. Sars à la poche incubatrice des Marsupiaux (d).

(a) Konrad, *De Asteriarum fabrica dissert. inaug.* Hallæ, fig. 1.
— Busch, *Beobachtungen über Anatomie und Entwickelung einiger wirbellosen Seethiere,* 1851, pl. 13.
— W. Thomson, *On the Embryology of* Antidon rosaceus (*Philos. Trans.*, 1865, p. 518).
— Thompson, *Mem. on the Star-Fish of the* genus Comatula (*Edinb. new Philosoph. Journ.,* 1836, t. XX, p. 297.
(b) J. Müller, *Bau des* Pentacrinus (*Mém. de l'Acad. de Berlin pour* 1841, p. 234, pl. 5, fig. 17 et 18).
(c) Sars, *Mém. pour servir à l'histoire des Crinoïdes vivants,* p. 25. Christiania, 1868.
(d) Sars, *Mém. sur le développement des Astéries* (*Ann. des sciences nat.*, 3ᵉ série, 1844, t. II, p. 190, pl. 13 A).

§ 2. — Chez les Holothuries les sexes sont également séparés, et il existe une ressemblance extrême entre les organes mâles et femelles. Les uns et les autres consistent en un paquet de tubes terminés en cul-de-sac, plus ou moins rameux, et groupés à l'extrémité d'un canal excréteur qui s'insère à la face interne de la cavité viscérale commune et débouche au dehors à peu de distance de l'extrémité antérieure du corps. Lorsque ces organes ne sont pas en activité, ils n'occupent que peu de place et n'offrent rien de remarquable ; mais, à l'époque de la reproduction, ils acquièrent des dimensions considérables et deviennent faciles à distinguer entre eux, à raison de la couleur des produits dont leur cavité se remplit. Chez le mâle, ils se gorgent d'un liquide blanchâtre, tandis que chez la femelle ils sont jaunes ou rougeâtres (1).

Les Synaptes, qui, par la forme générale de leur corps, ressemblent beaucoup aux Holothuries, mais qui s'éloignent de ces Échinodermes par plusieurs caractères anatomiques d'une grande importance, sont androgynes, et présentent dans le mode de structure de leurs organes reproducteurs des particularités dont nous devons la connaissance à M. de Quatrefages et dont j'ai déjà eu l'occasion de parler dans une précé-

Ces Échinodermes, de même que les Oursins et les Holothuries, sont ovipares, mais le développement de jeunes individus dans l'intérieur du corps de la mère a été constaté chez des Ophiures (a).

(1) Jusque dans ces dernières années on pensait que les Holothuries étaient androgynes, et l'on considérait comme étant un organe mâle certains appendices du canal digestif (b). La diœcité de ces Animaux a été constatée par R. Wagner et par plusieurs autres observateurs (c). Le

(a) Krohn, *Ueber die Entwickelung einer lebendig gebärenden Ophiure* (Müller's *Archiv für Anat.*, 1851, p. 338).

(b) Tiedemann, *Anatomie der Röhre-Holothurie*, 1816, p. 29.

— Cuvier, *Règne animal*, t. III, p. 238.

— Delle Chiaje, *Memorie sulla storie e notomia degli Animali senza vertebre*, 1825, t. I, p. 97.

(c) Wagner, *Obs. on the Generative System of some of the lower Animals* (*Proceed. of the Zool. Soc.*, 1839, t. VII, p. 177).

— Delle Chiaje, *Animali invertebrate della Sicilia citeriore*, t. IV, p. 16.

dente Leçon (1). Par sa conformation générale, sa position et son mode de communication avec l'extérieur, cet appareil ressemble beaucoup à l'organe reproducteur des Holothuries proprement dites, mais chaque tube renferme dans l'épaisseur de ses parois des cellules ovigères et des cellules spermatiques (2).

Acalèphes.

§ 3. — Nous avons vu, dans une Leçon précédente, que les Acalèphes réalisent de génération en génération, alternativement, deux formes organiques très-différentes, et consti-

nombre et la disposition de ces tubes génitaux varient un peu suivant les espèces (a).

(1) Voyez tome VIII, page 368.

Je dois ajouter que l'opinion de M. de Quatrefages relativement à l'hermaphrodisme de ces Animaux a été combattue par quelques naturalistes (b).

(2) Chez la Synapte de Duvernoy, les tubes reproducteurs aboutissent à deux conduits excréteurs qui se réunissent près de leur extrémité pour constituer un canal unique dont l'embouchure se trouve près de la bouche, entre la base des tentacules (c).

Chez le *Synapta Beselii*, les divisions terminales de l'appareil reproducteur sont très-ramifiées (d).

J. Müller avait cru apercevoir chez ces Animaux un cas de génération alternante des plus singuliers ; mais après plus ample examen, il a reconnu que le phénomène dont il avait constaté l'existence dépendait seulement du parasitisme de certains Mollusques dans l'intérieur du corps des Synaptes (e).

Dans la précédente Leçon, j'ai parlé de l'appareil reproducteur des Siponcles et des autres Animaux que Cuvier rangeait à côté des Holothuries, dans la

(a) Exemples : *Holothuria tubulosa* ; voyez Delle Chiaje, *Descrizione e notomia degli Animali invertebrati della Sicilia citeriore*, pl. 114, fig. 1.

— Milne Edwards, *Atlas du Règne animal* de Cuvier, Zoophytes, pl. 18.

— *Holothuria tremula* ; voyez Hunter, *Anat. of the* Holothuria tremula (*Descript. and Illustr. Catalogue of the Physiol. series of Comp. Anat. contained in the Museum of the College of Surgeons in London*, vol. I, pl. 3).

— *Chorodota discolor* ; voyez Brandt et Grube, Échinodermes (Middendorff's *Sibirische Reise*, t. II, pl. 4, fig. 1.).

— *Cneumaria frondosa* ; voyez Selenka, *Beiträge zur Anat. und System der Holothurien* (*Zeitschrift für wissensch. Zool.*, 1867, t. XVII, pl. 19, fig. 102, 103).

(b) Steenstrup, *Untersoegelser over Hermaphrodismus*, 1845, p. 63.

(c) Quatrefages, *Mém. sur la Synapte de Duvernoy* (*Ann. des sciences nat.*, 2ᵉ série, 1842, t. XVII, p. 67 ; pl. 4, fig. 1, et pl. 5, fig. 1).

(d) Jæger, *De Holothuris*, dissert. inaug. Turini, 1833, pl. 1, fig. 2.

(e) J. Müller, *Ueber die Erzeugung von Schnecken in Holothurien* (*Archiv für Anat.*, 1852).

— *Ueber Synapta digitata und über die Erzeugung von Schnecken in Holothurien*, in-fol. Berlin, 1852.

— Baur, *Beiträge zur Naturgesch. der Synapta* (*Nova Acta Acad. nat. curios.*, 1864, t. XXXI).

tuent ainsi deux sortes d'Animaux dont la parenté n'a été découverte que depuis un petit nombre d'années (1). Dans l'une de ces formes, la reproduction est ovarienne; dans l'autre elle s'effectue par bourgeonnement ou par scissiparité.

Une des Méduses les plus communes sur nos côtes méri-Aurélies, etc. dionales, l'*Aurelia aurita*, est un excellent sujet d'observation pour l'étude de ces phénomènes remarquables. Ainsi que je l'ai déjà dit, l'œuf de ce Zoophyte donne naissance à un animalcule appelé Planule, dont le corps, de forme ovalaire, est couvert de cils vibratiles, et ne possède ni bouche ni cavité intérieure. Après avoir nagé pendant quelque temps à l'aide de ces cils, la Planule se fixe sur un corps sous-marin, grandit, et acquiert la forme d'une coupe dont les bords se garnissent de tentacules; elle ressemble alors beaucoup à une Hydre ou Polype à bras, et elle constitue le petit être auquel on a donné le nom de Scyphostome. Celui-ci est dépourvu d'organes reproducteurs, mais il est susceptible de se multiplier par gemmation, et les bourgeons qui naissent, soit de sa face supérieure et concave, soit de sa partie latérale ou pédonculaire, se succèdent de façon à être en continuité de substance, à prendre place les unes au dessous des autres, et à former par leur ensemble une série de rondelles disposées en pile dont chaque tronçon représente un individu (2). L'espèce de colonie ainsi produite a reçu

classe des Échinodermes, mais que les zoologistes actuels s'accordent à en séparer pour en former une classe particulière (a); par conséquent je n'y reviendrai pas ici.

(1) Voyez tome VIII, page 412.

(2) M. Desor pense que cette multiplication résulte d'un phénomène de gemmation plutôt que de la division spontanée du Strobile (b); mais cette division, interprétation adoptée par MM. Sars, Dalyell et Gegenbauer, a été pleinement confirmée par les recherches plus récentes de M. Van Beneden (c).

(a) Voyez ci-dessus, page 323.
(b) Desor, *Lettre sur la génération médusipare des Polypes hydraires (Ann. des sciences nat.*, 3ᵉ série, 1858, t. II, p. 383).
(c) Van Beneden, *Strobilisation des Scyphostomes (Bull. de l'Acad. de Bruxelles*, 2ᵉ série, t. VII, p. 49).

le nom de *Strobila*. Par suite de son développement ultérieur, les différentes assises de cette colonne vivante se séparent entre elles, et chaque rondelle, devenue libre, constitue une larve de Méduse (1). En effet, ce petit être, en grandissant, acquiert peu à peu le mode d'organisation propre à l'Aurélie dont il est un descendant : une bouche, une cavité digestive et un système de canaux irrigatoires gastro-vasculaires se creusent dans son intérieur ; enfin, des organes sexuels apparaissent et deviennent aptes à fonctionner (2). La Méduse est donc ce que, dans une précédente Leçon, j'ai appelé un Typozoaire ; la Planule est un Métazoaire, et le Strobile est une réunion de jeunes Typozoaires à l'état embryonnaire.

Les Acalèphes ainsi constitués sont, les uns des mâles, les autres des femelles ; mais l'appareil reproducteur est si semblable dans les deux sexes, qu'on ne peut distinguer entre eux les testicules et les ovaires que par leur contenu (3). Ces

(1) Les jeunes Aurélies, à cette période de leur développement, avaient été d'abord prises pour des Méduses d'une forme générique particulière, et décrites sous le nom d'*Ephyra* (a).

(2) Ainsi que je l'ai déjà dit, c'est principalement à M. Sars et à M. de Siebold que nous sommes redevables de la connaissance de ces faits importants (b). Plus récemment, le même sujet a été traité par quelques autres naturalistes, parmi lesquels je citerai principalement M. Agassiz, qui a publié une série d'observations très-intéressantes sur les transformations et les générations alternantes de l'*Aurelia flavidula*, espèce américaine qui est très-voisine du *Medusa aurita* de nos mers (c).

(3) Péron et Lesueur ont fait mention de l'existence d'ovaires chez quelques Méduses, notamment chez les Cassiopées et les Ocyroés (d), mais ils n'ont ni généralisé leurs observations, ni parlé de ces organes de la reproduction chez les Aurélies. Blainville a admis la présence d'ovaires chez tous les Acalèphes (e) ; mais M. Ehrenberg fut

(a) Péron et Lesueur, *Hist. gén. des Méduses* (*Arch. du Muséum*, t. XIV).
— Eschscholtz, *System der Acalephen*, p. 83, pl. 8, fig. 1.
(b) Voyez tome VIII, page 413, note.
(c) Agassiz, *Contributions to the Natural History of the United States of America*, t. IV, p. 12 et suiv., pl. 8 à 11.
— Reid, *On the Development of* Medusa (*Ann. of Nat. Hist.*, 1846, t. XVIII, p. 208 ; t. XX, p. 129 ; 1848, 2ᵉ série, t. I, p. 25, pl. 5 et 6).
(d) Péron et Lesueur, *Hist. gén. des Méduses*, p. 43 (*Archives du Muséum*, t. XIV, p. 341 et 343).
(e) Blainville, *Manuel d'actinologie*, 1834, p. 266.

organes consistent en une couche de capsules ou utricules. logées dans l'épaisseur des parois latérales de la cavité stomacale; celle-ci se renfle en forme de poche dans les quatre espaces compris entre la portion basilaire des quatre bras ou tentacules circumbuccaux, et chacun de ces espaces constitue extérieurement une fosse assez profonde qui s'ouvre au dehors sous la face inférieure de l'ombrelle. Les organes reproducteurs occupent par conséquent le fond de ces quatre cavités périgastriques, et sont contigus à la cavité stomacale elle-même par leur surface interne. Ils sont plissés irrégulièrement, et lorsqu'ils sont gorgés d'ovules ou de capsules spermatiques, ils ressemblent à de gros rubans fortement froissés et presque intestiniformes, qui, à raison de leur couleur violette ou jaunâtre, sont visibles à travers les téguments transparents de l'ombrelle et y dessinent quatre taches presque annulaires, disposées crucialement. Quant au tissu ovigène ou spermatogène, il consiste en capsules ou cellules plus ou moins sphériques ou ovoïdes, et c'est par déhiscence que les produits génésiques arrivés à maturité s'en échappent (1).

le premier à faire une étude attentive de ces organes, et ses observations portèrent principalement sur la Méduse dont il est ici question. Les figures qu'il donna des ovaires de l'Aurélie (ou *Medusa aurita*) sont excellentes (*a*), et quelques années après M. de Siebold constata l'existence d'organes mâles chez ces mêmes Acalèphes (*b*). C'est donc à ce dernier zoologiste qu'appartient la découverte de différences sexuelles chez ces Animaux dioïques.

(1) D'après quelques observations que j'ai faites sur ces Méduses en 1840, j'avais été conduit à penser, comme M. Ehrenberg, que les produits génésiques sont évacués par la surface externe de ces organes, et s'échappent directement au dehors, par l'ouverture des loges périgastriques ; mais M. Agassiz croit que la déhiscence des capsules ovigènes a lieu par la face interne des lames ovariennes, et que les œufs traversent l'estomac et la bouche pour sortir au-dessous et aller se loger dans les replis des testicules péristomiens (*c*).

(*a*) Ehrenberg, *Ueber den Akalephen des rothen Meeres und die Organismus der Medusen der Ostsee* (*Mém. de l'Acad. de Berlin pour* 1835, p. 196, pl. 1, fig. 1, et pl. 7, fig. 1 et 2).

(*b*) Siebold, *Beiträge zur Naturgeschichte der wirbellosen Thiere* (*Neueste Schriften der naturforschenden Gesellschaft in Danzig*, t. III, 1839).

(*c*) Agassiz, *Op. cit.*, t. IV, p. 58.

Les organes de la génération sont disposés de la même manière chez tous les Médusaires de la grande division des Discophores cryptocarpes (1), et chez quelques-uns de ces Acalèphes on a déjà constaté des phénomènes de métagénésie semblables à ceux dont je viens de parler, de sorte que

(1) Ce groupe naturel comprend les Aurélies dont je viens de parler ; les Pélagies (*a*), les Chrysaores (*b*), les Rhizostomes (*c*), etc., etc. Chez tous ces Acalèphes quatre piliers périgastriques descendent vers la région orale, se continuent inférieurement avec les tentacules circumbuccaux, et déterminent, dans la portion périphérique de la cavité stomacale, quatre étranglements entre lesquels se trouvent des dilatations dont la paroi externe est froncée, et porte les organes reproducteurs.

Dans un Rhizostome de la Méditerranée que j'avais disséqué en hiver (1827), et qui était peut-être un jeune individu, je n'avais aperçu ni ovules ni spermatozoïdes dans les parois de ces cavités (*d*); mais plus tard leurs fonctions furent bien constatées, et M. Huxley en a étudié attentivement la structure (*e*).

Chez la Cyanée arctique, les loges génitales sont peu profondes et les organes reproducteurs font saillie au dehors, sous l'ombrelle (*f*).

Chez les Cassiopées, il y a huit de ces fosses (*g*).

Jusque dans ces derniers temps on ne connaissait aucune exception à la règle de la dioïcité chez les Médusaires ; mais il paraît, d'après les observations de M. Wright, que chez le *Chrysaora hyoscella*, dont la taille est très-grande, il se développe, à la face interne des cloisons ovariennes, des petits appendices tentaculiformes qui font saillie dans l'estomac et qui renferment des spermatophores. Ces Acalèphes seraient par conséquent hermaphrodites. Mais chez les individus de petite ou de moyenne taille, ce naturaliste ne trouva rien de semblable. Il est d'ailleurs à noter que les appendices circumgastriques qui portent les cellules spermatogènes ne sont pas les analogues des filaments tentaculiformes qui tapissent les parois de l'estomac chez les Aurélies, etc. (*h*).

(*a*) Voyez Milne Edwards, *Atlas du Règne animal* de Cuvier, ZOOPH., pl. 44, 45 et 46, fig. 1 *a*.

(*b*) *Chrysaora cyclonota*, Pér. et Les., ou *Cyanée chrysaore*, Cuv., *Atlas du Règne animal* de Cuvier, ZOOPH., pl. 47, fig. 1 et 1 *bis*.

(*c*) Voyez Milne Edwards, *Op. cit.*, pl. 49 et 50.

(*d*) Milne Edwards, *Observ. sur la structure de la Méduse marsupiale*, etc. (*Ann. des sciences nat.*, 1833, t. XXVIII, p. 257).

(*e*) Huxley, *On the Anatomy and the Affinities of the Family of the* Medusæ (*Philos. Trans.*, 1849, p. 423, pl. 38 et 39, fig. 26, 30, 31 et 32).

(*f*) Voyez Agassiz, *Contrib. to the Nat. Hist. of the United States of America*, t. III, pl. 4.

(*g*) Tilesius, *Beiträge zur Naturgesch. der Medusen* (*Nova Acta Acad. nat. curios.*, 1831, t. XV, pl. 70, 71, etc.).

(*h*) T. S. Wright, *On the Hermaphrodite Reproduction in* Chrysaora hyoscella (*Annals of Nat. Hist.*, 2e série, 1861, t. VII, p. 357, pl. 18, fig. 1, 2, 4).

ce mode de multiplication est probablement commun à tout le groupe (1).

§ 4. — Les Méduses discophores de la division des Gymnophthalmes (2) sont également dioïques, et leurs organes reproducteurs sont aussi situés entre les téguments externes et la membrane qui limite la cavité digestive ou les principaux troncs gastro-vasculaires; mais ils ne sont pas logés dans des cavités particulières situées autour de l'estomac, entre les piliers du système tentaculaire circumbuccal, et ils s'ouvrent au dehors sous l'ombrelle, comme chez les Méduses stéganostomes dont je viens de parler.

Gymnoph-
thalmes.

Ainsi, chez les Équorées, le tissu reproducteur (ovigène chez les individus femelles, et spermatogène chez les mâles) est logé dans une série de replis membraneux qui sont disposés radiairement autour de la bouche, à la face inférieure de l'ombrelle, le long de la paroi correspondante des canaux périgastriques, de façon à flotter librement dans le liquide ambiant (3).

---

(1) On doit à sir John Dalyell une série d'observations très-intéressantes sur les Planules et les Strobiles des Chrysaores (a).

M. Franzius, de Breslau, a observé des Scyphostomes produits par le *Cephia borbonica*, mais il n'a pas suivi le développement ultérieur de ces Acalèphes (b).

(2) Forbes a donné ce nom au groupe des Méduses discophores à yeux non voilés par des lobes marginaux de l'ombrelle (c), qui constituent, dans la classification d'Eschscholtz, la section des Cryptocarpiens (d).

(3) L'existence de ces lamelles radiaires suspendues à la face inférieure de l'ombrelle des Equorées, de façon à y constituer une sorte de collerette ou de couronne, fut signalée par Péron et Lesueur; mais ces voyageurs n'émirent aucune opinion relativement à la nature de ces organes (e). Je crois avoir été le premier à en con-

(a) Dalyell, *Rare and remarkable Animals of Scotland*, t. I, p. 99 et suiv., pl. 15-20.
(b) Franzius, *Ueber die Jungen der Cephea* (*Zeitschr. für wissensch. Zool.*, 1852, t. IV, p. 118, pl. 8, fig. 1-4).
(b) Agassiz, *Op. cit.*, t. III, pl. 4, fig. 1, et pl. 5 a, fig. 14 et 15.
(c) Forbes, *A Monograph of the Naked-eyed Medusæ* (*Ray Society*, 1858).
(d) Eschscholtz, *System der Akalephen*, 1829, p. 41.
(e) Péron et Lesueur, *Tabl. des Méduses* (*Ann. du Muséum*, 1809, t. XIV, p. 335). — *Voyage de découverte aux terres australes* (*Histoire générale et particulière des Méduses*, etc., pl. 8, 9 et 10).

Chez d'autres Méduses, qui appartiennent également à la division des Acalèphes discophores gymnophthalmes, la portion orale de l'estomac se prolonge en forme de trompe, et porte les organes reproducteurs, dont la disposition est d'ailleurs à peu près la même que chez les Équorées (1).

Souvent l'appareil de la reproduction est au contraire rejeté davantage vers la périphérie de l'ombrelle, et se trouve en connexion avec la paroi inférieure des principaux troncs du système gastro-vasculaire qui partent de l'estomac central sous la forme de rayons. Chez les *Thaumantias*, par exemple, on voit, sur le trajet de chacun de ces canaux, un ovaire ou un testicule, suivant le sexe des individus ; du reste, ces organes ne sont que peu développés, et ne consistent qu'en une paire de petits

stater les fonctions, et à reconnaître que chez certains individus elles sont des appareils spermatogènes, tandis que chez d'autres elles constituent des ovaires (a). Elles sont rangées par paires le long de chacun des canaux périgastriques, et s'étendent jusqu'à une petite distance du bord de l'ombrelle ; enfin, elles sont très-froncées, et logent dans leur épaisseur une couche de vésicules reproductrices.

(1) En général, ce prolongement proboscidiforme de l'estomac, qui porte la bouche à son extrémité inférieure et qui se trouve suspendu au centre de l'ombrelle, est trop court pour se montrer au dehors, et les organes reproducteurs sont disposés en rangées verticales autour de sa portion supérieure. Le plus ordinairement ces organes sont au nombre de huit : par exemple, chez les Océanies (b), les Hypocrènes (c) et les Turris (d) ; mais, chez quelques espèces, il n'y en a que six (e).

Chez le *Sarsia strangulata*, décrit par Allman, le manubrium, ou appendice gastrique proboscidiforme, est d'une longueur énorme, et présente de distance en distance des renflements dus à la présence des organes génitaux (f).

(a) Milne Edwards, *Observations sur l'Æquorea violacea* (*Ann. des sciences nat.*, 2ᵉ série, 1841, t. XVI, p. 198, pl. 1, fig. 1 a et 1 b).

(b) Exemple : l'*Oceania episcopalis* ; voyez Forbes, *Op. cit.*, pl. 2, fig. 1.

(c) Exemple : l'*Hippocrene superciliaris* ; voyez Agassiz, *Contributions to the Nat. Hist. of the Acalephæ of North America* (*Mem. of the American Acad. of Arts and Science*, 1849, t. II, p. 253, pl. 2, fig. 20-23).

— *Hippocrene* (ou *Bougainvillia*) *britannica* ; voyez Forbes, *Op. cit.*, pl. 12, fig. 1.

(d) Exemple : le *Turris digitalis* ; voyez Forbes, *Op. cit.*, pl. 3, fig. 2.

(e) Exemple : le *Willisia stellata* ; voyez Forbes, *Op. cit.*, pl. 1, fig. 1 a.

(f) Exemples : le *Thaumantias areonautica* ; voyez Forbes, *Op. cit.*, pl. 9, fig. 3.

— Le *Thaumantias leucostyla* ; voyez Will, *Op. cit.*, pl. 2, fig. 16 et 17.

lobes arrondis renfermant des capsules ou cellules génésiques (1). En général, le nombre des organes reproducteurs disposés de la sorte est de quatre (2), mais chez quelques espèces on en compte huit (3).

§ 5. — Les Béroés et les autres Acalèphes ciliogrades ressemblent assez aux précédents par la position de l'appareil reproducteur ; mais, au lieu d'être dioïques, comme les Médusaires ordinaires, ils sont hermaphrodites. Les organes mâles et femelles sont disposés par paires le long de chacun des huit canaux sous-ambulacraires, les ovaires d'un côté et les glandules spermatogènes de l'autre, dans des prolongements latéraux de ces appendices de la cavité digestive, et c'est dans l'intérieur du tube intermédiaire que la fécondation paraît s'effectuer (4).

Acalèphes
ciliogrades.

(1) Chez quelques *Thaumantias*, ces organes sont très-ramassés et de forme ovalaire (*a*), mais chez d'autres espèces ils sont fort allongés (*b*).

(2) Il y a quatre ovaires ou testicules dans les genres *Slabberia* (*c*), *Thiaropsis* (*d*), *Thaumantias* (*e*), *Geryonia* (*f*).

(3) Par exemple dans les genres *Circe* (*g*) et *Stomatobrachium* (*h*).

(4) C'est dans l'épaisseur des parois des canaux sous-ambulacraires que le tissu ovigène d'un côté, et le tissu spermatogène du côté opposé, se trouvent logés ; et lors de la saison de la reproduction, ces parois se dilatent d'espace en espace de façon à former, de chaque côté de ces troncs gastro-vasculaires, une série de boursouflures, puis de cæcums rameux dans l'intérieur desquels les œufs et les capsules spermatiques se développent. Ces deux sortes d'organes sont disposés dans le même ordre, sur les huit canaux sous-ambulacraires, en sorte que deux ovaires dirigés en sens inverse occupent le même espace interambulacraire et débouchent dans les deux canaux gastro-vasculaires adjacents ; puis, de chaque côté, on rencontre une paire d'organes

(*a*) Exemple : le *Thaumatias pilosella ;* voyez Forbes, *Op. cit.*, pl. 8, fig. 1.

(*b*) Allman, *Report on the present State of our Knowledge of the Reproductive System in the Hydroidea* (*British Association for* 1863, p. 369, fig. 8).

(*c*) Exemple : le *Slabberia halterata ;* voyez Forbes, *Op. cit.*, pl. C, fig. 1. — Agassiz, *Op. cit.* (*Mem. of the American*).

(*d*) Exemple : le *Thiaropsis diademata* (*Acad. of Arts and Sciences*, 1849, pl. 6, fig. 1-5).

(*e*) Exemple : le *Thaumantias hemispherica ;* voyez Forbes, *Op. cit.*, pl. 8, fig. 2.

(*f*) Exemples : *Geryonia appendiculata ;* voyez Forbes, *Op. cit.*, pl. 5, fig. 2 *a*, 2 *d*. — *Geryonia pelucida ;* voyez Will, *Horæ Tergestinæ*, pl. 2, fig. 8 et 9.

(*g*) Exemple : *Circe rosea ;* voyez Forbes, *Op. cit.*, pl. 1, fig. 2 *b*.

(*h*) Exemple : *Stomatobrachium octocostatum ;* voyez Forbes, *Op. cit.*, pl. 4, fig. 1 *b*.

Métagenèse chez les Gymnophthalmes.

§ 6. — Nous ne savons presque rien relativement à l'histoire physiologique de la reproduction de ces derniers Acalèphes (1) ; mais, pour la plupart des Médusaires discophores gymnophthalmes, on est beaucoup plus avancé, et l'on a constaté chez ces Zoophytes des phénomènes de métagenèse encore plus remarquables que ceux dont je viens de rendre brièvement compte en parlant des Aurélies et des autres Méduses cryptophthalmes. En effet, les Métazoaires qui descendent de ces Méduses gymnophthalmes sont des Animaux de formes variées, qui sont connus depuis longtemps des zoologistes sous le nom de Corynes, de Campanulaires, de Sertulaires, etc., et qui constituent le groupe appelé communément la classe des *Polypes hydraires*. Mais les Métazoaires construits d'après le plan organique offert par ces êtres nés d'une Méduse, et aptes à produire d'autres Méduses semblables aux Typozoaires dont elles descendent indirectement, n'ont pas tous le pouvoir de réaliser chez leurs produits la forme propre aux Méduses ; et chez ces espèces l'individu correspondant à ces Typozoaires n'a plus la même importance, et parfois se trouve réduit à l'état d'un agent reproducteur dépendant du Métazoaire ou Polype dont il semble n'être qu'un organe.

mâles ayant les mêmes connexions avec le côté correspondant des deux canaux sous-ambulacraires suivants, et ainsi de suite. Ce mode d'arrangement a été constaté chez plusieurs Acalèphes de cette famille par M. Will et par M. Agassiz (*a*); mais lorsque le travail génésique n'est pas en activité, on ne distingue pas les organes mâles des organes femelles : ainsi, en hiver, je n'ai aperçu, chez les Béroés de la mer de Nice, aucun caractère sexuel (*b*). Le développement des Béroés, etc., a été étudié récemment par M. Kowalewsky (*c*).

(1) On doit à M. Allman quelques observations sur le développement des Béroés (*d*).

(*a*) Exemples : *Beroe rufescens* ; voyez Will, *Horæ Tergestinæ*, pl. 1, fig. 22.
— *Idatea roseola* ; voyez Agassiz, *Op. cit.*, p. 283, fig. 90.
— *Eucharis multicornis* ; voyez Will, *Op. cit.*, pl. 1, fig. 5.
(*b*) Milne Edwards, *Observ. sur le* Beroe Forskalii (*Ann. des sciences nat.*, 2ᵉ série, 1841, t. XVI, p. 215, pl. 6, fig. 1 e).
(*c*) Kowalewsky, *Entwick. der einfachen Ascidien* (*Mém. de Saint-Pétersbourg*, 1866, n° 15).
(*d*) Allman, *Contributions to our Knowledge of the Structure and Development of the* Beroidæ (*Proceed. of the Edinburgh Royal Society*, 1862, t. IV, p. 522).

Les Polypes dont il est ici question ressemblent beaucoup aux Hydres ou Polypes à bras dont j'ai souvent eu l'occasion de parler, mais ils habitent la mer, vivent fixés à des corps étrangers par leur base, et sont revêtus d'une gaîne épidermique de consistance semi-cornée. Leur forme est cylindrique ; une cavité digestive occupe l'axe de leur corps, et leur extrémité supérieure, garnie de tentacules, constitue une sorte de tête proboscidiforme. Ainsi que nous l'avons déjà vu, ces Zoophytes subissent dans le jeune âge des métamorphoses remarquables. En sortant de l'œuf, ils ont la forme d'un Animalcule à corps ovalaire et déprimé, et ils sont couverts de cils vibratiles à l'aide desquels ils nagent avec rapidité ; alors ils ressemblent complétement aux larves des Scyphostomes engendrés par les Méduses cryptophthalmes dont je viens de parler, et on les désigne aussi sous le nom de *Planules*. Bientôt ces larves nageuses se fixent pour toujours, puis s'élèvent en forme de colonne, et acquièrent le mode d'organisation propre aux Polypes hydraires. Plus tard des bourgeons se développent sur certains points de leur corps, et d'ordinaire chacun de ces bourgeons situés plus ou moins loin de l'extrémité céphalique de l'Animal devient, en se développant, un nouveau Polype semblable à l'individu souche. Tous les individus qui se forment ainsi sont agames ; ils ne se multiplient que par gemmation, et, restant unis entre eux, ils constituent des colonies rameuses dont l'aspect rappelle une touffe de fleurs ou une branche d'arbre. Ce mode de propagation peut se continuer pendant plusieurs générations ; mais, à un certain moment, ou sous l'influence de causes que nous ignorons, ces Polypes produisent des bourgeons d'une autre sorte, qui en général naissent dans la région céphalique du Zoophyte, et qui, en se développant, deviennent des individus sexués : une Méduse gymnophthalme, par exemple.

Ainsi, le Polype hydraire de la famille des Syncorynes, que Dujardin a décrit sous le nom de Stauridie, est dépourvu d'organes génitaux et se multiplie par gemmation. Les tubercules reproducteurs qui naissent dans la région basilaire ou moyenne du corps deviennent de jeunes Polypes semblables à la Stauridie souche ; mais dans la région céphalique se développent d'autres bourgeons qui acquièrent un mode d'organisation très-différent. Ils se dilatent de façon à constituer une sorte de cloche dont le sommet adhère au Polype producteur par un pédoncule, et dont la cavité est occupée par un prolongement proboscidiforme qui ressemble à un battant de cloche et qui porte à son extrémité libre l'orifice buccal. Le fond de cette coupe est creusé d'un estomac, et ses bords se garnissent de tentacules. En un mot, l'individu qui naît de la sorte sur la Stauridie ressemble complétement à l'une de ces Méduses gymnophthalmes dont j'ai parlé précédemment sous les noms de *Sarsia*, de *Thaumantias*, etc. En effet, il ne tarde pas à se détacher, nage à la façon des Méduses ordinaires, et il constitue l'Acalèphe que Dujardin a appelé *Cladonème*. Enfin, ce Zoophyte campanulaire ainsi produit se complète par le développement d'organes reproducteurs, et les œufs qu'il produit donnent naissance à des Planules qui, après s'être fixées comme je l'ai déjà dit, se transforment en Stauridies.

Le zoologiste que je viens de citer ne fut pas le premier à observer des phénomènes de cet ordre : il vient après MM. Wagner, Loven, Sars, Van Beneden et quelques autres (1) ; mais

(1) On trouve dans l'ouvrage de Cavolini, sur les Polypes, quelques faits qui auraient pu mettre les zoologistes sur la voie de la découverte de l'alternance des formes organiques chez ces Zoophytes (a) ; mais les premières observations relatives à la production d'une Méduse par gemmation sur le corps d'un Polype hydraire sont dues à M. Wagner (b); elles furent cependant très-incomplètes, et les recherches de M. Loven sur la génération

(a) Cavolini, *Memorie per servire alla storia de' Polipi marini*, 1785, p. 151, pl. 5, fig. 3.
(b) Wagner, *Ueber cinc neue im adriatischen Meere gefundene Arten nakter Armpolypen* (*Isis*, 1833, p. 256, pl. 11).

j'ai employé de préférence à tout autre l'exemple fourni par les Cladonèmes et les Stauridies se succédant et s'engendrant mutuellement, parce que c'est un cas à la fois simple et complet. Plus récemment, un grand nombre d'observations analogues ont été recueillies par divers naturalistes, et si j'avais ici à traiter spécialement de l'histoire des Acalèphes, je m'y arrêterais longuement : mais dans ces Leçons je ne dois m'en occuper que d'une manière générale, en me plaçant au point de vue de la physiologie et de l'anatomie comparée ; par consé-

des Syncorynes, qui les suivent de très-près, avancèrent davantage la question (a). Dujardin fut, à ce que je crois, le premier à compléter le cycle de faits, en constatant, d'une part, la production des Médusaires par les Polypes hydraires appelés Stauridies, et, d'autre part, la production de ces mêmes Stauridies par les œufs provenant des Médusaires en tout semblables à ceux qu'il avait vus naître d'autres Stauridies (b). Quelques années après, M. Krohn observa la même série de phénomènes (c).

Vers la même époque, M. Van Beneden constata chez l'*Eudendrium ramosum* un série de phénomènes génésiques très-analogues à ceux dont je viens de parler, mais il y donna une interprétation différente, et il n'eut pas

l'occasion de voir les jeunes Méduses qui naissent de ces Polypes hydraires se développer complétement et produire des Planules (d).

Je citerai également ici les observations de M. Sars sur la production des Méduses du genre *Sarsia* par des Syncorynes (e).

M. Gosse a observé la reproduction du *Turria neglecta*, où les ovaires groupés autour du prolongement proboscidiforme de l'estomac laissent échapper des Planules ciliées qui, après s'être fixées, deviennent des Polypes hydraires fort semblables à ceux du genre *Clava* (f). M. Wright a étudié le développement de l'œuf chez le même Médusaire (g).

Je citerai également ici les observations de M. Gegenbauer sur le déve-

(a) Loven, *Observ. sur le développement et les métamorphoses des genres Campanulaire et Syncoryne* (Ann. des sciences nat., 2ᵉ série, 1841, t. XV, p. 157, pl. 8).

(b) Dujardin, *Observations sur un nouveau genre de Médusaire provenant de la métamorphose des Syncorynes* (Ann. des sciences nat., 2ᵉ série, 1843, t. XX, p. 370). — *Mémoire sur le développement des Méduses et des Polypes hydraires* (Ann. des sciences nat., 3ᵉ série, 1845, t. V, p. 271, pl. 14, fig. A et C).

(c) Krohn, *Ueber die Brut des* Cladonema radiatum *und deren Entwickelung zum* Stauridium (Müller's *Archiv für Anat.*, 1853, p. 420, pl. 13).

(d) Van Beneden, *Recherches sur l'embryologie des Tubulaires*, pl. 4 (Mém. de l'Acad. de Bruxelles, 1844, t. XVII).

(e) Sars, *Fauna littoralis Norwegiæ*, fasc. 1, p. 2, pl. 1, fig. 1-6, 1846.

(f) Gosse, *A Naturalist's Rambles on the Devonshire coast*, 1853, p. 348, pl. 13.

(g) Wright, *Edinburgh new Philosoph. Journal*, 1859, pl. 8, fig. 1.

quent, je ne citerai que les faits qui me semblent être les plus importants à connaître.

Ainsi, j'appellerai d'une manière toute particulière l'attention sur les faits constatés par M. Agassiz, relativement au mode de développement du *Sarsia*, qui naît sur le *Coryne mirabilis*. Comme d'ordinaire, le Polype souche de la colonie est agame, et, se multipliant par bourgeonnement, produit de nouveaux individus semblables à lui, qui ne s'en détachent pas, et bourgeonnant à leur tour de la même manière près de leur base, constituent de la sorte une touffe. Au printemps, des bourgeons d'une autre sorte se développent près de l'extrémité céphalique de ces Corynes, et, au lieu de devenir des Polypes à extrémité claviforme comme les précédents, ces nouveaux individus acquièrent le mode d'organisation propre aux Méduses gymnophthalmes du genre *Sarsia*, c'est-à-dire prennent la forme d'une cloche dont le bord est garni de quatre tenta-

loppement de l'œuf chez le *Lizzia Köllikeri* et l'*Oceania armata*, et sur la transformation des Planules ainsi produites en Polypes hydraires (a).

La production d'une espèce de Campanulaire par une Méduse du genre *Thaumantias* a été constatée par M. Wright, qui a vu aussi des Laomides naître de la même manière de l'*Æquorea vitrea* (b).

Les Zoophytes décrits par M. de Quatrefages sous le nom d'Eleuthé-

ries (c), sont les animaux sexués qui naissent par bourgeonnement sur une espèce de Polype hydroïde de la famille des Coryniens, dont M. Hincks a formé le genre *Clavatella* (d). La position des germes reproducteurs paraît varier un peu, suivant les espèces (e).

M. Krohn a observé un individu mâle, et l'on doit à ce naturaliste beaucoup d'autres observations intéressantes sur ces Acalèphes (f).

(a) Gegenbauer, *Zur Lehre vom Generationswechsel und der Fortpflanzung der Medusen und Polypen*, 1854, p. 23 et suiv., pl. 2, fig. 1-9 et fig. 10-16.

(b) Wright, *Observ. on British Zoophytes* (*Microscopic Journal*, new series, 1863, t. III, pl. 4, fig. 1-6).

(c) Quatrefages, *Mémoire sur l'Eleuthérie dichotome* (*Ann. des sciences nat.*, 2e série. t. XVIII, 1842).

(d) Hincks, *On Clavatella*, *a new genus of Corynoid Polypes, and its Reproduction* (*Ann. of Nat. Hist.*, 1861, 3e série, vol. VII, p. 73, pl. 7 et 8).

(e) F. de Filippi, *Sopra due Idrozoi* (*Mem. della R. Acad. delle scienze di Torino*, 2e série, t. XXIII.

(f) Krohn, *Beobachtungen über den Bau und die Fortpflanzung der Eleutheria* (*Archiv für Naturgeschichte*, 1861, t. I, p. 157).

cules subcylindriques et dont le fond donne attache à un prolongement stomacal proboscidiforme. Ces Méduses se détachent ensuite et nagent avec agilité ; puis, arrivées à maturité, produisent dans l'épaisseur des parois de l'espèce de trompe dont l'extrémité libre est occupée par la bouche une multitude de cellules qui, chez certains individus, se remplissent de spermatozoïdes, et chez d'autres deviennent autant d'ovules. Plus tard dans la saison, ces mêmes Corynes produisent d'autres bourgeons qui se développent de la même manière et acquièrent à peu près le même mode de conformation que les *Sarsia* dont je viens de parler, mais restent adhérents au Polype agame dont ils descendent ; ils n'en deviennent pas moins des individus sexués, et fournissent, comme les Méduses nageuses nées au printemps, des spermatozoïdes et des ovules dont naîtront des jeunes destinés à fonder de nouvelles colonies de Corynes. Ainsi, les Typozoaires, ou individus sexués, que les Métazoaires ou individus agames produisent par gemmation, sont susceptibles de revêtir deux formes organiques : de devenir des Méduses complètes et indépendantes, ou de rester fixés au Polype dont ils naissent et dont ils ne paraissent être que des organes reproducteurs tantôt mâles, tantôt femelles. Ces Typozoaires incomplets et sédentaires n'acquièrent pas, comme les *Sarsia*, des tentacules marginaux, et évacuent sur place les éléments reproducteurs, qui se développent comme d'ordinaire dans l'épaisseur des parois du prolongement gastrique correspondant à la trompe stomacale des Médusaires : ce sont des cloches à axe proligère, et l'on peut leur appliquer le nom de *gonocalyce* (1).

(1) On voit aussi par les observations de M. Sars, que des espèces de Polypes hydraires, très-voisines et appartenant au groupe des Corymorphes, peuvent donner naissance à des Typozoaires sexués très-différents. Ainsi, cinq de celles observées par ce naturaliste ont produit, par gemma-

Si l'on suppose un arrêt de développement plus considérable dans la portion du bourgeon destinée à constituer l'appareil locomoteur du Typozoaire, c'est-à-dire l'ombrelle de la Méduse et ses dépendances, on peut facilement se représenter des individus sexués qui seront les analogues des *Sarsia*, mais qui ne se dépouilleront pas de leur enveloppe demi-cornée, et conserveront la forme d'une capsule immobile ou gonocalyce, dans l'intérieur duquel se trouvera une sorte de colonne ou de trompe ovigène ou spermatogène. La Planule, ou espèce de larve ciliée qui d'ordinaire naît d'une Méduse proprement dite et devient un Polype hydraire, sera alors produite par la capsule ovigène attachée au corps d'un Polype de même nature, et par conséquent l'alternance des formes organiques, qui caractérise la reproduction par métagenèse, semblera ne plus exister ; mais la règle commune chez les Zoophytes de la classe des Acalèphes n'en reste pas moins en vigueur, puisque le Typozoaire, qui d'ordinaire devient une Méduse, se retrouve encore sous une forme organique parfaite, celle d'un gonocalyce ou capsule sexuelle (1).

Mais pour bien saisir le caractère et la signification des par-

tion, des Médusaires ordinaires et libres, tandis qu'une autre espèce ne porte que des sporosacs qui restent toujours fixés à l'individu souche (a).

Des faits du même ordre ont été constatés par plusieurs autres naturalistes.

(1) M. Ehrenberg, qui a rendu de grands services à l'histoire naturelle de la plupart des Animaux inférieurs, fut le premier à considérer les calyces ovifères des Hydroïdes comme des individus femelles correspondant aux Polypes ordinaires auxquels ces corps sont associés ; mais il pensa, à tort, que ces derniers étaient les individus mâles, tandis qu'ils sont, en réalité, agames (b).

(a) Sars, *Sur les diverses Méduses du genre de* Nourrices Corymorpha, *et sur les diverses espèces qu'elles produisent (Bibl. univ. de Genève, Arch. des sciences*, 1861, t. XI, p. 273).

(b) Ehrenberg, *Beiträge zur physiol. Kenntniss der Corallenthiere*, p. 9 (*Mém. de l'Acad. de Berlin*, 1834).

— Hincks, *Notes on the Reproduction of* Campanulariadæ (*Ann. of Nat. Hist.*, 2e série, 1852, t. X, p. 84).

— Peach, *Notice of a Curious Metamorphosis in a Polype-like Animal (Ann. of Nat. Hist.*, 2e série, 1859, t. XVIII, p. 99).

ticularités que nous offre le mode de multiplication de beaucoup de ces Zoophytes, il faut tenir compte d'un autre ordre
de faits.

Les Polypes hydraires qui naissent les uns des autres par
gemmation, et qui vivent réunis en une espèce de colonie,
ou *hydrosome*, peuvent ne pas être tous de la même sorte (1);
et souvent certains individus sont spécialement chargés des
fonctions de nutrition, tandis que d'autres individus dépourvus de bouche, et ne s'alimentant que par l'intermédiaire
des précédents, avec lesquels ils demeurent en continuité de
substance, sont uniquement affectés au service de la génération.

Cette division du travail physiologique entre les différents
membres de ces singulières associations où une cavité digestive
et irrigatoire s'étend dans l'axe du corps de tous les individus
constituant l'hydrosome, a été très-bien observée par M. de
Quatrefages chez les Syncoryniens, auxquels ce naturaliste a
donné le nom de *Synhydres parasites*. Tous ont à peu près la
même forme générale ; mais les uns ont une bouche entourée
de longs tentacules et sont les agents nourriciers de la colonie, qu'on désigne parfois sous le nom de *trophosomes* (2),
tandis que les autres, sans tentacules filiformes, sont astomes,
et, quoique dépourvus d'organes génitaux, comme les premiers,

(1) J'ajouterai que, dans quelques cas, des Médusaires qui ne paraissent pas différer entre eux proviennent de Sertulariens très-dissemblables ; d'où l'on peut inférer que les produits agames ou Métazoaires de ces Acalè-phes typozoaires sont polymorphes (*a*).

(2) M. Allman appelle ainsi les Polypes ou membres nourriciers de l'assemblage ou hydrosome, et il donne d'une manière générale le nom de *gonosomes* (ou corps prolifères) aux zooïdes (ou individus) propagateurs de ces mêmes associations (*b*).

(*a*) Hincks, *On the Production of similar Gonoids by Hydroid Polypes belonging to different Genera* (Ann. of Nat. Hist., 3ᵉ série, 1862, t. X, p. 459, pl. 9).

(*b*) Allman, *Report on the present State of our Knowledge of the Reproductive System in the Hydroidea* (British Association for the Advancement of Science, 1863).

ils sont généralement chargés de la propagation de l'espèce, car ils produisent des bourgeons analogues à ceux dont nous avons vu naître des individus sexués chez les Stauridies et les Corynes.

Souvent ces Métazoaires prolifères, ou individus agames et astomes, diffèrent beaucoup par leur forme générale des individus nourriciers. Ainsi, chez les Campanulaires, où ces derniers se composent d'une longue tige grêle terminée par une sorte de coupe cornée, dans l'intérieur de laquelle se trouve la partie céphalique du Polype avec sa trompe buccale et sa couronne de tentacules contractiles, les Métazoaires reproducteurs n'ont qu'un pédoncule court, et consistent principalement en une grande capsule ovoïde et close, ou gonocalyce, dont l'axe est occupé par un cylindre appelé *manubrium*, qui, tout en étant imperforé, est comparable à la trompe des précédents, et donne naissance aux bourgeons reproducteurs. Parfois ces bourgeons se détachent et s'échappent du gonocalyce lorsque leur développement n'est que très-peu avancé, et c'est plus tard qu'ils acquièrent peu à peu la forme d'une Méduse, chez le *Campanularia gelatinosa*, par exemple (1).

Chez d'autres Campanulariens, où les individus nourriciers et les individus reproducteurs ont à peu près la même conformation que chez l'espèce dont je viens de parler, les jeunes Métazoaires produits dans l'intérieur du gonocalyce se déve-

(1) M. Van Beneden a publié, en 1844, une série d'observations très-intéressantes sur la reproduction et le développement de ces Zoophytes; l'interprétation qu'il donne des phénomènes génériques diffère, à certains égards, des vues assez généralement adoptées aujourd'hui, mais les faits dont on lui doit la connaissance n'en sont pas moins très-importants Les petites Méduses qui naissent de ces Campanulaires avaient été désignées précédemment sous le nom générique d'*Obelia* (a).

(a) Van Beneden, *Mémoire sur les Campanulaires de la côte d'Ostende* (*Mém. de l'Acad. de Bruxelles*, 1844, t. XVII).

loppent sur place et sans acquérir d'une manière complète la forme ordinaire des Méduses; ils se reproduisent sans s'être détachés du Polype souche, et donnent naissance à des Planules qui s'en vont au loin fonder de nouvelles colonies de Campanulaires. Ce mode de multiplication se voit chez le *Campanularia geniculata*, et a été très-bien décrit par M. Löven, dont les observations sont antérieures à celles de la plupart des naturalistes qui ont contribué à introduire dans la science les idées généralement adoptées aujourd'hui relativement aux générations alternantes (1).

Les gonosomes varient de forme chez les différents Sertulariens, et sont parfois réduits à un état de grande simplicité. Ainsi, chez les Cordylophores (2), ils ne consistent qu'en une ampoule ovoïde ou gonocyste, formé par un prolongement de la lame tégumentaire constitutive du Polypier, et un cæcum central ou manubrium dont la cavité communique-avec le canal gastro-vasculaire du cœnosome, ou tige commune, et dont les parois produisent dans leur épaisseur des cellules spermatogènes ou ovariennes, suivant les individus (3).

Les sexes sont toujours séparés chez les Gonophores capsulaires dont je viens de parler, aussi bien que chez les Médusaires

---

(1) L'excellent travail de M. Löven sur la multiplication des Campanulaires fut publié à Stockholm en 1836, et traduit peu de temps après dans plusieurs recueils (*a*).

(2) M. Allman a publié de très-bonnes observations sur la structure et le mode de développement de ces gonosomes (*b*).

(3) Pour plus de détails sur la structure des gonocystes, je renverrai aux diverses publications de M. Allman (*c*).

(*a*) Löven, *Bidrag till Kännedomen af Slägtena* Campanularia *och* Syncoryna (*Zoologiska Bidrag*, n° 2).
— *Observ. sur le développement et les métamorphoses des genres Campanulaire et Syncoryne* (*Ann. des sciences nat.*, 2ᵉ série, 1841, t. XV, p. 157, pl. 8).
(*b*) Allman, *On the Anatomy and Physiology of* Cordylophora (*Philos. Trans.*, 1853, p. 367, pl. 25 et 26).
(*c*) Allman, *On the Reproductive Organs in certain Hydroid Polypes* (*Proceedings of the R. Soc. of Edinburgh*, 1862, t. IV, p. 50).

gymnophthalmes, dont ils sont les analogues, et l'on ne trouve dans la même colonie, ou hydrosome, que des individus d'une seule sorte, tantôt mâles, d'autres fois femelles (1). En général, leur structure paraît être la même, et on ne les distingue que par leurs produits; mais dans quelques espèces leur forme est un peu différente (2).

Chez la plupart des Polypes hydraires, les bourgeons destinés à produire les Typozoaires, ou individus sexués, naissent directement sur le corps de l'individu souche, et par conséquent le cycle métagénésique ne se compose que de deux termes; mais chez d'autres espèces, ces mêmes bourgeons se forment sur une espèce de bourgeon intermédiaire qui se ramifie et ressemble à une sorte de stolon flottant. Les jeunes Médusaires, ou les gonocystes qui en tiennent lieu, se trouvent alors suspendus en guirlandes autour de la région céphalique du Polype agame. D'excellents exemples de ce mode de gemmation nous

(1) En 1843, M. Krohn constata l'existence de spermatozoïdes chez le *Pennaria Cavolinii*, dans des réceptacles semblables à ceux où Cavolini avait trouvé des œufs (a).

Le développement du tissu spermatogène et la conformation des spermatozoaires ont été étudiés chez la Laomède flexueuse par M. Allman (b).

(2) Par exemple chez le *Sertularia tamarisca*, le *Sertularia ramosa* et le *Sertularia racemosa* ou *Eudendrium*. Chez ce dernier, les gonophores mâles sont disposés en verticilles sur le corps du Polype.

M. Agassiz a constaté que chez le *Paryphea crocea*, les gonophores mâles diffèrent des gonophores femelles par l'absence des prolongements tentaculiformes qui, chez ces derniers, se développent sur le bord du calyce (c).

Il est à noter que chez le *Paryphea crocea*, M. Agassiz n'a pu découvrir dans les gonophores médusoïdes femelles aucun œuf proprement dit, et que les jeunes qui naissent dans l'intérieur du calyce n'ont pas la forme de Planules, mais ressemblent déjà beaucoup à un Polype hydroïde radiaire (d).

(a) Krohn, *Einige Bemerkungen und Beobachtungen über die Geschlechtsverhältnisse bei den Sertularien* (Müller's *Archiv für Anat.*, 1843, p. 174).

(b) Allman, *Report* (*British Association*, 1863, p. 383, fig. 14).

(c) Agassiz, *Op. cit.*, t. IV, p. 258, pl. 33.

(d) Agassiz, *Op. cit.*, t. IV, pl. 23, fig. 12, 21, 22, etc.

sont fournis par le *Paryphea crocea* et le *Tubularia Couthonii*, dont M. Agassiz a fait une étude approfondie.

Chez l'*Hybocodon prolifera*, les phénomènes métagénésiques se compliquent encore plus. En effet, le Polype hydraire, qui ressemble beaucoup à ceux dont je viens de parler, produit des Méduses gymnophthalmes qui paraissent être agames, et qui se multiplient au moyen de bourgeons dont naissent d'autres Méduses destinées probablement à acquérir des organes sexuels (1). Des phénomènes de gemmation analogues ont été observés chez plusieurs autres Médusaires, par exemple le *Cytæis octopunctata* de M. Sars; et il est à noter que, chez ce singulier Acalèphe, les bourgeons naissent sur les individus agames autour du prolongement proboscidiforme de l'estomac, précisément là où se trouvent d'ordinaire les ovaires chez les individus sexués de la même famille (2).

Chez quelques Médusaires, la reproduction se fait par la surface interne de la cavité stomacale, à la voûte de laquelle se trouve un appendice linguiforme dont naissent de nombreux bourgeons qui, en se développant, deviennent autant de petites

---

(1) M. Agassiz a donné le nom générique d'*Hybocodon* à des Médusaires très-voisins des *Steenstrupia*, que M. Steenstrup avait vus naître des Polypes hydraires appelés *Coryne fritillaria* (a). Chez ces Acalèphes, l'ombrelle campanuliforme n'est pourvue que d'un seul grand tentacule marginal, et c'est à la base de cet appendice que les bourgeons secondaires se développent (b).

Chez le *Sarsia prolifera*, décrit par Forbes, il y a, comme d'ordinaire, quatre tentacules marginaux, à la base de chacun desquels des bourgeons reproducteurs se développent (c).

(2) Le *Cytæis octopunctata* de M. Sars, ou *Lizzia octopunctata* de Forbes, est une Méduse gymnophthalme dont l'ombrelle presque ovoïde porte sur le bord huit paquets de tentacules (d).

(a) Agassiz, *Contrib. to the Nat. Hist. of the United States*, vol. IV, p. 243, pl. 25.

(b) Steenstrup, *On the Alternation of Generations*, translated by Busk, p. 27 (Ray Soc., 1845).

(c) Forbes, *Op. cit.*, p. 59, pl. 7, fig. 3.

(d) Sars, *Beskrivelser of Jorgttagelser*, 1835, p. 28, pl. 6, fig. 14. — *Fauna littoralis Norwegiæ*, pars 1, p. 10, pl. 4, fig. 8-13.

— Forbes, *Op. cit.*, p. 64, pl. 12, fig. 3.

Méduses. Ce singulier mode de gemmation a été constaté chez les Carmarines et divers Æginides (1).

J'ajouterai que certaines Méduses paraissent être susceptibles de se multiplier par fissiparité. En effet, M. Kölliker a observé un phénomène de cette nature chez le *Stomobrachium mirabile*, qui se trouve dans la mer Méditerranée (2).

§ 7. — Les Hydres d'eau douce, ou Polypes à bras, dont nous avons vu précédemment (3) le mode de multiplication par

Hydres d'eau douce.

---

(1) Ce bourgeonnement interne a été observé par M. Gegenbauer chez le *Cunina* (ou *Ægineta*) *prolifera* (a), ainsi que par M. Krohn chez un Géronien (b), et par MM. Kefferstein et Ehlers chez l'*Ægineta gemmifera* (c). Récemment M. Hœckel a étudié d'une manière plus complète ce phénomène chez le *Carmarina hastata* de la Méditerranée, dont certains individus, soit mâles, soit femelles, renferment dans leur estomac une sorte d'épi formé par une agglomération de bourgeons médusiformes fixés autour d'un cône linguiforme qui naît du milieu de la voûte de la cavité stomacale. Ces bourgeons sont rayonnés suivant le nombre huit, et l'on en compte parfois plus de quatre-vingts. Dans l'état actuel de nos connaissances, il est difficile de comprendre comment ils pourront acquérir la forme typique de leur espèce, où le rayonnement est disposé suivant le nombre six ou ses multiples, et il est fort possible que ces jeunes Méduses ne soient que des Métazoaires (d).

Il me paraît probable que les petites Méduses trouvées par M. Kölliker dans l'estomac d'une autre espèce d'Æginète, l'*Eurystoma rubiginosum* (e), provenaient d'un bourgeonnement analogue. D'après M. Fritz Müller, ce seraient les individus mâles qui, après avoir produit des spermatozoïdes, se multiplieraient ainsi par génération interne (f).

(2) La division commence dans le manubrium, ou prolongement proboscidiforme, et s'étend ensuite à l'ombrelle; puis, quand l'animal s'est partagé ainsi verticalement en deux moitiés, chacune de celles-ci se subdivise de la même manière : et M. Kölliker a été conduit à penser que ce phénomène continue plus tard dans les fragments ainsi produits (g).

(3) Tome VIII, p. 313.

(a) Gegenbauer, *Generationswechsel*, p. 56. — *Versuch eines Systemes der Medusen* (*Zeitschrift für wissensch. Zool.*, 1857, t. VIII, p. 262).

(b) Krohn, *Einige Bemerkungen und Beobacht. über die Geschlechtsverhältnisse bei den Sertularien* (Müller's *Archiv für Anat.*, 1843, p. 174).

(c) Kefferstein und Ehlers, *Zoolog. Beiträge.*

(d) Hœckel, *Beiträge zur Naturgesch. der Hydromedusen*. Leipzig, 1865, 1ʳᵉ partie.

(e) Kölliker, *Bericht* (*Zeitschr. für wissensch. Zool.*, 1853, t. IV, p. 327).

(f) Fr. Müller, *Beiträge zur Naturgeschichte der Æginiden* (*Archiv für Naturgeschichte*, 1861, p. 42).

(g) Kölliker, *Op. cit.* (*Zeitschrift für wissensch. Zool.*, 1853, t. IV, p. 325).

gemmation et par scissiparité accidentelle, se reproduisent aussi au moyen d'œufs et de spermatozoïdes, comme les autres Animaux ; mais ils ne sont pas pourvus d'organes spéciaux pour la génération, et ce phénomène a son siége dans l'épaisseur des parois du corps. Les œufs, de même que les capsules spermatiques, naissent en général sur le même individu, et déterminent la formation de tumeurs qui, en s'ouvrant au dehors, laissent échapper leur contenu. Les œufs sont pourvus d'une coque solide (1).

Dans certaines circonstances, le corps de ces Animaux se désagrége, et les fragments ainsi mis en liberté continuent de vivre pendant fort longtemps. M. Jæger, qui a étudié attentivement ce phénomène, le considère comme constituant un mode particulier de reproduction (2) ; mais rien ne prouve que les parties isolées de la sorte puissent se développer et devenir de nouvelles Hydres.

§ 8. — Les Vélelles, malgré la forme bien arrêtée de leur Vélelles.

(1) Les œufs de l'Hydre ont été observés et décrits sommairement par Rœsel, mais sans que cet auteur en eût reconnu la véritable nature (a), qui fut constatée par Pallas, Wagner, M. Ehrenberg, etc. (b). Laurent n'a pu y découvrir aucune trace de l'existence d'une vésicule purkinjienne (c).

L'existence de corpuscules analogues aux spermatozoïdes fut reconnue chez les Hydres, en 1836, par M. Ehrenberg (e), et confirmée par les observations de plusieurs autres naturalistes.

(2) Les éléments constitutifs du tissu de l'Hydre, après s'être séparés spontanément, peuvent vivre des mois entiers dans l'eau, et y exécuter des mouvements analogues à ceux du sarcode ; parfois même ils s'enveloppent d'un kyste (e).

(a) Rœsel, *Die Insecten-Belustigung*, t. III, pl. 83, fig. 2.

(b) Pallas, *Elenchus Zoophytorum*, p. 48.

— Ehrenberg, *Ueber das Massenverhältniss der jetzt lebenden Küselinfusorien* (*Abhandl. der Akad. der Wissensch. zu Berlin aus dem Jahre 1836*, pl. 2).

(c) L. Laurent, *Recherches sur l'Hydre, etc.*, p. 45, pl. 5, fig. 1 (*Voyage de la Bonite*).

(d) Ehrenberg, *Op. cit.*

— Allen Thompson, *On the Coexistence of ovigerous Capsules and Spermatozoa in the some individuals of* Hydra viridis (*Procced. of the Roy. Soc. of Edinburgh*, 1843).

— Hancock, *Notes on a Species of Hydra found in the Northumberland Lakes* (*Ann. of Nat. Hist.*, 2ᵉ série, 1850, t. III, p. 281, pl. 6, fig. 1-4).

(e) Jæger, *Ueber das Spontane* (*Sitzungsbericht der Akad. der Wissensch*, t. XXXIX, p. 321, Vienne, 1863).

corps, peuvent être considérées comme des Zoophytes agrégés fixés sur un disque commun et réalisant plusieurs types différents. Le centre de l'association est occupé par un gros Polype nourricier, et la partie périphérique est garnie de tentacules comparables à ceux qui constituent la couronne circumbuccale des Corynes et des autres Polypes hydraires ; enfin, dans l'espace intermédiaire, on trouve également à la face inférieure du disque de nombreux Polypes proligènes pédonculés, très-contractiles, qui sont terminés par une bouche fort dilatable, et creusés d'une cavité stomacale en communication avec le système gastro-vasculaire commun à tout le système. A la base de ceux-ci se développent des bourgeons reproducteurs disposés en grappes, qui, dans le jeune âge, sont entièrement ronds et simplement vésiculaires, mais bientôt s'allongent, se garnissent de nématocystes, et prennent peu à peu la forme d'une cloche renversée, de façon à ressembler à autant de petites Méduses dont l'ombrelle serait très-haute. Les jeunes Acalèphes ainsi produits sont, comme d'ordinaire, pourvus d'un estomac qui donne naissance à quatre branches irrigatoires, et communique au dehors au moyen d'une bouche située à l'extrémité d'une trompe contractile (ou manubrium). Ils se détachent de la Vélelle et nagent librement ; enfin, ils se complètent par le développement d'organes sexuels rangés crucialement autour de l'estomac. D'après cette série de faits, les Vélelles peuvent donc être considérées comme des Métazoaires très-analogues aux hydrosomes, mais flottants au lieu d'être fixes, et ayant une forme générale parfaitement déterminée (1).

(1) Les Vélelles (*a*), dont Forskäl fut le premier à constater l'existence dans la Méditerranée (*b*), où elles ne sont pas rares, ressemblent beaucoup à la portion céphalique de certains Syncoryniens, tels que les Tubulaires (*c*) ou les

(*a*) Voyez l'*Atlas du Règne animal* de Cuvier, ZOOPHYTES, pl. 58, fig. 2 et 3.
(*b*) Forskäl, *Descriptiones*, p. 104. — *Icones*, pl. 26, fig. *k*, etc.
(*c*) Voyez Van Beneden, *Recherches sur l'embryologie des Tubulaires*, pl. 1, fig. 2 et 7 (*Mém. de l'Acad. de Bruxelles*, t. XVII).

Chez les Stéphanomies, les Physophores et les autres Aca- Stéphanomies, etc.
lèphes hydrostatiques qui sont pourvus de capsules natatoires,
et qui peuvent aussi être comparés à des colonies flottantes de
Polypes hydraires fixés sur un cœnosome ou base commune,
les gonosomes, ou zooïdes prolifères, sont représentés par des
appendices astomes garnis de bourgeons reproducteurs, dont
les uns jouent le rôle d'ovaires, et les autres celui de testicules (1). En effet, les groupes de vésicules ainsi disposés sont

Thamnocnidies (a), qui, détachée de
sa tige, aurait la région dorsale renfor-
cée par un grand disque cartilagineux,
et donnerait naissance, par gemmation,
à des Polypes proligères, là où naissent les bourgeons destinés à produire
des Médusaires. Hollard fut le premier
à signaler l'existence des grappes de
bourgeons reproducteurs, mais il les
prit pour des ovaires (b); et c'est aux
recherches approfondies de M. C. Vogt
et de M. Gegenbauer qu'on doit presque tout ce qu'on sait sur le mode de
reproduction de ces Zoophytes (c).
Ce dernier naturaliste pense que les
jeunes Acalèphes produits par les bourgeons décrits ci-dessus deviennent les
Méduses campanuliformes auxquelles
il a donné le nom de *Chrysomitra
striata*.

La multiplication des Porpites paraît
se faire à peu près de la même manière que celle des Vélelles (d).

Chez les Physalies, les bourgeons
reproducteurs sont également groupés autour de la base des organes
proboscidiformes, qui sont comparables aux Polypes dont nous venons de
parler (e).

(1) Chez tous ces Acalèphes hydrostatiques, le cœnosome, plus ou moins
ténioïde et contourné, est parcouru
dans toute sa longueur par un canal
analogue au système gastro-vasculaire
des hydrosomes, et donnant naissance
de distance en distance à des branches latérales dont chacune pénètre
dans un des organes particuliers ou
membres de l'association. Dans la portion supérieure du cœnenchyme, toutes
ces parties appendiculaires constituent
des cloches natatoires, tandis que dans
la portion suivante beaucoup d'entre
elles réalisent à peu près les formes
de Polypes nourriciers, et sont ac-
compagnées de filaments préhensiles

(a) Voyez Agassiz, *Contributions to the Nat. Hist. of the United States*, t. IV, pl. 22.

(b) Hollard, *Recherches sur l'organisation des Vélelles* (*Ann. des sciences nat.*, 3ᵉ série, 1845, t. III, p. 248).

(c) Vogt, *Recherches sur les Animaux inférieurs de la Méditerranée*, 1ᵉʳ mémoire, 1854, p. 24 et suiv., pl. 2.
— Gegenbauer, *Bericht über einige im Herbste 1852 in Messina angestellte vergleichend-anatomische Untersuchungen* (*Zeitschrift für wissensch. Zool.*, 1853, t. IV, p. 314).

(d) Kölliker, *Die Schwimpolypen oder Siphonophoren von Messina*, 1853, pl. 12.

(e) Leuckart, *Ueber den Bau der Physalien und der Röhrquallen in Allgemein* (*Zeitschr. für wiss. Zool.*, 1851, B. III, S. 188). — *Mém. sur la structure des Physalies et des Siphonophores* (*Ann. des sciences nat.*, 3ᵉ série, 1852, t. XVIII, p. 201, pl. 5, fig. 5).

de deux sortes : les uns renferment des spermatozoïdes, les autres des ovules. En général, les Physophoriens sont androgynes, mais quelquefois on ne trouve sur la même colonie que des produits tantôt mâles, d'autres fois femelles (1); chez les Diphyes, les individus reproducteurs se compliquent davantage (2).

Sans le secours de nombreuses figures, il serait très-difficile de décrire d'une manière à la fois intelligible et brève les particularités de forme que présentent toutes ces parties chez les divers Acalèphes hydrostatiques, et par conséquent je ne m'étendrai pas davantage sur ce sujet (3).

et urticants d'une structure très-complexe. Quelquefois il y a aussi des appendices également proboscidiformes, mais astomes, qui ressemblent beaucoup aux Polypes prolifères d'une colonie de Syncorynes : par exemple chez les Agalmes (a) et les Apolémies (b); mais d'autres fois, ainsi que cela se voit chez les Physophores, les appendices reproducteurs ne consistent qu'en un gonoblastide ou tige gemmifère qui porte une grappe de bourgeons.

(1) La Galéolaire orangée de la Méditerranée fait exception à cette règle :

M. Vogt a toujours trouvé les colonies unisexuées (c).

(2) Chez les Diphyes, les sexes sont séparés et les organes reproducteurs se développent d'abord sous la forme d'un bourgeon (ovigène ou spermatogène) qui s'allonge en forme de sac et se trouve ensuite entouré par une cloche natatoire (d).

(3) Pour plus de détails, on peut consulter avec avantage les divers mémoires sur les Siphonophores, publiés depuis vingt-cinq ans par MM. Leuckart, Kölliker, Huxley, Vogt, Claus et Gegenbauer (e).

(a) Voyez C. Vogt, *Recherches sur les Animaux inférieurs de la Méditerranée*, pl. 11.

(b) Voyez C. Vogt, *Op. cit.*, pl. 4, fig. 8.

(c) Vogt, *Op. cit.*, p. 114, pl. 19.

(d) Huxley, *On the Anat. of Medusæ* (Philos. Trans., 1849, p. 428, pl. 39, fig. 39). — *Ueber die Sexualorgane der* Diphydæ *und* Physophoridæ (Müller's Archiv für Anat., 1854, p. 380, pl. 17).

(e) Leuckart, *Mém. sur la structure des Physalies et des Siphonophores* (Ann. des sciences nat., 3e série, t. XVIII, p. 201).

— Kölliker, *Die Schwimmpolypen oder Siphonophoren von Messina*. Leipzig, 1853.

— Quatrefages, *Mém. sur l'organisation des Physalies* (Ann. des sciences nat., 4e série, t. II, p. 107).

— Huxley, *On Oceanic Hydrozoa* (Roy. Society, 1859).

— Vogt, *Recherches sur les Animaux inférieurs de la Méditerranée. Premier Mémoire sur les Siphonophores de la mer de Nice*. Genève, 1855.

— Claus, *Ueber* Physophora hydrostatica *nebst Bemerkungen über andere Siphonophoren* (Zeitschr. für wissensch. Zool., 1860, t. X).

— Gegenbauer, *Op. cit.* (Zeitschr. für wissensch. Zool., 1853, t. IV). — *Neue Beiträge zur näheren Kenntniss der Siphonophoren* (Nova Acta Acad. nat. curios., t. XXVII, 1860).

§ 9. — Dans la classe des Coralliaires, la reproduction est presque toujours possible par gemmation ou par fissiparité aussi bien que par ovulation ; mais dans toutes les espèces ce dernier mode de génération existe, et toujours il s'effectue à l'aide d'organes spéciaux qui sont logés dans l'intérieur du corps, autour de la grande cavité commune qui remplit les fonctions d'un estomac (1). Le nombre de ces organes est souvent très-considérable, mais ils sont d'une structure peu compliquée ; ils sont cependant de deux sortes (2), les uns étant des ovaires et les autres des testicules. Du reste, ils ne se distinguent entre eux que par leur contenu, et tantôt ils se trouvent réunis chez le même individu, tandis que d'autres fois ceux-ci sont unisexués (3). Ces ovaires et ces testicules sont logés dans l'épaisseur des cloisons membraneuses radiaires qui naissent des

Classe
des
Coralliaires

(1) Voyez tome V, page 307.

(2) Cavolini et les autres naturalistes qui, jusque dans ces dernières années, s'étaient occupés de l'étude des Polypes ou Coralliaires, n'avaient aperçu que les organes femelles (*a*), et les premières observations, à raison desquelles on a admis l'existence d'organes mâles chez ces Zoophytes, étaient erronées, car on avait pris des nématocystes ou filaments urticants pour des spermatozoïdes (*b*). Erdl fut, je crois, le premier à constater ce fait (*c*).

(3) L'existence d'individus mâles et d'individus femelles a été observée d'abord chez les Dendrophyllies (*d*) et les Actinies (*e*). Haime a constaté le caractère androgyne chez les Cérianthes (*f*), et plus récemment M. Lacaze-Duthiers a trouvé que, chez le Corail rouge de la Méditerranée, il y a des individus androgynes, tandis que d'autres individus sont unisexués, et que tantôt la même colonie ne se compose que de mâles ou bien de femelles, tandis que d'autres fois les individus des deux sexe vivent fixés sur un même Polypier (*g*).

(*a*) Cavolini, *Mem. per servire alla storia di Polipi marini*, 1785, p. 19 et suiv.

(*b*) Wagner, *Entdeckung mannlicher Geschlechtstheile bei den Actinien* (*Archiv für Naturgeschichte*, 1835, p. 215, pl. 3, fig. 7).

(*c*) Wagner, *Ueber männliche Medusen* (Froriep's *Neue Notizen*, 1839, t. XII, p. 101).

(*d*) Milne Edwards, *Observations sur la structure et les organes sexuels des Dendrophyllies* (*Ann. des sciences nat.*, 2ᵉ série, t. XIII, p. 196).

(*e*) Erdl, *Beiträge zur Anat. der Actinien* (Müller's *Archiv für Anat.*, 1842, p. 301).

— Kölliker, *Beiträge zur Kenntniss der Geschlichtsverhältnisse*, 1841.

— Hollard, *Monographie anatomique du genre Actinie* (*Ann. des sciences nat.*, 3ᵉ série, 1851, t. XV, p. 285).

(*f*) Haime, *Mém. sur le Cérianthe* (*Ann. des sciences nat.*, 4ᵉ série, 1854, t. I, p. 376).

(*g*) Lacaze-Duthiers, *Histoire naturelle du Corail*, p. 426, pl. 9, fig. 39 et 42.

parois de la cavité commune et qui se fixent supérieurement autour du tube buccal. Chez les Zoanthaires, ils sont généralement au nombre de huit, et forment autant de petits paquets de sphérules pédonculées (1). Chez les Madréporaires, ils sont en général beaucoup plus nombreux et lamelliformes. La disposition de ces organes est la même dans les deux sexes ; ils se composent toujours d'utricules qui chez la femelle deviennent des œufs, et chez le mâle, des capsules spermatiques ; mais, à l'état de maturité (2), ils se distinguent souvent par leur couleur, les testicules étant d'un blanc mat, tandis que les œufs sont tantôt blancs, tantôt jaunâtres, rosés ou rouges, suivant les espèces. Ils paraissent être dépourvus de canaux vecteurs, et c'est par déhiscence que leurs produits s'en échappent pour tomber dans la cavité commune ou stomacale et être ensuite évacués par la bouche (3). Chez les espèces dont le corps est court, telles que

(1) Par exemple, chez le Corail rouge (a), les Vérétilles (b).

(2) Pour le Corail commun, ou Corail rouge, la période d'activité reproductive paraît commencer au printemps et durer jusqu'en décembre (c).

(3) Cavolini avait cru voir les œufs ou larves des Gorgones sortir par des orifices particuliers disposés autour de la bouche, à la base des tentacules (d). Cette opinion a été adoptée par plusieurs naturalistes plus récents (e); mais on sait aujourd'hui que les produits des organes reproducteurs deviennent libres dans la cavité stomacale, et s'en échappent par la bouche. En 1835, j'ai constaté ce fait chez les Alcyonides (ou Paralcyoniens), qui vivent sur les côtes de l'Algérie (f), et plus récemment M. Lacaze a donné plusieurs figures représentant ce phénomène observé chez le Corail commun (g).

(a) Milne Edwards, *Atlas du Règne animal* de Cuvier, ZOOPHYTES, pl. 80, fig. 1 *b* et 1 *c*, 1845. — Lacaze-Duthiers, *Histoire naturelle du Corail*, p. 127 et suiv., pl. 4, fig. 18 ; pl. 9, fig. 39 et 43.

(b) Voyez Milne Edwards, *Atlas du Règne animal* de Cuvier, ZOOPHYTES, pl. 91, fig. 1 *b*.

(c) Lacaze-Duthiers, *Op. cit.*, p. 128.

(d) Cavolini, *Op. cit.*, p. 20.

(e) Grant, *Obs. sur les mouvements spontanés des œufs de plusieurs Zoophytes* (*Ann. des sciences nat.*, 1828, t. XIII, p. 56).

— Owen, *Lectures on the Comp. Anat. and Physiol. of the Invertebrate Animals*, 1855, p. 137.

(f) Milne Edwards, *Mémoire sur un nouveau genre de la famille des Alcyoniens* (*Ann. des sciences nat.*, 2e série, 1835, t. IV, p. 329).

(g) Lacaze-Duthiers, *Histoire naturelle du Corail*, pl. 12, fig. 62, 63.

les Gorgones et le Corail commun, les ovaires sont très-ramassés ; mais chez celles dont la cavité stomacale se prolonge beaucoup, ces organes ont une longueur considérable, et les œufs s'y développent en nombre très-grand, par exemple chez les Alcyons et les Pennatules (1).

D'ordinaire les testicules sont parfaitement distincts des ovaires, que les Polypes soient androgynes ou à sexes distincts (2) ; mais quelquefois l'hermaphrodisme est plus intime, et les organites mâles et femelles sont entremêlés dans

(1) Les Alcyons (ou Lobulaires) ont le corps très-allongé, et les ovaires règnent dans toute l'étendue de la portion non rétractile de la cavité stomacale, qui se rétrécit peu à peu inférieurement et se trouve presque entièrement remplie par les œufs (a). Tout ce que Spix a dit et figuré au sujet des ovaires de ces Polypes est faux (b). M. Kölliker a constaté récemment que, chez ces Animaux composés, tous les individus ne sont pas pourvus d'organes reproducteurs (c).

(2) D'après M. de Quatrefages, les ovaires des Actiniens dont ce naturaliste a formé le genre *Edwardsia* (ou *Scolianthes* de Gosse) consisteraient en cordons cylindriques contournés sur eux-mêmes, et fixés aux bords des cloisons mésentéroïdes. Cet auteur y a observé des mouvements qui paraissent être dus aux cils vibratiles dont leur surface est revêtue (d).

Chez les Actinies ordinaires, les ovaires, de même que les testicules, sont parfaitement distincts des cordons pelotonnés qui garnissent le bord des mêmes cloisons. Ces organes sont logés dans l'épaisseur de ces replis membraneux plus bas et plus près des parois latérales du corps (e).

C'est aussi au-dessous du point où commencent les cordons pelotonnés que se trouvent les ovaires chez les Antipathaires. Dans le genre *Gerardia*, il y a vingt-quatre cloisons radiaires qui logent chacune un ovaire ou un testicule, suivant les individus (f).

(a) Milne Edwards, *Observations sur les Alcyons proprement dits* (Ann. des sciences nat., 2ᵉ série, 1835, t. IV, p. 336, pl. 15, fig. 7).

(b) B. Spix, *Mém. pour servir à l'histoire de l'Astérie rouge, de l'Actinie coriace et de l'Alcyon exos* (Ann. du Muséum, 1809, t. XIII, p. 454, pl. 33, fig. 12).

(c) Kölliker, *Note sur le polymorphisme des Anthozoaires, etc.* (Biblioth. univ. de Genève, Arch. scientif. des sc. phys. et nat., 1867, t. XXXI, p. 171).

(d) J. Haime, *Mém. sur le Cérianthe* (Ann. des sciences nat., 4ᵉ série, 1854, t. I, p. 376, pl. 8, fig. 1 et 2).

(e) Quatrefages, *Mém. sur les Edwardsies* (Ann. des sciences nat., 2ᵉ série, t. XVIII, p. 91, pl. 1, fig. 2, et pl. 2, fig. 9 et 10).

(f) H. Frey et R. Leuckart, *Beiträge zur Kenntniss wirbelloser Thiere*, 1847, p. 13, pl. 1, fig. 1.

— Hollard, *Monogr. anat. du genre Actinia* (Ann. des sciences nat., 3ᵉ série, 1850, t. XIII, p. 285, pl. 6, fig. 6 et 7).

l'épaisseur de chacune des cloisons périgastriques : cette disposition a été constatée chez les Cérianthes par J. Haime (1).

La fécondation et l'éclosion des œufs ont lieu dans l'intérieur de la cavité stomacale (2), et il en naît des larves ovoïdes dont le corps est couvert de cils vibratiles, à l'aide desquels ces petits êtres nagent avec agilité. C'est en général sous cette forme que les jeunes s'échappent de l'intérieur de l'estomac de la mère pour aller s'établir au dehors (3); mais, chez quelques Zoophytes de cette classe, notamment les Actinies, ils s'y développent davantage et sont pourvus d'une couronne de tentacules avant de sortir de cette chambre incubatrice (4).

Classe
des
Infusoires.

§ 10. — Jusque dans ces derniers temps, les naturalistes n'avaient que des notions très-vagues sur le mode de multiplication des Infusoires proprement dits (5), et beaucoup d'au-

---

(1) Chez les Cérianthes, les cloisons mésentéroïdes ou périgastriques sont très-étroites et ne s'étendent pas dans la portion inférieure de la cavité commune ; elles ne sont pas géminées comme chez les autres Actiniens, et donnent insertion aux cordons pelotonnés dans le tiers supérieur de leur portion libre, tandis que plus bas elles logent une couche mince d'utricules dont les unes sont des capsules ovifères, les autres des capsules spermatogènes (a).

(2) Il y a peut-être quelques exceptions à cette règle : ainsi J. Haime pense que chez les Cérianthes, la fécondation a lieu dans l'intérieur des organes reproducteurs.

(3) Cavolini, Grant et les autres naturalistes qui, jusqu'en ces derniers temps, étudièrent le mode de reproduction des Gorgones et autres Alcyo-naires, prirent ces larves pour des œufs. Tout ce que ces observateurs ont dit relativement aux mouvements spontanés des œufs de Polypes doit être appliqué aux larves, et non aux œufs, qui ne présentent dans leur structure aucune particularité remarquable. Dernièrement M. Lacaze-Duthiers a décrit et figuré avec beaucoup de soin les œufs et les larves du Corail commun (b).

(4) C'est ce qui fait dire que les Actinies, ou Anémones de mer, sont vivipares.

(5) Il est à noter que les micrographes ont souvent confondu, avec les Infusoires proprement dits, certains zoogonides et d'autres corps analogues qui appartiennent au règne végétal. On peut consulter avec avantage, sur ce sujet, un excellent résumé critique

---

(a) Lacaze-Duthiers, *Mém. sur les Antipathaires (Ann. des sciences nat.*, 5ᵉ série, 1864, t. II, p. 207, pl. 17, fig. 29, et pl. 18, fig. 35).
(b) Lacaze-Duthiers, *Hist. nat. du Corail*, pl. 11, 12 et 14.

teurs d'un grand mérite attribuaient leur formation à un phéno-mène de génération dite spontanée ; mais nous avons déjà vu, dans une Leçon précédente, que cette hypothèse ne repose sur aucune base solide (1), et les découvertes récentes des micrographes prouvent que ces petits êtres sont susceptibles de se reproduire non-seulement par fissiparité ou par bour-geonnement (2), mais aussi au moyen de germes engendrés dans l'intérieur de leur organisme, sous l'influence de corpus-cules fécondateurs.

Beaucoup d'Infusoires sont pourvus d'organes sexuels bien distincts ; on a pu constater qu'ils sont hermaphrodites, mais

publié il y a quelques années, à Genève, par M. Claparède, naturaliste dont les recherches originales sur les Infusoires ont beaucoup de valeur (a).

(1) Voyez tome VIII, pages 245 et suivantes.

(2) Je dois rappeler ici que les phé-nomènes attribués généralement à une reproduction par bourgonnement ont été interprétés d'une autre manière par M. Stein. D'après ce naturaliste distingué, l'apparence d'un individu parent produisant un jeune par gem-mation serait due à la conjugaison de deux individus d'inégale grosseur,

qui se souderaient ensemble, et dont le plus petit (ou microgonide) finirait par être résorbé par celui sur le-quel il se serait en quelque sorte greffé (b).

Au sujet de la reproduction des Infusoires par germes, je renverrai aussi aux observations de Spallan-zani, de Schneider et de M. Clapa-rède (c).

La multiplication des Stentors par division spontanée du corps de l'indi-vidu souche a été constatée, vers le milieu du xviiie siècle, par Trem-bley (d).

(a) Claparède et Lachmann, *Études sur les Infusoires et les Rhizopodes*, 3e partie, 1859, p. 13 et suivantes.

(b) On doit à M. Stein beaucoup de travaux importants sur les Infusoires ; nous citerons ici les publications suivantes : — *Untersuchung über die Entwickelung der Infusorien* (*Archiv für Naturgesch.*, 1849, p. 92).—*Neue Beiträge zur Kenntniss der Entwickelungsgeschichte und des feinern Baues der Infusionsthiere* (*Zeitschr. für wissensch. Zool.*, 1851, t. III, p. 475). — *Contributions to the History of the Development and to the minute Anatomy of the Infusoria* (*Ann. of Nat. Hist.*, 2e série, 1852, t. IX, p. 471). — *Die Infusionsthiere auf ihre Entwicke-lungsgeschichte*, 1854. — *Die Organismus der Infusionsthiere*, 1859, 1 volume in-folio avec 14 planches.

(c) Spallanzani, *Opuscules de physique animale et végétale*, trad. par Senebier, 1777, t. I, chap. X.

— Schneider, *Beiträge zur Naturgeschichte der Infusorien* (*Müller's Archiv für Anat.*, 1854, p. 191).

— Claparède et Lachmann, *Études sur les Infusoires*, etc., t. II, p. 236 (*Institut génevois*, 1861, t. VII).

(d) Trembley, *Observ. on several newly discovered Species of fresh water Polypi* (*Philos. Trans.*, 1744, p. 175).

que pour se reproduire, ils s'accouplent deux à deux, et, suivant toute probabilité, se fécondent réciproquement. Ce sont principalement les travaux de M. Balbiani qui ont mis ce dernier fait en évidence ; mais les observations de M. Siebold, de M. Claparède, de M. Stein, et de plusieurs autres micrographes, ont contribué puissamment aux progrès de cette partie de l'histoire physiologique des Infusoires, et les noms de ces savants ne doivent pas être oubliés ici.

L'appareil reproducteur de ces Animalcules est d'une simplicité extrême : il ne consiste qu'en deux organes qui, en général, ont l'un et l'autre l'apparence d'une cellule. L'organe femelle, que les micrographes désignent sous le nom de *nucleus*, est une espèce d'ovaire (1). Tantôt il est arrondi ou ovalaire,

(1) Cet organe a été aperçu, chez quelques Infusoires, par plusieurs micrographes du siècle dernier (*a*), ainsi que par M. Ehrenberg, qui le considérait comme étant une glande séminale (*b*). M. de Siebold l'assimila à un simple noyau de cellule (*c*), mais il fut le premier à y observer l'existence d'embryons (*d*). Des faits du même ordre furent ensuite constatés par MM. Focke, Cohn, Stein, Eckhardt, Oscar Schmidt, Lachmann, Claparède, etc. (*e*). Enfin, les observations de M. Balbiani rectifièrent, à plusieurs égards, les idées de ses prédécesseurs sur les usages de cet organe, et permirent à cet auteur d'établir qu'il remplit les fonctions d'un ovaire (*f*).

M. Balbiani conclut de, l'ensemble de

(*a*) Joblot, *Observ. d'hist. nat. faites avec le microscope*, 1754, p. 83, pl. 12.
— Rœsel, *Insecten belustigungen*, 1755, t. III, p. 645, pl. C, fig. 5 et 6.
— O. F. Müller, *Animalcula infusoria fluviatilia et marina*, 1786 (*Paramonium Aurelia*).
(*b*) Ehrenberg, *Die Infusionsthierchen*, 1838.
(*c*) Siebold, *Nouveau Manuel d'anatomie comparée*, t. I, p. 22.
(*d*) Siebold, *Monostomum mutabile* (*Archiv für Naturgesch.*, 1835).
(*e*) Focke, *Amtlicher Bericht der Naturforscher versammlung zu Bremer*, 1844, p. 110).
— Cohn, *Beitr. zur Entwickelungsgeschichte der Infusorien* (*Zeitschr. für wissensch. Zool.*, 1851, t. III, p. 277; 1853, t. IV, p. 253).
— Stein, *Op. cit.*
— Eckhardt, *Die Organisations verhaltnisse der polygastrichen Infusorien* (*Archiv für Naturgesch.*, 1846). — *On the Organisation of Polygastric Infusoria* (*Ann. of Nat. Hist.*, 1846, t. XVIII, p. 443).
— O. Schmidt, *Einige neue Beobachtungen über die Infusorien* (Froriep's *Notizen*, 1849, t. IX, p. 7).
— Ecker, *Zur Entwickelungsgeschichte der Infusorien* (*Zeitschr. für wissensch. Zool.*, 1851, t. III, p. 412).
— Lachmann, *Ueber die Organisation der Infusorien, besonders der Vorticellen* (Müller's *Archiv für Anat.*, 1856, p. 340). — *On the Organisation of Infusoria* (*Ann. of Nat. Hist.*, 2e série, 1857, t. XII, p. 113 et 215).
— Carter, *Notes on the freshwater Infusoria of the Island of Bombay* (*Ann. of Nat. Hist.*, 2e série, 1856, t. XVIII, p. 221).
(*f*) Balbiani, *Note relative à l'existence d'une génération sexuelle chez les Infusoires* (*Comptes*

tantôt allongé et tubuleux, d'autres fois moniliforme ou en chapelet (1). Du reste, ces variations semblent avoir peu d'importance, et parfois on les voit se succéder chez le même individu. Quoi qu'il en soit, le nucléus se compose d'une tunique propre, ou enveloppe membraniforme, d'une ténuité extrême, et d'une substance granuleuse jaune grisâtre, qui est tantôt rassemblée en une seule masse sphérique ou ovoïde, d'autres fois divisée en deux ou plusieurs sphérules.

L'organe mâle est une cellule transparente et d'apparence adipeuse, qui se trouve dans le voisinage de l'ovaire, et qui est

ses observations, que chez les Infusoires, les organes de la génération sont toujours simples et réunis sur un même Animal ; mais que l'hermaphrodisme qui résulte de cette disposition n'est jamais complet, et qu'il faut toujours le concours de deux individus pour que la fécondation ait lieu ; de plus, que cette fécondation est intérieure et exige le transport immédiat des éléments sexuels mâles de l'un des conjoints dans les organes femelles de l'autre individu. Il est cependant à noter que jusqu'ici on n'est pas parvenu à constater l'existence d'un nucléole (ou organe mâle) chez les Infusoires de la famille des Actinétiens, ni chez les Infusoires flagellifères, ni même chez les Vorticelliens.

(1) Ainsi le nucléus, ou organe femelle, est arrondi ou ovalaire chèz les Paramécies (a), les Chilodons (b), les Glaucomes, les Nassules, certaines Bursaires (c), etc.

Il est en forme de cordon flexueux chez les Vorticelles, les Épistyles (d), les Carchésies (e), les Euplotes (f), les Trachélies (g), et quelques Bursaires (h).

Il est en forme d'haltère chez les Styloniques (i).

Enfin il est en forme de chapelet plus ou moins long chez les Stentors (j), les Spirostomes (k), etc.

rendus de l'Acad. des sciences, 1858, t. XLVI, p. 628). — Rech. sur les organes générateurs et la reproduction des Infusoires dits polygastriques (Op. cit., t. XLVII, p. 383). — Études sur la reproduction des Protozoaires (Journal de physiologie de Brown-Séquard, 1860, t. III, p. 71). — Recherches sur les phénomènes sexuels chez les Infusoires (Journal de physiologie de Brown-Séquard, 1861, t. IV, p. 121 et suiv.).
(a) Balbiani, Op. cit., pl. 3, fig. 1 (Journal de physiologie, t. III).
— Claparède, Op. cit., 3ᵉ partie, p. 197, pl. 10.
(b) Ehrenberg, Op. cit., pl. 36, fig. 6-9.
(c) Exemple : Bursaria intestinalis ; voyez Ehrenberg, Op. cit., pl. 35, fig. 4.
(d) Balbiani, Op. cit., pl. 3, fig. 19.
(e) Idem, ibid., fig. 17.
(f) Idem, ibid., pl. 4, fig. 12.
(g) Idem, ibid., pl. 3, fig. 34.
(h) Exemple : Bursaria truncatella.
(i) Balbiani, Op. cit., pl. 4, fig. 1.
(j) Claparède, Op. cit., 3ᵉ partie, p. 186, pl. 9, fig. 5.
(k) Balbiani, Op. cit., pl. 4, fig. 19.

connue des micrographes sous le nom de *nucléole* (1). De même que le nucléus, son volume et son aspect varient beaucoup, suivant qu'il est en repos ou en état d'activité fonctionnelle, et hors l'époque du rut, on ne le distingue que très-difficilement. Je dois même ajouter que chez beaucoup d'Infusoires, on n'est pas encore parvenu à en constater la présence, mais il est probable que chez tous cet organe existe (2). Il se compose d'une capsule ou tunique propre, et d'un contenu qui, à l'état de maturité, se résout en une multitude de corpuscules semblables à de petites baguettes réunies en faisceaux. Ces corpuscules paraissent être les agents fécondateurs.

En effet, M. Balbiani a vu que les Paramécies, dont la multiplication se fait d'ordinaire par scissiparité, s'accouplent parfois et restent unies deux à deux pendant plusieurs jours, et que, durant ce rapprochement, le nucléole de chaque individu se marque de lignes longitudinales et parallèles, puis se sépare en deux ou en quatre parties qui s'accroissent inégalement, et constituent autant de poches ou capsules dans l'intérieur desquelles apparaissent de petites baguettes courbes réunies en faisceaux. Ces corpuscules paraissent être des spermatozoïdes qui, sans sortir de leur enveloppe membraneuse, passent ensuite d'un individu dans l'autre pour opérer la fécondation (3).

---

(1) M. de Siebold fut, je crois, le premier a signalé l'existence de cet organe (a); M. Lieberkühn en étudia la conformation (b); mais ce furent principalement les observations de M. Balbiani qui y firent attribuer le rôle de glande spermogène.

(2) Jusqu'ici l'existence du nucléole (ou organe mâle) n'a été constatée, ni chez les Infusoires de la famille des Actinétiens, ni chez les Vorticelliens, ni chez les Infusoires flagellifères (c).

(3) M. Stein a étudié ces phénomènes chez d'autres Infusoires, mais il ne les interprète pas de la même manière que M. Balbiani : il pense que l'accouplement des deux individus n'a pas pour effet leur fécon-

(a) Siebold, *Nouveau Manuel d'anatomie comparée*, t. I, p. 23.
(b) Lieberkühn, *Beitr. zur Anat. der Infusorien* (Müller's *Archiv für Anat.*, 1856).
(c) Claparède, *Des progrès récents de l'étude des Infusoires* (*Biblioth. univ. de Genève*, 1868, nouvelle période, t. XXXI, p. 114).

Pendant que ces phénomènes s'accomplissent, le noyau ou ovaire change également de forme et d'aspect : il s'élargit, perd sa transparence, s'échancre sur les bords, puis se divise en plusieurs fragments contenant chacun un certain nombre de petites sphères transparentes et munies d'un point central obscur. Cinq ou six jours après l'accouplement, on voit apparaître dans l'intérieur de ces Infusoires de petits corps arrondis qui paraissent être des germes, et plus tard ces petits êtres, après s'être développés dans le sein de l'organisme de l'individu propagateur, s'échappent au dehors sous la forme de larves (1).

Le développement d'embryons dans l'intérieur du corps a été constaté par plusieurs observateurs chez beaucoup d'autres Infusoires, et il est probable que leur formation est due à quelques phénomènes analogues à celui décrit par M. Balbiani (2).

§ 11. — Les Spongiaires sont dépourvus d'organes spéciaux de reproduction ; cependant ils se multiplient au moyen d'embryons ciliés qui prennent naissance au milieu du tissu sarcodique dont leur corps se compose (3). Ils produisent aussi des

Spongiaires.

---

dation réciproque, qu'il n'y a pas échange de sperme, mais seulement une excitation dont résulte le développement des organes reproducteurs restés jusqu'alors dans un état rudimentaire. Ce serait après la séparation des individus accouplés, que les corpuscules spermatiques nés dans le nucléole de l'Animalcule pénétreraient dans le noyau du même individu et en détermineraient la fécondation.

(1) M. Balbiani a fait cette série intéressante d'observations sur la Paramécie verte (a).

(2) Des faits de cet ordre, diversement interprétés, ont été observés par MM. Ehrenberg, Perty, Focke, Eckhard, Oscar Smith, Stein, Cohn, Cienkowsky et Claparède. Ce dernier auteur les a réunis et en a discuté la valeur (b).

(3) Ces corps reproducteurs ciliés

(a) Balbiani, *Note relative à l'existence d'une génération sexuelle chez les Infusoires* (*Comptes rendus de l'Acad. des sciences*, 1858, t. XLVI, p. 629).

(b) Claparède et Lachmann, *Études sur les Infusoires et les Rhizopodes*, 3e partie, p. 252 et suivantes.

spermatozoïdes (1); mais jusqu'ici on n'a pas constaté la manière dont ces corpuscules fécondateurs interviennent dans le travail génésique de ces singuliers Animaux. Chez les Spongilles, on voit aussi, disséminés dans le parenchyme, des corpuscules oviformes que la plupart des naturalistes considèrent comme des œufs; mais les recherches de M. Lieberkühn tendent à faire penser que ce sont seulement des espèces de kystes dans lesquels des portions du tissu sarcodique des Spongiaires se retirent pour passer la saison froide et reprendre au printemps suivant leur vie active (2).

Il est aussi à noter que des phénomènes de zygose ont

ont été découverts, chez plusieurs espèces d'Éponges marines, vers 1825, par Grant, qui les considérait comme étant des œufs (a). Quelques années après, ils furent étudiés chez les Spongilles d'eau douce, par Andrejowski (b) et par Laurent (c); plus récemment, M. Lieberkühn en a fait l'objet de recherches intéressantes (d).

(1) L'existence de spermatozoïdes chez les Spongilles a été annoncée d'abord par M. Carter (e); mais il paraît que les corpuscules observés par ce naturaliste étaient des Infusoires parasites, désignés par M. Ehrenberg sous le nom de *Trachelius tricho-*

phorus. Plus récemment, les spermatozoïdes de ces Spongiaires d'eau douce ont été observés par M. Lieberkühn (f).

Chez les Spongiaires du genre *Tethys,* on trouve des œufs en nombre considérable disséminés au milieu d'une substance molle composée de petites vésicules spermatiques, dans chacune desquelles se développe un spermatozoïde dont l'extrémité céphalique est piriforme, et le filament caudal très-long (g).

(2) Ces corps oviformes sont très-remarquables, et ont été observés par plusieurs auteurs, qui les ont consi-

(a) Grant, *Observations et expériences sur la structure et les fonctions des Éponges* (Ann. des sciences nat., 1827, t. XI, p. 193). — *Observ. sur les mouvements spontanés des œufs de plusieurs Zoophytes* (Ann. des sciences nat., 1828, t. XIII, p. 58).

(b) Voyez Bory de Saint-Vincent, art. SPONGILLE du *Dictionnaire pittoresque d'histoire naturelle.*

(c) Laurent, *Recherches sur la Spongille fluviatile* (Voyage de la Bonite, ZOOPHYTOGRAPHIE, p. 113, pl. 1 et 2).

(d) Lieberkühn, *Beiträge zur Entwickelungsgeschichte der Spongillen* (Müller's Archiv für Anat., 1856, p. 1).

(e) Carter, *Zoospermes in* Spongilla (Ann. of Nat. Hist. 2e série, 1854, t. XIV, p. 334, pl. XI, fig. 1-5).

(f) Lieberkühn, *Beiträge zur Entwickelungsgeschichte der Spongillen* (Müller's Arch. für Anat. und Physiol., 1856, p. 17).

(g) Huxley, *On the Anatomy of the* genus Tethys (Ann. of Nat. Hist., 2e série, 1851, t. VII, p. 370, pl. 14, fig. 8 et 9).

été observés chez d'autres Sarcodaires appartenant au groupe des Rhizopodes, mais on n'a pas constaté de relations entre ces soudures organiques et la reproduction d'individus nouveaux (1).

Enfin les singuliers parasites qui ont été désignés sous le nom de Grégarines, et qui paraissent être au nombre des Animalcules les plus simples, présentent des phénomènes analogues (2); mais l'histoire de ces petits êtres est encore trop obscure pour que je puisse m'y arrêter dans ces Leçons.

Grégarines.

dérés tantôt comme étant des œufs, tantôt comme étant des sporanges ou graines (a).

(1) Pour plus de détails à ce sujet, je renverrai à l'ouvrage de M. Claparède, *Sur les Infusoires* (3e partie, page 222 et suiv.). D'après les observations, encore très-incomplètes, que nous devons à M. Schultze et à M. Wright, la reproduction des Rhizopodes paraît se faire à l'aide de corps oviformes logés dans l'intérieur des cellules (b). M. Carpenter a donné un exposé très-complet de l'état actuel de nos connaissances relatives à la reproduction des Rhizopodes (c).

(2) Le genre Grégarine, établi par Léon Dufour, puis étudié par M. Kölliker, M. Stein et plusieurs autres micrographes (d), se compose d'Animalcules parasites naviculaires qui se reproduisent par le développement d'une multitude de jeunes individus dans l'intérieur de leur corps. Cette procréation est précédée d'un phénomène qui a été d'abord considéré

(a) Raspail, *Expériences de chimie microscopique* (*Mém. de la Soc. d'hist. nat. de Paris*, 1828, t. IV, p. 315).

— Dutrochet, *Observations sur la Spongille rameuse* (*Ann. des sciences nat.*, 1828, t. XV).

— Gervais, *Lettre sur les Éponges d'eau douce* (*Ann. des sciences nat.*, 2e série, 1835, t. IV, p. 254).

— Turpin, *Rapport sur une note de M. Dujardin relative à l'animalité des Spongilles* (*Comptes rendus de l'Acad. des sciences*, 1838, t. VII, p. 556).

— Laurent, *loc. cit.*, p. 126, pl. 1.

— Lieberkühn, *Op. cit.*

(b) Schultze, *On the genus Cornuspira belonging to the* Monothalamia, *with Remarks on the Organisation and Reproduction of the* Polythalamia (*Ann. of Nat. Hist.*, 3e série, 1851, t. VII, p. 306).

— Wright, *On the Reproductive Elements of* Rhizopoda (*Ann. of Nat. Hist.*, 3e série, 1861, t. VII, p. 360).

(c) Carpenter, *Introduction to the Study of* Foraminifera, p. 32 (*Ray Society*, 1862).

(d) Léon Dufour, *Note sur la Grégarine, nouveau genre de Ver qui vit en troupeau dans les intestins de divers Insectes* (*Ann. des sciences nat.*, 1828, t. XIII, p. 366).

— Kölliker, *Ueber die Entozoongattung* Gregarina (*Mitthell. der Naturf. Gesellsch. in Zürich*, 1847, t. I, p. 41). — *Beitr. z. Kenntniss niederer Thiere* (*Zeitschrift f. wissensch. Zool.*, 1848, t. I, p. 1).

— Lieberkühn, *Évolution des Grégarines* (*Mém. cour. et Mém. des sav. étrangers de l'Acad. de Belgique*, 1855, t. XXVI).

— Stein, *Ueber die Natur der Gregarinen* (*Müller's Archiv für Anat.*, 1848, p. 182).

Je terminerai donc ici cette revue des organes reproducteurs considérés dans l'ensemble du règne animal, et dans la prochaine Leçon je passerai à l'examen des principaux phénomènes embryogéniques dont les jeunes êtres en voie de formation sont le siége.

comme une sorte de scissiparité intérieure, puis comme le résultat de la soudure de deux individus reproducteurs. Quoi qu'il en soit à cet égard, les deux corps qui se montrent alors sous une enveloppe commune, ou kyste, se remplissent l'un et l'autre de granules ; ces corpuscules se mêlent ensuite et se réunissent en une seule masse embryogène dont naissent les jeunes individus. Ce phénomène paraît avoir de l'analogie avec ce qui a été observé lors de la reproduction des végétaux microscopiques appelés *Diatomacées*.

QUATRE-VINGT-TROISIÈME LEÇON.

Du développement de l'embryon. — Incubation ; gestation. — Première période
du travail embryogénique ; forme commune aux Animaux d'un même embranchement zoologique. — Développement des Vertébrés. — Phénomènes embryogéniques propres aux Allantoïdiens ; formation de l'amnios et de l'allantoïde. —
Phénomènes embryogéniques propres aux Mammifères ; formation du chorion.
— Développement ultérieur des Vertébrés en général ; formation de la face et
des arcs hyoïdiens. — Appareil digestif.

§ 1. — Les Animaux vertébrés qui se prêtent le mieux à l'étude du développement de l'embryon sont les Oiseaux, et c'est en observant la formation du Poulet dans l'intérieur de l'œuf que les physiologistes ont obtenu les premières notions précises au sujet de ce phénomène important. Au commencement du XVIIe siècle, Fabrice d'Acquapendente, le maître du grand Harvey, entra avec succès dans cette voie (1), et parmi les auteurs qui l'y suivirent de près, je citerai principalement Malpighi (2), Haller (3) et Wolff (4). Mais c'est pendant les

Principaux travaux sur l'embryologie.

---

(1) Cet auteur (*a*) étudia le développement des Mammifères aussi bien que la formation du Poulet dans l'œuf, et son travail, qui date de 1604, est accompagné d'un nombre assez considérable de figures (*b*) ; mais celles-ci sont très-grossières et ne peuvent que rarement être consultées avec utilité de nos jours.

(2) Voyez tome Ier, page 41.

(3) Albert de Haller, dont j'ai déjà eu maintes fois à citer le grand ouvrage de physiologie, fut non-seulement un des savants les plus érudits du XVIIIe siècle, mais aussi un observateur habile et un expérimentateur célèbre. Il naquit à Berne en 1708, et, après avoir étudié la médecine à Leyde sous Boerhaave, il professa pendant plusieurs années à l'université de Göttingue. En 1753, il se retira à Berne. Il mourut en 1777. Ses recherches sur le développement du Poulet portent principalement sur la formation du cœur (*c*).

(4) Voyez tome VII, page 306.

(*a*) Voyez tome III, page 21.
(*b*) Fabricius ab Acquapendente, *De formatione ovi pennatorum, pennati uterorum historia ;* — *De formato fœtu liber* (*Opera omnia anat. et physiol.*, édit. de Leyde, 1738, p. 1 à 98, pl. 1 à 31).

(*c*) Haller, *Sur la formation du cœur du Poulet,* 2 vol., 1758.

quarante dernières années que cette branche de l'histoire naturelle a fait le plus de progrès, et le grand mouvement imprimé aux études embryologiques date des travaux publiés de 1817 à 1827 par Pander (1), par MM. Prévost et Dumas (2), mais surtout par M. de Baer (3), dont le nom ne saurait être cité ici avec trop d'éloges. Plus récemment, ce champ d'exploration a été étendu à toutes les classes d'Animaux vertébrés; on a étudié avec une grande habileté et avec la plus louable persévérance le mode de développement des Mammifères aussi bien que des Oiseaux ; les Reptiles, les Batraciens et les Poissons n'ont pas été négligés, et, à l'aide de ce vaste ensemble de recherches, on a pu acquérir des notions précieuses sur le caractère général du travail embryogénique dans tout l'embranchement des Vertébrés, et constater les différences les plus saillantes que ces êtres en voie de formation présentent entre eux. L'énumération de ces travaux variés serait trop longue pour trouver place ici; mais je ne saurais aborder cette nouvelle partie de nos études sans dire que, parmi les successeurs de Baer, les physiologistes dont j'aurai le plus

(1) C. H. Pander naquit en 1798, et publia en 1817 un travail sur le développement du Poulet pendant l'incubation (a).

(2) Les recherches de MM. Prévost et Dumas sur l'embryologie portent principalement sur le développement de la Grenouille, du Poulet et du Chien. Elles font partie du travail précédemment cité sur la *théorie de la génération*, et se trouvent dans les *Annales des sciences naturelles* publiées en 1824 et 1827.

(3) M. Charles-Ernest von Baer (de Saint-Pétersbourg) naquit en 1792 en Esthonie, et publia de 1827 à 1837 plusieurs ouvrages capitaux sur l'embryologie (b).

(a) Pander, *Dissertatio inauguralis sistens historiam metamorphoseos quam ovum incubatum prioribus quinque diebus subit.* Wirceburgi, 1817.— *Beiträge zur Entwickelungsgeschichte des Hühnchens im Eie*, 1817.

(b) Voyez *Nachrichten über Leben und Schriften des Herrn Dr K. E. v. Baer, mitgetheilt von ihm Selbst.* Saint-Pétersbourg, 1865.

— *De ovi Mammalium et Hominis genesi epistola*, 1827. — *Ueber Entwickelungsgeschichte der Thiere*, t. I, 1828 ; t. II, 1837.

— *Commentär zu der Schrift de ovi genesi*, etc. (Heusinger's *Zeitschrift für organische Physik*, 1837, t. II, p. 125). — Ces deux mémoires furent traduits en français par Broschet.

souvent à invoquer le témoignage sont : Rathke, M. Bischoff, M. Remak, M. Reichert, en Allemagne; M. Vogt, en Suisse; M. Martin Barry, en Angleterre; enfin M. Coste et M. Lereboullet, en France (1).

Pour les travaux sur le développement des Animaux invertébrés, j'aurai également à citer ce dernier naturaliste, ainsi que MM. Baer, Herold, Rathke, de Quatrefages, Vogt, Newport, Kölliker, Claparède, et plusieurs autres observateurs contemporains (2). Mais là il me faudra remonter aussi plus haut, et parler des recherches de Swammerdam, de Malpighi, ainsi que des découvertes récentes de J. Müller; car les métamorphoses que les Insectes et beaucoup d'autres

(1) H. Rathke, né en 1793 et mort en 1860, a publié sur ce sujet beaucoup de mémoires importants et deux ouvrages considérables (a).

On doit à M. Bischoff un excellent manuel d'embryologie et deux monographies importantes (b). Les publications des autres auteurs cités ci-dessus (c) ne sont pas les seules qu'il faut consulter, et l'on trouve dans les pages suivantes beaucoup d'indications à ce sujet.

(2) Je renverrai principalement aux ouvrages indiqués ci-dessous, au sujet

(a) Rathke, *Entwickelungsgeschichte der Natter*, 1839. — *Entw. der Schildkröten*, 1848. — *Entw. des* Blennius viviparus (*Abhandl. zur Bildungs- und Entwickelungsgeschichte*, 2 vol. in-8, 1833).

(b) Bischoff, *Histoire du développement de l'Homme et des Mammifères* (*Encyclop. anatomique*, 1843).

(c) Coste, *Histoire générale et particulière du développement des corps organisés*, 2 vol. avec atlas, 1847, etc.
— Barry, *Researches on Embryology* (*Philos. Trans.*, 1838, 1839 et 1840).
— Vogt, *Embryologie des Salmones* (Agassiz, *Poissons d'eau douce d'Europe*, 1 vol. avec atlas in-fol.). — *Untersuchungen über die Entwickelungsgeschichte der Geburtshelferkröte* (Alytes obstetricans, 1842).
— Reichert, *Das Entwickelungsleben im Wirbelthier-Reich.*, in-4, 1840.
— Erdl, *Die Entwicklung des Menschen und des Hühnchens im Eie*. Leipzig, 1845.
— Engel, *Die Ersten Entwickelungsörgange im Thierei und Fœtus* (*Sitzungsber. der Wiener Akad.*, 1854, t. XI, p. 223, pl. 1-3).
— Remak, *Untersuchungen über de Entwickelung der Wirbelthiere*, in-fol., 1858.
— Lereboullet, *Recherches d'embryologie comparée sur le développement du Brochet, de la Perche, de l'Écrevisse*, in-4, 1862 (extrait des *Mémoires de l'Académie des sciences, Sav. étr.*, t. XVII).

— *Recherches d'embryologie comparée sur le développement de la Truite, du Lézard et du Limnée*, in-8, 1863 (extrait des *Ann. des sciences nat.*, 4e série, t. XVI, XVII, XVIII, XIX et XX).

— Van Bambeke, *Recherches sur le développement du Pélobate brun* (*Acad. de Belgique, Mémoires couronnés*, t. XXXIV, 1868).
— M. S. Schultze, *Die Entwickelungsgeschichte des* Petromyzon Planeri (*Hollandische Maatschappij des Wetenschappen te Harlem*, 1856, t. XII).
— Kölliker, *Entwickelungsgeschichte des Menschen und der höhern Thiere*, 1861.

Animaux inférieurs subissent après la naissance ne sont

du développement des Insectes (a), des Crustacés (d), des Annélides (e),
des Myriapodes (b), des Arachnides (c), des Mollusques (f).

(a) Herold, *Entwickelungsgeschichte der Schmetterlinge*, 1816. — *Disquisitiones de Animalium vertebris carentium in ovo formatione. De generatione Insectorum in ovo*, 1837.
— Kölliker, *Observationes de prima Insectorum genesi*, 1842.
— Newport, *On the Nervous System of the* Sphinx Ligustri (*Philos. Trans.*, 1834).
— Joly, *Recherches sur le développement, etc.*, du Colaspis atra (*Ann. des sciences nat.*, 5ᵉ série, 1844, t. II).
— G. Zaddach, *Untersuchungen über die Entwickelung und den Bau der Gliederthiere. Entw. des Phryganiden-Eies*, 1854.
— Weismann, *Die Entwickelung der Dipteren im Eie, nach Beobachtungen an* Chironomus spec., Musca vomitoria *und* Pulex canis (*Zeitschr. für wissensch. Zool.*, 1863, t. XIII).
— Mecznikow, *Embryologische Studien an Insecten* (*Zeitschr. für wissensch. Zool.*, 1866, t. XVI).

(b) Newport, *On the Organs of Reproduction and the Development of* Myriapoda (*Philos. Trans.*, 1841).

(c) Herold, *Untersuchungen über die Bildung der wirbellosen Thiere im Eie; von der Erzeugung der Spinnen im Eie*, 1824 (trad. Ann. des sciences nat., 1828, t. XIII).
— Claparède, *Recherches sur l'évolution des Araignées*, 1862. — *Studien an Acariden* (*Zeitschrift für wissensch. Zool.*, 1868, t. XVIII).

(d) Rathke, *De Animalium crustaceorum generatione*, 1844. — *Recherches sur le développement de l'Écrevisse* (*Ann. des sciences nat.*, 1ʳᵉ série, 1830, t. XX). — *Untersuch. über die Bildung und Entwick. der Wasser-Assel oder des* Oniscus aquaticus (*Abhandl.*, t. I, 1832). — *Bildungs- und Entw.-Gesch. der* Oniscus Asellus (*Op. cit.*, t. II). — *Recherches sur la formation et le développement de l'Aselle d'eau douce* (*Ann. des sciences nat.*, 2ᵉ série, 1834, t. II).
— Lereboullet, *Embryologie de l'Écrevisse* (*Op. cit.*, Mém. de l'Acad. des sciences, Savants étrangers, 1862, t. VII).
— Huxley, *Embryology of* Mysis (*Trans. of the Linnæan Soc.*, 1858, t. XXII).
— De la Valette Saint-Georges, *Studien über die Entwickelung der Amphipoden*. Halle, 1860.
— Dohrn, *Die embryonate Entwickelung der* Asellus aquaticus (*Zeitschr. für wissensch. Zool.*, 1867, t. XVII, p. 221).

(e) Milne Edwards, *Observations sur le développement des Annélides* (*Ann. des sciences nat.*, 3ᵉ série, 1845, t. III).
— Kölliker und Koch, *Einige Worte zur Entwickel. von* Eunicen (*Neue Denkschr. der All. Schweiz. Ges.*, 1847, t. VIII).
— Quatrefages, *Mém. sur l'embryologie des Annélides*, Hermelles (*Ann. des sciences nat.*, 3ᵉ série, 1848, t. X).
— Alex. Agassiz, *On the Young States of a few Annelids* (*Ann. Lyceum Nat. Hist. of New-York*, 1866, t. VIII).
— Claparède, *Beobachtungen über Anatomie und Entwickelungsgeschichte wirbelloser Thiere*, 1863.
— Pagenstecher, *Entwick. and Brutpflege von* Spirorbis spirillum (*Zeitschr. für wissensch. Zool.*, 1862, t. XII, p. 486).
— Claparède et Mecznikow, *Beiträge zur Kenntniss der Entwickelungsgeschichte der* Chetopoden (*Zeitschr. für wissensch. Zool.*, 1868, t. XVIII).

(f) Kölliker, *Entwickelungsgeschichte der Cephalopoden*, 1844.
— Vogt, *Recherches sur l'embryologie des Mollusques du genre* Actéon (*Ann. des sciences nat.*, 3ᵉ série, 1846, t. VI).
— Dumortier, *Mémoire sur l'embryologie des Mollusques Gastéropodes* (*Ann. des sciences nat.*, 2ᵉ série, t. VIII).
— Jacquemier, *Histoire du développement du* Planorbis cornea (*Acta Acad. nat. curios.*, t. XVIII).
— Lereboullet, *Embryologie du Limnée des étangs* (*Ann. des sciences nat.*, 4ᵉ série, 1864, t. XVI).
— Claparède, *Anat. und Entwickelungsgesch. der* Neritina fluviatilis (*Müller's Archiv für Anat.*, 1857).
— Quatrefages, *Mém. sur l'embryologie des Tarets* (*Ann. des sciences nat.*, 3ᵉ série, 1849, t. XI).
— Lacaze-Duthiers, *Mémoire sur l'anatomie et l'embryologie des Vermets* (*Ann. des sciences nat.*, 4ᵉ série, 1860, t. XIII). — *Histoire de l'organisation et du développement du Dentale* (*Ann. des sciences nat.*, 4ᵉ série, 1857, t. VII).

qu'une continuation des phénomènes embryogéniques. dont l'œuf est le siége.

§ 2. — Nous avons vu précédemment que tout œuf fécondé est en réalité un être vivant susceptible d'accomplir une série d'actes physiologiques dont résulte la formation d'un nouvel individu vivant qui réalise le type organique propre à l'Animal producteur de cet œuf ou à ses parents. Mais la vie de cet être, de même que la puissance vitale d'une graine, peut être latente ou active, et pour qu'elle se manifeste par des phénomènes embryogéniques, il faut que l'œuf soit placé sous l'influence de certaines conditions extérieures, au nombre desquelles se range en première ligne un certain degré de chaleur. Tant que l'œuf n'atteint pas cette température nécessaire au déplacement de sa force organisatrice, il ressemble complètement à un corps privé de vie, et il peut rester dans cet état de torpeur pendant un temps plus ou moins long, sans perdre la faculté de produire le jeune Animal qu'il est destiné à créer. Le degré de chaleur voulu pour mettre en mouvement le travail embryogénique varie beaucoup suivant les Animaux. Pour quelques Poissons, il suffit de la température d'environ 4 degrés au-dessus de zéro que les couches inférieures des eaux profondes conservent en hiver. Mais, pour les Animaux terrestres, il n'en est pas de même : il faut en général une température d'au moins 12 ou 14 degrés, de sorte que l'activité vitale de l'œuf ne se manifeste que pendant la saison chaude, et pour beaucoup d'espèces la température ordinaire de l'atmosphère, même en été, ne suffit pas. Ainsi, nous avons déjà vu que pour les Oiseaux il faut près de 40 degrés (1), et cette température, qui est à peu de chose près celle du corps des reproducteurs, est obtenue au moyen de la chaleur que ceux-ci développent et qu'ils transmettent aux œufs en les couvant.

_____

(1) Voyez tome VIII, page 529.

Les incubations artificielles, dont j'ai déjà eu l'occasion de parler, montrent toute l'importance de ces conditions de température pour l'entretien du travail embryogénique (1), et beaucoup de faits fournis par la pratique de la sériciculture prouvent que la marche de ce phénomène est jusqu'à un certain point réglée par le degré de chaleur sous l'influence duquel l'incubation s'effectue (2). Les effets de la température sur l'activité physiologique du nouvel être en voie de développement sont encore plus manifestes après l'éclosion. Ainsi, dans les magnaneries, on accélère ou l'on ralentit à volonté les métamorphoses des larves en chauffant ou en refroidissant l'air ambiant (3).

(1) Voyez tome VIII, page 540.

(2) Ainsi les éducateurs des Vers à soie ont remarqué que lorsqu'on met à l'incubation dans des conditions de température identiques des œufs de *Bombyx* qui pendant l'hiver ont été conservés dans une glacière, et d'autres qui ont été placés dans une cave dont la température est moins basse, ces derniers éclosent en général plus vite que les premiers (a) : la différence peut être de quatre ou cinq jours. Sous l'influence d'une température qui s'élève graduellement de 14 degrés à 25 degrés, la durée de l'incubation est de dix à douze jours lorsque le travail embryogénique a été complétement arrêté pendant toute la durée de la saison froide (b).

Il paraît résulter des expériences de M. Dareste sur l'incubation artificielle des œufs de Poule, qu'une élévation anormale de la température pendant la première période du développement de l'embryon, tout en hâtant ce travail, tend à diminuer la taille finale des individus et à produire des nains (c).

(3) Sous l'influence d'une température de 25 à 30 degrés, qui est la plus avantageuse au point de vue industriel, la durée de l'éducation des Vers à soie est de trente-quatre à trente-six jours; mais en élevant la température entre 30 et 35 degrés, on peut la réduire à vingt et même à dix-huit jours, tandis qu'en abaissant la température, on parvient à la prolonger jusqu'au cinquantième jour. Il est bien entendu que dans tous les cas la consommation des aliments est proportionnée à la rapidité de la croissance (d).

(a) Dandolo, *L'art d'élever les Vers à soie*, traduit par Fontanelles, 1825, p. 54.
(b) Robinet, *Manuel de l'éducation des Vers à soie*, 1848, p. 111.
(c) Dareste, *Note sur une série de recherches expérimentales relatives à la tératologie* (*Ann. des sciences nat.*, 5ᵉ série, 1808, t. X, p. 131).
(d) Robinet, *Op. cit.*, p. 108.

L'intervention de l'eau en certaines proportions est également une condition nécessaire à l'exercice de la puissance embryogénique de l'œuf, et, pour mettre bien en évidence l'importance de ce liquide dans les phénomènes de cet ordre, il me suffira de dire que les œufs de beaucoup d'Animaux inférieurs perdent temporairement la faculté de produire un nouvel être dès qu'ils viennent à se dessécher, et retrouvent cette faculté sous l'influence de l'humidité, lors même qu'ils sont restés pendant des mois entiers, et probablement pendant des années, dans un état d'inactivité complet, faute de la quantité d'eau nécessaire à l'exercice de leurs fonctions. C'est à raison de cette circonstance que parfois, à la suite d'inondations ou de grandes pluies, des Animaux apparaissent tout à coup dans des localités où depuis fort longtemps aucun individu de leur espèce ne s'était montré.

Les faits rapportés dans une des premières Leçons prouvent que l'œuf de la Poule, pendant l'incubation, est le siége de certains phénomènes de combustion respiratoire (1). Il en est de même pour tous les organismes en voie de développement, et le jeune Animal, avant la naissance comme après, a besoin de puiser directement ou indirectement dans l'atmosphère l'oxygène nécessaire à l'entretien de cette combustion : cela est vrai de ceux qui se développent dans l'intérieur du corps de leur mère, aussi bien que de ceux qui se développent à l'extérieur, soit dans l'eau, soit dans l'air atmosphérique. Le plus ordinairement cette respiration est diffuse et se fait par la surface générale du corps ; mais, chez les Animaux les plus parfaits, elle a pour instruments spéciaux des organes transitoires qui reçoivent en grande abondance le sang de l'embryon et mettent ce liquide en rapport avec le milieu ambiant. Tel est, par exemple, l'allantoïde et ses dépendances chez les Vertébrés

____

(1) Voyez tome Iᵉʳ, page 416.

supérieurs, appendice dont j'aurai bientôt à faire connaître la conformation et les fonctions.

Quant aux matières que l'embryon en voie de développement emploie, soit à l'entretien de la combustion respiratoire, soit à la constitution de ses tissus, nous avons déjà vu qu'il les puise toujours en totalité ou en partie dans la substance constitutive de l'œuf; mais que chez quelques Poissons et chez tous les Mammifères cette source de matières nutritives est loin de suffire aux besoins physiologiques du jeune Animal, et que celui-ci reçoit directement du sang de sa mère la plus grande partie de la substance constitutive de son organisme (1). Ici je n'insisterai pas de nouveau sur cette circonstance; mais je crois devoir rappeler que l'embryon peut se développer dans l'intérieur du corps de sa mère sans y être nourri de la sorte, et que, chez les Animaux dits ovovivipares, l'œuf est simplement couvé dans l'organisme de celle-ci comme il l'aurait été après la ponte dans les circonstances ordinaires.

Durée
du
travail
embryogénique. La durée du travail embryogénique qui s'effectue ainsi pendant la gestation ou pendant l'incubation de l'œuf varie beaucoup, suivant la nature des Animaux. Elle dépend en partie du degré de perfection organique auquel le jeune individu doit arriver avant de quitter son premier gîte pour vivre librement au dehors, et en partie aussi de la taille qu'il doit avoir : ainsi on peut dire d'une manière générale que la vie embryonnaire se prolonge d'autant plus longtemps, que l'Animal est plus grand. Mais cette règle souffre de nombreuses exceptions, et deviendrait souvent tout à fait fausse si l'on voulait l'appliquer à des espèces appartenant à des types zoologiques très-différents. Une Souris, par exemple, quoique bien moins grosse qu'une Poule, emploie autant de temps pour devenir viable, et la durée de l'incubation du Paon est moins longue que la

(1) Voyez tome VIII, page 373.

durée de la gestation d'un Rat. La relation entre la taille et le temps employé à la constitution du nouvel être n'est jamais absolue, même chez des Animaux appartenant à une même classe ; mais, chez les divers membres d'un de ces groupes naturels, elle est cependant évidente ; pour s'en convaincre, il suffit de jeter les yeux sur les nombres suivants :

La durée de l'incubation est de :

12 jours pour les Oiseaux-mouches.
21 jours pour la Poule.
25 jours pour le Canard, le Cormoran et la Pintade.
27 jours pour la Dinde.
29 jours pour l'Oie.
31 jours pour le Paon.
42 jours pour le Cygne.
65 jours pour le Casoar de la Nouvelle-Hollande.

Dans la classe des Mammifères, les différences sont plus grandes. Ainsi, la durée de la gestation est d'environ :

3 semaines pour la Souris et le Cochon d'Inde.
3 semaines 1/2 pour le Souslic.
4 semaines pour le Lapin, le Lièvre, l'Écureuil, le Hamster.
5 semaines pour le Rat, la Marmotte, la Belette.
6 semaines pour le Furet.
7 semaines pour le Hérisson.
8 semaines pour le Chat, la Martre.
9 semaines pour le Chien, le Renard, le Lynx, le Putois, la Loutre.
10 semaines pour le Loup, le Blaireau.
14 semaines pour le Lion.
17 semaines pour le Glouton, le Cochon, le Castor.
21 semaines pour la Brebis, le Bouquetin.
22 semaines, ou à peu près 5 mois, pour la Chèvre, le Chamois, la Gazelle.
24 semaines pour le Chevreuil, le Lama.
30 semaines pour l'Ours, les petits Singes.
36 à 40 semaines pour le Cerf, le Renne, l'Élan (1).

(1) Le Chevreuil présente sous ce rapport une anomalie remarquable. La parturition n'a lieu que 40 semaines après l'accouplement ; mais le travail embryogénique ne commence dans l'utérus qu'environ 18 à 20 semaines après la fécondation, et s'achève ensuite en 22 semaines environ (a).

(a) Bischoff, *Entwickelungsgeschichte des Rehes*, 1854.

40 semaines, ou un peu moins de 9 mois du calendrier, pour l'espèce humaine.

Quelques jours de plus pour la Vache. (En général, entre 242 et 287 jours, mais quelquefois plus de 300 jours.)

43 semaines, ou près de 10 mois, pour le Cheval, l'Ane et le Zèbre.

Près de 13 mois pour le Chameau.

18 mois pour le Rhinocéros.

Près de 2 ans pour l'Éléphant.

Quelques naturalistes ont cru pouvoir saisir un rapport direct entre la durée de la gestation et la durée normale de l'existence. Il est vrai que les grands Mammifères vivent généralement plus longtemps que les petits Animaux de la même classe, et qu'ils ont besoin aussi de plus de temps pour se développer dans le sein de leur mère ; mais il ne me paraît y avoir entre ces deux termes aucune proportionnalité constante. Ainsi le Cheval vit beaucoup moins longtemps que l'Homme, bien que la durée de sa vie intra-utérine soit plus longue ; et certains Oiseaux dont l'incubation ne dure que peu de semaines paraissent pouvoir vivre plus d'un siècle (1). Certains Poissons, ainsi que quelques Reptiles, sont susceptibles d'atteindre une vieillesse non moins grande (2), et cepen-

---

(1) Les ornithologistes racontent qu'en 1793 une personne prit au cap de Bonne-Espérance un Faucon portant un collier d'or sur lequel était gravé qu'en 1610 cet Oiseau appartenait au roi d'Angleterre Jacques Ier. En 1793 ce Faucon aurait donc eu plus de cent quatre-vingts ans, et cependant on assure qu'il paraissait très vigoureux.

(2) On cite des exemples de longévité très-remarquable chez des Tortues.

Gesner, Bloch, et beaucoup d'autres naturalistes, ont rapporté des récits dont on a conclu que certains Poissons, tels que les Brochets et les Carpes, sont susceptibles de vivre plusieurs siècles ; mais les faits dont on arguë ne paraissent pas avoir été constatés avec la rigueur désirable, et il est probable qu'on en a tiré des conclusions exagérées. Pour plus de détails à ce sujet, je renverrai à ce qui en a été dit par Valenciennes (a).

(a) Cuvier et Valenciennes, *Histoire naturelle des Poissons*, t. XVI, p. 56 (Carpes), et t. XVIII, p. 306 et suiv. (Brochets).

dant ces Animaux ne présentent rien d'insolite quant au temps pendant lequel ils restent à l'état d'embryon.

Chez certains Mammifères, le travail embryogénique est lent, et la durée de la gestation proprement dite est courte, en sorte que le jeune Animal n'est que très-imparfaitement développé au moment de sa naissance. Cela est surtout remarquable chez les Marsupiaux. Mais chez les Mammifères ordinaires, où des différences de même ordre, quoique moins grandes, se rencontrent, il ne paraît y avoir aucune relation entre l'état plus ou moins avancé de l'organisme et la durée normale de la vie intra-utérine. Quelques Mammifères, en sortant du sein de leur mère, sont assez bien développés pour pouvoir exercer presque toutes les facultés dont ils doivent être doués : ils voient ce qui les entoure ; au bout de quelques heures ils commencent à courir, et ils produisent assez de chaleur pour n'avoir pas grand besoin d'être protégés contre le froid. D'autres, au contraire, ne jouissent pas encore du sens de la vue, et souvent même n'ouvrent les yeux qu'au bout de plusieurs jours ; pendant plus longtemps encore ils sont incapables de changer de place, et la faculté de produire de la chaleur est si faible en eux, que si leurs parents ne maintiennent autour d'eux une température douce, ils meurent de froid même au milieu de l'été. Ces différences dans la puissance physiologique des nouveau-nés sont comparables à celles qu'on observe chez des individus de même espèce dont la naissance a eu lieu au terme ordinaire de la gestation ou d'une manière plus ou moins prématurée (1) ; mais elles ne sont pas en rapport avec la durée normale de la vie intra-utérine chez les diverses espèces, et doivent être attribuées plutôt à ce que tantôt toutes les parties de l'organisme se développent d'une manière également rapide, tandis que d'autres fois les appareils nécessaires

(1) Voyez tome VIII, page 52.

à l'exercice de la vie extra-utérine se perfectionnent plus vite
que d'autres instruments physiologiques, en sorte que le fœtus
est apte à vivre dans le monde extérieur, bien que beaucoup
de ses organes soient encore dans un état trop imparfait pour
fonctionner.

Ainsi que je l'ai déjà dit, on peut considérer aussi comme
une naissance prématurée l'éclosion des Animaux qui, à la sortie
de l'œuf, n'ont pas encore réalisé la forme typique de leur
espèce, et qui subissent pendant le jeune âge des métamorphoses
plus ou moins considérables : par exemple, les Batraciens, les
Insectes, beaucoup de Crustacés et les Échinodermes.

Étudions maintenant les phénomènes embryogéniques qui
se manifestent dans l'organisme du nouvel être en voie de formation dans l'intérieur de l'œuf.

§ 3. — Nous savons déjà que, par suite de la fécondation
de l'œuf, des mouvements moléculaires très-remarquables se
manifestent d'ordinaire dans le globe vitellin, et déterminent
la concentration de la matière plastique autour d'un nombre de
plus en plus considérable de centres d'attraction, de façon à
fractionner successivement la masse organisable en sphérules
ou en cellules de plus en plus petites (1). Nous avons vu également que lorsque ce fractionnement est arrivé à un certain
degré, la matière plastique en voie de développement se con-
centre sur la surface du globe vitellin, et y forme une couche
blanchâtre qui s'élargit plus ou moins rapidement, de façon
à former bientôt une sorte de calotte sur la sphère sous-jacente,
puis à l'envelopper complétement, et à constituer ainsi une sorte
de vésicule qui renferme dans son intérieur le vitellus, et qui
est à son tour renfermée sous la membrane vitelline et les autres parties périphériques de l'œuf (2). Cette couche de matière

Premiers
résultats
du
travail
embryogénique.

---

(1) **Voyez** tome VIII, page 398 et
suivantes.

(2) **Chez les Poissons, les progrès
de cette extension de la couche blasto-

vivante qui s'étale ainsi sur le vitellus a reçu, comme je l'ai déjà dit, les noms de *membrane germinale*, de *membrane embryogène* ou de *blastoderme*, c'est-à-dire membrane productrice (1); et, en effet, c'est elle qui va donner naissance à toutes les parties constitutives du nouvel être (2). Cette extension du blastoderme ne s'effectue pas toujours avec la même rapidité (3), et parfois la vésicule ainsi produite n'est pas encore

Blastoderme.

dermique sont faciles à observer, parce que les bords de l'espèce de calotte ainsi constituée sont épais et forment un bourrelet circulaire qui, après avoir gagné l'équateur de la sphère vitelline, se rapprochent peu à peu en laissant à découvert une portion du vitellus de plus en plus restreinte, qui parfois fait saillie au dehors. M. Vogt a donné le nom de *trou vitellaire* à l'ouverture de l'espèce de bourse formée ainsi par le blastoderme qui tend à se changer en une vésicule close (*a*). Sa disposition a été décrite avec soin par Lereboullet (*b*).

(1) Voyez tome VIII, page 406.

(2) Ainsi que nous l'avons déjà vu, la formation du blastoderme paraît ne pas être précédée d'un phénomène de fractionnement chez les Insectes et les Arachnides (*c*). Les observations de M. Weismann sur le développement des Diptères sont en accord avec cette opinion (*d*); mais M. Claparède est disposé à penser que les faits constatés chez tous ces Ani-

maux seraient susceptibles de recevoir une autre interprétation qui les ferait rentrer dans la règle commune (*e*).

Au moment de mettre cette feuille sous presse, je reçois un travail intéressant sur le fractionnement du vitellus et la formation du blastoderme chez divers Crustacés inférieurs, par MM. Ed. Van Beneden et E. Bessels. Ces auteurs ont constaté que le mode de fractionnement varie dans cette classe d'Animaux, et ne peut être pris en considération dans une classification naturelle. Ils pensent aussi que chez les Lernéens des genres *Anchorella*, *Clavella*, etc., le blastoderme se forme sans qu'il y ait eu un fractionnement du vitellus (*f*).

(3) D'ordinaire, quelles que soient la rapidité ou la lenteur de cette partie du travail embryogénique, il n'y a entre le phénomène du fractionnement du vitellus et le développement du blastoderme aucune période de repos appréciable ; mais on connaît dans la classe des Mammifères une

(*a*) Vogt, *Embryologie des Salmonés*, p. 44 (*Histoire naturelle des Poissons d'eau douce*, par Agassiz, 1842).

(*b*) Lereboullet, *Recherches d'embryologie comparée* (*Ann. des sciences nat.*, 4ᵉ série, t. XVI, et *Mém. de l'Acad. des sciences, Savants étrangers*, t. XVII).

(*c*) Voyez tome VIII, p. 401.

(*d*) Weismann, *Beitr. zur Entwick. der Insecten*, 1863.

(*e*) Voyez le *Bulletin scientifique de la Bibliothèque universelle de Genève*, 1864, t. XIX, p. 73.

(*f*) E. Van Beneden et E. Bessels, *Mémoire sur la formation du blastoderme chez les Amphipodes, les Lernéens et les Copépodes*, 1869 (*Acad. de Belgique, Mémoires couronnés*, t. XXXIV).

fermée lorsque déjà la partie fondamentale du corps de l'embryon a commencé à s'y dessiner (1); mais, quoi qu'il en soit à cet égard, on ne tarde pas à reconnaître que le disque, calotte ou sac blastodermique, se divise, comme je l'ai déjà montré (2), en feuillets superposés dont les rôles ne sont pas les mêmes dans le travail organogénique. Les embryologistes ne sont pas encore complétement fixés sur le mode d'origine et sur les métamorphoses de ces couches de matière blastémique, et voulant mettre la nomenclature des parties en accord avec leurs vues à ce sujet, la plupart des auteurs les plus récents ont cessé d'employer les noms dont leurs prédécesseurs faisaient usage; mais ces changements me paraissent plus nuisibles qu'utiles, et, tout en n'attachant pas toujours

exception remarquable à cette règle. Elle nous est fournie par le Chevreuil (*Cervus capreolus*), qui entre en chaleur au mois de juillet ou d'août, qui s'accouple alors, et dont l'œuf descend comme d'ordinaire de l'ovaire dans la trompe , puis y offre les signes d'activité physiologique caractérisés par le fractionnement du vitellus, mais ne grossit pas et reste ensuite dans un état stationnaire jusqu'au milieu de décembre. Pendant tout ce laps de temps on n'aperçoit aucun indice d'activité dans l'utérus, et l'œuf qui s'y est logé est très-difficile à découvrir à cause de sa petitesse ; mais à cette époque le travail embryogénique se réveille tout à coup et marche avec une grande rapidité. Les recherches très-approfondies de M. Bischoff sur cette particularité singulière ne me semblent laisser

aucun doute sur le fait de la descente des œufs à l'époque de l'accouplement, et de leur état de torpeur pendant environ quatre mois et demi (*a*).

(1) Il existe à cet égard des différences très-grandes chez des espèces fort voisines les unes des autres, et par conséquent on ne doit attacher à ces particularités que peu d'importance. Ainsi, chez la Truite, la calotte blastodermique n'a pas encore recouvert le quart de la surface du globe vitellin, que déjà la bande embryonnaire s'y est montrée (*b*), tandis que chez le Brochet l'espèce de bourse ainsi formée s'est fermée complétement ou presque complétement avant l'apparition de cette partie fondamentale du jeune Animal en voie de formation (*c*).

(2) Voyez tome VIII, page 417.

(*a*) Bischoff, *Entwickelungsgeschichte des Rehes.* Giessen, 1854.
(*b*) Lereboullet, *Recherches d'embryologie comparée sur le développement de la Truite*, etc. (*Ann. des sciences nat.*, 4ᵉ série, 1851, t. XVI, p. 140, pl. 2, fig. 18).
(*c*) Lereboullet, *Recherches sur le développement du Brochet, de la Perche*, etc., p. 61.

aux expressions anciennes les significations qu'elles avaient d'abord, je crois préférable de ne pas les abandonner. Je continuerai donc d'appeler *feuillet séreux* la couche la plus superficielle du blastoderme, et *feuillet muqueux* celui qui est situé à la face opposée de ce disque embryogène et qui est en rapport avec le globe vitellin (1). Mais je dois ajouter que d'après les observations récentes de plusieurs micrographes des plus habiles, il existerait déjà à cette époque initiale de la vie une troisième couche blastodermique intermédiaire aux deux précédentes, qui naîtrait du feuillet muqueux et qui ne tarderait pas à s'unir au feuillet séreux primitif; celle-ci serait donc constituée dès lors de deux lames plus ou moins distinctes, à raison de leurs usages ultérieurs aussi bien que de leur structure intime et de leur origine, mais destinées principalement à produire l'ensemble des organes affectés au service des fonctions de relation, tandis que la couche inférieure du disque blastodermique, qui peut conserver le nom de feuillet muqueux, est appelée à former le tube digestif et ses annexes (2).

Des phénomènes de cet ordre paraissent être généraux : on

(1) La plupart des physiologistes considèrent la couche blastodermique primitive comme se divisant pour former ces deux feuillets ; mais les observations de M. Lereboullet, faites principalement sur des Poissons, portent cet observateur à penser que le feuillet muqueux et le feuillet séreux naissent d'une manière tout à fait indépendante l'une de l'autre. Cet auteur réserve à ce dernier le nom de *blastoderme proprement dit*, et il appelle le feuillet muqueux *membrane sous-blastodermique.*

Le même embryologiste pense que chez les Poissons et les autres Vertébrés, le blastoderme superficiel n'est pas primitivement un disque ou lame simple, mais une vésicule qui s'aplatit et s'étale sur l'œuf (a).

(2) Les recherches très-approfondies de M. Remak sur le développement du Poulet, ainsi que celles plus récentes de M. Kölliker (b), condui-

(a) Lereboullet, *Recherches d'embryologie comparée sur le développement du Brochet, etc.,* p. 41.

(b) Remak, *Untersuch. über der Entwickelung der Wirbelthiere,* p. 9.
— Kölliker, *Entwickelungsgeschichte des Menschen und der höheren Thiere,* 1861, p. 42 et suiv.

a constaté la formation de ces deux couches de matière proligère chez beaucoup d'Animaux invertébrés (1), aussi bien que chez les Mammifères, les Oiseaux, les Reptiles, les Batraciens et les Poissons; mais chez les Animaux inférieurs le feuillet muqueux du blastoderme a souvent échappé à l'observation, et

sent ces auteurs à penser que la tache embryonnaire ou disque germinatif, composé primitivement de deux couches de cellules offrant des caractères histologiques particuliers, se partage en trois couches dès le commencement du travail embryogénique, et, rejetant les noms de *feuillet séreux* et de *feuillet muqueux*, ils appellent : la couche superficielle, *feuillet sensitif* (*Sinnes* oder *Sensorielle-Blatt*) ; la couche intermédiaire, *feuillet moto-germinatif* (*motorisch-germinative Blatt*), et la couche profonde ou inférieure, *feuillet intestino-glandulaire* (*Tropische* oder *Darm-Drüsenblatt*). Il ne faut pas confondre la couche intermédiaire dont il est question ici avec la partie du blastoderme que la plupart des auteurs moins récents ont désignée sous le nom de *feuillet vasculaire* du blastoderme.

Les observations plus récentes de M. His tendent à modifier considérablement cette manière de voir et à établir que le disque proligère, auquel cet auteur donne le nom d'*archiblaste*, fournirait le système nerveux, l'épiderme, les glandes, les muscles, etc.,

tandis que le sang, ainsi que toutes les parties appartenant à la famille des tissus connectifs, proviendrait d'un *parablaste*, ou vitellus blanc, dont les éléments cellulaires ne participeraient pas au phénomène de segmentation *a*).

(1) Ainsi, chez l'Ecrevisse, la formation de cette lame entre le feuillet externe du blastoderme et la sphère vitelline a été observée par Rathke et par Lereboullet (*b*) ; ce dernier auteur la désigne sous le nom de *sac vitellaire*, et il appelle le feuillet proligère externe, *tache embryonnaire* ou *blastoderme*.

La division du blastoderme en deux feuillets a été constatée aussi chez les Céphalopodes ; mais, d'après les observations de M. Mecznikow sur le développement des Sépioles, le feuillet externe donnerait naissance non-seulement au système cutané, aux cartilages et aux organes des sens, mais aussi à la plus grande partie de l'appareil digestif et à la poche à encre, tandis que le feuillet profond constituerait les muscles, le système nerveux, l'appareil pharyngien et les vaisseaux sanguins (*c*).

(a) His, *Ueber die erste Anlage des Wirbelthierleibes* (Archiv für mikrosc. Anat., 1866, t. II, p. 513).

(b) Rathke, *Recherches sur le développement des Écrevisses* (Ann. des sciences nat., 1ʳᵉ série, 1830, t. XX, p. 495).

— Lereboullet, *Recherches d'embryologie comparée sur le développement du Brochet, de la Perche et de l'Écrevisse*, p. 263 (Mém. de l'Acad. des sciences, Savants étrangers, t. XVII, 1862.

(c) Mecznikow, *Développement des Sépioles* (Bibliothèque universelle de Genève, Arch. des sc. phys. et nat., 1867, t. XXX, p. 186).

dans beaucoup de cas il paraît être représenté par une masse centrale où les éléments organogéniques ne se séparent pas nettement des cellules vitellines (1).

Il est aussi à noter que, chez la plupart des Invertébrés, le blastoderme paraît se constituer à la fois sur tous les points de la surface du globe vitellin, au lieu d'envahir progressivement cette surface, comme cela se voit chez les Animaux supérieurs.

§ 4. — Quoi qu'il en soit à cet égard, le nouvel être vivant qui se développe dans l'intérieur de la sphère limitée par la tunique vitelline peut être considéré, d'une manière générale, comme un sac ou une cellule sans ouverture, dont la portion périphérique donnera naissance aux principaux instruments de la vie animale, et dont la portion sous-jacente, disposée d'une manière analogue, produira les parois de la cavité digestive (2). C'est même à cet état que, chez beaucoup d'Animaux inférieurs, l'embryon perd ses enveloppes primordiales, et, devenu libre, se montre couvert de cils vibratiles à l'aide desquels il nage dans le liquide ambiant (3). Mais en général la naissance est loin d'être aussi hâtive, et n'a lieu qu'à la suite d'une longue série de phénomènes organogéniques.

Téguments
ciliés.

(1) Voyez à ce sujet les observations de Lereboullet sur le développement des Limnées (a).

(2) M. Kowalewsky pense que chez l'*Amphioxus*, le canal intestinal est formé par une invagination du feuillet externe du blastoderme (b), mais cela me paraît peu probable.

(3) Je reviendrai sur ce sujet lorsque je parlerai du système tégumentaire et des organes de locomotion, et pour le moment je me bornerai à ajouter que des mouvements de rotation de la sphère vitelline dans l'intérieur de l'œuf se manifestent chez les Vertébrés aussi bien que chez les Animaux inférieurs. Ainsi, M. Bischoff les a aperçus chez le Lapin (c) ; chez les Poissons, ils commencent peu après le fractionnement du vitellus, et persistent pendant le développement du sac blastodermique (d). Enfin Spallanzani et plu-

(a) Lereboullet, *Recherches d'embryologie comparée sur le développement de la Truite, du Lézard et du Limnée* (Ann. des sciences nat., 4ᵉ série, t. XX, p. 53).

(b) Kowalewsky, *Entwickelungsgeschichte der* Amphioxus lanceolatus (Mém. de l'Acad. de Saint-Pétersbourg. 7ᵉ série, 1867, t. XI, n° 4).

(c) Bischoff, *Traité d'embryologie*, p. 59.

(d) Lereboullet, *Recherches sur le développement du Brochet, de la Truite, etc.*, p. 35 et suiv.

Aire germinative.

§ 5. — Ainsi, dans l'œuf des Oiseaux, par exemple, on voit d'abord le blastoderme s'éclaircir vers le milieu de l'espèce de disque ou de calotte dont les bords, en s'étendant de plus en plus, finissent par envahir la presque totalité de la surface du globe vitellin. L'espace plus ou moins translucide ainsi produit a reçu le nom d'*aire germinative* (1), parce que c'est dans son intérieur que se montreront bientôt les premiers linéaments du jeune Animal en voie de formation (2). Effectivement, on ne tarde pas à y apercevoir une tache blanchâtre étroite et

Ligne primitive.

allongée, que les embryologistes appellent la *ligne primitive* (3). Elle divise en deux moitiés la portion centrale du blastoderme, et celles-ci, s'épaississant ensuite de chaque côté du trait médian ainsi marqué, donnent naissance à une bandelette blanchâtre qui est, pour ainsi dire, le rudiment de

sieurs autres naturalistes les ont observés aussi chez les Batraciens (a).

(1) Ou *area pellucida*.

(2) Dans l'œuf de la Poule, ce phénomène commence à se manifester vers la sixième ou huitième heure de l'incubation. Le pourtour de l'aire germinative est plus opaque et présente l'aspect d'une bordure annulaire. Plus tard, d'autres inégalités dans l'épaisseur ou dans la densité de la couche blastodermique apparaissent autour de ce premier cercle, et donnent naissance à des zones concentriques appelées *halos* (b). Mais ces phénomènes ne sont pas généraux et ne paraissent avoir que peu d'importance.

(3) M. de Baer paraît avoir été le premier à apercevoir cette ligne qui précède la formation de la gouttière céphalo-rachidienne. Il l'a désignée sous le nom de *notâ primitiva* (c). Aujourd'hui, quelques auteurs préfèrent l'appeler *feuillet-axe* (*Axenplatte*).

Les apparences produites par cette ligne primitive, ou par le sillon qui y correspond bientôt après, ont été diversement expliquées par les embryologistes. Ainsi les uns ont cru voir dans la figure ainsi dessinée le corps d'un spermatozoïde, et ont été conduits de la sorte à penser que ce corpuscule fécondateur pourrait bien être le système nerveux cérébro-spinal à l'état d'ébauche. On a supposé en-

(a) Spallanzani, *Expériences pour servir à l'histoire de la génération*, 1786, p. 25.

— Peschier, *Chemisch-physiol. Bemerkungen über den Froschleich* (Meckel's *Deutsches Archiv für die Physiol.*, 1817, t. III, p. 363).

— Steinheim, *Die Entwick. der Frösche*, p. 12.

— Purkinje et Valentin, *De motu vibratorio*, p. 53.

— Bischoff, *Traité du développement de l'Homme et des Animaux*, p. 69.

(b) Pander, *Entwick. des Hühnchens im Eie*, pl. 1, fig. 1-3.

(c) Baer, *Entwickelungsgeschichte der Thiere*, 1828.

l'embryon futur. Cette tache longitudinale mérite donc le nom de *bande primitive* (1), et, par l'effet de son épaississement de chaque côté de la ligne médiane, elle ne tarde pas à y être creusée d'un sillon étroit qui indique la place où se formeront plus tard non-seulement le cerveau et la moelle épinière, mais aussi toute la portion rachidienne du jeune Animal en voie de formation.

Cette gouttière, que j'appellerai donc *cérébro-spinale*, se montre de la même manière et à la même période du travail organogénique chez tous les Animaux vertébrés. Elle naît du feuillet superficiel du blastoderme, et son apparition coïncide avec une modification importante dans le mode de constitution de cette couche de matière plastique, qui d'abord paraissait être partout de même nature, mais qui alors se divise en deux parties dont les rôles vont être très-différents : l'une, appelée *couche médullaire*, donnera naissance à l'axe cérébro-spinal ;

suite que la ligne primitive et le sillon qui se développe au-dessus étaient le résultat de la division primordiale du disque proligère en deux sacs germinateurs, destinés à former chacun l'une des moitiés de l'organisme de l'animal futur (a). D'autres auteurs, en plus grand nombre et mieux inspirés, ont attribué l'apparition de la ligne primitive au développement des deux bourrelets (ou *plis primitifs*) qui plus tard limitent de chaque côté la gouttière primitive (b) ; mais ces bourrelets ou lames dorsales ne naissent qu'un peu plus tard, et les observations de M. Remak tendent à établir que le trait blanchâtre en question est dû d'abord à la soudure du feuillet intermédiaire et du feuillet superficiel du blastoderme, opinion qui a été confirmée par les recherches de M. Kölliker (c).

(1) Chez les Poissons, la bande primitive part du bourrelet marginal de la bourse blastodermique, et s'étend vers le pôle opposé de l'œuf (d) ; mais chez les Vertébrés supérieurs, elle se montre d'abord au milieu de l'aire germinative.

(a) Serres, *Des lois de l'embryogénie* (*Archives du Muséum d'histoire naturelle*, 1844, t. IV, p. 269 et suiv., pl. 13, fig. 3, 4, etc).

(b) Pander, *Beiträge zur Entwick. des Hühnchens im Eie*, p. 8, pl. 1, fig. 4. — Bischoff, *Traité du développement*, p. 117.

(c) Kölliker, *Entwickelungsgeschichte des Menschen und der höheren Thiere*, 1861, p. 43.

(d) Lereboullet, *Développement de la Truite* (*Ann. des sciences nat.*, 4ᵉ série, t. XVI, p. 141, pl. a, fig. 18). — *Développement du Brochet et de la Perche* (*Acad. des sciences, Mém. des sav. étrang.*, p. 68, pl. 16, fig. 24).

l'autre, désignée sous le nom de *couche épidermique*, sera la source dont dériveront principalement tous les organes tégumentaires (1). Cette dernière se soulève en manière de pli de chaque côté de la bande médiane de substance névrogène occupant la ligne médiane ; puis la portion sous-jacente du feuillet blastodermique moyen uni, comme je l'ai déjà dit, au feuillet superficiel, s'épaissit au-dessous de chacun de ces plis, et ceux-ci transforment ainsi en une gouttière l'espace intermédiaire (2).

Formation du système céphalo-rachidien.

§ 6 — Pendant que les bourrelets qui limitent latéralement le sillon occupé par la couche médullaire, et qui sont désignés communément sous le nom de *lames dorsales*, se constituent de la sorte, la portion du feuillet blastodermique moyen qui occupe la ligne médiane de cette première ébauche du corps de l'embryon, et qui se trouve par conséquent au-dessous de la gouttière cérébro-spinale, se spécialise également et donne naissance à un petit cylindre styliforme de structure cellulaire qui a reçu le nom de *corde dorsale*, et qui est l'axe primordial de tout le système vertébral.

La Nature, en jetant les premières bases de l'organisme, procède de la même manière chez tous les êtres qui appartiennent à la grande division zoologique des Animaux vertébrés. Que l'embryon en voie de formation soit celui d'un

---

(1) Cette couche externe du feuillet blastodermique superficiel a été appelée *membrane enveloppante (Umhüllungshaut)* par M. Reichert, et *feuillet corné (Hornblatt)* par M. Remak (a). Le premier de ces deux auteurs pense qu'une lame mince de cette couche épidermique recouvre la couche médullaire. Mais les observations de M. Remak tendent à établir que ces deux parties de la superficie du blastoderme sont simplement contiguës (b).

(2) Les deux bourrelets qui limitent ainsi latéralement le sillon dorsal ont été appelés *plicæ primitivæ* par Pander.

(a) Reichert, *Das Entwickelungsleben im Wirbelthierreich*, 1840, p. 9.
— Remak, *Entwickelung. der Wirbelthiere*, p. 10.
(b) Kölliker, *Op. cit.*, p. 45.
— Remak, *Op. cit.*, p. 19.

Homme, d'un Reptile ou d'un Poisson, sa constitution sera semblable à celle d'un Poulet ou de tout autre Oiseau qui commence à se développer dans l'intérieur de l'œuf, et partout les parties qui apparaissent dans l'organisme de ces Animaux à l'état de première ébauche sont celles qui, par la suite, auront le plus d'importance physiologique et contribueront au plus haut degré à les distinguer du reste du Règne animal. En effet, à cette période de la vie, le jeune Vertébré qui commence à se former à la surface du globe vitellin de l'œuf ne consiste qu'en une lame de matière plastique dont les diverses couches sont peu distinctes entre elles ; il ne possède encore aucun des organes à l'aide desquels ses facultés s'exerceront ; mais on lui voit les rudiments de l'axe cérébro-spinal, qui deviendra la partie la plus importante de son système nerveux, et la première ébauche de la colonne vertébrale, qui sera la portion la plus importante du squelette intérieur destiné à être la charpente solide de son corps.

Rien de semblable ne se voit chez le jeune embryon de l'Insecte, du Mollusque ou de l'un quelconque des autres Animaux invertébrés. Chez ceux-ci, le blastoderme ne se creuse jamais d'une ligne primitive analogue au sillon rachidien, qui est un caractère commun à tous les Vertébrés ; jamais, dans cette première époque de la vie, on ne voit se former une corde dorsale, et jamais aussi on ne trouve un système nerveux semblable à l'ébauche de l'axe cérébro-spinal dont l'embryon du Vertébré est pourvu au début de son existence.

Nous voyons donc que ce n'est pas seulement à l'état parfait que l'Animal vertébré diffère profondément de tout Animal invertébré, mais que cette différence se montre dès que lui-même commence à exister sous la forme d'un embryon à peine ébauché. Il y a tout d'abord un plan organique qui lui est propre, et l'ordre de primogéniture des organes est chez lui en harmonie avec l'ordre d'importance des caractères

Théories
erronées
relatives au plan
général du
Règne animal.

zoologiques que sa structure fournira. Il n'est pas encore caractérisé comme Mammifère ou Oiseau, comme Reptile, comme Batracien ou comme Poisson ; il n'est caractérisé que comme Vertébré, et cependant il diffère déjà de tous les Animaux inférieurs par le plan général de son organisation.

Ainsi les faits fournis par l'étude de l'embryologie sont en contradiction formelle avec les vues de quelques anatomistes qui ont considéré l'ensemble du Règne animal comme étant le résultat du développement plus ou moins complet d'un même organisme, lequel, en s'arrêtant à divers degrés de perfection, constituerait tantôt une Monade, un Zoophyte ou un Mollusque, d'autres fois un Poisson, un Reptile ou un Homme. Cette hypothèse de la production de la longue série des espèces zoologiques par l'effet d'un certain nombre d'arrêts de développement, soit dans l'ensemble de l'économie animale, soit dans un ou plusieurs organes en particulier, a été présentée sous diverses formes plus ou moins séduisantes pour ceux qui se contentent d'aperçus vagues ou de ressemblances grossières ; mais les faits que je viens de signaler montrent déjà qu'elle n'est pas l'expression de la vérité. L'organisme de l'Animal vertébré en voie de formation ne passe jamais par des états assimilables au mode de formation d'un Annelé, d'un Mollusque ou d'un Radiaire quelconque, et lorsqu'on formule ces prétendues lois embryologiques en disant : « La série animale » considérée dans ses organismes n'est qu'une longue chaîne » d'embryons jalonnés d'espace en espace et arrivant enfin à » l'Homme », de telle sorte que « l'organogénie humaine est » une anatomie comparée transitoire, comme à son tour l'ana- » tomie comparée est l'état fixe et permanent de l'organo- » génie de l'Homme (1) », on ne présente que des vues de l'esprit qui sont en désaccord avec les faits.

(1) L'idée mère de cette hypothèse est fort ancienne. Vers la fin du siècle dernier, elle fut soutenue par Kielmayer, l'un des fondateurs de cette

§ 7. — Lorsque l'embryon en voie de formation est destiné à devenir un Animal articulé, c'est-à-dire un Insecte, un Myriapode, un Arachnide ou un Crustacé, il présente dès le début de son existence un mode d'organisation particulier qui le distingue de tous les embryons de Vertébrés non moins

Différences
entre
les Vertébrés
et les
Invertébrés.

école allemande dite des philosophes de la Nature, qui pendant un demi-siècle a joué un grand rôle dans presque toutes les sciences, et qui aujourd'hui encore compte quelques partisans. Dans cette théorie, l'Homme commencerait à exister sous la forme d'un Ver, deviendrait ensuite l'analogue d'un Mollusque, puis d'un Poisson, et subirait une série de métamorphoses dont les divers termes auraient pour représentants permanents les différents types inférieurs de la création zoologique. A l'époque où vivait Kielmayer (a), on connaissait si peu la structure des Animaux inférieurs, et la science était si pauvre en résultats embryologiques bien constatés, que l'idée de cette progression génésique passant par tous les types du Règne animal, pouvait séduire l'imagination de quelques naturalistes ; mais lorsque les observations précises commencèrent à se multiplier, on reconnut assez généralement la fausseté de ces vues. En effet, il devint évident qu'entre la larve apode d'un Insecte et un Animal du groupe des Vers, il n'existe que des ressemblances très-éloignées, et que l'embryon du Poulet n'e t, à aucune époque de son existence, constitué à la manière, soit d'un Ver ou d'une larve, soit d'un Poisson ou d'un Reptile. La doctrine dont je viens de parler semblait

donc devoir disparaître de la science ; mais, au lieu de périr, elle se modifia seulement, et sous cette forme nouvelle elle grandit rapidement et exerça bientôt sur toutes les branches de la zoologie une influence considérable.

Un de nos naturalistes les plus célèbres, Etienne Geoffroy Saint-Hilaire, venait de s'engager dans une voie peu explorée jusqu'alors, mais féconde en découvertes précieuses. Abandonnant la recherche des différences qui distinguent les Animaux entre eux, il s'appliqua à démêler, au milieu des variations sans nombre de formes et d'usages que présentent les organes, les matériaux communs de la machine animale et la disposition essentielle de ces éléments généraux. La constitution de la charpente osseuse chez les divers Vertébrés fixa d'abord son attention, et, ainsi que nous le verrons dans une autre partie de ce cours, il reconnaît bientôt que, dans le jeune âge, les analogies entre les parties correspondantes sont bien plus évidentes que chez les Animaux adultes. Les travaux de Savigny sur la composition de l'appareil buccal des Insectes montra aussi le haut intérêt que pouvaient avoir des recherches de cet ordre, et en même temps que l'anatomie comparée s'enrichit ainsi d'un levier nouveau, l'embryologie fit des progrès rapides. On remarqua

(a) Voyez Cuvier, *Histoire des sciences naturelles*, t. V (1845), p. 319.

nettement que la structure finale de ces êtres les sépare de ces mêmes Animaux parvenus au terme de leur développement. Nous étudierons ces phénomènes organogéniques lorsque nous nous occuperons du mode de constitution du squelette tégumentaire de ces Invertébrés, et ici je me bornerai à dire que la segmentation transversale du corps, qui constitue un des

certaines ressemblances entre les formes transitoires des principaux organes chez l'embryon du Mammifère et de l'Oiseau, et les formes permanentes de ces mêmes parties chez les Reptiles, les Batraciens ou les Poissons. Enfin quelques naturalistes, Meckel par exemple (a), attribuant à ces ressemblances une importance qu'elles n'ont pas et généralisant outre mesure les conséquences tirées d'un petit nombre de faits particuliers, admirent que tous les Animaux étaient constitués d'après un même plan dont la réalisation aurait été modifiée par des arrêts de développement survenant à des époques plus ou moins éloignées du point de départ. Cette hypothèse a eu en France quelques partisans résolus, et un anatomiste dont les leçons au Muséum d'histoire naturelle de Paris ont eu un grand retentissement, M. Serres, a cru pouvoir aller plus loin que ne l'avait fait le chef de son école, Etienne Geoffroy Saint-Hilaire. Il considéra le Règne animal tout entier comme pouvant être représenté par « un seul » Animal qui, en voie de formation » dans les divers organismes, s'arrête dans son développement, ici plus tôt, là plus tard, et détermine ainsi à chaque temps de ces interruptions, par l'état même dans lequel il se trouve alors, les caractères distinctifs des classes, des familles, des genres, des espèces (b). » Puis, pour mieux prouver sa pensée à l'aide d'exemples, cet auteur ajoute : « L'organisation des Invertébrés reproduirait donc sur un plan fixe les données organiques que nous avons tant de peine à saisir dans le plan si mobile de l'embryologie des Vertébrés... De même que les Vertébrés, les Invertébrés supérieurs traversent, dans leurs périodes de formation, les organismes permanents des Invertébrés inférieurs ; en sorte que ces derniers ne sont aussi que des embryons permanents des premiers (c). » Comme aujourd'hui encore quelques-uns des étudiants des écoles de Paris se laissent séduire par ces idées plus ou moins dangereuses, j'ai pensé qu'il était utile de les préciser, et de montrer combien elles sont en désaccord avec les faits (d).

(a) Meckel, *Entwurf einer Darstellung der zwischen dem Embryozustande der höhern Thiere und dem permanenten der niedern stattfindenden Parallele (Beitr. zur vergl. Anatomie*, 1811, t. II, p. 1).

(b) Serres, *Précis d'anatomie transcendante appliquée à la physiologie.* Paris, 1842, p. 19.

(c) Serres, *Op. cit.*, p. 139.

(d) Milne Edwards, *Introduction à la zoologie générale*, 1851, p. 89 et suiv.

principaux caractères de l'embranchement des Animaux annelés, est aussi un des premiers résultats du travail embryogénique, et que la région de l'organisme qui se constitue tout d'abord, au lieu d'être la région dorsale, comme chez le Vertébré, est la région sternale (1).

Chez l'embryon du Mollusque, il n'y a ni ligne primitive, comme chez le Vertébré, ni division annulaire du corps, comme chez l'embryon des Animaux articulés, et la clôture de la poche blastodermique destinée à devenir la cavité viscérale, ainsi que nous le verrons bientôt, paraît s'opérer dans la région buccale, au lieu de se faire dans la région dorsale, comme chez l'Animal annelé, ou dans la région sterno-abdominale, comme chez le Vertébré.

D'autres différences fondamentales qui se manifestent aussi de très-bonne heure dans le mode de constitution de l'embryon dépendent du mode de groupement des organes en voie de développement. Chez tous les Animaux, il y a une tendance plus ou moins prononcée à la répétition des mêmes parties dans divers points de l'économie. Or, dans l'embranchement des Vertébrés, ainsi que dans celui des Animaux annelés, ces parties similaires sont disposées par paires de chaque côté du plan vertical médian qui partage longitudinalement le corps en deux moitiés symétriques, et lorsque leur nombre augmente, elles se placent en série longitudinale les unes à la suite des autres. Chez les Mollusques, la symétrie bilatérale est moins complète, mais elle existe, bien que d'ordinaire elle s'établisse suivant une ligne courbe, au lieu d'affecter la ligne droite. Mais chez les Zoophytes il n'en est pas de même : les organes similaires tendent à se disposer circulairement autour d'un axe, et, lorsque leur développement se fait assez régulièrement, ils

_____

(1) Voyez, au sujet des premiers phénomènes organogéniques chez les Insectes, les travaux de Herold, Köl- liker, Weismann, Mecznikow, etc., dont les titres ont été cités précédemment (page 440).

donnent ainsi au plan général de l'Animal un caractère plus ou moins radiaire (1).

Formation du canal céphalo-rachidien.

§ 8. — La ressemblance primordiale qui existe entre tous les embryons appartenant à la grande division naturelle des Vertébrés ne consiste pas seulement dans la symétrie bilatérale de l'organisme et dans l'établissement d'un sillon rachidien; elle se retrouve encore dans les changements que ce sillon subit par les progrès du travail organogénique et dans le mode de développement des parties adjacentes de la bande embryonnaire. En effet, chez tous ces Animaux, les bourrelets ou *lames dorsales* qui limitent latéralement cette dépression médiane, s'élèvent graduellement et se recourbent bientôt l'un vers l'autre, puis se joignent et se confondent par leur bord supérieur de façon à transformer en un canal fermé ce qui n'était d'abord qu'une simple gouttière. Cette clôture du sillon céphalo-rachidien se fait d'abord au moyen de la couche épidermique du feuillet externe du blastoderme qui surmonte les bourrelets dorsaux, et qui s'étend au-dessus de la bande médullaire cérébro-spinale située au fond de la gouttière en question et ayant déjà subi des changements importants dont nous aurons à nous occuper bientôt. Puis les deux crêtes longitudinales formées par le soulèvement du feuillet intermédiaire du blastoderme, et logées dans l'épaisseur de ces mêmes bourrelets, se développent d'une manière analogue, remontent de chaque côté entre l'axe médullaire cérébro-spinal et la voûte épidermique qui le recouvre, se recourbent ensuite l'une vers l'autre

---

(1) C'est à raison de ces deux modes de groupement des organes que Blainville, après avoir séparé sous le nom d'*Hétérozoaires* les Spongiaires et les autres Zoophytes à formes sphéroïdale ou irrégulière, divisa le Règne animal en deux sections : les *Actinozoaires* ou *Radiaires*, et les *Artiozoaires*, comprenant les Vertébrés, les Mollusques et les Annelés (a).

(a) Blainville, *De l'organisation des Animaux*, table n° 1, 1822.

jusqu'à ce qu'elles se rencontrent sur la ligne médiane, et finissent par s'y unir de façon à transformer en une cavité tubulaire le sillon qui a pour base la corde dorsale, et qui logera le cerveau ainsi que la moelle épinière.

Il est aussi à remarquer que chez les Poissons, les Batraciens, les Reptiles et les Oiseaux, aussi bien que chez les Mammifères, la portion antérieure du tube circummédullaire ainsi constitué grossit beaucoup plus rapidement que le reste du blastoderme, de façon à se détacher de la surface de celui-ci et à ressembler à un gros tubercule dans l'intérieur duquel le canal rachidien se renfle et se termine en cul-de-sac. Ce tubercule est la tête de l'embryon, et la cavité dont il est creusé est la chambre crânienne où se développent le cerveau et les autres parties de l'encéphale. Il me paraît probable que chez l'*Amphioxus* l'extrémité antérieure du système céphalo-rachidien s'allonge sans se dilater de la sorte, car, chez cet Animal parvenu au terme de son développement, il n'y a ni un renflement cérébral, ni une cavité crânienne distincte du canal rachidien ; mais chez tous les Vertébrés ordinaires ce renflement céphalique est très-remarquable et donne à l'embryon une forme bien caractéristique.

§ 9. — La bandelette embryonnaire constituée par le développement de la portion médiane du feuillet séreux du blastoderme (c'est-à-dire par la double couche résultant de l'union du feuillet intermédiaire du blastoderme avec le feuillet superficiel ou médullo-épidermique) s'est élargie, en même temps qu'elle a éprouvé les changements dont je viens de rendre compte, et elle offre de chaque côté du système rachidien une expansion qui s'avance d'abord horizontalement en envahissant la portion adjacente de l'aire germinative, puis s'incline, descend plus ou moins loin, et finit par se recourber en dedans vers sa congénère. Ces expansions, dont les bords externes sont en continuité de substance avec la portion périphérique

Formation
des parois
de la cavité
viscérale.

des couches externes du blastoderme qui constituent non-seulement l'aire germinative, mais aussi tout le reste de l'enveloppe blastodermique superficielle du globe vitellin, et ne s'en distingueront encore que par leur opacité et leur épaisseur, sont appelées *lames ventrales*. Elles se comportent à peu près comme les lames dorsales dont il a déjà été question ; mais elles se dirigent en sens inverse, et tendent à circonscrire l'espace qui est situé à la face opposée de l'embryon, c'est-à-dire du côté ventral. La cavité ainsi produite commence à se former sous la portion postcéphalique de l'embryon, et par la réunion de ses parois elle ne tarde pas à y constituer une petite fosse terminée en cul-de-sac et largement ouverte en arrière (1). Les lames ventrales, grandissant et s'infléchissant ensuite le long des parties latérales de la région postcéphalique de l'embryon, y prolongent cette fosse, qui s'étend comme une voûte sur la portion sous-jacente de l'œuf, et qui deviendra plus tard la grande cavité thoracico-abdominale où se logeront tous les principaux viscères. L'embryon, encore à l'état d'ébauche seulement, prend ainsi la forme d'un bateau qui serait renversé sur le globe vitellin et qui ne serait ponté qu'à la proue (2) ; mais la fosse ventrale, largement

---

(1) Wolf a appelé cette excavation *fovea cardiaca* (a). Dans ces derniers temps, quelques auteurs ont préféré la désigner sous le nom de *cavité intestinale céphalique* (*Kopfdarmhöhle*, Remak).

(2) A mesure que l'extrémité céphalique de l'embryon s'avance au-dessus de la partie sous-jacente de l'œuf, le blastoderme forme au-dessous de cette tubérosité un repli transversal dont le bord libre, dirigé en arrière, s'avance peu à peu vers la région ombilicale, et dont le feuillet supérieur constitue la paroi antérieure de la fosse viscérale, tandis que le feuillet inférieur se continue extérieurement avec la tunique séreuse qui, chez les Vertébrés allantoïdiens, donne naissance au capuchon céphalique, puis à l'amnios. Sur les côtés, ce repli ventral s'avance plus rapidement qu'au milieu, et, en se développant tout le long des flancs de l'embryon, y constitue les lames ventrales dont il a été parlé ci-dessus. On peut suivre très-bien les progrès de ces expansions sur les figures de l'embryon du Poulet données par

ouverte dans l'origine, se ferme peu à peu par le développement des lames latérales ou flancs de l'embryon, dont les bords se rapprochent en dessous et finissent par se confondre sur la ligne médiane.

Ainsi, dès cette première période de la vie embryonnaire, le corps de l'Animal vertébré se trouve divisé en deux étages ou chambres superposées, qui sont séparées entre elles par l'axe du système vertébral, et qui occupent, l'une la région dorsale, l'autre la région ventrale : la première, plus ou moins tubulaire, loge déjà les rudiments du cerveau et de la moelle épinière ; la seconde recevra l'appareil digestif et les autres organes principaux de la vie végétative. Or, ce mode d'organisation appartient aussi en propre aux Animaux vertébrés, et chez les Invertébrés une pareille division du travail entre les divers organes protecteurs ne s'établit pas. Là, en effet, il n'existe qu'une seule chambre viscérale qui loge les centres nerveux, aussi bien que le tube digestif, les organes reproducteurs et les autres viscères (1).

§ 10. — Le feuillet muqueux ou inférieur du blastoderme, dont nous n'avons pas eu à nous occuper en étudiant les phé-

Formation
de la vésicule
vitelline.

---

plusieurs auteurs, et notamment par M. Reichert (a). Ce phénomène a été également représenté d'une manière parfaitement nette par M. Bischoff, dans les belles figures que cet auteur a données du développement de l'embryon du Lapin (b).

(1) Quelquefois cette chambre viscérale est divisée d'une manière très-incomplète en une portion principale qui loge les ganglions céphaliques et abdominaux, ainsi que les viscères, et une portion accessoire qui renferme la partie moyenne ou thoracique de la chaîne ganglionnaire Mais cette dernière cavité n'est qu'une dépendance de la première et se constitue à ses dépens ; tandis que chez l'Animal vertébré, la chambre céphalo-rachidienne et la chambre viscérale sont dès l'origine parfaitement distinctes l'une de l'autre, et leur développement se fait en sens inverse. J'aurai l'occasion de revenir sur ce sujet en parlant du squelette tégumentaire des Crustacé décapodes.

(a) Reichert, *Das Entwickelungsleben im Wirbelthierreich*, 1840, pl. 3, fig. 6, 7, 8 et 10.
(b) Bischoff, *Traité du développement de l'Homme et des Mammifères*, pl. 13, fig. 56, 58 ; pl. 14, fig. 60.

nomènes embryogéniques précédents, s'est étalé aussi entre le vitellus et le feuillet blastodermique intermédiaire. Il reste adhérent à celui-ci le long de la ligne médiane, et occupe par conséquent le sommet de la voûte formée par la fosse ventrale; il s'enfonce aussi dans le cul-de-sac céphalique qui termine en avant cette cavité; mais dans le reste de son étendue il s'en sépare, et par conséquent lorsque, par suite de son accroissement, il arrive à avoir envahi la totalité de la surface du globe vitellin situé au-dessous, il constitue une vésicule ou poche particulière qui renferme ce dépôt de matière nutritive et qui se trouve suspendue au-dessous de la portion rachidienne du corps du jeune embryon, soit dans l'intérieur de la cavité ventrale limitée par les flancs de celui-ci, soit au dehors, lorsque son volume est trop grand pour qu'elle puisse y être logée. Le sac formé ainsi par la portion périphérique du feuillet muqueux du blastoderme est appelé *vésicule ombilicale* ou *vésicule vitelline* (1), et il se continue supérieurement avec la portion centrale de cette couche de substance plastique qui est restée au fond de la cavité ventrale de l'embryon et qui va donner naissance au tube digestif.

§ 11. — A cette période de son existence, l'organisme du jeune Animal vertébré contenu dans l'intérieur de l'œuf se compose donc de trois parties principales : 1° le corps céphalo-rachidien, constitué par la tête et le canal vertébral; la corde dorsale, l'axe cérébro-spinal à l'état d'ébauche, et les lames ventrales, qui constituent les rudiments des parois de la grande chambre viscérale ; 2° la bourse séreuse formée par la portion

---

(1) L'identité entre la vésicule ombilicale des Mammifères et le sac vitellin des Oiseaux a été reconnue par plusieurs naturalistes des XVIIe et XVIIIe siècles (a).

(a) Needham, *De formatione fœtus*, 1607.
— Blumenbach, *Spect. phys. comp. inter Anim. cal. sang.*, 1789.

circonvoisine du feuillet externe du blastoderme et en continuité de substance avec les bords des lames ventrales ou
expansions latérales du corps céphalo-rachidien ; 3° la vésicule
vitelline et ses dépendances, qui est logée dans la bourse
séreuse dont il vient d'être question, et qui se prolonge dans
la cavité ventrale du corps céphalo-rachidien résultant du développement de la bandelette embryonnaire primitive.

Je dois aussi faire remarquer que la face dorsale du corps
céphalo-rachidien est dirigée vers l'extérieur, et que c'est
la face ventrale de ce même corps qui est en rapport avec la
bourse vitelline. J'insiste sur ces relations organiques, qui sont
constantes dans l'embranchement des Vertébrés, parce qu'elles
sont particulières à ces Animaux. En effet, chez les Invertébrés, les rapports de l'embryon avec le globe vitellin sont très-
différents. Ainsi que nous l'avons déjà vu, le vitellus se trouve
généralement du côté dorsal du système nerveux ; le feuillet
interne du blastoderme ne donne que rarement naissance à un
sac appendiculaire comparable à la vésicule ombilicale, et
lorsqu'une vésicule de ce genre se forme, ainsi que cela se
voit chez les Mollusques céphalopodes, elle n'est jamais suspendue à la région abdominale, comme chez les Vertébrés,
mais occupe le point autour duquel les bords de la calotte
blastodermique externe, en se rapprochant pour clore la cavité
viscérale dont elle constitue les parois, se rencontrent le plus
tardivement, point qui se trouve du côté du dos chez les Animaux articulés, et dans la région céphalique inférieure chez
les Mollusques (1).

(1) Les Mollusques céphalopodes
sont les seuls Animaux invertébrés
dont l'embryon soit pourvu d'une
vésicule ombilicale extérieure. La position particulière de cet appendice a
été signalée par Aristote (a), et ses

(a) Aristote, *De generatione Animalium*, lib. III, cap. 8.

§ 12. — Beaucoup des phénomènes qui se manifestent pendant les périodes suivantes de la vie embryonnaire sont encore très-semblables chez tous les Vertébrés; mais déjà, à cette époque peu avancée de son existence, le jeune Animal en voie de formation a commencé à se caractériser d'une manière particulière, suivant qu'il appartient à l'une ou à l'autre des grandes divisions que j'ai désignées sous les noms d'Allantoïdiens et d'Anallantoïdiens, c'est-à-dire suivant qu'il descend soit d'un Poisson, soit d'un Batracien, ou bien qu'il a été engendré par un Reptile, un Oiseau ou un Mammifère. Il entre alors dans la seconde période de son développement.

Chez les Anallantoïdiens, la portion périphérique de l'aire germinative qui entoure la bande embryonnaire ne présente rien de remarquable; le feuillet externe du blastoderme est employé tout entier à former les parties permanentes du corps du jeune Animal ou à envelopper la vésicule vitelline qui y est suspendue, et l'embryon ainsi constitué reste toujours à découvert dans la cavité générale de l'œuf où il a pris naissance; jamais il ne s'enkyste dans une poche particulière qui se développerait autour de lui.

Chez les Vertébrés allantoïdiens, il en est tout autrement. Ainsi que nous l'avons déjà vu, le feuillet séreux ou externe du blastoderme se développe davantage et ne tarde pas à se diviser en trois parties bien distinctes, dont l'une, centrale, est employée à former le corps du jeune Animal, dont la seconde, que j'appellerai la *zone intermédiaire*, constitue autour de celui-ci une enveloppe particulière semblable à une bourse,

connexions avec le corps de l'embryon ont été étudiées par plusieurs naturalistes modernes, notamment par Carus, Dugès et M. Kölliker (a).

(a) Carus, *Traité élémentaire d'anatomie comparée*, pl. 4, fig. 21 et 22 : *Loligo sepiola*.
— Férussac, *Monographie des Céphalopodes*, pl. 10 : *Loligo vulgaris*.
— Dugès, *Note sur le développement de l'embryon chez les Mollusques céphalopodes* (*Ann. des sciences nat.*, 2ᵉ série, 1837, t. VIII, p. 107, pl. 5, fig. 2 : *Sèche*.
— Kölliker, *Entwickelungsgeschichte der Cephalopoden*, 1844, pl. 3 et 4.

que l'on connaît sous le nom d'*amnios* (1), et dont la troisième se sépare des précédentes après les avoir entourées toutes deux, de façon qu'à un certain moment, l'embryon, au lieu d'être à découvert, se trouve renfermé dans une double enveloppe membraneuse qui n'existait pas dans l'œuf au début du travail embryogénique.

Le mécanisme de la formation de ces deux poches incluses l'une dans l'autre et logeant l'embryon, est facile à expliquer à l'aide de figures (2), mais est moins aisée à saisir lorsqu'on est réduit aux seules ressources de la parole, et par conséquent, pour en donner une idée nette, il me paraît nécessaire d'entrer dans quelques détails. Dès que l'extrémité antérieure de la bande embryonnaire se renfle et s'avance en manière de tubérosité, de façon à constituer une saillie céphalique, la portion adjacente du feuillet séreux grandit plus rapidement que les parties circonvoisines, et y donne naissance à un pli qui s'élève et se rabat en arrière : ce repli membraneux, appelé *capuchon céphalique*, chevauche donc sur la tête de l'embryon à l'état d'ébauche, et celle-ci s'enfonce de plus en plus dans l'espèce de cul-de-sac auquel le fond de ce repli donne naissance. On voit ensuite un repli semblable se produire à l'extrémité opposée du corps embryonnaire, et former un capuchon caudal qui, en grandissant, se comporte de la même manière que le repli céphalique, et marche à sa rencontre en passant au-dessus de la face dorsale de l'embryon. Ces deux capuchons s'avancent plus rapidement sur les côtés qu'au milieu, et prennent ainsi la forme de deux croissants dont les cornes ne tardent pas à se

(1) Voyez tome VIII, page 418.

(2) Je renverrai particulièrement aux figures théoriques relatives au développement de l'amnios chez le Poulet, qui ont été données par M. Baer et reproduites par beaucoup d'auteurs (*a*).

(*a*) Baer, *Entwickelungsgeschichte der Thiere*, 1828, t. I, pl. 1, fig. 3-5, et pl. 2, fig. 6-8.

réunir; il en résulte que les deux culs-de-sac primitivement séparés se transforment en une bourse unique, l'*amnios*, dont l'ouverture, par suite des progrès du développement du blastoderme, se resserre de plus en plus au-dessus de la face dorsale de l'embryon qui en occupe l'intérieur (1). Les bords de l'ouverture de ce sac circumembryonnaire ou amniotique sont donc en continuité avec la portion périphérique du feuillet blastodermique externe, qui s'est déjà étendu autour du globe vitellin en manière de bourse, et qui renferme aussi la poche amniotique dont nous étudions ici le mode de développement. Le fond de la poche amniotique, qui est en continuité de substance avec les lames ventrales de l'embryon, se resserre aussi à mesure que ces lames se rapprochent pour clore en dessous la cavité thoracico-abdominale creusée à la face inférieure du corps de l'Animal en voie de formation, et il en résulte que celui-ci se détache de plus en plus des parois de la poche qui le renferme. A une certaine période du développement, l'embryon ne tient donc plus à l'amnios que par un pédoncule creux dont l'extrémité interne constitue l'entrée de la cavité viscérale du jeune Animal et a reçu le nom d'*orifice ombilical*. Le pédoncule ventral ainsi formé continuera à exister, pendant la totalité ou au moins la plus grande partie de la période embryonnaire, et, comme nous le verrons bientôt, jouera un rôle important dans la constitution du lien suspenseur appelé *cordon ombilical*, ainsi que dans l'établissement des relations qui doivent exister entre l'embryon, le réservoir vitellin et le milieu ambiant. Le pédoncule dorsal qui résulte de l'étranglement de l'ouverture de la poche amniotique, et qui tient celle-ci suspendue à la face interne de la grande cellule blastodermique, n'a au contraire qu'une existence très-temporaire; bientôt il s'oblitère de façon à déterminer la clôture complète de la

(1) On désigne quelquefois cet étranglement ou orifice supérieur de l'amnios sous le nom d'*ombilic amniotique*.

cavité sous-jacente; puis il se détruit, et alors l'amnios, contenant l'embryon et distendu par un liquide aqueux dans lequel celui-ci baigne (1), devient libre dans l'intérieur de la poche membraneuse dont il n'était d'abord qu'une dépendance (2). Les parois de ce sac sont très-minces, mais cepen-

(1) Les physiologistes ont beaucoup discuté sur son origine ; les uns voulant le faire dériver directement de l'organisme de la mère, les autres du corps de l'embryon (a). Il est évident que, chez les Oiseaux et les Reptiles, ce liquide doit être fourni par les vaisseaux ombilicaux ou par la peau de l'embryon, et il est probable que chez les Mammifères ses origines sont les mêmes. En effet, on y constate des indices de l'excrétion cutanée, et, comme nous le verrons dans une autre partie de cette Leçon, les parois du sac membraneux dans lequel il est contenu y versent indubitablement certains produits. Je reviendrai bientôt sur sa composition chimique, et ici je me bornerai à ajouter que son principal usage physiologique est de répartir d'une manière uniforme les pressions auxquelles le corps de l'embryon peut être exposé, de diminuer la tendance des diverses parties de l'organisme naissant à s'affaisser les unes sur les autres, et à empêcher des adhérences de s'établir entre la surface cutanée et la tunique amniotique. Chez les Ovipares, ce liquide contribue aussi à empêcher toute dessiccation des parties superficielles de l'embryon, et chez les Mammifères il joue un rôle mécanique très-important au moment de la parturition.

Dans l'espèce humaine, la quantité de ce liquide devient très-considérable, surtout vers le milieu de la grossesse ; souvent on en trouve alors environ un kilogramme. Mais dans les derniers temps il y en a moins, et à l'époque de l'accouchement il n'en existe ordinairement qu'environ un demi-litre.

(2) Dans l'œuf de la Poule, le capuchon céphalique commence à coiffer l'extrémité antérieure du corps embryonnaire dès le deuxième jour de l'incubation, et quelques heures après le capuchon caudal se dessine. Lorsque ces plis prennent naissance, le feuillet séreux qui les forme n'est pas encore séparé du feuillet muqueux sous-jacent, mais bientôt il s'en détache, et c'est alors seulement qu'on lui donne communément les noms de *coiffes céphalique* et *caudale*.

Vers la fin du troisième jour de l'incubation, l'ouverture de la bourse amniotique est fort resserrée; en général, elle constitue un orifice d'une ligne de long, situé au-dessus de la région lombaire de l'embryon. Quelquefois l'amnios est déjà fermé à cette époque; mais d'ordinaire son occlusion ne devient complète que pendant le quatrième jour, et son ouverture est alors remplacée par une cicatrice blanchâtre qui ne tarde pas à disparaître. Bientôt après la poche circumembryonnaire ainsi formée se sépare du feuillet externe du repli circulaire

(a) Voyez Bischoff, *Traité du développement de l'Homme et des Mammifères*, p. 494.

dant des fibres musculaires se développent à leur face interne, et elles deviennent ainsi susceptibles de se contracter (1). Dans les premiers temps elles ne présentent aucune trace de vaisseaux, et toujours elles en restent privées (2) ou n'en acquièrent que dans certains points par l'adjonction de ramuscules venant de parties adjacentes (3). Enfin, le liquide qui s'accumule dans l'amnios est comparable à la sérosité dont toutes les poches séreuses se remplissent dans les cas d'hydropisies (4).

dont elle provient, et ce feuillet constitue alors une tunique distincte qu'on a appelée *faux amnios* ou *enveloppe séreuse*. Cette dernière tunique tapisse alors intérieurement le sac formé par la membrane vitelline de l'œuf; mais, dans le cours du cinquième jour de l'incubation, cette membrane s'amincit, puis se déchire et disparaît peu à peu. M. Baer a donné des figures théoriques du développement de l'amnios qui sont très-utiles et qui ont été reproduites dans beaucoup d'ouvrages élémentaires (*a*). Pour plus de détails à ce sujet, je renverrai aux écrits de cet observateur éminent et des autres physiologistes qui depuis une trentaine d'années se sont occupés du développement du Poulet.

(1) M. Baer a constaté la contractilité de l'amnios chez le Poulet (*b*), et M. Remak a démontré la preuve des fibres musculaires à la face interne de cette poche membraneuse (*c*).

(2) Chez les Vertébrés ovipares.

(3) Chez les Mammifères, dans les points en rapport avec le placenta, ainsi que nous le verrons par la suite.

(4) Ce liquide, appelé *eau de l'amnios*, est faiblement alcalin et varie dans sa composition chimique. Dans les premiers temps de la vie intra-utérine, il est limpide, incolore et très-peu chargé. Chez quelques Animaux, tels que la Brebis et la Truie, il reste transparent; mais chez d'autres, la Vache, par exemple, il devient peu à peu jaunâtre, trouble et même visqueux, et chez la Femme il éprouve des changements analogues vers le sixième mois (*d*), et l'on y découvre,

(*a*) Baer, dans le *Traité de physiologie* de Burdach, t. III, pl. 2 et 3.
— Wagner, *Icones physiologicæ*, pl. 4, fig. 3 et 6.
— Jacquart, *De l'amnios chez les Oiseaux*, thèse. Paris, 1845.
(*b*) Voyez Burdach, *Traité de physiologie*, t. III, p. 281.
(*c*) Remak, *Ueber die Zusammenziehung des Amnios* (Müller's *Archiv für Anat. und Physiol.*, 1854, p. 369).
(*d*) C. Vogt, *Vergleichende Untersuchung zweier Amniosflüssigkeiten zu verschiedenen Perioden des Fœtuslebens* (Müller's *Archiv für Anat. und Physiol.*, 1837, p. 69.)
— Rees, *Analysis of the liquor Amnii* (London *Med. Gazette*, 1839, t. XXIII, p. 461).
— Lassaigne, *Examen chimique de l'eau de l'amnios de la Femme* (Journal de chimie médicale, 2ᵉ série, 1840, t. VI, p. 100).
— Mack, *Einige Beiträge zur Kenntniss der Amniofenstigkeit* (Heller's *Archiv für physiol. und path. Chemie*, 1845, t. II, p. 218).

Ce double enkystement de l'embryon dans les portions circonvoisines du feuillet blastodermique superficiel s'effectue chez les Reptiles et les Oiseaux, aussi bien que chez les Mammifères (1) ; mais, ainsi que je l'ai déjà dit, il n'a pas lieu chez

au microscope, des débris de tissu épithélique. La proportion de matières solides qu'on en extrait s'élève progressivement de 1/200 à environ 1/50. On y trouve presque toujours de l'albumine, et les sels minéraux qui sont généralement répandus dans les liquides de l'économie animale, savoir : du chlorure de sodium, du sulfate, du phosphate et du carbonate de soude, du phosphate de chaux, etc. Dans les premières expériences qui eurent pour objet l'étude de sa composition chimique, on paraît avoir opéré sur un mélange des eaux de l'amnios et de l'allantoïde, car on obtint la substance désignée alors sous le nom d'acide amniotique (a) et appelée aujourd'hui *allantoïne*, tandis que le liquide amniotique, lorsqu'il est seul, n'en contient pas (b). On y rencontre diverses matières protéiques, dont les caractères ne sont pas bien définis, et qui, dans l'état actuel de nos connaissances chimiques, n'offrent que peu d'intérêt ; mais on trouve aussi divers produits excrémentitiels dont la première est essentielle à noter. Ainsi Prout y a trouvé du sucre

de lait (c), et plus récemment on y a constaté la présence de la glycose (d). Chez les herbivores, il en existe même une quantité considérable (chez le Mouton, de 0,06 à 0,19 pour 100, et chez la Vache de 0,1 à 0,3 pour 100) ; mais chez la Truie on n'en aperçoit que des traces (e), et jusqu'ici on n'en a pas trouvé chez la femme. Quelquefois, ainsi que je l'ai déjà dit, on y trouve aussi de l'urée, surtout pendant la dernière période de la gestation, et la proportion de cette substance s'élève même à environ 0,4 pour 100.

(1) Le mode de formation de l'amnios dans l'espèce humaine a donné lieu à beaucoup de discussions et a été expliqué très-diversement ; mais les observations sur lesquelles on s'est appuyé pour attribuer à cette tunique embryonnaire une origine différente de celle constatée chez les Oiseaux, paraissent avoir été mal faites ou porter sur des cas pathologiques.

Ainsi plusieurs auteurs ont pensé que l'amnios était primitivement une vésicule close analogue à une poche séreuse à l'extérieur de laquelle l'embryon se constituerait et s'enfonce-

(a) Vauquelin et Buvina, *Mém. sur l'eau de l'amnios de la Femme et de la Vache (Ann. de chimie*, 1799, t. XXXIII, p. 269).

(b) Dzondi, *De allantoide, vesicæ umbiliæ membranis excretoriis liquoribusque in iis contentis (Anat. et physiol. potissim. comparat.*, fasc. I, 1806).

— Lassègue, *Op. cit. (Ann. de chimie et de physique*, 1821. t. XVII, p. 295.

(c) Prout, *Liquor Amnii of a Cow* (Thompson's *Annals*, 1816, t. V, p. 416).

(d) Schlossberger, *Beiträge zur chemischen Kenntniss des Fœtuslebens.*

(e) J. Regnaud, *Note sur le liquide amniotique de la Femme (Comptes rendus de l'Acad. des sciences*, 1850, t. XXXI, p. 218).

les Vertébrés anallantoïdiens : ceux-ci, par conséquent, sont des Animaux gymnogénètes, tandis que les Allantoïdiens sont des Animaux cystogénètes.

rait de façon à s'en revêtir, comme la tête des personnes qui se coiffent d'un bonnet de coton en forme de sac, s'enfonce en faisant rentrer une des moitiés de ce sac dans l'autre. La poche amniotique, telle qu'on l'observe quand son développement est terminé, serait le feuillet externe ou pariétal de ce sac séreux, et le feuillet interne serait accolé à la surface du corps de l'embryon de façon à y représenter une sorte de gaîne épidermique (a). Quelques-unes des observations qui servent de base à cette opinion paraissent avoir été faites sur des fœtus dont la peau, affectée d'une sorte d'hypertrophie, se serait dépouillée de sa couche épidermique, soit par lambeaux, soit d'une manière complète, ainsi que cela a lieu normalement chez les Serpents.

D'autres physiologistes ont supposé que l'amnios serait formé par un feuillet accessoire du blastoderme, qui, par un phénomène d'endosmose, se soulèverait au-dessus du corps de l'embryon, et qui ne serait pas en continuité avec le système tégumentaire de ce-

lui-ci (b). D'après cette hypothèse, qui est complétement abandonnée aujourd'hui, l'amnios serait primitivement, non pas une bourse ouverte en dessus, mais une ampoule recouvrant le corps de l'embryon. Il est probable que l'espèce d'ampoule dont il est ici question est quelque chose de semblable à la lamelle dépendante des enveloppes de l'œuf, qui, chez certains Animaux, a été trouvée libre au-dessus de l'aire transparente avant l'apparition de l'embryon, et qui a été appelée par quelques auteurs un *faux amnios* (c), nom qui a été appliqué à des choses très-différentes entre elles. Du reste, cette lamelle ne contribue en rien à la formation du véritable amnios. Enfin quelques auteurs, méconnaissant les connexions qui existent entre le système tégumentaire de l'embryon et de l'amnios, ont cru que celui-ci était une vésicule formée par la tunique interne de l'œuf, qui aurait été perforée pour le passage du cordon ombilical (d).

Les observations de M. Baer sur le Poulet, qui datent de 1828, furent

(a) Döllinger, *Versuche einer Geschichte der menslichen Zeugung* (*Deutsches Archiv von Meckel*, 1816, t. II, p. 399).

— Pockels, *Neue Beiträge zur Entwickelungsgeschichte des menschlichen Embryo* (*Isis*, 1825, p. 1342).

— Mayer, *Untersuch. über das Nabelbläschen*, etc. (*Nova Acta Acad. nat. curios.*, 1834, t. XVII, p. 564).

— Serres, *Observations sur le développement de l'amnios chez l'Homme* (*Ann. des sciences nat.*, 2e série, 1839, t. XI, p. 234).

— Breschet, *Remarques sur la communication faite par M. Serres concernant le développement de l'amnios* (*Comptes rendus de l'Acad. des sciences*, 1838, t. VII, p. 1031).

(b) Coste, *Embryogénie comparée*, 1837, t. I, p. 167 et suiv.

(c) Lereboullet, *Recherches sur le développement du Lézard*, etc. (*Ann. des sciences nat.*, 4e série, 1862, t. XVII, p. 103).

(d) Velpeau, *Embryologie*, 1833, p. 25.

Nous voyons donc que les vues théoriques relatives au passage des Animaux supérieurs par des formes organiques correspondantes à celles réalisées d'une manière permanente pour les Animaux inférieurs ne sont pas plus vraies quand on les applique aux deux divisions secondaires de l'embranchement des Vertébrés que lorsque l'on compare l'embryon naissant d'un Vertébré quelconque à un Animal invertébré. De même que cet embryon est caractérisé tout d'abord comme Animal vertébré, et n'offre jamais le mode d'organisation propre à un Radiaire, à un Mollusque ou à un Annelé ; de même aussi le Mammifère, l'Oiseau ou le Reptile ne passent jamais par la forme du Poisson ou du Batracien. Dès qu'il cesse d'avoir seulement la structure commune à tous les embryons de son embranchement, il prend place dans l'un ou dans l'autre des sous-embranchements dont ce groupe se compose, et lorsqu'il arrive à cette seconde période de son existence, son développement n'est jamais terminé, en sorte qu'aucun Animal adulte ne lui ressemble.

les premières à nous faire bien connaître le mode de formation de l'amnios de cet Oiseau (a). Les recherches nombreuses qui ont été faites depuis une vingtaine d'années sur le développement de cette poche circumembryonnaire chez divers Mammifères ne laissent aucun doute sur la similitude du procédé organogénique à l'aide duquel la nature forme cette tunique dans cette classe du Règne animal et dans celle des Oiseaux; aussi est-on généralement d'accord aujourd'hui pour adopter les vues exposées ici, et pour les appliquer à l'espèce humaine aussi bien qu'aux autres Mammifères (b). Il est vrai que dans l'œuf humain on n'a pas eu l'occasion de constater directement toutes les phases de l'enkystement de l'embryon, comme on a pu le faire chez le Lapin ou chez le Chien, mais on a pu observer quelques cas dans lesquels la poche amniotique était en voie de formation (c).

(a) Baer, *Ueber Entwickelungsgeschichte der Thiere*, 1828, t. I, p. 47 et suiv., pl. 1, fig. 5; pl. 2, fig. 1-8).

(b) R. Wagner, *Icones physiologicæ*, 1839, pl. 7, fig. 5, 6 et 7.

— Bischoff, *Entwickelungsgeschichte der Säugethiere und des Menschen*, 1042. — *Traité du développement*, trad. par Jourdan, 1843, p. 120, etc., pl. 16, fig. 4 et 5.

— Coste, *Observations relatives à la formation de l'amnios*, etc. (*Comptes rendus de l'Acad. des sciences*, 1843, t. XVI, p. 134).

(c) Allen Thompson, *Contrib. to the Hist. of the Structure of the Human ovum* (*Edinb. Med. and Surg. Journal*, 1839, t. LII, p. 119).

§ 13. — Ces différences ne sont pas les seules qui déjà, à cette époque peu avancée du développement de l'embryon du Vertébré, séparent nettement les Allantoïdiens des Anallantoïdiens. Ainsi, lorsque nous étudierons le mode de formation de l'encéphale, nous verrons que cette partie du travail organogénique, après avoir commencé d'une manière semblable chez tous ces Animaux, présente des particularités notables suivant qu'on l'observe, soit chez un Poisson ou un Batracien, soit chez un Reptile, un Mammifère ou un Oiseau. Des différences correspondantes se manifestent dans la conformation de la tête de l'embryon, qui, chez les Vertébrés anallantoïdiens, continue à se développer suivant la prolongation de l'axe du système rachidien, tandis que chez les Allantoïdiens il s'incline en bas, se coude, et s'enfonce ainsi dans une fossette qui se creuse dans l'aire transparente du blastoderme, et qui constitue, pour ainsi dire, le plancher du capuchon céphalique.

Un phénomène plus important, qui se manifeste aussi pendant cette première période de la vie chez tous les Mammifères, les Oiseaux et les Reptiles, mais qui manque toujours chez les Batraciens et les Poissons, est l'apparition de l'*allantoïde*, sac appendiculaire qui est destiné à n'avoir qu'une existence temporaire et à servir pendant quelque temps comme intermédiaire entre l'embryon et le milieu ambiant (1). Il

______

(1) La différence qui existe sous ce rapport entre les Poissons et les Oiseaux n'avait pas échappé au fondateur de la zoologie scientifique, l'illustre Aristote. « Le Poisson, dit-il, ne se forme pas dans l'œuf de la même manière que l'Oiseau ; il n'a pas comme lui un second cordon ombilical qui tient à la membrane placée sous la coquille, mais uniquement celui qui dans l'œuf de l'Oiseau va au jaune (*a*). » Ce dernier cordon est le pédoncule de la vésicule vitelline, et l'autre est ce que nous nommons aujourd'hui l'allantoïde. Cuvier fut le premier à appeler l'attention des naturalistes sur la loi qui règle l'existence ou l'absence de l'allantoïde chez les divers Ver-

______

(*a*) Aristote, *Histoire naturelle des Animaux*, liv. VI, § x, trad. de Camus, t. I, p. 345.

naît comme une sorte de bourgeon en arrière de la vésicule ombilicale, à l'extrémité postérieure de la fosse ventrale, et bientôt, en se creusant d'une cavité, il affecte la forme d'une ampoule arrondie; puis il devient piriforme; par son pédoncule il adhère au prolongement du feuillet blastodermique inférieur qui va constituer l'intestin rectum, et il s'avance au dehors dans l'espace compris entre l'amnios et la vésicule ombilicale (1). A mesure que la portion des lames ventrales destinées à clore en dessous l'extrémité postérieure de la cavité viscérale grandit, cette vésicule est repoussée en avant vers la région ombilicale; mais sa croissance est plus rapide que celle des parties adjacentes, et elle dépasse de plus en plus les limites du détroit ombilical, se recourbe vers la surface de l'œuf, et va s'étaler plus ou moins à la face interne des parois

tébrés, suivant que ceux-ci sont destinés à avoir des branchies ou à ne respirer qu'au moyen de poumons (a).

(1) Les embryologistes ont varié d'opinion sur le mode de formation de l'allantoïde. Quelques auteurs ont pensé que ce sac appendiculaire consistait primitivement en deux tubercules dépendants des corps de Wolf (b), mais aujourd'hui on reconnaît généralement que cette manière de voir n'est pas admissible. Suivant M. Baer et la plupart des physiologistes de son école, l'allantoïde naîtrait directement de la portion terminale de l'intestin, comme un appendice cæcal de ce tube (c). Il est du reste à noter que le bourgeon médian dont elle provient est d'abord un tubercule plein, et paraît tirer son origine de deux petits renflements situés près du bord pelvien de l'embryon, renflements qui ne tardent pas à se confondre entre eux (d). Pockels a figuré en 1825 cette vésicule naissante, mais il la confondait avec la *vésicule érythroïde* d'Oken, qui n'est qu'une dilatation du cordon ombilical (e). M. Coste fut le premier à constater la communication du col de cet organe appendiculaire avec la cavité de la portion terminale de l'intestin (f).

(a) Cuvier, *Rapport sur un mémoire de M. Dutrochet, intitulé : Recherches sur les enveloppes du fœtus (Mém. du Muséum*, 1817, t. III, p. 95).

(b) Reichert, *Entwick.*, p. 186

(c) Kölliker, *Entwickelungsgeschichte*, p. 406.

(d) Baer, *Entwickelungsgeschichte der Thiere. — Traité de physiologie*, par Burdach, t. III, p. 253.

— Bischoff, *Traité du développement de l'Homme et des Mammifères*, p. 128.

(e) Pockels, *Beiträge zur Entwickelungsgeschichte des menschlichen Embryo (Isis*, 1825, t. II, n° 12, p. 1342, pl. 12, fig. 5).

(f) Coste, *Embryologie comparée*, 1837, p. 151, pl. 3, fig. 3.

de la cavité commune occupée à la fois par le sac vitellin ou ombilical et par l'amnios contenant l'embryon (1). Lorsque nous étudierons le développement de l'appareil vasculaire chez l'embryon, nous aurons à revenir sur les caractères anatomiques et sur les fonctions de l'allantoïde ; mais, pour le

(1) Dutrochet fut le premier à étudier avec soin la manière dont l'allantoïde s'étend progressivement autour de l'embryon, de façon à l'envelopper dans des tuniques de formation secondaire. Chez le Poulet, au cinquième jour de l'incubation, cette vésicule commence déjà à s'étaler sous la membrane vitelline, en écartant d'une portion de cette tunique primordiale le corps de l'embryon revêtu de son amnios et la vésicule ombilicale. Le septième jour, la tunique vitelline s'étant rompue, l'allantoïde, en s'agrandissant, s'étend directement sous la membrane coquillière vers les deux pôles de l'œuf. Au neuvième jour, elle les atteint; mais, du côté du petit bout de l'œuf, elle se trouve alors arrêtée par la chalaze, qui fait obstacle à sa marche, tandis que du côté du gros bout ce frein n'existant plus, elle poursuit sa route et se recourbe sous la partie inférieure de la vésicule ombilicale. Bientôt cette portion de l'allantoïde passe ainsi tout l'hémisphère inférieur de la coquille, et enfin rejoint au petit bout de l'œuf la portion supérieure de ce même sac appendiculaire qui s'était dirigée directement de ce côté en s'étalant sous la voûte de la coquille. Au dixième jour, la jonction de ces deux portions est devenue complète, et alors l'amnios, renfermant l'embryon, ainsi que la vésicule ombilicale située au-dessous, se trouvent renfermés dans une double enveloppe membraneuse constituée par les deux moitiés de la vésicule allantoïdienne aplatie et étalée en manière de feuille. La lame externe de ce sac est appliquée contre la membrane de la coquille, et a été désignée par Dutrochet sous le nom d'*exochorion*. Le feuillet interne, que cet auteur appelle l'*endochorion*, repose d'abord sur l'albumen, se sépare de la précédente à mesure que cette dernière substance est absorbée, et se colle sur la surface de la vésicule ombilicale ainsi que sur l'amnios. L'espace compris entre les deux enveloppes ainsi constituées est occupé d'abord par un liquide que Dutrochet considère avec raison comme un produit de la sécrétion urinaire de l'embryon. C'est surtout sur le feuillet externe, ou exochorion, que les vaisseaux sanguins se développent. Le feuillet profond qui est en rapport avec l'amnios et avec la vésicule ombilicale s'enrichit ensuite de filets musculaires et devient contractile (*a*). L'expansion de l'allantoïde se fait de la même manière chez les Reptiles (*b*).

(*a*) Cuvier, *Rapport sur un mémoire de Dutrochet, intitulé : Recherches sur les enveloppes du fœtus* (Mém. du Muséum, 1819, t. III, p. 95).
(*b*) Vulpian, *Note sur la contractilité de l'allantoïde chez l'embryon de la Poule* (Comptes rendus de l'Acad. des sciences, 1857).

moment, il me suffit d'en avoir constaté l'existence dans l'une des grandes subdivisions de l'embranchement des Vertébrés et son absence dans l'autre, circonstance qui motive l'emploi des noms d'*Allantoïdiens* et d'*Anallantoïdiens* dont j'ai déjà fait usage pour désigner ces deux groupes zoologiques (1).

§ 14. — Les Vertébrés qui s'enkystent dans un sac amniotique et qui sont pourvus d'une vésicule allantoïdienne, c'est-à-dire les Mammifères, les Oiseaux et les Reptiles, constituent donc dès ce moment un groupe naturel et bien caractérisé. Mais les conséquences du travail embryogénique qui a amené leur enkystement dans l'amnios ne sont pas les mêmes chez tous ces Animaux, et les différences qui se manifestent dans les parties ainsi formées marquent une nouvelle bifurcation de la route suivie par la nature pour édifier l'organisme des Vertébrés. En effet, les choses ne se passent pas de la même manière chez les Mammifères et chez les Oiseaux ou les Reptiles. Chez tous ces derniers, l'enveloppe membraneuse extérieure qui se constitue, comme nous l'avons vu, aux dépens de la portion périphérique du feuillet blastodermique superficiel, cesse bientôt de vivre, puis se détruit, et la tunique primitive du globe vitellin au-dessous de laquelle le blastoderme s'était développé disparaît aussi, de façon que le sac amnio-

---

(1) Les bases de cette division de l'embranchement des Animaux vertébrés en deux groupes principaux, comprenant, l'un la classe des Poissons et celle des Batraciens, l'autre les trois classes de Vertébrés (*a*) qui, à toutes les époques de la vie, respirent à l'aide de poumons, ont été indiquées pour la première fois par M. Baer en 1828 (*b*), mais ne furent introduites en zoologie que beaucoup plus tard (*c*).

(*a*) Dutrochet, *Recherches sur les enveloppes du fœtus* (*Mém. de la Soc. méd. d'émulation,* t. VIII). — *Mémoires pour servir à l'histoire anatomique et physiologique des Végétaux et des Animaux,* 1837, t. II, p. 200, pl. 23 et 24).

(*b*) Baer, *Ueber Entwickelungsgeschichte der Thiere,* t. I, p. 225. — *Beiträge zur Kenntniss der nedern Thiere* (*Nova Acta Acad. nat. curios.,* 1827, t. XIII).

(*c*) Milne Edwards, *Considérations sur quelques principes relatifs à la classification naturelle des Animaux.* (*Ann. des sciences nat.,* 3ᵉ série, 1844, t. I, p. 65).

tique renfermant l'embryon et le sac vitellin situé au-dessous deviennent libres dans la cavité générale de l'œuf et se mettent directement en contact avec les parois de celui-ci. Chez les Mammifères, au contraire, le sac blastodermique externe se soude à la tunique vitelline, qui a déjà subi des changements considérables, et l'enveloppe ainsi constituée continue à remplir des fonctions importantes pendant toute la durée du travail embryogénique; elle forme la tunique appelée *chorion* (1), et c'est par son intermédiaire que les relations s'établissent entre l'embryon et les parois de la chambre incubatrice (2).

§ 15. — Déjà, à cette période du développement de l'embryon des Vertébrés, le cœur a pris naissance, et un appareil vasculaire très-remarquable s'est constitué : l'étude de ces phénomènes organogéniques nous occupera bientôt ; mais, avant de m'y arrêter, il me semble utile de continuer l'esquisse de l'ensemble du jeune Animal en voie de développement, et d'indiquer brièvement quelques-uns des changements que l'on

Conformation
générale
de l'embryon
des
Vertébrés.

---

(1) Ce nom, introduit dans la science par Galien pour désigner l'enveloppe vasculaire la plus extérieure de l'œuf, a été souvent appliqué à d'autres parties par les auteurs qui ont traité du développement du Poulet.

(2) La plupart des anatomistes pensent que chez les Mammifères, le chorion, ou enveloppe externe de l'œuf, est constitué de la sorte par la réunion de la tunique vitelline primitive d'abord avec la tunique blastodermique, puis avec l'allantoïde, dont nous aurons bientôt à nous occuper (a). Mais M. Coste pense que les deux premières enveloppes dont je viens de parler disparaissent successivement pour être remplacées en dernier lieu par l'allantoïde. Il admet donc l'existence de trois chorions qui se succèdent : un premier chorion, ou tunique vitelline. devenue villeuse; un second chorion formé par la portion périphérique du blastoderme, et un troisième chorion naissant de l'allantoïde et venant se substituer aux précédents (b). La question me paraît difficile à décider pour ce qui est relatif à la tunique vitelline; mais, d'après ce que l'on voit dans l'œuf de certains Mammifères, les Ruminants par exemple, je pense que la tunique blastodermique au moins est une des parties constitutives du chorion définitif.

(a) Bischoff, *Traité du développement de l'Homme et des Mammifères*, p. 121.
(b) Coste, *Histoire du développement*, t. I, p. 82.
— Courty, *De l'œuf et de son développement dans l'espèce humaine*, 1844, p. 13.

y observe à mesure que son organisme se complète. Nous venons de voir que, dans le très-jeune âge, l'Animal vertébré à l'état de simple ébauche ne consiste qu'en un corps allongé et arrondi en avant, dont toutes les parties sont disposées symétriquement des deux côtés d'un plan médian vertical, et dont la région dorsale ne ressemble pas à la région ventrale ; que, dans ce plan médian, se trouve une tige solide, premier rudiment d'un squelette intérieur, et au-dessus de cet axe rachidien une bande médullaire qui, en se développant, deviendra le cerveau et la moelle épinière ; que le système nerveux central ainsi formé est logé dans une cavité tubulaire spéciale qui a pour plancher la tige rachidienne, et que du côté opposé de cette tige, c'est-à-dire du côté ventral du corps de l'embryon, se creuse une autre cavité où naîtront et se logeront les principaux organes de la vie végétative. Mais la plupart de ces instruments physiologiques n'existent pas encore, et les premiers d'entre eux qui apparaîtront, la vésicule ombilicale, par exemple, ne dureront que peu, et n'entreront pas dans la composition de l'organisme lorsque celui-ci aura réalisé sa constitution définitive. A cette époque initiale de la vie, le corps de l'Animal vertébré est donc formé presque uniquement par le système céphalo-rachidien, c'est-à-dire par la portion centrale des deux principaux instruments de la vie animale ou vie de relation : l'appareil de la sensibilité et l'appareil de la locomotion. Le corps ainsi constitué est déjà divisé en deux portions assez distinctes : la tête et le tronc ; mais la tête est d'une simplicité extrême et n'est représentée que par l'encéphale et les parois de la cavité crânienne ; aucune des parties constitutives de la face n'a encore apparu. Cependant, de très-bonne heure, on voit naître à la partie inférieure du renflement céphalique une paire d'excroissances qui prennent bientôt les caractères de grosses vésicules, et qui, en se développant, deviennent les yeux. Ces organes se constituent très-rapidement, et chez des embryons qui ne sont encore qu'à peine ébauchés, ils se font remarquer par leur volume et leur structure particulière. Ainsi, chez le Poulet, avant la fin de la seconde journée de l'incubation, les rudiments des yeux se montrent, et, deux jours après, ces organes ont déjà un volume énorme comparativement à celui des autres parties du corps : ils occupent alors les régions latérales et inférieures de la tête. Vers la même époque, on voit naître plus en arrière, de chaque côté du crâne, une vésicule qui deviendra la base de l'appareil auditif ; mais la face n'existe pas encore et le dessous de la boîte crânienne est à découvert. Bientôt, cependant, cette partie antérieure et inférieure de la tête se trouve délimitée en dessous par le développement d'une paire de tubercules qui naissent de la base du crâne, un peu en avant de la vésicule auditive, et qui s'avancent, puis se recourbent en dedans, de façon à constituer deux bourrelets en forme d'arcs disposés transversalement et se rencontrant par leur extrémité inférieure. La région faciale se trouve ainsi transformée en une grande fosse dont les deux bourrelets en question forment le bord inférieur et marquent aussi le commencement de la région cervicale, où bientôt d'autres prolongements analogues se montrent en arrière des premiers, et constituent de chaque côté du cou une série plus ou moins nombreuse de bourrelets courbes et parallèles qui sont séparés entre eux par des sillons transversaux, et qui peuvent être désignés sous le nom commun d'*arcs céphaliques* (1). Dans l'origine, ils ne diffèrent guère entre eux, si

----

(1) Les auteurs varient beaucoup dans la manière dont ils désignent ces productions blastodermiques : les uns leur donnent le nom d'*arcs viscéraux;* d'autres les appellent tous des *arcs branchiaux,* ou bien encore des *arcs cervicaux.* Mais, pour faciliter l'intelligence de cette partie de l'embryo-logie, je crois devoir éviter l'emploi de ces expressions, qui tendent à donner des idées fausses : en effet, elles semblent indiquer que toutes ces parties appartiennent, soit à la cavité viscérale, soit à l'appareil branchial ou à ses analogues, soit tout au moins à des dépendances de la région cer-

ce n'est par leur grosseur, qui diminue du premier au dernier ; mais ils ne tardent pas à subir des transformations différentes, en sorte que de ce fonds commun la Nature tire des organes très-variés.

Chez tous les Vertébrés proprement dits dont le développement a pu être étudié jusqu'ici, la première paire de ces arcs céphaliques est destinée à former la presque totalité de la face, et on les distingue par conséquent sous le nom d'*arcs faciaux*. A leur base, près du crâne, ils sont simples, mais à une certaine distance on en voit naître un prolongement qui longe le bord supérieur de la fosse faciale en s'avançant au-dessous des vésicules oculaires. De chaque côté de la tête, l'arc facial se divise donc en deux branches, dont l'une, en se joignant à sa congénère, devient l'ébauche de la mâchoire inférieure, et dont l'autre, après avoir constitué la région jugale de la face, va concourir à la formation de la mâchoire supérieure. Pendant que ce bourrelet jugal s'avance entre l'œil et la fosse faciale, on peut distinguer en général un prolongement blastémique analogue qui naît de la région frontale de la tête, et qui, après être descendu à une certaine distance entre les deux yeux, se bifurque de chaque côté, de façon à fournir une branche orbitaire dirigée un peu en arrière, et une branche nasale qui, unie à sa congénère sur la ligne médiane, descend verticalement à la partie antérieure de la région faciale (1). L'une et l'autre de ces divisions du prolongement frontal se réunissent à la branche jugale de l'arc facial correspondant, et par la confluence de ces parties d'origines

---

vicale du jeune animal en voie de formation, tandis que le rôle organogénique de quelques-uns d'entre eux est en réalité fort différent. Le nom d'*arcs céphaliques* ne présente pas ces inconvénients, car il indique seulement que les parties en question appartiennent à la tête, soit qu'elles concourent à la constitution de la face ou de l'oreille, soit qu'elles constituent l'appareil branchio-pharyngien.

(1) Rathke a décrit et figuré ces

différentes, la portion sous-crânienne de la tête, c'est-à-dire la face, non-seulement se constitue, mais se trouve divisée en trois rangées de cavités : les orbites en dessus, les fosses nasales en avant, et la bouche en bas.

La fosse buccale ainsi délimitée par les branches supérieures et inférieures des arcs faciaux, et tapissée par un prolongement de peau de l'embryon, se termine en cul-de-sac et ne communique pas encore avec la cavité du canal intestinal, dont les rudiments existent déjà ; mais, ainsi que nous le verrons bientôt, ce tube ne tarde pas à s'y ouvrir, et elle devient alors le vestibule de l'appareil digestif.

Appareil hyoïdien.

Les arcs céphaliques suivants sont destinés principalement à former l'appareil hyoïdien, qui cerne en dessous et sur les côtés la portion pharyngienne de la cavité buccale prolongée, comme je viens de le dire. Ils naissent successivement les uns derrière les autres et font saillie en manière de bourrelets sur les côtés de la région cervicale de l'embryon ; ils se recourbent en avant et en dedans, vers la ligne médiane, et ils sont séparés entre eux par des sillons plus ou moins profonds. C'est chez les Poissons que la série de bandes transversales ainsi constituées est la plus nombreuse et se développe de la manière la plus uniforme. Dans le principe, la peau qui les recouvre s'étend de l'un à l'autre en s'enfonçant dans les espaces qui les séparent, sans y offrir aucune solution de continuité ; mais, par les progrès du travail organogénique, des fentes ne tardent pas à s'établir entre plusieurs de ces arcs et à mettre la cavité de

parties constitutives de la face chez un embryon de Brebis (a). Je renverrai également le lecteur aux figures relatives au développement de la face dans l'espèce humaine, publiées par M. Reichert et par M. Coste (b).

(a) Rathke, *Ueber die Bildung und Entwickelung des Oberkiefer und der Geruchswerkzeuge Säugethiere (Abhandl. zur Bildungs- und Entwickelungsgeschichte*, t. I, p. 95, pl. 7).
(b) Reichert, *Ueber die Visceralbogen der Wirbelthiere* (Müller's *Archiv für Anatomie*, 1837, p. 120, pl. 8, 9 et 10).
— Coste, *Histoire générale du développement des êtres organisés*, atlas.

l'arrière-bouche en communication directe avec l'extérieur (1). C'est de la sorte que se forme la charpente de l'appareil branchial de ces Animaux. Les arcs céphaliques de la seconde paire, c'est-à-dire ceux qui suivent immédiatement les arcs faciaux, donnent naissance au segment hyoïdien antérieur, ou hyoïde proprement dit, qui porte la langue et qui sert de suspenseur pour l'ensemble de l'appareil respiratoire ; ils restent unis à la mâchoire inférieure par les membranes tégumentaires qui les recouvrent extérieurement aussi bien que du côté buccal, et ils ne se séparent pas davantage des arcs de la troisième paire vers leur extrémité inférieure ; mais de chaque côté ils ne tardent pas à s'en détacher, et les fentes transversales ainsi produites constituent les orifices branchiaux de la première paire. Les arcs céphaliques de la troisième paire se comportent de même et forment les arcs branchiaux antérieurs ; ils sont presque toujours suivis de quatre paires de bandes transversales analogues, qui laissent entre elles trois autres fentes pharyngiennes de chaque côté du cou ; ces fentes, par conséquent, sont séparées entre elles par les arcs branchiaux de la deuxième, de la troisième et de la quatrième paire. Enfin, le dernier arc céphalique reste adhérent aux parties adjacentes de la région cervicale, et donne naissance aux pièces solides

(1) Les arcs céphaliques qui donnent naissance aux branches de l'appareil hyoïdien ne sont pas, comme on pourrait le penser au premier abord, des tubercules qui s'allongeraient en manière de lanières libres, pour se souder ensuite entre elles par leur extrémité inférieure non-seulement le long de la ligne médiane, mais aussi d'avant en arrière. Ils se développent comme des bourrelets parallèles sous la membrane tégumentaire commune de l'embryon, et c'est seulement d'une manière consécutive que les sillons qui les séparent se perforent pour donner naissance aux fentes cervicales ou branchiales. Chez la Perche, par exemple, ces ouvertures ne s'établissent que fort peu de temps avant l'éclosion (a).

(a) Lereboullet, *Recherches sur le développement du Brochet, de la Perche, etc.*, p. 181 (extrait des *Mém. de l'Acad. des sc., Sav. étrangers*, t. XVII).

dont j'ai déjà eu l'occasion de parler sous le nom d'os pharyngiens inférieurs (1).

Le mode de développement de ces arcs cervicaux ou postmandibulaires est à peu près le même dans la classe des Batraciens, et l'appareil hyoïdien qui en résulte est disposé d'une manière analogue. Ainsi, chez tous les Vertébrés anallantoïdiens, il y a six ou sept paires d'arcs céphaliques, et les derniers termes de cette série sont destinés à jouer un rôle important dans la constitution de l'appareil respiratoire, soit pendant toute la durée de la vie de l'Animal, soit pendant une période considérable de son existence après qu'il a quitté les enveloppes de l'œuf.

Chez les Vertébrés allantoïdiens, il en est autrement. La série des arcs céphaliques commence de la même manière ; mais elle s'arrête plus tôt, et ses derniers termes, au lieu de se développer comme les autres pour constituer des organes permanents, ne tardent pas à disparaître en se confondant avec le reste des parties molles de la région cervicale (2). Au lieu d'en compter six ou sept paires, comme chez les Poissons et les Batraciens, on n'en distingue que cinq paires chez les Reptiles et les Oiseaux ; enfin, chez les Mammifères, il ne paraît y en avoir jamais plus de quatre paires. Chez tous ces Animaux, les arcs de la première paire, ou arcs faciaux, donnent naissance aux mâchoires, et les arcs de la paire suivante entrent dans la composition de l'appareil hyoïdien. Les arcs

____

(1) Voyez tome II, page 229.

(2) Un de mes anciens élèves, dont je regrette la mort prématurée et dont les travaux en zootechnie sont remarquables, Emile Baudement, a insisté avec raison sur ces différences dans le nombre et dans l'emploi morphologique des arcs céphaliques (ou viscéraux) dans les diverses classes de l'embranchement des Vertébrés (a).

(a) Baudement, *Observations sur les analogies et les différences des arcs viscéraux de l'embryon des deux sous-embranchements des Vertébrés* (Ann. des sciences nat., 3ᵉ série, 1847, t. VII, p. 73).

céphaliques de la troisième paire concourent aussi à la formation de cette partie de la charpente solide du corps; mais ceux de la quatrième paire, ainsi que ceux de la cinquième paire, lorsqu'ils se montrent, n'ont qu'une existence très-courte et ne sont appelés à jouer aucun rôle important dans les périodes suivantes du travail organogénique. Il est aussi à noter que le sillon compris entre les arcs céphaliques de la première et de la seconde paire ne se comporte pas de la même manière chez tous les Animaux dont l'étude nous occupe ici. Chez la plupart des Poissons, comme nous l'avons déjà vu, il reste fermé et ne donne naissance à aucun organe important (1); mais, chez les Vertébrés allantoïdiens, il se creuse beaucoup et paraît se perforer de façon à constituer de chaque côté du cou une fente en forme de boutonnière que la plupart des embryologistes ont considérée comme l'analogue des fentes branchiales antérieures chez les Poissons et les Têtards, bien que son origine et sa destination soient différentes. Effectivement, après s'être raccourci, il s'oblitère, et constitue dans sa portion superficielle le méat auditif, tandis que la portion interne ou pharyngienne donne naissance à la trompe d'Eustache et à la caisse du tympan. Les fentes cervicales qui peuvent se produire au fond des sillons situés entre les arcs de la seconde et de la troisième paire ou entre les arcs des paires suivantes, et qui constituent les véritables ouvertures branchiales chez les Anallantoïdiens, ne se montrent pas ou s'effacent très-promptement chez les Mammifères, les Oiseaux et les Reptiles.

Là encore ce sont donc des ressemblances plus ou moins grossières qui en ont imposé aux anatomistes qui ont cru voir,

(1) Chez la plupart des Poissons de l'ordre des Sélaciens, il paraît en être autrement; car les orifices appelés *évents*, qui, chez ces Animaux, font communiquer l'arrière-bouche avec l'extérieur, semblent résulter de la perforation de fosses analogues à la trompe d'Eustache.

dans l'embryon de l'Homme ou de tout autre Vertébré supérieur parvenu à cette période de son développement, le représentant transitoire du mode d'organisation définitif d'un Poisson (1). A une certaine époque de la vie, il existe chez l'embryon de tous les Vertébrés une double série d'arcs cervicaux qui font suite aux arcs faciaux; mais ce fonds com-

(1) L'existence des sillons ou fissures cervicales chez l'embryon humain et chez quelques autres Mammifères ne paraît pas avoir complétement échappé à Wolff, à Sœmmerring et à Bojanus, car on en voit des indications dans quelques-unes des figures données par ces auteurs (a). Meckel, guidé par des vues théoriques plutôt que par l'observation, avait été conduit à penser que des orifices analogues aux fentes branchiales des Poissons pouvaient bien exister à une période peu avancée de la vie de l'embryon chez les Mammifères (b); mais la découverte de la série de sillons et de bourrelets dont nous nous occupons ici appartient en réalité à Rathke, qui a publié sur ce sujet un grand nombre d'observations importantes. Les principaux faits introduits ainsi dans la science furent promptement confirmés par plusieurs autres embryologistes (c). Enfin les travaux de M. Reichert ont beaucoup contribué aux progrès de nos connaissances relatives aux métamorphoses ultérieures de ces ébauches des diverses parties de la face et du pharynx (d).

Au sujet de la conformation des arcs céphaliques et des parties qui en naissent, on peut consulter aussi avec avantage les belles planches de M. Coste relatives au développement de l'embryon humain (e).

(a) G. Wolff, *De formatione intestinorum observationes in ovis incubatis institutæ* (*Novi Commentarii Acad. scient. Petropolitanæ*, 1768, t. XIII, pl. 13, fig. 6).

— S. T. Sœmmerring, *Icones embryonum humanorum*, 1799, pl. 1, fig. 2.

— Bojanus, *Observatio anatomica de Fœtu canino 24 dierum ejusque velamentis* (*Nova Acta Acad. nat. curios.*, 1820, t. X, pl. 8, fig. 7).

(b) J. F. Meckel, *Beiträge zur vergleichenden Anatomie*, 1811, t. II, erstes Heft, p. 25.

(c) H. Rathke, *Kiemen bey Säugethiere* (Isis, 1825, VI, p. 747). — *Kiemen bey Vögeln* (Isis, 1825, X, p. 1100). — *Anatomisch-philosophische Untersuchungen über den Kiemenapparat und das Zungenbein der Wirbelthiere*, 1832.

— Huschke, *Ueber die Kiemenbögen am Vogelembryo* (Isis, 1827, t. XX, p. 401, et 1828, t. XXI, p. 160, pl. 2).

— Baer, *Ueber die Kiemen und Kiemengefässe in den Embryonen der Wirbelthiere* (Meckel's *Archiv für Anat. und Physiol.*, 1859, p. 556). — *Ueber die Kiemenspalten der Säugethiere-Embryonen* (*Op. cit.*, 1828, p. 143).

— J. Müller, *Manuel de physiologie*, t. II, p. 705.

— Ascherson, *De fistulis colli congenitis.*

— Valentin, *Entwickelungsgeschichte*, p. 485.

— Bischoff, *Traité du développement*, p. 397.

— Gunther, *Bemerkungen über die Entwick. des Gehörorganes*, 1842.

(d) Reichert, *De embryonum arcubus sic dictis branchialibus*, dissert. inaug. Berolini, 1836.

— *Ueber die Visceralbogen der Wirbelthiere im Allgemeinen und deren Metamorphosen bei den Vögeln und Säugethieren* (Müller's *Archiv für Anat. und Physiol.*, 1837, p. 120, pl. 7 et 8).

(e) Coste, *Histoire du développement des êtres organisés*, atlas.

mun est employé d'une manière différente chez le Poisson et chez le Mammifère, et ce n'est pas en passant par le mode d'organisation propre à l'appareil branchial du premier que le système pharyngien du second acquiert les caractères qui lui sont propres (1).

Lorsque nous étudierons la constitution du squelette des divers Animaux vertébrés, et quand nous nous occuperons de la structure de l'appareil auditif, nous reviendrons sur l'histoire du développement de ces arcs céphaliques ; mais en ce moment nous ne pourrions nous y arrêter davantage sans nous éloigner trop du but essentiel de cette Leçon, dans laquelle je me propose seulement d'esquisser d'une manière rapide les principaux traits du travail embryogénique, en choisissant de préférence mes exemples dans le groupe des Vertébrés.

§ 16. — Chez les Animaux les plus inférieurs, l'embryon en voie de développement ne laisse apercevoir aucun vestige des divers organes spéciaux dont nous avons suivi l'apparition chez le Vertébré, et, dès que le système tégumentaire s'est constitué, l'appareil digestif commence à se former.

Chez les Spongiaires, la larve, qui peut être considérée comme un embryon devenu libre et apte à nager dans le liquide ambiant à l'aide des cils vibratiles dont son corps est couvert, ne présente d'abord aucun organe intérieur spécial, et paraît être constituée seulement par une matière sarcodique comparable à celle dont se compose le blastoderme. Mais, après qu'elle s'est fixée sur quelque corps étranger, on voit une vacuole se creuser dans son intérieur, se remplir de liquide, grossir et venir faire saillie à la surface en manière d'ampoule ;

Formation
de l'appareil
digestif
des Animaux
inférieurs.

---

(1) C'est donc à tort que quelques auteurs, Meckel, par exemple, ont avancé que les Vertébrés supérieurs avaient des branchies à une certaine époque de la vie embryonnaire (a) ; ces organes ne se constituent, chez les Vertébrés, que dans le groupe des Anallantoïdiens.

(a) Meckel, *Traité d'anatomie comparée*, t. X, p. 435 et suiv.

puis le sommet de cette espèce de cloche se détruit, et par l'intermédiaire de l'oscule ou petite bouche ainsi formée, sa cavité se met en communication avec l'extérieur. Le fond de la vacuole s'enfonce aussi de plus en plus dans la substance molle du Zoophyte, en envoyant sur divers points des prolongements rameux, dont quelques divisions vont s'ouvrir en dehors, tandis que d'autres débouchent dans les branches terminales de canaux analogues venant de vacuoles adjacentes. En effet, des cavités semblables à celle dont je viens de parler, et donnant également naissance à des oscules, apparaissent successivement sur un grand nombre d'autres points, et il en résulte que bientôt la masse tout entière du Spongiaire se trouve traversée par une multitude de canaux irréguliers réunis en un vaste système aquifère et communiquant avec le dehors par deux sortes d'orifices : des oscules et des pores de moindres dimensions. Or, ces cavités, comme nous l'avons déjà vu (1), tiennent lieu d'estomac, d'appareil irrigatoire et d'organes de respiration, car l'eau qui les remplit est mise en mouvement par des cils vibratiles d'une ténuité extrême dont les parois se grossissent ; elle y pénètre par les petits pores, s'en échappe par les oscules, et amène ainsi dans ces conduits les matières alimentaires qu'elle tient en suspension, ainsi que l'agent comburant qu'elle tient en dissolution (2).

Des phénomènes analogues se manifestent dans le corps des larves ovoïdes et ciliées des Coralliaires. Elles se creusent d'une cavité centrale qui se tapisse d'une tunique membra-

---

(1) Voyez tome II, page 2, et tome V, page 291.

(2) Les premiers observateurs qui ont signalé l'existence de ces larves ciliées, les considéraient comme des œufs (a). Le développement de ces corps chez les Spongiaires a été mieux étudié par Laurent (b).

(a) Grant, *Observ. et expér. sur la structure et les fonctions des Éponges* (Ann. des sciences nat., 1ʳᵉ série, 1827, t. XI, p. 195 et suiv.). — *Observ. sur les mouvements spontanés des œufs de plusieurs Zoophytes* (Ann. des sciences nat., 1ʳᵉ série, 1828, t. XIII, p. 58).
(b) Laurent, *Nouvelles recherches sur la Spongille ou Éponge d'eau douce* (*Voyage de la Bonite*, ZOOPHYTOLOGIE, 1844).

neuse particulière et qui bientôt se met en communication avec l'extérieur par une ouverture qui constitue sa bouche. Le germe animal se fixe ensuite par l'extrémité opposée de son corps; des prolongements tentaculaires naissent autour de l'orifice buccal ainsi constitué; la cavité centrale ou stomacale se prolonge dans l'intérieur de chacun de ces appendices, et des replis de la tunique propre de l'estomac naissent entre leurs bases, de façon à diviser en un système de loges radiaires la portion périphérique de la cavité centrale. Enfin, chez la plupart de ces Zoophytes, la partie inférieure de ces loges donne naissance à d'autres prolongements tubulaires qui s'enfoncent dans l'épaisseur de ses parois et constituent le système gastro-vasculaire, dont j'ai fait connaître la disposition dans une précédente Leçon (1).

Ce mode d'établissement des cavités intérieures par creusage dans une substance organique pleine est facile à constater chez certains Acalèphes, tels que les Béroés (2), et paraît être le procédé généralement employé par la nature pour la formation de l'appareil digestif. Je ne pourrais, sans dépasser de beaucoup les limites assignées à ce cours, décrire ici le mode de développement de cet appareil chez tous les Animaux; mais, pour donner à cet égard des idées nettes, il me semble nécessaire d'entrer dans quelques détails relatifs à cette portion du travail embryogénique chez les Vertébrés supérieurs.

§ 17. — Le tube digestif des Vertébrés est moins précoce que l'axe cérébro-spinal et le système circulatoire de ces Animaux ; cependant les premiers indices de sa formation datent

Développement
du
tube digestif
chez
les Vertébrés.

(1) Voyez tome III, page 73, etc.

(2) J'ai constaté ce mode de développement dans les branches latérales des canaux gastriques chez la Béroé de Forskal, animal transparent qui est commun dans la Méditerranée (a).

(a) Milne Edwards, *Observ. sur la structure de quelques Zoophytes, etc.* (*Ann. des sciences nat.*, 2ᵉ série, 1841, t. XVI, p. 213).

d'une période très-peu avancée de la vie embryonnaire et se manifestent lorsque la cavité ventrale est à peine ébauchée. Ainsi que je l'ai déjà dit (1), la grande vésicule vitelline résultant du développement du feuillet muqueux ou inférieur du blastoderme autour du globe constitué par le vitellus est alors en contact avec le plafond de cette fosse viscérale ; mais par les progrès du travail organogénique elle s'en écarte, en entraînant avec elle, de chaque côté de la ligne médiane, un prolongement de la couche blastémique superposée, qui s'amincit bientôt, de façon à constituer une lame verticale dite *mésentérique*, au moyen de laquelle le feuillet muqueux se trouve suspendu à la face inférieure du système rachidien (2). Les glandes urinaires, dont j'ai déjà eu l'occasion de parler, sous le nom de corps de Wolff (3), naissent de chaque côté du bord supérieur ou dorsal de ces prolongements qui constituent le mésentère, et qui bientôt se réunissent entre elles sur la ligne médiane (4).

(1) Voyez ci-dessus, page 466.

(2) Il est à noter que, d'ordinaire, chez les Animaux invertébrés, cette traînée médiane de substance blastodermique ne se développe pas; en sorte que le tube digestif n'est pas suspendu aux parois de la chambre viscérale par un repli du péritoine et qu'il n'y a pas de mésentère.

(3) Voyez tome VII, page 206 et suivantes.

(4) Wolff avait aperçu ce mode de développement, mais il pensait que le vide existant entre les deux lames situées sous le rachis était l'ébauche du canal digestif, et il y donna en conséquence le nom de gouttière intestinale (a) ; tandis que c'est en réalité l'espace interlamellaire du mésentère. La ligne de jonction de ces lames mésentériques, appelée la *suture* par cet anatomiste, n'est donc pas la ligne de clôture de la gouttière longitudinale destinée à former l'intestin, mais le point de départ des prolongements qui vont constituer cette même gouttière (b).

Ces phénomènes se produisent chez le Poulet, au commencement du troisième jour de l'incubation, et bientôt les lames mésentériques, se rapprochant davantage, font disparaître le vide qu'elles laissaient d'abord entre elles : c'est vers le milieu de la région abdominale qu'elles descendent le plus bas.

(a) Wolff, *De formatione intestinorum* (*Novi comment. Acad. Petrop.* pro anno 1766, t. XII, p. 494).

(b) Baer, *Entwickelungsgesch.*, t. I, p. 45 (*Traité de physiologie* de Burdach, t. III, p. 234, pl. 3, fig. 6, 7 et 9).

Le long du bord inférieur de l'espèce de cloison longitudinale ainsi constituée, la portion médiane du feuillet muqueux, toujours revêtue d'une expansion de la couche blastodermique dont je viens de parler et repoussée du rachis par le développement des lames mésentériques, se recourbe un peu sur elle-même, de manière à former une sorte de gouttière renversée qui s'isole de plus en plus de la partie sous-jacente du sac vitellin, et se transforme en un canal à ses deux extrémités (1). La grande vésicule muqueuse constituée par le feuillet blastodermique inférieur, et renfermant le vitellus, se trouve ainsi divisée en deux portions qui communiquent entre elles par une sorte de détroit qui se rétrécit de plus en plus. La portion supérieure est l'ébauche du tube digestif; la portion inférieure constitue la vésicule ombilicale dont j'ai déjà parlé brièvement, et la portion intermédiaire forme le pédoncule de ce sac appendiculaire, appelé le *canal vitellaire* ou *omphalo-mésentérique* par quelques auteurs, et désigné sous le nom d'*ombilic interne* par d'autres anatomistes (2).

(1) M. Baer appelle *lames intestinales* les deux bandelettes du feuillet muqueux qui se rapprochent pour former ainsi la première ébauche de la cavité digestive, et il applique avec raison le nom de *gouttière intestinale* au sillon profond dont ces bandelettes constituent les parois. La transformation de cette gouttière en un tube n'a pas lieu au moyen d'une soudure médiane qui en occuperait la face inférieure (ou vitelline), mais par le prolongement centripète des bords antérieurs et postérieurs de l'excavation longitudinale ainsi produite.

(2) Walther Needham fut le premier à signaler la présence de la vésicule ombilicale chez les Mammifères, et à reconnaître l'analogie qui existe entre cet organe et la vésicule vitelline des Oiseaux (a). Wolff découvrit la manière dont le canal intestinal naît des parois de cette vésicule chez les Oiseaux (b), et Oken fut le premier à soutenir nettement l'opinion que, sous ce rapport, l'Homme et les autres Mammifères ressemblent aux Oiseaux (c). Hochstetter et Emmert confirmèrent les vues de Needham relatives à la généralité de l'existence de la vésicule

(a) W. Needham, *Disquisitio anatomica de formato fœtu*, 1667.
(b) Wolff, *Op. cit. (Nov. Comment. Petropol.*, t. XII).
(c) Oken, *Anat. physiol. Untersuch., angesstellt im schweren Fœtus, Schwamsembryonen und Hundsembryonen zur Lösung des Problems über das Nabelbläschen (Beiträge zur Vergleichende Zoologie*, 1806, t. I, p. 1). — *Anatomie von drei Hundsembryonem zwanzig Tage nach der*

Cette première ébauche de l'appareil digestif ne consiste qu'en une gouttière longitudinale qui se ferme en manière de tube à ses deux bouts, et qui reste en communication avec la vésicule ombilicale par sa portion moyenne. Les deux branches tubulaires ainsi constituées se terminent en cul-de-sac, et s'enfoncent dans les deux excavations creusées aux extrémités antérieure et postérieure de la cavité ventrale de l'embryon, à mesure que les parois de cette fosse se développent (1). La branche qui se dirige en arrière vers la région caudale de

ombilicale, mais prétendirent que son pédoncule ne tenait à l'intestin que par les vaisseaux omphalo - mésentériques (a), opinion qui fut combattue avec raison par Meckel (b). Oken pensait que le pédoncule de la vésicule ombilicale, ou canal omphalo-mésentérique, en se transformant, devenait le cæcum et l'appendice vermiculaire; mais Cuvier et plusieurs autres anatomistes constatèrent que le point de jonction de ce pédoncule avec l'intestin ne correspond pas à la partie occupée par le cæcum et se trouve placé plus haut sur l'intestin grêle (c). Enfin le caractère tubulaire de ce pédoncule, et par conséquent la communication directe de la cavité digestive avec le réservoir vitellin, révoqué en doute par quelques auteurs, a été bien démontré par M. Baer et par plusieurs des embryologistes qui, depuis lui, ont traité du même sujet (d).

(1) La plupart des embryologistes pensent que le tube digestif se constitue tout entier au moyen de deux bandes latérales qui, se rapprochant par leur bord inférieur, se soude-

Belegung, in denen sich die Därme kurz zuvor von Darmbläschen abgelöst hatten (loc. cit., fasc. 2, 1807, pl. 3 et 4).

— D. E. Kieser, *Der Ursprung des Darmkanals aus der* vesicula umbilicalis *dargestellt im menschlichen Embryo*, 1810, pl. 2, fig. 1 et 2.

(a) Emmert, *Untersuchung über das Nabelbläschen* (Reil's *Archiv für die Physiol.*, 1811, t. X, p. 42).

— Emmert und Hochstetter, *Unters. über die Entwick. der Eidechsen in ihren Eyern* (Reil's *Archiv*, t. X, p. 84).

(b) Meckel, *Ueber die Bildung des Darmkanals* (traduction allemande du travail de Wolff, 1812, p. 36). — *Sur la formation du canal intestinal dans les Mammifères et en particulier dans l'Homme* (Journal complémentaire du Dictionnaire des sciences médicales, 1819, t. II, p. 119).

(c) Cuvier, *Mém. sur les œufs des Quadrupèdes* (Mém. du Muséum d'histoire nat., 1807, t. III, p. 117).

— Bojanus, *Observatio anatomica de fœtu canino 24 dierum ejusque velamentis* (Nova Acta Acad. nat. curios., 1820, t. X, pl. 8, fig. 8 et 9).

(d) Baer, *Epistola de Mammalium et Hominis genesi*, 1827, p. 2, fig. 7. — *Entwickelungsgeschichte*, t. II, pl. 5, fig. 1.

— Allen Thompson, *On the human Ovum and Embryo* (Edinb. Med. and Surg. Journal, 1830, t. LII, pl. 2, fig. 3).

— Coste, *Embryogénie comparée*, 1837, p. 135, pl. 3, fig. 5 (embryon humain); pl. 4, fig. 9 (Chien); pl. 6, fig. 1 et 2 (Brebis).

— Bischoff, *Traité du développement*, p. 302, pl. 15, fig. 63. — *Entwickelungsgeschichte des Rehes* (1854, pl. 3, 4 et 5 (Chevreuil).

l'embryon constitue un intestin postérieur, qui plus tard se perforera à son extrémité, et donnera ainsi naissance à l'orifice anal ; la branche antérieure se développe en sens inverse, et lecylindre ainsi formé, se creusant d'arrière en avant, constitue un tube qu'on peut appeler l'*intestin oral* ou antérieur. Son extrémité, d'abord aveugle, gagne la région cervicale, et, se perforant à son tour, établit une communication entre le canal digestif et la fosse orale, dont la partie antérieure, cloisonnée par les arcs faciaux, devient l'ouverture buccale. Dans le principe, le tube digestif, encore ouvert dans sa portion moyenne, où il communique avec la vésicule ombilicale (1), s'étend donc en ligne droite de la tête à l'anus. Cette dernière disposition persiste chez quelques Poissons, tels que la Lam-

raient entre elles sur la ligne médiane (*a*) ; mais je partage l'opinion des auteurs qui considèrent les deux tronçons primitifs de cet organe comme étant des fossettes qui naissent à la façon de bourgeons creux à la partie adjacente de la couche blastémique pariétale du sac vitellin, et qui, se creusant de plus en plus, se transforment en tubes ouverts à un bout, mais fermés à l'autre extrémité. Ces deux tubes ne seraient donc pas primitivement des gouttières, mais des cæcums qui seraient séparés entre eux par la gouttière constituée par la portion médiane et dorsale du sac vitellin, et qui se rapprocheraient l'un de l'autre, à mesure qu'ils grandissent et que cette portion intermédiaire, en

se rétrécissant, devient l'ombilic interne. Pour plus de détails à ce sujet, je renverrai aux ouvrages de M. Remak et de M. Kölliker (*b*).

(1) Ainsi, pendant la première période de son développement, l'appareil digestif est représenté par deux tronçons de tubes qui débouchent vis-à-vis l'un de l'autre dans la portion supérieure de la cavité vitelline, creusée en forme de fosse longitudinale ou de gouttière ; mais bientôt ces deux intestins se rencontrent, se rejoignent, et c'est dans leur point de rencontre que se trouve alors l'orifice commun par lequel ils communiquent avec le sac vitellin, dont la partie adjacente s'est rétrécie en même temps, de façon à constituer un canal vertical (*c*).

(*a*) Baer, *Op. cit.*
— Lereboullet, *Embryol. du Brochet, etc.*, p. 85 (*Sav. étrang.*, t. XVII). — *Embryologie de la Truite* (*Ann. des sciences nat.*, 4ᵉ série, t. XVI, p. 154, etc.).
— Bischoff, *Développement de l'Homme et des Mammifères*, p. 297 et suiv.
(*b*) Exemple : l'embryon du *Chien* vers le vingt-cinquième jour de la gestation. Voyez Bischoff, *Entwickelungsgeschichte des Hunde-Eies*, pl. XI, fig. 42.
(*c*) Exemple : la *Blennie*. Voyez Rathke, *Abhandl. zur Bildungs- und Entwickelungsgeschichte des Menschen und Thiere*, t. II, pl. 3, fig. 22 et 23.

proie (1). Mais, dans l'immense majorité des cas, la portion moyenne de l'intestin s'allonge beaucoup plus rapidement que la cavité ventrale qui le renferme, et se replie en manière d'anse, de sorte que le canal digestif se compose alors de trois portions bien distinctes : l'une, antérieure ou gastrique, qui s'avance en ligne droite vers la tête, et qui donnera naissance à l'œsophage, à l'estomac et au duodénum ; une postérieure ou pelvienne, qui deviendra le rectum, et une moyenne, qui, en se développant, constituera la majeure partie de l'intestin grêle et du gros intestin. Chez tous les Vertébrés supérieurs, c'est cette portion intermédiaire de l'intestin qui se ferme en dernier lieu, et qui, par conséquent, est en connexion avec la vésicule ombilicale par l'intermédiaire du canal vitellin ou omphalo-intestinal ; mais l'ombilic intestinal, qui correspond à l'embouchure de ce pédoncule, est situé beaucoup plus en avant chez certains Poissons, et sa position ne paraît avoir aucune influence sur l'emploi organogénique des deux portions du tube digestif ainsi séparées (2). Le tube intestinal est d'abord cylindrique dans toute sa longueur, et les portions de ce canal qui sont destinées à former des organes très-différents ne se distinguent entre elles par aucun caractère morphologique ou histologique ; mais, à mesure que le développement de l'embryon avance, cette uniformité cesse, et, suivant que

(1) Voyez tome VI, page 286.

(2) Chez les Poissons, le canal omphalo-mésentérique se trouve reporté plus en avant, en sorte que la vésicule vitelline, au lieu d'être attachée à la partie subterminale de l'intestin grêle, est souvent suspendue sous l'estomac (a). Chez la Truite, le canal omphalo-intestinal s'insère entre cet organe et le foie (b), et, suivant M. Vogt, son point d'attache serait même situé tout près du pharynx chez l'espèce de Truite appelée Palée ou *Coregonus palœa* (c).

(a) Remak, *Untersuchungen über die Entwickelung der Wirbelthiere*, 1855, p. 12 et suiv. — Kölliker, *Entwickelungsgeschichte des Menschen und der höheren Thiere*, 1861, p. 93 et suiv.

(b) Lereboullet, *Op. cit.* (*Ann. des sciences nat.*, 4ᵉ série, t. XVI, p. 179, pl. 3, fig. 28).

(c) Vogt, *Embryologie des Salmones*, p. 162, pl. 3 a, fig. 87.

l'Animal en voie de formation doit posséder un appareil digestif d'une structure de plus en plus parfaite, les différences qui se manifestent dans les diverses régions de ce cylindre creux deviennent plus grandes et plus nombreuses. Ainsi, dans l'espèce humaine, le tronçon antérieur du canal digestif qui doit former l'œsophage, l'estomac et le duodénum, ne présente d'abord rien de particulier dans aucun point de son étendue; mais bientôt on y voit apparaître, vers sa partie postérieure, un élargissement, et une sorte de gibbosité s'y forme du côté gauche. Or, cette saillie est la première ébauche de la grande courbure de l'estomac, et son apparition ne tarde pas à être suivie d'une inflexion du côté opposé. Puis la portion gastrique du tube digestif ainsi dilatée inégalement cesse d'être dirigée longitudinalement comme les portions adjacentes du même canal ; son extrémité inférieure s'avance du côté droit, et l'espèce de poche constituée de la sorte devient peu à peu transversale. Enfin, la partie antérieure de la gibbosité initiale, se renflant toujours davantage du côté gauche, constitue alors le grand cul-de-sac de l'estomac; mais, ainsi que nous l'avons vu dans une autre partie de ce cours, ce renflement n'acquiert sa forme définitive qu'après la naissance (1). La limite entre l'œsophage et l'estomac se trouve ainsi bien tracée, et avant cette époque la ligne de démarcation entre ce dernier organe et le duodénum a été marquée par l'apparition d'une saillie intérieure de forme annulaire, qui constitue la valvule pylorique (2).

Chez les Mammifères dont l'estomac se complique davantage, les Ruminants, par exemple, cet organe est non moins simple à son origine, et les premières phases de son développement sont les mêmes que chez l'embryon humain; mais il ne

____

(1) Voyez tome VI, page 302.

(2) Cette valvule commence à se montrer vers la fin du troisième mois de la gestation, mais elle n'est que peu développée chez le fœtus parvenu à terme.

prend jamais la forme qui est définitive chez celui-ci, et de bonne heure il se subdivise en plusieurs portions, par suite de l'établissement de constrictions partielles ou replis qui s'enfoncent de plus en plus dans son intérieur et le partâgent en une série de loges (1).

La portion suivante de cette branche antérieure du tube digestif primitif ne se modifie que peu, et devient le duodénum ; mais la portion moyenne de l'intestin, qui en est la continuation, subit des changements considérables, car elle constitue à la fois la plus grande partie de l'intestin grêle et du gros intestin. Dans l'embryon humain, par exemple , elle ne forme d'abord qu'une simple anse, qui se prolonge plus ou moins loin dans le cordon ombilical, et se relie à la vésicule de même nom par l'intermédiaire du canal vitellin ou omphalo-intestinal. Bientôt, un peu au-dessous du point d'insertion de cet appendice, une petite dilatation latérale se manifeste et marque la place du cæcum ; la portion de l'intestin moyen située en amont de cette saillie deviendra le jéjunum et l'iléon ; celle qui est en aval, c'est-à-dire du côté postérieur, constituera le côlon. Mais les rapports de position de ces parties ne tardent pas à changer aussi bien que leur forme ; car non-seulement, en s'allongeant, elles se contournent plus ou moins, mais elles subissent un mouvement de demi-torsion, par suite duquel le côlon, glissant sous l'intestin grêle, est amené en avant et à gauche, tandis que la portion du tube qui, primitivement, se trouvait entre elle et l'estomac, est refoulée en avant et à droite. C'est de la sorte que le gros intestin, au lieu de descendre directement du cæcum vers le

---

(1) On doit à Meckel une série intéressante d'observations et de figures relatives aux changements successifs de l'estomac de l'embryon du Mouton, depuis la forme tubulaire simple jusqu'au développement complet des quatre poches qui caractérisent tous les Ruminants ordinaires (a).

(a) Meckel, *Bildungsgeschichte des Darmkanals der Säugethiere und namentlich des Menschen* (*Deutsches Archiv für die Physiol.*, 1817, t. III, pl. 2, fig. 1-10).

rectum, remonte jusque près de l'estomac, et forme le côlon ascendant, le côlon transverse et le côlon descendant. Du quatrième au cinquième mois de la vie intra-utérine, ces évolutions sont accomplies, et depuis longtemps déjà la valvule iléo-cæcale qui sépare l'intestin grêle du gros intestin s'est constituée. Le cul-de-sac qui marque aussi le commencement du gros intestin est visible de meilleure heure encore (1), et, en se développant, il constitue d'abord un cæcum simple, comme celui de la plupart des autres Mammifères ; puis se divise en deux portions, l'une grêle et terminale, qui devient l'appendice vermiculaire, l'autre qui se renfle davantage et forme le cæcum proprement dit.

Quant à la portion postérieure ou pelvienne de l'intestin primitif qui fait suite au côlon, et qui devient le rectum, elle n'éprouve que peu de changements ; seulement son extrémité anale, d'abord terminée en cul-de-sac, s'ouvre au dehors pour constituer l'anus, et entre en connexion plus ou moins intime avec le col de la vésicule allantoïdienne ainsi qu'avec les conduits excréteurs de l'appareil génito-urinaire. A une époque plus ou moins avancée du développement de l'embryon, l'ombilic interne s'étranglant de plus en plus, le pédoncule du sac vitellin devient tubulaire, puis finit par s'oblitérer de façon que la cavité de l'intestin cesse de communiquer avec l'intérieur de la vésicule ombilicale. Celle-ci se vide ensuite peu à peu par l'effet de l'absorption de la substance vitelline contenue dans son intérieur et destinée à la nutrition de l'embryon ; elle se resserre en même temps, et elle finit par disparaître. Mais la durée de son existence varie beaucoup suivant les Animaux. Là où ce réservoir ne renferme que peu de matière assimilable, son rôle est de peu de durée, et parfois il

(1) Meckel a aperçu les premiers indices de cette gibbosité intestinale chez un embryon humain qui n'avait que huit lignes de long.

s'atrophie avant que la cavité viscérale se soit complétement fermée (1) ; mais, chez les Vertébrés dont le vitellus est

(1) Dans l'espèce humaine, la vésicule ombilicale n'a d'importance que pendant fort peu de temps. Chez un embryon âgé d'environ trois semaines, elle est encore assez volumineuse comparativement au reste de l'organisme et elle tient d'assez près à l'intestin (a) ; mais, peu de jours après, elle est déjà fort réduite comparativement, et se trouve entre l'amnios et le chorion, à une assez grande distance du corps de l'embryon, auquel elle n'est attachée que par un pédoncule très-grêle (b). Ce pédoncule acquiert bientôt une longueur très-considérable (c). A trois mois, on le trouve encore, mais il n'est plus en connexion avec l'intestin (d), et des vestiges en subsistent parfois jusque vers la fin de la grossesse (e) ; mais ces restes n'ont aucune importance physiologique, et déjà vers le trente-cinquième ou le quarantième jour, l'oblitération du canal du vitellus est complétement effectuée.

Chez les Carnassiers, le Chien par exemple, la vésicule ombilicale persiste pendant toute la durée de la vie intra-utérine, et affecte la forme d'un sac cylindrique qui s'étend dans la direction du grand axe de l'œuf et se trouve refoulé du côté gauche de l'embryon par l'allantoïde située à droite. Pendant une partie de la gestation, l'extrémité céphalique de l'embryon plonge dans une dépression de la partie correspondante du sac vitellin, mais plus tard elle s'en dégage. Le canal omphalo-intestinal reste ouvert pendant assez longtemps (f).

Chez les Rongeurs, cette vésicule persiste aussi pendant toute la période de gestation, et l'embryon entouré de son amnios, en la déprimant, s'y enfonce comme dans un coussin qui remonterait ensuite autour de son corps, en façon de calotte, jusqu'auprès du bord circulaire du placenta (g).

La manière dont le sac vitellin s'aplatit et encapuchonne plus ou moins l'embryon diffère un peu chez ces Animaux, et le Cochon d'Inde offre à cet égard des particularités sur l'in-

(a) Coste, *Embryologie*, pl. 3, fig. 4 et 5.

— Allen Thomson, *Contributions to the History of the Structure of the Human Ovum and Embryo before the third week after Conception* (Edinb. Med. and Surg. Journal, 1839, t. LI, pl. 2, fig. 3).

— Wagner, *Icones physiologicæ*, pl. 8, fig. 3.

(b) Pockels, *Neue Beiträge zur Entwickelungsgesch. des menschlichen Embryol.* (Isis, 1825, t. XVII, pl. 12).

— J. Müller, *Zergliederungen menschlicher Embryonen aus früherer Zeit der Entwickelung* (Meckel's *Archiv*, 1830, pl. XI, fig. 13).

— Coste, *Op. cit.*, pl. 3, fig. 6

(c) Voyez un embryon d'environ cinquante jours figuré par Wagner (*Op. cit*, pl. 9, fig. 1).

(d) Voyez Wagner, *Op. cit.*, pl. 10, fig. 1.

(e) Mayer, *Untersuch. über das Nabelbläschen* (Nova Acta Acad. nat. curios., 1845, t. XVII, 2ᵉ partie, p. 513, pl. 35-38).

(f) Cuvier, *Mém. sur les œufs des Quadrupèdes* (Mém. du Muséum d'hist. nat., 1817, t. III, pl. 2, fig. 1).

— Bojanus, *Observatio anatomica de fœtu canino 24 dierum et ejusque velamentis* (Nova Acta Acad. nat. curios., 1820, t. X, p. 139, pl. 8, fig. 4).

— Bischoff, *Entwickelungsgeschichte des Hunde-Eies*, 1845, pl. 12, fig. 14, etc.

— Coste, *Embryologie*, pl. 4, fig. 5.

(g) Bischoff, *Traité du développement*, pl. 6, fig. 7 et 8.

volumineux, il persiste davantage, et souvent on le retrouve encore au moment de la naissance du jeune Animal, ou même pendant fort longtemps après l'éclosion (1). Comme exemple de cette longévité relative de la vésicule ombilicale, je citerai ce qu'on voit chez beaucoup de Poissons, qui, en sortant de l'œuf, portent appendue à leur abdomen une grosse poche globulaire, formée par cette vésicule recouverte d'un prolongement mince de la peau du ventre (2).

§ 18. — Le développement du tube digestif se fait d'une manière analogue, non-seulement chez les autres Mammi-

terprétation desquelles les embryologistes ne sont pas d'accord (a).

Chez les Ruminants, la vésicule ombilicale se divise en deux branches cylindriques et s'étend ainsi jusqu'aux extrémités de l'œuf (b) ; mais bientôt la portion terminale de ces branches s'oblitère et s'atrophie.

(1) Chez les Oiseaux, le sac vitellin, comme je l'ai déjà dit, est extrêmement grand et reste hors de l'abdomen pendant toute la durée de l'incubation. Chez la Poule, il commence à rentrer vers le dix-neuvième jour ; et lorsque le jaune a complétement franchi l'ombilic externe, cet orifice se resserre rapidement et étrangle la portion inférieure de l'enveloppe du sac ; il se cicatrise ensuite, et prend la forme d'un petit tubercule conique situé sous l'extrémité postérieure de l'abdomen (c).

Les choses se passent à peu près de même chez les Reptiles. Ainsi, chez les Tortues, le sac vitellin est très-gros et suspendu sous le plastron au moment de la naissance ; mais peu d'heures après, il rentre complétement dans la cavité abdominale, où ses parois sont encore le siége d'une circulation active (d).

Chez les Lézards, l'oblitération du canal omphalo-mésentérique n'a lieu qu'à une époque où le tube digestif a pris presque sa forme définitive ; mais le sac vitellin est encore très-gros, et, à l'époque de la naissance, on distingue dans l'intérieur de l'abdomen les restes de ce réservoir de matières alimentaires (e).

(2) Chez la Truite, la vésicule vitelline reste à l'extérieur pendant plus de deux mois après l'éclosion ; et à deux mois et demi, lorsqu'elle est déjà com-

(a) Bischoff, *Entwick. des Meerschweinchens.*, 1852.
— Reichert, *Beiträge zur Entwick. des Meerschweinchens.*, 1862.
(b) Exemples : la *Brebis* ; voyez Coste, *Embryologie*, pl. 5, fig. 4.
— Le Chevreuil ; voyez Bischoff, *Entwick. des Rehes*, pl. 3 et 4.
(c) Voyez Everard Home, *Lectures on Comparative Anatomy*, pl. 161-164.
(d) Agassiz, *Contrib. to the Nat. Hist. of the United States*, t. II, p. 574, pl. 18, fig. 10 ; pl. 25, fig. 3, etc.
(e) Lereboullet, *Op. cit. (Ann. des sciences nat.*, 4ᵉ série, t. XVII, p. 140 et 144-145, pl. 5, fig. 48, 52 et 53).
— Dutrochet, *Recherches sur les enveloppes du fœtus (Mémoires*, pl. 1 et 2).

fères (1), mais aussi chez les Oiseaux (2), et même chez les Vertébrés inférieurs, lorsque chez ceux-ci ce canal ne reste pas dans un état peu différent de la simplicité primitive dont j'ai déjà parlé (3). Cette partie de l'histoire du travail organo-

plétement cachée dans l'intérieur de l'abdomen, on en distingue encore des restes à la partie antérieure de cette chambre viscérale (a).

Chez le Brochet, la vésicule vitelline est à peine saillante à l'époque de la naissance, et dès le sixième jour elle a complétement disparu ; mais la goutte d'huile reste assez grosse pendant très-longtemps en arrière du foie (b).

Le volume et même la forme de la vésicule vitelline qui se trouve ainsi suspendue sous le ventre de divers Poissons, au moment de la naissance, varient souvent chez les espèces. Ainsi, chez le Saumon, ce sac ombilical, au lieu d'être globulaire comme d'ordinaire (c), est piriforme, avec le petit bout dirigé obliquement en bas et en arrière (d). Chez la Torpille, elle a un col très-allongé qui présente dans l'intérieur de l'abdomen un grand diverticulum latéral, de façon à paraître double (e).

(1) M. Bischoff a étudié avec beaucoup de soin le développement du canal digestif chez le Chien et en a donné une série de figures très-instructives (f).

(2) Ainsi, chez la Poule, le canal intestinal, qui commence à se développer pendant le deuxième jour de l'incubation, se compose d'abord de deux tronçons distincts, l'un antérieur, l'autre postérieur, qui se réunissent bientôt au-dessus de l'embouchure du canal vitellin, et constituent alors un tube cylindrique et droit. Lorsque la portion gastrique de ce tube uniforme commence à se dessiner, elle se dilate seulement un peu (g), et ce n'est que vers le sixième jour que le gésier devient distinct du ventricule (h). Les deux appendices cæcaux situés à la partie supérieure du gros intestin se montrent vers la même époque.

(3) Pour plus de détails sur le développement du tube digestif des Reptiles, je renverrai aux travaux de Rathke, de Lereboullet et de M. Agassiz.

D'après M. Wyman, la masse en-

(a) Lereboullet, *Op. cit.* (*Ann. des sciences nat.*, 4ᵉ série, t. XVI, p. 187).
(b) Lereboullet, *Développement du Brochet, etc.*, p. 172, pl. 3, fig. 15 et 16 (*Mém. de l'Acad. des sciences ; Sav. étr.*, t. XVII).
(c) Exemple : la *Blennie vivipare* ; voyez Rathke, *Abhandl. zur Bildungs- und Entwickelungs-geschichte des Menschen und der Thiere.* t. II, pl. 1 et 2.
(d) Shaw, *Experimental Observ. on the Development and Growth of Salmon fry* (*Trans. of the Royal Soc. of Edinburgh*, 1840, t. XIV, pl. 22, fig. 2).
(e) J. Davy, *Researches Physiological and Anatomical*, t. I, p. 59, pl. 4, fig. 1.
— Delle Chiaje, *Dissertazioni sull' Anatomia umana comparata*, etc., 1847, pl. 44, fig. 11.
(f) Bischoff, *Entwickelungsgeschichte des Hunde-Eies*, 1845, pl. 10, fig. 41; pl. 11, fig. 42; pl. 13, fig. 45.
(g) Voyez Remak, *Untersuchung über die Entwickelung der Wirbelthiere*, pl. 6, fig. 75.
(h) Voyez Remak, *Op. cit.*, pl. 6, fig. 83.

génique n'a pas été suffisamment éclaircie chez un nombre assez grand d'Animaux invertébrés, pour que je puisse en parler ici d'une manière générale ; on peut dire cependant que d'ordinaire la totalité, ou du moins une portion considérable de la sphère vitelline paraît être incluse dans la cavité stomacale, au lieu d'y être appendue comme chez les Vertébrés (1), et que, dans les divers groupes naturels constitués par ces Animaux, il existe des différences, tant dans l'ordre chronologique d'apparition des parties œsophagienne et subterminale du tube alimentaire que dans les formes transitoires de ces parties. Ainsi, chez les Annélides, les premiers vestiges de ce tube se montrent comme une grande

Développement
du
tube digestif
chez les
Invertébrés.

tière du vitellus se diviserait en un tortillon pour constituer l'intestin chez le têtard du Pipa de Surinam (a); mais il me paraît probable que la disposition décrite par ce naturaliste dépend seulement d'un enroulement spiral de l'anse intestinale autour de la vésicule vitelline.

(1) Sur ce point, les observations récentes de M. Claparède, relatives au développement des Araignées, sont d'accord avec les conclusions que Lereboullet et plusieurs autres naturalistes avaient tirées de leurs recherches embryologiques faites sur d'autres Animaux. Chez les Araignées, le sac vitellin de l'embryon paraît constituer la région médiane du canal intestinal, où vont aboutir l'œsophage d'une part, le rectum d'autre part (b).

M. Zaddach interprète d'une manière analogue les phénomènes embryologiques qu'il a observés chez les Phryganes (c), et Lereboullet s'exprime de la façon suivante, au sujet de l'Écrevisse comparée aux Vertébrés : « La » formation de l'intestin est très-diffé-» rente dans ces deux types. Dans les » Vertébrés, c'est une lamelle située » dans le corps de l'embryon, qui se » replie sur elle-même en forme de » gouttière et se ferme de haut en » bas. Dans l'Écrevisse, c'est une » grande lacune qui se creuse dans le » vitellus et qui s'entoure plus tard » de parois propres (d). » Suivant M. Kölliker, l'intestin se formerait au contraire dans l'intérieur du vitellus, chez les Diptères (e).

(a) Wyman, *Obs. on the Development of the Surinam Toad* (Silliman's *American Journal of Science*, 2ᵉ série, 1854, t. XVII, p. 371, fig. 3 et 5).

(b) Claparède, *Recherches sur l'évolution des Araignées*, p. 58.

(c) Zaddach, *Entwick. des Phryganiden-Eies*, p. 40.

(d) Lereboullet, *Recherches sur le développement du Brochet, de la Perche et de l'Écrevisse*, p. 337.

(e) Kölliker, *Observ. de prima Insectorum genesi* (Ann. des sciences nat., 2ᵉ série, 1843, t. XX, p. 259).

lacune creusée dans la sphère vitelline (1.), et se mettant bientôt en communication avec deux prolongements cylindriques dirigés en sens opposés, l'un vers la région orale, l'autre vers l'extrémité postérieure du corps où va se former l'anus. C'est plus tard, entre la portion subterminale de l'intestin et le sac gastrique, que se constituent les parties intermédiaires de l'intestin (2); et il est à remarquer que le développement de cette portion du tube alimentaire ne se fait aussi que très-tardivement chez les Insectes et chez les Crustacés (3). Chez tous les Annelés, la production de l'anus et de la portion adjacente de l'intestin a lieu de très-bonne heure (4), tandis que chez les Mollusques elle paraît être tardive (5).

Glandes de l'appareil digestif.

§ 19. — Les organes sécréteurs qui, en se groupant autour du tube alimentaire, complètent l'appareil digestif, naissent

---

(1) M. de Quatrefages a observé ce mode de formation de la cavité digestive chez les Hermelles (*a*).

(2) Voyez, à ce sujet, mes observations sur le développement des Annélides (*b*).

(3) Ainsi, chez les Chenilles, toute la portion post-stomacale de l'intestin existe à peine, et elle ne s'allonge que lors de la transformation de ces Animaux en Papillons (*c*). L'allongement tardif de la portion post-stomacale du tube digestif est également remarquable chez les Mouches (*d*).

(4) Lereboullet a beaucoup insisté sur la formation hâtive de l'anus et de la portion subterminale de l'intestin chez l'Écrevisse (*e*).

(5) M. Vogt n'a pu voir l'anus de l'Actéon que vers la fin de la vie embryonnaire (*f*), et Lereboullet a constaté que chez le Limnée, cet orifice ne se forme que longtemps après que la bouche est devenue reconnaissable. Dans le principe, cet orifice est directement opposé à la bouche; plus tard, il se porte à droite, puis en avant (*g*).

(*a*) Quatrefages, *Mém. sur l'embryologie des Annélides* (*Ann. des sciences nat.*, 3ᵉ série, t. X, p. 183).

(*b*) Milne Edwards, *Observations sur le développement des Annélides* (*Ann. des sciences nat.*, 3ᵉ série, 1845, t. III, p. 145).

(*c*) Herold, *Entwickelungsgeschichte der Schmetterlinge*, pl. 3, fig. 1-12.

(*d*) Lereboullet, *Développement du Brochet, etc.*, p. 160 et suiv. (*Mém. de l'Acad. des sciences, Savants étrangers*, t. XVII).

(*e*) Weismann, *Entwick. der Dipteren im Ei* (*Zeitschr. für wissensch. Zool.*, t. XIII, pl. 12, fig. 79 et 80).

(*f*) Vogt, *Sur l'embryologie des Mollusques gastéropodes* (*Ann. des sciences nat.*, 3ᵉ série, 1846, t. VI, p 67).

(*g*) Lereboullet, *Développement du Limnée* (*Ann. des sciences nat.*, 4ᵉ série, 1862, t. XVIII, p. 131, 140, 159, etc.).

de ses parois sous la forme de tubercules ou bourgeons, dans lesquels s'enfonce une petite fossette tubulaire terminée en cæcum, qui s'allonge rapidement, et qui tantôt reste simple, d'autres fois se ramifie beaucoup (1). Ainsi les glandes salivaires qui, chez les Mammifères, ont une structure racémiforme, et se composent chacune d'un grand nombre de lobes et de lobules appendus aux branches d'un canal excréteur rameux, se montrent d'abord sous la forme d'un simple appendice tubulaire, fermé au bout en manière de doigt de gant et débouchant dans la cavité buccale. Mais, à mesure que le travail organogénique s'avance, ce tube bourgeonne, de façon à donner naissance à des branches qui, en s'allongeant, se subdivisent de la même manière, et finissent par former une touffe dont les ramuscules terminaux se renflent pour constituer autant d'ampoules (2).

On peut comparer à la forme primitive et transitoire de ces glandes en grappe la forme permanente et également très-simple des organes salivaires de beaucoup d'Insectes et d'un grand nombre d'autres glandes dépendantes du tube digestif de divers Animaux invertébrés; mais la similitude n'est que très-incomplète, car, dans cette période de leur existence, ces organes ne sont pas encore constitués de façon à pouvoir fonctionner.

Nous avons vu, dans une Leçon précédente, que le foie se constitue aussi de la sorte (3); mais le blastème qui donne naissance à cet organe ne semble pas procéder primitivement

---

(1) Ce mode d'origine des glandes a été observé par plusieurs physiologistes, tels que Rolando, Baer, Rathke, Weber, J. Müller, Valentin et Bischoff, et l'on trouve dans l'ouvrage de ce dernier un excellent exposé de l'état de nos connaissances à ce sujet (a).

(2) Voyez, à ce sujet, les figures relatives au développement des glandes parotides, publiées par J. Müller (b).

(3) Voyez t. VI, p. 417 et suiv.

(a) Bischoff, *Traité du développement de l'Homme et des Mammifères*, p. 314 et suiv. (*Encyclopédie anatomique*, trad. par Jourdan, 1843).

(b) J. Müller, *De glandularum secernentium structura penitiori*, pl. 6, fig. 9-13.

— Wagner, *Icones physiologicæ*, pl. 17, fig. 5.

du tube digestif, et consiste en un amas de cellules annexé à ce canal, ainsi que cela se voit chez les Poissons (1).

Chez le Poulet, cet organe se montre dès le troisième jour de l'incubation et grossit très-rapidement. Chez le Limnée, au contraire, son développement est très-tardif (2).

Le pancréas, dans la première période de son développement, affecte aussi la forme d'un cæcum qui débouche dans le tube digestif, et qui, à son extrémité opposée, se creuse de follicules d'abord simples, puis rameux (3).

Péritoine.

§ 20. — Je rappellerai que chez les Animaux vertébrés, toutes les parties de la cavité abdominale se tapissent en même temps d'une lame séreuse qui constitue le *péritoine*, et que cette membrane, en se prolongeant sur les lames mésentériques, constitue un repli suspenseur, entre les deux feuillets duquel se trouvent les intestins et l'estomac, ainsi que les vaisseaux sanguins dépendants de ces organes. Lorsque ce repli, dont le bord supérieur est fixé à la paroi dorsale de la cavité abdominale, se prolonge au delà du tube digestif, il forme l'espèce de tablier appelé *épiploon;* et lorsque l'intestin éprouve un mouvement de torsion, comme celui dont il vient d'être question chez l'embryon humain, au lieu de conserver

(1) Le développement du foie des Poissons a été étudié chez les Salmones (les *Coregonus palœa*) par M. Vogt (a), et chez le Brochet par Lereboullet. Ce dernier auteur se prononce très-formellement contre l'opinion suivant laquelle le foie serait un bourgeonnement de l'intestin (b).

(2) L'amas de cellules que la plupart des embryologistes considèrent comme constituant de très-bonne heure le foie des Gastéropodes paraît être un blastème seulement, et, d'après les observations de Lereboullet, cet organe n'acquerrait sa structure glandulaire que plusieurs jours après la naissance (c).

(3) Pour plus de détails à ce sujet, voyez les ouvrages de M. Bischoff et de M. Remak (d).

(a) Vogt, *Embryologie des Salmones*, p. 174, pl. 6, fig. 141.
(b) Lereboullet, *Recherches d'embryologie comparée sur le développement du Brochet*, etc., p. 93.
(c) Lereboullet, *Développement du Limnée* (*Ann. des sciences nat.*, 4ᵉ série, t. XVIII, p. 202).
(d) Bischoff, *Traité du développement de l'Homme et des Mammifères*, p. 328.
— Remak, *Untersuch. über die Entwick. der Wirbelthiere*, p. 54, pl. 6.

la forme d'un double rideau longitudinal, il affecte la disposition complexe dont j'ai parlé dans une précédente Leçon (1).

Chez les Invertébrés, le revêtement péritonéal est rarement complet : il n'y a jamais un mésentère analogue à celui des Animaux supérieurs ; et en général la tunique séreuse qui tapisse les parois de la cavité abdominale reste très-imparfaite, de sorte que cette cavité communique plus ou moins librement avec les espaces interorganiques circonvoisins , disposition sur laquelle j'ai déjà insisté lorsque j'ai parlé de l'appareil irrigatoire (1).

(1) Le mode de développement des mésentères a été indiqué dans la cinquante-sixième Leçon (V. t. VI, p. 374).

(2) Voyez tome III, page 144, etc.

QUATRE-VINGT-QUATRIÈME LEÇON.

Formation du cœur, etc.

§ 1. — Le phénomène organogénique le plus remarquable qui se manifeste pendant la seconde période du développement de l'embryon du Vertébré, c'est-à-dire après que celui-ci cesse d'être constitué d'une manière semblable chez tous les Animaux de cet embranchement et acquiert des caractères propres aux subdivisions de ce groupe zoologique, consiste dans l'apparition du cœur et des parties périphériques du système circulatoire. Chez les Vertébrés supérieurs, cet organe propulseur commence à se former lorsque le corps du jeune Animal est à peine ébauché, et les progrès de son développement sont si rapides, qu'il entre en fonctions avant qu'aucun autre appareil physiologique soit en état d'agir (1). Ainsi, chez le Poulet, avant la fin de la première journée d'incubation, c'est-à-dire peu d'heures après que l'extrémité céphalique de l'embryon s'est nettement dessinée et a commencé à se cacher sous le capuchon céphalique, on aperçoit les premiers rudiments du cœur ; vers le milieu de la seconde journée, cet organe se contracte, et, peu d'heures après, ses mouvements

(1) La formation précoce du cœur chez le Poulet n'avait pas échappé à l'attention d'Aristote, bien que ce naturaliste n'eût pas les moyens nécessaires pour bien observer les phénomènes embryogéniques primordiaux. En parlant de l'œuf après trois jours d'incubation, il dit qu'on voit alors sur le blanc une espèce de point de sang, qui est le cœur, et qui saute comme s'il était animé (a). De là est venue l'expression de *punctum saliens* que les anciens physiologistes employaient souvent pour désigner le cœur à cette période peu avancée de son développement.

(a) Aristote, *Histoire des Animaux*, liv. VI, § 3, trad. de Camus, t. I, p. 351.

deviennent rhythmiques. Chez les Anallantoïdiens, le cœur est moins précoce; mais, de même que chez tous les autres Vertébrés ordinaires, il naît au moins d'aussi bonne heure que le tube digestif et il se perfectionne plus tôt (1), tandis que chez les Animaux invertébrés il ne se constitue que d'une manière plus tardive (2).

Chez les Poissons, comme je viens de le dire, le cœur se développe avec moins de rapidité que chez le Poulet ou chez tout autre Vertébré allantoïdien, et son mode de constitution primitif est plus facile à étudier. Il consiste d'abord en un amas cylindrique de substance blastémique d'apparence cellulaire qui se montre sous la tête, dans l'espace compris entre la région pharyngienne et le col du sac vitellin ou ombilical. Ce cylindre est d'abord plein; mais bientôt il se creuse d'une cavité centrale, et il se transforme ainsi en un vaisseau (3) qui ne tarde pas à se

(1) De tous les Vertébrés ordinaires, ce sont les Batraciens qui se développent le plus, sans que le cœur se soit encore constitué (a).

(2) La formation tardive du cœur chez les Animaux articulés a été signalée par beaucoup d'observateurs. Ainsi, chez l'Écrevisse, on n'a vu les premiers vestiges de cet organe qu'à la fin de la période caractérisée par la formation des membres (b).

Chez les Arachnides, l'apparition du cœur est également postérieure à celle des membres (c).

Chez les Mollusques, le cœur se constitue aussi à une époque assez avancée de la vie embryonnaire, lorsque le développement de l'appareil digestif est très-avancé (d).

(3) Cette première période du développement du cœur a été étudiée avec beaucoup de soin par M. Vogt, chez la Palée (e), et par Lereboullet, chez la Truite (f), etc.

(a) Prévost et Lebert, *Mém. sur la formation des organes de la circulation et du sang chez les Batraciens* (*Ann. des sciences nat.*, 3ᵉ série, 1844, t. I, p. 224).

(b) Rathke, *Recherches sur le développement de l'Écrevisse* (*Ann. des sciences nat.*, 1ʳᵉ série, 1830, t. XX, p. 454).

— Lereboullet, *Recherches embryologiques sur le développement du Brochet, de la Perche et de l'Écrevisse*, p. 300 et suiv.).

(c) Herold, *Exercitationes de Animalium vertebris carentium in ovo formatione : De generatione Aranearum*, p. 27.

— Claparède, *Recherches sur l'évolution des Araignées*, p. 56, pl. 1, fig. 18 (*Mém. de la Soc. des sciences d'Utrecht*, 1852).

(d) Par exemple, chez le Limnée; voy. Lereboullet, *Recherches d'embryologie comparée* (*Ann. des sciences nat.*, 4ᵉ série, 1863, t. XX, p. 61, pl. 13, fig. 63).

(e) Vogt, *Embryologie des Salmones*, p. 184, pl. 2, fig. 34 (Agassiz, *Poissons d'eau douce*).

(f) Lereboullet, *Recherches sur le développement de la Truite, etc.* (*Ann. des sciences nat.*, 4ᵉ série, 1861, t. XVI, p. 154).

replier un peu sur lui-même en manière d'anse et à se dilater inégalement, de façon à offrir deux renflements situés l'un au devant de l'autre et destinés à devenir, l'un une oreillette, l'autre un ventricule. Il commence à se contracter d'une manière rhythmique avant d'être devenu tubulaire, mais on ne distingue des fibres musculaires dans l'épaisseur de ses parois qu'à une période beaucoup plus avancée de son développement (1); c'est aussi plus tard que la troisième dilatation cardiaque dont j'ai parlé précédemment sous le nom de bulbe aortique se dessine au devant du ventricule, et complète ainsi la série des réservoirs pulsatiles destinés à mettre le sang en mouvement (2). A ses deux extrémités ce vaisseau cardiaque ou cœur à l'état d'ébauche est bifurqué, et lorsque le courant circulatoire s'établit dans son intérieur, le liquide rentre par ses branches postérieures (ou cuisses), qui sont en rapport avec la vésicule vitelline, et en sort par le bout opposé, qui se cache dans l'épaisseur de la région pharyngienne de la tête du jeune embryon (3). Ce liquide est d'abord incolore et né paraît tenir en suspension aucun corpuscule solide; mais, bientôt après,

(1) Les contractions du cœur ont été observées aussi chez le Poulet avant l'apparition de fibres musculaires dans les parois de cet organe (a).

(2) On désigne communément sous le nom de *canal auriculaire* le rétrécissement qui sépare l'oreillette des ventricules, et l'on appelle le *détroit de Haller* le col du ventricule qui relie cette dilatation cardiaque moyenne (ou ventriculaire) au bulbe artériel ou *bulbe aortique.*

(3) Harvey pensait que les mouvements du cœur étaient déterminés par la présence du sang rouge dans cet organe (b); mais Haller a vu, chez le Poulet, le cœur battre lorsqu'il n'existait encore que des liquides incolores dans l'économie (c); et le même fait a été depuis lors constaté par beaucoup d'observateurs, non-seulement chez le Poulet (d), mais aussi chez plusieurs autres Animaux : la Perche, par exemple (e).

(a) Prévost et Lebert, *Mém. sur le développement des organes de la circulation et du sang dans l'embryon du Poulet (Ann. des sciences nat.,* 3ᵉ série, 1844, t. I, p. 308).
(b) Harvey, *Exercit. de motu cordis,* p. 52.
(c) Haller, *Op. cit.,* t. II, p. 105.
(d) Prévost et Dumas, *Op. cit. (Ann. des sciences nat.,* 1824, t. III, p. 100).
(e) Lereboullet, *Recherches sur le développement du Brochet, de la Perche,* etc., p. 134.

des globules commencent à s'y montrer, et, en se multipliant, lui donnent la couleur rouge, qui est propre au sang de tous les Vertébrés ordinaires (1).

Ainsi que nous l'avons déjà vu en étudiant l'appareil circulatoire des Vertébrés (2), le cœur est conformé primitivement de la même manière chez tous ces Animaux (3); mais il ne

(1) Nous avons déjà vu que les globules hématiques qui apparaissent dans le sang de l'embryon très-jeune sont en général différents, par leur volume ou même par leur forme, de ceux qui existent chez l'Animal parfait, et qu'ils semblent naître de la substance blastémique dans laquelle les canaux circulatoires sont creusés (a). Mais on ne saurait admettre que ce soient des cellules préexistantes dans les tissus organiques circumvasculaires (b). Ils se montrent d'abord dans les petits lacs de l'auréole vasculaire.

(2) Voyez tome III, page 309.

(3) Le mode de développement du cœur chez le Poulet et les métamorphoses qu'il subit ont beaucoup occupé les embryogénistes. Harvey, Malpighi et Haller en ont fait une étude atten-

tive (c), et depuis un demi-siècle nos connaissances à ce sujet ont fait de grands progrès, qui sont dus principalement à Pander, Rolando, Prévost et Dumas, Baer, Reichert, Prévost et Lebert, Remak (d). Il résulte de l'ensemble de ces observations que chez le Poulet, de même que chez les Poissons, la première ébauche du cœur est un cylindre plein qui se creuse ensuite d'une cavité longitudinale. Je dois ajouter, cependant, que tous les auteurs ne sont pas d'accord sur ce point, car, suivant Serres et M. Dareste, cet organe serait formé primitivement de deux blastèmes distincts, et les deux cœurs pairs ainsi constitués se réuniraient sur la ligne médiane pour donner naissance au cœur tubuliforme dont je viens de parler (e).

(a) Voyez tome I, pages 339 et suiv.

(b) Lereboullet, *Embryologie du Brochet*, etc., p. 121, 128. — *Embryologie de la Truite* (Ann. des sciences nat., 4ᵉ série, t. XVI, p. 155).

— Reichert, *Op. cit.*, p. 138, pl. 3, fig. 8, r.

(c) Harvey, *Exercitationes de generatione Animalium* (Opera omnia, p. 266).

— Malpighi, *De formatione Pulli in ovo* (Opera omnia, t. II, 1686).

— Haller, *Sur la formation du cœur dans le Poulet*, etc., 3 vol. Lausanne, 1758.

(d) Pander, *Beiträge zur Entwickelungsgeschichte des Hühnchens Eie*, 1817.

— Rolando, *Sur la formation du cœur*, etc. (Journal complémentaire du Dictionnaire des sciences médicales, t. XV et XVI, 1823).

— Prévost et Dumas, *Développement du cœur et formation du sang* (Ann. des sciences nat. 1824, t. III, p. 96, pl. 4.

— Baer; voyez Burdach, *Traité de physiologie*, t. III.

— Reichert, *Das Entwickelungsleben im Wirbelthierreich*, 1849.

— Bischoff, *Traité du développement de l'Homme et des Mammifères*, 1843, p. 243 et suiv.

— Prévost et Lebert, *Sur le développement des organes de la circulation et du sang dans l'embryon du Poulet* (Ann. des sciences nat., 3ᵉ série, 1845, t. III, p. 96).

— Remak, *Untersuch. über die Entwickelung der Wirbelthiere*, 1855, p. 49 et suiv.

(e) Serres, *Principes d'embryogénie, de zoogénie et de tératologie*, p. 249 et suiv. (Mém. de l'Acad. des sciences, t. XXV, 1860).

— Dareste, *Rech. sur la dualité primitive du cœur et sur la formation de l'aire vasculaire dans l'embryon de la Poule* (Comptes rendus de l'Acad. des sciences, 1866, t. LXIII, p. 603).

conserve nulle part ce caractère embryonnaire, et, en se développant, il subit des modifications différentes suivant la classe
à laquelle appartient l'espèce où on l'observe. Toujours la
poche cardiaque moyenne ou ventriculaire grossit plus que ses
voisines et descend au-dessous d'elles, en même temps que
celles-ci se rapprochent plus ou moins l'une de l'autre (1).
Chez les Vertébrés allantoïdiens, il s'y opère aussi d'avant en
arrière un mouvement de concentration, par l'effet duquel le
bulbe aortique se rapproche du ventricule, l'étranglement qui
l'en séparait s'efface, et ces deux réservoirs se confondent;
tandis que chez les Poissons, et même chez les Batraciens, non-
seulement ils conservent leur individualité, mais le bulbe se

(1) Ce sont les belles figures données par M. Remak que je citerai ici de préférence à toutes autres, pour donner une idée de la forme initiale de cet organe. (*Op. cit.*, pl. 3 et 4.)

Elles montrent très-bien qu'au commencement de la seconde journée, le cœur occupe la ligne médiane et ne présente qu'une très-légère dilatation à sa partie moyenne (fig. 25, A). Au trentième jour, il est encore étendu en ligne droite d'avant en arrière, mais il est beaucoup plus renflé (fig. 26), et à la trente-sixième heure il commence à se montrer courbé notablement en bas et sur le côté gauche (fig. 27, A). Pendant les heures qui suivent, la dilatation ventriculaire se prononce de plus en plus et l'anse formée par le cœur s'allonge ; un rétrécissement commence à se montrer entre sa portion ventriculaire et sa portion auriculaire (fig. 28, 29, 36 et 37). C'est vers la quarantième heure que le bulbe artériel commence à se dessiner, et déjà alors le renflement auriculaire, quoique simple, commence à se bilober. Par les progrès ultérieurs de son développement le cœur se coude de plus en plus, la petite courbure de sa portion moyenne se raccourcit, tandis que sa grande courbure se dilate de façon que le ventricule prend la forme d'un sac suspendu dans les deux portions terminales du cœur, et que sa pointe devient bien sensible. Le cœur subit aussi un mouvement de torsion sur lui-même, et il résulte des observations de MM. Lebert et Prévost que, dès la première moitié du troisième jour d'incubation, la cavité ventriculaire se trouve divisée en deux loges par le développement d'une cloison verticale. Pour plus de détails au sujet des transformations ultérieures du cœur du Poulet, je renverrai aux travaux des deux auteurs que je viens de citer (a).

(a) Prévost et Lebert, *Op. cit.* (*Ann. des sciences nat.*, 3ᵉ série, 1844, t. I, p. 372, pl. 13 et 14 ; t. II, p. 252, et t. III, p. 96, pl. 1).

perfectionne par le développement d'un appareil valvulaire
à son entrée. Chez tous les Vertébrés à respiration aérienne,
la cavité vestibulaire du cœur, ou réservoir auriculaire, se
divise ensuite en deux loges, et chez les Reptiles, ainsi que
chez les Batraciens, la cloison intérieure qui détermine cette
séparation se complète avant que la cavité ventriculaire ait
subi aucun changement notable (1). Mais, chez les Oiseaux et
chez les Mammifères, elle reste longtemps incomplète, et son
développement est précédé par l'établissement d'une division
analogue dans l'intérieur du ventricule (2) ; en sorte que du
moment où la constitution du cœur commence à se compliquer,
ce viscère présente un mode d'organisation différent chez le
Reptile et chez l'Oiseau ou le Mammifère. Par conséquent aussi,
le cœur d'un Vertébré supérieur, en se développant, ne passe
jamais par la forme que cet organe présente chez un Reptile
ou un Batracien arrivé à l'état parfait. Chez ceux-ci, les deux
oreillettes sont complétement séparées, tandis que la cavité
ventriculaire reste en général simple ou n'est qu'imparfaitement divisée. Chez les Mammifères et les Oiseaux, au contraire,
les deux ventricules se constituent de bonne heure, et les oreillettes continuent pendant longtemps encore à communiquer
l'une avec l'autre, par suite du développement tardif de la
cloison qui les sépare, et qui, pendant toute la durée de l'état

(1) On doit à Rathke une série
d'observations très-intéressantes sur le
développement du cœur de la Cou-
leuvre (a). Le même embryologiste a
étudié aussi le mode de formation de
cet organe chez la Tortue (b). Plus
récemment, M. Agassiz a publié des
recherches sur le développement de
cet organe chez des Tortues propres
à l'Amérique (c), et Lereboullet en a
décrit les principales formes transitoires chez le Lézard (d).

(2) Voyez tome III, pages 477 et
482.

(a) Rathke, *Entwick. der Natter*, 1839, p. 49, pl. 4, fig. 1-18.
(b) Rathke, *Ueber die Entwick. der Schildkröten*, 1848, pl. 2, fig. 9, 10, 16, etc.
(c) Agassiz, *Contributions to the Natural History of the United States of America*, 1857, t. II,
p. 591, pl. 12, fig. 7 ; pl. 13, fig. 2, etc.
(d) Lereboullet, *Op. cit.* (*Ann. des sciences nat.*, 4ᵉ série, 1862, t. XVII, p. 125, etc.).

IX. 33

embryonnaire du jeune Animal, reste percée d'une sorte de fenêtre appelée *trou de Botal* (1).

Formation
du
système
vasculaire.

Pendant que le cœur commence à se constituer ainsi sous la forme d'un vaisseau contractile placé à la partie inférieure de la région pharyngienne, un système de canaux périphériques prend naissance dans les parties circonvoisines de l'organisme et se met en communication avec les deux extrémités de ce réservoir central. Toutes ces cavités se remplissent d'un liquide-aqueux, qu'on peut déjà appeler *sang*, bien qu'il soit encore incolore. Lorsque le cœur commence à se mouvoir, ce liquide est simplement ballotté dans son intérieur; mais, lorsque ses contractions deviennent plus fortes et plus régulières, l'impulsion se propage au loin, et bientôt des courants s'établissent dans l'ensemble de l'appareil irrigatoire ainsi formé. Le flot poussé par les battements du cœur s'échappe de l'extrémité antérieure de cet organe, et se dirige vers la tête de l'embryon, en se divisant en deux branches qui se recourbent en dehors et en haut, puis se rapprochent de nouveau et se portent en arrière, en longeant la face dorsale de la grande cavité ventrale près de la ligne médiane du corps. Les deux canaux dans lesquels le sang sorti du cœur coule ainsi constituent les rudiments du grand système artériel aortique, et forment dans la région pharyngienne de l'embryon une paire de crosses divergentes dont naissent bientôt les carotides. Plus tard de nouveaux arcs vasculaires naissent en arrière de ces crosses primitives, et établissent de nouvelles communications entre la branche inférieure ou cardiaque de ces anses artérielles et leur branche supérieure ou dorsale. Une double série de crosses aortiques paires, dirigées à droite et à gauche, se forme ainsi au devant du cœur, et, après avoir embrassé l'extrémité pharyngienne du tube digestif, ces troncs

(1) **Voyez tome III, page 504.**

transversaux se réunissent pour constituer les deux racines de l'aorte dorsale, qui, d'abord distinctes dans toute leur longueur, se confondent bientôt sur la ligne médiane dans toute la région abdominale du corps, et se transforment ainsi en une grosse artère impaire. Chez les Poissons (1), le nombre des crosses aortiques qui se développent de la sorte s'élève à sept de chaque côté, et, de même que chez les autres Vertébrés, ces vaisseaux sont d'abord simples dans toute leur longueur ; mais chez les Anallantoïdiens, ainsi que nous l'avons déjà vu (2), ils subissent de bonne heure des transformations qu'ils n'éprouvent ni chez les Mammifères, ni chez les Oiseaux ou les Reptiles : des anses rameuses en naissent et établissent dans le courant circulatoire une dérivation latérale, de façon qu'à une certaine période du développement, le sang, chassé dans l'aorte cardiaque par les contractions du cœur, n'arrive pas directement de ce vaisseau dans l'aorte dorsale par l'intermédiaire des crosses aortiques, mais traverse préalablement un système capillaire dont les canaux efférents forment les racines de l'aorte dorsale. C'est de la sorte que l'appareil vasculaire branchial s'établit chez les Poissons et chez les Batraciens à l'état de larve (3); mais, à aucune période de la vie, l'embryon

---

(1) Voyez tome III, page 328 et suivantes.

(2) Voyez tome III, page 378 et suivantes.

(3) Ce système vasculaire, appendiculaire et respiratoire ne s'établit pas de la même manière chez tous les Vertébrés allantoïdiens, et sous ce rapport les Poissons de la famille des Plagiostomes ressemblent en général, sinon toujours, aux Batraciens, tandis que les uns et les autres diffèrent des Poissons osseux. Chez les premiers, les anses appendiculaires se forment d'abord près de la partie latérale des crosses aortiques, et donnent naissance à des branchies extérieures qui font saillie de chaque côté du cou et affectent la forme de panaches ou de houppes. Chez les Batraciens désignés pour cette raison sous le nom de Pérennibranches, ces branchies peuvent être des organes permanents (a); mais M. A. Duméril a constaté dernière-

(a) Voyez tome II, page 205.

d'un Vertébré allantoïdien quelconque ne présente rien de semblable. Chez les Poissons, les appendices qui constituent ainsi un appareil respiratoire spécial persistent chez l'Animal adulte; mais chez la plupart des Batraciens ils n'ont qu'une existence temporaire, et, par suite d'une sorte de développement rétrograde dont j'ai déjà indiqué les diverses phases, les crosses aortiques redeviennent simples et continues, comme elles l'ont toujours été chez les Vertébrés supérieurs (1).

Lorsqu'on veut se rendre bien compte des transformations que ce système d'arcs artériels subit pour donner naissance aux carotides, aux artères pulmonaires et à la crosse aortique unique des Mammifères et des Oiseaux, il faut se rappeler que ment qu'il n'en est pas toujours ainsi, et que dans certaines circonstances les Axolotls perdent leurs panaches branchiaux comme le font toujours les Tritons, les Salamandres et les Batraciens anoures (a). Chez les Poissons qui, à l'état d'embryon, possèdent des branchies extérieures (b), ces organes disparaissent aussi avant l'époque de la naissance, et sont remplacés par un autre système d'appendices vasculaires qui naissent en amont des précédents, le long des mêmes troncs vasculaires et qui constituent les branchies intérieures (c). Ces dernières branchies sont permanentes chez tous les Poissons, ainsi que chez quelques Batraciens, et chez les Poissons osseux elles ne sont pas précédées de branchies extérieures.

Il est aussi à noter que chez les Vertébrés anallantoïdiens le développement des branchies est un caractère typique qui n'est pas subordonné à l'existence d'une respiration aquatique, bien que les organes constitués de la sorte soient essentiellement appropriés à l'exercice de cette fonction. En effet, les branchies se forment non-seulement chez les Batraciens qui sont destinés à vivre dans l'eau pendant leur jeune âge, mais aussi chez les espèces dont l'œuf éclôt dans l'intérieur de l'oviducte (d), et chez celles dont l'incubation se fait à la surface du sol, comme cela a été constaté pour la *Salamandra erythronota* (e).

(1) Voyez tome III, page 384 et suivantes.

(a) Aug. Duméril, *Observ. sur la reproduction, dans la Ménagerie des Reptiles du Muséum, des Axolotls du Mexique* (*Nouv. Arch. du Muséum d'hist. nat.*, 1866, t. II, p. 265).

(b) Voyez tome II, p. 214. Depuis la publication de ce volume, de nouvelles observations sur les branchies extérieures des Plagiostomes ont été faites en Amérique par M. Wyman (*On the Development of the Raia batis*, in-4°, 1864).

— Voyez aussi R. Leuckart, *Ueber die allmählige Bildung des Körpergestalt bei den Rochen* (*Zeitschr. für wissensch. Zool.*, 1850, t. II, p. 254, pl. 16, fig. 1-4).

(c) Voyez tome II, page 208.

(d) Voyez tome VIII, p. 495.

(e) Wyman, *On the Surinam Toad* (Silliman's *American Journal of Science*, 2e série, 1854, t. XVII, p. 373).

par le progrès du travail organogénique, non-seulement telle ou telle crosse aortique peut donner naissance à de nouvelles branches, tandis que sur un autre point elle s'oblitère et disparaît; mais que cette atrophie peut porter sur la totalité de certains arcs, et que par suite du mouvement de concentration qui détermine, comme nous l'avons déjà vu, la fusion du bulbe aortique dans le ventricule, une portion plus ou moins considérable du tronc de l'aorte ascendante peut se confondre avec le cœur, et disparaître de telle sorte que certaines branches de cette même artère, qui, dans le principe, naissaient plus ou moins loin de l'entrée unique du système artériel, peuvent être ramenées en arrière de façon que leur base rentre dans le cœur, et que, par conséquent, au lieu de partir d'un canal artériel commun, elles sortent directement du ventricule. C'est ainsi que les artères pulmonaires formées aux dépens de la dernière paire de crosses aortiques sont des branches de la portion cardiaque de la grande artère aorte chez les Batraciens (1), tandis que chez les Vertébrés allantoïdiens, elles naissent directement du cœur, parce que chez ceux-ci cet organe central envahit une portion plus considérable de la base du système artériel (2).

§ 2. — Pour bien saisir les caractères du reste de l'appareil circulatoire dans la première période de son existence, c'est-à-dire longtemps avant l'accomplissement des métamorphoses dont je viens de parler, il me paraît utile de l'étudier d'abord chez les Poissons, où le développement des vaisseaux est moins rapide que chez les Mammifères ou les Oiseaux, et la substance du corps est plus transparente (3). Le sang, chassé du cœur

(1) Voyez tome III, page 382.
(2) Voyez tome III, page 409, etc.
(3) Le mode de développement du système vasculaire chez les Poissons a été étudié avec soin par plusieurs physiologistes (a).

(a) Baer, *Entwickelungsgesch.*, t. I, p. 54, et t. II, p. 214.
— Rathke, *Ueber die frühere Form und die Entwickelung des Venenssystems und die Lun-*

dans l'aorte ascendante, puis dans les crosses, se rend en partie dans la tête de l'embryon au moyen des artères carotides qui naissent de la partie supérieure de la première paire de ces arcs vasculaires; mais le courant principal se recourbe en arrière et pénètre dans l'aorte dorsale, située, comme je l'ai déjà dit, sous le rachis. Parvenu dans la portion postérieure de la grande cavité ventrale en voie de développement, ce courant centrifuge se recourbe en bas, puis en avant, se divise en deux branches longitudinales et retourne vers le cœur. L'aorte dorsale se termine donc par une anse dont la branche inférieure, en se bifurquant, constitue une paire de vaisseaux centripètes ou veines qui passent sur le sac vitellin, et vont ensuite déboucher dans l'extrémité postérieure du cœur, après s'être joints à une paire de canaux analogues appelés *veines jugulaires*, et servant à ramener de la tête le sang porté dans cette partie de l'organisme par les artères carotides. Les troncs terminaux ainsi formés constituent les deux branches du cylindre cardiaque dont j'ai déjà fait mention sous le nom de *cuisses postérieures du cœur*. L'appareil circulatoire des Poissons, dans son état primitif, est donc d'une simplicité extrême; mais il ne tarde pas à se compliquer par l'établissement d'anses secondaires dont le nombre et l'importance augmentent rapidement. Une série de ces anses se développent à l'extrémité postérieure de l'aorte dorsale, de façon à prolonger ce vaisseau dans la région caudale du corps de l'embryon, et à y constituer un réseau

gen beim *Schafe* (Meckel's *Archiv*, 1837, p. 63, 134). — *Ueber den Bau und die Entwickelung des Venenssystems der Wirbelthiere (Dritter Bericht über das naturwissenschaftliche Seminär bei der Universität zu Königsberg*, 1838).

— Carus, *Tabulæ anatomiam comparativam illustrantes*, pars III, p. 13, pl. 3, fig. 12 et 13 (*Cyprinus dobula*).

— Quatrefages, *Mém. sur les embryons des Syngnathes* (Ann. des sciences nat., 2ᵉ série, t. XVIII, p. 204, pl. 7, fig. 1 et 3).

— Vogt, *Embryologie des Salmones*, p. 183 et suiv., pl. 2-4 (Agassiz, *Histoire naturelle des Poissons d'eau douce*, 1842).

— Aubert, *Beiträge zur Entwickelungsgeschichte der Fische* (Zeitschr. für wissensch. Zool., 1856, t. VII, p. 346, pl. 18).

— Lereboullet, *Développement du Brochet, de la Perche*, etc., p. 118 et suiv., pl. 3 et 4 (*Mém. de l'Acad. des sciences, Savants étrangers*, t. XVII). — *Embryologie de la Perche*, etc. (Ann. des sciences nat., 4ᵉ série, t. XVI, p. 157 et suiv.).

vasculaire; d'autres branches plus ou moins analogues aux précédentes partent latéralement du même tronc aortique pour constituer les artères intercostales, et le sang qui revient de tous ces rameaux centrifuges passe dans une paire de canaux centripètes longitudinaux placés sous la corde dorsale à côté de l'aorte, et allant s'anastomoser avec les veines jugulaires. C'est de la sorte que se forment les *veines cardinales* et les *canaux de Cuvier*, dont j'ai parlé dans une autre partie de ce cours, lorsque j'ai décrit l'appareil circulatoire des Poissons (1). Enfin, d'autres anses vasculaires se développent dans l'épaisseur des parois du sac vitellin et se mettent en communication avec les veines ventrales constituées par le recourbement de l'aorte dorsale primitive, et détournent de la voie directe une partie plus ou moins considérable du sang qui, de la partie postérieure du corps de l'embryon, se rend au cœur. Une circulation active s'établit ainsi à la surface de la vésicule ombilicale, et en général il arrive même un moment où la totalité du liquide nourricier reçue par les veines ventrales dont je viens de parler passe dans le réseau vasculaire développé de la sorte, car l'un de ces trous centripètes s'atrophie tout entier, et la portion moyenne de l'autre disparaît de la même manière : d'où il résulte que les deux extrémités du système, représentées chacune par un tronc veineux unique, ne communiquent entre elles que par le lacis capillaire répandu sur les parois du sac vitellin. Le tronçon postérieur de la veine ventrale primitive constitue alors une *veine vitelline afférente*, et le tronçon antérieur du même conduit sanguifère devient une *veine vitelline efférente* (2). Enfin le sang, en traversant le réseau intermédiaire disposé à la surface de la vésicule ombilicale, se met en

(1) Voyez tome III, page 354.

(2) On désigne communément ces vaisseaux sous les noms de *veine vitelline postérieure* et de *veine vitelline antérieure*. Leur mode de distribution sur les parois de la veinule ombilicale varie un peu suivant les espèces, ainsi qu'on peut le voir par

rapport avec le milieu ambiant, et ce réseau vasculaire remplit ainsi les fonctions d'un appareil respiratoire (1).

§ 3. — Chez les Vertébrés allantoïdiens, la circulation vitelline se développe plus rapidement et acquiert une importance bien plus grande. En effet, chez les Mammifères, les Oiseaux et les Reptiles, pendant que la première ébauche du cœur et du système vasculaire céphalo-rachidien se constitue, on voit naître dans la portion circonvoisine du blastoderme qui entoure le corps de l'embryon en forme d'auréole et qui s'étale sur la zone sous-jacente du globe vitellin, un riche réseau de canaux sanguifères limité par un cercle bien tracé dont le jeune Animal occupe le centre. Ce réseau se développe donc dans la portion du blastoderme dont j'ai déjà parlé sous le nom d'*aire translucide*, et dans une sorte de bordure plus épaisse qui entoure cet espace clair. Le feuillet proligère moyen, que nous avons déjà vu fournir la majeure partie des parois du corps de l'embryon et donner naissance au cœur, s'étend sur la vésicule vitelline constituée par le feuillet blastodermique inférieur, ou feuillet muqueux, et c'est dans l'épaisseur de cette couche intermédiaire que se creusent les cavités destinées à former l'auréole vasculaire. Ces cavités semblent

Circulation vitelline chez les Allantoïdiens.

les figures que différents auteurs en ont données (*a*). Quelquefois l'aire vasculaire est entourée d'un vaisseau annulaire dont la disposition rappelle beaucoup celle du sinus terminal chez les Vertébrés allantoïdiens : par exemple chez la Torpille (*b*) et chez la Raie (*c*).

(1) Pour plus de détails au sujet de l'état primitif du système vasculaire des Poissons, je renverrai principalement à l'important travail de M. Vogt sur l'embryologie des Salmonés (page 210 et suiv.).

(*a*) Par exemple chez la *Blennie vivipare* ; voy. Rathke, *Abhandl. zur Bildungs- und Entwickelungsgeschichte des Menschen und der Thiere*, Bd. II, tab. 1, fig. 5, 6, 7 et 11.
— Chez la *Palée* ; voyez Vogt, *Embryologie des Salmones*, pl. 2, 3, 4.
— Chez les *Syngnathes* ; voyez Quatrefages, *Mém. sur les embryons des Syngnathes* (*Ann. des sciences nat.*, 3e série, t. XV, pl. 7, fig. 1).
— Chez la *Perche* ; voyez Lereboullet, *Op. cit.* (*Mém. de l'Acad. des sciences, Sav. étrangers*, t. XVII, pl. 3, fig. 15).
(*b*) J. Davy, *Research. Physiol. and Anatom.*, t. I, pl. 3, fig. 1 et 2.
(*c*) Wyman, *Observ. on the Development of the* Raia batis, fig. 3. (*American Academy*, 1864, t. IX, p. 33, pl.).

être primitivement de simples lacunes produites par le retrait, la liquéfaction ou la résorption de la substance blastémique ; elles se montrent d'abord sous la forme de petits lacs irréguliers qui deviennent bientôt confluents sur certains points et laissent entre eux des espèces d'îlots dont les bords se continuent avec les couches superficielles du tissu commun, entre lesquelles les lacunes en question prennent naissance. Le réseau vasculaire ainsi constitué communique d'une part avec les deux branches veineuses qui terminent le cœur en arrière, d'autre part avec le *sinus terminal*, sorte de canal marginal circulaire creusé dans l'épaisseur du cercle obscur qui limite extérieurement l'aire translucide. De même que le cœur, ce système de canaux périphériques est occupé d'abord par un liquide séreux et incolore ; mais bientôt des globules rouges s'y montrent comme dans le reste de l'appareil irrigateur, et le mouvement circulatoire déterminé par les contractions du cœur s'y établit.

Dans le principe, ces cavités sanguifères sont très-irrégulières, et semblent être de simples lacunes creusées dans la substance du blastoderme, car elles paraissent n'être limitées que par elle et ne pas avoir de parois propres. Mais bientôt elles se régularisent, se rétrécissent, deviennent tubulaires, et se revêtent intérieurement d'une lame membraniforme particulière, de façon à constituer des vaisseaux tubulaires parfaits. La circulation du sang ne s'y fait d'abord que d'une manière irrégulière, mais de très-bonne heure la division du travail s'y établit : certains de ces canaux sont uniquement employés à porter le sang du corps de l'embryon jusqu'au sinus terminal, et d'autres à ramener ce liquide de ce canal marginal vers le cœur (1).

(1) M. Bischoff a donné d'excellentes figures de l'aire vasculaire chez le Lapin (*a*), mais c'est chez le Poulet qu'on peut l'étudier le plus facilement.

(*a*) Bischoff, *Traité du développement de l'Homme et des Mammifères*, pl. 4, 13 et 14.

Cet appareil vasculaire est le représentant du réseau sanguin développé sur les parois de la vésicule ombilicale des Poissons : il est destiné, d'une part, à opérer l'absorption des substances assimilables dont le vitellus se compose, et, d'autre part, à effectuer les échanges respiratoires qui doivent s'établir entre l'embryon et le milieu ambiant. Ses connexions avec le cœur sont à peu près les mêmes que chez les Anallantoïdiens, mais ses vaisseaux afférents, au lieu de naître de la portion postérieure du système veineux, procèdent directement de l'artère aorte dorsale.

Ainsi, chez les Mammifères, où cet appareil vasculaire vitellin ne doit fonctionner que peu de temps et ne se développe en général que peu, le sang y arrive par plusieurs petits canaux qui, de chaque côté, naissent des troncs aortiques dans la région abdominale du corps de l'embryon, et se portent en dehors. Par les progrès du travail organogénique, une de ces paires de canaux transversaux se développe beaucoup, et constitue les vaisseaux appelés *artères vitellines* ou *omphalo-mésentériques* ; les autres, au contraire, restent à peu près stationnaires ou disparaissent plus ou moins promptement. Les artères vitellines ainsi constituées se confondent en un tronc unique à leur partie basilaire, tandis qu'à leur extrémité opposée elles se divisent en une multitude de branches capillaires qui, en s'anastomosant, forment un lacis très-riche, et versent le sang dans un système de canaux veineux disposé également en forme de réseau dans l'espace circulaire déjà occupé par les artères dont je viens de parler. La plupart de ces veinules vont aboutir dans le sinus terminal de l'aire vasculaire, qui, sur les côtés et en arrière, occupe le bord de cet espace discoïde, mais qui, à la partie antérieure de celui-ci, se recourbe brusquement en arrière, longe les côtés du capuchon céphalique et va gagner l'extrémité postérieure du cœur. Deux autres troncs efférents, situés plus près du corps de l'embryon, se dirigent presque directement d'arrière en avant, et vont déboucher à peu de distance du cœur, dans les branches correspondantes du sinus terminal. Ainsi, en définitive, la totalité du sang en circulation dans le réseau vitellin revient au cœur par une paire de troncs vasculaires qui débouchent dans la portion vestibulaire ou auriculaire du cœur, et qui ont reçu le nom de *veines omphalo-mésentériques*. Plus tard le sinus marginal ou veine terminale se rétrécit, et sa partie postérieure s'atrophie de façon à rendre plus indépendantes les deux moitiés du système vasculaire efférent. La portion subterminale de ce système subit aussi de grands changements dont j'aurai bientôt à parler plus en détail. Enfin, toute la portion périphérique de cet appareil irrégulier s'atrophie plus ou moins rapidement, et n'est plus représentée que par des troncs principaux.

La disposition de l'auréole vasculaire est à peu près la même chez les Oiseaux. Il est cependant à noter que ses connexions avec la portion centrale du système circulatoire diffèrent un peu, et se modifient davantage par les progrès du travail organogénique.

Une paire d'artères vitellines naît de la partie postérieure de l'aorte, comme chez les Mammifères, et ces vaisseaux, se portant directement en dehors, se ramifient de chaque côté dans l'aire vasculaire, dont le bord est occupé par un sinus ou veine terminale (1) qui en avant est interrompue sur la ligne médiane, et s'y continue avec une paire de veines longitudinales dont l'extrémité postérieure, parvenue derrière le cœur, se

(1) Les partisans de la théorie de l'unité de plan organique et de la diversification des espèces par des arrêts de développement ont cru voir dans ce cercle le représentant transitoire de la portion marginale du système gastro-vasculaire des Méduses (a); mais il serait difficile de choisir des termes de comparaison plus dissemblables.

(a) Oken, *Zoologie*, t. XXX, p. 362.
— Carus, *Traité d'anatomie comparée*, t. II, p. 481.

recourbe en dedans pour aller déboucher dans la portion auriculaire de cet organe. Une autre paire de veines longitudinales marche en sens inverse, c'est-à-dire de la portion postérieure du cercle vasculaire vers le cœur; chemin faisant, chacun de ces vaisseaux reçoit une grosse branche latérale venant de la portion externe de l'auréole vasculaire. Enfin ces veines postérieures débouchent dans la portion terminale des veines antérieures, tout près de l'embouchure de celles-ci dans le cœur, et l'une d'elles se développe beaucoup plus que sa congénère. Par les progrès du travail organogénique, l'une des deux veines antérieures s'atrophie plus ou moins complétement, et, par suite de ces changements dans la disposition des vaisseaux circumembryonnaires, l'aire vasculaire n'est traversée alors que par quatre courants principaux, dont deux centrifuges se dirigent transversalement, et deux, centripètes, marchent longitudinalement, de façon à couper à angles droits la direction des précédents. Plus tard la veine terminale ou annulaire s'efface peu à peu, et la portion périphérique des troncs veineux longitudinaux tend à s'atrophier; mais les branches latérales qui se rendent à la partie précardiaque des veines postérieures s'agrandissent rapidement, et constituent alors les voies principales suivies par le sang qui se rend à l'oreillette; ces vaisseaux côtoient les artères vitellines ou omphalo-mésentériques, et ils sont désignés de la même manière (1). Le système irrigateur,

(1) Le développement des diverses parties de l'auréole vasculaire ne se fait pas toujours avec la régularité que je viens d'indiquer, et plusieurs des changements qui s'y opèrent ont lieu avant que les globules sanguins soient assez abondants pour rendre les courants qui les charrient faciles à apercevoir. Les veines primitives paires sont assez nettement indiquées dans quelques-unes des figures dues à Pander ou publiées plus récemment par M. Owen, d'après des dessins de Hunter (a); mais la plupart des

(a) Pander, *Beiträge zur Entwickelungsgeschichte des Hühnchens im Eye*, pl. 8.
— J. Hunter's *Observations on Animal Development edited and his Illustrations of that Process in the Bird described by R. Owen*, in-fol., 1841, pl. 70-74.

ainsi constitué par une paire d'artères et une paire de veines omphalo-mésentériques, envahit peu à peu la totalité de la surface du sac vitellin, et, au lieu de rester superficiel et de disparaître promptement, comme cela a lieu chez la plupart des Mammifères, il persiste pendant toute la durée de la période embryonnaire de la vie de l'Oiseau, et il se développe de façon à plonger dans la substance vitelline que ce réservoir contient, car il en naît une foule de prolongements qui pénètrent dans des plis dont la surface interne du sac vitellin se hérisse, et les appendices vasculaires ainsi formés constituent un appareil absorbant dont la puissance est en rapport avec l'importance du rôle que le vitellus doit jouer dans la nutrition de l'embryon (1). En effet, des agrégats de cellules, dans l'intérieur

embryologistes représentent l'auréole vasculaire à une époque où l'on y remarque quatre troncs principaux, savoir : les deux artères vitellines dirigées transversalement, et deux veines longitudinales, l'une antérieure, l'autre postérieure (a). Quelques auteurs désignent sous le nom de *première circulation* le mode de distribution du sang ainsi établi, et appellent *seconde circulation* l'état suivant, dans lequel les veines longitudinales se sont atrophiées et les veines transversales bien développées (b).

(1) Ces appendices vitellins qui se trouvent ainsi suspendus à la face interne de la vésicule ombilicale (ou sac vitellin) ont été aperçus par Malpighi, et décrits sommairement par Haller,

Hunter, Pander et M. Baer (c); plus récemment, M. Courty en a fait une étude très-attentive (d).

Chez la Poule, vers le cinquième jour de l'incubation, lorsque le sinus terminal s'est déjà en partie effacé et que les principaux vaisseaux sanguins ont commencé à envahir les parties circonvoisines du sac vitellin, les grosses branches de celui-ci deviennent saillantes à la face interne de cette vésicule, s'y entourent de petits globules et de cellules de la substance vitelline, appelées *cellules agminées* par quelques auteurs (e); des bourgeons vasculaires naissent ensuite le long de ces troncs (particulièrement sur les veines), et, après s'être allongés, s'anastomosent entre eux de façon à former des anses qui,

(a) Wagner, *Icones physiologicæ*, pl. 4, fig. 4.
(b) Courty, *Mém. sur la structure et sur les fonctions des appendices vitellins de la vésicule ombilicale du Poulet* (Ann. des sciences nat., 3ᵉ série, 1848, t. IX, p. 16).
(c) Malpighi, *Op. cit.*
— Haller, *Sur la formation du cœur*, t. II, p. 147.
— Hunter's *Observ. on Animal Development edited by R. Owen*, pl. 75, fig. 5, et pl. 77.
— Pander, *Beiträge zur Entwickelung des Hühnchens*, pl. 10, fig. 6, 7.
(d) Courty, *Op. cit* (Ann. des sciences nat., 3ᵉ série, 1848, t. IX, pl. 2 et 3).

desquelles la substance du jaune semble passer, se développent autour de ces vaisseaux, et transmettent au courant sanguin qui traverse ceux-ci les matières dont elles sont chargées. Peu à peu le sac vitellin se vide ainsi au profit de l'embryon.

Le système vasculaire vitellin se développe à peu près de la même manière, sur le sac ombilical chez les Reptiles ; et, chez tous les Allantoïdiens ovipares, il constitue un appareil respiratoire qui va s'étaler sous la membrane coquillière de l'œuf (1). Mais, ainsi que nous le verrons bientôt, il ne tarde pas à être déplacé par la vésicule allantoïdienne qui vient le recouvrir, et se mettre ainsi en rapport avec le milieu ambiant.

Principales transformations du système vasculaire. § 4. — Je ne pourrais, sans dépasser les limites de ce cours, décrire ici toutes les modifications qui ont lieu successivement dans les diverses parties de l'appareil circulatoire dont je viens de faire connaître l'état primordial, et je me bornerai à

en se multipliant, deviennent des réseaux dont les mailles sont remplies par les cellules agminées. Les appendices ainsi constitués ont été comparés aux valvules conniventes des intestins, à cause de leur mode de conformation, et ils plongent dans la substance du jaune à une profondeur de 3 à 5 millimètres ou même davantage. Le huitième ou le neuvième jour de l'incubation, ils sont complétement développés, et forment à la face interne du sac vitellin une multitude de bandes plus ou moins serrées entre elles et ondulées le long de leur bord libre : ils occupent environ les deux tiers périphériques du champ vasculaire, mais ne s'étendent pas dans la portion du sac vitellin qui est opposée à l'embryon. Lorsque le jaune a été en partie résorbé, les parois de ce sac se plissent de façon à plonger vers l'intérieur, et le divisent ainsi en lobes ; enfin les amas cellulaires qui recouvrent les appendices vasculaires disparaissent, et les anses elles-mêmes s'atrophient à leur tour.

Chez quelques Poissons où la vésicule ombilicale est très-développée, les vaisseaux sanguins affectent une disposition analogue à la face interne du fond de ce réservoir appendiculaire (a).

(1) La membrane coquillière ne se détruit pas comme la tunique vitelline primitive, mais se modifie un peu. Ainsi, chez les Oiseaux, elle devient de plus en plus opaque à mesure que l'incubation s'avance (b).

(a) Par exemple, chez l'espèce de Squale appelée *Mustella lœvis* ; voyez J. Müller, *Ueber den glatten Hai des Aristoteles*, pl. 2, fig. 4 (*Mém. de l'Acad. de Berlin pour 1840*).

(b) Courty, *Op. cit. (Ann. des sciences nat.*, 3ᵉ série, 1848, t. IX, p. 8).

mentionner brièvement quelques-unes de ces transformations qui me paraissent les plus importantes à signaler et les plus propres à donner une idée nette des procédés employés par la Nature dans cette partie du travail organogénique.

Dans le principe, les deux branches terminales du système veineux vitellin se rendent directement au cœur, et, en se confondant avec l'embouchure des canaux de Cuvier, constituent les deux troncs que nous avons vus déboucher dans le renflement auriculaire, et qu'on appelle parfois les *cuisses postérieures du cœur*. Mais, par l'effet d'une sorte d'envahissement analogue à celui qui amène la disparition du bulbe aortique à l'extrémité opposée de cet organe, la portion commune de ces troncs se confond avec les parois de l'oreillette, et alors les deux canaux de Cuvier débouchent isolément dans ce réservoir vestibulaire : ils deviennent les *veines caves antérieures*, qui, chez la plupart des Vertébrés, se développent à peu près symétriquement, mais éprouvent chez divers Mammifères des changements ultérieurs très-considérables, car l'une d'elles disparaît plus ou moins complétement après avoir versé dans sa congénère le sang dont le transport continue toujours à être effectué par sa portion radiculaire (1). Dans une Leçon précédente, j'ai eu l'occasion de signaler les changements subis aussi par les veines cardinales, qui, en s'anastomosant avec les jugulaires, forment primitivement les troncs de Cuvier, mais qui s'atrophient ensuite en grande partie, et donnent ainsi naissance aux veines azygos et à quelques autres vaisseaux d'une importance secondaire. Je ne reviendrai donc pas sur ces phénomènes, mais je m'arrêterai un instant sur l'histoire des transformations du système vasculaire ombilical. Ainsi que je l'ai déjà dit, une des branches efférentes de ce système se développe plus que les autres, et bientôt même sa portion terminale devient la seule voie par laquelle le sang en circulation dans les vaisseaux répandus à la

(1) Voyez tome III, pages 578, 595.

surface du sac vitellin peut se rendre au cœur. Le tronc de la veine vitelline, ainsi constitué, va déboucher dans l'oreillette, entre les deux veines caves supérieures ou un peu plus en arrière, et s'allonge à mesure que la vésicule ombilicale se porte en arrière. Le tube intestinal se développe en même temps avec rapidité, et fournit à cette veine le sang que les artères lui ont apporté. Dans les premiers moments, la quantité de fluide nourricier qui arrive ainsi dans la veine vitelline est très-petite ; mais elle augmente à mesure que l'intestin grandit, et en même temps l'importance de la circulation vitelline demeure proportionnelle aux progrès de la résorption des matières nutritives en dépôt dans la vésicule ombilicale. Il en résulte que bientôt la portion antérieure du vaisseau efférent cesse d'être affectée uniquement ou même principalement au service de la circulation vitelline, et devient un tronc commun à deux systèmes de veines : aux veines vitellines proprement dites et aux veines intestinales ou mésentériques. Ce vaisseau mérite donc alors un nom spécial, et on lui a donné celui de *veine omphalo-mésentérique*. Mais les transformations qu'il doit subir ne sont pas encore terminées, et, lorsque la vésicule ombilicale, après s'être vidée, se flétrit et disparaît, la racine vitelline de ce tronc s'atrophie également, en sorte que la veine omphalo-mésentérique devient simplement la portion terminale de la veine mésentérique (1). Du reste, ce ne sont là que des changements

---

(1) Des changements analogues s'opèrent en même temps dans l'artère vitelline, dont la portion initiale, d'abord double, se transforme bientôt en un tronc unique, dit omphalo-mésentérique, qui fournit une petite branche à l'intestin avant de se ramifier sur la vésicule ombilicale. A mesure que cette branche mésentérique prend de l'importance, les branches vitellines s'amoindrissent, et il arrive enfin un moment où la totalité du sang qui, venant de l'aorte, pénètre dans le tronc destiné primitivement à conduire ce liquide à la vésicule ombilicale, se dirige vers l'intestin. Par conséquent, toute la portion persistante de l'artère omphalo-mésentérique devient alors une artère mésentérique proprement dite.

bien minimes en comparaison de ceux que ce tronc lui-même va subir à mesure que le foie se développera et viendra l'envelopper (1). En effet, il se forme là deux groupes de petits vaisseaux qui s'anastomosent entre eux dans leur partie périphérique et qui communiquent par leur base avec le tronc omphalo-mésentérique ; l'anse rameuse ainsi constituée dans l'intérieur du foie devient un chemin accessoire par lequel le sang peut passer de la portion postérieure ou ventrale dans la portion antérieure ou cardiaque de ce dernier vaisseau, et, à mesure que cette voie détournée s'élargit et acquiert de l'importance, la portion de la grande route primitive comprise entre les deux points de communication de ce tronc principal avec ce système de vaisseaux hépatiques se rétrécit, s'oblitère et disparaît plus ou moins complétement. Il en résulte que la portion postérieure ou radiculaire de la veine omphalo-mésentérique, réduite à sa branche intestinale par l'atrophie de sa branche vitelline, ne se continue plus avec la portion antérieure ou cardiaque du même tronc vasculaire, mais se ramifie dans la substance du foie, et constitue de la sorte la *veine porte hépatique.* Enfin le tronçon antérieur du vaisseau qui était primitivement une veine vitelline, puis la veine omphalo-mésentérique, à alors pour racines les vaisseaux sanguins du foie, ou veines hépatiques, et devient la portion terminale de la veine cave inférieure, vaisseau dont la portion initiale est constituée par la réunion des veines de la partie postérieure de la cavité ventrale et des annexes de cette région du corps de l'embryon (2).

---

(1) Voyez tome VI, page 419.

(2) Chez les jeunes embryons, la veine cave inférieure n'est évidemment qu'une branche de la portion terminale de la veine omphalo-mésentérique ; mais, par suite du développement considérable qu'elle doit prendre plus tard, elle s'approprie, en quelque sorte, le tronçon de ce vaisseau primitif compris entre son embouchure et le cœur, et l'on donne à la totalité du vaisseau ainsi constitué le nom de *veine cave,* tandis que la portion de la veine omphalo-mésenté-

Ce dernier système de vaisseaux centripètes se développe à mesure que les veines cardinales s'effacent plus ou moins complétement, et son tronc principal, bifurqué dans la région pelvienne, longe l'aorte dorsale en passant sur les corps de Wolff et les autres glandes qui occupent la portion supérieure de la cavité ventrale. Chez les Poissons, les Batraciens, les Reptiles et même chez les Oiseaux, il y subit des transformations analogues à celles qui s'opèrent dans la veine omphalo-mésentérique, pour donner naissance au système de la veine porte hépatique ; et, par suite de l'établissement de cette espèce de diverticulum rameux qui se loge dans les glandes urinaires, tous ces Animaux se trouvent pourvus d'un système de veines portes rénales plus ou moins important (1). Mais chez les Mammifères, rien de semblable n'a lieu, et le tronc de la veine cave inférieure se continue sans interruption de la partie postérieure de l'abdomen jusqu'au cœur, où, après s'être anastomosé avec les veines hépatiques, il débouche dans l'oreillette droite.

Circulation allantoïdienne. § 5. — Chez les Poissons et les Batraciens, la portion pelvienne du système vasculaire ne présente aucun autre changement important à noter ici, sauf le développement des vaisseaux destinés à ramener le sang des membres abdominaux lorsque ceux-ci se constituent ; mais, chez les Vertébrés allantoïdiens, il n'en est pas de même, et, à mesure que la circulation vitelline s'affaiblit, on voit apparaître dans la région pelvienne un nouvel appareil vasculaire qui est destiné à remplir des fonctions analogues pendant la période suivante de la vie embryonnaire, mais à disparaître aussi de l'organisme avant que le jeune Animal ait réalisé sa forme définitive.

Ainsi que nous l'avons déjà vu, les Mammifères, les Oiseaux

---

rique située entre cette même embouchure et le foie devient la veine hépatique.

(1) Voyez tome III, page 355 et suivantes ; page 399, pages 442 et 468.

et les Reptiles acquièrent de bonne heure une vésicule appendiculaire qui ne se constitue ni chez les Poissons ni chez les
Batraciens, et qui naît comme une sorte de bourgeon sous la
partie terminale du tube intestinal, puis se creuse d'une cavité,
et grandit rapidement de façon à s'avancer au dehors jusque
sous les tuniques communes de l'œuf : ce sac est l'*allantoïde*,
et ses parois sont bientôt pourvues d'un appareil sanguifère
très-remarquable qui communique avec les troncs artériels et
veineux adjacents. Effectivement, en pénétrant dans la région
pelvienne du corps de l'embryon, l'aorte dorsale donne naissance à une paire de branches qui se dirigent en bas et en
dehors, qui gagnent le col de la vésicule allantoïdienne et qui
vont se ramifier sur les parois de cette poche membraneuse.
Ces artères allantoïdiennes naissent ainsi avant que les membres
abdominaux se soient constitués, et, dans le principe, elles
ne fournissent aux parois de la cavité ventrale aucune branche
importante; mais, lorsque les membres postérieurs se sont
développés, elles donnent à ces appendices, ainsi qu'aux autres
parties adjacentes, leurs principaux vaisseaux nourriciers, et,
par la suite, ces vaisseaux, acquérant plus d'importance que les
branches répandues sur l'allantoïde, s'approprient en quelque
sorte la portion supérieure des troncs artériels qui naissent de
l'aorte; cette portion initiale des artères allantoïdiennes primitives devient ainsi une artère dite *iliaque*, et la portion suivante
de ces mêmes artères allantoïdiennes ne semble être alors que
de simples branches de ces troncs iliaques : on les désigne
communément sous le nom d'*artères ombilicales* (1). Le sang
distribué de la sorte aux parois de la vésicule allantoïdienne
revient vers la cavité abdominale par une paire de veines dites

____

(1) Ce nom est mal choisi, car il semble indiquer que ces artères appartiennent à la vésicule ombilicale, ce qui n'est pas. Il est fondé seulement sur ce que ces vaisseaux, de même que l'allantoïde, traversent
l'ombilic externe et s'avancent dans l'épaisseur du cordon ombilical.

ombilicales, dont la réunion constitue un vaisseau unique qui se dirige en avant, passe sous le foie, et va déboucher dans la portion antérieure de la veine omphalo-mésentérique, transformée déjà, comme nous l'avons vu, en un tronçon de la veine cave inférieure. La veine ombilicale communique aussi avec la portion précédente de la veine omphalo-mésentérique, qui est destinée à se ramifier dans le foie et à constituer le tronc de la veine porte; et, lorsque la circulation vitelline s'affaiblit, cette branche anastomotique s'élargit de façon à envoyer dans les vaisseaux sanguins du foie la majeure partie ou même la totalité du fluide nourricier provenant des veines de l'allantoïde. Enfin la portion de la veine ombilicale située entre l'embouchure de cette branche de communication et la veine cave s'atrophie et constitue un conduit accessoire appelé *canal veineux* ou *canal d'Arantius*, tandis que le canal de dérivation, considérablement dilaté, devient la continuation de la veine ombilicale, et le tronc commun résultant de son union avec la veine porte, et allant se ramifier dans le foie, fait suite à ce même canal dérivatif. Il en résulte que la portion terminale de cette veine, formée d'abord par la veine omphalo-mésentérique, semble être alors une partie de la veine ombilicale (1).

Chez les Reptiles et les Oiseaux, les vaisseaux ombilicaux se développent beaucoup et forment à la surface de l'allantoïde un réseau très-riche qui devient, pendant la troisième période de la vie de l'embryon, le principal organe de respiration; mais ses ramuscules restent toujours logés dans l'épaisseur des

---

(1) Lorsque cette portion sus-hépatique de la veine ombilicale primitive reste perméable, chez l'adulte une portion du sang de la veine porte arrive au cœur sans traverser le foie (a).

(a) Voyez tome III, p. 593, et tome VI, p. 440.

parois de cette vésicule appendiculaire, et ne forment à sa surface ni houppes ni végétations sanguifères.

Chez les Mammifères didelphiens, c'est-à-dire chez les Marsupiaux et les Monotrèmes, les vaisseaux allantoïdiens ou ombilicaux restent renfermés dans les mêmes limites; mais, chez tous les Mammifères ordinaires, ils se développent davantage et concourent puissamment à la formation du *placenta*, organe transitoire d'une grande importance dont l'étude doit maintenant nous occuper.

§ 6. — Nous avons vu précédemment que, chez la plupart des Animaux, les substances assimilables renfermées dans l'intérieur de l'œuf avant que l'embryon ait commencé à s'y constituer, suffisent à l'entretien du travail nutritif dont celui-ci est le siége jusqu'au moment de la naissance; tandis que chez d'autres espèces, le dépôt ainsi préparé est trop faible pour qu'il puisse jouer un rôle aussi important, et le jeune Animal en voie de formation a besoin de recevoir du dehors un complément de matières nutritives, complément qui sera puisé dans le corps de sa mère et lui sera fourni par les parois de la chambre incubatrice dans laquelle il se développe. Il faut donc que des relations intimes s'établissent entre l'embryon et l'utérus, et que ces relations soient telles que le jeune Animal puisse absorber rapidement les fluides nourriciers tirés de l'organisme maternel. Or, nous savons que tout instrument puissant d'absorption est un appareil très-perméable, riche en vaisseaux sanguins et offrant une surface très-étendue, susceptible d'entrer en contact avec les substances à introduire dans le torrent de la circulation. Nous pouvons donc prévoir que ce sera à l'aide d'appendices vasculaires allant s'appliquer contre les parois de l'utérus, ou s'enfonçant dans la substance de ses parois, que l'embryon puisera dans le sein de sa mère le supplément de matières assimilables dont il a besoin, et que la partie correspondante de la chambre incubatrice sera constituée de façon à fournir à ces appendices les fluides nourriciers dont ceux-ci sont destinés à opérer l'absorption. En effet, c'est de la sorte que les choses sont disposées, et l'appareil vasculaire au moyen duquel ces relations entre la mère et l'embryon s'établissent, consiste principalement dans l'organe transitoire qu'on appelle le *placenta*.

Les Vertébrés supérieurs ne sont pas les seuls Animaux chez lesquels des rapports de ce genre ont lieu entre le système circulatoire de l'embryon et les parois de l'utérus. Quelques Poissons de la famille des Squales sont pourvus d'un placenta constitué par la vésicule ombilicale, dont les vaisseaux vitellins se développent beaucoup, et forment sur une portion de sa surface des prolongements appendiculaires qui s'enfoncent entre des replis correspondants de la tunique muqueuse de l'utérus (1). Mais, chez les Vertébrés inférieurs, cette disposition est

(1) La fixation de l'embryon aux parois de l'utérus au moyen d'un cordon ombilical, chez les Poissons appelés vulgairement Chiens de mer, avait été remarquée par Aristote. Rondelet parle également de cette particularité physiologique; mais ce sont principalement les recherches récentes de J. Müller qu'il faut consulter pour avoir plus de renseignements sur ce sujet (a).

Les Plagiostomes diffèrent beaucoup entre eux, quant à la manière dont le développement de l'embryon a lieu. Les uns sont ovipares (b), les autres vivipares ; et, parmi ces derniers, les uns, appelés *Acotylédonés* par J. Müller, ne contractent pas d'adhérence avec les parois de la chambre incubatrice (c); tandis que les autres, désignés sous le nom de *Plagiostomes cotylédonés*, se soudent à l'utérus par

(a) Aristote, *Hist. nat. des Animaux*, liv. VI, § 19, trad. de Camus, t. I, p. 349.
— Rondelet, *Histoire des Poissons*, 1558, liv. XII, p. 294.
— J. Müller, *Ueber den glatten Hai des Aristoteles und über die Verschiedenheiten unter den Haifischen und Rochen in der Entwickelung der Eies*, 1842, pl. 1-5 (*Mém. de l'Acad. de Berlin pour* 1840).

(b) Par exemple plusieurs Squales, tels que : le *Scyllium canicula*, le *S. catulus*, le *S. Edwardsii*, Cuv.; le *Pristiurus melanostomus*, Bonap., le *Chiloscyllium griseum*, et le *Ginglymostoma cirratum*, Müller et Henle. Quelques Plagiostomes de la famille des Raies sont également ovipares, savoir : le *Platyrhina Schœnleinii*, M. et H., le *Raia rubus*, Cuv., le *R. clavata*, le *R. vomer*, le *R. microcellata*, le *R. radiata* et le *Myliobatis aquila*. (Voyez A. Duméril, *Hist. nat. des Poissons*, 1864, t. I, p. 246.)

(c) Ce mode de reproduction a été constaté chez le *Prionodon glaucus*, le *Zygœna malleus*, le *Z. tiburo*, le *Galeus canis*, le *Galeocerdo tigrinus*, le *Thalassorhinus vulpecula*, le *Mustelus vulgaris*, le *Lamia cornubica*, l'*Oxyrhina gomphodon*, le *Carcharodon Rondeleti*, le *Selache maxima*, l'*Alopias vulpes*, l'*Hexanchus griseus*, l'*Heptanchus cinereus*, l'*Acanthias vulgaris*, le

extrêmement rare ; elle ne se rencontre aussi ni chez les Reptiles, ni chez les Oiseaux, tandis que dans la classe des Mammifères elle est dominante.

Jusque dans ces derniers temps on croyait que, chez tous les Mammifères, l'embryon était pourvu d'un *placenta*, c'est-à-dire d'un appareil vasculaire appendiculaire au moyen duquel il se trouve attaché aux parois de l'utérus et y puise directement les matières nutritives complémentaires dont il a besoin pour

l'intermédiaire de leur vésicule ombilicale et sont pourvus d'une sorte de placenta comparable à celui des Mammifères. Ces derniers sont en très-petit nombre : ce sont le *Mustelus lœvis*, les *Prionodon* et les *Scoliodon*. Chez ces Poissons, le conduit vitello-intestinal, ou col de la vésicule ombilicale, se détache de la portion valvulaire de l'intestin, et forme avec les vaisseaux omphalo-mésentériques qui l'accompagnent un cordon ombilical dont l'extrémité est renflée en manière de sac piriforme, à la face interne duquel se ramifient les vaisseaux sanguins dont je viens de parler. Le fond de ce sac, composé de deux tuniques, l'une cutanée, l'autre muqueuse, s'applique contre la partie correspondante de la tunique membraneuse de l'œuf qui est extrêmement mince, et donne naissance à un grand nombre de plis saillants qui s'engagent entre d'autres plis analogues développés sur la partie adja-

cente et la face interne de l'utérus et pourvus d'un grand nombre de vaisseaux sanguins. Il se forme aussi un placenta fœtal et un placenta utérin qui s'unissent entre eux, et servent à mettre l'embryon en communication directe avec l'organisme de sa mère. C'est à tort que Flourens a considéré le placenta de ces Poissons comme étant produit par un allantoïde (a) ; cet organe est formé par la vésicule ombilicale et les vaisseaux omphalo-mésentériques seulement.

Chez les Pipas, dont l'œuf se développe dans une loge cutanée située sur le dos du mâle (b), l'embryon paraît tirer un complément de matière assimilable du liquide sécrété par les parois de cette cavité incubatoire adventive, car le volume qu'il y acquiert est notablement supérieur à celui de l'œuf dont il provient (c), mais il ne s'établit entre le contenant et le contenu aucune connexion organique.

Spinax niger, le *Centrina Salviani*, le *Scymnus lichia*, le *Squatina vulgaris*, le *Pristis antiquorum*, le *Rhinobatus Columnæ*, le *Torpedo oculata*, le *T. marmorata*, le *Trygon pastinaca*, le *Cephaloptera giorna* et le *C. Johnii*. (Voyez A. Duméril, *Op. cit.*, t. I, p. 244.)

(a) Flourens, *Cours sur la génération, l'ovologie et l'embryologie fait au Muséum en 1856*, recueilli par M. Deschamps.

(b) Voyez tome VII, page 496.

(c) J. Wyman, *Observ. on the Development of the Surinam Toad* (Silliman's *American Journal of Science and Arts*, series 2, t. XVII, p. 259).

vivre et pour se développer jusqu'au moment de la naissance; mais les observations importantes dues à M. Richard Owen tendent à prouver que ce mode de communication entre la mère et le fœtus n'existe que chez les Mammifères mono-delphiens, et manque chez les Marsupiaux ainsi que chez les Monotrèmes, c'est-à-dire chez tous les Didelphiens. En effet, cet anatomiste a constaté que chez l'embryon du Kanguroo, déjà parvenu à une période très-avancée de son développement, l'allantoïde est dans un état presque rudimentaire, les vaisseaux sanguins de la vésicule ombilicale ne donnent pas naissance à des appendices placentaires, et le chorion, ou tunique externe de l'œuf, n'adhère nulle part aux parois de l'utérus. Il est donc bien probable que la gestation utérine s'achève sans qu'il y ait établissement d'aucune connexion vasculaire entre la mère et le fœtus, et c'est pour cette raison qu'aujourd'hui beaucoup de zoologistes, à l'exemple de M. Owen, désignent sous le nom de Mammifères implacentariés (*Implacentalia*) la grande division naturelle qui comprend ces Animaux (1). Nous manquons encore d'observations suffisantes pour pouvoir établir que chez les Monotrèmes le développement de l'embryon s'achève sans qu'il y ait production d'un placenta, mais on peut

---

(1) Chez le Kanguroo en état de gestation examiné par M. Owen, le fœtus ne différait que peu de ceux qui passent de l'utérus dans la poche mammaire, et par conséquent il n'é-tait probablement destiné à rester que peu de temps dans le premier de ces organes. Le chorion dans lequel il était renfermé ne présentait pas de villosités ou de plicatures vascu-laires à sa surface ; la vésicule ombi-licale était très-grande et portait des vaisseaux omphalo-mésentériques très-développés (a), mais il n'y avait aucune trace d'artères ou de veines ombilicales proprement dites. L'allan-toïde n'était pas encore formée, et ce fut seulement sur un autre individu déjà parvenu dans la poche mam-maire que M. Owen parvint à con-stater la présence de cet organe tran-sitoire.

(a) Owen, *On the Generation of the Marsupial Animals* (*Philos. Trans.*, 1834, p. 336, pl. 7, fig. 1).

le présumer d'après les caractères de l'œuf de l'Ornithorhynque, constatés par M. Owen (1).

Chez les Mammifères ordinaires, le chorion, dont nous avons déjà vu le mode de formation (2), se garnit de villosités de très-bonne heure ; et lorsque les vaisseaux sanguins dépendant soit de la vésicule ombilicale, soit de l'allantoïde, arrivent à la face interne de cette tunique membraneuse, leurs branches terminales ne tardent pas à y pénétrer et à se continuer dans l'intérieur des prolongements de sa face opposée ou à y former de nouveaux appendices du même ordre (3). Chacune de ces villosités se trouve ainsi pourvue d'une anse vasculaire qui bientôt se ramifie. Les villosités grandissent alors rapidement, et donnent de la sorte naissance à de petites arborisations sanguifères plus ou moins complexes qui s'insinuent dans les cavités dont est creusée la partie correspondante de la membrane muqueuse de l'utérus et qui constituent le placenta.

La conformation et le mode de distribution de ces appendices vasculaires du chorion varient dans les divers groupes naturels de la classe des Mammifères ; mais les différences qu'on remarque dans la constitution du placenta dépendent aussi de l'union plus ou moins intime qui s'établit entre la partie de l'œuf revêtue de la sorte et les parties adjacentes des parois de la cavité utérine, ainsi que des modifications subies

(1) Les œufs trouvés dans l'utérus de ces animaux étaient libres et complétement lisses ; il est aussi à noter que le vitellus y était très-volumineux (a). Quelques naturalistes pensent que les Monotrèmes sont ovipares (b), mais cela me paraît peu probable.

(2) Voyez ci-dessus, page 480.

(3) Les villosités primitives du chorion peuvent disparaître de bonne heure.

(a) Owen, *On the ova of the* Ornithorhynchus paradoxus (*Philos. Trans.*, 1834, p. 555, pl. 25, fig. 3-5).

(b) E. Geoffroy Saint-Hilaire, *Note où l'on établit que les Monotrèmes sont ovipares* (*Bulletin de la Soc. philom.*, 1822, p. 95). — *Nouvelle révélation de l'oviparité dans les Monotrèmes.* — *Études progressives d'un naturaliste*, 1835, p. 1.

par la tunique muqueuse dont ces parois sont revêtues. Tantôt les prolongements du chorion sont simplement engagés dans les dépressions des follicules glandulaires correspondants de la muqueuse utérine, sans contracter avec celle-ci aucune adhérence intime, et peuvent en être détachés sans entraîner avec eux aucune portion de l'organisme maternel; ils sortent des anfractuosités qui les logeaient sans se rompre, à peu près comme les doigts de la main se retireraient d'un gant dont ils auraient été revêtus, et leur individualité ne se perd jamais. D'autres fois, au contraire, la membrane muqueuse, dans laquelle ces villosités s'enfoncent, s'hypertrophie, comme nous l'avons vu dans une Leçon précédente (1), et s'y soude d'une manière si intime, que non-seulement les parties ainsi réunies font corps entre elles, mais que l'œuf ne peut se détacher de l'utérus sans entraîner avec lui une portion plus ou moins considérable du tissu sous-jacent qui appartient à l'organisme maternel. La cavité incubatrice fournit donc alors à l'œuf non-seulement des sucs nourriciers, mais une portion de la substance constitutive de ses parois dont elle se dépouille au moment de la parturition, et la couche de tissu muqueux utérin destinée à être éliminée de la sorte forme ce qu'on appelle communément la *decidua* ou la *membrane caduque*.

C'est dans l'espèce humaine que l'appareil transitoire ainsi constitué pour établir des relations organiques entre la mère et l'embryon atteint son plus haut degré de puissance physiologique et de perfectionnement sous le rapport morphologique. C'est également là que l'étude de son mode de formation et de sa structure a été poursuivie avec le plus de persévérance et de succès (2). Par conséquent, je crois devoir en parler d'abord,

(1) Voyez ci-dessus, page 120.

(2) Parmi les travaux récents sur ce sujet, je citerai particulièrement les suivants (a).

(a) Coste, *Recherches sur la gestation dans l'espèce humaine* (*Comptes rendus de l'Acad. des* afin d'avoir un terme de comparaison bien connu lorsque j'aurai à signaler les particularités organiques propres aux autres Mammifères.

§ 7. — L'œuf humain, en arrivant dans la matrice, est libre comme celui des autres Mammifères; mais, ainsi que nous l'avons déjà vu dans une précédente Leçon (1), les parois de cette chambre incubatrice sont déjà tuméfiées, et la tunique muqueuse qui les tapisse, devenue molle, fortement injectée de sang et comme spongieuse, ou plutôt caverneuse, par l'agrandissement des cryptes et autres follicules creusés dans son épaisseur, ainsi que par la dilatation de ses vaisseaux, forme alors une espèce de lit dans lequel ce petit corps reproducteur s'enfonce. Bientôt le tissu muqueux adjacent, hypertrophié de la sorte, entoure complétement l'ovule, qui se trouve alors renfermé dans une petite loge dite *chambre embryonnaire* ou *ovigère*, séparée de la cavité générale de la matrice et creusée dans l'épaisseur de la couche utérine nouvellement développée, qui constitue, ainsi que je l'ai déjà dit, la caduque (2). A mesure

Placenta humain.

(1) Voyez ci-dessus, page 118.

(2) Cette loge embryonnaire est en général située près de l'un des angles supérieurs de la matrice, dans le voisinage de l'un des oviductes (a), mais parfois elle se constitue ailleurs, par exemple près du col utérin. Elle est complétement close, mais on aperçoit souvent très-distinctement, au milieu de la paroi qui la sépare de la cavité utérine proprement dite, une marque indicatrice du point de clôture de l'espèce de bourse ovifère dont elle provient. On doit à M. Coste des observations intéressantes sur ce sujet, ainsi que d'excellentes figures repré-

sciences, 1842, t. XV, p. 162). — *Histoire générale du développement des corps organisés, atlas.*

— Schröder van der Kolk, *Waarnemingen over het Maaksel van de Menscheliike Placenta* (*Verhandl. van het Nederlandsche Institute,* 1851, t. IV).

— Virchow, *Ueber die Bildung der Placenta* (*Verhandl. der Physich.-med. Gesellsch. in Würzburg,* 1852, t. IV, p. 370).

— Robin, *Recherches sur les modifications des villosités du chorion et du placenta* (*Mém. de la Soc. de biologie,* 2ᵉ série, 1855, t. I). — *Note sur les connexions du placenta avec l'utérus* (*Même recueil,* 1857). — *Mém. sur la muqueuse et l'épithélium utérins pendant la gestation* (*Journal de physiologie,* 1858, t. I).

— Farre, art. UTERUS AND ITS APPENDAGES (Todd's *Cyclop. of Anat. and Physiol.,* Suppl., t. V, p. 315 et suiv., 1859).

(a) Coste, *Histoire générale et particulière du développement des corps organisés,* atlas, ESPÈCE HUMAINE, pl. 1, fig. 5, 2 a, etc.

que l'œuf grossit, l'espèce de poche ainsi formée fait de plus en plus saillie dans la cavité utérine proprement dite, et finit par la remplir complétement ; de sorte que la portion de la couche caduque qui séparait la loge ovigère de la cavité adjacente dont je viens de parler, se trouve refoulée contre la portion de cette même couche muqueuse située du côté opposé de la matrice, et que la cavité intermédiaire se trouve oblitérée. Ainsi, quoique la couche hypertrophiée de la muqueuse utérine soit d'abord disposée d'une manière uniforme tout autour de la chambre incubatrice primitive, on peut y distinguer alors trois portions différentes : l'une, formant l'espèce de cloison qui sépare la loge embryonnaire du reste de la cavité utérine, et qui a reçu le nom de *caduque réfléchie;* une autre, appelée *caduque vraie* ou *caduque utérine*, qui ne concourt pas à la formation des parois de ladite loge ovigère, et qui tapisse les parois de la matrice du côté opposé à celui occupé par l'œuf; enfin une troisième, qui se trouve entre la petite cavité servant de nid pour l'embryon et la partie contiguë de la paroi utérine, et qui est désignée communément sous le nom de *sérotine* (1). La caduque

sentant la disposition de la petite chambre embryonnaire (a).

(1) En 1774, William Hunter décrivit et figura avec soin un utérus de femme en état de gestation, et désigna sous le nom de *decidua* une couche membraniforme qui tapissait l'intérieur de cet organe, et qui se trouvait interposée entre l'œuf et la cavité de cet organe (b). D'autres physiologistes cherchèrent ensuite à se rendre mieux compte des rapports de cette membrane caduque avec l'œuf, et furent conduits à penser qu'elle était due à l'organisation d'une couche de lymphe coagulable exhalée par la muqueuse utérine, et s'étendant au devant des embouchures des oviductes aussi bien que sur l'entrée de la matrice, de façon à constituer une sorte de poche

(a) W. Hunter, *Anatomia uteri gravidi tabulis illustrata,* 1774.

(b) J. Hunter, *Animal Œconomy.* — *Structure du placenta* (*Œuvres*, trad. par Richelot, t. IV, p. 125 et suiv.).

— Moreau, *Essai sur la disposition de la membrane caduque.* Paris, 1814.

— Velpeau, *Ovologie humaine*, 1833.

— Breschet, *Études anat.*, *physiol. et pathol. sur l'œuf dans l'espèce humaine, etc.* (*Mém. de l'Acad. de médecine*, 1838, t. II).

— Burdach, *Traité de physiologie*, t. II, p. 124, etc.

réfléchie est donc tout entière une sorte d'excroissance de la muqueuse utérine qui recouvre l'œuf en manière de calotte, et qui est en continuité avec la caduque vraie et avec la sérotine, ainsi qu'avec les parois de la matrice par son bord basilaire, tandis que la caduque vraie et la sérotine sont en continuité de substance avec ces parois par la totalité de leur surface externe. La première est destinée à disparaître complétement lorsque le travail de la gestation sera achevé; mais les deux dernières ne se détacheront qu'incomplétement et laisseront sur les parois de l'utérus une couche de tissu muqueux permanent. Il en résulte que la portion basilaire ou utérine de la chambre embryonnaire se compose de deux couches : d'une sérotine caduque, dont l'existence est transitoire comme celle de la caduque réfléchie; et d'une sérotine permanente, qui demeure toujours comme revêtement de la surface interne des parois de la matrice.

L'œuf, au lieu d'être libre dans la cavité utérine, se trouve donc renfermé dans une cavité particulière creusée dans l'épais-

adhérant à la surface de cette chambre incubatoire. Ils expliquèrent la position de l'œuf en admettant que ce corps, lors de sa sortie de la trompe, refoulait en dedans la portion correspondante de cette pseudo-membrane et s'y encapuchonnait. Enfin ils donnèrent le nom de *caduque réfléchie* à la portion de *decidua* qui était soulevée par l'œuf, et ils appelèrent *caduque utérine* l'autre portion qui, restée en place, se trouvait toujours en rapport avec la surface de la matrice, et s'unissait plus tard avec la caduque réfléchie lorsque celle-ci, en s'agrandissant, allait s'y appliquer. La caduque, ayant primitivement la forme d'une poche simple, serait devenue ainsi une poche double dont le feuillet externe serait constitué par la caduque utérine, et le feuillet interne (ou poche incluse) serait formé par la caduque réfléchie. Enfin la portion de *decidua* qui correspond à la partie des parois utérines, dont la caduque primitive se serait détachée pour constituer la caduque réfléchie, a été appelée *sérotine* ou *caduque consécutive*, parce qu'on la supposait formée consécutivement à ce décollement. Dans l'état actuel de nos connaissances, ce nom devrait donc être abandonné si l'on voulait avoir égard à son étymologie, et quelques auteurs ont cru devoir y substituer d'autres expressions ; mais ces changements de nomenclature me paraissent avoir plus d'inconvénients que d'avantages.

seur de la caduque, et limitée d'un côté par la sérotine, de l'autre côté par la caduque réfléchie. La surface interne de cette loge ovigère se trouve donc en contact avec la surface externe du chorion, et les villosités qui garnissent cette membrane s'y accolent. Ces prolongements de la tunique externe de l'œuf sont de petits filaments simples ou rameux, composés de tissu utriculaire seulement, et ils ne renferment dans leur épaisseur aucun vaisseau sanguin (1); mais bientôt d'autres végétations analogues, creusées de canaux en communication avec le système circulatoire de l'embryon, se développent sur certaines parties du chorion, et alors les relations de l'œuf avec les parois de la loge qui le renferme acquièrent plus d'importance; or, ces villosités vasculaires du chorion sont des dépendances des vaisseaux de l'allantoïde, et, par conséquent, leur disposition est subordonnée à la manière dont cet organe appendiculaire se comporte.

Cordon ombilical.

§ 8. — Ainsi que nous l'avons déjà vu, l'embryon est suspendu dans la cavité de la poche amniotique par une sorte de pédoncule creux dont la base se continue avec la paroi antérieure de son abdomen (2), et dont le sommet se confond avec la partie correspondante des parois de la vésicule membraneuse qui constitue cette poche. Ce pédoncule, d'abord court et infundibuliforme, loge la vésicule ombilicale, ainsi que l'allantoïde

(1) Quelques anatomistes ont considéré ces villosités comme étant vasculaires, mais l'absence de vaisseaux sanguins dans leur intérieur a été démontrée par plusieurs observateurs (a).

(2) Le point dans lequel le cordon ombilical sort de l'abdomen est situé sur la ligne médiane du corps, et d'autant plus près de la région pelvienne, que l'embryon est plus jeune. C'est seulement vers le sixième mois de la vie intra-utérine que l'ombilic externe, ou orifice par lequel ce cordon communique avec le ventre, se trouve au milieu de celui-ci.

(a) Breschet et Raspail, *Anatomie microscopique des flocons du chorion de l'œuf humain (Répertoire d'anatomie*, 1828, t. V, p. 380).

— Velpeau, *Recherches sur l'œuf humain (Ann. des sciences nat.*, 1re série, 1827, t. XII, p. 179).

et les vaisseaux sanguins qui en dépendent; mais, dans l'espèce humaine, la vésicule ombilicale s'atrophie et disparaît de très-bonne heure; bientôt aussi l'allantoïde se modifie profondément : toute sa portion extrapelvienne cesse de constituer un sac et se transforme en un cordon plein, servant de conducteur pour les vaisseaux sanguins qui sortent du corps de l'embryon par l'anneau ombilical et se dirigent vers la surface externe de l'œuf. La gaîne amniotique qui renferme ces appendices et ces vaisseaux entourés de tissu conjonctif se resserre alors de façon à devenir à peu près cylindrique dans toute sa longueur, et l'espèce de cordon suspenseur constitué ainsi par cette gaîne et son contenu devient l'intermédiaire entre le fœtus et le placenta : on le désigne sous le nom de *cordon ombilical* (1). A son

(1) Le cordon ombilical est constitué de la sorte avant la fin du premier mois de la vie intra-utérine ; mais la vésicule ombilicale et les vaisseaux omphalo-mésentériques ne tardent pas à disparaître complétement. Plus tard l'allantoïde s'atrophie également, en sorte qu'alors le cordon ombilical ne se compose que de la gaîne tégumentaire fournie par l'amnios, les vaisseaux ombilicaux et le tissu conjonctif qui unit ces parties entre elles et qui contient une substance de consistance gélatineuse, appelée *gélatine de Wharton*. La veine ombilicale est quelquefois double, comme chez beaucoup de Mammifères, ou même triple (a) ; mais en général elle est simple et située au centre du cordon. Les artères s'enroulent autour de ce vaisseau (b).

L'existence de nerfs dans le cordon ombilical, quoique formellement niée par quelques anatomistes (c), paraît bien démontrée, surtout par les recherches de Home, de Schott et de M. Valentin (d). Wreiberg et Fohmann croyaient y avoir constaté la présence de vaisseaux lymphatiques ; mais cette opinion, combattue par beaucoup d'autres auteurs, est généralement abandonnée aujourd'hui (e). La structure du tissu conjonctif du cordon

(a) Haller, *Elem. physiol.*, t. VIII, p. 221.
(b) Voyez Burdach, *Traité de physiologie*, t. III, p. 545.
— Bischoff, *Traité du développement de l'Homme, etc.*, p. 102.
— Simpson, *On the Causes of the Spiral Direction of the Umbilical Vessels in the convolutions of the Cord in the Human Fœtus* (Edinb. Med. Journ., 1859, t. V, p. 22).
(c) Riecke, *Dissert. qua investigatur utrum funiculus umbilicalis nervis polleat aut careat.* Tubingen, 1816.
(d) Everard Home, *On the Existence of Nerves in the Placenta* (Philos. Trans., 1824, p. 66, pl. 2, 3, 4).
— Schott, *Die Controverse über die Nerven des Nabelstranges und seiner Gefässe.* Francfort, 1836.
— Valentin, *Repertorium*, t. II, p. 151.
(e) Bischoff, *Traité du développement de l'Homme, etc.*, p. 160.

extrémité périphérique, l'allantoïde rencontre le chorion ; mais elle ne s'étale pas entre cette tunique et la poche sous-jacente constituée par l'amnios de façon à envahir la majeure partie ou même la totalité de la surface de l'œuf, comme nous l'avons vu chez les Oiseaux et chez beaucoup de Mammifères inférieurs ; elle n'occupe qu'une portion très-restreinte de cette surface. Les vaisseaux sanguins qu'elle transporte avec elle n'arrivent donc qu'à la portion du chorion qui avoisine l'embouchure ou extrémité périphérique du cordon ombilical ; mais bientôt ils s'y étendent dans la substance de cette tunique et en activent le travail nutritif. Des anses vasculaires se montrent alors dans l'intérieur des villosités de la portion correspondante du

ombilical et les rapports de cet organe avec les parties adjacentes des parois de l'abdomen ont été étudiés d'une manière particulière par plu-. sieurs anatomistes (a).

Dans quelques cas très-rares, on a trouvé le cordon ombilical divisé en deux branches à quelque distance de l'embryon (b). En général, dans l'espèce humaine, le cordon ombilical acquiert une longueur très-considérable, que Velpeau considère comme étant, à toutes les périodes de la gestation, à peu près égale ou un peu supérieure à la longueur totale du corps du fœtus (c) ; mais les exceptions à cette règle sont fréquentes et les écarts très-grands. Chez le fœtus à terme, la longueur de cet organe suspenseur est le plus souvent d'environ 48 centimètres, mais atteint souvent à $0^m,54$ ou même $0^m,60$, ainsi qu'on peut le voir par les mesures prises par Tiedemann (d). On cite des cas dans lesquels il n'avait que $0^m,07$ ou était encore plus réduit, de façon que le placenta reposait directement sur le ventre de l'embryon (e). Les exemples d'un cordon ombilical exceptionnellement long sont plus nombreux (f), et l'on assure que parfois il a mesuré jusqu'à 2 mètres (g).

(a) Flourens, *Recherches sur la structure du cordon ombilical et sur sa continuité avec le fœtus* (*Ann. des sciences nat.*, 2ᵉ série, 1835, t. III, p. 334 ; t. IV, p. 40 et 129).
— Coste, *Embryologie comparée*, t. I, p. 144.
— Breschet et Gluge, *Recherches sur la structure des membranes de l'œuf des Mammifères* (*Comptes rendus de l'Acad. des sciences*, 1838, t. VI, p. 79).
(b) Solingen, *Embryologie*, 1713, obs. 96, p. 44.
— Graef, *De superfetatione conjecturæ*, 1730 (*Haller. Coll. dissert. anat.*, t. V, p. 349).
(c) Velpeau, *Embryologie*, p. 59.
(d) Tiedemann ; voyez Bischoff, *Traité du développement*, p. 163.
(e) Chaussier, *Fœtus difforme* (*Bulletin de la Faculté de médecine*, t. V, p. 319).
(f) Sandiford, *Obs. anat. path.*, p. 101 et suiv.
— Bischoff, *Op. cit.*, p. 163.
(g) Morlanne, voyez Gardien, *Traité des accouchements*, t. II.

chorion, et le sang en circulation dans l'organisme de l'embryon se trouve amené ainsi dans un système d'appendices extérieurs qui ressemblent beaucoup aux arbuscules branchiaux de quelques Animaux aquatiques, mais qui, au lieu de flotter dans un liquide, s'enfoncent dans les anfractuosités des parois de la loge ovigère. Or, la jonction de l'allantoïde au chorion a lieu du côté de l'œuf, qui est dirigé vers la paroi adjacente de l'utérus, et qui se trouve par conséquent en rapport avec la sérotine. C'est donc dans cette région du chorion que les vaisseaux ombilicaux se répandent, et c'est là aussi que les villosités, devenues vasculaires et se développant rapidement, donnent naissance au placenta. Ailleurs, ces appendices floconneux restent à l'état rudimentaire ou s'atrophient, de façon que, dans une grande partie de son étendue, le chorion, au lieu de conserver son aspect rugueux ou velouté, devient presque lisse, et ne contracte avec la caduque réfléchie et les parties adjacentes de la matrice que des adhérences peu importantes (1). Mais, dans la région allantoïdienne du chorion correspondante à la portion basilaire ou sérotine de la chambre ovigère, les touffes villeuses de cette membrane tégumentaire de l'œuf s'implantent dans les cavités dont les parois de cette chambre sont creusées, s'y ramifient comme des racines qui s'enfoncent dans le sol, et établissent ainsi des connexions organiques des plus intimes entre le corps de l'embryon et le

Mode
de
développement
du placenta
humain.

(1) Cette disposition est plutôt apparente que réelle, car, sur les parties du chorion qui, dans les derniers mois de la grossesse, deviennent chauves, il existe encore des villosités ; seulement ces prolongements du chorion, ne s'étant ni accrus ni multipliés à mesure que l'œuf grossit, se trouvent alors très-écartés entre eux et extrêmement petits, comparativement au corps dont ils procèdent (a).

Pour plus de détails au sujet du mode de transformation de ces villosités, on peut consulter un travail spécial publié par M. Robin il y a quelques années (b).

(a) E. H. Weber, *Zusätze zur Lehre vom Bau der Geschlechtsorgane*, 1859.
(b) Robin, *Recherches sur les modifications graduelles des villosités du chorion et du placenta* (*Mém. de la Soc. biologique*, 2ᵉ série, 1854, t. I, p. 67).

IX. 35

corps de sa mère (1). La portion du chorion correspondante
à l'allantoïde se couvre donc de végétations vasculaires extrêmement abondantes, qui non-seulement la fixent à la portion
adjacente des parois de la chambre ovigère de la matrice, mais
s'enfoncent profondément dans les cavités glandulaires plus
ou moins rameuses dont ces parois sont creusées (2). Les vaisseaux sanguins de l'utérus prennent en même temps, dans
toute cette portion de la chambre incubatrice, un développement énorme, et les veines, dilatées d'une manière irrégulière,
constituent un vaste système de sinus à parois très-minces

(1) Dans une des précédentes Leçons, j'ai rendu compte de la disposition des follicules glandulaires de la
tunique muqueuse de l'utérus, qui,
d'après MM. Sharpey, Coste et la
plupart des autres embryologistes
contemporains, recevraient dans leur
intérieur les villosités du placenta
fœtal (a); mais je dois ajouter ici que
dans un travail remarquable sur ce
sujet publié récemment par M. Ercolani (de Bologne), cette interprétation
du mode de formation du placenta
est repoussée, et d'après cet auteur
l'invagination des villosités de l'œuf
aurait lieu, non dans les glandules
préexistantes de l'utérus, mais dans
des cavités sécrétoires de nouvelle
formation dues au développement de
végétations vasculaires à la surface
hypertrophiée de cet organe, productions qui s'enchevêtreraient avec les
villosités de l'œuf, les embrasseraient,

et se mouleraient en quelque sorte
autour de ces prolongements sanguifères (b).

(2) M. Coste pense que les villosités
primordiales développées sur la tunique vitelline ne persistent que peu, et
que cette membrane, devenue tomen-
teuse, et constituant ce qu'il appelle
le *premier chorion*, disparaît lorsque
la tunique blastodermique s'est développée. Cette deuxième tunique deviendrait ainsi l'enveloppe extérieure
de l'œuf et mériterait le nom de
second chorion. Mais à son tour elle
disparaîtrait lorsque l'allantoïde, en se
développant, aurait donné naissance
au *chorion vasculaire*. Il y aurait
donc, non pas soudure et fusion de ces
diverses membranes en une tunique
unique, ou chorion définitif, mais
substitution successive des unes aux
autres (c).

(a) Voyez ci-dessus, page 118.
(b) G. Ercolani, *Delle glandole otricolari dell' utero e dell' organo di nuove formazione che
nella gravidanza si svoluppa nell' utero delle femine dei Mammiferi et nella specie umana*
(Mem. dell' Acad. delle scienze dell' Instituto di Bologna, 2e série, 1868, t. VII).— *Mém. sur les
glandes utriculaires de l'utérus (Journal de l'anatomie et de la physiologie de l'Homme et des
Animaux*, 1868, p. 501).
(c) Coste, *Histoire du développement des êtres organisés*, t. I, p. 82.
— Courty, *De l'œuf et de son développement dans l'espèce humaine*, 1845, p. 113.

qui se moulent pour ainsi dire sur les prolongements vasculaires du chorion et les embrassent de toutes parts (1). La sérotine donne ainsi naissance à un placenta utérin qui va au-devant du placenta fœtal, et, par l'enchevêtrement des tissus hypertrophiés provenant de ces deux sources, il se forme à l'extrémité du cordon ombilical une sorte de tumeur sanguine épaisse, spongieuse, et à peu près circulaire, qui, du côté externe, est en continuité de substance avec les parois de la matrice, et qui, du côté du fœtus, fait corps avec le chorion dont celui-ci est revêtu (2). En raison de sa forme discoïde,

(1) Les villosités du chorion consistent d'abord en petits prolongements de tissu granuleux ou utriculaire revêtus d'une lame membraneuse très-mince, et présentant, soit à leur extrémité, soit latéralement, des renflements qui, en grandissant, deviennent des branches susceptibles à leur tour de se ramifier par bourgeonnement (a). Lorsque ces appendices deviennent vasculaires, ils se creusent de canaux disposés en anses qui communiquent avec les vaisseaux ombilicaux sous-jacents et qui donnent bientôt naissance à des anses secondaires, puis à un réseau capillaire (b). Vers la fin de la gestation, ces capillaires disparaissent, et il ne reste plus que des anses vasculaires.

(2) Les vaisseaux ombilicaux, en quittant le cordon, se répandent d'abord sur la face interne du chorion, en s'y divisant dichotomiquement jusqu'à ce qu'ils aient formé à peu près eize branches, qui plongent ensuite directement dans l'épaisseur de cette membrane et se ramifient en houppes. Il se produit ainsi un certain nombre de touffes composées d'anses vasculaires, dont les divisions capillaires occupent la périphérie de chaque paquet, mais se développent surtout du côté externe, c'est-à-dire du côté de la surface utérine du chorion, dont une portion de la substance les accompagne, de façon que ces prolongements vasculaires se trouvent logés dans des appendices ou villosités rameuses de cette membrane. Ces villosités, comme je l'ai déjà dit, s'enfoncent soit dans les cryptes ou glandules de la sérotine, qu'elles dilatent et refoulent en partie, soit dans les cavités analogues de nouvelle formation, aux parois desquelles elles se soudent d'une manière intime; mais ces modifications ne s'opèrent pas d'une manière uniforme dans toute l'étendue du pla-

(a) Goodsir, *The Structure of the Human Placenta (Anatomical and Patholog. Observations,* 1845, p. 50).

— Robin, *Recherches sur les modifications graduelles des villosités du chorion et du placenta* (*Mém. de la Soc. de biologie,* 2ᵉ série, 1855, t. I, p. 67).

(b) Schröder van der Kolk, *Waarnemengen over het Maaksel van d. menscheltjke Placenta.*

— Farre, art. PLACENTA (Todd's *Cyclop. of Anat. and Physiol.,* Suppl., p. 718, fig. 485).

les anciens anatomistes ont comparé cet organe vasculaire à une galette ou gâteau, et de là le nom de *placenta* qui lui a été donné.

Dans la couche placentaire qui avoisine le chorion, l'élément embryonnaire, c'est-à-dire les villosités du chorion et les ramus-·cules des vaisseaux ombilicaux prédominent, tandis que, dans la couche externe ou utérine de cette espèce de coussin sangui-fère, les parties dépendantes de la muqueuse maternelle existent presque seules. Dans quelques points, la ligne de démarcation entre la sérotine et la portion embryonnaire du placenta est bien marquée (1) ; mais ailleurs leur union devient si intime, soit

centa naissant; dans les espaces que les touffes vasculaires principales laissent entre elles, le tissu de la sérotine ne se trouve pas repoussée de la sorte loin de la surface amniotique du chorion, et y reste sous la forme de cloisons irrégulières qui divisent plus ou moins distinctement le placenta fœtal en un certain nombre de lobes ou cotylédons.

Sur les bords de l'espèce de coussin vasculaire formé ainsi par l'hypertrophie de la portion sérotine de la muqueuse utérine et les excroissances de la portion allantoïdienne du chorion, les tuniques propres de l'œuf se soudent à la partie correspondante de la caduque réfléchie, et celle-ci se continue, d'une part avec la sérotine, d'autre part avec la caduque vraie, et il résulte de cette union une sorte de zone annulaire dans l'épaisseur de laquelle le système veineux maternel se développe beaucoup et constitue une série de réservoirs que l'on a désignée sous le nom de *sinus terminal* du placenta.

(1) Le mode de distribution et les relations mutuelles des vaisseaux sanguins du placenta fœtal et du placenta utérin ont été le sujet de beaucoup de discussions (a).

A l'époque où l'on considérait la caduque et ses dépendances comme

(a) On peut consulter à ce sujet :
— W. Hunter, *Op. cit.*
— Baer, *Ueber die Gefässverbindung zwischen Mutter und Frucht in den Säugethieren*, 1828.
— Ritgen, *Beiträge zur Aufhellung der Verbindung der menschlichen Frucht mit dem Frucht-halter*, 1835.
— E. H. Weber, voyez Weber, *Elements of Physiology*, translated by Willes, 1844, p. 290, note.
— J. Reid, *On the Blood-vessels of the Womb and Placenta (Edinb. Med. and Surg. Journal*, 1841, t. LV, p. 1).
— Bloxam, *On the Structure of the Human Placenta and its connexions with the Uterus*, (*Med.-chir. Trans.*, 1840, second series, t. V, p. 224, pl. 3).
— Coste, *Recherches sur la gestation dans l'espèce humaine (Comptes rendus de l'Acad.*, 1842, t. XV, p. 162).
— Bischoff, *Traité du développement de l'Homme, etc.*, p. 151.
— Schröder van der Kolk, *Op. cit.* (*Verhandl. van het Nederlandsche Instituut*, 3e série, t. IV, 1851).

par l'effet de l'enchevêtrement et de la soudure des surfaces contiguës, soit par suite de l'amincissement des tissus dont les vaisseaux sanguins sont recouverts, que toute distinction de ce genre devient impossible. Le placenta fœtal se confond avec le placenta utérin, et les relations entre les vaisseaux provenant de la mère et de l'embryon deviennent telles, que, suivant beaucoup d'anatomistes, il y aurait anastomose directe des uns avec les autres, et que, par conséquent, ces canaux de provenances différentes ne constitueraient plus, au point de vue hydraulique, qu'un seul système de conduits sanguifères dans lequel le courant irrigateur de l'organisme maternel passerait

étant des produits de nouvelle formation, indépendants de la membrane muqueuse de la matrice et superposés à cette tunique, des anatomistes se sont beaucoup préoccupés au sujet du prolongement des vaisseaux sanguins de la mère dans ces parties additionnelles de son organisme. Aujourd'hui on s'accorde assez généralement au sujet de la pénétration et du mode de distribution des branches des artères utérines dans le placenta ; mais on ne saisit pas toujours aussi bien les connexions de ces vaisseaux avec les veines correspondantes. Celles-ci, au lieu de former d'abord un réseau capillaire comme d'ordinaire, se dilatent énormément, surtout d'espace en espace, de façon à constituer un vaste système de sinus irréguliers et anastomosés entre eux, qui entourent les cavités plus ou moins branchues dans lesquelles s'engagent les touffes villeuses du placenta fœtal. Dans le principe, ces vaisseaux et sinus sanguins

sont séparés du système vasculaire ombilical par la substance constitutive des parois des cryptes ou glandules de la muqueuse utérine, ainsi que par le tissu dont les villosités du chorion sont revêtues ; mais, par les progrès du développement du placenta, ces substances sont en grande partie résorbées, et les parois des vaisseaux de la mère et du fœtus, devenues d'une minceur extrême, se confondent souvent dans leurs points de rencontre. Les cellules épithéliques qui recouvrent la sérotine et qui tapissent les cavités glandulaires de cette portion de la muqueuse utérine subissent des transformations remarquables, dont M. Robin a fait dernièrement une étude attentive (a) ; mais les faits signalés par cet observateur ne me paraissent pas de nature à modifier les idées des physiologistes touchant les caractères essentiels de l'appareil placentaire de la femme.

(a) Robin, *Note sur les connexions anatomiques et physiologiques du placenta avec l'utérus* (*Compte rendu des séances de la Soc. de biologie*, 1857, p. 34). — *Mém. sur quelques points de l'anatomie et de la physiologie de la muqueuse et de l'épithélium utérins pendant la grossesse* (*Journal de physiologie*, 1858, t. I, p. 46).

librement pour circuler dans le corps de l'enfant. Cette opinion est exagérée (1) : les vaisseaux utérins ne débouchent pas dans les vaisseaux ombilicaux, et la circulation chez le fœtus n'est pas une portion de la grande circulation dont le corps de la mère est le siége ; il y a contiguïté et non continuité dans les conduits irrigateurs des deux organismes, et le sang en mouvement dans les uns ne se mêle pas au sang contenu dans les autres ; mais, en raison de la grande perméabilité des parois respectives de ces tubes, de leur enchevêtrement et de la façon dont les houppes terminales des vaisseaux ombilicaux plongent dans les lacs sanguins formés par les veines utérines dilatées en manière de sinus, les fluides filtrent très-facilement des uns aux autres, et les capillaires du placenta fœtal peuvent absorber activement les matières contenues dans les vaisseaux maternels adjacents.

(1) Lorsque les physiologistes n'avaient encore que des notions très-incomplètes sur le mécanisme de l'absorption, on pensait que pour expliquer la nutrition du fœtus dans le sein de sa mère et le passage des liquides de l'appareil circulatoire de celle-ci dans les vaisseaux du premier, il fallait admettre l'existence de communications vasculaires directes entre les deux systèmes de canaux sanguifères contenus dans le placenta ; et cette opinion, fortement corroborée par les observations de plusieurs anatomistes sur le passage des injections des vaisseaux ombilicaux dans les veines de l'utérus, fut adoptée par la plupart des auteurs du xviiᵉ et de la première moitié du xviiiᵉ siècle (a). Elle fut cependant combattue par les deux Monro, par les frères Hunter et par Wrisberg (b) ; de nos jours, elle ne compte que fort peu de partisans (c), et l'on s'accorde généralement à admettre l'indépendance complète des deux systèmes vasculaires qui se trouvent en contact dans le placenta.

(a) Haller, *Elementa physiologiæ*, t. VIII, p. 255.
— Senac, *Traité de la structure du cœur*, t. II, p. 78.
— Meckel (l'ancien) ; voyez Lobstein, *Essai sur la nutrition du fœtus*, p. 72.
(b) Monro 1, *Edinburgh Medical Essays*, 1749, t. II, p. 68.
— W. Hunter, *The Anat. Descript. of the Human gravid Uterus*, 1794.
— J. Hunter, *On the Animal Economy* (Œuvres, trad. de Richelot, t. IV).
— Wrisberg, *Commentat., med.-physiolog.*, etc., 1807, p. 46 et 312.
(c) Lobstein, *Essai sur la nutrition du fœtus*, 1802, p. 71.
— Jacquemier, *Recherches anatomiques et physiologiques sur le système vasculaire sanguin de l'utérus* (Arch. gén. de médecine, 3ᵉ série, 1838, t. III, p. 165).

Les anatomistes qui admettaient l'existence de communications directes entre l'appareil circulatoire de la mère et les vaisseaux sanguins du fœtus, arguaient principalement d'un fait dont on est souvent témoin lorsqu'on étudie la structure du placenta au moyen d'injections colorées poussées, soit dans les artères ombilicales, soit dans les veines correspondantes. On voit ces injections passer dans les veines de la mère; on les voit passer aussi des artères de l'utérus dans le corps du fœtus (1); mais cela paraît dépendre d'extravasations dues à des ruptures (2), et, chez quelques Mammifères, on a pu constater que le sang en circulation dans les deux organismes est différent : ainsi, chez la Chèvre, le sang de la mère, comme nous l'avons déjà vu, ne contient que des globules d'une petitesse extrême, tandis que dans le sang du fœtus ces corpuscules ont des dimensions beaucoup plus considérables. Des faits analogues ont été observés chez plusieurs autres Mammifères (3).

Le placenta humain ainsi constitué acquiert un volume con-

(1) C'est à raison des résultats de ce genre fournis par des injections faites avec du vernis coloré, que Flourens admit la communication vasculaire directe entre la mère et le fœtus, non-seulement dans l'espèce humaine, mais aussi chez les Quadrumanes, les Carnassiers, les Rongeurs, etc. (a).

(2) Ainsi, dans divers cas où des femmes enceintes étaient mortes d'hémorrhagie, on a trouvé les vaisseaux du fœtus remplis de sang, et Wrisberg a constaté expérimentalement des faits analogues chez les Vaches. Dans des cas où le placenta avait été expulsé de l'utérus en même temps que le fœtus, et où le cordon ombilical n'avait pas été lié, on a vu aussi la circulation se continuer dans les vaisseaux ombilicaux sans qu'il y eût la moindre hémorrhagie par le placenta (b). Les recherches de MM. Baer, Reid, Schröder van der Kolk et des autres anatomistes plus récents cités ci-dessus (page 548, note a), confirment pleinement ces conclusions.

(3) Voyez tome I, page 53.

(a) Flourens, *Recherches sur les communications vasculaires entre la mère et le fœtus* (*Ann. des sciences nat.*, 2ᵉ série, t. V, p. 65).
(b) Rœderer et Osiander; voyez Lobstein, *Op. cit.*, p. 73.

sidérable et occupe environ un tiers de la surface de l'œuf. Dans le reste de son étendue, le chorion, revêtu par la caduque réfléchie, ne devient pas vasculaire et se trouve d'abord séparé des parois de l'utérus par un espace considérable; mais, à mesure que l'œuf grossit et fait saillie dans l'intérieur de la cavité utérine, celle-ci diminue, et peu à peu la caduque réfléchie se trouve repoussée contre la caduque utérine ou pariétale qui tapisse la partie opposée de la matrice (1); elle finit même par s'y appliquer exactement et par oblitérer complétement la cavité propre de l'utérus, qui est alors occupé en entier par la loge embryonnaire (2). A cette époque, le fœtus est donc revêtu de quatre enveloppes membraniformes : l'amnios, le chorion, la caduque réfléchie, et la caduque pariétale, qui adhère aux parois de la matrice et se continue avec la couche sérotine du placenta, autour duquel les autres tuniques sont également soudées entre elles (3).

Placenta
des autres
Mammifères.

§ 9. — Ainsi que je l'ai déjà dit, le placenta ne se constitue pas de la même manière chez tous les Mammifères, et les relations qu'il établit entre la mère et le fœtus varient beaucoup. Or, nous savons que les modifications introduites dans la constitution d'un appareil dont le rôle physiologique est impor-

---

(1) Lorsque le col de l'utérus se trouve obstrué, un liquide plus ou moins abondant peut s'amasser dans cette cavité, qui baigne alors la surface de l'œuf revêtu de sa tunique caduque, et qui a été désigné sous le nom d'*hydropérione*. Quelques auteurs y ont attribué des usages importants, mais leur opinion n'est pas fondée (a).

(2) Cette transformation s'achève vers le cinquième ou le sixième mois de la grossesse.

(3) L'amnios n'adhère que faiblement à la face interne du placenta, et le tissu conjonctif qui unit ces parties entre elles constitue ce que divers anatomistes ont appelé la *membrane moyenne* de l'œuf.

(a) Breschet, *Études sur l'œuf (Mém. de l'Acad. de médecine*, t. II, p. 93).
— Serres, *Recherches sur l'appareil branchial de l'embryon dans les trois premiers mois de son développement (Ann. des sciences nat.*, 2ᵉ série, 1839, t. XI, p. 325).

tant coïncident d'ordinaire avec des variations dans l'ensemble des caractères zoologiques des êtres chez lesquels ces particularités zoologiques se rencontrent. Le rôle physiologique du chorion et de ses annexes est évidemment très-considérable pendant la plus grande partie de la vie intra-utérine des Mammifères. Nous pouvons donc prévoir que les différences dont je viens de parler doivent, suivant toute probabilité, être en rapport avec les diverses modifications du plan général de l'organisme de ces animaux à raison desquelles les zoologistes répartissent ces êtres en groupes secondaires, tertiaires ou même d'un rang moins élevé. Cela revient à dire que, si la classification des Mammifères est bien l'expression de leurs affinités naturelles, elle sera probablement en harmonie avec les différences de structure que nous rencontrerons dans les enveloppes du fœtus et dans les relations de ces parties avec l'organisme maternel. Effectivement, il paraît en être ainsi. Nos connaissances anatomiques à ce sujet sont encore trop incomplètes pour que nous puissions préciser toujours bien nettement ces coïncidences, et formuler d'une manière rigoureuse le caractère particulier du placenta dans chacune des grandes divisions de la classe des Mammifères ; mais nous possédons déjà une multitude de faits qui viennent à l'appui des vues théoriques dont je viens de parler.

Ainsi, de tous les Mammifères, ce sont les Quadrumanes qui ressemblent le plus à l'Homme par l'ensemble de leur organisation, et ce sont aussi ceux dont le placenta et ses annexes diffèrent le moins du placenta humain. La tunique muqueuse de l'utérus concourt à sa formation en y fournissant une couche caduque, et il est concentré de façon à constituer un disque unique ou deux lobes discoïdes; mais il se distingue du placenta humain en ce que les connexions des capillaires du système vasculaire sanguin avec les sinus veineux dépendants de l'appareil circulatoire de la mère sont moins intimes (1). D'après le peu que nous savons des enveloppes fœtales des Singes anthropomorphes, la conformation du placenta de ces Animaux paraît être, à peu de chose près, la même que chez l'Homme ; mais chez les autres Singes de l'ancien continent, cet organe est divisé en deux lobes bien distincts (2). Enfin, chez les Singes américains, qui constituent une famille zoologique particulière, le placenta, tout en ayant les caractères généraux qui paraissent y appartenir dans l'ordre entier des Quadrumanes, diffère à certains égards de celui des Singes de l'ancien monde,

(1) Plusieurs particularités anatomiques ont été signalées par divers auteurs comme n'existant que dans le placenta de la Femme (a) ; mais la plupart d'entre elles ont été constatées aussi chez d'autres Mammifères (b), et, dans l'état très-imparfait de nos connaissances relatives à la structure de cet organe chez les Singes anthropomorphes, il me paraît impossible de le caractériser d'une manière précise et générale dans l'ordre des Quadrumanes comparé à l'ordre des Bimanes.

(2) Hunter a constaté l'existence d'un placenta double chez un Singe d'espèce indéterminée (c), et ce mode d'organisation a été depuis lors observé chez des représentants de la plupart des genres de la famille des Singes de l'ancien continent (d). Chez le Chimpanzé, et probablement chez les autres Singes anthropomorphes, le placenta consiste en un disque unilobé (e), et il paraît être en connexion avec une sérotine caduque aussi bien qu'avec une caduque réfléchie (f).

(a) Weber, *Die Verbindung zwischen Mutter und Frucht* (Froriep's *Notizen*, 1835, t. XLV, p. 995).

— Baer, *Untersuchungen über die Gefässverbindung zwischen Mutter und Frucht in den Säugethieren*, 1828.

— Eschricht, *De organis quæ respirationi inserviunt*, 1837, p. 28.

— Robin, *Mém. sur les modifications de la muqueuse pendant et après la grossesse* (*Mém. de l'Acad. de méd.*, t. XXV, 1861, p. 133).

(b) Rolleston, *On the placental Structures of the Tenrec and those of certain other Mammalia* (*Trans. of the Zool. Soc.*, 1865, t. V, p. 300).

(c) J. Hunter, *Observ. on the Placenta of the Monkey* (*Observ. on certain parts of the animal Œconomy*, 1792, p. 179).

— Home, *Compar. Anat.*, t. IV, pl. 157 et 158.

(d) Exemples :

— Le *Gibbon* (*Hylobates*) ; voyez Breschet, *Op. cit.*, pl. 8, fig. 1.

— Le *Semnopithèque croo* (*Semnopithecus mitratus*); voyez Breschet, *Op. cit.*, pl. 10.

— Le *Nasique* (*Nasalis larvatus*); voyez Breschet, *Op. cit.*, pl. 7, fig. 2 et 3 ; pl. 8, fig. 2.

— Le *Callitriche* (*Cercopithecus subœus*) ; voyez Breschet, *Op. cit.*

— Le *Maimon* (*Macacus nemestrinus*); voyez Rolleston, *loc. cit.*, p. 299.

(e) Rolleston, *Op. cit.*, p. 301.

(f) Rudolphi, *Ueber den Embryo der Affen* (*Abhandl. Berlin. Akad.*, 1828, p. 35, pl. 3).

car il est unilobé, mais donne naissance à deux troncs veineux principaux, au lieu de n'en fournir qu'un seul, comme chez l'Homme (1). On n'a pas, que je sache, examiné jusqu'ici les enveloppes fœtales des Makis.

Le placenta est également discoïde chez les Chéiroptères, les Insectivores et les Rongeurs, qui constituent le groupe naturel des Plébéiates (2), et, de même que chez les Quadrumanes et chez l'Homme, l'utérus y fournit une couche caduque, mais il n'est fixé aux parois de l'utérus que par une sorte de pédoncule court et plus ou moins étroit.

Chez ces Mammifères, la vésicule ombilicale ne s'atrophie pas comme chez l'Homme ou les Singes, mais conserve pendant plus ou moins longtemps un volume considérable. Du reste, le placenta, tout en étant discoïde chez tous ces Animaux, présente dans sa structure et ses rapports avec l'utérus des différences importantes. Chez les Insectivores et probablement aussi chez les Chéiroptères, le système capillaire fœtal paraît être en rapport avec des vaisseaux utérins du même ordre, mais ne pas plonger dans des sinus veineux du placenta maternel; enfin la caduque réfléchie est plus ou moins incomplète (3).

---

(1) La forme unilobée du placenta a été constatée chez un Sajou (*Cebus*), un Hurleur (*Mycetes*), et un Ouistiti (*Hapale*) par J. Müller (*a*), et chez un Alouate (*Mycetes seniculus*) par Breschet (*b*).

D'après une observation transmise à ce dernier auteur par Schrœder van der Kolk, il semblerait y avoir un placenta bilobé chez le Saïmiri (*S. sciurus*), qui est aussi un Singe d'Amérique ; mais l'état de la préparation laisse subsister beaucoup de doutes à cet égard (*c*).

(2) Voyez la méthode de classification mammalogique que j'ai publiée récemment (*d*).

(3) Il y a aussi des différences assez

(*a*) J. Müller, *Manuel de physiologie*, t. II, p. 714.
— Rudolphi, *Embryo der Affen* (*Abhandlung Berlin Akad.*, 1828).
(*b*) Breschet, *Op. cit.*, pl. 1, fig. 13.
(*c*) Milne Edwards, *Considérations sur les affinités naturelles et la classification méthodique des Mammifères* (*Recherches pour servir à l'histoire naturelle des Mammifères*, 1868).
(*d*) Breschet, *Op. cit.*, p. 53, pl. 6, fig. 4.

Chez les Rongeurs, les ramifications des vaisseaux ombilicaux (ou allantoïdiens) ont les mêmes rapports avec les vaisseaux de l'utérus que chez les Insectivores ; mais les vaisseaux omphalo-mésentériques se répandent aussi sur le chorion, du côté opposé de l'œuf, et continuent ainsi à jouer un rôle important dans le travail nutritif du fœtus (1).

Placenta
des
Carnivores

Chez les Mammifères de la famille des Carnivores, l'allantoïde acquiert des dimensions beaucoup plus considérables, et, se développant latéralement, glisse sous la portion moyenne du

considérables entre la disposition du placenta chez le Tenrec (a) et chez les autres Insectivores, tels que le Hérisson, la Musaraigne (b) et le Macroscélide (c). Chez les Musaraignes, les villosités du placenta sont chargées d'une matière verte qui a de la ressemblance avec la matière colorante de la bile (d).

(1) La forme, la structure et le mode de développement du placenta des Rongeurs ont été depuis quelques années l'objet de plusieurs publications spéciales d'un intérêt considérable. Chez tous ces Animaux, la caduque forme autour de l'œuf une chambre embryonnaire qui est tantôt complète, chez le Cochon d'Inde et le Rat, par exemple, d'autres fois partielle seulement, comme cela se voit chez le Lapin (e). Par les progrès du développement, la sérotine non caduque forme une sorte de tumeur dont la surface adhère intimement à la couche caduque correspondante, et la caduque réfléchie constitue autour du placenta fœtal une bordure circulaire. Pour plus de détails à ce sujet, je renverrai aux mémoires spéciaux publiés sur ce sujet par MM. Bischoff, Richert, Hollard, Rolleston et Nasse (f).

(a) Rolleston, *Op. cit.* (*Trans. of the Zool. Soc.*, 1865, t. V, p. 287, pl. 50, fig. 1, 2, 3).
(b) Exemples :
— *Hérisson;* voyez Home, *Lectures on Comp. Anatomy*, t. IV, pl. 170, fig. 1.
— Blumenbach, *Comp. Anat.* translated by Lawrence, pl. 8, fig. 1 et 2.
— Rolleston, *loc. cit.*, p. 290.
(c) Duvernoy et Lereboullet, *Notes sur les Animaux vertébrés de l'Algérie*, p. 65, pl. 5, fig. X et XI (*Mém. de la Soc. d'hist. nat. de Strasbourg*, t. III, 1840).
(d) Otto Nasse, *Die Eihüllen des Spitzmaus und des Igels* (*Archiv für Physiol.*, 1863, p. 730).
(e) Buffon et Daubenton, *Hist. nat.*, QUADRUPÈDES, pl. 97 (édit. in-8).
— Home; *Op. cit.*, pl. 169, fig. 2, 3 (Lapin); pl. 170, fig. 2 (Rat); fig. 3 (Cochon d'Inde).
— Eschricht, *De organis quæ respirationi et nutritioni fœtus Mammalium inserviunt*, 1837.
(f) Bischoff, *Entwickelungsgeschichte des Meerschweinchens*, 1852.
— Reichert, *Beiträge zur Entwickelungsgeschichte des Meerschweinchens*, 1862 (*Mém. de l'Acad. de Berlin* pour 1861).
— Hollard, *Recherches sur le placenta des Rongeurs, et en particulier sur celui des Lapins* (*Ann. des sciences nat.*, 4e série, 1863, t. XIX, p. 223, pl. 1).
— Otto Nasse, *Die Eihüllen des Spitzmaus und des Igels* (*Arch. für Anat. und Physiol.*, 1863, p. 730, pl. 18 B).
— Rolleston, *loc. cit.*, p. 294.

chorion, de façon à s'enrouler autour de l'amnios et de la portion moyenne du sac vitellin, qui s'étend jusqu'aux deux extrémités de l'œuf, et à y former une sorte de ceinture transversale. Les vaisseaux ombilicaux, transportés jusqu'au chorion
par l'expansion vésiculaire ainsi constituée, se répandent dans
toutes les parties de cette membrane, mais ils n'y déterminent
la production de villosités vasculaires que sur la bande correspondant à l'allantoïde, et le placenta affecte par conséquent
une forme *zonaire* (1). Dans la portion adjacente des parois de
l'utérus, la tunique muqueuse s'hypertrophie en même temps
et y constitue une sérotine creusée de nombreux sinus san-

(1) La forme annulaire ou zonaire du placenta chez les Carnassiers a été constatée chez des représentants de la plupart des groupes secondaires de cet ordre (*a*) ; mais elle n'est pas toujours complète. En effet, Daubenton a constaté chez le Furet un placenta discontinu d'un côté, et composé de deux lobes réunis entre eux du côté opposé par une portion transversale moins épaisse (*b*).

Chez la Loutre, la Fouine et la Marte, le placenta est conformé à peu près de même que chez le Chien et le Chat ; mais il présente du côté dorsal de l'embryon une cavité ou poche renfermant du sang et coloré en jaune orangé (*c*).

Le placenta des Carnivores est souvent remarquable par son mode de coloration. Ainsi, chez le Chien et chez le Chat, il y a, sur chacun des bords de cette partie de l'œuf, une bande annulaire d'un vert d'émeraude, contenant une substance qui a quelque ressemblance avec la matière co-

(*a*) Exemples :

Chez le *Chien ;* voyez Fabricius d'Acquapendente, *De formato fœtu liber* (*Opera omnia anatomiæ*, pl. 27, fig. 53).

— Daubenton (Buffon, *Hist. nat.*, édit. in-4, 1755, pl. 50, pl. 62, fig. 1 et 2).

— Bojanus, *Op. cit.* (*Nova Acta Acad. nat. curiosorum*, t. VIII, pl. 8, fig. 1-3).

— Bischoff, *Entwickelungsgeschichte des Hunde-Eies*, 1845, pl. 11, fig. 42 ; pl. 12, etc.

Chez le *Chat ;* voy. Fabricius d'Acquapendente, *loc. cit.*, pl. 28, fig. 57.

— Daubenton (Buffon, *Op. cit.*, t. VI, pl. 6).

— Evr. Home, *Comp. Anat.*, pl. 169, fig. 1.

Chez la Fouine (*Mustela foina*) ; voyez Daubenton, dans Buffon, *Op. cit.*, t. VII, pl. 20, 21, fig. 1.

(*b*) Buffon, *Histoire naturelle*, édit. in-4, t. VII, pl. 27.

(*c*) Bischoff, *Ueber das Vorkommen eines eigenthümlichen Blut und Hämatoiden enthaltenden Beutels an der Placenta der Fischotter* (*Sitzungsber. Bayr. Akad. Wissensch. München*, 1865, p. 213).— *Sur la présence d'une poche placentaire chez la Loutre* (*L'Institut*, 1866, t. XXXIV, p. 278).

— Idem, *Ueber Eie- und Placenta-Bildung des Stein- und Edelmarders* (*Mustela foina und Martes*) *und des Wiesels* (*Sitzungsber. der Bayer Akad. Wissensch. Münch.*, 1865, p. 339). — *Sur le développement de l'œuf et du placenta chez la Fouine, la Marte et la Belette* (*L'Institut*, 1836, t. XXXIV, p. 294).

guins; mais la majeure partie de l'espèce de placenta maternel constitué de la sorte n'accompagne pas l'œuf lors de la parturition et la couche caduque est faible. Dans les parties correspondantes de l'utérus, la membrane muqueuse ne s'exfolie pas et la caduque ne se prolonge pas sur les parties polaires de l'œuf que le placenta laisse à découvert; par conséquent, il ne se développe ni caduque réfléchie ni caduque utérine. Enfin la vésicule ombilicale acquiert des dimensions très-considérables, et les vaisseaux omphalo-mésentériques ne s'oblitèrent pas comme chez l'Homme et les Quadrumanes; ils restent perméables dans l'intérieur du corps de l'embryon; mais ils ne s'étendent pas sur le chorion, comme cela a lieu chez les Rongeurs. Ainsi, par l'ensemble de ses caractères, le placenta des Carnivores ressemble beaucoup à celui de la plupart des Singes, si ce n'est qu'il est plus étendu, et que les tissus de l'utérus prennent moins de part dans sa formation.

Placenta de l'Éléphant. Un quatrième type nous est offert par l'Éléphant (1). Chez cet Animal il existe une caduque comme chez tous les Mammifères dont je viens de parler, et le placenta affecte une forme

---

lorante de la bile (a), et que M. H. Meckel a désignée sous le nom d'*hématochlorine*.

M. Otto Nasse a constaté l'existence de la même matière colorante chez la Musaraigne, dans les cellules épithéliales qui recouvrent le sac ombilical et ses villosités (b).

Chez les Phoques, le placenta est également zonaire (c).

(1) Nous devons à M. Owen un mémoire très-intéressant sur les membranes fœtales et le placenta de l'Éléphant (d); mais je ne saurais admettre toutes les conclusions que cet habile anatomiste tire de ses observations pour combattre les vues que j'avais publiées touchant les secours que les caractères fournis par la disposition des parties appendiculaires du fœtus

---

(a) Broschet, *Recherches sur la matière colorante du placenta de quelques Animaux* (*Ann. des sciences nat.*, 1re série, 1830, t. XIX, p. 379).

(b) O. Nasse, *Op. cit.* (*Arch. für Anat. und Physiol.*, 1863, p. 730).

(c) Alessandrini, *Osservazioni sugl'inviluppi del feto delle* Phoca bicolor (*Opusculi scientifici*, 1819, t. III, p. 298, pl. 13, fig. 1 et 2).

— Barkow, *Zootomische Bemerkungen*, 1851, p. 7.

(d) R. Owen, *Description of the fœtal Membranes and Placenta of the Elephant, with Remarks on the value of Placentary Characters in the Classification of the Mammalia* (*Philos. Trans.*, 1857, p. 347, pl. 16).

zonaire comme chez les Carnivores, mais le chorion présente à chacun des pôles de l'œuf, dont la forme est très-allongée, une région villeuse et vasculaire. L'allantoïde est très-grande, et se subdivise en trois sacs, dont l'un, dirigé transversalement, tapisse en dedans le placenta, tandis que les deux autres se prolongent en manière de cornes dans les portions polaires de l'œuf. Enfin la vésicule ombilicale et ses vaisseaux ne paraissent jouer aucun rôle dans l'établissement des rapports de l'embryon avec l'organisme maternel.

Le Daman, qui, par sa forme générale, ressemble beaucoup aux Rongeurs, mais qui se rapproche des Pachydermes proprement dits par ses caractères ostéologiques, possède un placenta annulaire comme l'Éléphant ; mais ce placenta ne contracte pas d'adhérence intime avec l'utérus, la portion non placentaire du chorion, quoique très-vasculaire, paraît être lisse (1).

Chez les autres Mammifères à sabot, qui constituent la grande division des Mégallantoïdiens, comprenant presque tous les Ongulés ou Animaux à sabots, l'utérus ne concourt pas

peuvent offrir aux zoologistes pour la détermination des groupes naturels dont se compose la classe des Mammifères. Ainsi, de ce que le placenta est annulaire chez l'Éléphant, comme chez le Chien ou le Chat, il ne s'ensuit pas qu'en adoptant les vues générales indiquées ci-dessus ; il faille réunir ces Animaux dans une même division zoologique, ni que les caractères tirés de leurs enveloppes fœtales soient sans valeur zoologique ; car celles-ci peuvent offrir d'autres particularités organiques d'une importance non moins grande qui soient de nature à les différencier, et alors les ressemblances de forme dont il vient d'être question ne tendraient qu'à indiquer des termes correspondants dans deux séries distinctes. Or, ces différences existent ici.

(1) On doit à Home une description et des figures des enveloppes fœtales du Daman du Cap (*a*) ; mais cet anatomiste ne les a fait connaître que d'une manière très-incomplète, et récemment j'ai publié de nouvelles observations sur ce sujet (*b*).

(*a*) Evrard Home, *Comp. Anat.*, Suppl., t. V, pl. 61 et 62.
(*b*) Milne Edwards, *Recherches pour servir à l'histoire naturelle des Mammifères*, p. 32 et suivantes (1868).

directement à la formation de l'appareil vasculaire transitoire, qui est destiné à être rejeté au dehors à l'époque de la parturition, ou, en d'autres mots, il n'y a pas de caduque, et par conséquent les connexions organiques entre la mère et l'embryon sont beaucoup moins intimes que chez les Mammifères supérieurs. Mais ici encore on rencontre des différences considérables dans la disposition des appendices du chorion, à l'aide desquels ces relations s'établissent.

Chez tous ces Animaux, de même que chez l'Éléphant, la vésicule allantoïdienne prend un développement énorme, mais elle ne donne pas naissance à un lobe moyen destiné à s'enrouler autour de la portion moyenne de l'amnios, et se prolonge seulement vers les deux pôles de l'œuf. Ainsi, chez les Ruminants proprement dits, cette poche membraneuse, après avoir dépassé les bords de la cavité abdominale de l'embryon, devient bicorne et s'accroît avec une très-grande rapidité, de façon que ses deux branches, s'allongeant en sens inverse, dépassent bientôt l'amnios et atteignent les extrémités de la poche très-allongée qui est fournie par le chorion. Les vaisseaux ombilicaux arrivent ainsi dans toutes les parties de cette tunique, mais ils ne donnent naissance à des appendices vasculaires que d'espace en espace, où des villosités rameuses se développent en houppes et s'engagent dans des cavités correspondantes creusées dans des parties renflées de la muqueuse utérine. Il se forme ainsi un nombre considérable de petits placentas isolés. L'espèce de coussin appelé *cotylédon* ou *caroncule*, dans la substance duquel les ramuscules de chacun de ces paquets de prolongements vasculaires du chorion s'enfoncent profondément, est l'analogue de la sérotine ou placenta maternel que nous ont offert les Mammifères supérieurs; mais la totalité de cette sérotine est persistante, et le placenta fœtal s'en sépare sans emporter avec lui aucune portion caduque de la muqueuse utérine. Par conséquent, l'enchevêtrement des parties vasculaires de la mère et de l'embryon doit être moins grand, et les surfaces en contact doivent adhérer par contiguïté, sans être soudées entre elles (1).

Chez d'autres Animaux, qui, tout en ressemblant beaucoup aux Ruminants ordinaires, se rapprochent davantage des Soli-pèdes et des Pachydermes proprement dits, savoir, les Chameaux et les Chevrotains, ainsi que chez le Cheval, le Cochon, le Tapir, l'Hippopotame, et probablement tous les autres Pachydermes proprement dits, les appendices vasculaires du chorion se développent beaucoup moins, mais sont répandus d'une manière uniforme sur toute ou presque toute la surface de l'œuf. Ces villosités, courtes et très-simples, constituent ainsi ce que j'appelle un *placenta diffus*, et ne s'engagent qu'entre des replis de la muqueuse utérine ou dans des cryptes peu profonds, et les parois de l'utérus, tout en devenant plus vasculaires et plus épaisses que dans l'état de repos,

Placenta des Pachydermes, des Caméliens, etc.

---

(1) Les enveloppes fœtales de divers Ruminants ont été représentées en totalité ou en partie par un grand nombre d'auteurs (a), mais je citerai de préférence à ce sujet une série de très-belles figures de l'œuf de la Brebis donnée par M. Coste, et montrant le développement progressif de l'allantoïde ainsi que la disposition des placentas multiplés portés par le chorion (b).

Les cotylédons de la muqueuse utérine préexistent, mais ils sont peu volumineux avant la fécondation et s'hypertrophient lors de la gestation ; ils prennent alors la forme d'un disque épais et subpédonculé dont la surface libre (ou fœtale) est tantôt connexe et encapuchonnée par le placenta, comme cela se voit chez la Vache, d'autres fois concave et recouvrant le placenta en manière de capsule, chez la Brebis, par exemple.

(a) Exemples :
Chez la *Vache ;* voyez Fabricius d'Acquapendente, *De formato fœtu liber* (*Opera omnia anatomica*, édit. 1738, pl. 10, fig. 42).
— Colin, *Traité de physiologie comparée des Animaux domestiques*, t. II, p. 574, fig. 100.
— Chez la *Brebis ;* voyez Fabricius d'Acquapendente, *De formato fœtu liber* (*Opera omnia anatomica*, pl. 11, fig. 26).
— Chez la *Chèvre ;* voyez Colin, *Op. cit.*, t. II, p. 569, fig. 101.
— Chez la *Girafe ;* voyez Owen, *On the Birth of the Giraffa* (*Trans. of the Zool. Soc.*, t. III, pl. 2, fig. 1—3).
(b) E. Home, *Comp. Anat.*, pl. 171, fig. 1 et 2.
— Colin, *Traité de physiologie comparée des Animaux domestiques*, t. II, p. 763, fig. 98.

ne s'hypertrophient pas de façon à former des tumeurs sanguines comparables au placenta maternel chez les Mammifères
supérieurs (1).

Placenta
des
Cétacés.

Chez les Cétacés dont on a observé les enveloppes fœtales,
les connexions du chorion avec l'utérus paraissent être très-
analogues à ce que nous venons de trouver chez les Pachydermes ordinaires. En effet, le placenta est diffus et ne montre

(1) Parmi les Pachydermes ordinaires, c'est surtout le Cochon, dont les
membranes fœtales ont été étudiées
attentivement (*a*). Les villosités ne sont
pas disséminées d'une manière complétement uniforme sur le chorion ;
quelques-uns de ces appendices sont
groupés en petites touffes, disposition
qui rappelle celle des cotylédons des
Ruminants proprement dits. On possède aussi quelques données sur le placenta du Tapir (*b*), et dernièrement j'ai
eu l'occasion de constater que chez
l'Hippopotame le placenta est représenté par de grosses papilles disséminées sur toute la surface du chorion,
à l'exception des deux pôles de l'œuf,
où cette membrane est lisse ; j'ajouterai que le cordon ombilical et l'amnios sont garnis de gros tubercules
piriformes.

Chez les Solipèdes, la totalité du
chorion est garnie de villosités papilliformes.

Chez le Chameau (*c*) et chez le
Lama, le placenta est organisé de la
même manière.

Chez les Chevrotains proprement
dits (*Tragulus*), la totalité de la surface du chorion est couverte de petites
villosités très-courtes (*d*). M. Babo
a attribué à ces Animaux un placenta
cotylédonaire (*e*) ; mais il me paraît
probable qu'il aura eu sous les yeux
un fœtus de quelque petite espèce
d'Antilope, animaux qui ont été plus
d'une fois confondus avec les Chevrotains. M. Owen avait été conduit à
penser que le placenta de ces petits
Ruminants devait être dépourvu de
cotylédons, à raison de la conformation de la tunique muqueuse de l'u-
térus (*f*), et ce fait a été constaté par
M. Alph. Milne Edwards (*op. cit.*).

(*a*) Daubenton ; voyez Buffon, Mammifères, pl. 36, fig. 1 (édit. in-8).
— Baer, *Entwickelungsgeschichte der Thiere*, 1837, t. II, p. 249, pl. 5, fig. 2 et 4.
— Mayer, *Untersuch. über das Nabelbläschen und die Allantois der Embryonen vom Men-*
schen und von den Säugethieren (*Nova Acta Acad. nat. curios.*, 1835, t. XVII, p. 543, pl. 39,
fig. 1).
— Colin, *Op. cit.*, t. II, p. 560.
(*b*) Home, *Comp. Anat.*, Suppl., t. V, p. 328.
(*c*) P. Savi, *Sugli involucri fetali del* Camelus dromedarius, 1843.
(*d*) Alphonse Milne Edwards, *Recherches sur la famille des Chevrotains* (*Ann. des sciences*
nat., 5ᵉ série, 1864, t. II, pl. 7, fig. 1 et 2).
(*e*) Babo, *Ueber die äussere Eihaut der javanischen Moschusthiere*, 1847.
(*f*) Voyez *Essays and Observations on Natural History, Anatomy*, etc., by F. Hunter, 1861,
t. II, p. 135, note 3.

aucune trace de l'existence d'une caduque (1). Un mode d'organisation assez semblable paraît exister chez la plupart des membres (du reste assez hétérogènes) de l'ordre des Édentés, mais la structure du placenta de ces Animaux est trop imparfaitement connue pour qu'il soit utile de nous y arrêter ici (2).

L'état presque rudimentaire de l'appareil appendiculaire du

Placenta
des
Édentés.

(1) M. Rolleston a publié récemment quelques observations intéressantes sur les membranes fœtales de ces Animaux (*a*) ; mais nos connaissances à ce sujet laissent encore beaucoup à désirer.

(2) M. Sharpey a constaté que chez le Pangolin le chorion est garni de petits plis réticulés qui sont interrompus de distance en distance par des espaces arrondis, charnus, et qui donnent à la surface de cette membrane une structure alvéolaire ; ces plis partent d'une bande lisse longitudinale qui occupe la grande courbure de l'œuf. La paroi utérine correspondante présente des villosités et des réticulations analogues, mais moins prononcées, qui constituent une sérotine non caduque (*b*).

Carus a représenté les enveloppes fœtales de l'Unau (*Bradypus tridactylus*) comme étant multilobées, mais il ne dit pas si ces renflements du chorion occupent la totalité de la surface de l'œuf ou seulement une région ; et, bien qu'il les désigne sous le nom de cotylédons, il ne dit rien qui soit de nature à nous faire penser que leur structure soit analogue à celle des cotylédons d'un Ruminant. Autant qu'on en peut juger par cette figure, ils me paraîtraient ressembler davantage au placenta d'un Singe, qui, au lieu d'être bilobé seulement, serait subdivisé en un nombre considérable de portions lobulaires (*c*). Il est aussi à noter que Carus décrit ces cotylédons comme faisant saillie à la face interne de l'œuf, et ne s'explique pas au sujet de leur connexion avec l'utérus ; en sorte que dans l'état actuel de nos connaissances à ce sujet, on ne saurait arguer de la conformation de l'œuf des Paresseux, soit pour soutenir, soit pour infirmer les vues générales exposées ci-dessus.

M. Owen compare le placenta des Tatous à celui du Hérisson, et ajoute que c'est un organe unilobé et étroit ; mais il ne nous apprend rien sur les autres caractères de cet organe fœtal (*d*). Enfin, chez le Fourmilier didactyle, j'ai trouvé que le placenta est discoïde, mais se compose sur les bords de petites touffes rameuses et ne paraît pas être uni à l'utérus par une caduque. Chez les Édentés ordinaires, le placenta serait donc constitué d'après un type particulier.

(*a*) Rolleston, *Op. cit.* (*Trans. of the Zool. Soc.*, 1866, t. V, p. 307).
(*b*) Huxley, *Op. cit.*, p. 112.
(*c*) Carus, *Tab. Anat. compar. illustr.*, pars III, pl. 9, fig. 15.
(*d*) Owen, *On the Fœtal Membranes*, etc. (*Philos. Trans.*, 1857, p. 352).

chorion, qui caractérise le placenta diffus, nous ramène vers le mode d’organisation qui nous avait été offert par les Mammifères non placentaires. Mais, sous d’autres rapports, ces derniers Animaux ressemblent davantage aux Rongeurs : car, chez les Marsupiaux, c’est au moyen des vaisseaux omphalo-mésentériques ou vitellins que le sang de l’embryon se met en relation avec l’organisme de la mère ; et chez les Rongeurs nous avons vu que ces vaisseaux jouent toujours un rôle considérable dans la constitution du système circulatoire superficiel de l’œuf, tandis que chez la plupart des Mammifères ce système est formé par les vaisseaux allantoïdiens seulement.

Sécrétion des glandules de l'utérus. § 10. — Chez les Mammifères où la couche interne de l’utérus, en s’hypertrophiant pour s’unir aux villosités du chorion, ne s’y soude pas de façon à constituer une caduque et y est seulement juxtaposée, les Ruminants, par exemple, les cavités glandulaires dans la profondeur desquelles ces villosités s’enfoncent peuvent peut-être continuer à être le siége d’un travail sécrétoire, et fournir ainsi au fœtus un liquide nourricier spécial que les veines ombilicales du placenta absorberont. Mais dans l’espèce humaine, et probablement aussi chez tous les autres Mammifères pourvus d’un placenta utérin caduc, les choses ne sauraient se passer de la sorte, car le tissu utriculaire qui, dans le principe, garnissait intérieurement les glandules muqueuses en question, s’atrophie et disparaît à mesure que les villosités du chorion se développent et s’enfoncent dans ces cavités (1) ; par conséquent, le travail sécrétoire ne saurait y persister. Néanmoins les matières nutritives contenues dans le sang dont le système irrigatoire utérin est chargé, n’étant pas séparées des courants circulatoires qui du fœtus arrivent

(1) Plusieurs physiologistes du xvii° et du xviii° siècle attribuent au placenta la faculté de sécréter, pour la nourriture du fœtus, un liquide parti·

dans le placenta et y traversent les anses terminales des vaisseaux ombilicaux, doivent y passer très-facilement. En effet, ce passage est rapide, et l'on peut le constater expérimentalement. Ainsi du cyanure de potassium introduit dans les bronches de la mère se retrouve bientôt après, non-seulement dans le placenta, mais aussi dans le sang des vaisseaux ombilicaux du

Passage
du
liquide
de l'utérus
au
fœtus.

culier qu'ils appellent du *lait utérin;* mais ils n'apportaient à l'appui de leur opinion aucun fait probant (*a*).

En 1829, Prévost (de Genève) constata la présence d'un liquide blanchâtre dans les cavités muqueuses des cotylédons utérins chez la Brebis (*b*), et quelques années après il fit, de concert avec M. Morin, l'analyse chimique d'un produit semblable recueilli dans le placenta d'une Vache. 280 grammes de cette humeur donnèrent 20^{gr},88 d'albumine mêlée de fibrine et d'hématosine; 0^{gr},35 de caséum; 1^{gr},45 d'une matière gélatiniforme particulière; 2 grammes d'osmazôme; 2^{gr},10 de matières grasses, du phosphate de chaux et quelques autres sels (*c*). Eschricht a constaté la présence d'un liquide de même apparence à la surface du chorion, en face

des orifices glandulaires des parois de l'utérus, non-seulement chez la Vache, mais aussi chez le Cochon et chez le Marsouin (*d*).

Je dois ajouter que M. Colin n'a trouvé aucune trace de ce liquide utérin chez divers Ruminants et Pachydermes qu'il a ouverts, soit pendant la vie, soit seulement après la mort, et il le considère comme un produit cadavérique dû à la décomposition du tissu constitutif des villosités (*e*).

Plus récemment, M. Schlossberger et M. Gamgee ont examiné de nouveau la composition de ce liquide d'apparence laiteuse, et y ont trouvé de l'albumine, des matières grasses et des sels, mais ni caséine, ni fibrine, ni sucre (*f*).

(*a*) Harvey, *De generat. Animalium*, 1651, p. 285.

— Malpighi, *Opera posthuma*, p. 64.

— Th. Bartholin, *De lacteis thoracicis. hist. anat.*, 1652.

— Wharton, *Adenographia*, 1664.

— Needham, *Disquis. anat. de formato fœtu*, 1669.

(*b*) Prévost, *Note sur la circulation du fœtus chez les Ruminants* (*Ann. des sciences nat.*, 1829, t. XVI, p. 157).

(*c*) Prévost et A. Morin, *Recherches physiologiques et chimiques sur la nutrition du fœtus* (*Mém. de la Soc. de physique et d'hist. nat. de Genève*, 1841, t. IX, p. 235).

(*d*) Eschricht, *De organis quæ respirationi et nutritioni fœtus Mammalium inserviunt*, 1837, p. 34.

(*e*) Colin, *Traité de physiologie comparée des Animaux domestiques*, t. II, p. 600.

(*f*) Schlossberger, *Ueber Uterinmilch der Wiederkäuer* (*Ann. der Chemie und Pharm.*, 1855, n° 95).

— Gamgee, *On the Chemistry and Physiology of the milky Fluid found in the placental cotyledons of Ruminants* (*British and Foreign Medico-Chir. Review*, 1864, t. XXXIII, p. 180).

fœtus (1) ; et, lorsqu'on mêle de la garance aux aliments d'une Truie en état de gestation, l'action tinctoriale de cette substance s'exerce sur les os des fœtus logés dans son utérus aussi bien que sur le tissu osseux de son propre squelette (2). On comprend facilement qu'il doive en être de même pour les autres matières en dissolution dans le sang de la mère, et qu'à raison des conditions favorables à l'activité de l'absorption qui se trouvent réalisées dans le placenta, le passage des fluides nourriciers des vaisseaux de l'utérus dans l'organisme du fœtus doit être abondant et rapide (3).

Respiration placentaire.

Le placenta, tout en étant un appareil absorbant affecté au service de la nutrition du fœtus, est aussi l'organe par lequel la respiration de celui-ci s'effectue (4). Nous avons vu, dans

(1.) Cette expérience a été faite par J. C. Mayer sur des Lapins en état de gestation (a).

(2) Ce fait a été constaté par M. Flourens (b).

(3) Jadis beaucoup de physiologistes pensaient que la nutrition du fœtus était effectuée par l'eau amniotique dans laquelle il est plongé. Les uns supposaient que ce liquide s'introduisait par la bouche (c), et, à l'appui de cette opinion, qui remonte au temps d'Empédocle, on fit des expériences sur les propriétés alimentaires de l'eau de l'amnios de la Vache (d); on citait aussi des cas dans lesquels on avait vu des Oiseaux ou des Mammifères exécuter des mouvements de déglutition avant d'être sortis des membranes de l'œuf (e). D'autres ont pensé que l'eau de l'amnios, pour servir à la nutrition de l'embryon, était absorbée par la peau de celui-ci (f). Mais ces hypothèses ne reposent sur aucune base solide, et sont en désaccord avec des cas tératologiques dans lesquels la nutrition du fœtus a été active, bien que l'accès des voies digestives ait été fermé ou que le réservoir amniotique ait été à sec (g).

(4) Quelques embryologistes pen-

(a) J. C. Mayer, *Ueber das Einsaugungsvermögen der Venen* (Meckel's *Deutsches Archiv*, 1817, t. III, p. 503).

(b) Flourens, *Note sur la coloration des os du fœtus par l'action de la garance mêlée à la nourriture de la mère* (Ann. des sciences nat., 4ᵉ série, t. XII, p. 245).

(c) Voyez Haller, *Elem. physiol.*, t. VIII, p. 198.

(d) Weydlich, *Die Lehre der Geburtshülfe*, 1797, t. I, p. 215.

(e) Haller, *Sur la formation du cœur dans le Poulet*, t. II, p. 129.
— Lobstein, *Op. cit., Essai sur la nutrition du fœtus*, p. 92.
— Bischoff, *Traité du développement*, p. 509.

(f) Lobstein, *Op. cit.*, p. 98 et suiv.

(g) Bischoff, *Op. cit.*, p. 510.

une des premières Leçons de ce cours (1), que chez le Poulet cette dernière fonction s'exerce dès que l'embryon se montre dans l'intérieur de l'œuf. On a pu constater aussi que le passage de l'air à travers les pores de la coquille et l'action de l'oxygène sur les enveloppes membraneuses de l'embryon sont indispensables au développement de celui-ci. Une multitude de faits tendent à établir que chez les Animaux vivipares le jeune Animal en voie de formation est le siége de phénomènes de combustion du même ordre, et qu'il tire du sang de sa mère l'oxygène nécessaire à l'entretien de ce travail chimique, tout comme les Animaux aquatiques tirent cet élément comburant de l'eau aérée qui les baigne. Il est probable que chez les espèces ovovivipares, où l'incubation de l'œuf précède la ponte, sans qu'il y ait établissement d'aucun appareil spécial servant à mettre l'embryon en communication avec l'organisme de la mère, ces échanges de gaz se font par la surface générale des tuniques vasculaires de l'œuf, c'est-à-dire par les parois de la vésicule ombilicale d'abord, puis par l'allantoïde. Chez les Mammifères, pendant les premiers temps de la vie intra-utérine, il doit en être à peu près de même, et la surface villeuse du chorion, qu'elle soit pourvue ou non de vaisseaux sanguins, doit être le siége d'une respiration diffuse très-faible; mais lorsque le placenta se développe, c'est dans cet organe vasculaire que les échanges nécessaires à l'entretien de la combustion vitale doivent être localisés presque com-

sent que le même organe ne saurait cumuler ces deux fonctions ; mais rien au contraire n'est plus conforme aux lois générales de la physiologie. Et, du reste, ici la nutrition et la respiration ne consistent l'une et l'autre que dans des phénomènes d'absorption ou d'exhalation; le sang de la mère cède de l'oxygène aux fluides nourriciers, comme il y verse de l'eau,

de l'albumine, etc. Il est à noter que le placenta paraît être aussi le siége de certains phénomènes sécrétoires, car, dans certains cas, on y voit des matières pigmentaires s'y déposer en quantité considérable : par exemple, chez le Chien, où il est coloré en vert.

(1) Voyez tome I, page 416.

plétement, car c'est là seulement que se trouvent réalisées les conditions anatomiques et physiologiques nécessaires à leur rapide accomplissement (1). Par analogie et par le raisonnement, nous sommes donc conduits à considérer le placenta comme un organe respiratoire aussi bien qu'un organe alimentateur, et cette opinion, que rien ne vient contredire (2), est corroborée par un grand nombre de faits très-significatifs.

Ainsi, au moment de la naissance, l'enfant meurt bientôt asphyxié si le placenta cesse de remplir ses fonctions ordinaires avant que la respiration pulmonaire se soit établie : mais toute relation vasculaire avec cet organe lui devient inutile dès que l'air pénètre régulièrement dans ses poumons ; et d'autre part, lorsque, après avoir quitté le sein de sa mère, il ne peut pas respirer comme d'ordinaire, l'asphyxie ne se déclare pas tant qu'aucun obstacle ne s'oppose au passage du sang dans le cordon ombilical, que le placenta reste en communication vasculaire avec les parois de la matrice et que la mère elle-même respire. Du reste, pendant toute la période intra-utérine de la vie, et même pendant les premiers temps qui suivent la

(1) Quelques auteurs ont pensé que la respiration du fœtus se faisait à l'aide de l'eau de l'amnios dans lequel il est suspendu ; mais on n'a jamais constaté la présence d'oxygène libre dans ce liquide.

(2) On a objecté que le sang des veines ombilicales qui va du placenta au fœtus n'est pas vermeil comme le sang qui vient d'un poumon ou d'une branchie, et présente à peu près la même teinte que le sang veineux qui n'a pas encore traversé cet organe vasculaire (a) ; mais cela prouve seulement que la quantité d'oxygène dont le torrent circulatoire du fœtus se charge en passant dans le placenta ne saurait être considérable. On peut donc conclure de ce fait que la respiration placentaire est faible, mais on ne peut pas en inférer que cette respiration n'existe pas. Du reste, dans beaucoup de cas, la différence entre le sang afférent et le sang efférent de l'appareil placentaire paraît avoir été appréciable (b).

(a) Voyez Lobstein, *Essai sur la nutrition du fœtus*, p. 124.
(b) Herissant, *An secundinæ fœtui pulmonum præstent officia?* 1744.
— Diest, *An sui sanguinis solus opifex fœtus?* 1735.
— Hoboken, *Anatomia secundinæ*, 1669.
— Burns, Jœng, Müller ; voyez Bischoff, *Op. cit.*, p. 318.

naissance, le travail respiratoire est très-faible et l'interruption des relations entre l'organisme et le milieu ambiant respirable ne détermine la mort qu'avec beaucoup de lenteur. Aussi des expériences de Buffon, de Legallois et de mon frère William Edwards (1) nous ont montré que les Chiens et les Chats nouveau-nés peuvent résister à l'asphyxie pendant plus d'une demi-heure. Or, nous savons que la faculté de résister à l'asphyxie est généralement en raison inverse de la puissance du travail respiratoire nécessaire à l'entretien de la vie ; par conséquent, nous pouvons en conclure qu'avant la naissance les besoins de la respiration doivent être très-faibles, et que, sous ce rapport, les Animaux à sang chaud se rapprochent alors des Animaux à sang froid.

§ 11. — En résumé, nous voyons donc que chez tous les Vertébrés dont le développement a pu être étudié jusqu'à présent, la respiration de l'embryon se fait d'abord par l'intermédiaire des téguments communs et des vaisseaux vitellins. Que chez les Vertébrés anallantoïdiens les instruments physiologiques ainsi constitués fonctionnent jusqu'à ce que l'appareil branchial dépendant du système hyoïdien se constitue ; et que chez les Poissons cet appareil n'est destiné à être ni aidé dans son travail, ni remplacé par aucun autre organe spécial du même ordre, tandis que dans la classe des Batraciens il n'est seul que dans le jeune âge, et que plus tard il est toujours associé à des poumons qui souvent même s'y substituent complétement chez l'individu adulte. Que chez les Reptiles, les Oiseaux et les Mammifères, l'embryon n'acquiert jamais des branchies, mais que pendant une certaine partie de la vie embryonnaire ces Animaux ont pour organe respiratoire l'allantoïde, appendice de la région abdominale qui est le siége d'une circulation rapide et qui est disposé de façon à se

(1) Voyez tome II, page 559.

mettre en rapport avec le milieu ambiant. Que chez les Mammifères cet organe s'associe au chorion, dont la surface est plus ou moins villeuse, et que, chez la plupart des Animaux de cette classe, ces villosités, devenues vasculaires, ou d'autres appendices analogues logeant des prolongements des vaisseaux sanguins de l'allantoïde (ou vaisseaux ombilicaux), s'enfoncent dans les parois correspondantes de la chambre utérine pour donner naissance à un nouvel organe respiratoire, le placenta ; que les relations de ce placenta avec l'appareil circulatoire de la mère, faibles chez les Vertébrés à placenta diffus ou multicotylédonaire, deviennent très-intimes chez les Mammifères supérieurs, où une portion de la tunique muqueuse utérine s'hypertrophie et se soude au placenta fœtal de façon à former une couche dite caduque (1). Enfin, que chez tous les Vertébrés allantoïdiens les organes ainsi constitués n'ont qu'une existence temporaire, et doivent, à l'époque de la naissance, être remplacés par un appareil respiratoire permanent, dont les *poumons* constituent la partie essentielle.

Développement des poumons.

§ 12. — Ces derniers organes commencent à se constituer presque en même temps que le foie (2), et naissent de la partie cervicale du tube digestif, sous la forme d'une paire de tubercules qui bientôt se creusent d'une cavité (3). Chez les Batraciens,

(1) Lors de la chute du placenta, la paroi correspondante de l'utérus ne se dépouille pas complétement de sa tunique muqueuse ; la couche profonde de cette membrane y demeure en place, et, en se développant, rétablit l'organe dans son état primitif (a).

(2) Le développement de l'appareil respiratoire des Oiseaux et des Mammifères a été étudié d'une manière particulière par Rathke (b).

(3) La plupart des embryologistes ont considéré ce bourgeon pulmonaire comme étant une production des pa-

(a) M. Duncan, *On the Internal Surface of the Uterus after Delivery* (Edinb. Monthly Medical Journal, 1857, t. III, p. 483).

— Robin, *Op. cit.* (Mém. de l'Acad. de méd., 1863, t. XXV, p. 131).

— Chilsholm, *Remarks on the Internal Surface of the Uterus* (Edinb. Monthly Med. Journal, t. III, 1858, p. 597).

(b) Rathke, *Ueber die Entwickelung der Athmenwerkzeuge bei den Vögeln und Säugethieren* (Nova Acta Acad. nat. curios., t. XIV, p. 161, pl. 17 et 18). — *Ueber die früheste Form und die Entwickelung des Venensystem und die Lungen beim Schafe* (Meckel's Archiv für Anat. und Physiol., 1830, p. 70, pl. 1).

les deux sacs appendiculaires ainsi produits restent unis au pharynx par un pédoncule commun très-étroit (1), et, tout en grandissant, ils n'éprouvent que des changements peu considérables (2); mais, chez les Vertébrés supérieurs, la portion pédonculaire de cet appareil respiratoire s'allonge beaucoup, et, devenant tubulaire, forme la trachée, tandis que les deux branches claviformes donnent naissance aux poumons. Ceux-ci paraissent se développer à peu près de la même manière que les glandes; leur cavité centrale se creuse de cæcums latéraux qui à leur tour donnent naissance à des prolongements analogues, de façon qu'un système de canaux ramifiés en continuité avec le canal trachéen s'établit dans la profondeur de chaque poumon, et y constitue l'arbre bronchique, dont les dernières divisions se terminent en cul-de-sac (3). Le blastème, ou

rois du tube digestif; mais, suivant M. Reichert, il naîtrait d'une manière indépendante de cet organe, et consisterait en une masse de cellules fournies directement par le blastème intermédiaire (a).

Rathke avait pensé d'abord que le tubercule pulmonaire était primitivement unique et se bifurquait ultérieurement; mais cet auteur a admis ensuite, avec M. Baer, qu'il y a dès le principe une paire de ces corps (b).

Je dois ajouter aussi que, d'après M. Reichert, la trachée naîtrait de deux languettes longitudinales.

La vessie natatoire des Poissons paraît naître d'une manière analogue de la partie antérieure du tube digestif, sous la forme d'un petit bourgeon qui se creuse d'une cavité terminée en cul-de-sac et ouvert en dessous. Chez la Truite, par exemple, elle constitue de la sorte sur l'œsophage, peu de temps avant l'éclosion, un petit cæcum, et, à mesure qu'elle grandit, elle se rétrécit à son embouchure, de façon à devenir piriforme (c). Elle communique d'abord largement avec le canal digestif, mais plus tard son pédoncule se rétrécit, et, chez beaucoup de Poissons, s'oblitère complétement (d).

(1) La première ébauche de l'appareil pulmonaire chez le têtard de la Grenouille a été très-bien représentée par M. Remak (e).

(2) Voyez tome II, page 303.

(3) Voyez tome II, page 315 et suiv.

(a) Voyez Burdach, *Traité de physiologie*, t. III, p. 352.
(b) Reichert, *Entwickelungsleben*, p. 193.
(c) Baer, *Entw. des Fische*, p. 38.
— Lereboullet, *Op. cit.* (*Ann. des sciences nat.*, 4ᵉ série, t. XVI, p. 66, pl. 3, fig. 28 et 34).
(d) Voyez tome II, page 371.
(e) Remak, *Op. cit.*, pl. 10, fig. 20 q et 23.

substance plastique d'alentour, se divise en même temps de la surface de l'organe vers le centre, et constitue de la sorte des lobes, des lobules et des lobulins qui se groupent en manière de grappes autour des rameaux bronchiques, et qui plus tard se creusent de cellules communiquant avec ces tubes. La trachée et ses branches se tapissent très-promptement de cils vibratiles. Quant aux anneaux cartilagineux qui entourent ces tubes, ils paraissent se développer sous la forme de bandes transversales, et naître successivement d'avant en arrière, de sorte que leur nombre augmente à mesure que l'embryon avance en âge (1).

Développement des organes respiratoires des Invertébrés. § 13. — Chez les Animaux invertébrés, comme nous l'avons déjà vu, l'appareil respiratoire n'est presque jamais en connexion avec la portion antérieure du canal digestif, et d'ordinaire il n'acquiert sa forme définitive que très-longtemps après la naissance ; mais nous n'avons, au sujet des premières phases de son développement, que des données très-incomplètes. Chez la plupart des Crustacés supérieurs, il n'existe aucune trace de branchies chez les jeunes larves ; la respiration est d'abord cutanée seulement. Mais, ainsi que M. Joly l'a constaté chez un petit Décapode de la famille des Salicoques, la peau des flancs ne tarde pas à donner naissance à des bourgeons foliacés qui se couvrent de prolongements papilliformes dont le nombre augmente à mesure que l'organe grandit. Il est aussi à noter que les branchies de ces Animaux n'apparaissent pas toutes à la fois, et que celles qui dépendent des anneaux thoraciques anté-

---

(1) Suivant Fleischmann, ces anneaux se formeraient par la réunion de deux moitiés latérales distinctes entre elles primitivement (a) ; mais les observations de Rathke et de Valentin tendent à établir que dès l'origine ils ont la forme de lanières transversales. Fleischmann en a compté seize chez un embryon humain âgé de deux mois et demi, et vingt chez un embryon de quatre mois et demi.

(a) Fleischmann, *De chondrogenesi asperæ arteriæ.* Erlangen. 1820.

rieurs se développent avant que celles qui correspondent aux pattes postérieures se soient montrées (1). La formation tardive des branchies a été observée également chez les Langoustes par M. Gerbe (2).

Les Annélides aussi n'acquièrent leurs branchies qu'après l'éclosion (3).

Chez les Mollusques acéphales, les branchies naissent de la peau par bourgeonnement, et les lanières ainsi constituées se réunissent en général entre elles par des prolongements latéraux, de façon à constituer les expansions fenêtrées dont l'étude nous a occupés dans une des premières Leçons de ce cours (4).

J'ai fait connaître précédemment les transformations que le

---

(1) M. Joly a trouvé aussi que l'apparition de ces branchies précède la formation du repli tégumentaire qui constitue la partie latérale de la carapace et la paroi externe de la chambre respiratoire (a).

Chez l'Écrevisse, les branchies commencent à se constituer un peu plus tôt ; mais elles bourgeonnent d'une manière analogue, et celles des pattes-mâchoires sont les premières à se montrer (b).

(2) Lorsque les larves des Langoustes sont à l'état de Phyllosomes (c), elles sont dépourvues de branchies, ou ne présentent que les premiers vestiges de ces organes sous la forme de

petits appendices vésiculaires simples (d).

(3) Ce fait a été constaté en 1844 chez les Térébelles. Chacun des arbuscules branchiaux de ces Animaux consiste d'abord en un bourgeon cutané simple qui se ramifie en se développant, et c'est aussi d'avant en arrière que les différentes paires de ces organes naissent successivement (e).

(4) Les observations de M. Loven et de M. Lacaze-Duthiers sur le mode de développement des branchies chez les Moules ont été mentionnées dans le deuxième volume de ces Leçons (page 26) ; je n'y reviendrai donc pas ici.

(a) Joly, *Études sur les mœurs, le développement et les métamorphoses d'une petite Salicoque d'eau douce, la* Caridina Desmarestii (*Ann. des sciences nat.*, 2ᵉ série, 1843, t. XIX, p. 34).

(b) Rathke, *Rech. sur le développement de l'Écrevisse* (*Ann. des sciences nat.*, 1ʳᵉ série, 1830, t. XX).

— Lereboullet, *Rech. d'embryologie comparée sur le développement du Brochet, etc.*, p. 200 (*Mém. de l'Acad. des sciences, Sav. étrang.*).

(c) Gerbe, *Métamorph. des Crustacés marins* (*Comptes rendus de l'Acad. des sciences*, 1864, t. LIX, p. 1101, etc.).

(d) Voyez l'*Atlas du Règne animal* de Cuvier, CRUSTACÉS, pl. 57, fig. 4, etc.

(e) Milne Edwards, *Observ. sur le développement des Annélides* (*Ann. des sciences nat.*, 3ᵉ série, 1845, t. III, p. 158, pl. 7, fig. 24, 25, 26, et pl. 8, fig. 27 *bis*).

système trachéen subit pendant les métamorphoses de certains Insectes (1), je puis par conséquent me dispenser de revenir sur ce sujet.

§ 14. — Ainsi que nous l'avons déjà vu en étudiant les métamorphoses des Batraciens (2), les artères pulmonaires naissent des arcs aortiques postérieurs, et en même temps la portion du grand tronc qui se trouve entre l'entrée de ces arcs et le cœur se divise longitudinalement en deux canaux, dont l'un se termine dans ces mêmes branches vasculaires, tandis que l'autre se continue avec les crosses situées plus en avant. Ce dernier canal devient le tronc initial de l'aorte, tandis que le premier deviendra le tronc commun des artères pulmonaires (3). Ces deux vaisseaux ont par conséquent dans le ventricule des entrées distinctes, et lorsque cette cavité cardiaque se divise en deux loges, ainsi que cela a lieu de très-bonne heure chez les Mammifères et les Oiseaux, c'est entre ces deux ouvertures que se développe la cloison interventriculaire, en sorte que le tronc aortique part alors du ventricule gauche et l'artère pulmonaire du ventricule droit. Par leur extrémité opposée, chacun de ces arcs artériels postérieurs s'anastomose avec la partie correspondante de l'arc adjacent qui constitue l'une des racines de l'aorte dorsale; mais, à mesure que les poumons se développent, et que par conséquent le sang s'y rend en plus grande quantité, la portion des arcs dont les vaisseaux de ces organes naissent tend à s'atrophier au delà du point de départ des branches pulmonaires, et, à une période plus ou moins avancée

(1) Voyez tome II, pages 167, 180, etc.

(2) Voyez tome III, page 388 et suivantes.

(3) Ainsi que nous l'avons déjà vu, la séparation entre les deux troncs vasculaires qui, en sortant ainsi du cœur, forment l'aorte et l'artère pulmonaire, reste incomplète chez les Crocodiliens, où ces conduits sanguifères communiquent entre eux par le pertuis appelé *trou de Panizza* (a).

(a) Voyez tome III, p. 425.

du travail organogénique, cette portion s'oblitère complétement
et disparaît même. Mais, chez les Mammifères, l'un de ces
canaux de communication entre le tronc des artères pulmonaires et la crosse aortique persiste pendant toute la durée de
la vie intra-utérine, et constitue le vaisseau dont il a été déjà
question dans la première partie de ce cours sous le nom de
canal artériel (1).

§ 15. — Nous voyons donc que pendant la vie fœtale, chez
l'Homme ainsi que chez les autres Mammifères, les deux moitiés du cercle circulatoire, ou, en d'autres mots, les canaux de
la grande et de la petite circulation, ne communiquent pas
seulement entre elles par leurs extrémités, c'est-à-dire par le
système capillaire général d'une part, et le système capillaire
pulmonaire d'autre part, ainsi que cela a lieu chez l'adulte ;
mais que le sang peut passer de l'une dans l'autre par des
chemins de traverse établis entre les oreillettes du cœur au
moyen du trou de Botal (2), et entre les ventricules par l'intermédiaire des gros troncs qui naissent de ces cavités et qui
à leur base sont mis en communication par le canal artériel.
Il en résulte qu'avant la naissance, la majeure partie du sang
qui arrive au cœur par les veines caves et leurs affluents passe
de l'oreillette droite dans l'oreillette gauche, et se rend de là au
système aortique en passant par le ventricule gauche ; et que
le sang envoyé dans l'artère pulmonaire par le ventricule droit
ne se rend pas en entier aux poumons, mais s'engage en quantité plus ou moins considérable dans le canal artériel, qui le
verse dans le courant centrifuge poussé dans l'aorte par les
contractions du ventricule gauche. Par conséquent, le système
vasculaire qui se rend du ventricule droit à l'oreillette gauche
en passant par les poumons, ne reçoit que peu de sang, et la

Développement
de
l'appareil
circulatoire
des
Vertébrés.

(1) Voyez tome III, page 603.
(2) Voyez ci-dessus, page 513, et tome III, page 504.

presque totalité du liquide nourricier ramené au cœur par le système veineux général s'engage dans le système aortique. Celui-ci en transporte une partie dans le système capillaire général du corps, mais en conduit une portion au placenta par les artères ombilicales, et le sang qui a traversé cet organe appendiculaire, et qui revient dans la région abdominale du fœtus par les veines ombilicales, est distribué en majeure partie au foie, mais passe ensuite dans la portion terminale de la veine cave inférieure. Là il se mêle au sang de la veine ombilicale qui a continué directement sa route par le canal d'*Arantius* (1), et au sang des veines venant des régions postérieures du corps. Enfin, la veine cave postérieure verse la totalité de ce sang dans l'oreillette droite, où débouche aussi la veine cave antérieure, qui ramène au cœur le sang de la tête et des membres antérieurs.

A raison de la direction des deux courants lancés ainsi dans l'oreillette gauche et de la disposition d'un repli membraneux qui est situé entre l'embouchure de la veine cave inférieure et la fosse ovale au fond de laquelle se trouve le trou de Botal, le sang venant du placenta, du foie et des autres parties postérieures de l'organisme, ne se mêle qu'incomplétement au sang fourni par la veine cave antérieure. Dans les premiers temps où la circulation s'effectue de la sorte, ce dernier courant continue directement sa route vers le ventricule droit, puis s'engage dans le tronc de l'artère pulmonaire, et passe dans l'aorte par le canal artériel ; tandis que le courant versé dans le cœur par la veine cave inferieure, et venant en partie du placenta, se dirige vers le trou de Botal, et passe en majeure partie dans l'oreillette gauche, puis dans le ventricule correspondant, et de là dans l'aorte, où il rencontre le courant qui a passé par l'artère pulmonaire et le canal artériel. Là ces

(1) Voyez ci-dessus, page 532.

deux courants se mêlent, mais leur mélange ne s'effectue qu'en aval du point où le tronc aortique donne naissance aux artères carotides et sous-clavières ; par conséquent, c'est principalement du sang arrivant du placenta et du foie, et introduit dans les cavités gauches du cœur par le trou de Botal, qui est envoyé à la tête et aux membres antérieurs ; tandis que c'est principalement le sang veineux de ces mêmes parties qui est distribué par le canal artériel et par la portion suivante du système aortique dans la moitié postérieure du corps. Il y a donc là un mode de répartition qui rappelle un peu ce que nous avons déjà vu chez les Reptiles de la famille des Crocodiliens, où le sang venant des poumons se rend en majeure partie à la tête, tandis que le sang veineux mêlé à une certaine quantité de ce sang artériel est envoyé aux parties postérieures du corps (1). Mais la similitude est loin d'être complète, et l'on ne saurait en arguer légitimement pour dire qu'à cette époque l'appareil circulatoire du fœtus humain représente d'une manière transitoire la forme définitive de l'appareil circulatoire d'un Crocodile.

Du reste, cette distinction entre les deux courants sanguins qui traversent le cœur du fœtus diminue à mesure que le développement de l'organisme avance, car peu à peu le trou de Botal se rétrécit beaucoup, et le sang venant de la veine cave postérieure se mêle de plus en plus complétement au sang de la veine cave antérieure, soit dans l'oreillette, soit dans le ventricule droit, et suit la même route que ce liquide.

Quant au mécanisme de la circulation, le fœtus ne présente aucune particularité importante ; c'est toujours sous l'influence des contractions du cœur que le sang parcourt la totalité du cercle irrigatoire, et les battements de cet organe se succèdent avec une grande rapidité (2).

(1) Voyez tome III, page 432.   (2) Voyez tome IV, page 56.

§ 16. — L'allantoïde, que nous avons vue jouer un si grand rôle dans le développement de l'appareil circulatoire et des instruments de la respiration chez l'embryon de tous les Vertébrés supérieurs, mais particulièrement des Mammifères, n'a pas de fonctions permanentes chez les Reptiles et les Oiseaux; là elle s'atrophie et disparaît vers l'époque de la naissance. Il en est de même pour toute la portion extra-abdominale de cet appendice vésiculaire chez les Mammifères : la portion de son pédoncule qui avoisine l'ombilic et qui se dirige vers le bassin, constitue d'abord un canal appelé *ouraque ;* puis il s'oblitère et se transforme en un cordon ligamenteux (1); mais sa portion pelvienne, au contraire, se développe d'une manière remarquable, et donne ainsi naissance à la vessie urinaire.

Nous avons étudié précédemment le mode de développement des autres parties de l'appareil urinaire; je m'y arrêterai donc peu ici, et je me bornerai à en rappeler les traits les plus saillants. Les corps de Wolff, ou reins primordiaux, se constituent de bonne heure, chez tous les Vertébrés, à la partie dorsale de la cavité abdominale (2); ils s'accroissent rapidement, et leurs canaux excréteurs vont se terminer dans la région anale. Chez les Poissons, ces glandes sont permanentes, et l'embouchure de leur conduit excréteur est située en arrière ou au-dessus de l'anus (3). Chez les Batraciens et chez les Vertébrés allantoïdiens, les corps de Wolff, après s'être développés de la même manière et s'être prolongés depuis le voisinage du cœur jusque dans le bassin, s'atrophient peu à peu : leurs canaux excréteurs peuvent être utilisés pour la constitution de l'appareil reproducteur (4) ; mais ces glandes cessent d'être affectées au service de la sécrétion urinaire et

(1) Ce cordon constitue le ligament médian de la vessie urinaire. (Voyez tome VII, page 369.)

(2) Voyez ci-dessus, page 79, et tome VII, page 306.

(3) Voyez tome VII, page 322 et suivantes.

(4) Voyez tome VII, page 387; tome VIII, page 489, et tome IX, page 79.

sont remplacées par les reins, qui prennent naissance au devant d'elles dans la région lombaire de l'abdomen (1). Les uretères qui en partent côtoient les canaux wolffiens, et vont déboucher soit dans le cloaque, soit à l'entrée de la vésicule allantoïdienne, qui, chez les Reptiles, les Oiseaux et les Mammifères, est située en avant et au-dessous de la portion terminale de l'intestin. Chez les premiers, les relations entre ces conduits urinaires et l'allantoïde ne sont pas permanentes, et lorsque cet organe appendiculaire se détruit, leur orifice terminal se trouve dans le cloaque ; mais chez les Mammifères, où la portion pelvienne de l'allantoïde persiste, ils débouchent dans le col de ce sac membraneux, dont la portion adjacente se dilate pour constituer la vessie urinaire et dont l'extrémité postérieure devient le canal de l'urèthre (2).

La sécrétion urinaire paraît commencer de bonne heure chez l'embryon, et, d'après les relations anatomiques que je viens d'indiquer, on comprend facilement que les matières excrétées, soit par les corps de Wolff, soit par les reins proprement dits, puissent arriver dans l'intérieur de la vésicule allantoïdienne. En effet, cet organe constitue de la sorte un réservoir urinaire chez l'embryon des Oiseaux et des Reptiles aussi bien que chez les Mammifères, car l'analyse chimique du liquide contenu dans cette poche a permis d'y constater la présence de l'acide urique (3). Ce liquide contient aussi parfois de l'urée,

(1) Voyez tome VII, page 311.

(2) Pour plus de détails au sujet du développement des reins et de leurs conduits excréteurs, je renverrai à l'ouvrage classique de M. Bischoff et aux écrits des observateurs qu'il cite (a).

(3) Jacobson a trouvé de l'acide urique dans la liqueur de l'allantoïde des Oiseaux à une époque où les corps de Wolff étaient déjà développés, mais où les reins proprement dits n'existaient pas encore (a). Prévost et Le Royer ont constaté le même fait au treizième et au quatorzième jour de l'incubation du Poulet ; au dix-septième jour ils y ont trouvé de l'urée (b).

(a) Jacobson, *Entdeckung der Harnsäure in der Allantoisflüssigkeit der Vögel* (Meckel's *Deutsches Archiv für die Physiologie*, 1823, t. VIII, p. 332).
(b) Voyez Burdach, *Traité de physiologie*, t. IV, p. 96.

et d'autres matières organiques qui peuvent être considérées comme des produits excrémentitiels, telles que l'allantoïne (1), qui appartient à la famille des principes urinaires dont la formation semble due à une oxydation de l'albumine ; ou bien encore de l'acide lactique (2) qui dérive probablement de la combustion incomplète de matières amyloïdes ou sucrées (3). Chez les Herbivores, dont l'urine contient de l'acide hippurique, et peut fournir par conséquent de l'acide benzoïque, on a obtenu aussi des benzoates en opérant sur la liqueur allantoïdienne (4). Lorsque les communications directes cessent d'exister entre l'appareil rénal et la vésicule allantoïdienne, les produits urinaires sont évacués par le cloaque ou par le canal de l'urèthre et se retrouvent alors dans l'eau de l'amnios (5) ; mais tant que l'ouraque est perméable, ils pénètrent, au moins en partie, dans

(1) Voyez tome VII, page 408.

(2) Voyez tome VII, page 417.

(3) Lassaigne, en analysant l'eau de l'allantoïde d'une Vache, a obtenu : de l'albumine, beaucoup d'osmazôme, une matière mucilagineuse azotée ; de l'allantoïne (qu'on appelait alors acide amniotique et qu'aujourd'hui on désigne aussi sous le nom d'*allantoïdine*) ; de l'acide lactique, de l'acétate de soude, du chlorhydrate d'ammoniaque, du chlorure de sodium, du sulfate de soude, du phosphate de soude, enfin du phosphate de chaux et de magnésie. Chez la Jument, il a obtenu les mêmes résultats, si ce n'est qu'il n'a pas trouvé d'allantoïne (a).

M. Wöhler a constaté que l'urine de Veau contient aussi de l'allantoïne dans les premiers temps qui suivent la naissance (b).

(4) Dulong et Labillardière, en analysant le liquide allantoïdien de la Vache, en ont obtenu de l'acide benzoïque (c).

Je dois ajouter que M. Stas n'a trouvé dans l'eau de l'allantoïde de la Vache, ni acide hippurique, ni acide benzoïque, mais de l'albumine, de la caséine, de la glycose, etc. (d).

(5) La présence d'un biurate d'ammoniaque dans l'eau de l'amnios a été constatée par M. Stas chez des Poulets arrivés à terme, et les observations de ce chimiste prouvent que cette sub-

(a) Lassaigne, *Nouvelles recherches sur la composition des eaux de l'allantoïde et de l'amnios de la Vache* (Ann. de chimie et de phys., 1821, t. XVII, p. 295).

(b) Wöhler, *Allantoïn im Kälberharn* (Annalen der Chemie und Pharm., 1849, t. LXX, p. 229).

(c) Voyez Burdach, *Traité de physiologie*, t. IV, p. 97.

(d) Stas, *Note sur les liquides de l'amnios et de l'allantoïde* (Comptes rendus de l'Acad. des sciences, 1850, t. XXXI, p. 629).

l'allantoïde. Il ne faudrait pas croire cependant que la totalité du liquide amniotique soit fournie par les glandes urinaires de l'embryon, car il est déjà très-abondant avant que les corps de Wolff aient fait des progrès considérables dans leur développement, et il existe dans la vésicule allantoïdienne une très-grande quantité de fluide longtemps après que le pédoncule de ce réservoir a cessé d'être tubulaire (1). Il est donc probable que la partie aqueuse de ce liquide est fournie principalement par les vaisseaux sanguins de l'allantoïde. Il est aussi à présumer que ce liquide est en grande partie résorbé à mesure qu'il se produit, car vers la fin de la gestation on trouve souvent dans l'allantoïde des dépôts de matières albuminoïdes qui paraissent être des résidus qu'il y aurait laissés (2).

Dans une des dernières Leçons, j'ai eu l'occasion de parler du développement des organes génitaux, qui d'ordinaire entrent en connexion plus ou moins intime avec les voies urinaires ; je ne reviendrai donc pas sur ce sujet (3). Organes génitaux.

Quant aux causes déterminantes des différences sexuelles, nous ne savons encore rien de satisfaisant. La proportion des mâles et des femelles varie suivant les espèces, mais paraît

stance n'était pas sécrétée par cet organe, mais venait des reins ; car il constate qu'elle se rencontrait dans le cloaque avant de se montrer dans le liquide amniotique (a).

Dans l'espèce humaine, où l'allantoïde cesse très-promptement de communiquer avec la vessie urinaire, et où, par conséquent, les produits de la sécrétion rénale ne peuvent être expulsés au dehors que par le canal de l'urèthre, chez le fœtus aussi bien que chez l'adulte, on a trouvé aussi de l'urée dans l'eau de l'amnios (b).

(1) La quantité absolue du liquide allantoïdien va en augmentant, et c'est surtout dans les premiers temps de la vie embryonnaire que cette augmentation est rapide.

(2) Ces masses, qui sont visqueuses ou mucilagineuses, d'autres fois sub-membraneuses, ont été désignées sous le nom d'*hippomanes.*

(3) Voy. ci-dessus, t. IV, p. 79, etc.

(a) J. Reynauld, *Note sur le liquide amniotique de la femme* (*Comptes rendus de l'Acad. des sciences,* 1850, t. XXXI, p. 218).
(b) Stas, *Op. cit.* (*Comptes rendus de l'Acad. des sciences,* 1850, t. XXXI, p. 629).

être en général à peu près constante pour les produits d'une même espèce. Ainsi toutes les fois que les statisticiens ont pris pour base de leurs calculs un très-grand nombre de naissances, ils ont trouvé que dans l'espèce humaine les garçons sont aux filles dans la proportion d'environ 106 à 100, ou 17 à 16 (1). L'âge relatif des parents semble exercer quelque influence sur ces rapports numériques (2), et peut-être faut-il attribuer à

(1) Dans tous les pays où les registres de l'état civil sont tenus avec assez d'exactitude pour pouvoir servir à des recherches statistiques utiles, on a constaté à peu près le même rapport entre les naissances des garçons et des filles, quand on a agi sur des nombres suffisamment grands (a).

(2) Les recherches statistiques sur les naissances des garçons et des filles, faites en Allemagne par Hofacker, ont donné les résultats suivants (b) :

Pour 100 filles le nombre des garçons était d'environ :

90, lorsque le père était plus jeune que la mère ou de même âge qu'elle.
103, lorsque le père avait de un à six ans plus que la mère.
124, quand cette différence était de six à neuf ans.
143, quand elle s'élevait entre neuf et dix-huit ans.
200, quand l'âge du père dépassait de plus de dix-huit ans l'âge de la mère.

Des relevés faits en Angleterre par M. Sadler ont donné des résultats analogues (c).

Pour 100 filles les garçons naquirent dans les proportions suivantes :

86, père plus jeune que la mère.
94, parents du même âge.
103, âge du père dépassant de un à six ans l'âge de la mère.
126, excédant de l'âge du père six à onze ans.
147, excédant de l'âge du père onze à seize ans.
163, excédant de l'âge du père seize ans ou davantage.

Mais les nombres sur lesquels ces calculs reposent ne sont pas assez grands pour donner aux résultats indiqués ci-dessus une valeur considérable.

Girou de Buzareingues a fait des recherches analogues sur les Moutons et autres Animaux de ferme. Il en a conclu que le nombre des produits mâles est en général plus élevé quand les mères sont trop jeunes, vieilles, mal nourries, faiblement constituées ou soumises à des exercices pénibles à l'époque de l'accouplement, que lorsqu'elles sont de moyen âge, et vigoureuses, surtout quand les premières sont fécondées par des mâles vigoureux

(a) Poisson, *Mém. sur la proportion des naissances des filles et des garçons* (*Mém. de l'Acad. des sciences*, 1830, t. IX, p. 239).
— Mathieu, *Sur le mouvement de la population en France* (*Annuaire du Bureau des longitudes pour* 1870, p. 237).
(b) Hofacker, *Statistique médicale* (*Ann. d'hygiène publique*, 1829, t. I, p. 557.
(c) Sadler, *Laws of Population*, 1830, t. II, p. 343.

cette circonstance une exception à la règle commune que nous offre le tableau des naissances illégitimes comparé à celui des naissances légitimes (1).

§ 17. — Les corps de Wolff ne sont pas les seuls organes de structure glandulaire qui, chez les Vertébrés supérieurs,

Thymus.

et d'une forte constitution, ou que les dernières sont saillies par des mâles trop jeunes, trop vieux ou d'une faible complexion (a).

Enfin, M. Thury, de Genève, pense que le sexe du produit dépend du degré de maturation de l'œuf au moment où la fécondation s'est opérée ; qu'il naît des femelles quand l'œuf n'est pas arrivé à maturité, et que les mâles prédominent quand l'œuf dépasse le moment de son développement complet avant de subir l'action de la liqueur spermatique (b). Ces vues ont été combattues par M. Coste (c). Mais tout en les considérant comme fort douteuses, je ne regarde pas comme probants les arguments de ce dernier physiologiste. En effet, ils reposent sur l'idée que, chez la Poule, tous les œufs d'une même couvée sont fécondés au même moment dans l'intérieur de l'ovaire, et que par conséquent l'ordre dans lequel ils sont pondus indique leur âge relatif à l'époque de leur fécondation.

Or, nous avons vu précédemment que la fécondation a lieu, après la chute de l'œuf de l'ovaire dans les trompes, et non dans l'intérieur du premier de ces organes.

Plus anciennement Huber avait conclu de ses observations sur les Abeilles que les femelles dont la fécondation, au lieu de s'opérer comme d'ordinaire dans les quinze premiers jours après l'achèvement des métamorphoses, ne s'accomplissait qu'après le vingt-deuxième jour, ne produisaient que des mâles (d) ; mais des recherches récentes paraissent établir que dans le cas où la reine ne pond que des œufs donnant des mâles, elle n'a pas reçu le mâle et se multiplie par voie de parthénogenèse (e).

(1) Cette particularité ressort des tableaux statistiques publiés par M. Mathieu dans l'*Annuaire du Bureau des longitudes*, et a été mise bien en évidence par les recherches de Babbage et de plusieurs autres statisticiens (f).

(a) Girou de Buzareingues, *De la génération*, 1828, p. 176.
(b) Thury, *Mémoire sur la loi de proportion des sexes chez les Plantes, les Animaux et l'Homme*, 1863.
(c) Coste, *Production des sexes* (*Comptes rendus de l'Acad. des sciences*, 1864, t. LVIII, p. 739).
(d) Huber, *Nouvelles observations sur les Abeilles*, t. I, p. 95.
(e) Voyez tome VII, page 380.
(f) Babbage, *Letter on the proportionate number of Births of the two Sexes* (*Edinb. Journal of Science*, 1829, t. I, p. 85).
— P. Prévost, *De l'effet de la légitimité sur le rapport des naissances de différents sexes* (*Biblioth. univ. de Genève*, 1829).
— Bicks, *Zeitung für die gesammte Medicin.*, 1831.— *Rech. sur les rapports des deux sexes* (*Ann. d'hygiène publique*, 1832, t. VIII, p. 454).

se développent chez l'embryon pour s'atrophier plus ou moins rapidement après la naissance, et qui par conséquent ne paraissent avoir un rôle physiologique à remplir que pendant la période de la vie qui précède l'établissement de la respiration pulmonaire. Le *thymus* (1) est un corps de ce genre : il y a lieu de penser qu'il élabore un liquide destiné à intervenir dans le travail nutritif de l'embryon (2) ou à modifier le fluide nourricier d'une manière particulière ; mais jusqu'ici nous n'avons aucune donnée positive sur ses fonctions.

Glandes surrénales.

Les glandes surrénales (3) se constituent aussi de bonne heure et acquièrent chez le fœtus un développement considérable. Quelques physiologistes pensent qu'elles doivent avoir des fonctions importantes pendant la vie intra-utérine, mais on ne peut former à ce sujet que des conjectures trop vagues pour qu'il y ait utilité à nous en occuper ici (4).

Sécrétion de matière glycogène.

§ 18. — D'autres phénomènes sécrétoires beaucoup plus remarquables que tous ceux dont je viens de parler, et ayant probablement une importance plus grande, se produisent aussi

---

(1) Voyez tome VII, page 225 et suivantes.

(2) Les anciens n'y attribuaient guère que des usages mécaniques. Glisson paraît avoir été le premier à penser que le thymus sécrétait pour l'embryon un liquide nourricier, opinion qui a été adoptée par beaucoup d'autres physiologistes (a) ; quelques auteurs ont même cru pouvoir appeler ce liquide du lait (b). Pour plus de détails à ce sujet, je renvoie à la *Monographie du thymus*, publiée en 1847 par M. J. Simon. Les observations de cet auteur le portent à penser que le thymus est un réservoir de matières nutritives comparables aux corps graisseux (c).

(3) Ou capsules surrénales (voyez tome VII, page 215).

(4) Voyez, au sujet du développement et des transformations de ces organes chez le fœtus, l'ouvrage de M. Bischoff (d).

(a) Glisson, *Anat. hepatis*, c. 45, p. 443.
(b) Morand, *Obs. sur la structure et les usages du thymus* (*Mém. de l'Acad. des sciences*, 1759, p. 525).
(c) J. Simon, *A Physiological Essay on the Thymus Gland*, p. 86 et suiv.
-- Goodsir, *Suprarenal, Thymus and Thyroid Bodies* (*Philos. Trans.*, 1846, p. 633).
(d) Bischoff, *Traité du développement de l'Homme et des Mammifères*, p. 295 et 506.

dans l'organisme en voie de développement, mais ont échappé
pendant longtemps à l'attention des physiologistes, et n'ont été
mis en évidence que très-récemment par les belles recherches
expérimentales de M. Claude Bernard. La matière glycogène
ou amyloïde qui, chez l'Animal adulte, s'amasse dans le foie, se
forme, comme nous l'avons vu précédemment (1), dans diverses
parties de l'organisme chez l'embryon. On en découvre des
traces dans le tissu épithélique qui revêt la surface extérieure
du corps et qui tapisse les membranes muqueuses, ainsi que
dans la substance plastique qui, en s'organisant, constitue les
os, les muscles et le système nerveux ; enfin cette matière
glycogène est sécrétée aussi par des organites utriculaires qui
se développent dans l'épaisseur des parois de la poche amniotique, et qui sont en rapport avec des ramuscules des vaisseaux
ombilicaux détachés de l'allantoïde, comme les branches placentaires.

C'est dans l'œuf des Ruminants que ces espèces de glandules
utriculaires des enveloppes fœtales sont le plus faciles à étudier ; elles consistent en amas d'utricules disposés de façon
à constituer de petites plaques circulaires blanchâtres ou de
papilles blanchâtres qui se trouvent parsemées à la surface
interne de l'amnios. Chez d'autres Mammifères, les Lapins et
les Cochons d'Inde, par exemple, ces organites sécréteurs se
concentrent dans la portion des enveloppes fœtales qui correspond au placenta et s'entremêlent avec les parties essentielles
de cet organe vasculaire. A cette époque de la vie, le foie ne
contient pas encore de matière glycogène, et lorsque, par
les progrès du développement, cette glande commence à en
sécréter, les organites amniotiques dont je viens de parler
commencent à disparaître. M. Cl. Bernard les considère donc
comme étant les précurseurs de la portion glycogénique de

(1) Voyez tome VII, page 571.

l'appareil biliaire, et il les désigne sous le nom de *plaques hépatiques* (1).

La substance amylacée emmagasinée de la sorte est destinée, suivant toute probabilité, à produire du sucre comme elle en produit dans le foie chez l'Animal adulte dont le développement est achevé, et il y a lieu de penser que le sucre ainsi formé est en partie versé dans la cavité de l'amnios, car on en trouve dans le liquide que cette poche renferme (2).

La peau de l'embryon qui baigne dans ce liquide est aussi le siége d'un travail sécrétoire dont les produits se déposent en partie sur sa surface (3), et c'est à la présence de matières

(1) Pour plus de détails à ce sujet, je renverrai au mémoire dans lequel M. Claude Bernard a rendu compte de ses recherches, et a donné des figures représentant les organes en question dans leur position naturelle sur l'amnios d'un embryon de Vache, et grossis de façon à montrer les caractères histologiques des utricules qui les constituent (*a*).

Serres pense que certains corpuscules qu'il a remarqués dans la substance située entre les mailles du réseau vasculaire du sac vitellin chez la Poule pourraient bien être les analogues de ces plaques amniotiques (*b*) ; mais jusqu'ici cette conjecture ne repose sur aucun fait probant.

(2) Voyez ci-dessus, page 473.

(3) Vers le milieu de la gestation, le corps du fœtus commence à se revêtir d'une matière grasse et visqueuse d'un blanc jaunâtre, que l'on appelle le *vernis caséeux*. Ce dépôt est plus abondant sur la tête, aux aisselles et aux aines, et paraît provenir en partie de l'épiderme, en partie des follicules sébacés de la peau. Quelques physiologistes avaient supposé qu'il provenait de l'eau amniotique ; mais, s'il en avait été ainsi, on le rencontrerait sur la surface du cordon ombilical, aussi bien que sur le corps du fœtus, ce qui n'est pas. M. J. Davy l'a trouvé composé de la manière suivante :

Eau.	77,87
Oléine.	5,75
Margarine.	3,13
Débris d'épithélium.	13,25 (*c*)

(*a*) Cl. Bernard, *Mémoire sur une nouvelle fonction du placenta* (*Ann. des sciences nat.*, 4ᵉ série, 1858, t. X, p. 111, pl. 6, 7 et 8).

(*b*) Serres, *Des corps glycogéniques dans la membrane ombilicale des Oiseaux* (*Ann. des sciences nat.*, 4ᵉ série, 1858, t. X, pl. 36).

(*c*) J. Davy, *On the Composition of the Meconium*, etc. (*Medico-Chirurg. Transactions*, 1844, p. 193).

— Voyez John, *Tableau chimique du Règne animal*, p. 1 (1816).

— J. Davy, *Op. cit.* (*Medico-Chirurg. Trans.*, 1844, p. 189).

excrétées ainsi par la membrane muqueuse du tube digestif ou par ses annexes glandulaires, plutôt qu'à l'introduction de substances alimentaires par la bouche, qu'il faut attribuer la présence des excréments qui existent dans l'intestin au moment de la naissance, et qui sont désignés sous le nom de *méconium* (1).

§ 19. — Jusqu'ici, en traitant du développement de l'embryon, je n'ai guère parlé que du mode de formation des organes dont l'étude anatomique et physiologique nous avait occupés dans la première partie de ce cours ; j'ai laissé de côté tout ce qui est relatif à l'appareil protecteur et moteur, au système nerveux et aux organes des sens. Dans la prochaine Leçon, nous aurons à nous en occuper, ainsi que des fonctions propres à ces divers instruments physiologiques ; mais, avant d'aborder ce sujet, que je ne pourrais scinder sans inconvénient, il me paraît nécessaire d'ajouter quelques mots sur l'éclosion et la parturition.

Pendant les premiers temps de son existence, le jeune Animal en voie de formation ne peut vivre que dans l'intérieur de l'espèce de loge formée par les parois de l'œuf et renfermant

Méconium.

Durée
de
la gestation.

---

(1) Cette matière, d'un brun verdâtre, se compose en majeure partie des principes biliaires versés dans l'intestin par le foie. Dans l'embryon humain, elle commence à se montrer vers le troisième mois, mais alors on ne la rencontre que dans l'intestin grêle, tandis que plus tard elle s'étend jusque dans le rectum. Dans les cas tératologiques où le foie manque, elle n'existe pas, et l'on ne trouve dans l'intestin qu'un liquide visqueux et mucilagineux.

Le méconium a été étudié par plusieurs chimistes (a). Simon y attribue la composition suivante :

Cholestérine.	16
Matières extractives avec acide bilifellinique.	14
Caséine	34
Biline avec ac. bijifellinique.	6
Biliverdine avec acide bilifellinique.	4
Cellules épithéliques, mucus et albumine	26 (a)

(a) Simon, *Animal Chemistry*, 1846, t. II, p. 367.

les matières nutritives propres à lui fournir la substance constitutive de son organisme ; mais, à une certaine période de son
développement, il devient apte à habiter le monde extérieur, et
alors il se dépouille de ses enveloppes fœtales. Ce moment varie
beaucoup chez les divers Animaux : chez les uns, il n'arrive que
lorsque toutes les parties du corps ont acquis à peu près leur
forme définitive et n'ont plus qu'à grandir pour être capables de
remplir toutes les fonctions qu'elles devront accomplir chez
l'Animal adulte ; mais, chez d'autres, le développement de certaines parties de l'organisme est en retard sur celui des instruments les plus essentiels à l'existence, et la naissance a lieu plus
ou moins longtemps avant que les premiers aient acquis leur
mode de constitution typique. Il en résulte que tantôt le jeune
Animal, en sortant de l'œuf, ressemble déjà, sauf le volume,
à ce qu'il deviendra plus tard, tandis que d'autres fois il éprouve
après la naissance des changements qui souvent influent beaucoup sur sa forme générale, et il subit de la sorte des *métamor-*
phoses plus ou moins remarquables.

Les parties dont le développement tardif influe ainsi sur
la conformation des jeunes Animaux à mesure qu'ils avancent
en âge sont principalement les organes de la locomotion et
l'appareil protecteur de l'organisme ; celles dont l'arrivée à un
certain degré de maturité rend l'embryon viable dans le monde
extérieur sont principalement les instruments chargés des
fonctions de nutrition, parties dont nous venons d'étudier le
mode de formation. Lorsque, accidentellement, l'embryon sort
de l'œuf avant que ces organes soient aptes à fonctionner
dans ces conditions nouvelles, le jeune Animal meurt nécessairement, et les chances de vie augmentent pour lui à mesure que
ces mêmes organes se perfectionnent, tout en trouvant dans
l'intérieur de l'œuf les conditions nécessaires à l'accomplissement du travail nutritif. Mais il arrive toujours un moment
où les besoins de l'économie animale ne peuvent plus être satis-

faits de la sorte, et où le petit être en voie de formation a besoin, soit de respirer directement dans l'air atmosphérique, ou dans l'eau chargée de ce fluide, soit de prendre également au dehors des aliments combustibles et plastiques que les parties constitutives de l'œuf ne lui fournissent plus en quantité suffisante. Alors le jeune Animal périrait s'il ne sortait de l'œuf, et dans ces circonstances normales l'éclosion s'effectue.

La limite extrême du séjour du jeune Animal dans l'intérieur de l'œuf paraît être fixée d'une manière presque invariable pour chaque espèce zoologique ; dans une Leçon précédente j'ai eu l'occasion d'en parler (1), et ici je me bornerai à ajouter que pour nos Animaux domestiques, ainsi que pour l'espèce humaine, on n'a constaté que peu d'exemples d'une gestation notablement plus longue que celles observées d'ordinaire (2). Quant aux avortements et aux naissances qui ont lieu avant le terme normal, il serait superflu de nous y arrêter ici, à moins que ce ne soit pour dire que chez les Mammifères les jeunes sont susceptibles de vivre dans le monde extérieur longtemps avant d'être arrivés à la période de développement marquée d'ordinaire pour leur naissance. On n'a enregistré que peu de faits de cet ordre pour nos Animaux domestiques (3).

(1) Voyez ci-dessus, page 444.

(2) Desormeaux cite un cas dans lequel la gestation paraît avoir été de neuf mois et demi chez la femme (a). Burdach a rassemblé plusieurs observations relatives à des accouchements tardifs (b).

(3) Dans une série d'observations qui paraissent avoir été très-bien faites par lord Spencer et qui portèrent sur 764 Vaches, les limites extrêmes de la gestation furent d'une part 230 jours et d'autre part 313 jours ; mais cet agriculteur ne parvint jamais à élever un Veau né avant le 242ᵉ jour. Sur le nombre total indiqué ci-dessus, il n'y eut que 51 Vaches qui mirent bas avant le 274ᵉ jour : le maximum des naissances eut lieu entre le 282ᵉ et le 289ᵉ jour ; après le 293ᵉ jour on n'en constata que 31. (c).

Plus anciennement, Teissier publia

(a) Voyez Longet, *Traité de physiologie*, 1869, t. III, p. 975.
(b) Burdach, *Traité de physiologie*, t. IV, p. 185.
(c) Earl Spencer, *On the gestation of Cows (Journ. of the English Agricultural Society*, 1839, t. I, p. 165).

Mais, pour l'espèce humaine, les exemples de naissance prématurée d'enfants susceptibles de vivre abondent et montrent que la conservation de l'existence n'est pas impossible pour des fœtus qui n'ont parcouru qu'environ les deux tiers du temps pendant lequel la vie intra-utérine se prolonge normalement (1).

Parturition. § 20. — La naissance du jeune Animal s'effectue d'une manière très-simple chez les Vertébrés ovipares. L'embryon arrivé à terme rompt les tuniques amincies de l'œuf pour s'en échapper, et parfois cette opération lui est rendue particulièrement facile par certaines dispositions transitoires de son organisme. Ainsi, chez le Poulet près d'éclore, le bec est garni en dessus d'un petit tubercule corné qui sert à briser la coquille de l'œuf, et qui tombe bientôt après la naissance.

Chez les Mammifères, la parturition est toujours une opération plus ou moins laborieuse. Lorsque l'utérus doit se débarrasser de son contenu, non-seulement il se contracte d'une manière spasmodique et violente, mais il est pressé fortement par les muscles de l'abdomen, qui se contractent d'une façon analogue, et la voie destinée à faire passage au fœtus s'élargit. Le col de l'utérus, qui était fortement contracté pendant toute la durée de la gestation, se relâche; son orifice

---

aussi des observations sur les variations dans la durée de la gestation chez les Animaux domestiques (a).

(1) D'après la législation française, l'enfant né après le 180° jour de la gestation est réputé viable, et la durée extrême de la vie intra-utérine est considérée comme étant de 300 jours, c'est-à-dire près de dix mois ; mais ces limites ne reposent pas sur des faits constatés scientifiquement. M. Carpentier a rapporté diverses observations relatives à des enfants viables dont la naissance aurait eu lieu avant le commencement du sixième mois de la gestation (b).

(a) Tessier, *Rech. sur la durée de la gestation et de l'incubation dans les familles de plusieurs Quadrupèdes et Oiseaux domestiques*, 1817.
Voyez aussi à ce sujet :
— Bennet, *Gestation of Cows* (*American Journ. of Med. Sciences*, 1845).
(b) Carpenter, *Principles of Human Physiology*, 1853, p. 1021.

vaginal se dilate (1), et parfois aussi la ceinture osseuse qui est formée par le bassin, et qui doit être traversée par le fœtus, se desserre un peu de façon à présenter moins d'obstacles au passage de celui-ci. Chez le Cochon d'Inde, par exemple, le tissu élastique qui réunit en avant les deux branches du pubis se ramollit alors de manière à permettre aux os iliaques de s'écarter notablement entre eux (2). Les articulations du sacrum avec les os des hanches peuvent se relâcher aussi un peu, et les parois du vagin se recouvrent d'un liquide muqueux qui les rend glissantes. Mais l'expulsion du fœtus nécessite toujours des efforts considérables qui ne sont pas soumis à l'influence de la volonté, et qui se renouvellent à des intervalles plus ou moins rapprochés ; elles sont douloureuses, et les souffrances de la mère sont d'autant plus intenses, que le volume du fœtus est plus considérable par rapport au diamètre du bassin et du canal externe (3).

En général, c'est par la tête que le fœtus s'engage dans le

(1) Chez la femme, cette dilatation du col de la matrice commence plusieurs jours avant l'accouchement: l'anneau interne, ou extrémité supérieure de cette portion utérine de la chambre incubatrice, s'élargit d'abord et laisse descendre l'œuf jusque sur l'orifice utéro-vaginal ; puis le chorion, distendu par le liquide amniotique, fait hernie à travers cet orifice et devient saillant dans le vagin.

(2) Legallois a constaté que chez ces petits Rongeurs la grosseur de la tête du fœtus à terme est telle que la mise bas serait impossible si le bassin conservait son diamètre ordinaire ; mais que, vers la fin de la gestation, les os du pubis s'écartent beaucoup entre eux : dans quelques cas, cet écartement est de plus de 13 millimètres (a). Un phénomène analogue paraît se produire chez quelques autres Animaux (b).

(3) Pour plus de détails sur ce sujet, je renverrai aux ouvrages spéciaux sur les accouchements dans l'espèce humaine et sur la mise bas chez nos animaux domestiques (c).

(a) Legallois, Œuvres, t. I, p. 288 et suiv.
(b) Voyez Burdach, Traité de physiologie, t. IV, p. 254.
(c) Rainard, Traité complet de la parturition des principales femelles domestiques, 1845.
— Sismonds, On the Anatomy and Physiology of the Maternal Organs of Reproduction in Animals (Journal of the Agricultural Soc. of England, 1849, t. X, p. 248).

canal évacuateur de l'appareil génital (1), et les membranes de l'œuf ne sont expulsées au dehors que quelque temps après sa sortie (2). Souvent le cordon ombilical se rompt au moment de la parturition, et lorsque cela n'a pas lieu, la mère opère d'ordinaire cette division à l'aide de ses dents ; chez beaucoup de Mammifères, son instinct la porte même à dévorer la placenta aussi bien que les autres parties accessoires de l'œuf. Chez les espèces où le placenta contracte des adhérences intimes avec les parois de l'utérus, la surface interne de cet organe se dépouille d'une partie de sa propre substance au moment où les enveloppes de l'œuf s'en séparent, et non-seulement ce phénomène est accompagné d'une perte de sang plus ou moins considérable (3), mais est suivi d'un écoulement sanieux qui persiste pendant un certain temps, et qui constitue ce que les médecins appellent les *lochies*. Chez les Mammifères où les villosités du placenta sont seulement engagées dans les cryptes des cotylédons de l'utérus ou dans les plis formés par la tunique muqueuse de cette cavité incubatrice, la séparation se fait au contraire avec beaucoup de facilité, et, après la parturition, les parois de cet organe n'ont qu'à se resserrer lentement pour reprendre l'état qu'elles avaient avant la gestation.

---

(1) D'après les relevés numériques recueillis par Desormeaux à l'hospice de la Maternité à Paris, et comprenant plus de 20 000 cas, on voit que, chez la femme, l'enfant se présente par la tête 967 fois sur 1000 (*a*).

(2) Chez la femme, cette portion complémentaire du travail de la parturition a d'ordinaire lieu dix minutes ou un quart d'heure après la naissance de l'enfant ; mais on remarque à cet égard des variations très-grandes. Chez la Jument, la sortie du délivre n'a lieu que le lendemain ou même beaucoup plus tard.

(3) C'est seulement dans l'espèce humaine que l'hémorrhagie utérine est abondante au moment de la parturition.

(*a*) Voyez Burdach, *Traité de physiologie*, t. IV, p. 222.

Je terminerai ici ce coup d'œil rapide sur les phénomènes embryogéniques qui se rapportent aux organes de la vie végétative, et dans la prochaine Leçon j'aborderai l'étude du mode de développement, de la constitution et des fonctions des appareils affectés au service de la vie animale.

FIN DU TOME NEUVIÈME.

ERRATA ET ADDENDA

Page 78, ligne 5, *au lieu de* corps de Volf *lisez* corps de Wolff

Page 308, *ajoutez :*

La séparation des sexes est la règle commune pour les Némertes, mais n'est pas constante dans ce groupe naturel. En effet, M. Kefferstein a découvert dernièrement, sur nos côtes, une Borlasie hermaphrodite (voyez la *Biblioth. univ. de Genève*, 1868, *Arch. des sciences nat.*, t. XXXI, p. 173).

Page 357, ligne 7, *au lieu de* Rhopode *lisez* Rhodope

Page 362, note (a), *ajoutez :* — Purkinje, *Beitr. den* Arion empiricorum (*Arch. f. Naturgesch.*, von Troschel, 1859, p. 26, pl. x). — Wenlich, *Isis*, 1819, p. 1115. — Brandt et Ratzeburg, *Med. Zool.*, t. II.

TABLE SOMMAIRE DES MATIÈRES

DU TOME NEUVIÈME.

FIN DE LA TABLE DES MATIÈRES.

Paris. — Imprimerie de E. MARTINET, rue Mignon, 2.

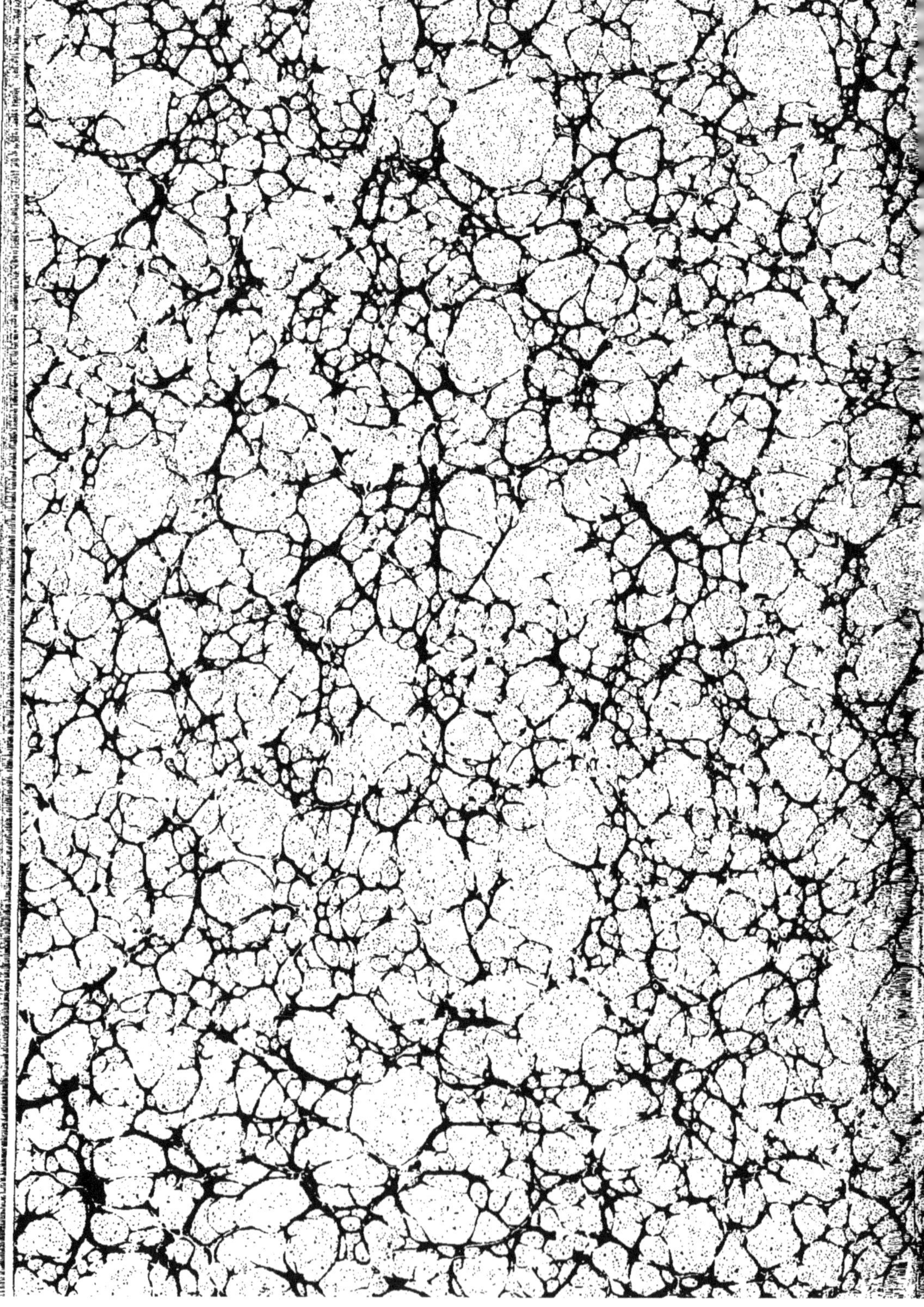

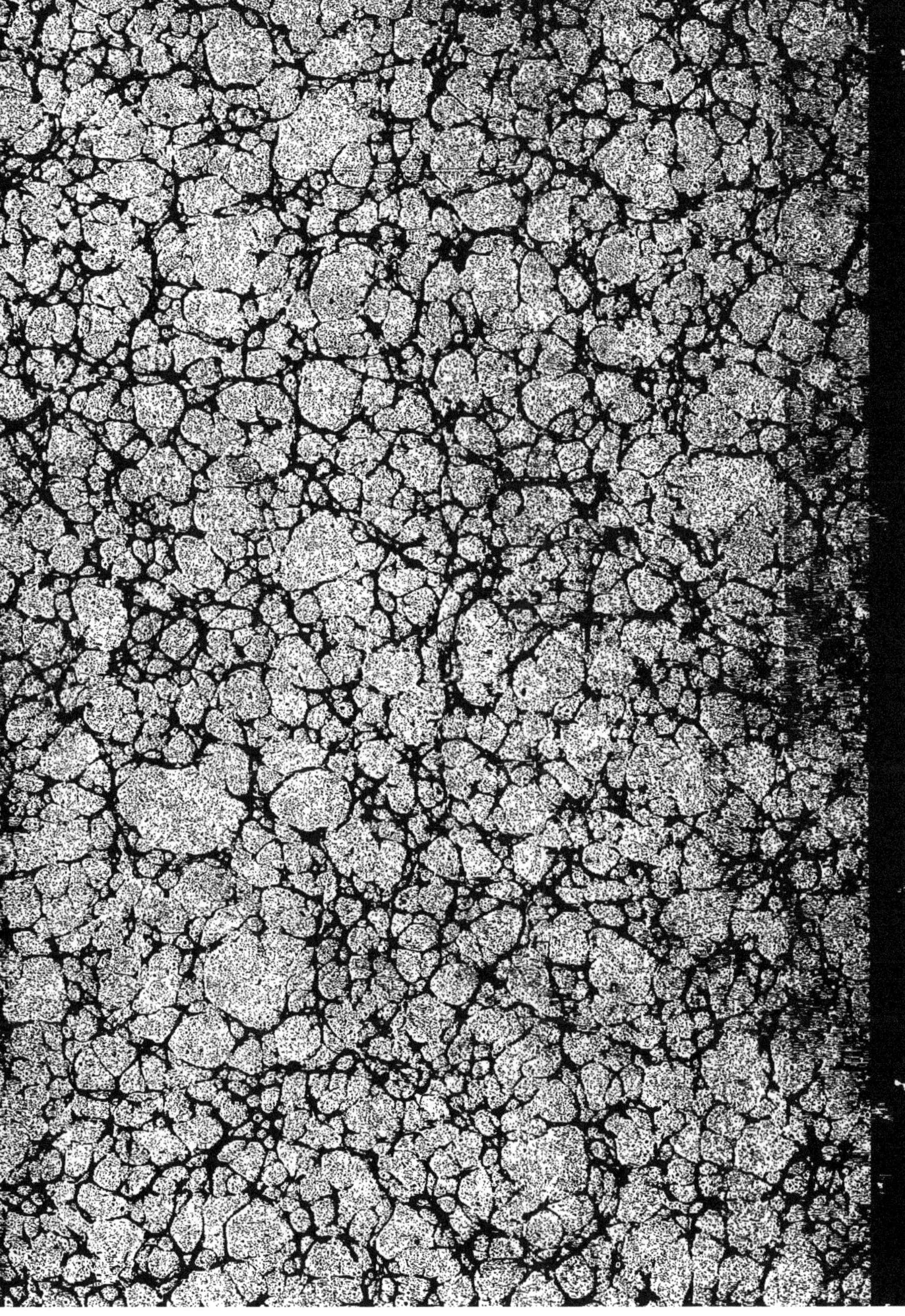